U0397844

颅底外科：理论与实践

主　编　岳树源

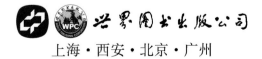

世界图书出版公司

上海·西安·北京·广州

图书在版编目（CIP）数据

颅底外科：理论与实践 / 岳树源主编 . —上海：
上海世界图书出版公司, 2023.1
ISBN 978-7-5192-1635-1

Ⅰ. ①颅… Ⅱ. ①岳… Ⅲ. ①颅底–外科手术 Ⅳ.
①R651.1

中国版本图书馆CIP数据核字（2022）第175139号

感谢CompleteAnatomy3D交互解剖学习平台为本书提供的精美人体模型图片，生动、准确地展示了颅脑复杂解剖结构。

书　　名	颅底外科：理论与实践	
	Ludi Waike: Lilun yu Shijian	
主　　编	岳树源	
责任编辑	芮晴舟	
封面设计	袁　力	
出版发行	上海世界图书出版公司	
地　　址	上海市广中路88号9-10楼	
邮　　编	200083	
网　　址	http://www.wpcsh.com	
经　　销	新华书店	
印　　刷	杭州锦鸿数码印刷有限公司	
开　　本	889 mm × 1194 mm　1/16	
印　　张	40.75	
字　　数	1100 千字	
版　　次	2023 年 1 月第 1 版　2023 年 1 月第 1 次印刷	
书　　号	ISBN 978-7-5192-1635-1/R · 636	
定　　价	650.00 元	

主编简介

岳树源，主任医师、教授，天津医科大学总医院神经外科主任、神经外科医学中心主任。

中华医学会神经外科学分会常务委员，中国医师协会神经外科医师分会常务委员，世界华人神经外科协会常务委员，中国医疗保健国际交流促进会神经外科分会常务委员。国家卫健委能力建设和继续教育神经外科学专家委员会副主任委员，中国卒中学会脑血管外科分会副主任委员，中俄医科大学联盟神经外科学术委员会副主任委员，中国老年医学会神经外科分会副主任委员，中国医药教育协会神经内镜与微创医学专业委员会副主任委员。中国医师协会颅底外科专家委员会委员，中国医师协会神经内镜专家委员会委员，中国医师协会神经外科医师分会神经肿瘤专业委员会主任委员，国家卫健委能力建设和继续教育神经外科学专家委员会颅底外科学组组长。天津市医学会神经外科学分会主任委员。《中华神经外科学杂志》编辑委员会编委、《中国现代神经疾病杂志》编辑委员会编委、《临床神经外科杂志》编辑委员会编委、《中华现代外科学杂志》专家编辑委员会常务编委、《中国卫生标准管理杂志》神经外科编辑委员会副主编、《中华脑科疾病与康复杂志》编辑委员会副主编。第五届人民名医，天津市首届名医，王忠诚神经外科学术成就奖和赵以成神经外科杰出医师奖获得者。

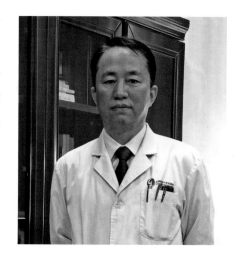

从事神经外科专业37年，致力于颅底肿瘤和颅神经疾病的外科治疗。在国内较早推广微创神经外科理念和技术，率先开展高流量搭桥辅助复杂颅底肿瘤切除手术、全外视镜神经外科手术、小纤维束成像和3D打印技术辅助神经手术等新技术。完成各类手术8 000余例。主持和参与国家及省部级科研项目17项，发表专业论文100余篇，主编或参编专业书籍16部，获得天津市科学技术进步奖7项，填补天津市技术空白5项。培养研究生26名。

编写人员

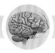

主　编

岳树源

副主编

江荣才

主编助理

王　东

参编人员

（按姓氏笔画排序）

马　峻　王　东　王志涛　刘　东　苏少波

李勇刚　张　川　陈　心　宫达森　雪　亮

编写顾问

（按姓氏笔画排序）

于士柱　张建宁　杨树源　浦佩玉

绘　图

王　钫

编写秘书

马　峻　赵子龙　曹智宏

序 一

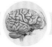

　　天津医科大学总医院神经外科于1952年5月由赵以成教授亲手创建,赵教授从20世纪30年代起,在北京协和医院开始从事神经外科工作,并于1938年在加拿大蒙特利尔神经病学研究所潘菲尔德大师指导下学习。天津医科大学总医院建科后,赵教授及其主要助手薛庆澄教授通过手术操作的不断实践,使神经外科手术日臻成熟并积累了丰富的经验。赵、薛两位教授的手术特点是手术解剖清晰、层次分明、止血彻底,注重神经功能的保护,这些已成为天津神经外科手术特点及风格。在赵、薛两位教授的亲自教导下,这种优良的手术风格在一代一代的年轻医师中得到了传承。

　　岳树源教授1985年从天津医学院(天津医科大学前身)毕业后进入天津医科大学总医院神经外科学习工作,他有幸得到了薛庆澄教授的亲自指导。在20世纪90年代,天津引进手术显微镜后,岳树源教授又先后到日本、澳洲等多家先进神经外科学习,他结合薛教授的指导以及自己在国外学习所得,刻苦钻研,努力创新,逐步确定了自己细准稳巧的手术风格,并开始将神经外科最困难的领域——颅底外科——作为自己的主攻方向。2007年,岳树源教授成为天津医科大学总医院神经外科第六任科主任,开始强化神经外科的基础设施建设、培养颅底外科手术后备人才。2011年,天津医科大学总医院神经外科实施亚专科化管理,岳树源教授创立了天津医科大学总医院颅底病区并兼任首任病区主任,成立了以中青年神经外科医生为骨干的颅底外科团队。此后,他不仅稳步推进颅底外科诊疗工作,还建立了颅底显微外科解剖训练室,为华北地区乃至全国各地的青年神经外科医生提供无偿的显微技术训练,培养了大批神经外科的后备人才。他还与时俱进,率先在天津引进并开展神经内镜、外视镜等先进手术,天津的颅底神经外科得到了飞跃式发展。2021年,成立颅底外科整10年,在岳树源教授的领导下,天津医科大学总医院神经外科颅底专科已先后收治来自全国各地的各类颅底肿瘤患者近万例,完成颅底手术量超过6 000余例,手术成功率和治愈率都达到了国际先进水平。

　　2022年恰逢天津医科大学总医院神经外科成立70周年,岳树源教授带领他的团队从这几千例颅底肿瘤手术病例中精选典型病例、总结经验教训,编撰了这本《颅底外科:理论与实践》。作为主编,岳树源教授对本书的编写倾注了深切的热情,他不仅亲自撰写关键章节,而且对其他的篇章也都亲自审阅和修改。书中包含了大量他亲手起草的手术入路、患者体位及术中解剖的精美插图,还针对颅底常见典型肿瘤,精心编辑了一病一例的精彩手术视频和他对这些手术得失的思辨。他还结合年轻医生培训中遇到的问题,强调颅底外科基础知识的重要性，专门收录了从术前准备到围手术期管理的基础知识章节。本书内容丰富、语言精练、图文音像并茂和实用性强为其特点，适合中青年的神经外科医生、研究生、进修医生学习参考。

我向大家推荐这本充满主编个性的精彩著作。是以为序。

杨树源

2021 年 12 月

序 二

  岳树源教授从天津医学院毕业后即来我们天津医科大学总医院工作，迄今已经36年。他刚从事神经外科时条件艰苦，设备、设施都比较落后，神经外科也不为其他专业的人员看好。但是，作为立志于从事精巧手术的医生而言，再多困难也难不住他。经过多年的磨炼，他逐步成长为出类拔萃的神经外科医生，并在担任神经外科主任后，扩大了神经外科规模，将我们神经外科建设成全国领先的学科，我深感欣慰。

  赵以成教授建立神经外科之初，就主张神经外科手术要精确而精巧；薛庆澄教授则在赵以成教授神经外科理念基础上，发挥他高超的手术技巧，进一步提升了本院的神经外科技术。但是，颅底结构深在、狭小、布满重要神经结构，十分复杂，手术经常难以达到；影像学显示颅底也十分困难。显露需要良好的照明和放大设施，到达颅底后，要切除坚硬的肿瘤，还要有特殊的切除设备……由于当时我们国家的设备及设施有限，在很长一段时间内，我们对颅底的探索很有限，许多颅底疾病让我们感到无能为力，颅底神经外科一度成为制约我们神经外科发展的瓶颈。岳树源教授曾接受过薛庆澄教授等前辈神经外科专家的系统训练，自己又肯下功夫、琢磨和锻炼，还经常研习国内外文献，一直在追求手术技术的高峰。他抓住我国经济社会快速发展的契机，从担任天津医科大学总医院神经外科副主任之始，就积极引进先进的神经外科设备，一边建立显微神经外科训练室，一边刻苦学习国内外颅底大家的手术技术，带领团队迎难而上，将天津医科大学总医院神经外科的颅底外科带到了一个新高度。颅底神经外科一直被誉为神经外科的皇冠明珠，颅底神经外科到达技术高度，则意味着神经外科达到了国际先进水平。如今，天津医科大学总医院的颅底外科已经能够抵达颅底任何部位，安全切除颅底任何部位的病变，已经成为全国各地难治性颅底疾病患者的安全港湾和天津市著名的专科，许多患者在这里得到了合理手术，治愈而归。岳树源教授团队的努力弥补了前辈神经外科专家的遗憾。我颇感欣慰。

  如今，岳树源教授从事颅底外科已经30余年，积累了丰富显微外科的教学经验和手术技巧，他长期追求颅底手术的精致与准确，经常思考病变切除与功能保护之间的辩证关系，对颅底外科有了深刻的理解。在天津医科大学总医院神经外科也是中国神经外科诞辰70周年之际，他愿意总结自己半生积累的手术精华，将自己掌握的颅底手术技巧、颅底病变切除与功能保护的取舍理念，以及已经上升到哲学层面对困难疾病诊疗的领悟整理成书，带领自己的团队为天津医科大学总医院神经外科献礼。

  我衷心祝愿我们的神经外科越来越好，也真诚祝贺岳树源教授著作早成，并很高兴为他作序。

浦佩玉

2021年12月

序 三

我认识岳树源教授超过35年，我们曾都作为住院医生在天津医科大学总医院神经外科工作和学习，并联手将我们科建设成国家级重点学科、国家级重点专科以及国家级双一流建设临床学科。我支持他实施神经外科亚专业化，建立颅底外科，并和他一直共事到我们俩即将先后退居二线，真是结下了一生的友谊。我是从年轻时就开始观察岳树源教授是如何从事神经外科诊疗工作的，从观摩手术、记录手术、自绘术中解剖图以及亲自操刀各种急诊手术等，亲眼见证了他从一个勤快的年轻神经外科住院医生，成长为如今蜚声我国神经外科领域、造福千万患者的著名颅底外科专家。我为他的成功感到高兴，感到骄傲，更为岳树源教授开辟了我们的颅底外科并带领我们学科成熟、成长而感到由衷的欣慰。

30多年一瞬间。我和岳树源教授从事神经外科时，显微镜尚未引进到我国神经外科，手术器械及照明都异常简陋，患者的手术效果经常差强人意。但随着社会经济的发展，我们先后装备了显微镜、导航、术中磁共振、神经内镜、神经外视镜、复合手术室……我们的设备及设施已经完全比肩世界先进的神经外科，我们的手术效果也已达到国际先进水平，许多过去无法长期生存，或者即使生存也无法保证生活质量的疾病，在岳树源教授团队的努力下都能够得到治愈和高质量生存……跟现在的神经外科医生相比，我们属于见证神经外科跨越式发展的一代人，我们掌握了许多成长路上的宝贵经验和教训。但是，尽管时代变迁，尽管神经外科从理论到设备及设施都获得了充分的发展，神经外科的基本操作技术、神经外科的基本原则、神经外科的解剖、病理生理知识都还是与其发端时一脉相承的，我们的经验教训值得后辈们借鉴、记取。为此，我时常跟岳树源教授进行交流，提醒他古人是学而优则仕，我们神经外科医生则应该是术愈精而论道，希望他能把他精彩的手术技术加以理论化，把常年思考的颅底手术治疗的取舍得失总结出来，作为我们学科培养年轻神经外科医生的一本教材。岳树源教授一向少言寡语，行动远比语言丰富。他今天终于告诉我，作为我们神经外科发展壮大的亲历者和建设者，他对学科发展倾注了全部心血，他早就在思索如何将几十年的从业经验、手术技术总结出来，毫无保留地传授给后人，这样上对得起培养自己的老主任，下不负科室年轻人对自己的信赖和尊崇。他正带领自己的团队，殚精竭虑地将自己从业30余年来的手术技术精华以及对各种神经外科手术设施的应用心得总结出来，并以图文并茂的方式加以整理出版，力争让他自己主编的这本著作成为年轻神经外科医生喜欢的精品教科书、成为他们成长路上的助力器。2022年恰逢天津医科大学总医院神经外科以及是中国神经外科诞辰70周年，他更愿意以本书为自己深爱的学科献礼。

我衷心祝贺他，并很高兴为他作此序。

张建宁

2021年12月

前 言

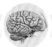

时光荏苒,37年的职业生涯转瞬即逝。回首往事,感慨万千。

伴随改革开放40余年,我们这一代医务工作者有幸投身于改革大潮中的医疗事业,有幸成为我国医疗事业快速发展的见证者、参与者,更为我国神经外科的发展添砖加瓦、贡献才智。

天津医科大学总医院神经外科是我国神经外科的发源地,具有光辉的历史和优秀的科室文化。"传承、创新、严谨、和谐"的科训精神引导科室承前启后、继往开来。能如愿以偿进入这样的科室并得到培养,我感到十分荣幸。年轻时期的快速成长得益于前辈们的严格要求及规范指导,得益于大量的实践和锻炼。20世纪80年代,显微神经外科理念和技术在国内刚刚兴起,显微外科培训还处于启蒙状态。我院神经外科在国内率先建立了显微外科实验室,当时显微神经外科训练的条件十分简陋,但受益匪浅。

本人对手术一直抱有浓厚的兴趣,时至今日也毫无衰减。遇到疑难手术会在术前写个手术计划并在术后举一反三。手术能使自己振奋和有种成就感,尤其是经历一台高难度的手术,患者结果又良好时,这种感觉就愈加强烈。

早年我曾认为手术技术是最重要的,现在则不尽然。外科医生要摒弃急功近利的浮躁,不要为了手术而手术,不能追求技术本身的快感,更不能炫耀技术。要时刻将患者利益放在核心的位置,考虑他们的要求和感受。手术的最高境界不仅仅是行云流水,更应该是踏雪无痕,在患者身上留下最少的手术痕迹。所以,我也经常这样教育年轻人,想成为一名出色的神经外科医生,首先要心无旁骛地投身于手术的世界,要有严谨的作风、唯美的心态和人文的理念,要多看、多想、多问、多干。

弹指一挥间,虽然对大部分手术已经轻车熟路,但自知学无止境,要不断自我完善,要不断补充新知识、实践新方法。回想自己的成长历程,深深地体会到只有站在前人的肩膀上才能取得更大的进步。手术技术在某种意义上是意会的知识,是实践科学,前人和他人的经验,都会有个性、有特长、有亮点,有独到之处。

我想自己多年积累的经验对后人应该也有启迪的价值。于是,我将自己从事神经外科以来,在颅底外科手术方面的经验和体会加以总结和整理,汇编成册,以飨神经外科的后来者。本书在内容上,更注重实用性;在形式上,除了基础理论和基本技能还融入了个人的经验和体会,并附有典型病例手术视频。同时,为了阅读方便,我们基本上是按照准备手术的过程来安排各个章节的顺序。

长江后浪推前浪,江山代有后人出。希望这本书能成为年轻神经外科医生开展颅底外科工作的工具书。使他们少走弯路，能更健康、更快速地成长。

神经外科不仅是技术，是艺术、是哲学，更是生命！

谨以此书献给培养我的天津医科大学总医院神经外科！庆祝天津医科大学总医院神经外科建科70周年！向前辈们致敬！

岳树源

2021年12月于天津

目 录

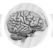

》》上 篇 《《

第二十五章 医疗新技术在颅底外科的应用展望
(Application Prospect of New Medical Technology in Skull Base Surgery) / 376

≫ 下 篇 ≪

上 篇

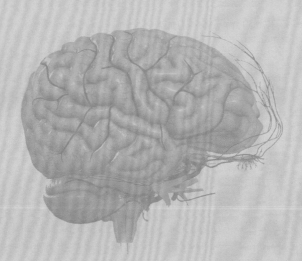

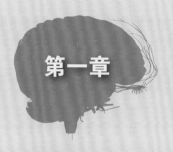

第一章

概论
(Generality)

何谓颅底外科？顾名思义，颅底是指部位，外科是指手段，其真正的内涵（定义）是指用外科手段治疗颅底及脑深部疾病。

颅底外科是神经外科不可分割的重要组成部分，但因为与其他学科有关联，某些疾病已超出神经外科的范畴，也可以将与颅内相关的部分称为颅底神经外科。

临床医学的分类系统不是一个精确的系统，各学科间以及神经外科内的亚专业分工也一样。它是由若干个不严谨的系统构成，这样的分类法是根据一些截然不同的视角制定出来的。神经外科的专业分类可依据发病机制，如脑外伤；依据病理，如脑肿瘤、脑血管病；依据症状，如功能神经科、颅神经疾病；依据年龄，如小儿神经外科；依据部位，如脊柱脊髓疾病。而颅底外科虽然也体现部位，但更侧重治疗手段，神经外科医生对颅底外科的理解和实际工作远超出局外人的想象。

第一节　颅底外科简史
(History of Skull Base Surgery)

颅底外科的发展历程可追溯到19世纪末，伴随着现代第一例开颅手术的诞生，颅底外科也同时出现，因为这是一例左前颅底脑膜瘤切除术（图1-1-1）。数风流人物承前启后的卓越工作推动着颅底

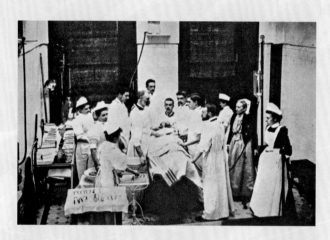

图1-1-1　1879年马克·埃文（Mac Ewen）在英国格拉斯哥第一次正式进行开颅手术

外科的不断发展。

颅底外科学的发展历程可分3个阶段，裸眼颅底外科、显微颅底外科、微创颅底外科。裸眼颅底外科的特征是在艰苦条件下的挑战和探索，代表人物是库欣（Cushing）。显微颅底外科的特征是显微镜的使用和大量手术入路的涌现，这是一个激情四溢的时期，代表人物是亚萨吉尔（Yasargil）。微创颅底外科则是以影像辅助及微创理念倡导和实践为特征，这个时期的颅底外科更成熟和理智，代表人物是派尔奈茨基（Perneczky）。

颅底神经外科自起步之日起，日新月异，不同阶段都有质的飞跃。

第一个阶段：最早可以追溯到20世纪60年代以前，颅底肿瘤在裸眼直视下进行切除，或者在头灯的辅助下进行手术（图1-1-2），所以又称"裸眼

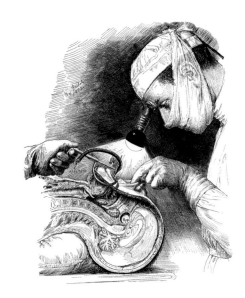

图1-1-2　库欣（Cushing）戴着头灯行经蝶窦手术

颅底外科（nakedeye skull base surgery）"，这是颅底外科的起步阶段，以库欣和丹迪（Dandy）为代表。受限于当时的艰苦条件，手术致残率和致死率均非常高，他们开展听神经瘤切除术的手术病死率在20%左右，但他们毕竟奠定了神经外科的基本原则，功不可没。

第二个阶段：近半个世纪以来，随着手术显微镜的发明及其在神经外科中的应用，颅底外科进入了显微颅底外科（microscopic skull base surgery）时代，不仅出现了一系列适应不同手术需要的显微外科器械，而且形成了标准的显微外科操作技术，显微颅底外科阶段以亚萨吉尔为代表。应该说显微镜的应用更具有里程碑的意义，它极大地促进了颅底外科学的发展。与此同时，颅底显微解剖研究蓬勃开展，出现了许多针对颅底不同部位的标准化手术入路。颅底肿瘤的手术效果有了明显改善，以听神经瘤手术为例，手术病死率已经下降到1%以下。尽管如此，显微颅底外科手术仍然存在很大的风险，手术可能造成各种各样的神经功能障碍，其中最主要的原因是难以避免脑牵拉，颅底骨质的充分磨除虽然可以带来一些帮助，但又造成了颅底重建的困难和相关的并发症。

第三个阶段：保障患者安全是外科手术的头等大事。进入21世纪，微创神经外科理念和技术

的出现及其在颅底外科中的应用，使颅底外科进入到第三个发展阶段——影像辅助颅底外科（image-asisted skull base surgery）阶段，这个阶段以派尔奈茨基为代表。术前CT、MRI、小纤维束成像和3D打印辅助手术计划，术中多容积手术导航、颅底内镜和锁孔手术等技术的应用，使医生能在了解实时解剖结构的基础上进行手术操作，不仅提高了肿瘤的全切除率，而且降低了颅底外科手术并发症。

颅底外科在不同的发展时期有不同的目标，首先是缓解症状，后是如何减少死亡率，而如今颅底外科的核心任务是功能保护。

1988年国际颅底外科学会筹备组成立，1992年第一届国际颅底大会在德国的汉诺威召开。在此次大会上正式成立国际颅底外科学会，并发行国际性颅底杂志（Skull Base Surgery），汉诺威国际神经外科学研究所Madjid Samii教授担任国际颅底外科学会首任主席。我国神经外科于20世纪90年代紧跟这一世界潮流，积极开展颅底外科的基础和临床工作，1995年我国首次全国颅底外科学研讨会在黄山召开。

第二节　现代颅底外科发展概况
(The Development of Modern Skull Base Surgery)

颅底外科的快速发展是在20世纪90年代前后，其原动力在于CT、MRI和手术显微镜的应用，在这一时期，各种颅底外科入路不断涌现，在技术上几乎能到达颅底所有区域，但随着经验的不断积累，以大范围骨切除为特征的复杂手术入路的弊端开始受到人们的关注。进入21世纪以来，在微创理念的影响下，颅底外科逐渐朝着更加注重功能的个性化方向发展，其核心是将患者的生存时间和生活质量作为评价医疗质量的标准，其发展的基础包括循证医学证据的不断完善，以及现代科技为神经外科所提供的不断提高的技术平台。

一、现代神经外科技术平台在颅底外科中的应用

利用术前计划系统实现手术计划的个体化、可

视化是现代科技在颅底外科的重要体现。影像学和计算机技术的快速发展使我们得以在术前规划和模拟最佳的手术方式。虚拟现实（virtual reality，VR）技术使我们可以利用三维互动的影像在虚拟现实环境中制订手术计划、优化手术入路，模拟手术操作。随着计算机软件的不断发展，即使是不熟悉计算机的神经外科医生也可以方便的应用三维多融合容积成像技术（multifusion volumetric imaging，MFVI）将不同的容积数据，如MRI获得的肿瘤和颅神经数据、CT获得的颅骨数据和DSA获得的血管数据融合在一起进行的术前计划。小石（Oishi）等利用3D MFVI将CT、MRI和DSA等数据整合并应用于21例颅底肿瘤的术前计划，可以清楚显示肿瘤、神经、血管和颅底骨的三维解剖关系，与实际术中所见有良好的吻合度。颅底肿瘤外科中一个较为突出的问题是颅神经的辨认和保护，近年来发展起来的小纤维束DTI成像技术有望在术前了解颅神经与肿瘤的关系。格尔加诺夫（Gerganov）报道利用DTI技术在90.9%（20/22）的前庭神经鞘瘤术前得以准确的描绘出面神经的走向。伦迪（Roundy）等利用高密度DTI成像技术在5例直径大于2.5 cm的前庭神经鞘瘤中全部准确的勾画出面神经的走向。鉴于目前颅底肿瘤与颅神经的关系缺乏有效的术前评估手段，上述结果是非常令人鼓舞的。

术中解剖定位和功能监测保护预警系统使颅底外科手术的安全保障由主观判断上升为客观验证。近年来发展起来的血管成像和颅神经DTI等影像学技术丰富了神经外科导航的内容，使我们得以将肿瘤、神经、血管等模拟数字化影像与实际解剖结构之间建立动态联系，术者能够透视颅内的细微结构，使解剖结构的定位更加客观和准确。比如在岩前入路中，整合了岩骨、听器、内听道、颈内动脉、三叉神经等结构信息的术中导航可以使岩尖骨质的磨除更加安全快捷。术中磁共振成像（intraoperative magnetic resonance imaging，iMRI）是近十多年颇受关注的一项技术，尼姆斯基（Nimsky）等报告106例高场强iMRI辅助经鼻垂体瘤切除术，在术前计划全切的85例患者中，iMRI显示肿瘤残余或可疑残余36例，29例做了进一步切

除，其中21例达到全切除，全切除率从58%提高到82%。笔者单位的一组数据显示，在高场强iMRI指导下，垂体腺瘤全切率由71.05%（27/38）提高至92.10%（35/38）。

以术中神经电生理监测（intraoperative neurophy siological monitoring，IONM）、术中多普勒、术中吲哚菁绿血管造影等为代表的神经功能和脑血流监测保护预警系统是微创神经外科平台的一个重要内容。IONM是颅底外科手术中超越神经解剖保留实现功能保留的重要辅助手段，现代IONM已发展成为多通道、多项目联合应用的监测模式。通过体感诱发电位、听觉诱发电位、运动诱发电位可以动态监测脑干传导通路及功能的完整性，是脑干及其附近手术不可或缺的设备条件。在颅底外科中，IONM在前庭神经鞘瘤手术中应用最早，最普遍，也最具代表性。IONM的应用使前庭神经鞘瘤手术的面神经解剖保留率达到了92%～95%，功能保留率提高到88%，极大地改善了患者术后生存质量。而在听力保留方面，耳蜗神经功能监测最常用的是脑干听觉诱发电位，优点是应用普遍，敏感性高；缺点是属远场记录，必须进行信号的叠加，需要0.5～4 min的采集过程，不能做到实时监测。耳蜗电图是一种近场纪录，不必进行信号的叠加，可提供快速的信息，虽然目前术中应用尚不成熟，但应该有比较好的前景。

立体定向放射外科（stereotactic radiosurgery，SRS）的发展对颅底肿瘤外科的内容和策略的完善有很大的影响。在保证神经功能的条件下最大程度切除肿瘤，辅以SRS已经成为颅底脑膜瘤治疗策略的主流观念。我们对这一观念要有一个辩证的认识。首先，不应再盲目地追求肿瘤全切，留下危及神经血管结构的小块肿瘤辅以SRS应是患者受益最大的选择；其次，我们不应放弃最大程度切除肿瘤，应在保证安全的条件下尽量切除肿瘤，一濑·T（Ichinose T）等报道通过精确的量化分析，残余肿瘤的大小与肿瘤的复发还是密切相关的。

在颅底外科中，另一项颇受关注的技术是颅底内镜技术。内镜在颅底外科的应用得益于20世纪90年代耳鼻喉科领域广泛开展的鼻腔内镜外科。随着越来越多高清晰度、多用途、灵活便利的内镜

问世，以及从事内镜颅底外科人激情四溢的探索，内镜辅助的颅底外科手术得以迅速发展。过去内镜主要用于经鼻垂体瘤、脊索瘤等硬膜外或以硬膜外为主的肿瘤手术中，现在已经广泛应用于颅底外科的各类手术中，不断有经鼻内镜行颅咽管瘤、脑膜瘤等硬膜内肿瘤切除的报道和演示，而且取得了较好的效果。内镜在某种意义上也是显微镜，它只是手术中的一件工具，所以将其作为一个独立的专业不妥。内镜已经成为颅底外科的常用工具，需要颅底外科医生普遍掌握这门技术，内镜下操作是一门独特的技术，需要系统的学习和训练，但内镜下操作与显微镜下操作有相似之处，都是手眼分离，所以有显微镜使用基础的医生很容易适应内镜下操作。

颅底外科医生在使用内镜时，不能一味效仿耳鼻喉科医生，一手拿镜子一手操作，靠吸、刮、拉、拽这些较粗糙的操作方式，而是要把术者的双手解放出来，像显微镜下那样精细的操作，才能使内镜手术在安全和效果上有新的超越。

内镜虽然在深部照明和显像角度上有优势，但也存在欠灵活等不足。近些年，在内镜的基础上许多厂家又推出了外视镜产品，另有传统显微镜厂家推出显微镜与内镜结合的产品，相信随着设备和器械的改进，内镜、外镜的概念越来越模糊，内镜、外镜有机的融合将是一种趋势。

在经鼻内镜手术脑脊液漏和感染的问题没有根本解决的前提下，应该对其适应证应有严格的把握。一方面，在微创条件下，开颅手术的创伤逐渐减少，另一方面，微入路不等于微创，与头皮相比，鼻腔既是一个功能器官，也是一个污染通道，经鼻行硬膜内肿瘤切除是否更符合微创理念尚值得商榷。

二、现代技术平台条件下发展颅底外科需要注意的问题

随着我国经济的高速发展，目前在一些大的神经外科中心，各种高新的硬件设备基本紧跟国际先进水平。以笔者所在的天津医科大学总医院为例，近几年来，iMRI、融合 MRI 和 PET 等解剖和功能影像的神经外科导航、术中电生理监测、Hybrid 手术室、数字化手术单位等设备基本上达到国际先进水平，我们也借此逐步完善神经外科技术平台的构建

和应用，但在发展过程中我们也意识到面对技术设备如此迅速的发展，神经外科医生也面临一些需要深刻理解和亟待解决的问题。

（一）现代神经外科技术平台的建设必须依靠的团队的建设

医学是一个整体学科，而现代神经外科技术平台对各专业的要求已远非"通识"可以解决，需要专门的技术人员从事专门的工作，这就需要优秀的团队建设。如神经外科术中监测和保护预警系统的建立就需要神经外科、神经影像、神经麻醉、神经电生理监测、超声多普勒等众多人员共同参与，各个学科之间相互依赖，相互影响。神经外科医生作为需求的提出者，治疗方案的提出者和制订者，应该在团队中起到组织者的作用，保持团队之间的良好沟通。对每一病例都应提前沟通，共同制订诊疗计划，同时要相互尊重，一切以医疗活动为中心。应定期组织团队间的业务学习，使团队成员对相互间的要求和技术发展有充分的了解，这既有利于提高医疗质量，也会很好地拓宽个人发展的空间和视野。

（二）现代神经外科技术平台的建设必须要牢固树立以人为本的观念

现代神经外科技术平台的构建切莫掉入"科技万能""技术至善"的陷阱。我们治疗的是社会意义上的人而不是影像学片子，切忌治病不治人。当我们将更多的时间花在计算机工作站的前面而不是面对患者时，当我们把更多的注意力集中在漂亮的多功能融合影像和电生理波形上时，很容易将兴奋点由解除病痛转变为对高精尖先进技术的探索，患者不再是具有丰富感情的完整的人，而是等待修理的机器，是待解决的"问题"。事实上，医学不是也永远不会是纯粹的科学和技术，同情、理解、尊重等人文精神是医学区别于其他科技的显著特征。微创神经外科所要求的"个体化"原则不单单是体现在技术上，还应该综合考虑患者的年龄、职业、经济条件、家庭和需求等多方面因素。我们切记技术只是手段，治病救人才是根本目的，切莫为技术而技术，导致手段与目的换位。

（三）现代神经外科技术平台的构建必须强调临床技能和循证医学证据

神经外科是功能复杂的三维空间内的一种智

力和体力实践，而颅底外科是神经外科的技术高峰。医生的基础理论、临床技能和经验是任何设备都无法替代的。医生的显微神经解剖知识、显微神经外科技术和丰富的实战经验是完成颅底外科手术的根本保证。同时微创理念更强调循证医学证据，偶然发现的无症状脑膜瘤是否需要手术？何时手术？侵入海绵窦内的颅底脑膜瘤是积极全切，还是手术加SRS治疗？我们面对患者求医时，首要的判断是用不用干预，选择什么样的干预方式，然后才是如何实施。这就要求我们要不断跟踪循证医学证据，不断更新治疗理念。在神经外科的循证医学方面，比较有代表性的就是颅内外血管搭桥治疗缺血性脑血管病，其在逻辑上很合理，灌注影像、术中DSA、术中吲哚菁绿血管造影、电生理监测等微创神经外科技术平台的应用使其更加吸引神经外科医生，但不论1985年发表的针对脑血管闭塞性疾病进行的颅内外血管搭桥多中心研究，还是2011年发表的以PET为筛选标准的颈动脉闭塞手术研究（carotid occlusion surgery study, COSS）都没能证明其优于最佳的药物治疗，这些循证医学证据的提出要求我们神经外科医师对其探索可以积极，但必须慎重。

科技以人为本，通过人的应用造福人类。神经外科医生及其团队应不断地提高自身的知识、技能和人文精神，利用和发展高新科技为特征的现代神经外科技术平台，真正实现微创神经外科的目标，使医生和患者都能得益于科技的进步。

参考文献

1. Duffau H. Surgery of low-grade gliomas: towards a "functional neurooncology". Curr Opin Oncol [J], 2009, 21: 543-549.

2. 张尚明，王守森，荆俊杰，等.数字化鞍区肿瘤模型的构建及在术中规划中的应用.中华神经外科杂志 [J], 2012, 34: 1145-1149.

3. 汤可，鲍圣德，周敬安.虚拟现实技术在海绵窦手术入路定量分析中的应用.中华神经外科杂志 [J], 2011, 27: 496-498.

4. Oishi M, Fukuda M, Ishida G, et al. Presurgical simulation with advanced 3-Dimensional multifusion volumetric imaging in patients with skull base tumors. Neurosurgery [J], 2011, 68 (1 Suppl Operative): 188-199.

5. Gerganov VM, Giordano M, Samii M, et al. Diffusion tensor imaging-based fiber tracking for prediction of the position of the facial nerve in relation to large vestibular schwannomas. J Neurosurg [J], 2011, 115: 1087-1093.

6. Roundy N, Delashaw JB, Cetas JS, et al. Preoperative identification of the facial nerve in patients with large cerebellopontine angle tumors using high-density diffusion tensor imaging. J Neurosurg [J], 2012, 116: 697-702.

7. Nimsky C, von Keller B, Ganslandt O, et al. Intraoperative high-field magnetic resonance imaging in transsphenoidal surgery of hormonally inactive pituitary macroadenomas. Neurosurgery [J], 2006, 59: 105-114.

8. 贺中正，苏少波，张川，等.术中磁共振成像在经鼻-蝶入路垂体瘤切除术中的应用研究.中国现代神经疾病杂志 [J], 2012, 12: 203-208.

9. 乔慧，常鹏飞.开展术中神经电生理监测的重要性.中华神经外科杂志 [J], 2010, 26: 1057-1058.

10. 苏少波，岳树源，张建宁.前床突脑膜瘤的治疗体会.中华神经外科杂志 [J], 2012, 28: 340-342.

11. Ichinose T, Goto T, Ishibashi K, et al. The role of radical microsurgical resection in multimodal treatment for skull base eningioma. J Neurosurg [J], 2010, 113: 1072-1078.

12. 张力伟.颅底外科对我们的挑战.中华神经外科杂志 [J], 2012, 28: 325-326.

13. 赵国光，凌锋.患者为先——持续改进神经外科医疗质量.中华神经外科杂志 [J], 2011, 27: 649-651.

14. 周良辅.从循证医学看我国导航神经外科的发展.中华外科杂志 [J], 2011, 49: 673-675.

15. Powers WJ, Clarke WR, Grubb RL Jr, et al. Extracranial-intracranial bypass surgery for stroke prevention in hemodynamic cerebral ischemia: the Carotid Occlusion Surgery Study randomized trial. JAMA [J], 2011, 306: 1983-1992.

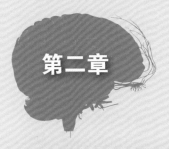

第二章

颅底外科应用解剖
(Practical Anatomy for Skull Base Surgery)

解剖学是各类外科学的基础，它对理解、选择和运用好手术入路以及术中操作至关重要。扎实的解剖学知识应该成为神经外科医生必需的基本功。解剖学是颅底外科的重要基础，尤其是现代应用解剖的研究成就，对颅底外科的发展功不可没，其中，罗顿（Rhoton）是杰出的代表。

第一节　脑分区
(Brain Region)

大脑和小脑共被分为35个区，分区的知识有助于做好手术入路设计。

1. 大脑半球分为10个区：额叶（又分为内、外、前、中、后）、颞叶（又分为内、外、前、中、后）、额颞交界区（指大脑外侧裂区）、顶叶、枕叶、颞枕交界区、顶枕交界区、内囊、丘脑、岛叶（额、颞、顶交界区）。

2. 幕上中线、前颅窝及中颅窝底区分为16个区：鞍区（包括蝶骨平台）、嗅沟区、胼胝体区（又分为嘴部、膝部、体部、压部）、松果体区、小脑幕上区、前颅窝底区、中颅窝底区、蝶骨翼区、海绵窦区、侧脑室区、第三脑室区、矢状窦旁、大脑镰旁（又分为前1/3、中1/3、后1/3）、颅鼻沟通区、颅眶沟通区、中颅窝颞下沟通区。

3. 后颅窝分为9个区：小脑半球、小脑蚓部（又分为上蚓、下蚓）、脑干（又分为中脑桥、延脑）、小脑

桥脑角区（CPA）、斜坡（又分为上、中、下）、岩斜区、枕大孔区、颈静脉孔区、第四脑室区。

第二节　解剖标志与投影
(Landmark)

一、骨性标志

1. 鼻额缝：又称鼻额点，为鼻根中央的凹陷，相当于额骨鼻突与鼻骨的连接处。

2. 冠状缝：界于额骨与顶骨之间，由额顶点走向两侧翼点的骨缝。

3. 矢状缝：自额顶点（约在眉间上13 cm）沿颅穹隆至人字尖的骨缝，其深面为上矢状窦。

4. 人字缝：由矢状缝后1/3处的人字尖走向两侧乳突基部，界于顶骨与枕骨之间的骨缝。

5. 额中缝：即矢状缝的前1/3，界于两侧额骨之间，常于2岁时闭合。

6. 颞鳞缝：前起翼点、后至星点，界于颞骨、额骨与顶骨之间的骨缝。

7. 枕乳缝：枕骨与乳突后缘间的骨缝，属人字缝向枕骨的延伸。

8. 顶乳缝：顶骨与乳突基部的骨缝，属人字缝向顶骨方向的延伸。

9. 眉间：位于鼻额缝上方约2 cm处，在两眉之间。为双眉弓之间的平坦部，与额极相当。

10. 眉弓：额骨眶上缘上方 1.5 cm 处的隆嵴，两侧眉弓内端深面含有额窦。

11. 额骨颧突：额骨向眼眶外缘突出并与颧骨之眶突相连接的角，又名外侧角突。

12. 颧弓：由颧骨的颞突与颞骨的颧突共同构成，自颧骨外侧与眶下缘平行向后至外耳道上缘 0.5 cm 的骨弓，平颧弓上缘与颅中窝底齐平，是颞叶前端的下缘。颧弓下缘中点为三叉神经 2、3 支（圆孔、卵圆孔）以及咬神经封闭的进针点。

13. 颧弓结节：位于颧弓的下缘在耳屏的前上缘，即耳前点的上方，为颧弓之后界。

14. 翼点：位于颧弓中点上方 4 cm 及额骨颧突后方 3 cm 处，是额骨、顶骨、颞鳞部与蝶骨大翼四骨衔接处，多数呈 "H" 形，又称翼区，其深面有脑膜中动脉额支穿过。

15. 额结节：位于眉弓上方约 5 cm 的额骨隆凸部，额结节的深面正对额中回。

16. 额顶点：冠状缝与矢状缝交点，又名冠矢点，在鼻额点至枕外隆凸的矢状连线前、中 1/3 交界处，新生儿时为前囟，约在眉间上 13 cm。

17. 顶结节：即顶骨的隆凸部，在耳廓上方 6 cm，其深面为缘上回，其下方 2 cm 对应大脑外侧沟后支的末端。

18. 顶枕点：矢状缝与人字缝相交点，又称人字点，新生儿时为后囟，约在枕外隆凸上方 6 cm 处。

19. 枕外隆凸：为枕鳞中央的骨性隆起，有项韧带附着，隆凸的深面为窦汇。枕外隆凸是中线及幕上下的一个标志点。

20. 上项线：由枕外隆凸向外侧至乳突的半弧形骨嵴，为斜方肌的附着点，其深面为横窦上界。

21. 上、下颞线：由额骨颧突外缘向上后至冠状缝的弧形线，上、下颞线并行，其末端恰对乳突上嵴的尾端，分别是颞筋膜浅层及深层的附着缘。

22. 乳突：在耳垂后下方，其后半部的深面为乙状窦沟，其前内侧即外耳道后内壁颅底面有茎乳孔，为面神经出颅处。

23. 乳突上嵴：又名颞线，即颧弓上缘在颞骨鳞部的延续，位于外耳道上缘及乳突基部，此骨嵴是颅中窝底与乳突的分界标志。

24. 星点：为颞、顶、枕三块颅骨的交汇点，也是人字缝、枕乳缝、顶乳缝的交汇点。位于乳突尖后缘向上 5 cm 处，正对乳突上嵴的尾端，外耳道中心点后约 3.5 cm 处。此点的深面是横窦向乙状窦转角的上界。

25. MacCarty 关键孔：关键孔中心距额颧缝上 6.8 mm（SD2.9 mm）和后 4.5 mm（SD2.1 mm），此孔可同时显露前颅窝底和眶内。

二、主要标志线

1. 下横线：又称颅基线，自眶下缘经外耳道上缘至枕外隆凸的连线。

2. 上横线：自眶上缘向后画一与下横线平行的线。

3. 矢状线：眉间至枕外隆凸的连线。

4. 前垂直线：经颧弓中点做与上、下横线相垂直的线。

5. 中垂直线：经下颌骨髁突中点做与上、下横线相垂直的线。

6. 后垂直线：经乳突根部后缘做与上、下横线相垂直的线。

三、体表投影

1. 中央沟：是最重要的体表投影，有 4 种定位方法。① 在前垂直线和上横线的交点与后垂线和矢状线交点的连线上，相当于中垂线与后垂线中间的一段；② 中央沟的顶端相当于矢状线中点后 2 cm 处，下端在鼻根至人字尖连线的前、中 1/3 分界点向下的垂线上，亦即耳屏前的垂直线上或外耳道上方 7 cm 处；③ 中央沟简单定位方法是矢状线中点后 2 cm，与中线夹角 67°，长度 9 cm；④ 翼点至矢状下线中点后 2 cm 的连线。

2. 外侧裂：又称外侧沟，有 3 种定位方法。① 相当于中央沟投影线与上横线交角的等分线；② 大脑外侧裂的投影为由鼻根至人字尖连线的中 1/3 段；③ 从翼点至矢状线后 1/4 处的连线。

3. 顶枕沟：从人字点上方约 1.25 cm 处向外侧引一条长约 2 cm 的线，此线即为顶枕沟的体表投影。

4. 中央前回：位于中央沟投影线的前 1.5 ～ 2 cm。左中央前回前下方为运动性语言中枢，相当于前垂线与上横线交点的稍上方。

5. 中央后回：位于中央沟投影线的后1.5～2 cm。

6. 大脑下缘：自眉间沿眶上缘向后，经颧弓上缘、外耳道上缘至枕外隆凸的连线。

7. 脑膜中动脉：主干位于下横线与前垂直线的相交处，相当于颧弓中点上2 cm处，后分出前、后两只支。前支向前上行经翼点到颅顶，后支经过上横线与中垂线交汇点。

8. 矢状窦：相当于上矢状线位置，两相对应，唯上矢状窦后1/3段略向右偏0.5～1.0 cm，值得注意，此窦前1/3常已萎缩，但窦的后2/3至窦汇是接受双侧大脑半球回流的主要静脉窦，不可阻断。

9. 窦汇：位于枕外隆凸的深面，是上矢状窦、直窦、两侧横窦及枕窦的汇集处。

10. 枕窦：位于枕外隆凸至枕大孔后缘的枕外嵴深面，一般都已退变萎缩。

11. 横窦：在枕外隆凸至乳突上嵴连线的深面，为天幕的附着缘，该处小脑幕分为上下两层，包裹而成横窦，右侧常多较左侧为粗大，为颅内静脉主要回流侧。

12. 乙状窦：位于乳突后部的深面，由乳突上嵴至乳突尖呈垂直线下行，经颅底颈静脉孔出颅。

四、脑的投影

大脑半球位于前颅窝、中颅窝及天幕之上，分左右两半球，中间以大脑镰分隔。天幕起自横窦的附着线即颅骨内面的横窦沟，在枕外隆凸至外耳道上缘连线之上，天幕切迹的游离缘高于基部约2.5 cm。大脑枕叶和颞叶后内部均坐落于天幕上。额叶的底面贴于眶顶，即前颅窝，与眶上缘平齐。颞叶位于中颅窝，其前端至颧弓中点的上缘，其底面与眶下缘至外耳道上缘的连线相平。

中脑位于小脑幕裂孔中，为天幕切迹所包绕。脑桥、延髓及两侧小脑半球均位于后颅窝内。平外耳道上缘的水平线，为脑桥与延髓的分界线，平外耳道上缘上方2.5 cm的水平线是脑桥与中脑的分界线。延髓与颈髓的界平面，相当于硬腭至枕骨大孔后缘的连线。视交叉与间脑底部，亦即前穿质的平面则与翼点在同一水平面上。

第三节 头皮解剖
(Scalp Anatomy)

头皮包括5层：皮肤、皮下组织、帽状腱膜、腱膜下疏松结缔组织、骨膜。临床上将皮肤、皮下组织和帽状腱膜合称为头皮。

头部的皮肤与其他部位相比较，除了皮肤厚和致密以外，还有2个显著特点：① 一是含有大量毛囊、汗腺和皮脂腺；② 具有丰富的血管。

皮下组织又称浅筋膜，由致密的结缔组织和脂肪构成，并有许多粗大而垂直的纤维束，使皮肤与帽状腱膜紧密相连，并分成许多小隔，当头皮血管损伤时不易收缩闭合，出血较多。

帽状腱膜前连枕额肌的额腹，后连枕腹，在后正中附着于枕外隆凸，两侧与颞浅筋膜延续，附着于颧弓。缝合头皮时要将此层缝好，才能减小皮肤的张力，避免日后瘢痕扩大。

腱膜下疏松结缔组织前至眶上缘，后达上项线，两侧到颧弓，头皮借此层与颅骨外膜疏松连接，故移动性大，并容易造成血肿或感染的扩散。

骨膜由致密结缔组织构成，借少量结缔组织与颅骨表面结合，两者易于分离，但骨膜与骨缝连接紧密，并深入骨缝（图2-3-1）。

一、额部头皮

额部及额面部的皮肤均较薄，皮下附着额肌、眼轮匝肌、降眉间肌和皱眉肌，并统称为眉区肌层。额肌起于冠状缝前方的帽状腱膜，肌纤维向前下方于眉弓平面止于真皮，其内侧缘在中线与对侧相毗邻，外侧缘大致平行于上颞线。

眼轮匝肌为环绕眼眶的扁薄肌，呈扁椭圆形，分眶部、睑部和泪部。眶部起于额骨鼻突、上颌骨额突和睑内侧韧带，上部纤维与额肌和皱眉肌融合，下部纤维与提上唇肌融合，外侧纤维止于颞区的帽状腱膜，内侧纤维连于降眉间肌。眼轮匝肌比较菲薄，但对于眼睑的闭合具有重要的作用。其表层的皮肤组织亦较薄弱，没有皮下组织。眼轮匝肌的覆盖范围个体差异较大，向上止于眉弓水平，若

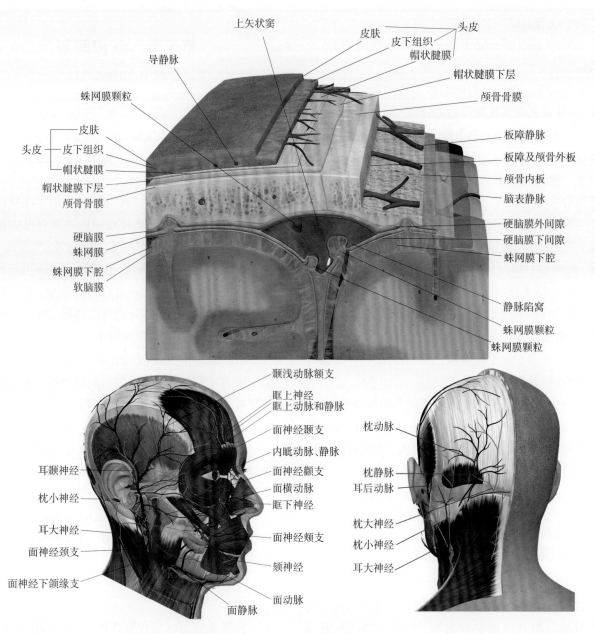

图2-3-1 头皮结构及神经和血管

眼轮匝肌超过眉弓上缘，则与额肌有部分重叠，其位于额肌表层。皱眉肌位于额肌和眼轮匝肌深面，其纤维束起自眉内侧端的骨膜，向外上方与额肌纤维束交汇后止于眉内侧上方的皮下。腱膜下疏松结缔组织是连接额眉区肌层和颅骨外膜的一层疏松组织，其深面为骨膜，骨膜在眶上缘处与骨组织连接紧密。眶额部各肌层间相互交叉，相互联系，共同执行眶额部的各种功能。

额部血供主要来自两侧的颞浅动脉和额动脉及眶上动脉，前者是颈外动脉的终支，后者是来自颈内动脉的眼动脉分支。额动脉经眶上切迹出颅，

滑车上动脉及其内侧0.5 cm的眶上动脉，均分布在额中部的皮肤。上述动脉同时伴有1～2支同名静脉，其中由额静脉与眶上静脉合成的内眦静脉与颅内海绵窦相通。额骨板障静脉亦经导血管与上矢状窦交通。

额部的神经分布除有面神经额支外，尚有来自三叉神经眼支的分支，即眶上神经及滑车上神经，司额与上睑皮肤的痛、温及触觉。眶上孔（眶上切迹）是眶上神经和同名的眶上动静脉出眶的通道。可为椭圆形孔或切迹形式出现，其周围有横行的纤维结缔组织，形成骨纤维管，固定神经血管束。眶

上神经是额神经在眶外的延续,由眶上孔(眶上切迹)发出,按分布区域及层次,可将眶上神经分为内侧支(浅支)和外侧支(深支)。内侧支出眶上孔(眶上切迹)后,可以是3~4支细小分支或单一束支,在额肌表面走行,在额结节附近进入皮下,成为终末分支。外侧支为眶上神经主干的延续,与同名动脉伴行,走行在帽状腱膜与骨膜间的腱膜下疏松结缔组织,至额中部水平至冠状缝稍前区间内,分成细支穿帽状腱膜进入头皮(图2-3-2,图2-3-3)。

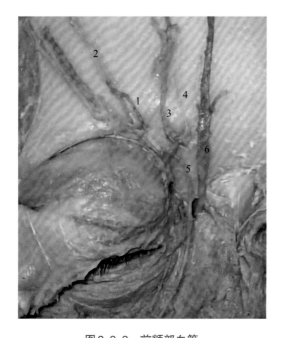

图2-3-2　前额部血管

1. 眶上动脉;2. 眶上神经;3. 滑车上动脉;4. 滑车上神经;5. 内眦动脉;6. 内眦静脉

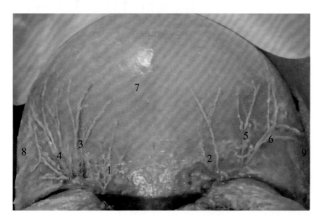

图2-3-3　双侧眶上神经及滑车上神经

1. 右滑车上神经;2. 左滑车上神经;3. 右眶上神经内侧支;4. 右眶上神经外侧支;5. 左眶上神经内侧支;6. 左眶上神经外侧支;7. 骨膜;8. 右侧颞肌;9. 左侧颞肌

眶上神经深支包含了主干和多数分支,其外侧边界可走行在眶上孔与上颞线所作的切线上,其主干分布在上颞线及其内侧。眶上神经主要司额部皮肤的感觉,当损伤眶上神经特别是损伤其深支的主干时,可起额部皮肤麻木和疼痛。多数学者认为眶上神经深支的主干在神经功能方面居于主导地位,只要能够保留其深支主干,术后额部皮肤不会出现明显的麻木和疼痛。另有来自眼神经的鼻睫状神经分支、筛前及筛后支分布于颅前窝硬脑膜、筛板、筛骨蜂窝及蝶窦。

面神经系复合神经,含运动、感觉和副交感纤维。面神经出茎乳孔后,在二腹肌后腹与外耳道软骨之间向前越过茎突、面静脉和颈外静脉,进入腮腺峡部,茎乳孔至腮腺的距离约为2 cm。进入腮腺后先分为上、下主干,再分出5个分支,即额颞支、颧支、颊支(又分为上、下颊支)、下颌缘支和颈支。额颞支配额肌和眼轮匝肌,颧支支配眼轮匝肌和颧肌,颊支支配颊肌和口轮匝肌,下颌缘支支配下唇诸肌,颈支支配颈阔肌。额颞支在头皮下颞浅动脉前方,距耳屏前约1 cm,在脂肪层和颞浅筋膜之间,与神经外科手术切口关联密切,在额颞切口手术中容易损伤。

二、颞部头皮

(一)颞部肌肉

颞部软组织层次由浅入深依次为皮肤、皮下组织层、颞浅筋膜、颞浅筋膜下疏松组织层、颞深筋膜、颞肌、骨膜。颞浅筋膜位于毛囊和皮下组织层的深面,外表面附着于皮下层,其与前方的额肌、上方的帽状腱膜和后方的枕肌相延续,共同组成皮下肌腱膜系统。颞部皮肤最薄,帽状腱膜也较松弛,故此区皮肤可塑性略大,其深面为颞肌筋膜,附于上颞线,向下分深、浅两层,分别附着在颧弓的内面及外面,两层之下均有少量脂肪组织,深层脂肪向下延伸可达颊肌间隙,可致感染扩散。

颞浅筋膜与面部表浅肌肉腱膜系统(SMAS)相延续,与其浅面的皮肤、皮下脂肪结合紧密。颞深筋膜表面有一层疏松组织,分隔颞浅筋膜与颞深筋膜,颞深筋膜紧贴在颞肌表面,在颧弓上10 mm水平分为两层分别止于颧弓上缘的内、外面,两层之间包裹着颞中动静脉和脂肪组织。颞肌为一扇形的扁肌，起自下颞线，位于颞深筋膜的深面，向下经颧弓深面止于下颌骨喙突及下颌支前缘，司咀嚼，由三叉神经支配。骨膜较薄并紧贴颞骨表面，剥离困难，在骨膜与颞肌间含有大量脂肪组织，称为颞下间隙。

（二）颞部的血管与神经

颞部血供主要来自颈外动脉的颞浅动脉和同侧枕动脉，并与对侧颞浅动脉相互吻合，血循环十分丰富。有三叉神经、面神经、耳颞神经、耳大及枕神经分布。

颞浅动脉是颈外动脉终末支，较粗大，起自下颌颈后方，在腮腺深面，约在颧弓上方20～30 mm处分为额支和顶支。额支向前上方斜行，至眶外上角或额结节附近弯曲向上至颅顶，行程中向后上方发出2～5条额顶支，分布于颅顶，向前下方发出1～4条细小的额眶支，分布于眼眶附近，并与眼动脉的分支吻合。顶支向后上方行至顶结节，分支分布于头皮。

颞中动脉起自颞浅动脉的高度多数平颧弓（58%），低于颧弓的占30%，高于颧弓的占5%。颞中动脉位于颞浅动脉深面，并伴行一段后分为前、后支，前支行于颞深筋膜两层之间的脂肪组织内，后支在颞肌表面后上行10～20 mm分为2～3支，分布于肌肉的后半部和颞深筋膜的后半部。颞浅静脉额支和颞支汇合成颞浅静脉干，与同名动脉伴行（图2-3-4）。

颞部神经结构是面神经额颞支和耳颞神经。面神经额颞支由腮腺前上方穿出，越过颧弓向前上方走行，分为3～5支，并形成丛。前支支配眼轮匝肌、皱眉肌，中支支配额肌，后支支配耳上肌、耳前肌和耳屏。面神经额颞支出腮腺上缘点平均位于耳屏间切迹前（17.6±5.2）mm、上（7.2±2.3）mm。出腮腺的面神经额颞支数目为（2.6±0.8）支，其中1支型占5%（1侧），2支型占20%（4侧），3支型占45%（9侧），4支型占25%（5侧），5支型占5%（1侧）。耳颞神经由三叉神经的下颌神经于颞下窝发出，在腮腺上端穿至面部，紧靠耳廓前方上行，分布于耳廓上部、外耳道、鼓膜前部及颞区和头侧部的皮肤。

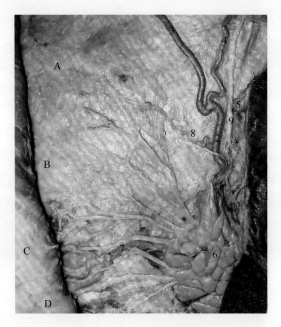

图2-3-4　颞部的血管和神经

1. 耳屏；2. 颞浅动脉主干；3. 颞浅动脉额支；4. 颞浅动脉颞支；5. 颞浅静脉；6. 腮腺；7. 腮腺导管；8. 颞中动脉；9. 耳颞神经
A. 面神经额颞支；B. 面神经颞支；C. 面神经颊支；D. 面神经下颌缘支

三、顶部头皮

皮肤较厚而紧密、伸展性差，深面无肌层，缺损宽度超过3 cm时，直接缝合多有困难，常需采用滑行皮瓣或转移皮瓣使之能整复。顶部血供来自颞浅动脉的顶支及耳后动脉，并有枕动脉与之吻合，血运丰富。神经分布为耳颞神经、耳大及枕神经。

四、枕部头皮

枕部皮肤和颈后皮肤均较厚，皮下组织致密，富含皮脂腺和汗腺。枕颈部肌肉多层重叠，有良好的保护作用。枕部肌肉分为3层，内层有头后小直肌和头后大直肌，附着于下项线下面的斜面；中层内侧为半棘肌，外侧是头上斜肌，均起自上、下项线之间的粗面；外层的内侧有斜方肌，外侧是头夹肌和胸锁乳突肌。其中头后大直肌止于枢椎棘突，头上斜肌止于寰椎横突，另有头下斜肌起止于上述棘突与横突之间，此三块肌构成枕下三角，为重要的解剖标志。该侧的椎动脉和枕下神经均行经此三角，其深面为寰椎后弓及寰枕筋膜，有静脉丛盘绕其间。应予指出，枕后的肌层左右对称，两侧肌群之间有起自枕外隆凸和枕外嵴，止于颈椎各棘突的项韧带所分隔。施行后正中切口时应严格循此韧带深入,即出血少,亦也可减少枕后肌肉、神经、血管的损伤。

枕部供血主要来自枕动脉和耳后动脉,并有同名静脉伴行。枕动脉起自颈外动脉,沿二腹肌后腹下缘向后行,经乳突的枕动脉沟至上项线,在枕大神经的外侧穿出斜方肌,分布于枕部的皮肤。枕动脉粗大,适合作后循环搭桥的供血动脉。耳后动脉细小,起自颈外动脉,分布于耳廓及耳廓后上部的皮肤。

枕部有两条较粗大的导静脉:乳突导静脉和髁导静脉。乳突导静脉穿过乳突孔,连接耳后静脉、枕静脉与乙状窦。髁导静脉穿过髁管,连接枕下静脉丛与窦汇。当颈静脉狭窄或闭塞时,这些血管将代偿扩张。

枕部有枕大神经、枕小神经和耳大神经、耳后神经。枕大神经是颈2神经的后支,此神经穿斜方肌至皮下,分布于枕部的皮肤,为混合神经。枕小神经和耳大神经系颈丛皮支的分支之一,均来自第2、第3颈神经,在胸锁乳突肌的外侧面向前向上,分布于耳廓周围和上颈部的皮肤(图2-3-5)。颈1神经根细小而颈2脊神经粗大。

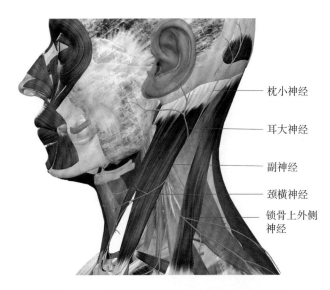

枕小神经

耳大神经

副神经

颈横神经

锁骨上外侧神经

图2-3-5 分布于耳廓周围和上颈部皮肤的神经

枕颈深部的椎动脉是此部位手术最重要的血管。椎动脉于枕大孔的后外4点、8点钟方向入颅,两侧椎动脉的平均距离为14 mm,寰椎两侧的椎动脉压迹是术中分离椎动脉的重要解剖标志。

第四节 颅底解剖
(Skull Base Anatomy)

颅底分为前颅窝底(anterior skull base)、中颅窝底(middle skull base)、后颅窝底(posterior skull base)和中央颅底(central skull base)。由于多数中颅窝底手术和部分后颅底窝手术都由侧方入路,所以这些部位的手术又统称为侧颅底手术(lateral skull base)。涉及蝶鞍、海绵窦、斜坡等中线结构的中央颅底也被称为中线区(midline)。中线区实际上包括了脑室系统和松果体区(图2-4-1)。

一、前颅窝解剖

前颅窝底由额骨眼眶顶、筛板和蝶骨平台组成。额骨两侧有眶突与颧骨眶突衔接形成眶外侧缘。大脑额叶占据前颅窝的大部分,靠近中线是额叶的直回,靠近两侧是额叶的眶回。嗅球位于额叶直回的下部,每侧嗅球发出约20根嗅束,在硬膜的包裹下穿过筛板进入鼻腔。前颅窝底虽然是一个平面,但表面有许多凸起的骨棘,这也是造成额底挫伤的原因。蝶骨翼的前部构成平坦的前颅窝底及眶顶后外侧,蝶骨平台构成前颅窝底后内侧。中线部位凹凸结构是鸡冠和筛板,硬膜在近中线的筛板处与颅底的粘连比外侧紧密。

(一)前颅窝的界限

前界:额骨眉弓,两侧眉弓中间称眉间,额骨嵴、额窦后壁和额骨垂直板后壁。后界:蝶骨小翼、前床突和鞍结节。外界:额骨。上界:大脑额叶、嗅球和嗅束。下界:额骨眶板、鸡冠、筛板蝶骨平台(图2-4-2)。

(二)眶上切迹或称眶上孔

眶上切迹或称眶上孔是眶上神经和同名血管出眶的通道。可为椭圆形孔或切迹形式出现,两者比例接近1∶1。

(三)额窦和筛窦

额窦位于眉弓的深部,左右各一,底向下,尖向

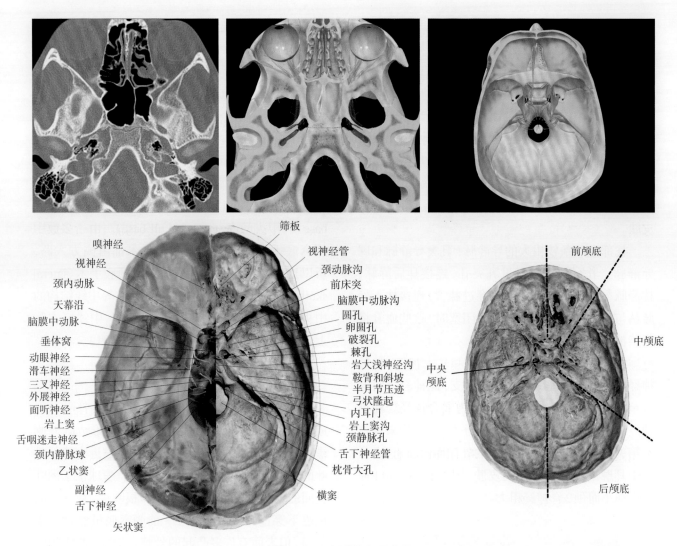

图2-4-1 颅底解剖及分区

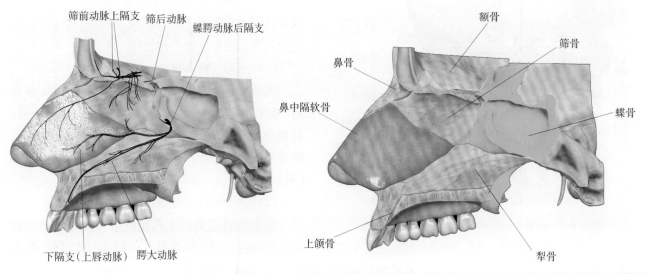

图2-4-2 前颅底相关解剖结构

上，呈三棱锥体形。双侧额窦大小不一，多有中隔。额窦开口于中鼻道，窦壁衬以黏膜参与发音共鸣等功能。多数额窦的上界伸至额骨磷部，仅稍高于眉弓，下部至眶顶前1/3，颞侧稍超过眶上切迹。额窦和筛窦的气化程度不同，与前颅窝底接触的面积也不同，气化好的额窦和筛窦可以不同程度地一直延伸到眶顶和前床突。文献报道，中国人额窦平均高度32 mm，宽26 mm，前后深18 mm。

根据骨瓣与额窦气化情况可分为3型：气化良好型：骨窗完全位于额窦上；部分气化型：骨窗范围内存在部分额窦；气化不良型：骨窗范围内为单层骨质（图2-4-3）。

额窦以额窦口直接开口于中鼻道，若与颅内沟通可以直接导致脑脊液漏，有感染的可能，据解剖学数据来看，经额入路形成骨窗时，绝大部分需开放额窦，故应特别注意手术中严密封闭额窦。

（四）前颅底骨嵴

前颅底分布着为数不等的骨性突起，称为骨嵴。每个骨嵴不是单独的突起，而是相互之间有一个相延续的基底，类似于山脉和山峰的感觉，绵延的山脉上突起多个高耸的山峰。多数标本的最大骨嵴位于前颅底近中央部位。最高的骨性突起距离筛板平面的距离为19.22 mm。较大骨嵴可能会

明显影响额下入路显微镜下视野。

（五）筛骨筛板

筛板为筛骨暴露于颅内的部分，含许多小孔，位于前颅底正中部。筛板两侧的筛孔内有嗅丝随硬膜和蛛网膜的延伸部贯穿其中，还有筛前、筛后神经血管穿过，上方为嗅球。自前向后逐渐增宽，上表面不平直，常有一定程度下陷及倾斜，外侧接额骨眶板，后接蝶骨体。鸡冠为筛板正中部的三角形的板状突起，后部低而薄，前部翘起，覆盖以硬脑膜，游离缘有大脑镰附着。冠状切面上，前颅底整体呈漏斗状，最深处即为鸡冠两侧的筛板，其两侧为嗅沟，嗅沟内有嗅球和嗅束（图2-4-4）。

（六）蝶骨平台和蝶骨小翼

蝶骨平台是蝶骨体的上表面，为一较宽广的骨面，前接筛板，后与视交叉沟间以蝶棱相隔，外侧移行为蝶骨小翼。蝶骨小翼为成对的三角形薄骨板，外侧端尖细；内侧端以两支连于蝶骨体前上部，上支薄而扁平，下支厚而钝圆，二支间即为视神经管。小翼上面平滑而微凹，向内侧延续于蝶骨平台，构成前颅底的后部，承托额叶后部；下面构成眶上壁后部及眶上裂上界，位于颞极前面；后缘光滑而锐利，后成蝶骨嵴的中部，突入外侧裂，其内侧端突向后内方，形成前床突，有小脑幕游离缘（外侧岩突皱

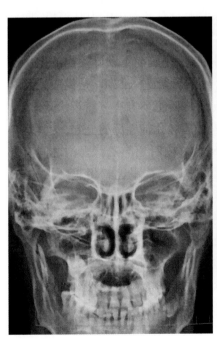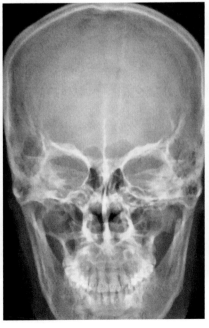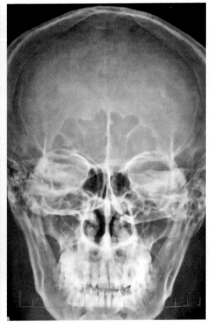

图2-4-3 额窦气化程度不同

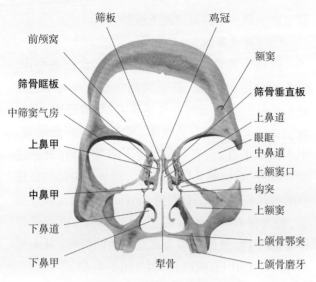

图 2-4-4 筛骨及相关解剖结构

(图中标注：筛板、鸡冠、前颅窝、额窦、筛骨眶板、筛骨垂直板、中筛窦气房、上鼻道、眼眶、上鼻甲、中鼻道、上颌窦口、钩突、中鼻甲、上颌窦、下鼻道、上颌骨鄂突、下鼻甲、犁骨、上颌骨磨牙)

襞）附着。

二、中颅窝解剖

中颅窝大部分由颞骨、颞骨岩部组成，小部分由蝶骨组成。颞骨前起翼点后止星点，构成颞侧及颅中窝，颞骨鳞部以颞鳞缝与额、顶骨分界，其下部有外耳道及伸向前方的颧突，形成颧弓的一部分。颞乳突部以乳突上嵴为界，嵴下方即乳突气房所在。颞骨岩部横卧于颅中窝底，介于枕骨与蝶骨之间，内有听器官，其后面是颅后窝的前界，此面中部有内耳道，为面、听神经所经过。岩骨尖指向蝶骨的鞍背，近岩尖的上面有浅凹，三叉神经半月节卧于其上，凹之前内方有破裂孔。

（一）中颅窝的界限

前界：蝶骨大翼、蝶骨小翼和蝶骨大小翼之间的眶上裂。后界：颞骨岩部。内界：蝶骨、颞骨岩锥、海绵窦和三叉神经半月结及切迹，另有圆孔（三叉神经第二支出颅进入翼腭窝）、卵圆孔（三叉神经第三支出颅进入颞下窝）、棘孔和破裂孔解剖结构。外界：颞骨鳞部。上界：大脑颞叶。下界：颞骨岩部和蝶骨大翼。

中颅窝内为大脑颞叶，眶上裂和视神经管穿过中颅窝前壁的内侧，两侧岩骨锥伸向颅底中部分别与蝶骨体的两侧连接。

（二）颞骨

颞骨参与构成颅底和颅腔的侧壁，颞骨形状极不规则，以外耳道为中心将其分为4个部分，即鳞部、鼓部、乳突部和岩部。颞骨鳞部位于外耳门前上方，呈鳞片状，上缘掩盖顶骨下缘和蝶骨大翼后缘。内面有脑回的压迹和脑膜中动脉沟，外面光滑，在其前下份，外耳道口前方，自颞鳞发出颧突，冲向前方，与颧骨的颞突构成颧弓，颧突根部下面的深窝即下颌窝，窝的前缘明显突起，称关节结节。颧突有两个根：前根即颧突下缘的延续，组成关节结节面的前内侧且显而易见。后根是颧突上缘的延续，共末端平骨性外耳道与软骨外耳道移行处，向颅底侧游离皮瓣时可作为防止损伤软骨性外耳道的标志。

颞骨岩部呈尖端伸向前内的三棱锥体，嵌于蝶骨和枕骨之间，基底与颞鳞、乳突部相连，尖端对向蝶骨体，岩部分3个面：前面朝向颅中窝，尖端处有光滑的三叉神经压迹，半月神经节位于此处，压迹外侧有一隆起，为弓状隆起，下隐内耳的上半规管。弓状隆起与颞鳞之间较薄的部分称鼓室盖，为鼓室的上壁。三叉神经压迹后外侧有面神经管裂孔和鼓小管上口，岩浅大神经由面神经膝状神经节发出后穿出面神经管裂孔，在一浅沟内前行。鼓小管内有岩浅小神经通过。面神经管裂孔外侧平行的骨管为鼓膜张肌半规管加入岩锥后外侧安全三角内段。后面构成后颅窝的前壁，前端岩枕缝与枕骨的斜坡结合，中部偏上有对向前内的内耳道口，向外通入耳听道。内耳门后方的内耳道后壁有一小的骨性开口，称弓下窝，小脑前下动脉发出的上弓下动脉穿经此孔，经岩乳管进入鼓窦，是供应迷路和中耳的交通动脉。内听道下方有一漏斗状开口，恰在舌咽神经进入颈静脉孔神经部的上方，为耳蜗导水管（或称蜗小管）。内听道与乙状窦沟之间有裂隙样的前庭小管开口，与内淋巴管相通（图2-4-5，图2-4-6）。

后面的上缘后半部可见一纵行的浅沟，为岩上窦压迹，称为岩上沟。在内听道口下方岩锥下缘参与构成颈静脉孔。下面凸凹不平，靠后有一大的颈静脉窝，颈静脉球位于其中，窝前有圆形的颈动脉管外口，向上通入颈动脉管。

颞骨岩部内重要的结构包括岩骨段颈内动脉、膝状神经节与面神经，内听道及迷路（半规管、前

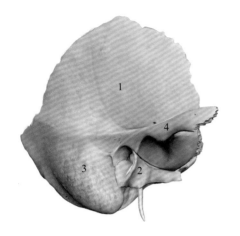

图2-4-5 颞骨外侧面

1. 颞骨鳞部；2. 颞骨鼓部；3. 颞骨乳突部；4. 颞骨颧突

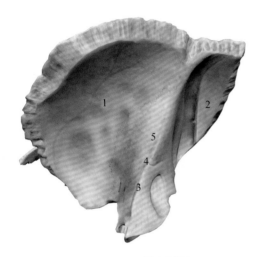

图2-4-6 颞骨内侧面

1. 颞骨鳞部；2. 颞骨乳突部；3. 岩嵴；4. 岩上窦；5. 弓状隆起；6. 三叉神经压迹

神经节及GSPN裂孔相邻，由三者组成的三角形区域可以准确定位耳蜗（图2-4-7，图2-4-8）。

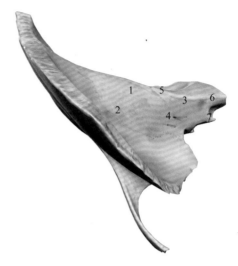

图2-4-7 颞骨岩锥前面

1. 弓状隆起；2. 鼓室盖；3. 岩尖隆起；4. 岩浅大神经沟；5. 岩上窦沟；6. 三叉神经压迹；7. 颈内动脉管

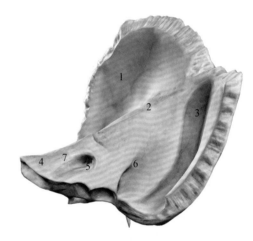

图2-4-8 颞骨岩锥后面

1. 鳞部；2. 岩上窦沟；3. 乙状窦沟；4. 岩骨尖；5. 内耳道；6. 前庭水管外口；7. 内耳道上结节

庭、耳蜗）。岩骨段颈内动脉在颈内动脉管内先垂直上行，在耳蜗的后外侧折转成水平走向前内方，经三叉神经深面出颈内动脉管内口，再经破裂孔入海绵窦。膝状神经节位于GSPN与弓状隆起延长线的交点。其表层骨质很薄甚至缺如，外侧相距1～2 mm为耳蜗。GSPN从膝状神经节发出后经岩浅大神经管及岩浅大神经沟走向前方，而面神经内听道到膝状神经节，然后行向后外侧，经鼓室内的面神经管向下走行。内听道从内耳门开始行向后外，其内有面神经、前庭蜗神经及内耳血管通过。前庭位于骨迷路中部，前连耳蜗后连半规管，其外侧壁为鼓室内侧壁，内侧壁为内耳道的底。耳蜗位于前庭前方，并与岩骨段颈内动脉膝部、膝状

（三）中颅底骨性标志

通过抬起颞部的硬膜可以暴露棘孔及穿行其中的脑膜中动脉，离断血管后并于下颌神经处切开硬膜夹层，充分解剖后可以很好地暴露圆孔、卵圆孔、岩浅大神经、弓状隆起和Meckel囊等重要结构（图2-4-9）。

（四）颞下窝

中颅窝的下方是颞下窝，颞窝的主要成分是颞肌，颞肌呈放射状起于颞筋膜，在颧弓深面肌纤维

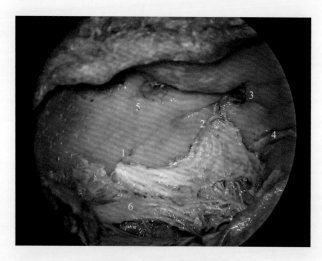

图2-4-9　中颅窝底骨性结构

1. 圆孔；2. 卵圆孔；3. 棘孔；4. 岩浅大神经；5. 中颅窝底；6. 眼神经

汇聚呈束状，进而形成肌腱附着于下颌骨冠状突和部分下颌骨升支内侧。颞肌血运丰富，是颅底手术修复术腔的主要组织来源。

三、后颅窝解剖

后颅窝底由中部的斜坡、两侧颞骨岩部的后面和枕骨组成，蝶骨组成斜坡的上部，枕骨组成斜坡的下部。

枕骨是后颅窝最主要组成部分，上起自人字缝，下止于枕骨大孔，呈菱形，上半部骨质厚实而坚硬，覆盖枕叶，下半部薄且无板障，称为鳞部，包裹小脑两半球。上下两部之间是枕外隆凸及上项线，为枕后外层肌肉的附着区。枕骨鳞部的中央有纵行骨峰为枕外嵴，其两侧有导静脉孔，深面正对已萎缩退化的枕窦。鳞部外侧与乳突连接的骨缝称枕乳缝，该骨缝的中部常有粗大的乳突孔容纳导静脉。枕骨下界为枕骨大孔，孔的两侧有枕骨髁与寰椎侧块形成寰枕关节，髁之后方有髁后孔及导血管，髁外侧为颈静脉突，有头外直肌附着，突前是颈静脉切迹，即颈静脉孔的后界。乳突外面粗糙，有枕肌、耳后肌、胸锁乳突肌、头夹肌及头最长肌附着。乳突后下方有一沟，为二腹肌后腹之起端，沟之内侧有枕动脉穿过。后颅窝底与脑干和小脑相关。

（一）后颅底的分界

前界：颞骨岩锥的后面和斜坡。后外界：枕骨。上界：小脑半球和小脑幕。下界：枕大孔、枕骨内嵴和小脑窝。

（二）各骨孔结构

三叉神经从三叉神经裂孔穿出。外展神经从斜坡两侧硬脑膜穿出走行于颞骨外展神经管（Dorello管），然后进入海绵窦走行于颈内动脉的外侧。面神经和前庭耳蜗神经进入内听道。颈静脉孔位于内听道的后外侧，含有颈静脉球、舌咽神经、迷走神经和副神经，三根神经从椎动脉的后方、颈静脉球的前方进入颈静脉孔。舌下神经管位于枕骨髁状突前内侧，舌下神经从椎动脉的前方进入舌下神经管。

四、海绵窦

海绵窦位于蝶窦两侧，第Ⅲ、第Ⅳ、第Ⅵ对脑神经和第Ⅴ对脑神经的第Ⅰ支在海绵窦内靠近海绵窦外侧壁穿过。部分颅外静脉和硬脑膜静脉与海绵窦连接，岩上窦、岩下窦和蝶顶窦均汇入海绵窦。

颈内动脉于颞骨内沿颞骨岩锥的长轴走行，颈内动脉从颞骨下面进入颈动脉管后，向前上走行于鼓室下部，然后向前内走行于骨性咽鼓管的内侧，继续向前内走行于三叉神经半月节下方，从破裂孔出岩骨后匍行于海绵窦内。

海绵窦侧壁：

通过在上、下颌神经间剥离海绵窦外侧壁深浅两层之间的潜在间隙，可以暴露海绵窦外侧壁的相关三角：①旁正中三角（滑车神经上三角）：内侧边为动眼神经外缘，外侧边为滑车神经内缘，底边为两神经进入海绵窦处之间的硬膜缘；② Parkinson三角：内侧边为滑车神经外缘，外侧边为三叉神经眼支内缘，底边为滑车神经和三叉神经根进入海绵窦处之间的硬膜缘；③前外侧三角：内侧边为三叉神经眼支外缘，外侧边为上颌支内缘，底边为眶上裂内下缘与圆孔的连线；④外侧三角：内侧边为三叉神经上颌支外缘，外侧边为下颌支内缘，底边为圆孔与卵圆孔的连线；⑤ Glasscock三角：内侧边为岩浅大神经，外侧边为棘孔与弓状隆起的连线，底边为下颌神经背侧缘；⑥ Kawase三角：内侧边为岩上窦，外侧边为岩浅大神经，底边为三叉神经。通过海绵窦各三角可以观察海绵窦内侧腔、前下腔、后上腔，暴露颈内动脉海绵窦段前曲部、水平部、后曲部、后升部及其脑膜垂体干分支、海绵窦下动脉,以及位于颈内动脉外侧的展神经(图2-4-10,图2-4-11)。

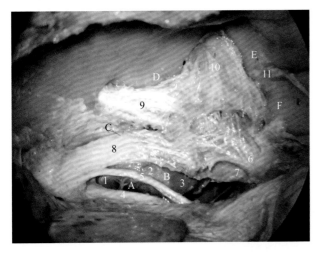

图2-4-10 海绵窦外侧壁相关三角

1. 颈内动脉前曲部;2. 颈内动脉水平部;3. 颈内动脉后曲部;4. 动眼神经;5. 滑车神经;6. 三叉神经;7. Meckel腔;8. 眼神经;9. 上颌神经;10. 下颌神经;11. 岩浅大神经

A. 旁正中三角;B. Parkinson三角;C. 前外侧三角;D. 外侧三角;E. Glasscock三角;F. Kawase三角

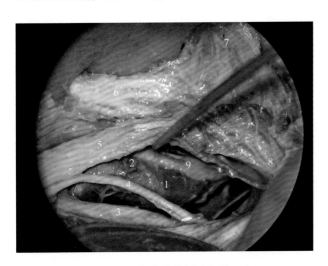

图2-4-11 海绵窦外侧壁相关三角

1. 颈内动脉;2. 海绵窦下动脉;3. 动眼神经;4. 滑车神经;5. 眼神经;6. 上颌神经;7. 下颌神经;8. Meckel腔;9. 外展神经

五、鼻腔入路解剖

从一侧前鼻孔向鼻腔深处首先见到的结构是鼻前庭和鼻阀。中线侧是鼻中隔,鼻中隔由鼻中隔软骨、骨性鼻中隔、犁状骨和鼻黏膜构成。外侧为下鼻道、下鼻甲、中鼻道、中鼻甲、上鼻道及上鼻甲,深处通过后鼻孔与鼻咽腔相通。

下鼻甲最大,前中1/3下方为鼻泪管开口,后端有咽鼓管咽口。中鼻甲为筛窦内侧壁的标志,距后鼻孔上界的后上方约12 mm处,蝶窦前外侧壁的下方为蝶腭孔所在位置,有蝶腭动脉和神经通过。中鼻道外侧壁有两个隆起,前下呈弧形嵴状隆起为钩突;后上隆起为筛泡。两者之间的半月裂隙,称半月裂孔。半月裂孔前下和外上逐渐扩大漏斗状空间为筛漏斗,筛漏斗内界为钩突,外界为眶纸板,前上为上颌骨额突,外上为泪骨。向内经半月裂与中鼻道相通,前界为盲端,前上部称额隐窝,额窦经鼻额管或额隐窝开口于筛漏斗的前上端,其后便是前组筛窦的开口,最后为上颌窦的开口。

筛泡是前筛最大、最恒定的气房。它位于中鼻道,恰好在钩突之后,筛泡以眶纸板为基底,向内突入中鼻道。筛泡前壁向上能伸至前颅底,形成额隐窝的后界,筛泡向后能与中鼻甲基板融为一体。

上鼻甲是三个鼻甲中最小的一个,位于鼻腔外侧壁后上部,有时仅为一黏膜皱襞。上鼻甲的后上方为蝶筛隐窝,蝶窦开口位于此,是经鼻手术的重要解剖标志。上鼻甲及上鼻道亦有嗅觉黏膜分布,后组筛窦开口于上鼻道。有时在上鼻甲后上方还有更小的最上鼻甲,最上鼻甲和上鼻甲共处在鼻腔外侧壁后上方的一个狭小区域内。蝶筛隐窝的上方为筛窦,切除筛板及蝶骨平台后即可暴露前颅窝底(图2-4-12)。

(一)筛窦

通常分为前组和后组筛窦,前组筛窦和后组筛窦的分界为中鼻甲根部的基板。额隐窝是识别前筛动脉的关键标志。额隐窝的后方可见前筛动脉的骨管。后筛动脉自眼动脉发出后,穿行在上直肌和上斜肌之间,然后从框内进入后筛动脉管,并达到筛顶部。经筛入路时注意保护前、后筛动脉管的完整性,有助于保护筛动脉。

(二)蝶窦

蝶窦位于蝶骨体内,上鼻甲的后上方。蝶窦前壁上部骨质较薄,与颅底骨质相接,其交角处是脑脊液漏的易发部位。

前壁内侧界为蝶骨嵴,连接鼻中隔后上缘。前壁外侧为最后筛房后壁,即蝶筛板。蝶窦开口位于蝶窦前壁上方,呈八字形,是经蝶手术的重要标志。

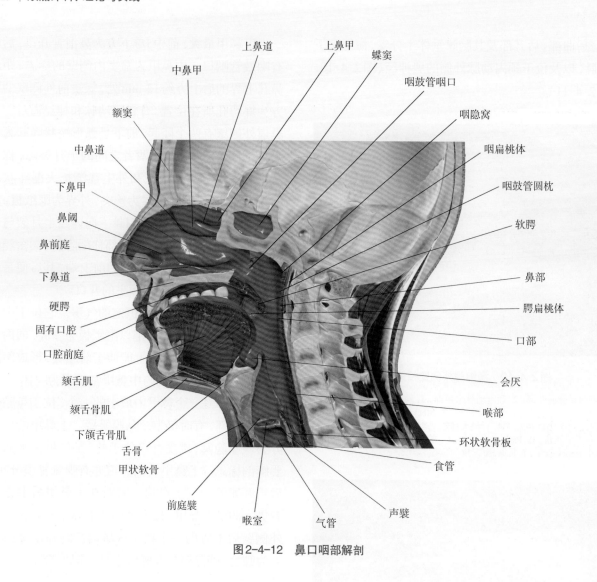

图2-4-12 鼻口咽部解剖

后壁隔骨板与后颅窝相邻,后上与脑桥和基底动脉相邻。

上壁是中颅窝底的一部分,从前至后有蝶骨小翼根部,蝶骨平面极其两外角的视神经孔。蝶窦顶壁最重要的毗邻结构是蝶鞍,蝶鞍两侧为海绵窦,蝶窦顶壁是经鼻蝶入路鞍区手术的关键结构。蝶窦气化较好的类型有半鞍型、全鞍型和枕鞍型;蝶窦气化不良的类型有鞍前型和甲介型。下壁为鼻咽顶部,此壁外侧有翼管纵行。

内侧壁为骨性蝶窦中隔,蝶窦中隔的形状、大小、厚度以及位置均有很大变异。蝶窦的外壁为中颅窝的一部分,与海绵窦、颈内动脉、眼动脉及第Ⅱ、第Ⅲ、第Ⅳ、第Ⅴ、第Ⅵ对脑神经相邻。蝶窦外侧壁结构重要而复杂。另外如果蝶窦气化过度,外侧常菲薄甚至先天性缺如。

第五节 脑池与脑室
(Cistern and Ventricle)

一、脑池

1. 枕大池:又称小脑延髓池,由小脑后缘和延髓背部组成,为脑脊液通路中的重要区域之一,脑脊液经由此处自脑室进入脑和脊髓蛛网膜下隙。

2. 小脑延髓腹外侧池:位于延髓的腹外侧。池内有椎动脉和小脑后下动脉的起始部,以及舌咽、迷走、副、舌下诸脑神经,延髓外静脉、橄榄后静脉和脉络丛等。

3. 桥前池:位于脑桥前方。池内有基底动脉、小脑前下及小脑上动脉的起始部、外展神经、脑桥前和脑桥前内静脉。

4. 小脑脑桥池(脑桥侧池):位于小脑脑桥角。池内有三叉神经、面神经、听神经、小脑前下动脉、脑桥外静脉和岩静脉。

5. 脚间池:位于脚间窝。池内有基底动脉分叉、大脑后动脉、小脑上动脉、后交通动脉、基底静脉、脚间静脉、后交通静脉和动眼神经。

6. 脚池:位于视交叉池的后外方。池内有脉络膜前动脉、脉络膜后内动脉和基底静脉。

7. 视交叉池:位于视交叉周围。视交叉前部和视神经、垂体柄、大脑前动脉起始部和前交通动脉位于其内。

8. 颈动脉池:位于颈动脉周围。颈内动脉、脉络膜前动脉起始段、后交通动脉起始段位于其内。

9. 侧裂池:由大脑外侧裂构成。池内有侧裂静脉、额眶静脉和基底静脉的外侧支。

10. 终板池:位于视交叉上及第三脑室前。大脑前动脉的近侧部分、前交通动脉、Heubner回返动脉、下丘脑动脉、额眶动脉起始段和终板的静脉均位于其内。

11. 四叠体池:位于四叠体后上方。池内有大脑大静脉、胼周动脉末梢段、小脑上动脉和大脑后动脉。

12. 环池:围绕中脑及两侧翼部,位于丘脑枕表面。小脑幕以上部分有基底静脉和大脑后动脉。小脑幕以下部分有小脑上动脉和滑车神经。

二、脑室

脑室可分为位于两侧而对称的侧脑室和位于中线部位的第三脑室和第四脑室。

(一)侧脑室

侧脑室位于两侧大脑半球内,成狭窄而纵行的裂隙状,分成下列几部分。

1. 前角(额角):位于额叶内,其上壁及前壁为胼胝体的前部,外侧壁为尾状核,内侧壁为透明隔。在前角的后部有室间孔(Monro孔),两侧侧脑室通过此孔与第三脑室相通。

2. 侧脑室体部:为水平形裂隙,其上壁为胼胝体,下壁为丘脑。

3. 后角(枕角):为体部在枕叶的延续,系一纵形裂隙。其上外侧壁为胼胝体,内下侧壁为枕叶组织。

4. 下角(颞角):在颞叶内,为一弯向下、向前、向内的弓形裂隙。其内侧壁隆起为海马裂的海马所占,其余部分则为颞叶的组织。

(二)第三脑室

为间脑的内腔,呈裂隙形,垂直位于正中面,前方借室间孔与侧脑室交通。第三脑室有6个面:① 顶由4层组织构成,自上而下为穹隆、上层脉络体、脉络血管与下层脉络体。穹隆左右各一支,由海马的神经元轴突汇集而成,这些神经纤维向后、向上绕过丘脑枕(穹隆脚)到达丘脑内上方,与对侧同名结构合并(穹隆体),再向前、向下绕过室间孔前缘向下为穹隆柱,进入乳头体。在穹隆体的后方有海马联合,联系两侧穹隆脚。穹隆体、海马联合与穹隆脚上部构成第三脑室顶。脉络体有上、下两层,各由一层半透明的薄层软脑膜构成,两层间有多数小梁连接。在两层脉络体之间有脉络膜内后动脉和大脑内静脉各一对,分列于左右。在脉络体的下表面,有脉络丛下垂于第三脑室中。第三脑室顶的侧缘是一个"C"形裂隙,介于穹隆外缘与丘脑内上面之间,称脉络裂。裂内有侧脑室脉络丛附着,后者是第三脑室脉络体内侧脑室内的延伸。穹隆构成"C"形裂隙的外圈,丘脑构成内圈。② 第三脑室底的外表面前半部属下丘脑,包括视交叉、漏斗、灰结节和乳头体。③ 后半部是底丘脑,为中脑上方的延伸,包括后穿质与中脑被盖(在大脑脚的内侧部分的上方)。④ 第三脑室前壁自上而下有穹隆柱、室间孔、前联合、终板、视隐窝与视交叉。⑤ 第三脑室后壁自上而下有松果体上隐窝、缰联合、松果体及其隐窝、后联合和导水管上口。⑥ 第三脑室侧壁的上部为丘脑,下部为下丘脑。两者之间有一浅沟,自前向后横行于室间孔到导水管上口之间,称下丘脑沟。约26%的人体中,在第三脑室上半部、室间孔后方2.5~6 cm(平均3.9 cm)处有一块状神经核,自侧壁向第三脑室腔凸出,左右汇合,称中间块(图2-5-1)。

(三)第四脑室

形状如尖向后上、底朝前下的帐篷。其底为菱形窝,顶由前髓帆、小脑和后髓帆组成。菱形

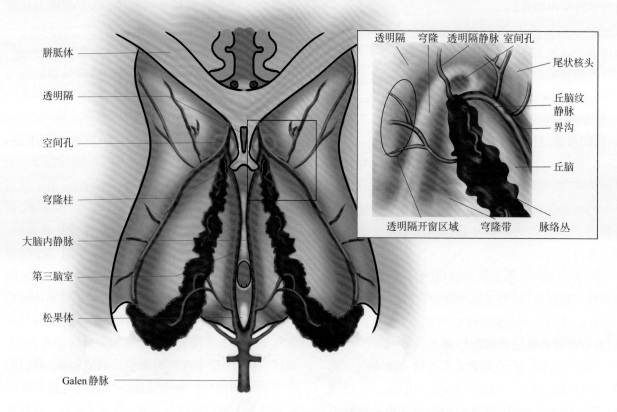

胼胝体

透明隔

空间孔

穹隆柱

大脑内静脉

第三脑室

松果体

Galen静脉

透明隔　穹隆　透明隔静脉　室间孔

尾状核头

丘脑纹状静脉

界沟

丘脑

透明隔开窗区域　穹隆带　脉络丛

图2-5-1　胼胝体、侧脑室和第三脑室

窝的两外侧角呈两个囊状凸出，称侧隐窝。在两侧隐窝的终点有2个孔与蛛网膜下隙交通，称为侧孔（Luschka孔）。此外，第四脑室还借正中孔（Magendi孔）与脑池交通。正中孔位于后髓帆下部，正好在闩的上方。在菱形窝的下角，第四脑室还与脊髓的中央管相通。第四脑室内也有脉络丛。

　　整个脑室系统内部充满着脑脊液，成人脑脊液总量为100～130 mL。脑脊液自侧脑室经室间孔进入第三脑室，而后沿导水管至第四脑室，再由第四脑室经外侧孔和正中孔而流入脑部或脊髓蛛网膜下隙中吸收。

第六节　脑与颅神经解剖
(Brain and Cranial Nerve Anatomy)

一、嗅束及嗅球

　　嗅束及嗅球是前颅窝手术入路中在颅内最先遇到的显微神经结构，嗅束是嗅神经在颅内的延

续（图2-6-1）。嗅束行走于嗅沟内向后移行为嗅三角，向前移行为嗅球穿过筛孔与嗅神经延续，测量嗅束的长度，其平均值为61.24 mm。

　　嗅束、嗅神经的血液供应主要来自眶前动脉、眶后动脉和Heubner回返动脉，可以为上述三支中的某单支供血，亦可以同时为其中的两支供血。上

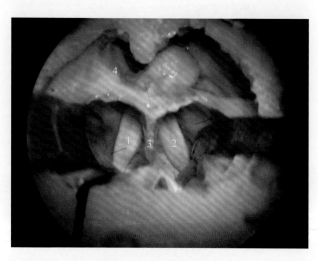

图2-6-1　前颅底上面观

1. 左侧嗅球；2. 右侧嗅球；3. 鸡冠；4. 额窦

述微动脉多起自大脑前动脉交通后段，偶可发自前交通动脉。

嗅束连于前颅底和额叶底面之间，若将额叶抬起则其横亘于两者之间，极易损伤。嗅神经操作需精细，游离嗅束有助于额叶抬起和分离纵裂。完整的保留嗅束及其血供，是术后患者嗅觉功能能够保留的重要保障。

二、视神经和视交叉

视神经及视交叉是鞍区的重要解剖结构，是前颅窝各个入路到达鞍区必须经过的结构（图2-6-2）。视神经由视网膜神经节细胞发出的轴索汇集而成，分为4段，即眼内段、眶内段、视神经管段及颅内段，经鼻及经颅内入路主要涉及视神经管段和颅内段两部分。视神经为扁平状，包绕有3层膜性结构，即软膜、蛛网膜和硬膜层。视神经管段包绕在一薄层骨质中，打开骨质可见到一层硬膜鞘，该鞘是由颅底硬脑膜反折而形成的双层硬脑膜结构，自前床突越视神经上面，向内侧与蝶骨体上面的硬膜相续，呈横向的镰刀状，后边为菲薄的游离缘，故称镰状皱襞，此段管腔即称视神经管膜部。视神经穿视神经管入中颅窝，颅内段长约10～12 mm，向后内走行至垂体前方连于视交叉，再经视束连于间脑。测量视神经颅内段的长度左侧为10.32 mm ± 2.51 mm；右侧为10.14 mm ± 2.52 mm；厚度左侧为2.96 mm ± 0.71 mm；右侧为3.08 mm ± 0.65 mm。

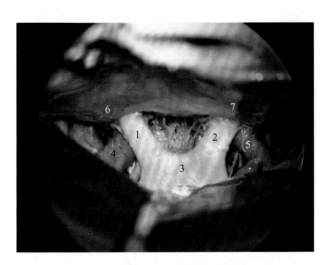

图2-6-2　显微镜下观察视神经及视交叉

1. 左侧视神经；2. 右侧视神经；3. 视交叉；4. 左侧颈内动脉；5. 右侧颈内动脉；6. 左侧前床突；7. 右侧前床突

视交叉为双侧视神经纤维相交叉之处，为板状近菱形的结构。横约12 mm，前后约8 mm；前缘较后缘稍低，位于第三脑室底与前壁交叉处，并构成第三脑室隐窝前部的底；其下为垂体窝，视交叉前方有大脑前动脉及其联系支，侧面有颈内动脉及前穿质，后方为灰结节及丘脑下漏斗，上方为第三脑室，视交叉的前界外上方为嗅束的内根，其正下方为垂体，外下方为海绵窦，其表面有软脑膜包裹。

视神经与视交叉的血液供应主要有上下两个起源：

（1）上组供血动脉3～6支，主要来自前交通动脉复合体（以双侧A1段为主）和垂体上前动脉。迂曲走行，反复分支、吻合。

（2）下组供血动脉每侧1～10支，多数为3～5支，可来于垂体上前动脉、颈内动脉及后交通动脉。来于垂体上前动脉者，先在视交叉池内分支，向上外行向视神经内侧缘，再向前、后分支行走，向后可至视交叉下面及前缘。

三、额叶脑回

嗅沟内侧的皮质带为直回，外侧为眶回，眶回被H形的嗅沟分隔为前后内侧及外侧眶回。嗅球位于嗅沟内，向后延伸，嗅束为横断面上呈三角形，尖隐于沟内，后端在前穿质附近变扁并展开，形成光滑的嗅三角，嗅束纤维自此分开，形成内外侧嗅纹，构成前穿质的前内侧界和前外侧界。

内侧嗅纹弧状绕直回后端，至半球内侧面，消失于终旁回，外侧嗅纹呈明显白带状，沿前穿质前外侧缘行走，至岛阈处，呈锐角转向后内方，终止于海马沟头端的半月回，该回深部连接杏仁核皮质内侧部分。

嗅纹表面覆盖有薄层灰质，也称为内侧嗅回及外侧嗅回，外侧嗅回向外侧移行于环周回。来自嗅三角的灰质沿外侧嗅纹进入钩内，嗅三角、外侧嗅纹及钩的灰质，构成嗅纤维终止的梨状区。

四、终板、前连合和隔区

终板是一薄层灰质膜，构成第三脑室前壁的下方大部分，下方与视交叉上面相续，在视交叉上方有前交通动脉相交叉，自视交叉上面延伸至胼胝体嘴,上方为前连合和穹隆柱(图2-6-3)。终板高度平均11 mm,前交通动脉常位于终板下部,轻轻下压视交叉或上抬额叶下面,易见到终板,它与视交叉上面及视束内侧粘着疏松,不能分开。

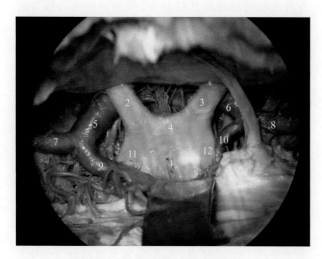

图2-6-3 推开颅底动脉可显露终板

1. 终板;2. 左侧视神经;3. 右侧视神经;4. 视交叉;5. 左侧颈内动脉;6. 右侧颈内动脉;7. 左侧大脑中动脉;8. 右侧大脑中动脉;9. 左侧大脑前动脉;10. 右侧大脑前动脉;11. 左侧视束;12. 右侧视束

前连合为致密的有髓纤维束,经穹隆前方及终板上部跨越中线,嵌入终板中,位于视交叉上方约1.5~2.0 cm处,参与构成第三脑室前壁。

隔区位于终板和前连合的前方,包括终板旁回和胼胝体下区,其上方邻接胼胝体嘴,后方靠近终板,前后径约1 cm,上下径约1.5 cm,近似于长方形。

五、前穿质

前穿质为遮盖外侧裂深处的菱形区,有许多深部小血管穿通,位于嗅三角及内外侧嗅纹的后方,内侧在视交叉与视束间的夹角内,后界为钩。在内侧,在视束上方同灰结节的灰质相续;在稍前方一些,同终板旁回相续。在外侧,它延伸至岛阈,同前梨区相续;在更后方一些,同杏仁周围区(半月回)融合。在上方,同豆状核的灰质相续。前穿质的下面同颈内动脉分叉相邻,行经前穿质下面并发分支入前穿质的有颈内动脉、大脑前动脉、大脑中动脉及脉络膜前动脉,常将穿入前穿质的动脉群称为前穿动脉。其中,颈内动脉分支发自脉络膜前动

脉起点远侧,脉络膜前动脉分支发自主干或其上分支,大脑中动脉分支(豆纹动脉)起自M_1和M_2段,分为内侧组和外侧组,大脑前动脉分支起自A_1段及Heubner回返动脉,颈内动脉和脉络膜前动脉的分支进入前穿质中央部的后半,豆纹动脉进入前穿质外侧半的中后部,A_1段分支位于视神经和视交叉上方的内侧半,Heubner回返动脉进入前穿质的前2/3区。

六、鞍区的解剖间隙

经纵裂和额底行硬膜下观察:分开纵裂可见双侧大脑前动脉分支行于双侧额叶内侧面,暴露胼胝体前下部。前连合下方为终板,其前方为前交通动脉,胼周动脉在终板池内上行,经半球间裂入胼胝体池,绕膝部,沿胼胝体上面后行(图2-6-4)。于前交通动脉下方打开终板,可暴露第三脑室底(图2-6-5)。

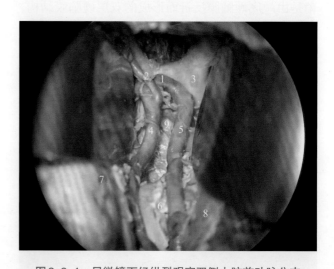

图2-6-4 显微镜下经纵裂观察双侧大脑前动脉分支

1. 前交通动脉;2. 左侧眶内侧动脉;3. 视交叉;4. 左侧大脑前动脉A_2段;5. 右侧大脑前动脉A_2段;6. 胼胝体膝部;7. 左侧额叶;8. 大脑镰;9. 终板

鞍上区可以看作一个的向后稍微倾斜的锥形。锥形的基底部由鞍隔构成,前部由双侧视神经、视交叉前缘、终板、大脑前动脉和前交通动脉共同构成。外侧三角区由颈内动脉、视束、后交通动脉、脉络膜前动脉和动眼神经构成。后部是中脑腹侧面、基底动脉、小脑上动脉和大脑后动脉(图2-6-6)。

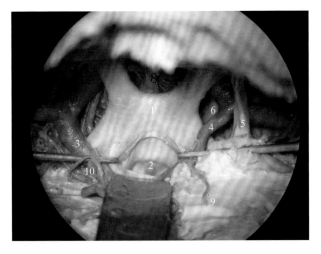

图2-6-5　显微镜下打开终板可见第三脑室

1. 视交叉；2. 第三脑室；3. 左侧大脑前动脉A$_1$段；4. 右侧大脑前动脉A$_1$段；5. 右侧嗅束；6. 右侧动眼神经；7. 左侧后交通动脉；8. 垂体柄；9. 右侧额叶；10. 左侧Heubner回返动脉

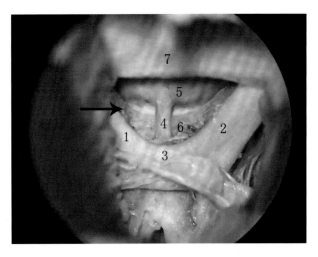

图2-6-7　第一间隙（箭头所示）

1. 左侧视神经；2. 右侧视神经；3. 视交叉；4. 垂体柄；5. 垂体；6. 鞍膈；7. 蝶骨平台

$53.27 \text{ mm}^2 \pm 10.24 \text{ mm}^2$。

（二）第二间隙

第二间隙又称视神经间隙。由视神经、视束外侧缘、颈内动脉床突上段内侧缘和大脑前动脉A$_1$段组成（图2-6-8）。此间隙内结构主要是由颈内动脉发出的一些穿支（4～8支）。间隙的前半探得后床突，间隙后方可及Liliequist膜，间隙中央偏外是后交通动脉，更偏外侧可及脉络膜前动脉，在这些血管的深面靠近小脑幕有动眼神经从后内向前外走行。

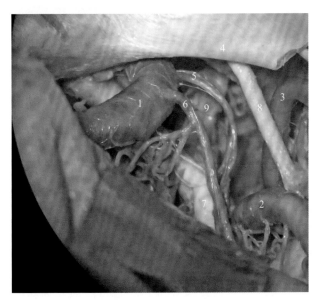

图2-6-6　鞍上区暴露结构

1. 颈内动脉；2. 大脑后动脉；3. 小脑上动脉；4. 小脑幕缘；5. 后交通动脉；6. 脉络膜前动脉；7. 视束；8. 动眼神经；9. 垂体柄

（一）第一间隙

第一间隙又称视交叉前间隙，由两侧的视神经和蝶骨平台后缘组成（图2-6-7）。间隙深面可到达鞍膈、垂体柄，切开鞍膈可到达垂体。鞍膈之上可看到双侧颈内动脉的内侧面和其上发出的垂体上动脉。第一间隙位置相对固定，成一等腰三角形，视神经管内口内缘间距离为$13.52 \text{ mm} \pm 3.64 \text{ mm}$，蝶棱到视交叉前缘距离为$8.92 \text{ mm} \pm 1.81 \text{ mm}$，两距离相乘的一半相当于第一间隙面积，其值为

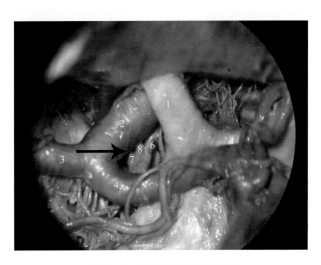

图2-6-8　第二间隙（箭头所示）

1. 左侧视交叉；2. 左侧颈内动脉；3. 左侧大脑中动脉；4. 左侧大脑前动脉A$_1$段；5. 左侧视束；6. 左侧后交通动脉；7. 左侧脉络膜前动脉；8. 左侧动眼神经

（三）第三间隙

第三间隙即颈内动脉床突上段的外侧缘和小脑幕之间的空隙。此间隙可见动眼神经从后内向前外走行，深处可见颞叶内侧面、海马旁回（图2-6-9）。

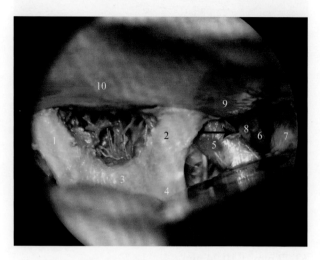

图2-6-9　第三间隙（箭头所示）

1. 左侧视神经；2. 右侧视神经；3. 视交叉；4. 右侧视束；5. 右侧颈内动脉；6. 小脑幕；7. 右侧颞叶；8. 动眼神经；9. 右侧前床突；10. 蝶骨平台

（四）第四间隙

第四间隙由终板和视交叉后缘前上方围成的间隙D。

即终板和视交叉后缘前上方的间隙。此间隙内主要结构是大脑前动脉A₁段，前交通动脉和Heubner回返动脉及其他穿支（图2-6-10）。

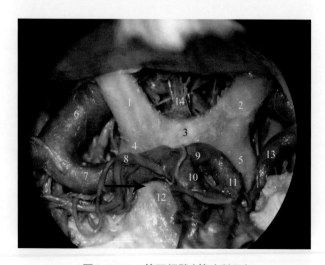

图2-6-10　第四间隙（箭头所示）

1. 左侧视神经；2. 右侧视神经；3. 视交叉；4. 左侧视束；5. 右侧视束；6. 左侧颈内动脉；7. 左侧大脑前动脉A₁段；8. 左侧Heubner回返动脉；9. 前交通动脉；10. 左大脑前动脉A₂段；11. 右大脑前动脉A₂段；12. 终板；13. 右大脑前动脉A₁段；14. 垂体柄

（五）第五间隙

由大脑中动脉M₁段、大脑前动脉A₁段和额叶、颞叶围成三角形，其间可见脉络膜前动脉、Heubner回返动脉和众多的前穿质动脉。该间隙狭小、深在、血管较多（图2-6-11）。

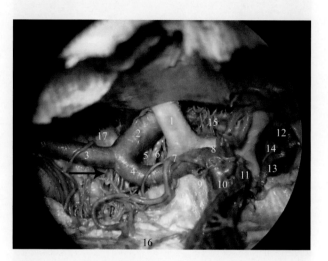

图2-6-11　去除部分额叶后显露左侧第五间隙（箭头所示）

1. 左侧视神经；2. 左侧颈内动脉；3. 左侧大脑中动脉M₁段；4. 左侧大脑前动脉A₁段；5. 左侧动眼神经；6. 左侧后交通动脉；7. 左侧Heubner回返动脉；8. 前交通动脉；9. 终板；10. 左侧大脑前动脉A₂段；11. 右侧大脑前动脉A₂段；12. 右侧颈内动脉；13. 右侧大脑前动脉A₁段；14. 右侧动眼神经；15. 垂体柄；16. 右侧额叶；17. 右侧颞叶

六、各间隙相关解剖数据及可探及的结构

见表2-6-1。

七、蝶鞍、视交叉相互位置关系

蝶鞍前界为鞍结节，后界为鞍背，前外为前床突，后外为后床突。蝶鞍形态因人而异，正常人多为椭圆形，少数为圆形或扁圆形。蝶鞍正常前后径7～16 mm，深径7～14 mm，宽径9～19 mm，体积为346～1 337 mm³。垂体窝为硬膜所覆盖，是颅底硬膜的延续，鞍膈是颅底硬膜的反折，有2～3 mm的开口，有的开口可大至5 mm，垂体柄从中通过。

蛛网膜和软脑膜环绕垂体柄通常不进入鞍内，其间形成视交叉池。视交叉池是鞍区解剖的核心所在，内有视神经、视交叉、垂体柄等结构。它们又与颈内动脉等相互交叉构成了各个解剖间隙（前已述）。视交叉距垂体鞍膈上方约10 mm，与鞍隔之

表 2-6-1　各间隙相关解剖数据及可探及的结构

间隙名称	解剖数据（mm）	可探及结构
第一间隙	鞍结节后缘至视交叉前缘5.6±1.1 两侧视神经内侧缘最大距10.5±1.4	视神经、视交叉、鞍膈、垂体柄
第二间隙	三边长度：视神经段6.6±0.6 视束段6.9±0.7 颈内动脉段4.0±0.4	小脑上动脉、脉络膜前动脉、Liliequist膜、基底动脉分叉部
第三间隙	三边长度：颈内动脉段8.8±0.7 小脑幕游离缘6.7±0.7 颞极基底面内侧缘4.4±1.0	后交通动脉、脉络膜前动脉、动眼神经等
第四间隙	视交叉后缘至视束与脑组织连接部视束长度5.8±0.4	大脑前动脉A₁段、Heubner回返动脉、前交通动脉

间的区域即为视交叉池。视交叉为扁平形态，宽约12 mm、长8 mm、厚4 mm，在第三脑室前下部，与水平面形成45°倾斜面。视交叉上有终板、前连合，后为垂体柄、灰结节、乳头体和动眼神经，下为鞍膈和垂体。视交叉的位置变异较多，伯格兰（Bergland）将其分为3种类型：① 75%～80%为正常型，其视交叉位于鞍膈中央部上方，视交叉前缘与鞍结节相距2～6 mm（平均4 mm）；② 9%～10%为前置型，其视交叉接近鞍结节上方，前缘与鞍结节相距等于或小于2 mm；③ 11%～15%为后置型，其视交叉位于后床突上方，前缘与鞍结节相距6～9 mm（平均7 mm）（图2-6-12）。

八、垂体

正常垂体位于蝶鞍内，为灰白色腺体，基本上为椭圆形或圆形。下面与鞍底一致，上面和外侧面

所接触的不是骨性壁，故其形状不一，约54%的垂体在鞍膈孔向下凹陷，约42%平直，4%向上略突。垂体侧面的形状与颈内动脉海绵窦段走行有关，由于该动脉紧贴垂体外上侧及后方通过，故常在垂体外侧面形成压迹，深3～7 mm，或将垂体上方挤压成三角形。有时垂体沿该动脉上下缘突出形成舌状小叶，故垂体手术中可能损伤颈内动脉而造成大出血；或垂体切除术遗留舌状小叶而导致手术不彻底，术后激素水平改变达不到预期目的。垂体组织往往只占蝶鞍内腔的一部分，其余空间多见借静脉充盈来填补。垂体柄在通过鞍膈时，多数紧靠其后缘，为后置型，一般约占65%，少数可离开鞍膈后缘，向前方游离，为游离型，占35%。

九、小脑幕切迹

将颞叶从颅底分离，即可直视小脑幕切迹缘、

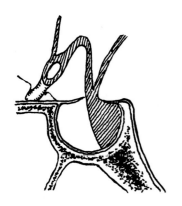

前置型视交叉

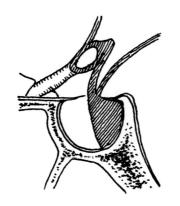

正常位置视交叉

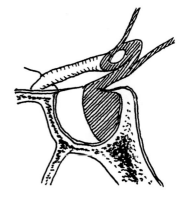

后置型视交叉

图 2-6-12　鞍膈与视交叉位置关系

环池、中脑下段和脑桥上端的外侧、小脑上动脉、大脑后动脉（P2段）；于后切迹区显露滑车神经幕上部分及部分小脑上部（图2-6-13）。

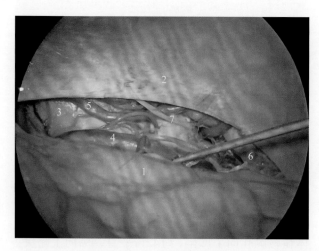

图2-6-13　小脑幕切迹缘

1. 颞叶；2. 小脑幕；3. 脑桥上端；4. 大脑后动脉；5. 小脑上动脉；
6. 小脑；7. 滑车神经

十、小脑桥脑角区

向后下可暴露脑桥和中脑腹外侧区，并见其前方的大脑后动脉（P1段）、小脑上动脉、基底动脉末端及其分叉，以及位于大脑后动脉和小脑上动脉之间的动眼神经脑干起始部。楔形剪开小脑幕可进一步暴露中脑、脑桥外侧部及小脑上表面，小脑上动脉与其伴行的滑车神经、岩静脉、三叉神经起始部及三叉神经以上的上斜坡（图2-6-14）。

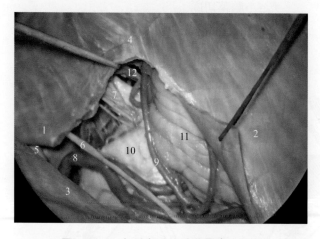

图2-6-14　切除部分小脑幕暴露的结构

1. 小脑幕缘；2. 小脑幕；3. 颞叶；4. 岩上窦；5. 动眼神经；6. 滑车神经；7. 三叉神经；8. 小脑上动脉；9. 小脑上动脉分支；10. 脑桥；
11. 小脑；12. 岩静脉

第七节　脑血管解剖
(Cerebral Vascular Anatomy)

一、脑动脉系统

脑的血液供应来自颈内动脉和椎动脉。颈内动脉在甲状软骨上缘水平处自颈总动脉分出，于颈筋膜深层和颈部深层肌肉的前方上升，走向颅底，经颈动脉管和破裂孔入颅腔，在蝶骨颈动脉沟内弯向上行。颈内动脉在蝶鞍底水平处弯向前行而走向海绵窦，而后再弯向后、向上，经视神经孔与前床突间的空隙，到达视交叉的外侧。由近而远，陆续发出分支，计有后交通动脉、脉络膜前动脉、大脑前动脉和大脑中动脉。两侧大脑前动脉之间由一短小的前交通动脉相联结，后者位于视交叉的上方。

椎动脉为锁骨下动脉的分支，椎动脉于枕大孔的后外4点、8点钟方向入颅，两侧椎动脉的平均距离为14 mm，寰椎两侧的椎动脉压迹是术中分离椎动脉的重要解剖标志。在进入寰椎与枕骨间的硬膜囊后两侧的椎动脉即沿延髓的腹外侧面行进，于延髓头端汇合成基底动脉，后者位于脑桥底面的槽中，行至脑桥上缘分成两支大脑后动脉。而基底动脉又分出小脑上动脉、脑桥动脉、内听动脉和小脑前下动脉。椎动脉本身则分出小脑后下动脉。

在脑底部，大脑前动脉、前交通动脉、颈内动脉、后交通动脉和大脑后动脉围成动脉环（Willis环，图2-7-1）。

（一）大脑半球和间脑的动脉供应

大脑半球和间脑为脑底动脉环和大脑前、中、后3根动脉的分支所供应。其分支有皮质支和中央支两类。

1. 皮质支

（1）大脑前动脉：自颈内动脉末端分出后，向内走行与对侧大脑前动脉靠近，借前交通动脉互相交通，然后绕过胼胝体膝沿胼胝体背面向后走行。有4个主要分支。① 眶动脉：在前交通动脉的前方起于主干，分布于额叶眶面。② 额极动脉：在眶动脉稍远处由主干发出，供应额极区和额叶前外侧面。③ 胼缘动脉：于胼胝体膝部自主干发出，分布于顶

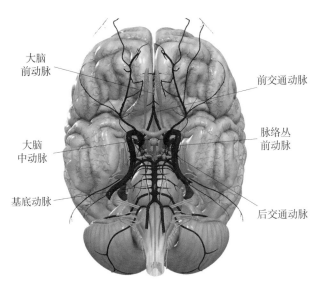

图 2-7-1 颅底动脉

枕裂以前的额顶叶内侧面和外侧面近上内缘的条状区。④ 胼周动脉:绕胼胝体走行,可视为大脑前动脉主干的延续,分布于胼胝体和楔前叶(图2-7-2)。

(2)大脑中动脉:向后沿外侧裂走行,分出多支皮质支,供应除额、顶、颞叶边缘区和枕叶以外的大脑半球外侧面。主要分支有:① 额顶升动脉,于外侧裂处自主干发出眶额、中央前回、中央回和中央后回(顶前)4支,分别供给相应脑区。② 顶后动脉,供应缘上回和顶上小叶前部皮质。③ 角回动脉,供应角回和顶上小叶后部皮质。④ 颞后动脉,供应颞上回、颞中回后部的皮质区(图2-7-3)。

(3)大脑后动脉:为基底动脉终支,绕大脑脚向后走行,居于小脑幕切迹上方,而后走行于小脑幕上达枕叶,分布于颞叶底面和枕叶。分内侧支和外侧支。外侧支又分为颞下前、颞下中和颞下后3根动脉,分布于颞叶下面和颞叶外面下缘;内侧支分为距状裂动脉(分布于距状裂附近皮质),顶枕动脉(走向顶枕裂,供应枕叶)。

2. 中央支:供应间脑、纹状体和内囊的动脉可以分成下列几组。

(1)前内侧组:起自前交通动脉和大脑前动脉近侧段(A$_1$段或水平段),通过前穿质供应下丘脑前部、尾状核头、壳核和内囊前部。

(2)前外侧组:大部分来自大脑中动脉近侧段,小部分起自大脑前动脉,经前穿质外侧入脑,统称纹状体动脉。其中有数支较大者起自大脑中动脉水平段,称豆纹动脉,供应尾状核和壳核的一部分、苍白球外侧部、内囊的前肢和后肢。

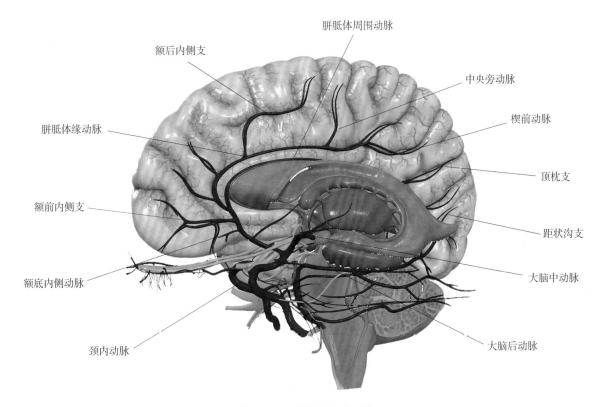

图 2-7-2 大脑前动脉系统

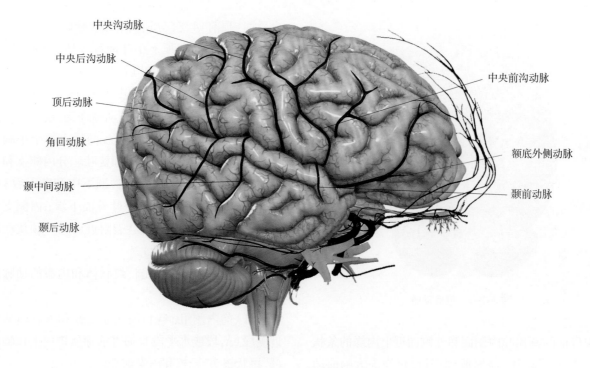

中央沟动脉
中央后沟动脉
顶后动脉
角回动脉
颞中间动脉
颞后动脉
中央前沟动脉
额底外侧动脉
颞前动脉

图2-7-3　大脑中动脉系统

（3）后内侧组：自大脑后动脉和后交通动脉起始段发出，穿过后穿质供应垂体、漏斗、灰结节、乳头体、中脑中线部和丘脑的内侧部。

（4）后外侧组：起自大脑后动脉外侧段，供应内侧膝状体、外侧膝状体、丘脑外侧核和丘脑枕。

（5）脉络膜前、后动脉：一般也视为中央动脉。① 脉络膜前动脉：于后交通动脉偏上方起自颈内动脉，沿视束内缘向后走行，穿过脉络裂进入侧脑室下角，供应脉络丛和海马，并于侧脑室三角部与脉络膜后动脉吻合，其分支也供应视束、外侧膝状体、灰结节、乳头体、内囊后肢腹侧部、苍白球、尾状核后部、杏仁核、丘脑膜外侧核、黑质和红核等。② 脉络膜后动脉：起自大脑后动脉，供应中脑背侧部、第三脑室脉络丛和丘脑背侧部。

（二）小脑的动脉供应

小脑由椎动脉系统供血，共有3对动脉。

1. 小脑上动脉：于大脑后动脉偏下方起自基底动脉上段，绕大脑脚至小脑上面。供应小脑上脚、小脑核和小脑半球上面。在其行程中分出一支到脑桥被盖，供应丘系、面神经核和外侧丘系区域。

2. 小脑前下动脉：起自基底动脉下段向外行，分布于小脑下面。

3. 小脑后下动脉：相当橄榄体下缘水平起自椎动脉，向后达延髓背面绕过扁桃体。分支有小脑支供应绒球小结叶、下蚓和小脑半球下面后部和小脑核的一部分及延髓支，供应延髓后外侧区。

（三）脑干的动脉供应

1. 中脑的动脉：主要来自大脑后动脉和小脑上动脉，小部分来自后交通动脉和脉络膜前动脉。分为中央支（后交通动脉、大脑后动脉近侧面和基底动脉的分支经后穿质进入中脑，供应中脑中线部）和周围支（大脑后动脉、脉络膜前动脉和小脑上动脉的分支，供应中脑的外侧区和背侧区）。

2. 脑桥的动脉：自基底动脉发出的中央支（内侧支）供应脑桥的中线区；脑桥支（桥横支）向外侧走行，发出垂直支供应脑桥外侧区；尚有小脑上动脉分支供应其被盖区。

3. 延髓的动脉：来自以下几个动脉：① 脊髓前动脉：发自椎动脉颅内段向下合成此动脉，供应延髓前部和中央区。② 脊髓后动脉：左右两支，发自同侧椎动脉颅内段，供应延髓背侧结构。③ 椎动脉分支：供应延髓外侧部。④ 小脑后下动脉：供应延髓后外侧区。

二、脑的静脉系统

（一）大脑半球和间脑的静脉系统

大脑的静脉一般不与同名动脉伴行，无静脉瓣为其特点，分为浅静脉和深静脉两组。浅静脉引流皮质和皮质下的血液，深静脉引流深部白质、脉络丛、基底节和间脑等深部结构的血液。浅静脉和深静脉之间有广泛的吻合。

1. 浅静脉组

（1）大脑上静脉：共有8～15根，将大脑半球内侧面和外侧面上部的血液引流到上矢状窦的各段内。其中以位于中央沟的中央沟静脉和位于前中央沟的上吻合静脉（亦称前吻合或Trolard静脉）比较粗大。大脑上静脉在穿过蛛网膜、进入静脉窦之前，于硬脑膜下腔走行约1 mm，此段称为桥静脉。

（2）大脑中静脉：与大脑中动脉伴行，分为大脑中浅静脉和大脑中深静脉，前者引流外侧裂附近脑表面的血液，与蝶顶窦汇合注入海绵窦，后者收集岛叶及其附近的血液，汇入基底静脉。大脑中静脉还借两支交通静脉分别与上矢状窦及横窦吻合，向上者即为上吻合静脉，向下者为下吻合静脉（或后吻合静脉，亦称Labbe静脉），汇入横窦。

（3）大脑下静脉：1～7根，引流大脑半球底面和内侧面的血液，分别汇入海绵窦和基底静脉（图2-7-4）。

（4）基底静脉（Rosenthal静脉）：分布于大脑半球底面的后内侧。起于前穿质，收集间脑底部、基底节和钩回附近的血液，向后绕大脑脚，注入大脑内静脉或大脑大静脉。

2. 深静脉组：收集大脑深部结构及脉络丛的静脉血。来自丘脑、纹状体、内囊和胼胝体的静脉，先集成丘（脑）纹（状体）静脉（又称终静脉）走行于尾状核与丘脑之间的沟内，向前抵室间孔时呈锐角折向后，形成静脉角；在室间孔部位，丘纹静脉与透明隔静脉及脉络丛静脉汇合，形成大脑内静脉。大脑内静脉在第三脑室脉络组织内向后，达胼胝体压部时，两侧的大脑内静脉合成一根大脑大静脉（Galen静脉），它还接受小脑上静脉和基底静脉。大脑大静脉长仅1 cm，经胼胝体压部向后上汇入直窦，与之约成直角（图2-7-5）。

（二）小脑静脉系统

1. 小脑上静脉：收集小脑上面和深部小脑核的血液，注入大脑大静脉和横窦。

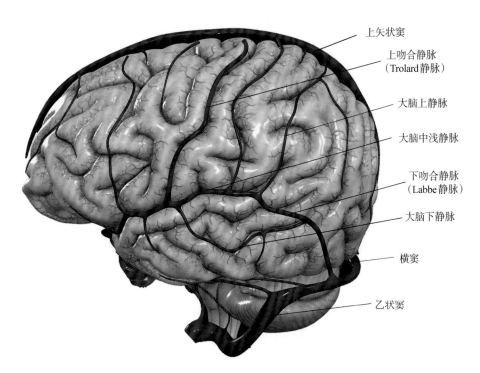

图2-7-4　大脑浅静脉系统

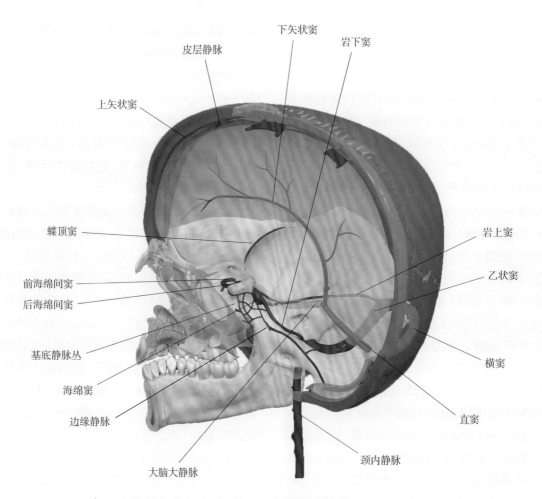

上矢状窦　　皮层静脉　　下矢状窦　　岩下窦

蝶顶窦　　　　　　　　　　　　　　岩上窦

前海绵间窦　　　　　　　　　　　　乙状窦

后海绵间窦

基底静脉丛　　　　　　　　　　　　横窦

海绵窦

边缘静脉　　　　　　　　　　　　　直窦

大脑大静脉　　　颈内静脉

图 2-7-5　脑静脉系统

2. 小脑下静脉：收集小脑下面的血液，注入岩上窦、枕窦或横窦。

3. 小脑前中央静脉：收集小脑上蚓前部的血液，注入大脑大静脉。

4. 小脑下内静脉：收集小脑下蚓部和小脑半球内侧的血液，左右两支靠中线并拢，注入直窦或横窦。

（三）脑干静脉系统

延髓静脉下与脊髓静脉相接，上与脑桥静脉相接。脑桥静脉腹外侧部汇入与基底动脉伴行的基底静脉；背外侧部汇入小脑前下静脉。中脑静脉汇入基底静脉。基底静脉注入大脑内或大脑大静脉内。

三、静脉窦

静脉窦位于由硬脑膜内、外两层突起所形成的空腔内，一般呈三角形，衬以内皮细胞，收纳来自脑、眼球、中耳和脑膜的静脉血。此外，经由导静脉和板障静脉而与颅骨和头皮的静脉系统相联系。

静脉窦壁无平滑肌并受周围组织牵拉，因此当破裂时，其管腔并不回缩塌陷，使止血困难，且有产生空气栓塞可能。静脉窦的血液基本上流入颈内静脉，但有一部分则经由导静脉与板障静脉而注入头皮静脉系统。当颅内发生病理性改变而影响基本干线的回流时，如颅内压增高而致颈内静脉回流不畅时，上述回流辅助途径（导静脉、板障静脉、头皮静脉）即可起代偿回流的作用：管径扩大，头皮静脉增粗。

（一）上矢状窦

上矢状窦下端起于盲孔附近，大脑镰游离缘中夹有下矢状窦，后端续于直窦。下矢状窦较上矢状窦细小，起端变异大，常不出现于前颅窝内。上矢状窦和下矢状窦汇合于窦汇并注入横窦（大多注入右侧横窦）。其位置并不一定严格地沿矢状线，常略偏右，故在行右侧顶部或枕部骨瓣成形术时应注意到这一解剖特点，以避免损伤该静脉窦。在某些人中，上矢状窦可为纵行的间壁所分隔，在后部有时可分成两条，各自独立而平行，分别注入自己一侧的横窦。这一解剖特点对需要结扎后部上矢状窦者具有重要意义。在平时，结扎后部的上矢状窦对患者生命有很大威胁，或可产生严重的并发症；而当上矢状窦存在上述变异时，则结扎其中一条就可避免上述危险。上矢状窦的外侧缘有陷窝向外突出。在窦的前段较少、较小，后段较多、较大，是蛛网膜颗粒突入静脉窦腔之处。在上矢状窦的整个行程中，皆有大脑和硬脑膜静脉注入其中；其前部则有时与鼻腔静脉有交通。

（二）下矢状窦

位于大脑镰的下缘，自前向后汇入直窦前端。

（三）横窦和乙状窦

横窦为静脉窦中最大者，位于枕骨横窦沟内，正好是小脑幕两侧后缘的附着处；它在顶骨乳突角水平改变方向，藏在颞骨的乙状沟内而成为乙状窦，直达静脉孔。其直接的延续——颈内静脉为主要的集血器，收集并导出颅腔里的静脉血。

（四）直窦

位于小脑幕正中恰在小脑幕与大脑镰的汇合线上，走向由前向后，与上矢状窦一起汇入横窦。此静脉的特点为其横切面成四角形。直窦除接受来自小脑、大脑镰和硬脑膜的静脉外，还接受大脑大静脉（Galen静脉）。大脑大静脉具有重要临床意义，它收集来自某些重要组织如侧脑室与第三脑室的血管脉络丛以及尾核、丘脑和其他脑深部组织的血液。

（五）窦汇

前面曾提及，上矢状窦于枕内隆凸处注入横窦。此处还汇集有下矢状窦、直窦和枕窦。于是，在这里就形成了所有重要静脉窦的汇集；而且，上矢状窦大多注入右侧横窦，其余则注入左侧横窦。这一地点即被称为窦汇。窦汇的形态与大小十分不一致。

（六）海绵窦

海绵窦是成对的，位于蝶鞍两侧，组成蝶鞍腔的侧壁。海绵窦的窦腔内含有许多结缔组织隔，将它分成许多互通的小腔而成为海绵状。在窦的外侧壁，有外展神经、动眼神经、滑车神经和三叉神经第1支，以及窦内段颈内动脉通过。两侧海绵窦互以两横吻合窦——海绵窦间前窦和后窦相联络，这样就在蝶鞍周围形成一静脉窦环。眼眶静脉和沿小翼后缘向内侧行走的一对蝶顶窦注入海绵窦。两侧海绵窦则各借两侧的岩上窦和岩下窦与颅内静脉窦的总系联络。岩上窦循岩嵴而行，注入横窦外侧部；岩下窦行程较低，注入颈内静脉球。此外，海绵窦尚与斜坡上的静脉丛相联系，后者又与椎管内静脉丛相贯通。

（七）枕窦

位于小脑镰内，自枕内隆凸开始，沿枕内嵴向下达枕骨大孔边缘，然后分为两支，向两侧环绕枕骨大孔后缘而形成半圆形的环窦，最后各注入同侧的乙状窦。

参考文献

1. Amelot A, Trunet S, Degos V, et al. Anatomical features of skull base and oral cavity: a pilot study to determine the accessibility of the sella by transoral robotic-assisted surgery, 2015, 38(4): 723-30.

2. L Jr RA. Cranial anatomy and surgical approaches［J］. Lippincott Williams & Wilkins, Illinois, 2007.

3. Lang J. Skull base and related structures: atlas of clinical anatomy: Schattauer Verlag, 2001.

4. Wanibuchi M, Friedmann AH, Fukushima T. Photo atlas of skull base dissection: techniques and operative approaches［J］. The Royal College of Surgeons of England, 2010.

5. Palmer JN, Chiu AG. Atlas of Endoscopic Sinus and Skull Base Surgery: Expert Consult-Online and Print: Elsevier Health Sciences, 2013.

6. 张培林.神经解剖学［M］.北京：人民卫生出版社，1987，108-111.

7. 刘庆良.实用颅底显微解剖（精）［M］.北京：中国科技出版社，2004.

8. 大烟建治，马场元毅，白马明，等.颅底外科解剖图谱［M］.上海：上海科学技术出版社，2003.

9. Standring S. Gray's anatomy e-book［M］: the anatomical basis of clinical practice: Elsevier Health Sciences, 2020.

10. Mtui E, Gruener G, FitzGerald MT. Clinical Neuroanatomy and Neuroscience E-Book［M］, Elsevier Health Sciences, 2011.

11. Rubin M, Safdieh JE. Netter's Concise Neuroanatomy Updated Edition E-Book［M］, Elsevier Health Sciences, 2016.

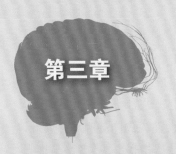

第三章

颅底外科常见疾病

(Classification of Common Skull Base Surgery Diseases)

颅底外科是以治疗手段为突出特点,早年颅底外科所涉及病种比较宽泛,包括多种疾病,以良性病变为主。其中与颅底有关的良性肿瘤有:脑膜瘤、垂体瘤、神经鞘瘤、颅咽管瘤、血管母细胞瘤、副节瘤、良性胶质瘤、毛细血管瘤;恶性肿瘤:胶质瘤、脊索瘤、血管外皮瘤、鳞癌、腺癌、转移癌;类肿瘤病变:Rathke囊肿、表皮样囊肿、表皮样囊肿、蛛网膜囊肿、神经上皮样囊肿;其他还有Chiari畸形、肉芽肿、垂体脓肿、CSF漏、外伤、海绵状血管瘤和脑神经疾病见表3-0-1。

近些年,随着亚专业分工的发展,神经外科医生与耳鼻喉医生、眼科医生和口腔科医生的侧重点有所不同,神经外科医生主要负责颅内部分的病

变,神经外科所辖颅底外科的治疗范围逐渐以各种肿瘤和类肿瘤病变为主。疾病的临床表现除了与病变的性质有关,更与病变所在的位置相关。

第一节 颅底外科常见肿瘤
(Common Tumor of Skull Base Surgery)

2021年世界卫生组织中枢神经系统肿瘤分类(第五版)(WHO CNS5)是最新版脑肿瘤分类国际标准。在进一步推进分子诊断在中枢神经系统肿瘤分类中的作用的同时,仍然依赖组织学和免疫组

表 3-0-1　疾病分类

良性肿瘤	恶性肿瘤	动脉瘤与动静脉畸形	外伤与炎症	类肿瘤病变	先天疾病	脑神经疾病
脑膜瘤	恶性胶质瘤	颈动脉瘤	肉芽肿	Rathke囊肿	Chiari畸形	三叉神经痛
神经鞘瘤	脊索瘤	椎基底动脉瘤	垂体脓肿	表皮样囊肿	脑积水	面肌痉挛
垂体瘤	血管外皮瘤	海绵窦动脉瘤	CSF漏	皮样囊肿	生殖细胞瘤	舌咽神经痛
颅咽管瘤	鳞癌	海绵状血管瘤	视神经损伤	蛛网膜囊肿	畸胎瘤	面瘫
副节瘤	腺癌			神经上皮样囊肿		视神经损伤
良性胶质瘤	转移癌					
毛细血管瘤	黑色素瘤					
血管母细胞瘤	嗅神经母细胞瘤					

化在内的肿瘤特征诊断方法。

肿瘤的WHO分级是目前国内外评估神经系统肿瘤良恶性程度的金标准,共分为4级,级别越高恶性程度越高,但随着分子生物学的发展,肿瘤良恶程度分级将会发生颠覆性改变。

CNS WHO 1级:良性肿瘤,绝大多数可手术治愈,预后好(可长期生存)。

CNS WHO 2级:交界性肿瘤,有一定增殖能力和侵袭能力,一部分患者可手术治愈,术后辅助放化疗可获得良好的预后(5～30年)。

CNS WHO 3级:恶性肿瘤,肿瘤增殖能力强,手术难以全切除,容易复发,术后需辅助放化疗,整体预后不佳(36～40个月)。

CNS WHO 4级:高度恶性肿瘤,肿瘤常常早期出现播散转移,手术效果差,术后放化疗等反应差,预后差(12～14个月)。

颅底肿瘤可以发生在不同的胚层,包括腺上皮、神经外胚层、中胚层和神经间质组织。

一、颅神经肿瘤

2021年WHO CNS5神经肿瘤发生了一些变化,因为副神经节瘤涉及交感和副交感神经系统的特化性神经内分泌细胞,而被归入颅神经及椎旁神经肿瘤。

包括神经鞘瘤、神经纤维瘤、神经束膜瘤、杂合性神经鞘膜肿瘤、恶性黑色素性神经鞘膜肿瘤、恶性周围神经鞘膜肿瘤和副节瘤。临床上神经鞘瘤最常见。

神经鞘瘤来源于神经鞘细胞(施万细胞)。组织学上它由两类细胞组成,一类称为Antoni A型细胞,为梭形细胞,肿瘤多为实体性,质地较硬,血运比较丰富;另一类称为Antoni B型细胞,是小的星形细胞,肿瘤多为囊性,质地较软,血运不丰富。这两种成分也可能在每一例肿瘤中呈不同比例的混合。

神经鞘瘤占颅内肿瘤的9%～10%,次于神经上皮组织肿瘤、脑膜瘤及垂体肿瘤,排第4位。颅内神经鞘瘤最多累及前庭神经,其次是三叉神经、面神经、舌咽神经、副神经及其他颅神经。分布最多见于小脑桥脑角,也可见于中颅窝、鞍旁、枕骨大孔附近。肿瘤可通过神经通道向颅外延伸至颞下窝及眶内。目前认为只有周围神经纤维瘤可以恶变,而颅内恶性神经鞘瘤极其罕见。手术是颅内神经鞘瘤最有效的治疗方法,肿瘤全切除可以治愈。

(一)听神经瘤

听神经瘤因其来源于前庭神经的施万细胞,故又被称为前庭神经鞘瘤。

【流行病学】

听神经瘤约占颅内神经鞘瘤的90%以上,占颅内肿瘤的8.4%,男女发病率相近。肿瘤好发于成人,年龄高峰为40～50岁,平均年龄为37.2岁,儿童罕见。听神经瘤绝大多数发生在前庭上神经部分,少数可发生在前庭下神经或在耳蜗神经部分。绝大多数为单侧,两侧分布基本相等。神经纤维瘤病Ⅱ型患者可以同时患两侧听神经瘤。

【临床表现】

临床呈良性过程,病程较长,平均3.6～4.9年,甚至达10余年。本病的首发症状多为听神经本身的症状,表现为患侧耳鸣、耳聋或眩晕,占74%。耳鸣为高音性,连续性,听力减退多与耳鸣同时出现。据统计耳聋存在于98.3%～100%的病例中;而耳鸣只存在于60%左右的病例中。其他:颅内压增高症状14%,三叉神经症状57%,小脑症状79%,肢体无力5%。

按临床表现和肿瘤的大小可将本瘤的发展过程分为4期:

第1期:肿瘤直径<1 cm即小型肿瘤。仅有听神经受损的表现,除耳鸣、听力减退、头昏眩晕和眼球震颤外,无其他症状。

第2期:肿瘤直径1～2 cm即中型肿瘤。除听神经症状外出现邻近颅神经症状,如面神经和三叉神经症状,可有小脑的症状,但无颅内压增高的症状,内道有扩大。

第3期:肿瘤直径2～4 cm即大型肿瘤。除上述症状外有后组颅神经及脑干功能受损的症状,小脑症状更加明显,并有不同程度的颅内压增高,内听道口扩大并有骨质吸收。

第4期:肿瘤直径>4 cm,即巨大型肿瘤。病情的晚期,梗阻性脑积水表现严重,脑干受压明显,有时还可出现对侧颅神经症状,语言和吞咽功能明显障碍,有的甚至出现意识障碍,甚至昏迷。

听神经瘤最常用的是Koos分级,共分为4级。

Ⅰ级:肿瘤局限在内听道内。

Ⅱ级:肿瘤侵犯小脑桥脑角,肿瘤直径 < 2 cm。

Ⅲ级:肿瘤占据小脑桥脑角池,肿瘤直径 ≤ 3 cm,一般不伴脑干移位。

Ⅳ级:指大型听神经瘤,肿瘤直径 > 3 cm,伴有脑干和小脑受压,脑干移位和第四脑室变形。

【辅助检查】

听神经瘤诊断的早晚与治疗效果有密切的关系。对于成年人不明原因的耳鸣,进行性听力减退,应予以高度重视。

1. 听力测试和前庭功能试验:作为听神经瘤术前的常规检查,了解听力受损的程度和前庭功能的状态,以便估计预后和制定手术方案。所有听神经瘤的患者均有不同程度听力和前庭功能减退,由于传递高频音的神经纤维位于耳蜗神经的表面,容易受损,所以听神经瘤的典型表现为高频听力的丧失。听神经瘤多起源于前庭神经部分,因此在病的早期用变温试验几乎都能发现前庭功能消失或减退。

有效听力:纯音测听 < 60 dB语言辨别力超过70%。

2. 听觉脑干诱发电位(ABR):听觉脑干诱发电位。由连续的7个波形组成。Ⅰ波起源于耳蜗神经,Ⅱ波起源于耳蜗神经核,Ⅲ波起源于上橄榄核,Ⅳ波起源于外侧丘,Ⅴ波起源于四叠体下丘核。Ⅵ、Ⅶ波无临床应用价值。听神经瘤表现为患侧Ⅰ~Ⅴ波波沟潜伏期延长或波幅降低。

3. 头颅平片:31.6% ~ 81.5%的病例出现内听道口扩大及岩嵴的破坏。常用拍片方式有标准后前位、30°前后位(Towne位)、45°后前斜位(Stenvor位)及颏顶位(颅底位)。

4. CT:听神经瘤在CT平扫中为等密度或低密度病灶,易被伪影掩盖,第四脑室可受压移位,肿瘤周围可伴随低密度的蛛网膜囊肿;增强扫描肿瘤常不均匀着色,中间可有不规则低密度区,为囊变或脂肪变。CT薄扫骨窗像显示内听道结构及乳突气化程度最有优势(图3-1-1)。

正常内听道宽度为4 ~ 7 mm,平均为5.5 mm,超过8 mm为内听道扩大,两侧可有不超过2 mm的差异,内听道后壁缩距不超过3 mm,超过上述数值应视为异常,具有诊断听神经瘤的价值。内听道口扩大是听神经瘤的特异性征象(见图3-1-1)。

5. MRI:MRI为听神经瘤的主要检查方法,尤其是显示后颅窝病变较CT更加清楚。MRI表现为长T_1、长T_2不十分均匀信号影像。增强扫描结果大部分为不均匀强化,中心有囊变或坏死;少部分为实体性较均匀强化(见图3-1-2)。

【病理】

听神经瘤包膜完整,表面大多光滑,有时略呈结节状,肿瘤表面有增厚的蛛网膜,包裹着脑脊

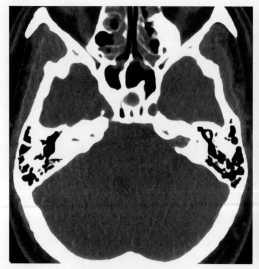
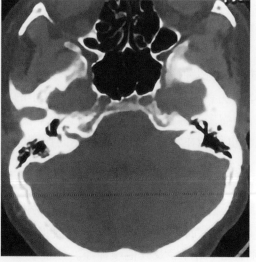

图3-1-1 CT显示患侧内听道呈葫芦样及喇叭口样扩大

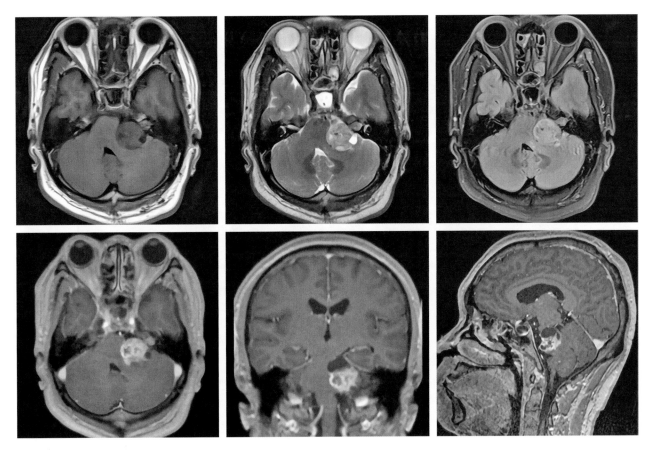

图3-1-2　MRI显示患侧听神经瘤各种序列表现

液，类似蛛网膜囊肿。肿瘤切面呈灰黄呈灰红色，质坚而脆，瘤内带有大小不等的囊腔。面神经位于肿瘤的前下方，耳蜗神经位于前上方。面神经可受压，甚至变成薄膜状，肉眼无法分清。肿瘤主要由小脑前下动脉供血，引流通过岩静脉进入岩上窦。

组织学上包括神经鞘瘤和神经纤维瘤，前者多见，组织形态可分为4种：① Antoni A型细胞为主；② Antoni B型细胞为主；③ 2种细胞混合；④ 神经纤维瘤型。肿瘤常有脂肪样变或黏液样变。肿瘤为 CNS WHO 1级。

【治疗】

手术是听神经瘤首选最有效的治疗手段。多采用枕下乙状窦后入路。目前手术全切除率已达90%以上，手术死亡率约为1%。手术中关键是面神经的保留。术中面肌电监测有助于保护面神经。如面神经未能保留，可采取手术中面神经直接吻合或腓肠皮神经移植修补；也可手术后6个月内行面—副神经、面—舌下神经吻合术。对于小听神经

瘤并存在有效听力者，应力求保留耳蜗神经的连续性。对未能达到肿瘤全切除者可行放射治疗。

【预后】

听神经瘤系良性肿瘤，手术全切除肿瘤可以治愈。

（二）双侧听神经瘤

临床少见，约占听神经瘤的3%，多为神经纤维瘤病的组成部分。好发于青年人，常伴有皮肤，皮下组织、周围神经及脊神经的多发神经纤维瘤。有时还伴有颅内其他肿瘤或病变，如脑膜瘤、神经上皮组织肿瘤、中脑导水管狭窄等。部分患者有家族倾向。手术治疗应力争保留一侧面神经和存在有效听力的耳蜗神经（图3-1-3）。

（三）三叉神经鞘瘤

【流行病学】

约占颅内神经鞘瘤的4.7%，占颅内肿瘤的0.3%。男性与女性发病率接近。发病高峰年龄20～50岁，平均年龄约33岁。肿瘤分为如下4型。

A型：肿瘤位于中颅窝Meckel腔中；

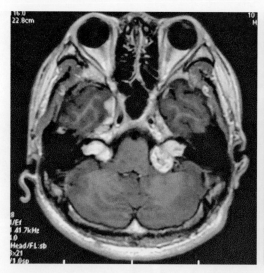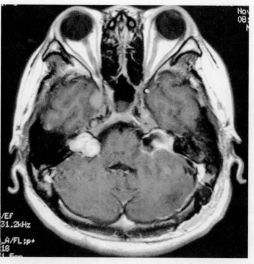

图3-1-3　MRI显示双侧听神经瘤，右为放射治疗后

B型：肿瘤位于后颅窝；

C型：肿瘤骑跨中后颅窝呈哑铃形；

D型：肿瘤大体位于颅外部分向颅内延伸，肿瘤可长入眶内及颞下窝。

【临床表现】

三叉神经鞘瘤系良性肿瘤。病程长，常以一侧面部阵发性疼痛和麻木为首发症状，以后逐渐出现咀嚼肌无力及萎缩。由于肿瘤的发展方向不同，可出现不同的临床表现。如肿瘤位于后颅窝，可逐渐出现第Ⅴ～Ⅺ对颅神经受损及小脑受损的症状。晚期可出现脑干症状及颅内压增高症状。如肿瘤位于中颅窝，则可出现视力减退、动眼神经麻痹、同侧眼球突出及癫痫等症状。

【辅助检查】

头颅平片可见卵圆孔边缘的骨质变化，蝶窦侧壁、前床突、鞍背、眶上裂及岩骨的骨质吸收或破坏。

CT及MRI所示肿瘤的密度或信号与听神经瘤相似，但肿瘤所在的位置不同，形状也常不同（图3-1-4）。

【病理】

三叉神经鞘瘤可起源于三叉神经根、半月节及其节后神经丛。肿瘤的病理性状与听神经瘤相同。

【治疗】

手术是首选最有效的治疗方法。虽然该肿瘤不涉及面神经及耳蜗神经的保留问题，但因肿瘤位置深，需选好手术入路，以期取得良好的显露。

【预后】

如果三叉神经鞘瘤能被手术全切除，患者可长期生存。

（四）面神经鞘瘤

临床罕见。肿瘤可起源于面神经的水平部或垂直部，前者向中颅窝和岩锥发展，后者易侵入中耳或外耳道（图3-1-5）。病情发展缓慢，患者大多表现为面瘫，舌前2/3味觉障碍，外耳道阻塞感，听力可正常或减退。面神经鞘瘤首选手术治疗，术后主要并发症是面瘫。

（五）颈静脉孔区神经鞘瘤

临床少见，约占颅内肿瘤的0.2%。舌咽神经、迷走神经和副神经从延髓发出后，先集结在颈静脉孔而后出颅。肿瘤多在颈静脉孔处发生和发展，因此统称为颈静脉孔区神经鞘瘤。临床上往往不易区别肿瘤来源于哪一条神经，小的肿瘤尤其是副神经鞘瘤，在术中有可能被确认。

颈静脉孔区神经鞘瘤被分为4型（Kaye-Pellet分型）。A型：肿瘤位于颅内；B型：肿瘤位于颈静脉孔；C型：肿瘤位于颅外；D型：肿瘤跨颅内外（图3-1-6）。

临床主要为颈静脉孔综合征的表现：舌后1/3味觉减退或消失（舌咽神经），声带及软腭麻痹（迷走神经）和斜方肌及胸锁乳突肌力弱（副神经）。晚期可出现小脑桥脑角肿瘤的各种症状。

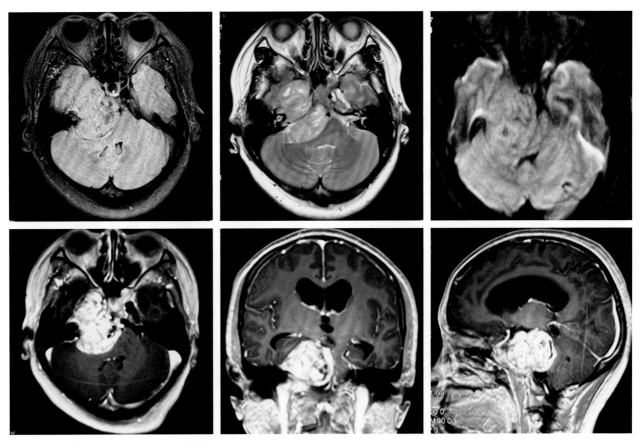

图 3-1-4　三叉神经鞘瘤各序列 MRI 及增强 MRI 表现

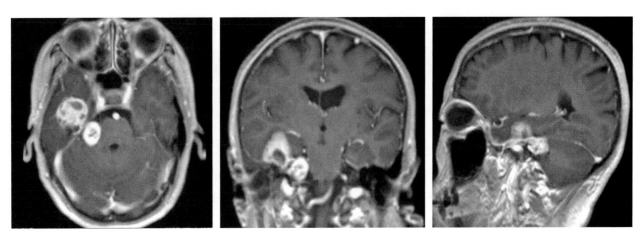

图 3-1-5　面神经鞘瘤 MRI 表现

诊断依靠 CT 及 MRI（图 3-1-7），同时结合患者的临床起病症状。内听道的变化是该区神经鞘瘤与听神经瘤鉴别的重要依据。

首选手术治疗。方法与枕下入路的听神经瘤相似。术后主要并发症是吞咽障碍。

（六）舌下神经鞘瘤

临床罕见，有报告好发于女性，左侧多见。肿瘤可在颅内或颅外发生发展（图 3-1-8）。常首先出现舌下神经功能障碍，舌肌萎缩，伸舌偏向患侧。随着肿瘤的发展逐渐出现其他脑神经、小脑及脑干受损的症状。颅外的舌下神经鞘瘤多在颅底，出现上颈部或咽部肿块，还可有声音嘶哑、吞咽困难和 Horner 综合征。治疗上应争取手术全切除肿瘤。

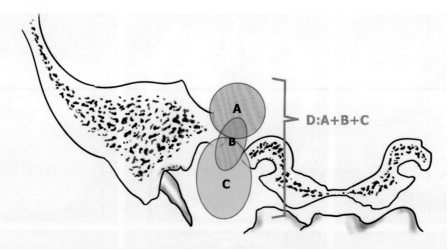

图 3-1-6 颈静脉孔区肿瘤 Kaye-Pellet 分型

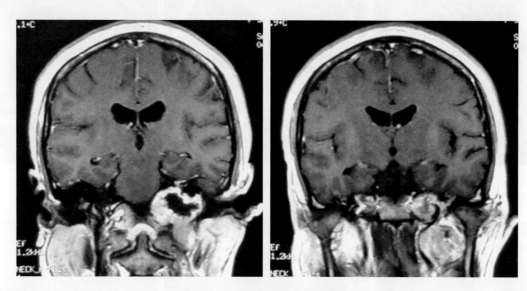

图 3-1-7 颈静脉孔区神经鞘瘤

（七）嗅神经母细胞瘤

一种少见恶性神经源性肿瘤，源于鼻中隔和筛板下面的嗅黏膜，由嗅黏膜的感觉神经细胞构成。好发于 20～50 岁中青年人群。

早期患者临床表现为鼻塞、鼻出血，后期可出现头痛、嗅觉减退或丧失，累及颅内可出现脑脊液鼻漏症状。

CT 扫描可见鼻腔上部高密度影，骨结构破坏，边缘无硬化。MRI 为主要的检查手段，表现为长 T_1 和长 T_2 信号，增强扫描肿瘤明显着色；冠状位和矢状位能更直观地了解肿瘤对颅内累及的程度（图 3-1-9）。

临床治疗原则是以手术为主的综合治疗，手术切除后辅助放疗和化疗。

二、副节瘤（颈静脉体瘤）

又名化感瘤、类颈动脉体瘤、非嗜铬性副交感神经节瘤、颈静脉球瘤。颈静脉体瘤的名称性对准确，既体现部位又体现性质。

【流行病学】

临床少见，好发于女性，平均发病年龄 46 岁。头颅主要发生于耳蜗内，有时也可见于颈静脉孔附近，甚至广泛侵入颅内。

【临床表现】

大多生长缓慢，个别生长迅速，甚至起远处转移。一般认为肿瘤局限于耳蜗者比较良性，已侵入颅内者则较恶性具有较大的破坏性。根据肿瘤所在的部位分为 3 型。

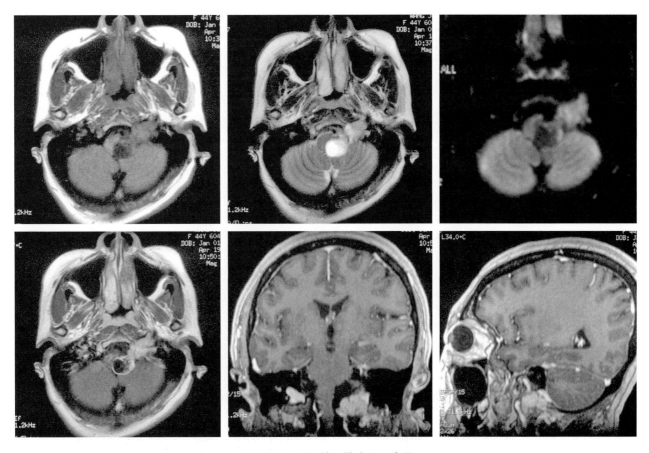

图3-1-8　舌下神经鞘瘤MRI表现

中耳型：主要表现为耳鸣、耳聋、耳道出血。有时可有面瘫。

颅内型（或颈静脉孔型）：主要为患侧Ⅶ～Ⅻ多组颅神经麻痹症状。

混合型：表现为两型的复合。

约1%的副节瘤有神经活动功能。功能性副节瘤血浆中肾上腺素水平升高，可能出现高血压。

坎培尔（Kempel）（1971）将该瘤分为6级。

Ⅰ级：瘤局限于中耳。

Ⅱ级：瘤位于颈静脉球腔内，部分伸入静脉窦或颈静脉内。

Ⅲ级：瘤扩张使颈静脉孔扩大，但不引起第Ⅸ、第Ⅹ、第Ⅺ对颅神经症状。

Ⅳ级：瘤破坏颈静脉孔并扩展至乳突部，但面神经保持完整。肿瘤完全由颅外动脉供血。

Ⅴ级：瘤已侵入岩骨，引起面听神经损害，部分侵入海绵窦后部及咽旁组织。血供主要为颈外动脉、椎动脉的颅外段及颈内动脉的海绵窦段。

Ⅵ级：瘤越过中线及斜坡，侵及两侧海绵窦，双侧颈内动脉也参与供血。局部淋巴结及远处可有转移灶。

【辅助检查】

（一）实验室检查

功能性颈静脉球瘤24 h尿中香草扁桃酸，血中三甲基肾上腺素、儿茶酚胺和5-羟色胺的浓度明显增高。

（二）耳镜检查

累及鼓室的肿瘤，早期鼓膜呈蓝色，可见肿物与脉搏跳动一致。若鼓膜已穿孔，外耳道可见血性分泌物。

（三）影像学检查

头颅平片可见颈静脉孔扩大及骨质破坏。

CT可见不均匀高密度影，边界不清，增强扫描肿瘤有强化。

MRI成像肿瘤呈等T_1、长T_2不均匀信号影，轮廓不规则，强化后明显强化，边界清晰。较大的肿瘤内出现血管流空现象"胡椒盐"征，为颈静脉球的特征性表现。

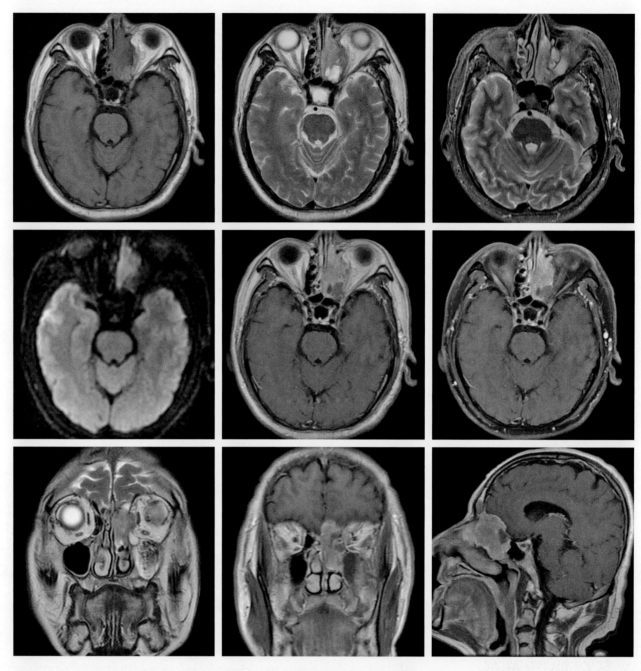

图 3-1-9　嗅神经母细胞瘤 MRI 表现

　　脑血管造影可见动脉早期肿瘤异常染色，可了解肿瘤供血及静脉回流状态，供血常为咽升动脉。除外颈动脉体瘤为术前栓塞做准备（图 3-1-10）。

【病理】

　　颈静脉球瘤实际是颈静脉体瘤，是指起源于颈静脉球体外膜以及沿迷走神经耳支和舌咽神经鼓室支等部位分布的副神经节肿瘤，故其本质是副节瘤。颈静脉体是位于颈静脉顶端外膜上的一层厚 0.25～0.5 mm 的特殊组织，由上皮样细胞及较多

的血管组成，富含神经，其结构与颈动脉体很相似，故名为颈静脉体。

　　颈静脉体瘤就是起源于这样一群细胞的肿瘤。外观似血管瘤，有完整包膜，实体而脆，切面呈红色，血运较丰富，往往有出血灶。镜下瘤组织似正常颈动脉体。

【治疗】

　　以手术切除为主。病变范围广不能全切除者，可采用人工栓塞，并辅助放射治疗。

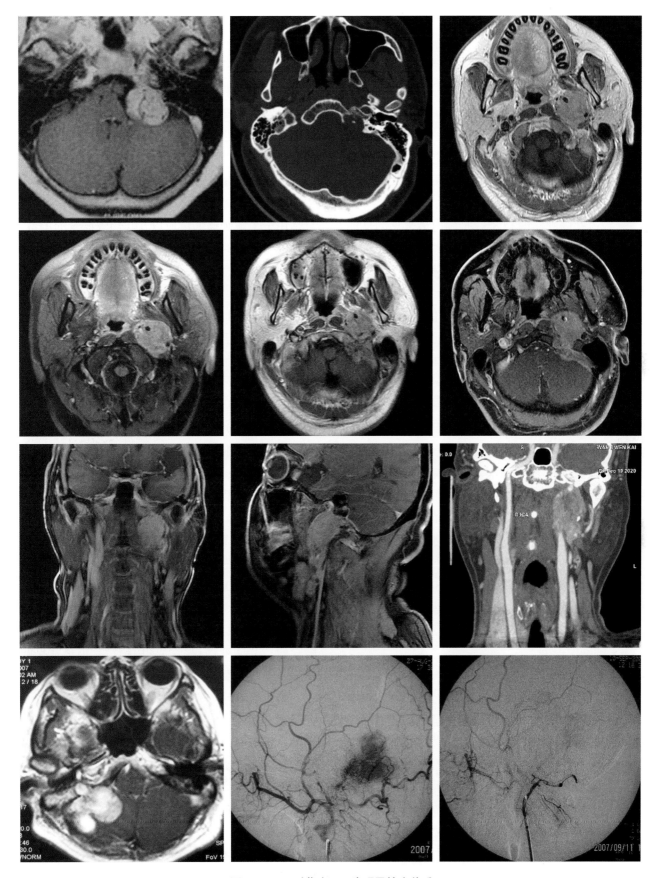

图3-1-10　副节瘤MRI表现及栓塞前后

【预后】

肿瘤全切除者预后良好。广泛侵犯者预后不良。

三、脑膜瘤

脑膜瘤在WHO CNS5中被认为是单一类型，其15个亚型反映了广泛的形态学谱。现在强调定义非典型性或间变性脑膜瘤的标准应适应于任何潜在的亚型。

【流行病学】

约占颅内肿瘤的17.8%，是颅内最常见的良性肿瘤，发病率仅次于神经上皮组织肿瘤，居第二位。女性多于男性，男女比约2∶3，多见于中年，平均年龄41.3岁。

脑膜瘤的好发部位按其发生率依次为：大脑凸面、矢状窦旁、大脑镰旁、蝶骨嵴、前颅窝底、鞍区、小脑桥脑角、中颅窝、小脑幕、脑室内、三叉神经节区、斜坡及枕大孔区。脑膜瘤幕上、下发生率的比例为7.5∶1。多发脑膜瘤约占1%。

【临床表现】

脑膜瘤生长缓慢，病程较长，甚至可达10余年。肿瘤往往长得很大，而临床症状（特别是颅内压增高症状）还不严重；患者的视盘水肿往往已很严重，或已出现继发性视神经萎缩，而头痛不剧烈、不呕吐。神经组织无法再代偿时，患者才出现颅内压增高的表现，这时病情可迅速恶化。

由于肿瘤不浸润脑组织，在出现麻痹症状之前往往先有刺激症状，如大脑的脑膜瘤常有癫痫发作。肿瘤的症状与肿瘤的发生部位密切相关。

【辅助检查】

（一）头颅平片

1. 局限性骨质改变多为骨质增生，出现内板增厚，骨板弥漫增生，外板骨质增生呈针状放射。脑膜瘤引起颅骨局限性变薄和破坏的发生率较少，仅为10%左右。

2. 血管压迹增多：可见脑膜动脉沟增粗迂曲，最常见于脑膜中动脉沟。局部板障静脉异常增多。

3. 肿瘤钙化：多见于砂粒体型脑膜瘤。钙化较密实，显出整个肿瘤的团块影。

（二）CT

平扫呈边缘清晰略高密度影，增强扫描肿瘤均匀着色，强化明显，周围常有水肿带。CT检查基本可以对大部分类型脑膜瘤做出定性诊断。

（三）MRI

在T_1加权像上可为等信号或高信号。T_2加权像上通常为稍高信号，也可为等信号。MRI的定位诊断优于CT，但对观察脑膜瘤是否钙化以及颅骨的变化常不如CT（图3-1-11）。

（四）脑血管造影

脑血管造影现在已经不再用于定性定位诊断，只是用于了解肿瘤的供血以及与周围血管的关系，同时可对肿瘤的供血血管进行栓塞，为手术治疗提供便利。

【病理】

见表3-1-1。

脑膜瘤属于脑膜内皮细胞肿瘤，可能来源于蛛网膜绒毛或胚胎残余。WHO中枢神经系统肿瘤分类中，脑膜瘤有3个级别，共15种类型。CNS WHO 1级脑膜瘤为良性，占脑膜瘤总数的80%，共有9种类型，包括：① 脑膜皮型脑膜瘤；② 纤维型脑膜瘤；③ 过渡型脑膜瘤；④ 砂粒体型脑膜瘤；⑤ 血管瘤型脑膜瘤；⑥ 微囊型脑膜瘤；⑦ 分泌型脑膜瘤；⑧ 富于淋巴浆细胞型脑膜瘤；⑨ 化生型脑膜瘤。CNS WHO 2级脑膜瘤为交界性，占脑膜瘤总数的17%，有3种类型，包括：① 脊索瘤样型脑膜瘤；② 透明细胞型脑膜瘤；③ 非典型性脑膜瘤（少数为CNS WHO 3级）。CNS WHO 3级脑膜瘤为恶性，占脑膜瘤总数的3%，有3种类型，包括：① 乳头型脑膜瘤（少数为CNS WHO 2级）；② 横纹肌样型脑膜瘤；③ 间变性（恶性）脑膜瘤。其中最常见的是脑膜皮型脑膜瘤，约占脑膜瘤的53.5%。

脑膜瘤有球形和扁平形2种。球形多见，表面完整或呈结节状，有包膜，常有一"脐"与硬膜相连。扁平形厚度常不超过1 cm，广布于硬膜上，以颅底部多见。脑膜瘤血管丰富，多由颈外与颈内（或椎基底）动脉双重供血。肿瘤切面呈暗红色，可有片状脂质沉积的奶黄色区，常见编织状结构，有时见钙化砂粒，少数有囊性变。脑膜瘤的组织形态有多种表现，但各类型都多少具有脑膜瘤的基本结构，含有脑膜内皮细胞成分，细胞排列也常保留蛛网膜绒毛及蛛网膜颗粒的一些特点，呈漩涡状或同

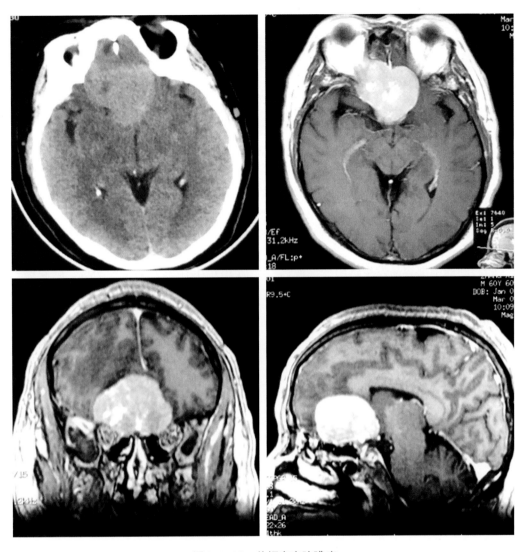

图 3-1-11　前颅窝底脑膜瘤

表 3-1-1　2021 WHO 脑膜瘤病理分型、分级及代表性的分子遗传学变异特征

病　理　分　型	CNS WHO 分级	基因变异	染色体异常
脑膜皮型	1	AKT1、TRAF7、SMO、PIK3CA 突变	
纤维型	1	NF2 突变	22q 缺失
过渡型	1	NF2 突变	22q 缺失
砂粒体型	1	NF2 突变	22q 缺失
血管瘤型	1		5 获得
微囊型	1		5 获得
分泌型	1	KLF4/TRAF7 突变	
富于淋巴细胞浆细胞型	1		
化生型	1		5 获得

病 理 分 型	CNS WHO 分级	基 因 变 异	染色体异常
脊索瘤样型	2		2P缺失
透明细胞型	2	SMARCE1突变	
非典型性	2/3		
乳头状型	2/3	PBRM1、BAP1突变或缺失	
横纹肌样型	3	BAP1、PBRM1突变或缺失	
间变性（恶性）	3	TERTp突变，CDKN2A/B纯合缺失	

心圆状，这些同心圆的中部容易发生透明变性或钙化。瘤组织中可见纤维组织、血管组织、脂肪、骨或软骨以及黑素等。

【治疗】

1957年，辛普森（Simpson）提出将脑膜瘤手术切除程度分为5级，至今依然以此为标准。

Ⅰ级：肉眼全切除肿瘤及其附着的硬膜、异常颅骨和肿瘤起源的静脉窦。

Ⅱ级：肉眼全切除肿瘤，电凝附着的硬膜。

Ⅲ级：全切硬膜内的肿瘤。

Ⅳ级：部分切除肿瘤。

Ⅴ级：只做减压术和（或）活检。

大脑凸面脑膜瘤应做到 Simpson Ⅰ级切除，可将受累的矢状窦壁切除，做窦的重建；颅底的脑膜瘤要做到 Simpson Ⅱ级切除，随着颅底外科的发展，颅底外科医生已经尝试颅底的脑膜瘤 Simpson Ⅰ级切除，并取得了可喜的进步。

脑膜瘤对放疗和化疗均不敏感，放疗也仅能作为手术切除不彻底的一种补救措施。

【预后】

CNS WHO 1级脑膜瘤 Simpson Ⅰ级切除术后平均复发时间7.5年，其中5年复发率5%，10年复发率25%，15年复发率32%，20年复发率37% ～ 55%，不能达到Ⅰ级切除的复发率很高。CNS WⅡO 2级脑膜瘤 Simpson Ⅰ级切除术后5年复发率40%，随着时间延长复发率增加。平均复发时间2.4年。CNS WHO 3级脑膜瘤即使 Simpson Ⅰ级切除加放疗，也会比较快复发，平均生存期3年。另有报道脑膜瘤术后10年生存率为43% ～ 78%。脑膜瘤多位良性肿瘤，其原位复发现象引人注意，提高手术级别对降低复发率至关重要。没能全切的脑膜瘤和CNS WHO 3级脑膜瘤可以通过放疗延缓复发时间。

四、间叶性非脑膜上皮来源的肿瘤

2021年 WHO CNS5 尽量使间叶性非脑膜上皮来源的肿瘤的术语与 WHO 骨和软组织肿瘤蓝皮书中术语保持一致，且只包括仅发生在中枢系统的肿瘤。CNS5 分类中去除血管外皮细胞瘤改用孤立性纤维性肿瘤单一名称。

（一）孤立性纤维性肿瘤

属于间叶性非脑膜上皮来源的软组织肿瘤。又名血管外皮细胞瘤、脑血管外膜细胞瘤、血管外被细胞型脑膜瘤、血管周围肉瘤。

【流行病学】

临床少见，好发于成人。中枢神经系统好发部位为脑膜、脉络丛。80%位于幕上，也可以发生于幕下小脑桥脑角、枕大孔处、小脑半球、脊柱及椎管内，约有10%的肿瘤与脑膜完全没有联系而存在于脑实质内。

【临床表现】

孤立性纤维性肿瘤富含细胞和血管性肿瘤，病程较短，平均为8个月。常见的症状是头痛、肢体瘫痪和癫痫症状。可发生全身转移。

【辅助检查】

CT和MRI表现与脑膜瘤相似。CT平扫为等密度或略高密度，增强扫描肿瘤着色明显（图3-1-12）。

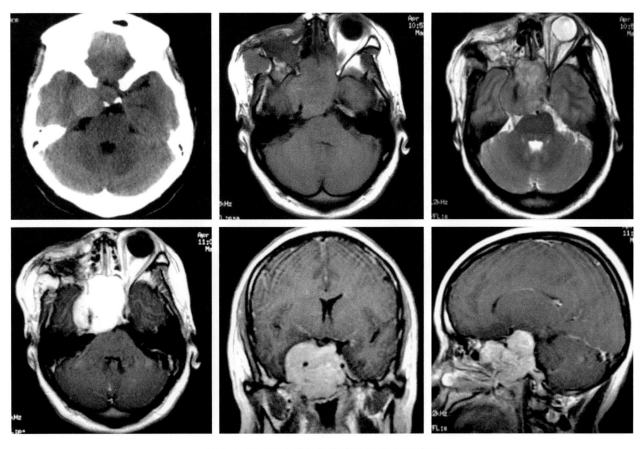

图3-1-12　孤立性纤维性肿瘤CT及MRI表现

【病理】

起源于毛细血管外膜上的Zimmerman细胞。外观灰红色,有不完全的包膜,切面上瘤质粗细不均,有色泽灰红至红褐,内有出血、坏死或小的腔隙。镜下特点为:瘤细胞环绕血管生长,瘤细胞的分布限于血管外,并有网状纤维包绕,血管的内膜细胞覆盖血管内壁,表现正常。肿瘤良恶性程度分为CNS WHO 1～3级。

【治疗】

采取以手术为主辅助放化疗的综合性治疗。

【预后】

该肿瘤多为恶性,预后不良。肿瘤切除后容易复发。10%～26%可发生远处转移,以肺和骨骼多见。

（二）血管母细胞瘤

属于间叶性非脑膜上皮来源肿瘤中的血管源性肿瘤。又名血管网状内皮瘤、毛细血管母细胞瘤、血管网织细胞瘤、成血管细胞瘤、Lindau瘤、Von Hippel-Lindau综合征。

当脑或脊髓的血管母细胞瘤伴有胰、肾、肝等内脏囊肿或肿瘤时,被称为Lindau病。当伴有视网膜血管母细胞瘤时,即为Von Hippel病。致病基因为WHL基因,位于染色体3配5-26区。

虽然WHO肿瘤新分类以血管母细胞瘤命名,许多作者对此有异议,认为良性肿瘤称"母细胞瘤"容易被误解为恶性肿瘤。

【流行病学】

约占颅内肿瘤的1%～2%,占后颅窝肿瘤的7.3%。男性多于女性,好发于青壮年,发病高峰年龄30～40岁。肿瘤多位于小脑半球,占83%～90%,其余位于脑干和脊髓,偶见于幕上。部分病例有家族史。

【临床表现】

临床呈良性过程,病程长短不一,实质性者生长缓慢,囊性者病史较短。主要表现为颅内压增高的症状,及其因肿瘤部位而异的局灶症状。

10%～15%的患者有红细胞增多症,血红蛋白也相应增多。这可能与瘤细胞分泌红细胞生成素有关。术后2周到1个月逐渐恢复正常。

【辅助检查】

1. CT：囊肿结节型平扫呈类圆形低密度影，密度高于脑脊液，增强扫描可见着色的瘤结节，囊壁无明显强化。实体型平扫呈类圆形等密度或稍高密度影，周围可伴有低密度水肿，实体部分明显均匀强化。

2. MRI：囊肿结节型呈类圆形、轮廓光滑、信号均匀的囊性病灶，T_1加权像为低信号，T_2加权像为高信号，增强扫描瘤结节呈均匀强化。实体型瘤结节呈类圆形或分叶状，T_1加权像为等信号，T_2加权像为低信号，增强扫描瘤结节呈明显均匀强化，周围伴或不伴有水肿，水肿是瘤周即将出现囊肿的前奏。MRI显示该肿瘤优于CT，可发现微小的瘤结节。

3. DSA：椎动脉造影有可能见到肿瘤结节的异常血管网或血管着色。能准确发现肿瘤病理血管，显示供血动脉和引流静脉（图3-1-13）。

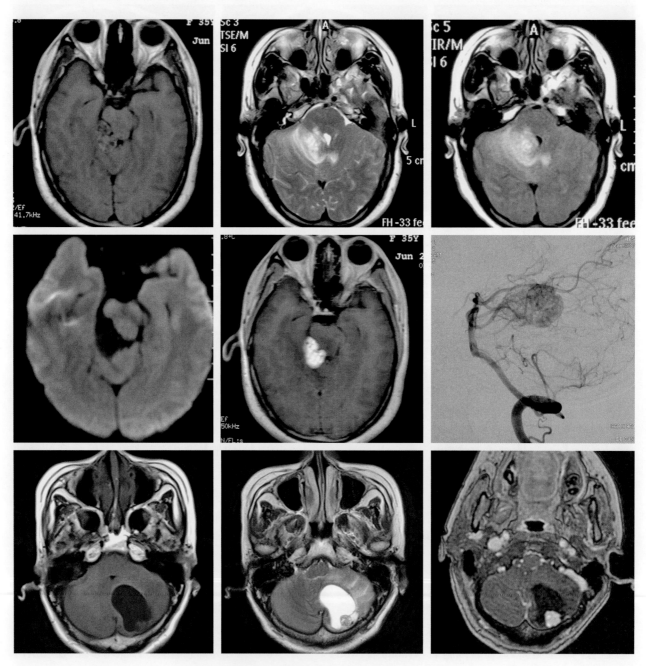

图3-1-13　血管母细胞瘤MRI及DSA表现

【病理】

来源于血管周围的间叶组织、属中胚叶的细胞残余。肿瘤分囊性和实质性两种，前者约占80%，多为单囊，内有淡黄至黄褐色液体，囊壁上有瘤结节，呈樱桃红色，为肿瘤主体。实质性肿瘤，质软，供血更丰富，一般呈紫红色，可有灶性出血。镜下瘤组织的基本成分是不同成熟阶段的毛细血管和吞噬类脂质的间质细胞。瘤组织的主体成分可分为毛细血管为主型（富含毛细血管）、间质细胞为主型（富含间质细胞）及混合性（2种成分混合存在）。

【治疗】

手术是最有效的治疗手段。囊性者因囊壁不是肿瘤细胞，只切除瘤结节即可。散发病例手术态度积极，而Lindau病有多个病灶的患者，可仅切除产生症状或一个入路能顾及的病灶，其他病灶密切随访。该肿瘤对放疗、化疗均不敏感。

【预后】

该肿瘤系良性肿瘤，全切除后可以治愈。但报道似有3%～10%的复发率，这与第一次手术没有发现全部瘤结节，没将全部瘤结节切除有关。

（三）尤因肉瘤

2021年WHO CNS5分类中属于间叶性非脑膜上皮来源的肿瘤，尚未明确分类，但趋向神经源说，其证据有：① 形态学与神经母细胞瘤相似；② 组织培养证实瘤细胞有轴突发育；③ 电镜下见到神经分泌颗粒；④ 免疫组化NSE阳性，choline-sterase阳性。

占骨原发恶性肿瘤的6%，男性稍多见，发病高峰为10～20岁，好发颞骨，随着肿瘤体积的增大出现局部压迫症状。CT及MRI检查可见广泛性骨质破坏，呈软组织肿块影，均匀强化（图3-1-14）。

采取以手术为主辅助放化疗的综合疗法，5年存活率已提高到50%以上。

（四）成软骨性肿瘤

属于间叶性非脑膜上皮来源的软骨及骨肿瘤组。又名骨软骨瘤、软骨瘤。无性别差异。

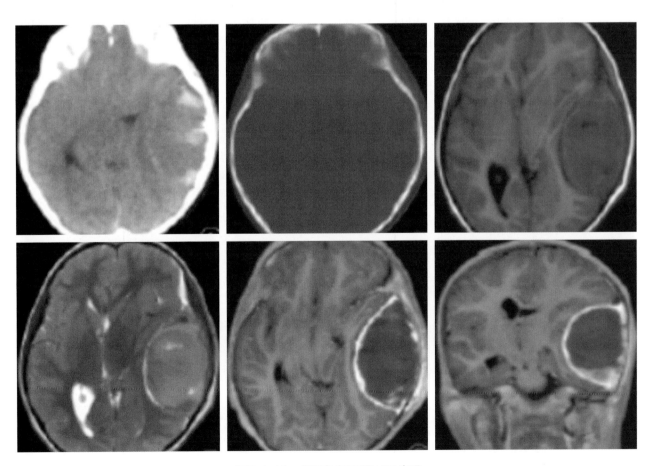

图3-1-14 尤因肉瘤CT及MRI表现

临床罕见，发病高峰年龄20～40岁。好发于颅底蝶枕骨结合处，也可发生在鼻旁窦。软骨瘤生长缓慢，临床表现与其发生部位和体积大小有关。蝶枕部交界处的肿瘤向前可侵犯鞍区，向后可侵犯脑干和小脑桥脑角，向两侧可侵及岩骨及颞叶。肿瘤常造成颅底骨结构的破坏，因此颅神经受损是最常见的体征。

颅骨平片可见颅底结构的破坏、肿瘤组织钙化影。CT平扫可见颅底不均匀高密度团块影，呈分叶状，边界清楚，增强扫描肿瘤部分强化。MRI呈不均匀信号影。

软骨瘤多数起源于颅骨外板，瘤组织多由肿瘤性软骨组织构成，质地较硬，可继发囊变。镜下可见软骨瘤似正常软骨，但结构紊乱，瘤细胞大小不均。

治疗以手术为主，手术的目的是减压，全切除肿瘤较困难。

（五）软骨肉瘤

属于间叶性非脑膜上皮来源的软骨及骨肿瘤组。临床罕见，好发于成人，常发生在颅底。病程进展快，可出现颅底神经结构受损的症状。

CT显示颅底低密度为主的混杂病变。MRI则多为长T_1、短T_2信号，增强扫描病灶呈不均匀强化（图3-1-15）。

肿瘤来源于颅底部软骨，可以一开始就是软骨肉瘤，或者是软骨瘤的恶性变。极少数出现在大脑半球凸面，来自大脑镰。病理为恶性间叶组织肿瘤，内有大片或小岛状不成熟或成熟的软骨细胞分化。

可以手术治疗，术后辅助放疗。该肿瘤容易复发，可出现全身转移。

（六）骨巨细胞瘤

骨巨细胞瘤又名破骨细胞瘤，源于骨髓内非成骨性结缔组织的间叶细胞。

【流行病学】

多发生于长骨，少发生于颅骨。一般位于蝶骨或枕骨，偶尔累及颅盖骨。巨细胞瘤有良性和恶性。颅底骨巨细胞瘤在局部呈浸润性生长，造成溶骨性改变，对软组织无明显破坏，肿瘤限于硬膜外，生长缓慢，极少转移。

【临床表现】

肿瘤体积小时，可没有症状。体积增大后，可引起相应症状，如颅神经麻痹、头痛等。病变如位于中颅窝，可造成听力下降和中耳炎症状。

【辅助检查】

颅骨X线片上肿瘤有3种不同表现：多囊型、单囊型和单纯破骨型。CT扫描表现为均一的稍高密度病灶，注入对比剂后不强化或仅轻度强化。MRI呈等T_1、等T_2，增强扫描呈不均匀强化，MRI可进一步了解病变与周围软组织的关系（图3-1-16）。

【治疗】

手术为主要的治疗手段。因病变部位深，手术难以全切除，术后可以辅助放射治疗。

（七）脊索瘤

属于间叶性非脑膜上皮来源的脊索肿瘤，又名

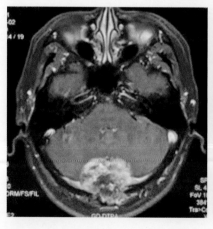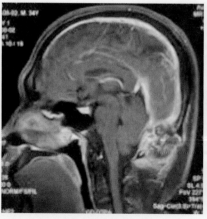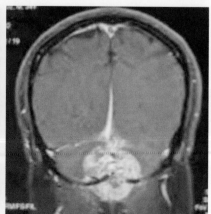

图3-1-15　软骨肉瘤MRI表现

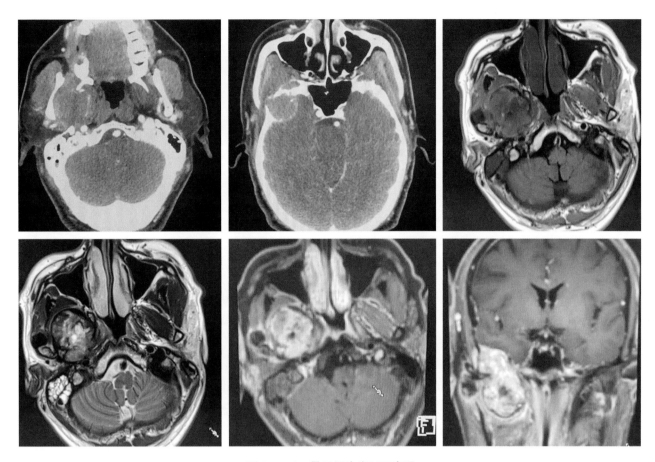

图3-1-16 骨巨细胞瘤MRI表现

囊泡状内生软骨疣。

【流行病学】

占颅内肿瘤的0.1%～0.5%，男性多于女性，好发于青中年，多位于颅底的斜坡及鞍区。

【临床表现】

肿瘤多为良性，生长缓慢，病程较长，约10%病例呈恶性。肿瘤可向鞍区、中颅窝底、斜坡方向发展而出现相应的临床症状，以外展神经受累最为常见。肿瘤侵入鼻咽腔而出现鼻咽部症状。

【辅助检查】

颅骨平片可见鞍区及斜坡广泛的骨质破坏及肿瘤钙化。CT呈不规则低密度病灶，骨破坏，中间混有钙化灶，其周边包膜特征。MRI有定位和定性价值，见T_1、T_2均为混杂信号影，分叶状的高信号与低信号的分隔为其特征（图3-1-17）。

【病理】

起源于胚胎脊索残余组织。呈不规则结节状，边界多较清楚，有不完整的包膜，切面色灰白，可有出血及囊变，局部可钙化。质软，含黏液多者，倾向于低度恶性，质硬钙化较多者，倾向于高度恶性。镜下见瘤组织为纤维组织分割成许多小叶，瘤细胞体积大，胞质内有明显的空泡，细胞间有大量黏液，核分裂象少见，高度恶化时可见核分裂象。

【治疗】

以手术切除为主，由于脊索瘤广泛侵犯颅底，手术难以彻底。肿瘤对放疗低度敏感，术后残留肿瘤可辅助放疗。

【预后】

治疗效果欠佳。平均生存期7.7年，也有平均生存期24.9年的报道。

五、黑素细胞肿瘤

分为弥漫性和局限性脑膜黑素细胞肿瘤，弥漫性脑膜黑素细胞肿瘤包括脑膜黑素细胞增生症和脑膜黑素瘤病，局限性脑膜黑素细胞肿瘤包括脑膜

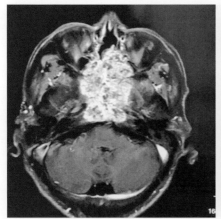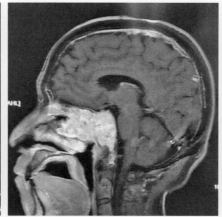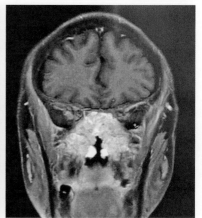

图 3-1-17　颅底脊索瘤 MRI 表现

黑素细胞瘤和脑膜恶性黑素瘤。

【流行病学】

4种弥漫性和局限性脑膜黑素细胞肿瘤均可为原发性，但脑膜黑素瘤病和恶性黑素瘤可为转移性。原发性黑素瘤占颅内肿瘤的0.07% ～ 0.17%，转移者占0.11% ～ 0.39%。男性多于女性，好发于青壮年，平均年龄约30岁。原发性者多位于颅底，而转移性者以额叶多见。

【临床表现】

临床呈恶性过程，肿瘤常生长迅速，病程短。主要表现为部分性或全身性癫痫发作、精神障碍、硬膜下出血、脑内出血及颅神经损害。因肿瘤弥散于蛛网膜下隙或阻塞第四脑室，影响脑脊液循环，出现颅内压增高症状。

Willis 提出诊断原发性黑素瘤需要3个基本条件：① 皮肤及眼球未出现黑素瘤；② 上述部位以前未作过黑素瘤切除手术；③ 内脏无黑素瘤转移。

【辅助检查】

CT平扫为边界不清的高密度影像，增强扫描多数均匀强化。MRI多表现为短T_1、短T_2或等T_2，也可表现为高、低混杂信号。短T_1、短T_2是黑素瘤区别于其他颅脑肿瘤的特征（图3-1-18）。

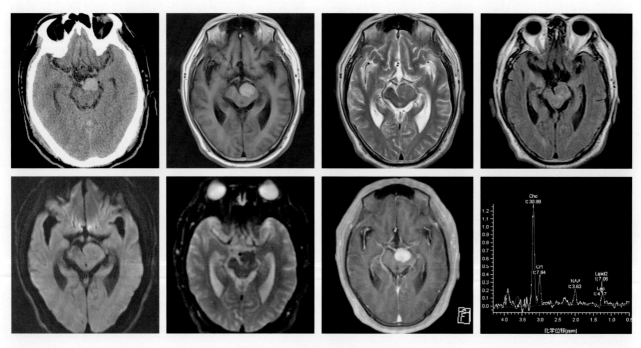

图3-1-18　黑素细胞瘤 MRI 表现

【病理】

原发性黑素瘤起源于软脑膜的黑素细胞。此类细胞多分布于脑底部、脑干腹侧和各沟裂处。肿瘤沿软脑膜向周围扩散，向脑组织内侵犯生长，也可侵入颅骨，细胞可沿蛛网膜下隙播散。肿瘤可侵犯血管致破裂出血，肿瘤内毛细血管异常也是易出血的一个原因。

转移性肿瘤多来自皮肤的恶性黑素瘤，也可来自眼脉络膜、肠道等处的肿瘤。多血行转移，至颅内和椎管内各处，以额叶最多见。

肉眼可见脑组织、脑膜及颅骨被黑色肿瘤组织浸润，甚至大片脑组织全呈黑色。镜下细胞呈圆形，多角形和梭形。圆形和多角形黑素瘤病情凶险；梭形细胞为主的黑素瘤病情较缓和。恶性黑素瘤为高度恶性，相当于 CNS WHO 4 级。

【治疗】

病变多较广泛，手术全切除困难，在尽量切除肿瘤的同时行内外减压术。本肿瘤对放、化疗不敏感、疗效也不满意，可辅助免疫治疗。

【预后】

预后很差，生存期多不超过 1 年，超过 1 年者仅约 20%。

六、生殖细胞起源肿瘤

生殖细胞肿瘤包括胚生殖细胞瘤、胚胎癌、卵黄囊瘤（内胚窦瘤）、绒毛膜癌和畸胎瘤。其中胚生殖细胞瘤发病率最高，其次为畸胎瘤。据统计胚生殖细胞瘤占 65%、畸胎瘤占 18%、卵黄囊瘤和绒毛膜癌分别为 7% 和 5%，其余为胚胎癌。

（一）胚生殖细胞瘤

【流行病学】

约占颅内肿瘤 1.5%，男性明显多于女性。发病高峰 12～14 岁，平均年龄 10 岁。52.6% 的生殖细胞瘤位于松果体区，其他可位于鞍上累及第三脑室前部、下丘脑及视交叉，基底节、大脑脚及小脑也可见。肿瘤可随脑脊液播散。

【临床表现】

临床呈恶性过程，病程较短，平均 7～8 个月。临床表现取决于肿瘤所在的部位，常见松果体区症状，颅内压增高、局部症状和性发育异常，肿瘤如在鞍区可出现尿崩等症状。

【辅助检查】

1. 肿瘤标志物检测：血清及脑脊液中的甲胎蛋白（alpha-fetoprotein，AFP）、绒毛膜促性腺激素（human chorionic goadotropin，HCG）及瘤胚抗原（carcinoma embryonic antigen，CEA）可略升高。AFP 升高依次为：生殖细胞瘤、畸胎瘤、内胚窦瘤及绒毛膜癌；HCG 升高由高到低依次为绒毛膜癌、胚生殖细胞瘤、胚胎癌及内胚窦瘤。

2. CT：平扫为高密度或等密度，可见钙化，增强扫描均匀强化。松果体区生殖细胞瘤常呈蝴蝶状，边界不规则，其他部位可呈类圆形或分叶状。

3. MRI：优于 CT 检查，肿瘤呈略长 T_1 及 T_2 信号影像，增强扫描肿瘤明显强化（图 3-1-19）。

【病理】

起源于生殖细胞。呈浸润性生长。大多呈灰红色，质软易碎，可见出血，囊变及钙化。镜下肿瘤由大的肿瘤细胞和小的淋巴细胞两种细胞组成。前者呈圆形或多角形，胞浆丰富，核大圆，染色体较小，淋巴细胞存在于间质中或混于瘤细胞间。该肿瘤为低度～中度恶性。

【治疗】

首先通过手术尽量多的切除肿瘤，打通脑脊液循环通路。对于肿瘤切除术后脑积水未解除者，可行分流手术。该肿瘤对放疗较敏感，明确病理后可行放疗，甚至可首先行试验性放射治疗。生殖细胞瘤是 γ 刀或 X 刀的较好适应证。

【预后】

生殖细胞瘤虽为恶性，近几年，采取综合性治疗后 5 年生存率已达 50%～75%。

（二）胚胎癌

临床罕见。胚胎癌是原始的全能分化细胞衍化的肿瘤，和畸胎瘤、内胚窦瘤之间有着密切的关系。婴儿松果体区肿瘤中 31% 为胚胎癌。胚胎癌为高度恶性，预后极差。

（三）内胚窦瘤

临床罕见。大多数位于松果体区，其次位于鞍上。部分内胚窦瘤混着生殖细胞、绒毛膜癌或胚胎癌。内胚窦瘤为高度恶性，预后极差。

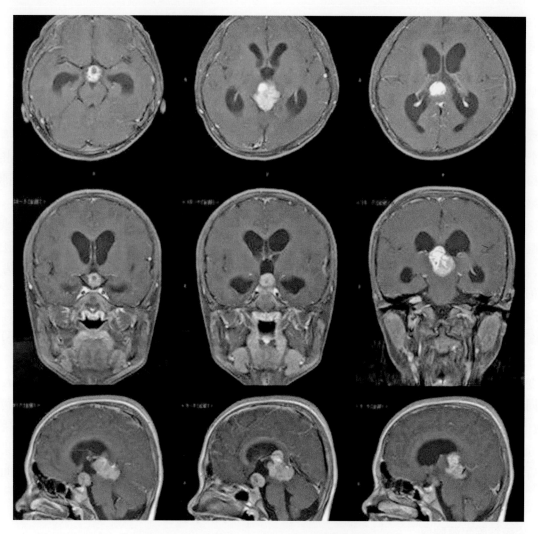

图3-1-19　松果体区和鞍区胚生殖细胞瘤MRI表现

（四）绒毛膜癌

颅内原发的绒毛膜癌很少见，但可作为一个组成部分混着于胚胎癌或恶性生殖细胞源性肿瘤中。绒毛膜癌为高度恶性，预后极差。

（五）畸胎瘤

【流行病学】

约占颅内肿瘤的0.5%，男性多于女性，平均发病年龄为9岁。肿瘤多位于松果体区，其次为鞍区，偶见大脑半球和侧脑室。

【临床表现】

肿瘤的性质不同，病程可急可缓。临床表现依其所在的部位不同，而产生相应的症状。

【辅助检查】

肿瘤标志物检测同生殖细胞瘤。CT平扫为高密度或混杂密度影像，可见钙化，增强扫描呈不均匀强化。MRI常呈短T_1及等T_2信号，因不同的组成成分而表现不同的信号强度。

【病理】

畸胎瘤分为成熟性畸胎瘤（良性）、不成熟性畸胎瘤（恶性）及伴有恶性转化的畸胎瘤（恶性）3种。恶性畸胎瘤少见。畸胎瘤多呈结节状，囊壁坚韧，肿瘤内部硬度不一致，可有囊变。包含3个胚层组织：如表皮、皮肤附件、神经组织等（外胚层），骨、软骨、脂肪、肌肉、结缔组织等（中胚层），消化道和（或）呼吸道黏膜上皮和（或）腺体（内胚层），还可见牙齿、甲状腺等。

【治疗】

以手术治疗为主，如有肿瘤残留，术后可辅助放疗，但畸胎瘤对放疗不十分敏感。对脑脊液循环梗阻者可行分流手术。

【预后】

良性畸胎瘤如手术全切除患者可长期生存。恶性者同生殖细胞瘤，预后不良。

（六）混合性生殖细胞肿瘤

当一个生殖细胞起源肿瘤，是由胚生殖细胞瘤、胚胎癌、内胚窦瘤、绒毛膜癌及畸胎瘤中2种或2种以上肿瘤成分组成时，即为"混合性生殖细胞肿瘤"。

混合性生殖细胞肿瘤占整个生殖细胞起源肿瘤的相当大的比例，在松果体区近30%～40%为混合性，在鞍上也较为常见（图3-1-20）。组织学、免疫组化、电镜下和生物学行为，均随混合成分的差异和比例的不同而表现也有所不同。

因为在所有生殖细胞起源肿瘤中，仅有成熟性畸胎瘤为良性，其余均为恶性，故无论由哪些生殖细胞起源肿瘤组成的混合性生殖细胞肿瘤均为恶性。

七、鞍区肿瘤

鉴于造釉细胞型颅咽管瘤和乳头型颅咽管瘤在流行病学、影像学、组织病理学遗传学特征及甲基化状态方面的迥异，WHO CNS5将它们分成彼此独立的肿瘤类型。对于垂体腺瘤WHO CNS5沿用了WHO第4版内分泌肿瘤的分类，按照细胞谱系对其进行划分。

（一）颅咽管瘤

占颅内肿瘤的5%～6%，占鞍区肿瘤的30%，男性多于女性。可见于任何年龄，其中15岁以下的儿童占70%。国内外分型很多，达10多种，说明都不尽人意。简单地按颅咽管瘤与鞍隔的关系，可将颅咽管瘤分为鞍内型、鞍上型、鞍内鞍上型和脑室内肿瘤型。目前公认比较准确的分型为1995年萨米（Samii）提出的颅咽管瘤分型（图3-1-21）。

1. 向蝶鞍及鞍上扩展分为5型

Ⅰ型：限于鞍隔下

Ⅱ型：限于鞍隔上

Ⅲ型：侵及第三脑室下部

Ⅳ型：侵及第三脑室上部

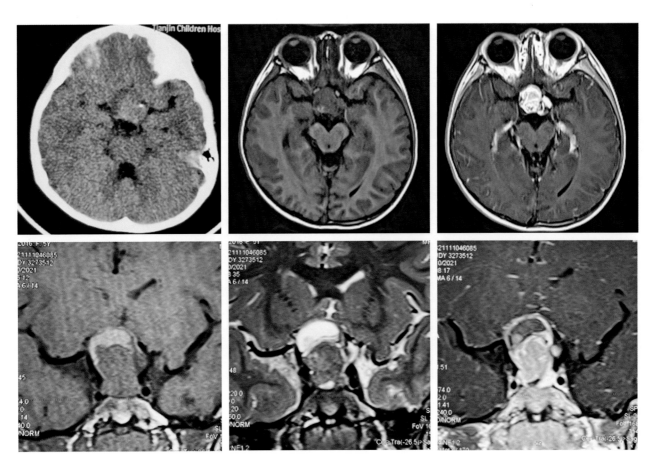

图3-1-20 混合性生殖细胞瘤MRI表现

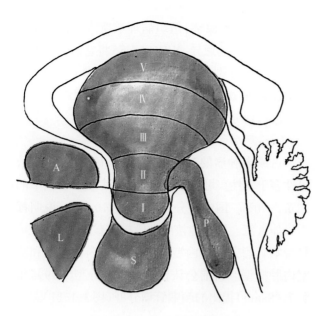

图 3-1-21 Samii 颅咽管瘤分型

Ⅴ型: 侵及透明隔及侧脑室

2.向周围扩展分为 4 型

A 型: 向前颅底

S 型: 向蝶窦

L 型: 向颞侧

P 型: 向后颅窝

【临床表现】

颅咽管瘤属良性肿瘤,生长缓慢,临床表现因肿瘤部位及发展方向而异。颅咽管瘤可出现鞍区肿瘤的症状和体征。无垂体腺瘤内分泌亢进的症状,而下丘脑、垂体功能损害的症状常较明显。如发育迟缓及尿崩症等。

【辅助检查】

颅骨平片约有 70%可见鞍区钙化斑,并可有蝶鞍骨质破坏及颅内压增高的征象。

CT 平扫显示约 82%呈囊状低密度影,常伴有钙化,增强扫描呈蛋壳样,少数呈等密度实体影像。

MRI 表现因肿瘤结构和成分不同而呈多样化,实体肿瘤信号与脑组织相似,囊性者 T_1、T_2 可与脑脊液相同,也可以均高于脑脊液信号(含蛋白高),如囊内含有顺磁的血红蛋白及脂类,T_1、T_2 可皆为高信号(图 3-1-22)。

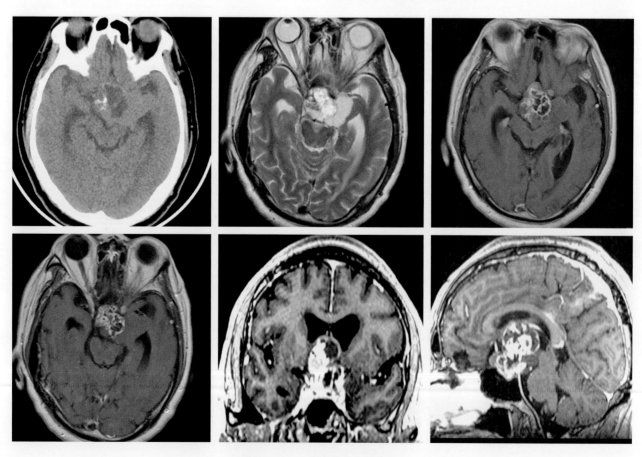

图 3-1-22 颅咽管瘤 MRI 表现

【病理】

起源于原始口凹外胚层残留的拉斯克裂囊上皮细胞。60%的颅咽管瘤主要是囊实性,15%为囊性,其余为实体性。肿瘤界限清楚,有薄的纤维包膜,与周围有胶质增生的脑组织紧密粘连,单囊或多囊。造釉细胞瘤型囊内含绿褐色机油样液体,放置不凝固,乳头状型囊内含清亮草黄色液体。组织学造釉细胞瘤型外层为柱状上皮,乳头状型由鳞状上皮组成。造釉细胞瘤型多见。

【治疗】

以手术为主,尽可能将肿瘤全切除,但当肿瘤与周围重要结构粘连紧密时,不能勉强切除。可辅助间质放疗或外放射治疗。

【预后】

为良性肿瘤预后不十分理想,肿瘤全切除病死率高达26.3%,主要原因是下丘脑损伤。

(二)垂体腺瘤

【流行病学】

约占颅内肿瘤的10%,仅低于神经上皮组织肿瘤和脑膜瘤。女性多于男性。多发生于30～50岁成人,小儿少见。

垂体腺瘤分为7类:① 泌乳素细胞腺瘤(PRL腺瘤);② 生长激素细胞腺瘤(GH腺瘤);③ 促肾上腺皮质激素细胞腺瘤(ACTH腺瘤、库欣综合征);④ 促甲状腺素细胞腺瘤(TSH腺瘤);⑤ 促性腺激素腺瘤(GNH或FSH/LH腺瘤);⑥ 多分泌功能细胞腺瘤;⑦ 无内分泌功能细胞腺瘤。

在大体形态上,垂体腺瘤分为微腺瘤(直径<1.0 cm)和大腺瘤(直径>1.0 cm)和巨大腺瘤(直径>3.0 cm)。

【临床表现】

垂体腺瘤早期可出现内分泌功能亢进征象,随着肿瘤的增大可产生垂体功能低下,并出现视神经受损及下丘脑症状,最终出现脑积水和颅内压增高。

各种垂体腺瘤的临床特点如下。

1. PRL腺瘤:PRL腺瘤即泌乳素瘤,是垂体腺瘤中最常见的一种,占垂体瘤40%～50%。女性高泌乳素血症的患者中35.7%为泌乳素腺瘤;男性占男性高泌乳素血症的患者中58.4%为泌乳素腺瘤。

临床主要以泌乳素增高、雌激素减少所致的闭经、溢乳、不孕为特征,又称为Forbis-Albright综合征。重者乏力、嗜睡、头痛、性功能减退、精神异常、毛发脱落、骨质密度增加及肥胖。

2. GH腺瘤:占垂体腺瘤的20%～30%。GH腺瘤可分泌过度的生长激素,导致肢端肥大综合征或巨人症(身高超过2 m)。GH腺瘤的特点是生长缓慢,主要临床表现如下。

(1)肢端肥大:头颅、面容及手足宽大,椎体及骨关节增生,内脏肥大,甲状腺肿大,少数患者肢端肥大与巨人症同时存在。

(2)代谢改变:GH过多可致胰岛素抵抗,产生糖耐量异常(30.8%)、糖尿病(19.2%),血钙磷增高,尿钙增多。

(3)呼吸道改变:舌、咽、喉及气管壁增生可致睡眠呼吸暂停综合征,气道狭窄,肺功能受损。

(4)心血管改变:心脏肥大发生率为85.5%,高血压的患病率为17.6%,明显高于正常人群。

3. ACTH腺瘤:占垂体腺瘤的5%～15%。由于ACTH分泌过多,引起肾上腺皮质增生,产生皮质醇增多症,导致的一系列物质代谢紊乱和病理变化,称为Cushing综合征(库欣综合征),因ACTH腺瘤引起的上述变化称为Cushing病(库欣综合征)。库欣病平均病程3～4年,是一种耗竭性疾病,极少自行缓解,若不及时治疗,病死率较高。

(1)脂肪代谢紊乱和分布异常:向心性肥胖、满月脸、水牛背、锁骨上脂肪垫、四肢相对瘦小。

(2)蛋白代谢异常:分解代谢大于合成代谢,导致皮肤菲薄,毛细血管扩张,皮肤出现紫纹。肌无力,肌萎缩,切口不易愈合。骨质疏松,腰背跳痛,易发生病理性骨折。

(3)糖代谢异常:导致血糖异常(75%)和糖尿病(8%～10%)。

(4)水电解质代谢紊乱:低血钾、低血氯、高血钠,严重者可致低钾性碱中毒。水钠潴留可致高血压,发生率为80%～90%。

(5)性腺功能影响:过多皮质醇抑制垂体促性腺激素。71%～87%女性患者有性欲减退、月经稀少、闭经、溢乳、不孕;20%男性患者性欲减退、阳痿、精子减少、睾丸萎缩。面部和胸背部痤疮,女性阴毛增多、长胡须、喉结增大。

4. TSH腺瘤：临床罕见，不足1%。由于TSH分泌过多，造成T_3、T_4增高，临床上表现为甲亢症状。

5. GnH腺瘤：临床少见。早期可无症状，晚期有性功能减低、闭经、不育、阳痿、睾丸萎缩、精子减少。

6. 无分泌功能细胞腺瘤（无功能腺瘤）：占垂体腺瘤的20%～35%，无分泌功能细胞腺瘤生长缓慢，早期不产生内分泌症状，往往肿瘤较大，出现压迫、侵袭症状时方被确诊。

7. Nelson综合征：Nelson综合征是库欣综合征患者经双侧肾上腺切除后的综合征。约有30%的患者在术后数月至10余年可发现有垂体ACTH腺瘤，又称Nelson瘤。双侧肾上腺切除后，缺乏皮质醇对下丘脑促肾上腺皮质激素释放激素（corticotropin-releasing hormone，CRH）的负反馈作用，CRH过多，长期刺激原来存在的ACTH微腺瘤或ACTH细胞增生，产生肿瘤，逐渐增大而出现症状。

临床表现为ACTH过多所致的皮肤、黏膜黑色素沉着。肿瘤压迫引起垂体功能低下，有的肿瘤生长迅速，富于侵蚀性。

【辅助检查】

1. 内分泌学检查

（1）PRL：血清PRL易受多种因素影响。PRL最大值女性为30 μg/L，男性为20 μg/L，泌乳素＞100 μg/L系为泌乳素腺瘤所致，如泌乳素＞300 μg/L则泌乳素腺瘤较肯定。对于无功能垂体大腺瘤、生长激素腺瘤、ACTH腺瘤，血清泌乳素在30～100 μg/L时，不能轻易诊断为泌乳素腺瘤或混合瘤。

（2）GH：在禁食12 h后，休息情况下GH正常值2～4 μg/L，约90%的GH腺瘤患者GH基础值高于10 μg/L，GH水平在5～10 μg/L可见于GH腺瘤，也可见于少数正常人，葡萄糖抑制试验GH腺瘤呈不能抑制表现。

（3）ACTH：因ACTH腺瘤中约80%为微腺瘤，CT和MRI检出率较低，故内分泌学检查尤为重要。正常人上午8～10时血浆ACTH的平均值为22 pg/mL，晚10～11时为9.6 pg/mL，血皮质醇正常值为

20～30 μg/dL，尿游离皮质醇（urinary free cortisol，UFC）正常值为20～80 μg/24 h，＞100 μg有诊断意义。

（4）TSH：血浆中TSH正常值为5～10 μU/mL，TSH腺瘤患者TSH可升高也可降低。

（5）GnH：GnH包括FSH和LH两种激素。FSH正常值为120 μg/L，LH为40 μg/L。垂体FSH/LH腺瘤时，FSH和LH水平增高。

2. 头颅平片及蝶鞍断层片：可显示蝶鞍变大，骨质吸收或双鞍底表现。

3. CT：是诊断垂体腺瘤的主要方法。采用高分辨力CT，薄层（1.5 mm）断面，作蝶鞍区冠状位扫描和矢状位重建及轴位检查，多数垂体瘤为鞍区低密度病灶，少数为高密度或等密度，增强扫描肿瘤常均匀强化。

4. MRI：MRI显示垂体腺瘤常为等T_1及等T_2信号，增强扫描肿瘤常明显强化。为利于小病灶分辨，使用半剂量强化剂，冠状位扫描，垂体组织明显增强，小病灶为信号减低区（图3-1-23）。

维也纳AKH医学中心神经外科主任诺普（Knosp）根据CT/MRI和蝶鞍断层像，将垂体腺瘤分为5级。此分类法采用测量海绵窦冠状位MRI上垂体瘤与颈动脉海绵窦段C4及床突上段C2血管管径的连线，来判断垂体瘤与海绵窦的关系（图3-1-24）。

【病理】

垂体腺瘤来自垂体前叶，系良性肿瘤。肉眼见为紫红色且质软，有的呈烂泥状，当有变性时，瘤组织可呈灰白色，有的伴坏死出血或囊性变。垂体腺瘤外有边界，但无包膜，大的腺瘤部分可以垂体的硬膜为包膜。

1. PRL腺瘤：PRL腺瘤镜下细胞弥漫分布，呈窦样，少数为乳头状排列。多数瘤细胞为嫌色性，少数瘤细胞为嗜酸性，免疫组织化学PRL、PIT1、ERα阳性。在电镜下分泌颗粒多少不等，分2型：① 稀疏颗粒型，多见，瘤体呈多形性，分泌颗粒小而稀疏，可见分泌颗粒侧位胞吐，纤维小体少见；② 致密颗粒型，少见，有大量分泌颗粒，也可见分泌颗粒侧位胞吐。

2. GH腺瘤：GH腺瘤细胞可呈强或弱嗜酸性或

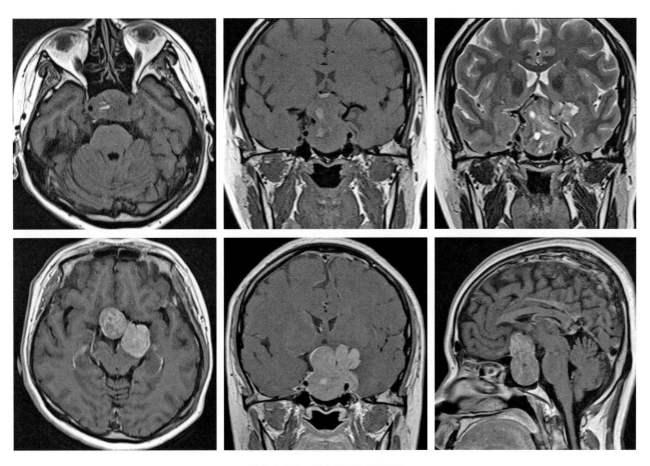

图3-1-23 垂体腺瘤MRI表现

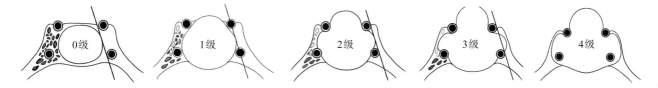

图3-1-24 垂体腺瘤Knosp分级。0级(正常型):海绵窦形态正常,有海绵窦静脉丛的强化,肿瘤未超过C2～C4血管管径内切连线。1级:肿瘤超过C2～C4血管管径内切连线,但未超过C2～C4血管管径的中心连线,海绵窦内侧部静脉丛消失。2级:肿瘤超过C2～C4血管管径的中心连线,但未超过C2～C4血管管径外切连线,可致海绵窦上部或下部静脉丛消失。3级:肿瘤超过C2～C4血管管径外切连线,海绵窦内侧、上部和(或)下部静脉丛消失,其外侧静脉丛也消失。4级:海绵窦段颈动脉被完全包裹,导致内径狭窄,各部位静脉丛消失,海绵窦的上壁和外壁呈球形向外扩展突出

嫌色性。常见多形多核瘤细胞,免疫组织化学GH、PIT1阳性,电镜下分为致密颗粒型和稀疏颗粒型。

3. ACTH腺瘤:细胞可为嗜碱性或嫌色性,细胞排列呈筛网状,免疫组织化学ACTH、TPIT阳性。电镜下细胞内分泌颗粒多少不等,分为致密颗粒型和稀疏颗粒型。

4. TSH腺瘤:瘤细胞可为嗜碱性或嫌色性,细胞较小,免疫组织化学TSH、PIT1阳性。电镜下瘤细胞颗粒小而圆,不出现分泌颗粒异位膨出。

5. GnH腺瘤:促性腺激素包括FSH和LH,免疫组织化学FSH和(或)LH及SF1阳性,而其他激素及转录因子阴性即可诊断GnH腺瘤。瘤细胞可为嗜碱性或嫌色性,常与其他激素细胞并存如PRL腺瘤。

零细胞腺瘤病理特点为它不仅不表达任何激素,也不表达任何垂体的转录因子,如PTI-1,T-PIT,SF-1等,但可表达抗线粒体抗体。无内分泌功能细胞腺瘤包括大嗜酸性细胞和未分化细胞。

2022年第五版《WHO内分泌与神经内分泌

肿瘤分类》对垂体肿瘤的分类进行了重大更新，将"垂体腺瘤"这一命名更新为"垂体神经内分泌肿瘤（pituitaty neuroendocrine tumor, PitNET）"，并进一步完善了基于肿瘤细胞谱系、激素表达和其他相关特征的垂体神经内分泌肿瘤分类。详见第五版基于细胞谱系的垂体神经内分泌肿瘤分类表（表3-1-2）。

表 3-1-2　第五版 WHO 垂体神经内分泌肿瘤（PitNET）分类

肿瘤类型（占PitNET的比例，%）	肿瘤亚型	肿瘤免疫组织化学染色			激素过度分泌相关临床特征[a]
		转录因子	激　素	LMWK	
PIT1谱系的PitNET					
GH 细酸肿瘤（10%～15%）	致密颗粒型	PIT1	GH、α-SU	核周	典型肢大
	稀疏颗粒型		GH	纤维小体 > 70%	不典型肢大
PRL 细胞肿瘤（2%～30%）	稀疏颗粒型	PIT1、ERα	PRL（核旁点状）	弱或阴性	高PRL血症
	致密颗粒型		PRL（胞质弥漫）	弱或阴性	高PRL血症
PRL-GH 细胞肿瘤（1.1%～2.0%）	—	PIT1、ERα	GH为主，PRL、α-SU	核周	肢大和高PRL血症
混合性GH和PRL细胞肿瘤（1%～4%）	—	PIT1、ERα	GH成分：GH、α-SU（有或无）；PRL成分：PRL	混合性肿瘤亚型特征	肢大和高PRL血症
嗜酸性干细胞肿瘤（2%）	—	PIT1、ERα	单一形态肿瘤细胞，PRL为主，GH（呈局灶或多变）	散在纤维小体	高PRL血症、亚临床肢大（有或无）
成熟PIT1谱系肿瘤（罕见）	—	PIT1、ERα、GATA2/3	单一形态肿瘤细胞，GH为主，不同程度表达PRL、α-SU、TSH-β	核周	肢大、高PRL血症和甲亢
未成熟PIT1谱系肿瘤（1%～3%）	—	PIT1、ERα、GATA2/3	单一形态肿瘤细胞，不同程度地表达GH、PRL、TSH-β中一个或多个，和（或）α-SU，或无激素表达	局灶/多变	肢大和（或）高PRL血症和（或）甲亢
TSH 细胞肿瘤（< 1%）	—	PIT1、GATA2/3	α-SU、TSH-β	弱或阴性	甲亢
TPIT谱系的PitNET					
ACTH 细胞肿瘤（15%～17%）	致密颗粒型	TPIT NeuroD1	ACTH和其他POMC衍生物	弥漫强阳性	典型库欣病，多为微型肿瘤
	稀疏颗粒型		ACTH和其他POMC衍生物	不同程度（通常弥漫）	不典型库欣病，多为大型肿瘤
	Crooke细胞肿瘤		ACTH和其他POMC衍生物	核周环状	多变，库欣病不常见

肿瘤类型（占PitNET的比例，%）	肿瘤亚型	肿瘤免疫组织化学染色			激素过度分泌相关临床特征
		转录因子	激素	LMWK	
SF1谱系的PitNET促性腺激素细胞肿瘤（31%～49.5%）	—	SF1、ERα、GATA2/3	α-SU、FSH-β、LH-β或无激素表达	多变	性功能低下,功能性肿瘤罕见
未明确谱系的PitNET					
未分类的多激素肿瘤（0.5%）	—	多种组合	单一形态肿瘤细胞,多种激素组合	多变	多变
裸细胞肿瘤（0%～5%）	—	无	无	多变	无
多发PitNET					
同时性多发性肿瘤（1.2%）	—	多种组合	多种形态肿瘤细胞,多种激素组合	多变	多变

注：ᵃ激素过度分泌相关临床特征包括肢端肥大症（简称肢大）、高PRL血症、甲状腺功能亢进（简称甲亢）和库欣病；混合性肿瘤可以发生于任何肿瘤的多种组合,但最多见的是混合性GH-PRL细胞肿瘤；所有类型的肿瘤均可表现为临床无功能肿瘤；鞍区肿瘤的鞍上扩展均可能因垂体柄阻断效应导致高PRL血症,但血PRL很少超过150 ng/mL,PRL细胞瘤通常表现为与肿瘤体积相关的高PRL血症（肿瘤越大、PRL水平越高）；GATA 2和GATA 3为同源基因,免疫组织化学抗体存在交叉反应（LMWK为低分子量角蛋白,包括CAM5.2、CK 8/18；PIT1为垂体特异转录因子1；GH为生长激素；PRL为催乳素；TSH为促甲状腺激素；ACTH为促肾上腺皮质激素；FSH为卵泡刺激素；LH为黄体生成素；ERα为雌激素受体α；GATA2/3为内皮转录因子2/3；NeuroD1为神经源性分化因子1；TPIT为T-box转录因子19,即TBX 19；SF1为类固醇生成因子1；α-SU为糖蛋白激素α亚单位；POMC为阿片黑素促皮质素原,是ACTH的前体；TSH-β、FSH-β、LH-β分别为促甲状腺激素、卵泡刺激素、黄体生成素β亚单位；"—"表示肿瘤无亚型）。引自：李储忠,何艳姣,谢微嫣,等.2022年第五版WHO垂体肿瘤分类解读［J］.中华神经外科杂志,2022,38（5）:442-445.

【治疗】

1. 手术治疗：除PRL腺瘤的其他腺瘤都首选手术治疗,手术依然是最有效的治疗方法。手术包括经颅和经蝶两种方式,现约有80%的垂体腺瘤采用经蝶肿瘤切除的方法。

2. 放疗：放射治疗适于手术不彻底或可能复发的垂体腺瘤。γ刀、X刀对垂体腺瘤的治疗效果较好。对放疗敏感的顺序为：嗜碱性、嗜酸性、嫌色性腺瘤。

3. 化学治疗：药物治疗包括溴隐停治疗PRL腺瘤、GH腺瘤和ACTH腺瘤。生长抑素或雌激素治疗GH腺瘤。赛庚啶和双苯二氯乙烷、氨鲁米特、甲吡酮、依托咪酯、氨基格鲁米特治疗ACTH腺瘤。无功能腺瘤及垂体功能低下者,采用各种激素替代治疗。

口服溴隐亭治疗的常用剂量为5～7 mg/d。

【预后】

垂体腺瘤治愈的标准为肿瘤全切除,术后影像学上无肿瘤残留,内分泌学检查正常,临床症状消失或明显好转。缓解的标准为肿瘤全切除,术后内分泌学检查及临床症状好转。

垂体瘤术后的治愈及缓解率达60%～90%,其中PRL微腺瘤在33%～90%,GH微腺瘤在57%～90%,ACTH微腺瘤在74%～90%。大腺瘤在30%～70%,疗效较微腺瘤差。垂体腺瘤5年复发率7%～35%,手术死亡0.4%～2%。

八、视神经胶质瘤

【流行病学】

视神经胶质瘤是发生于视神经内胶质细胞的肿瘤,可沿视神经侵及颅内外。多发生于10岁以前的儿童,成人少见,部分与神经纤维瘤病伴发。

【临床表现】

视神经胶质瘤的临床表现取决于肿瘤的部位。早期出现视野的盲点,逐渐视力减退至丧失。眶内视神经胶质瘤一般表现为单侧视力丧失、突眼和眼球运动障碍。颅内视神经胶质瘤则表现为双眼视力减退或丧失。眼底检查视乳盘萎缩多见。

儿童视神经胶质瘤多为分化良好、级别较低的星形细胞瘤；而成人肿瘤多分化差、呈侵袭性。

【辅助检查】

1. CT：视神经呈梭形或锥形增粗，可将眼球推向前方或一侧。肿瘤多呈等密度，边界清晰，密度均匀，视神经管可增粗。

2. MRI：MRI上多呈等 T_1、等 T_2 或略长 T_1、长 T_2 信号。增强扫描可见轻度或中度强化。

【治疗】

首选手术治疗，强调及早手术切除，以免累及临近结构。对手术后仍有肿瘤残留者可行放射治疗。

九、颅底肿瘤按部位分类

见表3-1-3。

表 3-1-3　颅底不同部位常见肿瘤

部　位	病　变　类　型
蝶　窦	垂体腺瘤、囊腺癌、骨巨细胞瘤、脊索瘤、黏液囊肿
前颅底	脑膜瘤、嗅神经母细胞瘤、发生于颅骨的纤维结构不良
鞍　区	垂体腺瘤、颅咽管瘤、Rathke囊肿、脑膜瘤、生殖细胞起源肿瘤
中颅底	脑膜瘤、三叉神经鞘瘤、孤立性纤维性肿瘤
海绵窦	脑膜瘤、垂体腺瘤、神经鞘瘤、海绵状血管瘤
小脑桥脑角	神经鞘瘤、脑膜瘤、表皮样囊肿
斜　坡	脑膜瘤、脊索瘤、鼻咽癌、骨肉瘤、浆细胞瘤
视交叉	星形细胞瘤
第三脑室	颅咽管瘤、脊索瘤样胶质瘤、星形细胞瘤、室管膜瘤、胶样囊肿
松果体区	生殖细胞起源肿瘤、松果体细胞瘤、脑膜瘤、胶质瘤
后颅底	脑膜瘤、副节瘤、脊索瘤
第四脑室周围	室管膜瘤、髓母细胞瘤、星形细胞瘤、转移瘤、血管母细胞瘤、脉络丛乳头状瘤

第二节　囊肿和瘤样病变
(Cysts and Tumor-like Lesions)

一、表皮样囊肿

又名胆脂瘤、上皮样囊肿、珍珠瘤或表皮样瘤。

【流行病学】

作为瘤样病变，占颅内肿瘤1.2% ～ 2.9%，男性多于女性。好发于中青年，高峰年龄为21 ～ 40岁。病变多见于小脑桥脑角、鞍区，也可见于中颅窝、脑室内、大脑和小脑内。

【临床表现】

病变发展缓慢，临床呈良性过程，平均病程5年。症状随病变的部位不同而异。病变累及部位较广泛，体征较多，但较轻。常出现神经刺激或麻痹症状，个别可有癫痫发作或精神症状。

【辅助检查】

（一）CT

显示为低密度影，CT值可达-10 Hu，低于脑脊液密度，个别病例因陈旧出血而呈部分高密度。增强扫描一般不强化，少数可见边缘有轻微增强。

（二）MRI

表皮样囊肿与皮样囊肿不同，多数表现为长T_1和长T_2信号，DWI序列高信号是特征性的表现（图3-2-1）。表皮样囊肿内如有陈旧出血而呈部分高信号。

【病理】

起源于异位的胚胎性原始外胚层细胞（胚胎剩件），属良性病变，极个别病例癌变。表皮样囊肿有见缝隙就钻的生长特性，累及范围较广。肉眼观似珍珠样，壁薄而透明，内有碎蜡样或干酪样物质。镜下可见囊壁由复层鳞状上皮细胞组成，角化层面向囊肿腔，表面有很多角化细胞，其脱落而形成内容物，并使囊肿不断增大。

【治疗】

手术是唯一有效的治疗方法。颅底的表皮样囊肿，因累及范围广，其包膜很难切除干净。术后囊肿内容物的刺激可出现无菌性脑膜炎。

【预后】

良好。少数在数年至10余年后复发，再次手术效果仍较好。

二、皮样囊肿

又名皮样瘤。

【流行病学】

作为瘤样病变，约占颅内肿瘤的0.2%，无明显性别差异，平均发病年龄为22岁。该囊肿通常位于中线部位，多见于小脑蚓部，第四脑室、松果体区及鞍区。

【临床表现】

系良性病变，病程较长，位于不同区域可产生相应症状。阻塞脑脊液循环，可出现颅内压增高症状。后颅窝皮样囊肿可伴有皮毛窦，可并发脑膜炎或脑脓肿。

【辅助检查】

CT呈低密度病灶，边缘光滑，少数可有囊腔及钙化影。MRI为混杂信号影，因含有脂类成分，平扫T_1可部分高信号。信号与囊内脂性物质含量有关，含脂性物质少则T_1和T_2值较长，含脂性物质多

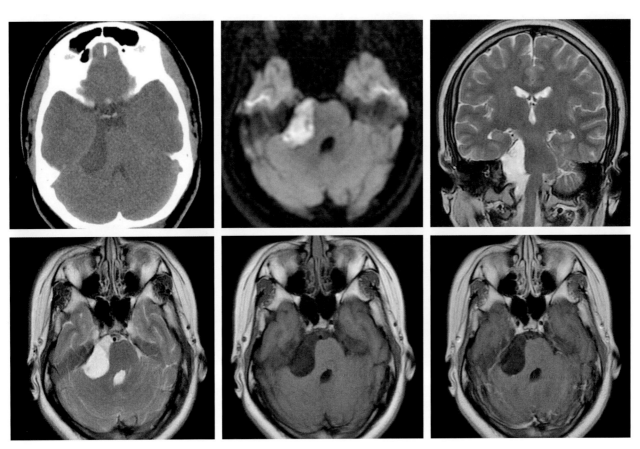

图3-2-1 表皮样囊肿MRI表现

则T_1和T_2值较短。囊肿破裂后脂质可在颅内播散（图3-2-2）。

【病理】

皮样囊肿呈球形或分叶状，囊壁光滑而薄，囊肿内容呈油脂样，混有毛发。镜下见囊肿除有复层鳞状上皮细胞，还有皮肤附件（毛囊、汗腺、皮脂腺）。

【治疗】

同表皮样囊肿。有皮毛窦者应一并切除。

【预后】

如能手术切除预后良好。

三、蛛网膜囊肿

又名硬膜下水瘤。

【流行病学】

蛛网膜囊肿多见于儿童及青少年，男性多于女性，左侧较右侧多见。囊肿位于脑表、脑裂及脑池，不累及脑实质。多为单发，少数为多发，外侧裂处最多见。

【临床表现】

本病多无症状，体积大者可压迫脑组织及颅骨，产生神经症状及颅骨发育改变。

【辅助检查】

CT及MRI检查呈囊性脑脊液密度或信号影，可有脑组织受压或颅骨变薄（图3-2-3）。

【病理】

蛛网膜囊肿按病因不同可分为先天性和继发性（外伤或感染后）两大类。先天性蛛网膜囊肿是由于发育期蛛网膜分裂异常所致，囊壁多为蛛网膜、神经胶质及软脑膜，囊内有脑脊液样囊液，不与蛛网膜下隙相通。继发性蛛网膜囊肿由于蛛网膜粘连，在蛛网膜下隙形成囊肿，内含脑脊液。

【治疗】

对有症状者可采取分流、内镜造瘘及手术切除并与脑池打通的方式。

【预后】

预后良好。

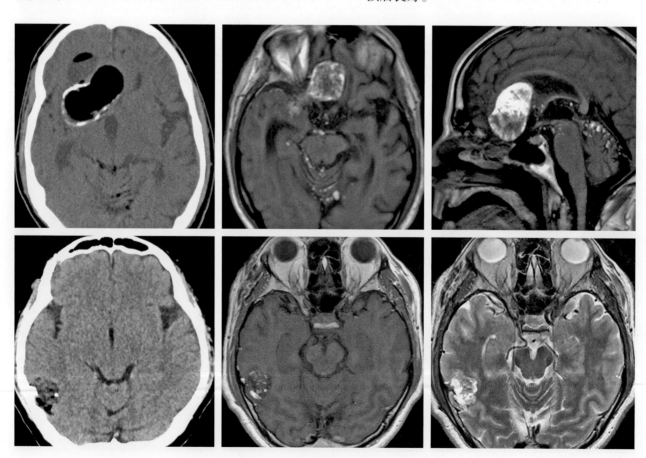

图3-2-2 皮样囊肿CT及MRI表现

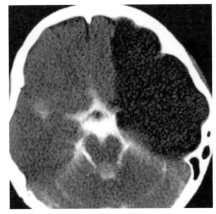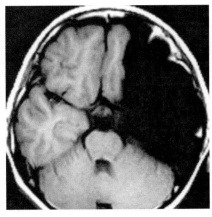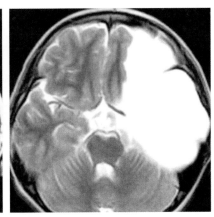

图3-2-3　蛛网膜囊肿CT及MRI表现

四、Rathke囊肿

又名颅咽管囊肿。

【流行病学】

以往认为其发病率很低,随着影像学技术的进步证实其并不少见,只是有症状者少见。无显著性别差异,多见于40～60岁。病变多位于鞍内垂体前后叶之间。

【临床表现】

临床表现与鞍内型颅咽管瘤和无分泌活动的垂体腺瘤相似,体积小时可能没有症状,囊肿增大后可表现为垂体功能低下,内分泌紊乱,少数体积较大者可影响视力。

【辅助检查】

MRI是Rathke囊肿的主要检查手段,检查显示鞍内或鞍内向鞍上发展的圆形或椭圆形肿物,边界清,信号均匀,无强化。Rathke囊肿囊液的性质类似于囊性颅咽管瘤,因囊液的性质不同有多种表现(图3-2-4)。

【病理】

垂体Rathke囊肿的囊壁被覆单层立方纤毛柱状上皮,内含黏液,囊液清亮无色,也可含有胆固醇结晶的棕色或陈旧白色黏液样黏稠或胶冻样囊内容物。与囊性颅咽管瘤比较,Rathke囊肿无角质化和钙化现象,颅咽管瘤则无黏液样分泌物和纤毛上皮细胞。这些现象说明,Rathke囊肿和颅咽管瘤皆来自颅咽管残存组织,只是分化不同。

【治疗】

对有内分泌症状或视神经功能障碍者,可采取经鼻或经颅手术,部分切除囊壁加造瘘。

【预后】

手术后症状大多有不同程度改善,部分患者可能复发。

五、第三脑室胶样囊肿

第三脑室胶样囊肿是神经上皮囊肿(也即室管膜囊肿)的一个亚型,又名旁突体囊肿。

【流行病学】

作为瘤样病变,占颅内肿瘤0.05%～0.2%,来源于原始神经管内的神经上皮。男性发病率高于女性,以10～30岁多见。病变位于第三脑室前上方,室间孔之间。

【临床表现】

临床表现取决于囊肿大小及脑室阻塞的程度。小囊肿可无症状,如阻塞室间孔,易出现梗阻性脑积水。

【辅助检查】

CT表现为第三脑室前方圆形稍高密度或等密度影,边缘清晰,可有钙化和脑室扩张。

MRI显示病变T_1加权呈高信号,T_2加权呈低信号,增强扫描无明显强化(图3-2-5)。

【病理】

囊肿壁薄,内含胶样液体,易凝固,囊液内不含胆固醇结晶,囊肿常附着于第三脑室脉络丛。镜下见囊壁分为两层,外层为胶原纤维,内层为单层柱状上皮,可见纤毛及小体。

脉络丛单纯囊肿起源于脉络丛,没有上皮细胞内衬,由纤维结缔组织构成。透明隔囊肿位于透明隔部,仅为单层室管膜上皮,没有结缔组织

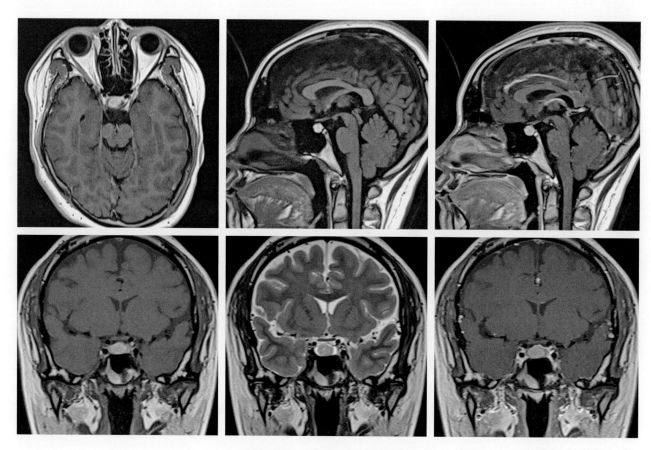

图3-2-4 Rathke囊肿MRI表现

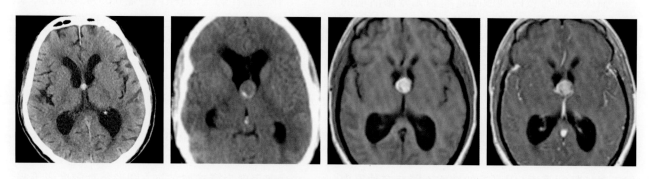

图3-2-5 第三脑室胶样囊肿CT及MRI各序列表现

囊壁。

第三脑室胶样囊肿和透明隔囊肿属神经上皮囊肿,含有胶质组织者称为神经胶质囊肿。

【治疗】

无确切症状可以不处理。对于阻塞室间孔,患病脑室扩大无确切症状可以不处理。对于阻塞室间孔,患病脑室扩大者,可行囊肿切除、囊肿穿刺或脑室腹腔分流术。

手术切除效果良好,即使大部切除囊壁也可得到较长时期缓解。

六、肠源性囊肿

又称为内胚层囊肿和神经管囊肿。

主要累及脊髓,颅内偶见。有报道男性多于女性,各年龄组均可发病。颅内可位于脑干、小脑、脑室、脑池等处。按组织学特点分为3组,A组:单纯型,被覆单层或假复层立方或柱状上皮,有或无纤毛;B组:除前组表现外,可见胃肠管和支气管发育过程中的一些成分;C组:除具备B组的特征外,尚有管膜和胶质组织。影像学检查与Rathke囊肿相似(图3-2-6)。

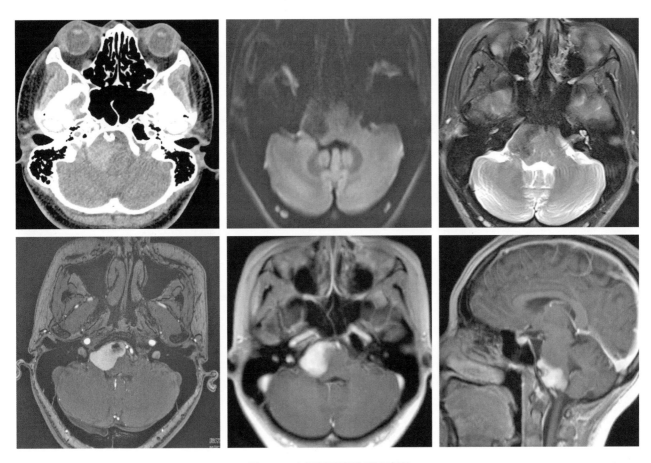

图3-2-6 肠源性囊肿MRI表现

手术切除是有效的方法，可通过手术减压，囊壁不易全切除。

七、海绵状血管瘤

又称海绵状血管畸形，有学者主张将位于脑内的称为海绵状血管畸形，而鞍旁硬膜外的称为海绵状血管瘤。

属于先天性脑血管畸形性疾病，是由大小不同的血管窦组成，管壁与毛细血管壁相似，多发生在幕上下脑实质内、脑室壁、脑干，单发或多发。也可以发生在鞍旁硬膜外。血管瘤大小不等小者数毫米，大者直径可达3～4cm，呈草莓状。

临床上一般无症状，特殊部位的海绵状血管瘤可能会诱发癫痫，病灶一旦出血可出现相应部位神经功能障碍。

CT可显示病灶出血及钙化。海绵状血管瘤边界清晰圆形或类圆形高密度影，无病灶周围水肿或轻度水肿，增强扫描轻度强化或不强化。

MRI是诊断海绵状血管瘤的主要方法。海绵状血管瘤出血后，在瘤体周围有含铁血黄素沉着，MRI显示为黑圈样，呈爆米花征或牛眼征。针对海绵状血管瘤的较特异的序列为SWI（磁敏感加权），病灶呈黑色。鞍旁硬膜外海绵状血管瘤呈长T_1、长T_2表现，增强扫描呈均一强化，又称"灯泡征"（图3-2-7）。海绵状血管瘤属于隐匿性血管畸形，血管造影常为阴性，但可以显示海绵状血管瘤可能伴发的静脉血管畸形。

无症状海绵状血管瘤无须处理。手术的目的是为治疗癫痫或出血引起的神经功能障碍。放疗治疗海绵状血管瘤效果不肯定，一直存有争议。

八、骨纤维异常增殖症

【流行病学】

纤维结构不良是一种病因不明、缓慢进展的自限性良性骨病变。可能与外伤、感染、内分泌功能紊乱或某些原因导致局部血循环障碍有关。本病多发生于20岁以前，男女发病率相近。

【临床表现】

主要表现为病变区畸形肿胀。多见于外侧额

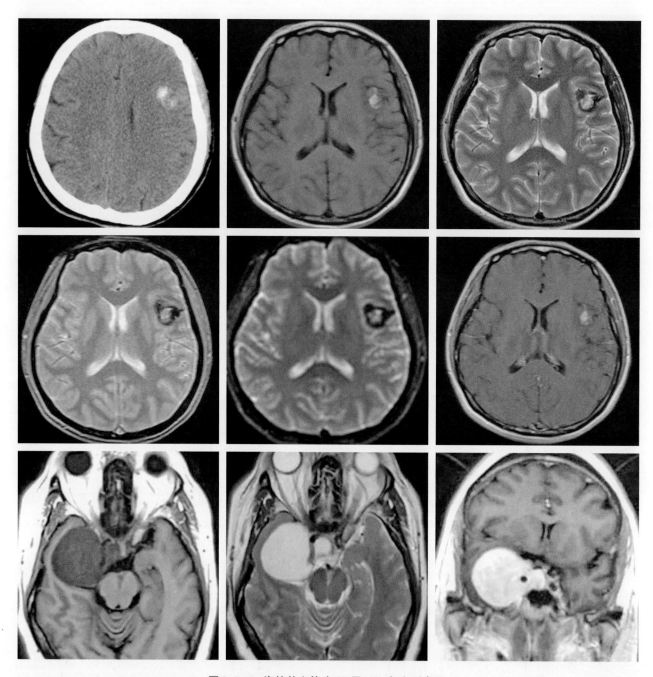

图3-2-7　海绵状血管瘤CT及MRI各序列表现

眶部，表现为两侧不对称，腭部隆起，眼球突出、移位、眼球活动受限及视力减退，鼻腔狭窄，齿槽嵴畸形。病变进一步增大可累及颅内造成颅腔狭小，出现头痛等颅内压增高症状，累及Ⅱ、Ⅲ、Ⅳ、Ⅴ、Ⅵ对颅神经出现颅神经受损症状和体征。病变如发生于颞骨，可表现为颞骨体积膨大变形，外耳道狭窄，传到性耳聋。

【辅助检查】

根据X线表现分为3型：

1. 畸形性骨炎型：颅骨增厚，颅骨扩大和硬化向外隆起，并能膨入颅腔内。

2. 硬化型：多见于上颌骨，导致牙齿排列不整，鼻腔、鼻窦受压变小。

3. 囊型：颅骨呈孤立或多发环形、玫瑰花形缺损，直径可达数厘米，孤立的损害与嗜酸性肉芽肿相似。

CT和MRI检查可以更清晰的显示病灶，能明确病变的位置和范围，且能显示与软组织的关系（图3-2-8）。

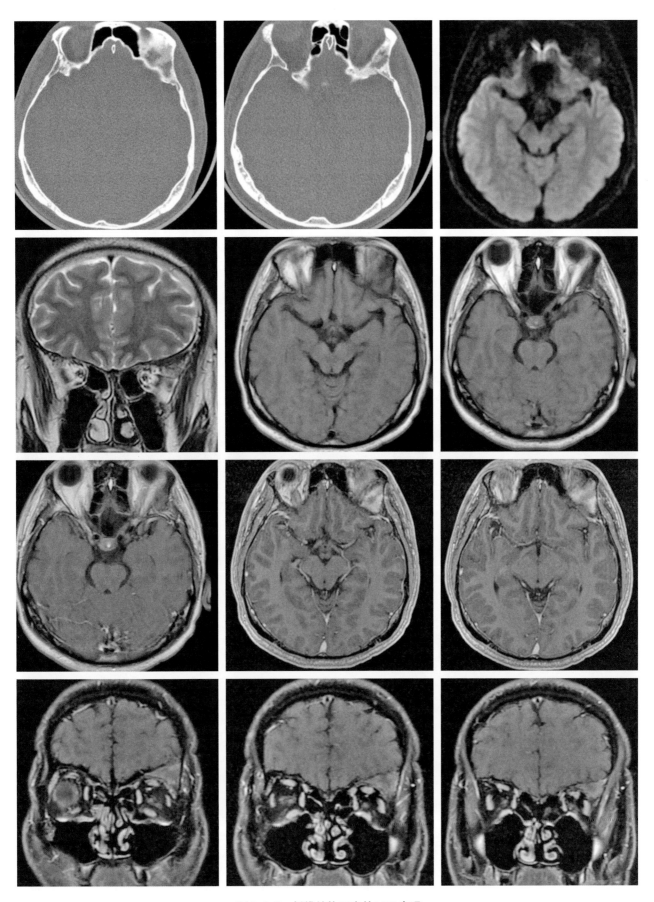

图3-2-8　纤维结构不良的MRI表现

【病理】

本病非真性肿瘤。病理表现为正常骨组织被吸收，代之以均质梭形细胞的纤维组织和发育不良的网状骨小梁，系网状骨未成熟期骨成熟停滞或构成骨的间质分化不良所致。

【治疗】

本病已手术切除为主。不主张放疗，因放疗有诱发恶变的可能。因本病有自限性，成年后大部分停止生长，对无症状有无明显面部畸形者，可采取观察的方法。

九、嗜酸性肉芽肿

属于朗格罕斯细胞组织细胞增生症的亚型之一，起源于组织细胞中的朗格罕斯细胞。该病好发于20岁以前的年轻人，常见于额骨、顶骨和下颌骨，通常表现为头部病变部位痛性肿物，为良性孤立的非肿瘤性溶骨性损害。

X线片表现为一个不规则形"洞穿样"骨缺损，不伴边缘硬化，放射性核素扫描可见放射性同位素在整个病变浓集。MRI表现为等T_1、T_2，增强扫描呈均匀强化（图3-2-9）。

组织学上，由朗格罕斯细胞、巨噬细胞及由其衍变来的泡沫细胞、异物巨细胞样多核巨细胞、淋巴细胞、浆细胞和数量不定的嗜酸性粒细胞组成，局部可见由灶性坏死伴嗜酸性粒细胞聚集形成的嗜酸性小脓肿。

手术切除为首选治疗，切除整个病灶及周围部分正常骨缘。

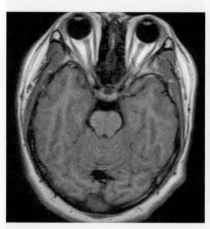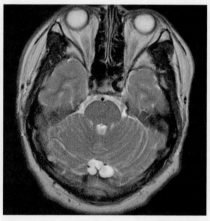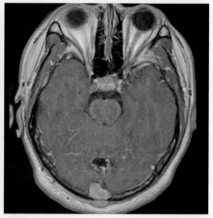

图3-2-9　枕骨嗜酸性肉芽肿MRI表现

参考文献

1. 黄文清主编.神经肿瘤病理学［M］.第2版.北京：军事医学科学出版社,2001.41-104.

2. 只达石,于士柱.中枢神经系统肿瘤1993年和2000年两次WHO分类的比较［J］.现代神经疾病杂志,2003,3（1）：7-12.

3. 薛庆澄主编.神经外科学.天津：天津科学技术出版社,1990,242-255.

4. 王忠诚主编.神经外科学.武汉：湖北科学技术出版社,1998,387-420.

5. 浦佩玉.脑胶质瘤分子生物学与分子遗传学研究进展［J］.中国临床神经科学,2001,9（4）：402-404.

6. Kleihues P, Ohgaki H. Phenotype vs genotype in the evolution of astrocytic brain tumors［J］. Toxicol Pathol, 2000, 28(1): 164-170.

7. Hill JR, Kuriyama N, Kuriyama H, et al. Molecular genetics of brain tumors［J］. Archives of Neurology, 1999, 56(4): 439-441.

8. Smith JS. Jenkins RB. Genetic alterations in adult diffuse glioma: occurrence, significance, and prognostic implications［J］. Front Biosci, 2000, 5: D213-231.

9. Ng HK, Lam PY. The molecular genetics of central nervous system tumors［J］. Pathology, 1998, 30(2): 196-202.

10. Prados MD, Berger MS, Wilson CB. Primary central nervous system tumors: advances in knowledge and treatment［J］. CA Cancer Clin, 1998, 48(6): 331-360.

11. Rasheed BK, Wiltshire RN, Bigner SH, et al. Molecular pathogenesis of malignant gliomas［J］. Curr Opin Oncol, 1999, 11(3): 162-167.

12. Goussia AC, Agnantis NJ, Rao JS, et al. Cytogenetic and molecular abnormalities in astrocytic gliomas［J］. Oncol Rep, 2000, 7(2): 401-412.

13. Reis RM, Konu-Lebleblicioglu D, Lopes JM, et al. Genetic profile of gliosarcomas［J］. Am J Pathol, 2000, 156(2): 425-432.

14. Kopnin BP. Targets of oncogenes and tumor suppressors: key for understanding basic mechanisms of carcinogenesis ［J］. Biochemistry, 2000, 65(1): 2-27.

15. von Deimling A, Fimmers R, Schmidt MC, et al. Comprehensive allelotype and genetic anaysis of 466 human nervous system tumors［J］. J Neuropathol Exp Neurol, 2000, 59(6): 544-558.

16. Watanabe K, Tachibana O, Sata K, et al. Over expression of the EGF receptor and p53 mutations are mutually exclusive in the evolution of primary and secondary glioblastomas［J］. Brain Pathol, 1996, 6(3): 217-223.

17. Zhou XP, Li YJ, Hoang-Xuan K, et al Mutational analysis of the PTEN gene in gliomas: molecular and pathological correlations［J］. Int J Cancer, 1999, 84(2): 150-154.

18. Tohma Y, Gratas C, Biernat W, et al. PTEN (MMAC1) mutations are frequent in primary glioblastomas (de novo) but not in secondary glioblastomas［J］. J Neuropathol Exp Neurol, 1998, 57(7): 684-689.

19. Tong CY, Ng HK, Pang JC, et al. Molecular genetic analysis of non-astrocytic gliomas［J］. Histopathology, 1999, 34(4): 331-341.

20. Fortin D, Cairncross GJ, Hammond RR. Oligodendroglioma: an appraisal of recent data pertaining to diagnosis and treatment［J］. Neurosurgery, 1999, 45(6): 1279-1291.

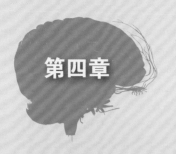

第四章

手术用品、器械和设备
(Instrument and Equuipment for Operations)

工欲善其事，必先利其器。好用的工具是做好手术的前提条件之一。颅脑手术需要许多工具和器械，在手术开始前，手术室应该根据手术的不同，以及手术医生的习惯做好准备工作。有些医院工作很细致，针对每位主刀医生的不同习惯，专门制作了每位主刀医生的手术室工作手册，内容包括各种所需用品、器械和设备，手术室布局以及手术流程（图4-0-1）。对于特殊病例，手术者要在手术以前，与手术室相关人员做好沟通，提前做好特殊准备。

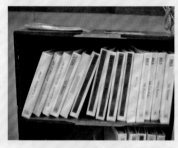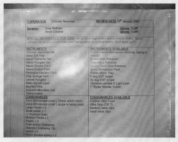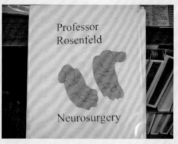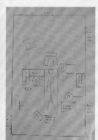

图4-0-1 手术室个性化手术布局安排手册

初次开颅的病例，需要较多的器械，如骨膜起子，Kerrison和Leksell咬骨钳，Sekhar或Lempert咬骨钳，Edison和Sacks剥离子等。硬膜打开后，通常开始使用显微神经外科器械。

第一节 基础器械和设备
(Basic Instrument and Equuipment)

一、手术床

神经外科对手术床的需要与其他外科有所不同，因为神经外科除了应用仰卧位、侧卧位和俯卧位以外，还需要头高脚低位，以及医生常常坐位操作，除了能够升降和左右旋转以外，神经外科手术床需要低于标准手术床，能够降得较低，标准手术床高度多在60 cm以上，神经外科手术床最好是50～55 cm，床头可与头架链接，且床头床尾能调转180°（图4-1-1）。

二、头架

伴随显微镜的应用，头架也成为颅底外科手术中的标配。马蹄形头托代替不了头架，使用马蹄形头托长时间手术还可能出现皮肤的压疮或坏死，压迫眼球可能造成失明。颅底外科手术需要不同的头部位置和角度，或手术中需要改变头位。只有应

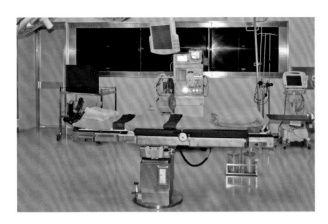

图4-1-1 神经外科手术床

用头架才能摆出特殊的头位,有利于脑组织的自然下垂和病灶的显露,有利于手术医生的操作,并能使医生在手术中舒适些,避免长时间操作的疲劳。颅底外科手术还需要头部的稳定,只有应用头架才能确保头部稳定,且只有头部稳定才能保证手术中细节操作的精准。

另外,医生在显微镜下工作时,任何潜在的小晃动都会转变为显微镜下大的摆动和偏移,如果恰逢是在重要的神经和血管周围操作,将会给患者带来灾难性的后果。

目前手术中使用的头架有多种类型,即三点头架和四点头架。常用的有Mayfield头架(三点头架,图4-1-2)和Sugita头架(四点头架,图4-1-3)2种,并配有适于成人、儿童使用和可透X线的3种头钉。Mayfield头架比较灵活,适用范围广,Sugita头架的稳定性较好,并能提供更大角度的工作半径。

Mayfield头架是由直接与手术床固定的主架和一个旋转轮接头组成。旋转轮固定在主架上,也是Mayfield头架和主架相连接的装置,三点支架分别固定在支架的两端,可以旋转起到调节的作用。由于头颅不是一个标准的圆球,况且头架经常偏心安装,Mayfield头架的3个头钉可能受力不均,要注意调整角度使受力均匀。新型三点头架的3个头钉均配有压力调节装置,在使用中更方便、更安全。Mayfield头架也可以安装附属头环,用于固定皮瓣或自动脑压板,但如果头环的位置安置不妥将妨碍手术操作。

Sugita头架是在普通头架上连接一半圆形框架,两者互呈90°。框架上可接自持牵开器、手托、

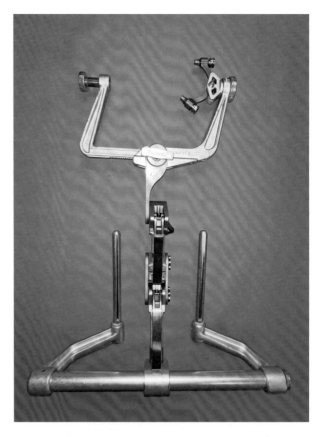

图4-1-2 Mayfield头架

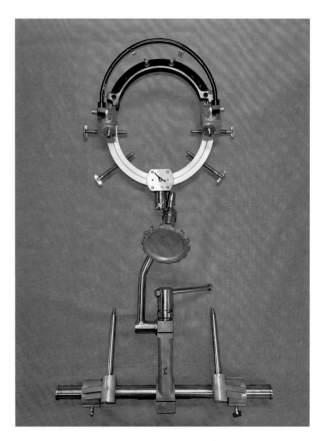

图4-1-3 Sugita头架

冷光源等。框架两端有2个贮存筒，可放双极电凝镊、吸引器。另一薄弧形架接在上述框架上，用弹簧钩牵开皮瓣，还可以搁置脑棉条，也可以连接自持牵开器。

在放置头架前，要了解是否有手术史，本次手术的部位、颅骨的薄厚和密度、额窦的大小和乳突的透气度。遇脑积水的患者、儿童或老年女性，放置头架时要注意安全，因为这类患者颅骨薄或有骨质疏松。不要将头架头钉放置于颅骨较薄（如翼点）、皮下有重要血管经过（如颞浅动脉或枕动脉）、颅骨内板下有重要血管通过（如脑膜中动脉、矢状窦或横窦）、有额窦或乳突小房、肌肉较厚和影响美容的部位。

头钉尽可能垂直头皮和颅骨，头钉的放置不能妨碍手术野，要远离手术区，使手术的区域尽可能的大。避免头皮过度牵拉，以免妨碍头皮缝合。头环和连接臂也尽可能保持垂直，已提供良好的机械支撑和稳定，并便于连接导航参考架等附属设备。理想的头架安置效果是两个头钉在下方，一个头钉在上方。带着连接臂安置头钉、头环，不要先安置头环、头钉后再与连连接臂，摆好头位后依次从上到下固定各个关节，以免造成摆位的不便和头架的损坏。新型三点头架的三钉上均有压力显示，有5个刻度，每个刻度为20 lb（1 lb≈0.45 kg），儿童40～60 lb，成人60～80 lb。

头架在使用中可能发生的不良事件有：术中头颅脱位、头皮撕裂、伤口感染，严重者出现颅内血肿，甚至在头架安装或卸载时造成眼和面部的划伤。

三、脑棉条

手术中使用的脑棉条有两种，一种是普通的脱脂棉条，另一种带钡线的棉条，虽然这种棉条便于用X线透视寻找，但棉条较硬，钡线贴敷性不好，不便于手术中操作（图4-1-4）。

脑棉条适用于脑外科手术过程中手术部位吸收渗出的脑脊液和血液，并保护脑组织、脑神经和血管。为了防止手术时间长，脑棉条与脑表粘连，可以用胶皮手套片或薄吸收性明胶海绵贴敷于脑表，胶皮手套片没有透水性、吸水性，且容易滑脱和移位，而薄吸收性明胶海绵表面再覆盖棉条较胶皮

手套片贴敷性好、有透水性和吸水性，更便于手术操作。目前有厂家正在研制这种带吸收性明胶海绵的棉片，很快将推向市场应用于临床（图4-1-5）。

根据需要棉条被剪成不同的大小，为便于使用，棉条一般剪成长方形，尾线不要太长，甩到棉条的一极，小于1 cm的棉条可以剪成方形。

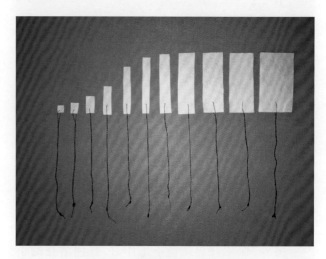

图4-1-4　制备各种大小的棉条

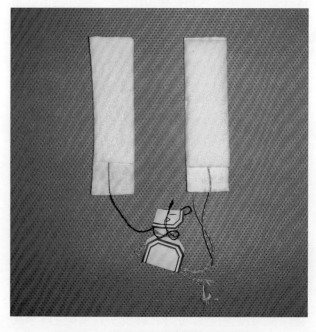

图4-1-5　带吸收性明胶海绵的棉条成品

四、脑压板

脑压板的形状有两种：平板脑压板和带凹槽脑压板，带凹槽脑压板凸面接触脑组织，凹面接触病理组织（图4-1-6）。一般来说，深部的显露最好依

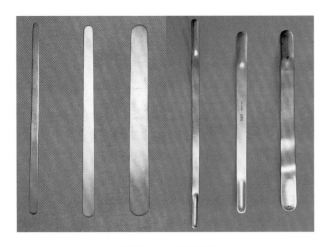

图4-1-6 脑压板

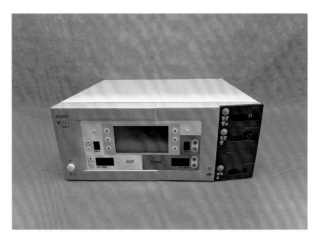

图4-2-1 普通电刀

靠释放CSF和脑因重力的自然回缩。手术中使用蛇形脑牵开器械时，脑牵开器必须稳定，以提供可靠的工作范围。牵开脑组织时不能用力过大，不能直接压在大的静脉上，神经外科医生在手术中间断检查牵拉力量，并间断释放脑压板，以免造成脑组织挫伤或静脉闭塞。牵拉脑组织时，脑和脑压板之间要垫敷带吸收性明胶海绵的棉条。

第二节 电刀
(Electrocoagulator)

一、高频电刀

高频电刀是现代颅底外科基本工具之一。它通过有效电极尖端产生的高频高压电流与肌体接触时对组织进行加热，实现对肌体组织的分离和凝固，从而起到切割和止血的目的。

高频电刀有2种主要的工作模式：单极和双极（图4-2-1）。

（一）单极电凝

在单极模式中，用于切割和凝固组织。它是将高电流密度的高频电流聚集起来，直接摧毁处于与有效电极尖端相接触一点下的组织。当与有效电极相接触或相邻近的组织或细胞的温度上升到细胞中的蛋白质变性时，便产生凝血。单极电刀可以直接或通过金属吸引器间接接触组织，进行软组织的切割或止血。单极模式在神经外科主要用于开

颅过程，如头皮的切割和止血、颅骨的止血。有时也可以用于颅内的一些操作，如非重要功能区硬脑膜、脑组织、表浅肿瘤（胶质瘤和脑膜瘤）的切割和止血。单极电凝有不同模式和强度，根据需要适当调节。比较适合神经外科的是ERBE品牌高频电刀，尤其是在单极功能上表现出色。

高频单极电刀需要负极板，手术中有大功率高频电流流过体内，可能对深部血管和神经功能的热损伤，负极板可能导致的潜在烫伤事故。

使用时负极板要放置在肌肉较厚的区域，如大腿的外侧。避开毛发，身体裸露的部位避免与金属接触。

（二）双极电凝

双极电凝是现代颅底外科不可缺少的工具。双极电凝与单极电凝不同，双极电凝是通过双极镊子的两个尖端提供高频电能，使双极镊子两端之间的组织受热脱水而凝固。它产热仅限于2个镊子尖之间，所以热损伤范围小。根据需要凝固的组织结构，选择不同的电凝模式和强度。根据不同的手术部位和不同的手术类型，使用不同长度、不同尖度和不同角度的双极镊子（图4-2-2）。导热性能好的金属（如铜或银），并有滴水功能的双极镊子不容易粘连更好使用，如果镊子没有滴水功能，需要助手帮助滴水。止血时，用吸引器将血吸净，或垫一块棉条吸引，看清出血点，用双极电凝夹住出血点，确认不出血后再电凝，盲目的乱电，不但使损伤范围扩大，还影响止血效果。另外，电凝的强度要适当，电凝的组织变白或微黄为宜，不可变成黑色。双极

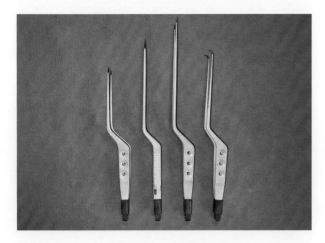

图4-2-2　双极镊子

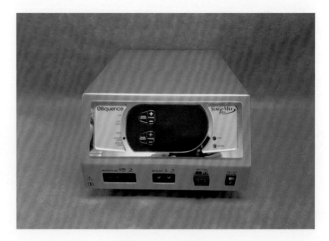

图4-2-3　射频刀

镊子除了止血外，有时还可以用作组织分离和夹持的作用。

二、射频刀

射频刀采用比高频电刀频率更高的工作频率，高频输出稳定，实现最小的组织损伤和细胞改变，组织热损伤深度仅为普通传统电刀的几十分之一。射频刀头在接触身体组织后，由组织本身产生阻抗，使目标组织内的水分在射频电波作用下，瞬间震荡汽化，引起细胞破裂蒸发，并在低温（40℃）恒温状态下，实现切割、止血、混切、电灼、消融、电凝等功能。因为射频刀热损伤相对较小，可以用于深部重要结构周围的操作，如鞍区、海绵窦旁、岩斜区、脑干旁、脑室内和松果体区。这些部位质地较硬的脑膜瘤，用超声吸引器吸不动，又不能用普通电刀，可以用射频刀分块切除。

高频电刀与射频刀有如下的区别。高频电刀的频率为≤500 Hz，对人体组织的切割是由电极本身阻抗，使电流通过时产生高热来完成，由于手术电极的高热，对组织的热损伤较大，且过薄或过细的电极其机械强度不足以支持手术的完成。射频电刀的频率为1.5～4.5 MHz，对人体组织的切割是人体本身的阻抗吸收射频电流而裂解汽化完成的，电极温度低于60℃，微丝电极的机械强度足以支持手术的完成。所以，射频刀的刀头可以做得很细小，而普通高频电刀的刀头较粗大。射频刀与普通高频电刀一样都需要负极板（图4-2-3）。

三、电磁刀

电磁刀的工作原理是位于电磁场内的生物组织在外加磁场作用下，可产生旋流磁场，组织与电极相接处磁场高强度汇聚，可产生高热。用与磁场频波相匹配的接地装置汇聚作用可进一步加强。相比之下，电磁场聚焦电极尖端的最高温度超过1 400℃。高温可用于切割、烧灼或汽化。

在高频发生器的驱动下，电磁线圈产生震荡电磁场。这将在电磁场内的患者组织中诱导磁场涡流。当接地探头调谐频率与电磁脉冲波的频率相匹配时，在接触点就会产生高强度的涡流收敛。这种能量的大量释放产生了一个焦点火花，能够汽化组织。

电磁刀的外观与高频电刀相似，一个主机外加输出电极。电磁刀手术系统包括：高频信号源模块、功率放大模块、反馈电路模块、CPU控制模块、输出控制开关模块、输出电路模块和至少一个电极接口。

电磁刀无须负极板，手术中无大功率高频电流流过体内，避免了对深部血管和神经功能的热损伤，避免了负极板可能导致的潜在烫伤事故。与高频电刀一样刀头高热是其缺点。

四、激光刀

激光手术刀是利用激光能量高度集中的特点，把它作为外科手术中的手术刀，用于皮肤、肌肉、骨和脑组织的切割。神经外科常用的是二氧化碳激光刀，刀刃实际上是聚集起来的激光束，激光束的焦点可以小到0.1 mm，焦点上的功率密度达到10万 W/cm^2。

激光刀使用时较轻快，没有机械的阻力感。同时，激光对生物组织有热凝固效应，可以凝固小的血管，减少术中出血，但激光刀组织切割时，深浅的可控性差，在颅内重要结构周围操作不安全，目前已很少在神经外科使用。

第三节　术中吸引系统
(Surgical Aspirator)

一、吸引器和吸引器头

吸引器是神经外科医生在手术中最主要、使用最频繁的工具，也最能反映手术医生的基本功。吸引器除了吸除血和脑脊液保证手术野清晰，还有牵拉、分离组织和辅助切除的功能。吸引器可以放在左手或右手，原则是依据侧别，另外永远将某一时刻最重要的器械放在正手上。吸引器在连续使用中，角度和吸力也处于连续变化中，不同的角度、不同的吸引力会产生不同的效果，这些全靠术者手下的功夫。所以，面对不同的出血情景及不同的组织，甚至组织的取舍，要采取不同的策略。吸引器使用时要保证术野的干净，保证在吸出异常组织的同时保留正常组织。手术者需要手术医生加强锻炼这项基本功，终将达到在手术中行云流水的效果。

吸引器头有各种的长短、粗细和形状，根据具体需要选择（图4-3-1）。

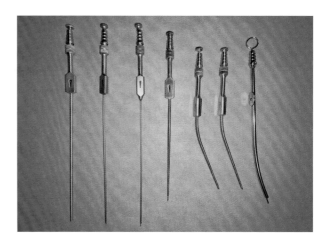

图4-3-1　各种吸引器头

对于颅底外科手术，尤其是深部操作，要选用小孔径带减压侧孔的吸引器头，减压孔要足够大，大到不堵孔时吸引器头端没有吸力，吸力的大小由手术者根据情况任意调节，避免在重要结构周围操作时造成误吸。吸引器头的握持方法有3种（图4-3-2）。① 持钢笔式：主要握持方法，操作灵活大，工作半径大，适合大多数神经外科手术操作；② 持毛笔式：手术中较少应用，其稳定性好，灵活性差，适合垂直、深部精细操作；③ 持鱼竿式：手术中较少应用，其稳定性尚好、精准性差，适合成角度、深部操作，如经鼻内镜下垂体瘤手术。

二、超声吸引器

超声吸引器是颅底外科非常重要的辅助工具。在颅底外科手术中，可以使用神经外科专用的超声吸引系统，神经外科使用的超声吸引系统与普通外科不一样，为避免脑损伤，神经外科超声吸引系统的功率和振幅都有一定的限制。该工具可以用于

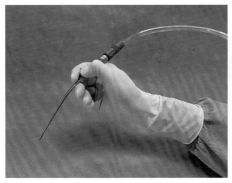
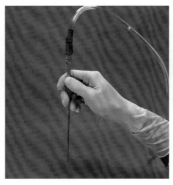
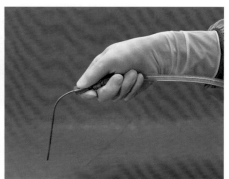

图4-3-2　吸引器头的3种握持方法

切除颅内肿瘤、类肿瘤病变和部分脑组织。根据被切除对象的质地、部位及相邻是否有重要结构，设置不同的超声强度和吸引强度，以保证对病灶足有力的吸出和对周围正常组织的安全保护。超声吸引器特别适合颅底或深部脑膜瘤、神经鞘瘤、垂体瘤、胶质瘤等肿瘤的囊内切除。用超声吸引器处理质地较硬的颅底脑膜瘤时，超声强度和吸引强度均可以调到较高位置。但如果病变较软临近有重要神经血管，如处理听神经瘤时，为避免超声震荡直接损伤面神经，或误将肿瘤包膜打透吸透损伤面神经，超声强度和吸引强度均要调低些，尤其将吸引强度调低些，因为超声吸引器的吸力是不可控的（图4-3-3）。

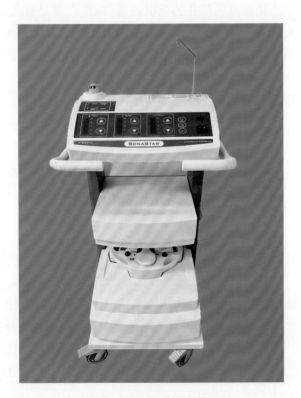

图4-3-3　超声吸引器

第四节　术中动力系统
(Microdrill)

一、开颅钻、铣刀和磨钻

手术钻可以分为电动和气动两种，开关可以用手或脚控制，开关除了控制钻的启停还控制钻的速度。虽然个人的偏好不同，但总体上多数人喜欢脚控，因为脚控钻使手的操作更专一，可以在手术过程中实现更高的精度。手术钻使用过程中应该持续注水，以免机械故障和组织的热损伤。有的手术钻自带注水功能，但大部分手术钻没有这项功能，需要助手用注射器注水。如果在同一个部位，较长时间的使用磨钻，也可以像输液一样，将针头穿过切口边缘，向操作区注水。使用磨钻时要使钻头侧方受力，且要用力均匀，对于一名右利手术者，操作的方向是从前向后、从左向右。

使用铣刀前，将钻孔处的硬膜充分游离，铣刀要仰着头向前推进，避免铣入硬膜内及损伤动静脉和脑组织。铣刀除了开颅和形成骨瓣的作用外，还可以代替部分磨钻的功能，如乙状窦后入路向乙状窦侧扩大骨窗时，使用铣刀较使用磨钻更加安全（图4-4-1）。

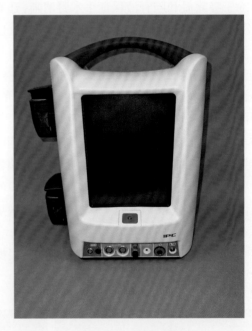

图4-4-1　电动钻

二、超声骨刀

近年来，超声技术的发展，促进了开颅器械的变革，超声骨刀的问世和应用，为开颅及颅底外科的其他操作，带来了安全和快捷的新方法（在后面详述）。超声骨刀可以用于骨质薄弱或关键部位的骨截除，热损伤小，有利于神经和血管的保护，没有卷入棉条的危险。超声骨刀可以用于打开眶颧骨、儿童开各种骨瓣、成人开后颅窝、磨除前床突和内听道后壁。但如果超声功率过大或使用不当，也有损伤硬膜、神经和血管的可能（图4-4-2）。

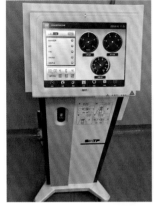
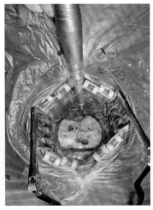

图4-4-2　超声骨刀

第五节　显微镜
(Microscope)

20世纪60年代后，显微镜在颅底外科的使用具有里程碑的意义，使用显微镜后，原来看不见的看见了，原来看不清的看清了，只有看得见、看得清，才能做得精，才能提高手术效果。手术医生应该养成习惯，在使用手术显微镜以前先打开显微镜进行检查，根据手术的左、右侧别，调整主镜和助手镜的位置，一般将主镜放在患侧（靠近器械护士侧）助手镜放在健侧（靠近麻醉机侧）。颅内手术助手位于术者侧面，脊柱手术助手位于术者对侧。调整好显微镜平衡，调整好左、右目镜的放大倍数，显微镜使用时一般整体放大6～10倍。使用显微镜时，手术者应坐正、坐直，目镜呈水平，物镜呈0°～30°倾斜角度。如需要提前核实吲哚青绿血管造影功能是否可用。

现代显微镜、显微器械的应用为颅底外科添活力，也为开拓手术入路提供方便。促进20世纪80年代末和90年代初的颅底外科的大繁荣，这时期的颅底外科激情四溢，涌现了大量开拓性的探索。随着数码技术的发展外视镜的应用愈来愈广泛，并有取代传统显微镜的可能（图4-5-1）。

第六节　内镜
(Endoscope)

显微镜的应用为神经外科带来了光明，但存在盲区：内听道、肿瘤腹侧和脑干端。20世纪90年代后，因为内镜技术的改进，内镜的清晰度和

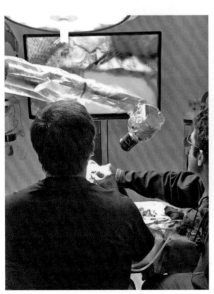
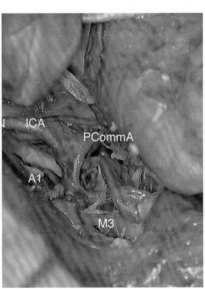
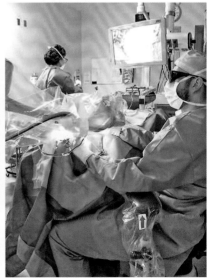

图4-5-1　未来可能取代传统光学显微镜的外视镜

成像效果大大改善，并开始在颅底外科盛行。广义上，内镜也是显微镜，只是镜头的延伸。显微镜、外视镜是从外面看，内镜从里面看，各有优缺点，结合起来可以扬长避短。内镜的发明和应用是对显微镜的重要补充，她进一步丰富颅底外科的显露手段。所以未来的年轻神经外科医生应该进行显微镜和内镜的双重培训，掌握双重技术。

内镜手术分为直接手术和间接手术2种，第三脑室底造瘘是内镜直接手术，而颅底外科的其他手术包括经鼻垂体瘤手术均为内镜辅助手术（图4-6-1）。

使用内镜时，将气动臂固定于患者健侧床边。检查冲水系统是否通畅，调整白平衡和焦距，确保有良好的成像质量。

显微镜与内镜性能比较见表4-6-1。

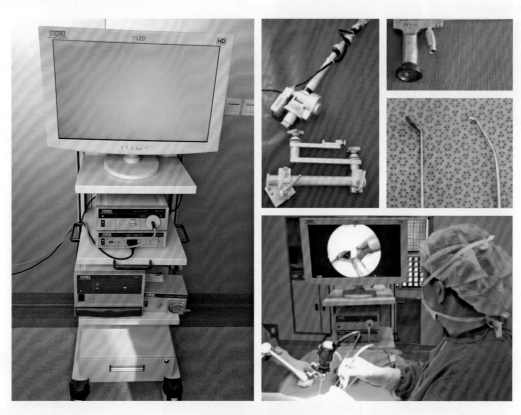

图4-6-1　内镜手术

表4-6-1　显微镜与内镜性能比较

项　　目	器　　　　械	
	显微镜	内　镜
景深	小	大
照明	变暗	不变暗
角度	直线	广角
清晰度	清晰	不够清晰
操作	方便	不够方便

第七节　外视镜
(Exoscope)

外视镜是2008年后出现的新设备,集合了内镜和传统显微镜的一些特点。外视镜镜体置于体外,将手术图像进行光电转换并实时传递到高清显示屏上,术者通过观看显示屏进行手术。

最早的2D外视镜完全是内镜的衍生,硬件系统更接近内镜,包括主机、显示器、主镜(摄像头)、气动臂。而现今的外视镜是3D,整体硬件系统更接近传统的显微镜,只是物镜换成了摄像头,目镜换成了显示屏和眼镜,悬挂系统与传统显微镜一样,因为机头轻了,悬挂臂可以做得更细、更长。为方便术中调节角度,另有设计将3D外视镜的机头与机器人的自动臂连在一起。

外视镜的优势:① 术者的位置不受目镜角度的限制,操作更方便;② 更广的视野、更长的焦距、更大的景深;③ 更加便捷高效的操控;④ 机头体积小、占据空间小,便于术中器械的传递和助手的配合;⑤ 便于与手术中其他设备进行整合。

外视镜的不足:① 真实的立体感较传统显微镜还有差距;② 对深部细微结构的辨认尚显不足。

相信随着电子科技的进步,就像数码相机取代光学相机一样,外视镜终将取代传统的光学显微镜(图4-7-1)。

显微镜与内、外视镜的参数比较见表4-7-1。

第八节　神经导航系统
(Neuronavigation System)

神经导航系统常用来在手术中定位深部病灶,及病灶周围的重要结构,以便指导鉴别病理组织,准确切除病灶,特别是一个小的病灶,有导航系统的辅助,能提高手术的精度。导航是手术前计划的

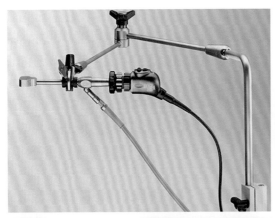
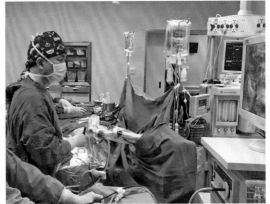
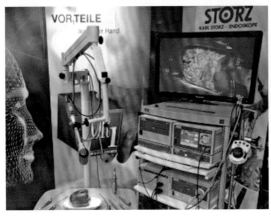
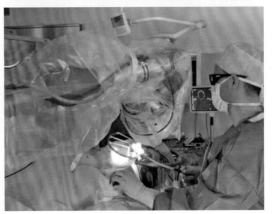

图4-7-1　各种外视镜设备

表 4-7-1　显微镜与内、外视镜参数比较

	内视镜（GAAB）		外视镜（VITOM HD Ⅱ）		光学显微镜	
物距(mm)	3～20		250～750		200～400	
物距(mm)	3	20	250	750	200	400
视野大小（mm）	25		50（放大2倍）	150（放大2倍）	< 20	< 20
景深(mm)		17	35	100	15（视野大小：30 mm）	< 20（视野大小：30 mm）
图像	2D		2D		3D	

重要内容，多容积导航技术，除了病灶，还可以周围的神经、血管、颅骨、传导束，甚至重要的功能区融入导航系统。

神经导航系统利用GPS的定位原理，实现了无框架立体定向，因此被形象地称为导航系统。它是现代影像技术、立体定向技术、电子计算机技术和人工智能技术相结合的产物。目前神经导航系统分为：机械臂导航系统、红外线导航系统、电磁导航系统、超声导航系统等。其中以红外线导航系统应用较广泛。

目前常用的导航仪有光学导航和电磁导航2种，光学导航手术前应该规划导航系统的位置，使导航摄像机与参考架之间没有其他设备遮挡，并便于神经外科医生能在手术中舒适地看到导航图像。电磁导航与光学导航的工作原理不同，没有摄像机和参考架，体积小、精准度高、兼容性好，比较适合垂体瘤和后颅窝病变的手术，但电磁导航也有不能上头架，不能摆放特殊头位的局限性。手术中如有特殊需要，可以将某件手术器械标定成导航棒，使手术更便捷（图4-8-1）。

不论哪种导航系统大体都由以下3个部分组成：① 计算机工作站：主要用于图像处理包括三维重建、图像分割、图像显示和融合等方面，计算并显示手术的实时进程和操作区与周围结构的关系；② 定位系统：通过信号发射及接收系统获取术中患者头部和手术操作区域的位置信息；③ 各种专用器械：如参考环、探针、适配器。参考环是导航系统的必需组成部分，通过Mayfield头架与患者固定，在手术过程中可发出红外光。实时动态跟踪患者的空间位置变化，如果患者头部移动，系统可检测到参考环位置的改变，并将数据相应地更新。保证手术导航的准确性。探针可以发出或将红外光反射到定位系统。系统提供的工具适配器可以与各类手术器械连接，如内镜、双极、吸引器和钻孔设备。普通手术器械与工具适配器连接后即可相当于导航探针使用。通过手术工具适配器上的定位球，可使工作站迅速的测量、注册和识别手术器械。

神经导航系统的应用过程如下：① 术前准备：患者在术前行头部CT或MRI薄层扫描，层厚2 mm以内；将患者头部的影像信息输入导航工作站，进行图像的重建，在屏幕上显示出三维的立体头模及病变透视图。根据病灶解剖特点可在立体头模

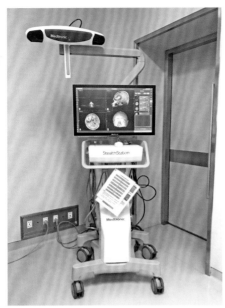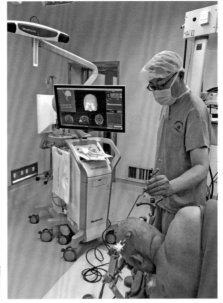

图 4-8-1 神经导航系统

上设计合理的头皮切口、骨窗的位置和大小,模拟各种手术入路和病变切除范围。② 注册:用探针扫描患者头部的定位标志进行注册,定位标志作为影像配准的基准点,使患者的脑结构和术前的影像学资料在空间上建立相互关联的对应关系,达到准确对应的目的。通常所说的定位标志为皮肤标志和解剖标志,皮肤标志即行影像学检查前在头部不易动的部位贴的标记物。现在通常采用解剖结构,无须事先标记的表面配准技术,应用鼻根部、眼眶等解剖标志进行注册。③ 术中导航:应用注册过的手术器械对颅内操作时,定位系统通过监测固定在手术器械上定位球,将操作区域的解剖结构与手术器械等之间的关联动态的显示在工作站的显示器上。手术器械向手术计划靶区移动时,屏幕实时显示两者的距离,可能伤及重要器官时,系统会发出报警信号;当探针末端触及手术靶区时,工作

站的影像资料上的靶区会变化颜色表示手术入路与计划相符,依据导航系统实时提供的手术器械与颅内病变的动态位置关系进行手术,从而实现术中导航。

第九节　手术中设备摆放
(Operating Room Equipment Layout)

手术器械摆放有规则,手术室内设备摆放也要讲求规则。合理的设备摆放不但有利于手术操作,还有利于器护的配合、麻醉管理和无菌管控,并能取得较大手术空间。尤其是当今现代化手术室所需的设备越来越多,设备越来越庞大,更需要各种设备合理摆放(图4-9-1)。

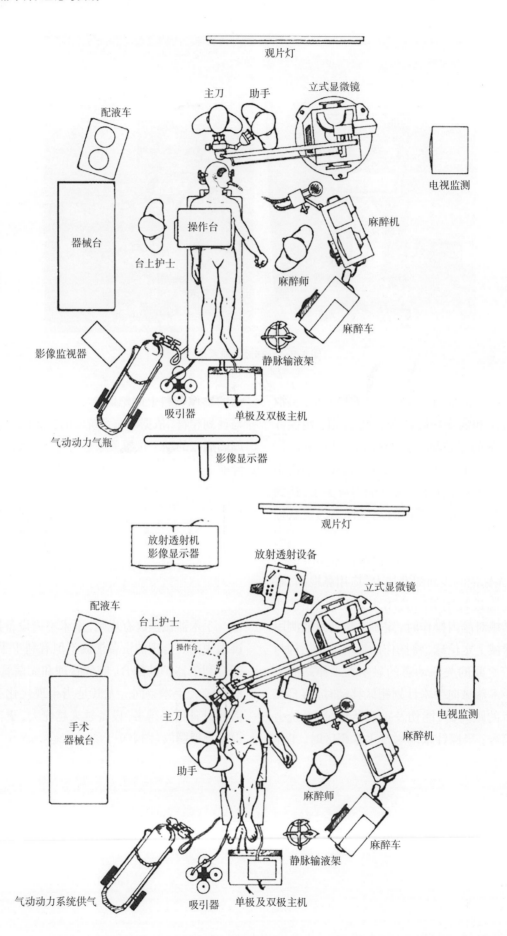

观片灯

主刀　助手　立式显微镜

配液车

电视监测

器械台

操作台

麻醉机

台上护士

麻醉师

麻醉车

影像监视器

静脉输液架

吸引器　单极及双极主机

气动动力气瓶

影像显示器

观片灯

放射透射机
影像显示器

放射透射设备

立式显微镜

配液车

台上护士

操作台

电视监测

手术
器械台

主刀

麻醉机

助手

麻醉师

麻醉车

静脉输液架

气动动力系统供气

吸引器　单极及双极主机

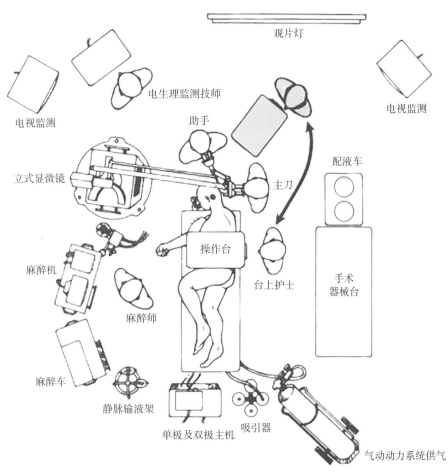

观片灯

电视监测

电生理监测技师

电视监测

助手

立式显微镜

主刀

配液车

操作台

麻醉机

台上护士

手术器械台

麻醉师

麻醉车

静脉输液架

单极及双极主机

吸引器

气动动力系统供气

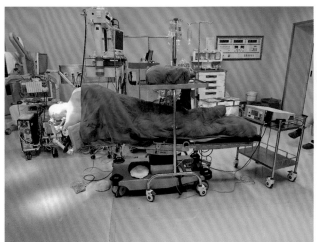 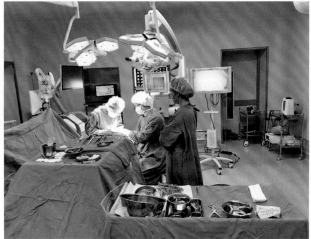

图 4-9-1　手术中设备摆放图示

参考文献

1. 周良辅.现代神经外科学.第2版［M］.上海：复旦大学出版社,2015.

2. Rob DW. Schmidek & Sweet operative neurosurgical techniquesindications, methods, and results［M］. Saunders Elsevier; 2020.

3. HR WJPE. Youmans & Winn neurological surgery, 2017.

4. 杨树源, 张建宁.神经外科学.第2版［M］.北京：人民卫生出版社,2015.

5. Jandial R. Core Techniques in Operative Neurosurgery E-Book［M］. Elsevier Health Sciences, 2019.

6. 段国升,朱诚.神经外科手术学[M].北京：人民军医出版社,2004.

7. Ellenbogen RG, Sekhar LN, Kitchen N. Principles of Neurological Surgery E-Book[M]. Elsevier Health Sciences, 2017.

8. Mirez T. Fossett D, Caputy A.神经外科手术入路图谱[M].济南：山东科学技术出版社,2003.

9. Samii M, Draf W.颅底外科学[M].北京：中国科学技术出版社,2008.

10. 王正敏.颅底外科学[M].北京：中国科学技术出版社,1995.

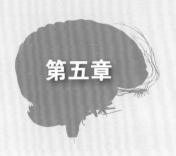

第五章

手术体位
(Operative Position)

体位的摆放是手术准备阶段最重要的内容之一,对整个颅底外科手术的顺利完成起重要作用。准确的体位不仅易于术野的暴露,而且易于医生操作准确方便,提高手术的效果及安全性。

根据病变的位置和手术入路的不同选择不同的体位,患者可采用仰卧位、侧卧位、俯卧位和半坐位。在实际工作中,手术体位不仅限于如上4种,有的体位是介于两者之间的,如侧俯卧位。所有头部的手术操作都要采用头高脚低位,将床头抬高10°,高于心脏水平,促进静脉回流。摆好体位重要,摆好头位更重要,但上头架摆头位以前一定要先摆好体位,使工作流程合理,头位摆放准确。患者处于满意的体位后,将所有的压点垫好,用床挡、胶带和皮带将患者固定在手术床上。我们还使用特制的俯卧位软垫、侧卧位胸垫和反向手托。"倾斜试验"是为了确保当手术床向左或向右倾斜时,患者的任何部位不会从手术台上滑下,为手术中可能的需要做好准备。仰卧位及侧卧位行前颅窝或中颅窝手术时,操作台可以靠近头部;俯卧位及侧卧位行后颅窝手术时,手术者常在患者侧方操作,操作台要稍远离头部,否则会妨碍医生的操作。

体位的摆放要遵循如下原则:① 不能使患者躯干和四肢遭受损伤,如侧卧位时,用软垫保护身体避免皮肤压伤,避免头肩部过度扭曲,使头颈肩部肌肉长时间处于过度紧张中;② 手术体位应有利于头部静脉回流,头部应处于高于心脏右心房水平,侧卧位时避免颈部过度挤压而影响头部静脉回流,头部静脉回流不畅,可导致术中脑瘀血、脑水肿和脑肿胀,并造成术中病灶显露困难和止血困难;③ 将显微镜视角呈垂直或小于30°,要兼顾脑组织自然下垂和医生操作的舒适和稳定;④ 确保健侧(非手术侧)靠近麻醉机,患侧是医生和器械护士。

头位的左、右旋转角度是指头的矢状线与垂直线的夹角;头后仰的角度是指下颌角与耳垂前缘连线与水平线的夹角。

第一节　仰卧位
(Supine Position)

仰卧位是最常用的手术体位,主要用于前颅窝、中颅窝手术,欧美国家也有用于后颅窝手术。患者取平卧位,两上肢置于患者两侧或外展位,前臂旋前位对尺神经的压迫最轻,腘窝下垫上软垫,避免膝关节过度伸展可能导致的术后疼痛。头部用三点或四点头架固定,并加上头环,以方便牵拉头皮和固定自动脑压板。如果沿中线入路,患者取平卧位,仅抬高床头,如果采用额外侧或侧裂入路,处理蝶骨翼等表浅病变时,头向对侧旋转30°,不要旋转角度过大,以免由于重力而被颞叶遮挡。对于靠近颈动脉池、海绵窦及基底动脉的病变,通常将头向对侧旋转45°。当病变靠近前交通复合体、视交叉或第三脑室底时,需将头部向对侧旋转60°,头

部旋转一旦超过45°，要避免压迫颈静脉，尤其是肥胖的患者（图5-1-1）。

在手术中，通过抬高、降低头的位置或左右旋转，获得最大范围的显露，并使手术者尽可能地直视病灶。涉及颅底的病灶，患者的头部稍向后仰，而额部和顶部的病灶患者的头部稍前屈。避免过分和极端的体位，以防出现呼吸道或静脉梗阻、神经麻痹、皮肤的缺血或压伤。

第二节　侧卧位
(Lateral Position)

侧卧位常用于颞部开颅。适用于中颅窝、海绵窦或远离中线的岩斜部位和后颅窝病灶的手术。根据入路的需要，头适当的屈伸和旋转。胸部放置

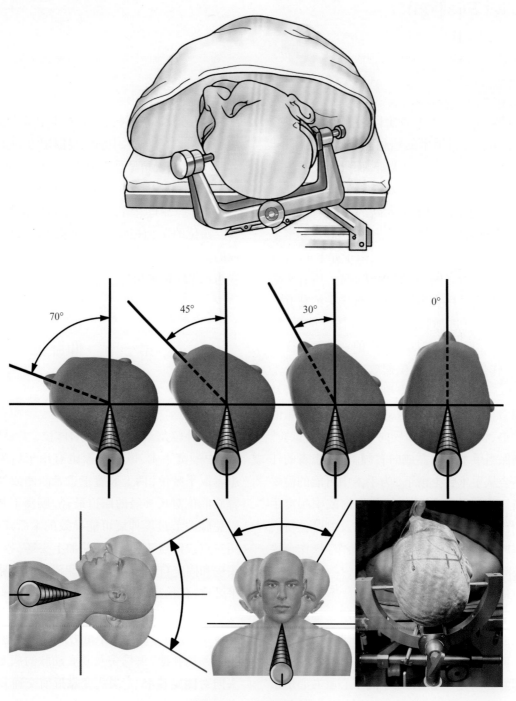

图5-1-1　仰卧位摆放

适当的软垫,防止压疮和上肢麻痹。侧卧位时要特别注意躯干下方的上肢(健侧),避免压迫腋动脉及牵拉臂丛神经。头部用三点或四点头架固定,可以减轻对上肢的影响。头位的摆放尽量避免大脑静脉回流受阻,患者躯干可以用胶带或束带固定,两腿之间放置垫枕。侧仰卧位时健侧下肢屈曲,患侧下肢伸直,侧俯卧位时则相反,注意防止腓骨头和腓神经受压。

CPA区的病灶,头要前屈并向健侧倾斜,为避免呼吸道和颈静脉受压,下颌骨与胸骨之间以及健侧颈与肩之间要保持至少一指的间距。为使头部尽可能向健侧(地面方向)倾斜,以打开头部和肩膀之间的空间,可以将健侧上肢垂至手术床下,用反向托手架托起。患者头向前旋转时有助于医生观察内听道,头向后旋转时有利于观察脑干(图5-2-1)。

第三节　俯卧位
(Prone Position)

俯卧位常用于后颅窝中线或枕区病变的手术。患者首先在手术床上或转运车上麻醉好后,再将患者翻转放在有俯卧位床垫的手术床上,用三点或四点头架固定。注意眼睛的保护,尤其是未使用头架的患者,除了给患者黏上护眼贴以外,要注意勿使眼球受压,以免出现失明。要避免女性乳房过度压迫,确保男性生殖器不受压。两踝关节垫上软垫使脚趾离开手术床。

同样取头高脚低位,头前屈时下颌与胸骨之间要保持一指的距离,最大程度地打开颅颈交界区。如果病变向小脑桥脑脚区延伸或病变位于松果体区,也可以采用侧俯卧位,与侧卧位相似,健侧上臂垂于床下并用反向托手架托起。

俯卧位有呼吸道阻力增加和静脉回流障碍等问题,会影响脑部手术的操作效果,尤其对于肥胖的患者,专用床垫的使用将减轻对腹腔和胸腔的压迫(图5-3-1)。

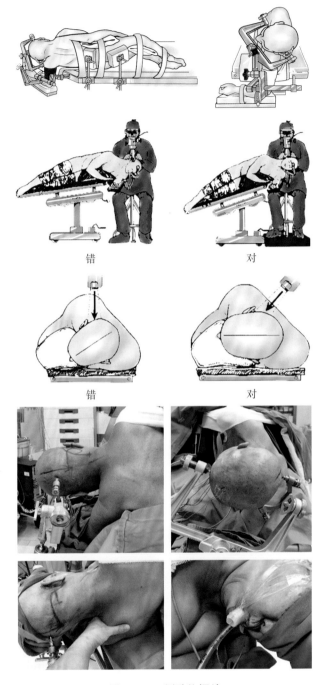

错　　　　对

错　　　　对

图5-2-1　侧卧位摆放

第四节　侧俯卧位
(Lateral Prone Position)

侧俯卧位又被称为3/4俯卧位或半俯卧位。侧俯卧位常常是先摆个侧卧位,在此基础上再进行调整。患者的背部在手术台的边缘,头和上臂

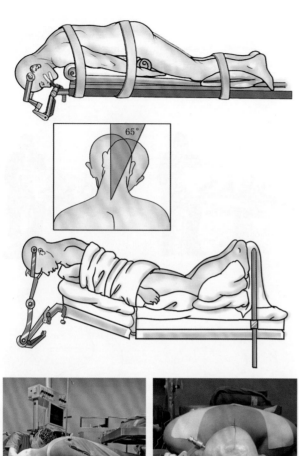

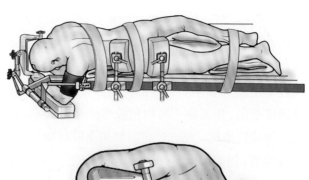

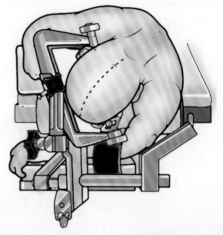

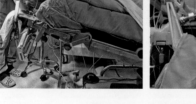

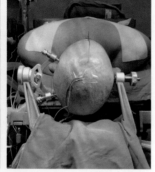

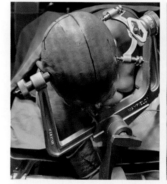

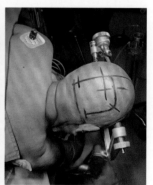

图5-3-1　俯卧位摆放

图5-4-1　侧俯卧位摆放

均超出手术床，头用头架固定，下侧上臂垂于手术床下，用反向托手架托起，使肘关节屈曲。使用带子将肩向下拉，远离头颈部，充分暴露枕下区域。肩部不能牵拉过紧，尤其是腋下，以免造成臂丛神经的牵拉伤。将下方受压的下肢伸直，上方的下肢屈曲，双下肢之间放入软垫子隔开（图5-4-1）。

　　侧俯卧位适用于顶叶、枕叶及后颅窝脑表或深部病灶的手术，也是Poppen入路松果体区手术最适宜的体位。其优点是为手术医生提供舒适的体位，较坐位手术气体栓塞发生率低，可以通过患侧卧位，使枕叶自然下垂，远离小脑幕和大脑镰，从而减轻对枕叶的牵拉。缺点是头部常有一定旋转，有可能造成气道或静脉回流受阻，甚至压迫颈动脉或椎

动脉，造成脑瘀血或脑缺血。

第五节　坐位和半坐位
(Sitting and Semi-sitting Position)

　　坐位可用于后颅窝、松果体区或脑干背侧病灶的手术，有的医生也用于听神经瘤手术。如果采用坐位，脚应该抬到心脏上方，头稍前屈不要过度旋转（图5-5-1）。坐位手术的优点是可以改善脑静脉回流，降低颅内压，依靠重力引流血液和脑脊液，减少手术中出血和脑脊液对手术视野的影响，并便于通过重力暴露，减少对脑组织的牵拉。

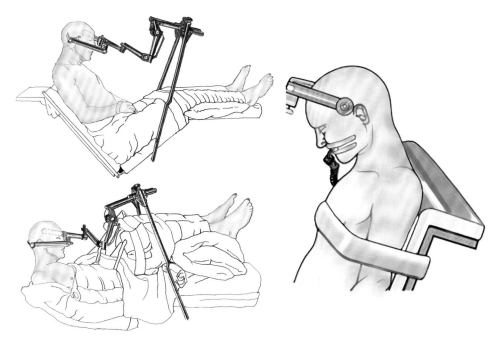

图5-5-1 坐位、半坐卧位摆放

坐位手术的缺点是有导致空气栓塞、低血压、张力性气颅和硬膜下血肿的风险，而且手术者的姿势不舒服，容易疲劳和影响操作的稳定性。行坐位手术时，需要专业麻醉医生配合，在手术前放置一根中心静脉管于右心房，用超声多普勒的监测，及时清除进入血管中的气体。由于坐位手术容易出现上述较多的风险，以及通过侧位适当抬高床头也达到类似坐位效果的原因，现在已经很少使用坐位手术。

第六节 各种体位比较与相关并发症
(Comparison of Various Postures and Related Complications)

各种体位均有其适用范围和优缺点，汇总如下（表5-6-1）。

与手术体位相关的并发症可分为4种：第一

表 5-6-1 各种体位比较

体　位	适　应　证	优　点	缺　点
仰卧位	适用于前颅窝、中颅窝、中央颅底和中线部位病灶的手术	最简单、最方便、使用最多的体位，无须额外的装置	眼球的压伤
侧卧位	适用于中颅窝、部分前颅窝和后颅窝病灶的手术	对颞叶的暴露最佳	臂丛损伤
俯卧位	适用于后颅窝和幕上部分中线部位病灶的手术	对后颅窝中线部位暴露最佳	胸部及生殖器压伤，臂丛损伤，呼吸道阻力大
侧俯卧位	适用于顶叶、枕叶及后颅窝病灶的手术，是Poppen入路最适宜的体位	提供舒适的体位，可利用脑叶自然下垂减轻对脑的牵拉损伤	头部常有一定旋转，有可能造成气道或静脉回流受阻
坐位与半坐位	适用于后颅窝和松果体区病灶的处理	借助脑组织的下垂和血液、脑脊液的自然流出，术野干净，结构显示清晰	静脉空气栓塞，低血压，张力性气颅，硬膜下血肿

种是压迫造成的皮肤肌肉坏死，压迫或牵拉造成的周围神经麻痹如臂丛神经，以及眼球受压导致的失明。第二种是颈部血管受压造成脑瘀血和脑梗死。第三种是因为头高于心脏水平导致的空气栓塞。第四种是气管插管过深或脱管，以及气道梗阻。

手术前对患者能否承受手术中所采取的体位进行评估是有益的。对于较长时间的手术一定要摆好体位，注意颈和上肢的位置以及气道压力，并做好重要部位防压处理。需要坐位手术时，手术前放置一根中心静脉管于右心房，并超声多普勒监测。翻转患者时要注意，气管插管的深浅变化，并把管粘牢。

参考文献

1. Ellenbogen RG, Sekhar LN, Kitchen N. Principles of Neurological Surgery E-Book［M］, Elsevier Health Sciences, 2017.

2. HR WJPE. Youmans & Winn neurological surgery, 2017.

3. Jandial R. Core Techniques in Operative Neurosurgery E-Book［M］, Elsevier Health Sciences, 2019.

4. 周良辅.现代神经外科学.第2版［M］.上海：复旦大学出版社,2015.

5. 杨树源,张建宁.神经外科学.第2版［M］.北京：人民卫生出版社,2015.

6. 段国升,朱诚.神经外科手术学［M］.北京：人民军医出版社,2004.

7. 王正敏.颅底外科学［M］.北京：中国科学技术出版社,1995.

8. Rob DW. Schmidek & Sweet operative neurosurgical techniques indications, methods, and results［M］, Saunders Elsevier, 2020.

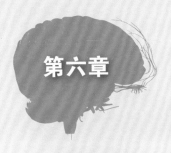

第六章

手术切口设计
(Surgical Incision Design)

手术切口是手术正式开始的标志。手术切口设计服务于手术入路，其不仅体现着一名术者技术水准，还体现着是否有唯美的心态，手术切口是唯一能让患者和他人看到的手术痕迹。

第一节　基本原则
(Fundamental Principle)

摆好患者的体位后，开始设计手术切口，摆侧卧位时应注意头皮移动对判断中线结构的影响。国外多在麻醉后备皮，笔者采取术前一天先将头发理短，发现有毛囊炎提前处理或推迟手术，手术当天再用剃刀备皮的方式，既尽可能降低头皮感染的机会，又可以减轻对手术室的污染。

额瓣、颞瓣、顶瓣、枕瓣等涉及部位的称谓，对应的是脑叶而不是颅骨，脑叶和颅骨的位置不完全一致。医生要熟悉解剖结构的体表标志（图6-1-1，图6-1-2）。

手术切口设计涉及形状、大小、比例和方位。基本原则有3点：① 有效暴露；② 保障血运；

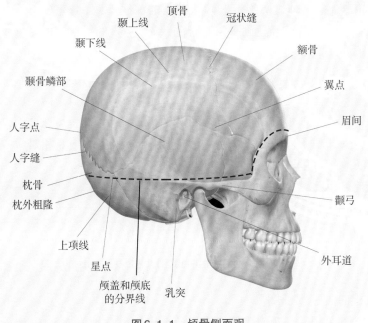

图6-1-1　颅骨侧面观

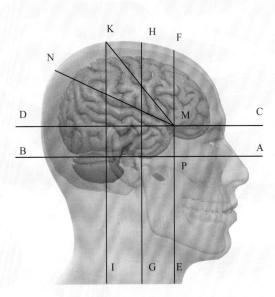

图6-1-2　中央沟、外侧裂和脑膜中动脉的体表测定

③注意美观。

手术切口的形状类型主要有2种：① 线样切口：直线、弧线、折线、S线；② 形成皮瓣：多为U形，也可以为V形。

神经外科手术切口的大小，常常与手术规模相关，近些年，在微创理念和技术的影响下，手术切口的大小有收敛的趋势。手术切口不管采用什么形状，都要以满足暴露为前提，直切口或弧形切口牵开后的范围要满足骨窗大小的要求，弧形切口的两端的直线宜经过骨窗的中点，这样牵开皮瓣后暴露范围才有可能够用。

对于需要颞浅动脉或枕动脉进行搭桥手术的患者，皮瓣的基底要宽一些，这样在供体血管被取出后，其他血管可以提供血液供应。对于之前做过手术的患者，头皮的血管可能已经受损，如果采用新皮瓣，要考虑跨越原手术瘢痕，会影响新皮瓣血运的问题。颞浅动脉在耳屏前方走行，距耳屏前0.5 cm以内的切口可以避免损伤颞浅动脉。手术医生可以直接触摸到颞浅动脉，应仔细分层解剖避免损坏颞浅动脉。枕动脉在乳突后，沿二腹肌沟走行，靠近枕动脉的手术，可以将枕动脉游离移位，尽量避免损伤这些血管。

当需要将头皮与颞肌分离时，应注意头皮的层次及面神经的位置，避免牵拉、电凝和直接损伤面神经，以免造成患者术后部分面瘫。耳后枕下手术还涉及耳大神经和枕大神经，如有需要注意保留和修复。

皮瓣的设计首先要保证皮瓣血运，U形皮瓣开口朝向头皮供血动脉方向。U形皮瓣的长度和宽度要保持恰当的比例，如无特殊情况下，皮瓣的最大长度与宽度的比例不要超过2倍。U形皮瓣的顶支不可跨越中线，否则也会影响皮瓣的血运。U形皮瓣设计时要注意方位，皮瓣设计前先将头想象成地球，有经线汇集到头顶。所有的U形瓣都要平行于经线，且开口朝下。并且还可以将矢状线分成3等分，前1/3皮瓣开口朝前方，中1/3皮瓣开口朝侧方，后1/3皮瓣开口朝后方（图6-1-3）。

皮瓣的设计需要考虑美观，如果可能，切口应该在发际内。皮瓣可以稍大于骨瓣，皮切口尽可能不要跨越骨瓣，一旦术后发生头皮的感染，感染伤

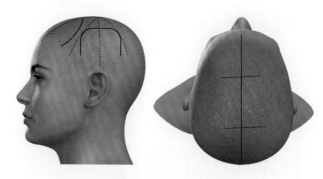

图6-1-3　皮瓣设计

口更容易处理，感染不会很快通过开颅的边缘进入硬膜外或硬膜下间隙。

大脑凸面或脑内病变，可以在导航的指引下，设计以病变为中心的皮瓣。定位准了切忌进入另一误区，如脑膜瘤，瓣开的不够大，而造成肿瘤切除不彻底。颅底深部的病变，因为有明确的解剖标记，通常采用标准的皮瓣和标准的入路，沿着解剖标记既可以找到和显露病变。

骨瓣有肌骨瓣和游离骨瓣两种方式。采用肌骨瓣的方式，能达到更好的骨愈合和美容的效果，尤其是儿童。采用游离骨瓣时，由于需要将颞肌从颞骨上剥离，颞肌的神经和血管因机械性损伤以及电凝所致的热损伤，术后颞肌的萎缩是患者常见的美容主诉。

美容和伤口愈合情况还有赖于伤口缝合的质量，关键是将皮下层缝平整，入针与出针要在同一水平，两侧带上帽状腱膜的深浅一致，缝完皮下层就已经达到平整对合的状态，头皮的平整不能靠缝皮矫正。

总之，手术切口设计的最终目的是为入路服务，根据不同部位和不同入路选用不同的切口。同一切口可以用于不同的入路，相反，同一入路也可以选用不同的切口。手术切口与手术入路基本上是相对应的，手术入路是手术切口设计的先决条件。

第二节　幕上切口设计
(Supratentorial Incision Design)

我们将幕上常用的手术切口分为下列4组：额

部切口、颞部切口、顶部切口、枕部切口。

一、额部切口

(一)U形切口(单额皮瓣)

一般起自眉间上1 cm,沿中线向上进入发迹内1 cm,形成横支和颞侧支,带或不带骨膜的游离骨瓣,这种皮瓣因影响美观已被淘汰。但在发迹内的高额瓣临床仍在使用。

这种皮瓣适用于经纵裂入路、经侧脑室额角入路和经胼胝体入路,以及用于切除脑表面、额叶脑实质内病灶和脑室内病灶(图6-2-1)。

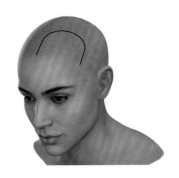

图6-2-1 单额切口

(二)冠状头皮切口

切口完全在发迹内(发迹高的病人除外),如用额下或纵裂入路,切口的下缘达眉弓水平。依据开骨窗的需要,两侧可以对称或不对称,开冠状骨瓣时,皮瓣应该对称,开单额骨瓣时,皮瓣可以不对称,以骨瓣侧为主,对侧形状对称,长度稍短。冠状骨瓣为游离骨瓣,单额骨瓣可以是游离或肌骨瓣,因开颅设备和颅骨固定材料的进步,现在多使用游离骨瓣。冠状皮瓣仍然要注意面神经额颞支的保护,但只要切口在发迹内和眉弓上水平,面神经就不会受到影响。

这种皮瓣适用于经纵裂入路、颅底纵裂入路、额下入路、额外侧入路和打开眉弓的额眶入路,以及用于切除脑表面和额叶脑实质内病灶(图6-2-2)。

(三)眉弓手术切口

患者可不剃眉。切口在眉弓内或外侧超出眉弓1 cm以内,中线侧可以躲开眶上神经孔,以免术后前额皮肤麻木。

在眉毛内做切口,切口长度约5 cm,于切口皮

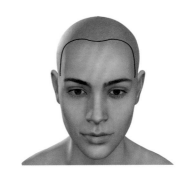

图6-2-2 冠状切口

下沿肌肉表面向上分离约0.5 cm,在眼轮匝肌上缘切开骨膜,用皮肤拉钩或2针缝线将上方皮缘牵开。用高速钻在颞线后打孔,能放入铣刀即可,用铣刀开一个长3 cm、宽2 cm的椭圆形骨窗。因要开放额窦,注意窦内黏膜的处理,以防污染,严密缝合皮下组织,以减少术后脑脊液漏和皮下积液的发生率。

这种切口适用于经额下入路、额外侧入路(图6-2-3)。

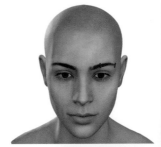
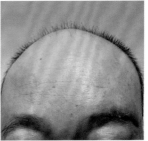
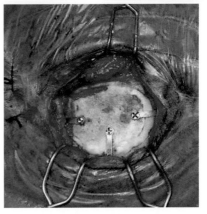

图6-2-3 眶上锁孔切口

(四)眉间手术切口

患者可不剃眉。手术切口位于眉间,于鼻根上约10 mm的眉间平坦处,作水平头皮切口,向两侧沿眉弓延伸至两侧眶上神经孔,切口长度约5 cm。

两侧眉毛间距离短，切口两端均隐于眉毛内，术末做皮内美容缝合，手术瘢痕并不明显，且术前不剃眉，对美观影响较小。眶上孔（眶上切迹）及滑车上切迹出有同名动静脉和神经穿行，手术时应注意切口宽度，尽量保护眶上神经及滑车上神经。于切口皮下沿额肌表面向上潜行分离约1 cm，再向深处切断肌肉、腱膜及骨膜，将其翻向鼻侧。同前用高速钻在中线打孔，用铣刀开一个长3 cm、宽2.5 cm的椭圆形骨窗。因要开放额窦，注意窦内黏膜的处理，以防污染。严密缝合皮下组织，以减少术后脑脊液漏和皮下积液的发生率。

这种切口适用于经纵裂入路、颅底纵裂入路及额下入路（图6-2-4）。因面部形成瘢痕，主要用于老年患者。

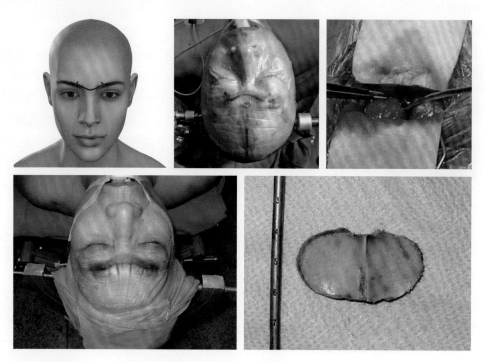

图6-2-4 眉间锁孔切口

（五）额颞弧形切口

该切口因最早由亚萨吉尔提出，故也被称为Yasargil切口。皮肤切口起自颧弓上缘，在耳屏前0.5 cm处开始，向上向前避开颞浅动脉和面神经额颞支。根据需要决定切口的长度和走行，长度可以从同侧颞线，顺额头发迹后1 cm向对侧延伸，根据发迹的高低，暴露的范围，切口止于同侧瞳孔延伸线，甚至过中线。扩大颞侧暴露时，切口呈"?"形。如果对颅底显露的要求不高，可做全层皮肌瓣。否则，将皮瓣翻向前、颞肌翻向后，这样对颅底显露更充分，且便于磨除蝶骨脊。如需游离皮瓣，重点注意保护面神经，在额骨颧骨突后方2 cm，切开浅筋膜，在筋膜下游离皮瓣，直到眉弓或颧弓，这样可以避免面神经损伤。

该手术切口使用范围广，依据手术需要设定长短，可以用于翼点入路、额外侧入路、额颞入路、额眶入路、颞颧入路、额颞眶颧入路（图6-2-5）。

二、颞部切口

（一）额颞弧形切口

如上所述，也可以用于颞部的暴露，如颞极、颞下和颞叶内侧的暴露。

（二）U形切口

U形切口是颞部最传统和经典手术切口，这种手术切口开口朝下，切口前支不可以太靠前、太靠下，以免损伤面神经额颞支。皮肌瓣反向下，骨瓣游离，也可形成肌骨瓣。如实施颞浅动脉—大脑中动脉搭桥手术，皮瓣的基底要更宽一些，以免皮瓣发生缺血。形成骨瓣时注意横窦的位置，避免误损伤，同时注意乳突小房的封闭。

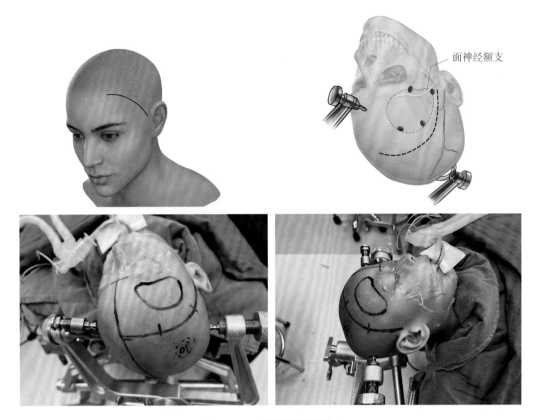

面神经额支

图6-2-5 额颞部弧形切口

这种切口适用于颞下入路、颞下经天幕入路、岩前入路。以及用于切除颞叶表面、脑实质内和侧脑室三角部病灶。在此切口下形成的骨瓣，对颞极和颞叶前部的显露不足（图6-2-6）。

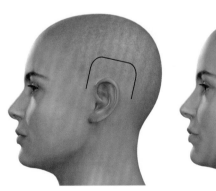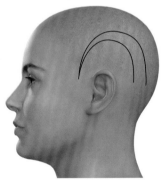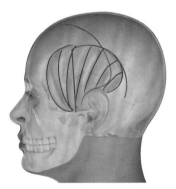

图6-2-6 U形切口

（三）直切口

切口起自颧弓下缘，沿耳廓前缘1 cm以内向上，长约7 cm。切开皮肤和皮下，沿颞肌筋膜表面分离，牵开皮肤，将颞肌筋膜U形切开游离反向颅底，以备修补颅底，游离颞肌并将颞肌翻向前，重新放置牵开器或用皮拉钩牵开皮肤和肌肉（图6-2-7）。

该手术切口因为简便而颅底暴露较充分，近些年使用渐多。可以用于岩前入路、颞下经天幕入路、海绵窦外侧入路，也可以用于切除颞叶表面和脑实质内病灶。

三、顶部切口

（一）U形切口

U形或弧形头皮切口，是顶叶最常用切口。为

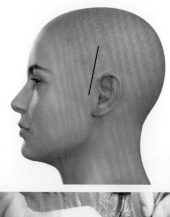

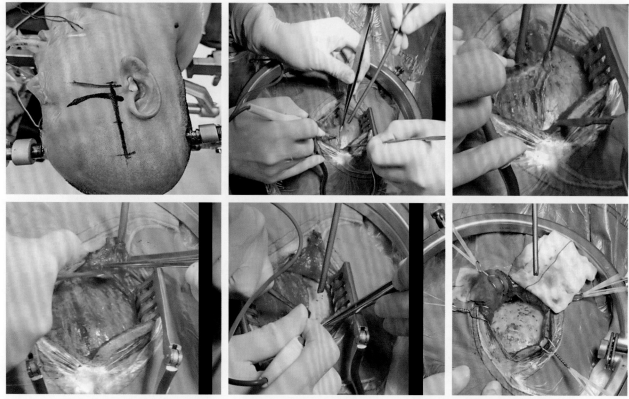

图6-2-7　颞部直切口

保障皮瓣血运，皮瓣开口朝下、单侧皮瓣开口朝颞侧。单侧切口的顶支不要过中线，否则会影响头皮的血运。该部位均采用游离骨瓣，形成近中线骨瓣时，注意矢状窦保护，中后2/3矢状窦损伤会造成严重的后果。中线用铣刀时可以倾斜角度避开横窦。

该手术切口适用于纵裂入路、胼胝体压部入路和顶上小叶入路，切除矢状窦旁脑膜瘤、大脑镰旁脑膜瘤、松果体区肿瘤、脑室三角部肿瘤，以及相应脑表面和脑实质内病灶（图6-2-8）。

（二）跨中线U形切口或H形切口

这种切口的设计要顾及跨中线两侧头皮的血运。U形切口的开口要足够大，切口跨中线时，开口

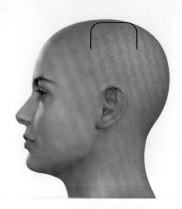

图6-2-8　顶部U形切口

可以朝额或朝枕。H形跨中线切口，开口朝向双颞侧。该部位均采用游离骨瓣，形成跨中线骨瓣时，

注意矢状窦保护(图6-2-9)。

该切口适用范围与上述切口相近,特别适用于累及双侧中线旁的巨大肿瘤。

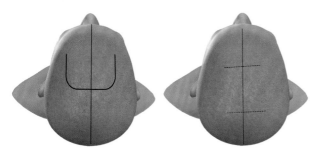

图6-2-9 跨中线U形与H形切口

四、枕部切口

枕部一般都采用U形切口,位于耳后与中线之间,开口朝向横窦。该部位均采用游离骨瓣,形成骨瓣时注意矢状窦和横窦的保护(图6-2-10)。

该手术切口适用于纵裂入路、胼胝体压部入路和Poppen入路。切除松果体区病灶,以及用于切除枕叶表面、脑实质内、侧脑室三角部病灶。如果天幕陡直还可以切除幕下小脑幕脑膜瘤。

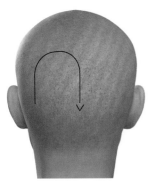
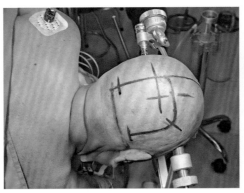
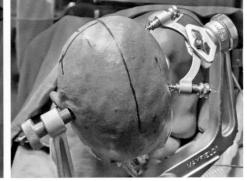

图6-2-10 枕部U形切口

第三节 幕下切口设计
(Infratentorial Incision Design)

我们将幕下常用的手术切口分为下列5组:枕下正中切口、枕下旁正中切口、枕下外侧切口、远外侧切口和幕上下联合切口。

一、枕下正中切口

(一)中线直切口

是常用的后颅窝手术切口,切口上端高出横窦2 cm,下端达到颈5棘突水平,切口长短可根据不同需要稍有伸缩(图6-3-1)。中线直切口时俯卧位较侧卧位更方便,更容易找准中线。两侧项肌间韧带是中线切口重要的解剖标记,严格依后颅窝中线切开项韧带、颈夹肌,沿此肌间筋膜深入既不会偏离

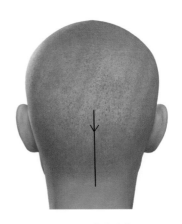

图6-3-1 中线直切口

方向,出血又少。用骨膜剥离器推开两侧肌肉,自动牵开器牵开切口。处理枕外粗隆时呈菱形保留小块附着的筋膜和肌肉,以便在关颅时严密缝合,减少术后皮下积液和伤口漏,因为枕外粗隆是直切口术后最容易发生伤口漏的部位。肌肉缝3层、皮下1层、皮肤1层,共5层。

该切口适用于后颅窝中线入路以及幕下小脑上入路，切除枕大孔、小脑蚓部、第四脑室和松果体区病灶。切口的特点是暴露范围大，如需要减压则应减压充分。

（二）中线反拐切口

切口下端起自颈4棘突或下颌角水平，沿中线向上跨过上项线达横窦上1 cm水平，根据需要拐向左或右。中线操作与中线切口相同，横支切口的长短根据需暴露的范围而定，横支先切至帽状腱膜下随后潜行分离0.5 cm，再切开肌层至颅骨推开肌肉，这种错层切开的方法有利于严密缝合伤口，减少术后脑脊液漏的发生（图6-3-2）。

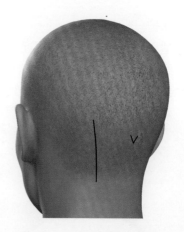

图6-3-3　枕下旁正中切口

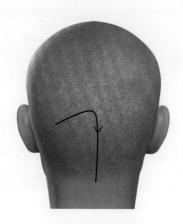

图6-3-2　中线反拐切口

该切口除可用于切除小脑桥脑角、小脑半球、小脑蚓部、第四脑室及枕大孔病灶，尤其适合切除累及小脑半球及CPA区较大范围的病灶。

二、枕下旁正中切口

一般均为直切口，根据需要设定高低和长短（图6-3-3）。主要用于一侧小脑幕下、小脑表面或小脑实质内病灶的切除。

三、枕下外侧切口

枕下外侧切口是与乙状窦后入路密切关联的一组切口，也是后颅窝手术最重要的一组切口。

（一）长直切口

头皮切口与乳突内侧隆起（或乙状窦）平行，一般在发迹内1 cm。切口上端高出横窦1～2 cm，下端达到下颌角水平（图6-3-4）。切开头皮，分离下

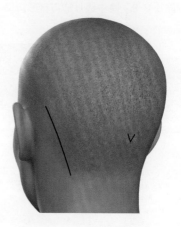

图6-3-4　枕下外侧长直切口

面的肌肉。需注意位于茎乳沟内的枕动脉，以及环椎切迹处的椎动脉的保护。

这种较长的切口适用于CPA区各类病灶的切除。

（二）短直切口

短直切口是指该部位长4～5 cm皮肤切口。

横向短直切口：位于颧弓下缘或外耳道上缘水平，起自耳廓后，平行横窦的直切口，特别用于三叉神经微血管减压手术（图6-3-5）。优点是切口下肌肉薄，便于暴露。缺点是切口上缘麻木感明显，且耳后皮肤薄有可能影响伤口愈合。

纵向短直切口：切口平行于乙状窦，一般位于发迹内1 cm，适用于CPA区病灶的手术。可以将切口分为高、中、低3个层级，根据需要调整切口上下的位置，分别用于三叉神经、面听神经及尾组脑神经手术（图6-3-6）。

（三）弧形切口

切口起自耳廓上缘后方发迹内，向下、向后呈

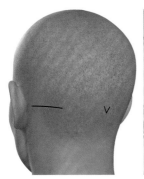
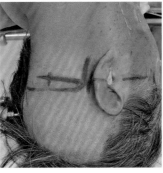

图6-3-5 枕下外侧横向短直切口

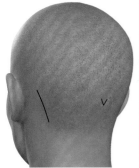
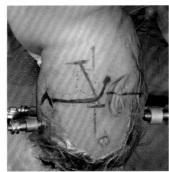

图6-3-6 枕下外侧纵向短直切口

弧形,切口骑跨骨瓣后3/4处,骨办越大弧度越大,骨办越大切口越长,依据需要下方可达乳突尖或下颌角水平(图6-3-7)。需注意位于茎乳沟内的枕动脉,以及环椎切迹处的椎动脉的保护。这种切口适用于乙状窦后入路CPA区病灶的切除。我们推荐这种切口,其对显微镜视线遮挡少,对操作的器械阻挡少。

(四)S形切口

是既往乙状窦后入路常用的切口。切口起自耳廓上缘后方,向后向下沿发迹后缘走行,至乳突尖下方拐向中线(图6-3-8)。此手术切口适用于CPA及枕大孔均要暴露的病例。虽然这种切口被牵开方便,但有遮挡视线和阻挡器械的弊端,故临床已较少使用。

(五)Dandy切口

切口下端起自乳突尖下2 cm水平,在发迹内0.5 cm平行乳突沟向上,高出横窦1～2 cm后转向中线,横向切口的长短根据需暴露的范围而定。与中线反拐相同,横支先切至帽状腱膜下随后潜

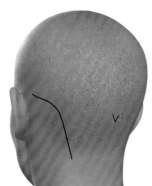
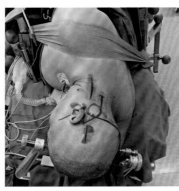
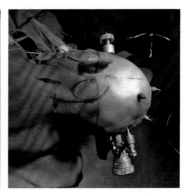

图6-3-7 弧形切口

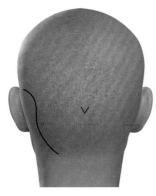
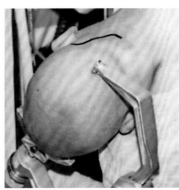
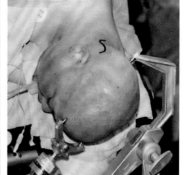

图6-3-8 S形切口

行分离 0.5 cm，再切开肌层至颅骨推开肌肉（图6-3-9）。

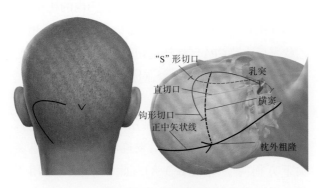

图6-3-9　钩形切口

此切口适用于乙状窦后入路，除了可以暴露CPA区、枕大孔区以外，暴露同侧小脑半球较上述枕下外侧切口充分，更适合一侧小脑半球较大病灶同时累及CPA区的病例。

四、远外侧切口

远外侧切口是较枕下外侧切口更靠前显露的一组切口，包括拐杖形皮切口和C形切口。

（一）拐杖形皮切口

拐杖形皮切口与中线反拐切口相似。中线起自颈5棘突水平，横支沿横窦下缘向外，而后沿发迹内转向下，达到乳突尖下方2 cm水平。目的是充分暴露枕髁和椎动脉。

此切口常用于远外侧入路或远外侧与乙状窦后联合入路。这种手术切口虽然对颈部肌肉的层次破坏小，但创面大，如果是单纯远外侧入路，近些年已逐渐被弧形切口取代（图6-3-10）。

（二）C形切口

切口上端起自耳廓上缘水平、发迹后1 cm，向

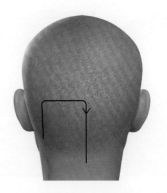

图6-3-10　拐杖形皮切口

后下呈C字形，下端距下颌缘2 cm，止于胸锁乳突肌前缘或后缘，皮瓣翻向前、肌肉翻向后。切口长短可以根据需要伸缩，必要时可以切断胸锁乳突肌（图6-3-11）。

此切口除了适用于远外侧入路、髁外侧入路，还适用于经乙状窦后、经迷路及经髁外侧联合入路。

第四节　联合切口设计
(Combined Incision Design)

联合切口常常是在联合入路基础上衍生而来。该类切口适用于额颞联合入路、颞下迷路后乙状窦前联合入路和枕下小脑上联合等入路。

一、额—颞联合切口

是额部切口与颞部切口的联合，切口大小及形状无定型，根据需要变化较大。骨窗常常是两个，相连或不相连（图6-4-1）。

此切口适用于经纵裂与翼点联合入路、经脑室

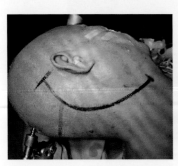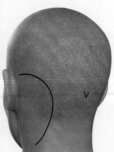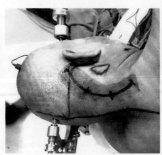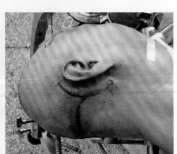

图6-3-11　C形切口

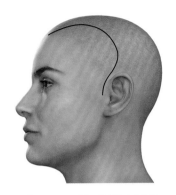

图6-4-1　额—颞联合切口

与翼点联合入路,以及经翼点与颞下联合入路。

二、颞下—枕下联合切口

是一种天幕上下联合的方式。切口前端起自耳屏前1 cm眉弓水平,围绕耳廓呈弧形,上端距耳廓2 cm,后方距乳突沟2 cm,下端止于乳突尖下2 cm水平。皮瓣分离到外耳道后方翻向前方,外耳道后方皮肤菲薄,切忌用电刀或粗暴操作,以免穿透皮肤。近些年,随着微创理念和技术的推广,此切口有逐步缩小的趋势(图6-4-2)。

此切口适用于颞下—迷路后—乙状窦前联合入路(乙状窦前入路)或经迷路入路。

三、枕部幕上下联合切口

也是一种天幕上下联合的方式。枕部幕上下联合切口是将枕部U形切口与枕下中线或旁正中切口相联合。可以是一个骨窗贯穿幕上下,也可以是幕上下形成两个骨窗,中间横窦处留有骨桥(图6-4-3)。

此切口适用于累及幕上下巨大病灶的切除。

四、乳突—乳突联合切口

头皮切口在枕外粗隆上1～2 cm水平走行,两端至两侧乳突后缘并向下拐至乳突下端1 cm或平耳垂下缘。头皮和肌肉切开后,皮肌瓣向下翻,上方至横窦,下方至环椎(图6-4-4)。

此切口可以同时暴露两侧后颅窝,范围包括小脑蚓部、双侧小脑半球、上颈髓。适用于后颅窝巨大病灶、第四脑室病灶向两侧CPA区延伸和两侧CPA区病灶同时切除。

此切口因适应证少、创伤大,不便于暴露枕骨

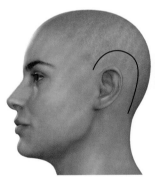
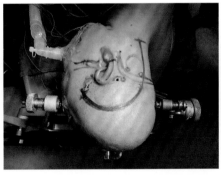
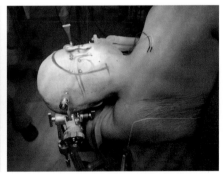

图6-4-2　颞下—枕下联合切口

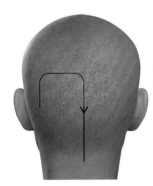
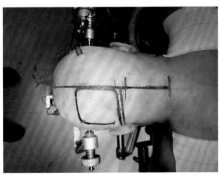
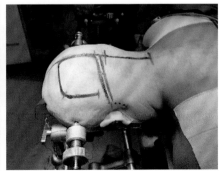

图6-4-3　枕部幕上下联合切口

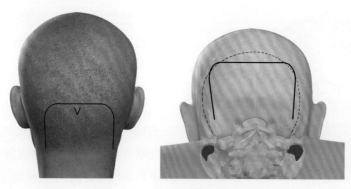

图6-4-4 乳突—乳突联合切口

打孔和寰椎的原因，临床很少使用。两侧CPA区手术也被两个切口或两次手术所代替。

参考文献

1. 刘庆良.神经外科手术入路解剖与临床［M］.北京：中国科学技术出版社,2007.
2. Mirez T, Fossett D, Caputy A. 神经外科手术入路图谱［M］.济南：山东科学技术出版社,2003.
3. Ellenbogen RG, Sekhar LN, Kitchen N. Principles of Neurological Surgery E-Book［M］, Elsevier Health Sciences, 2017.
4. HR WJPE. Youmans & Winn neurological surgery, 2017.
5. 杨树源,张建宁.神经外科学.第2版［M］.北京：人民卫生出版社,2015.
6. 段国升,朱诚.神经外科手术学［M］.北京：人民军医出版社,2004.
7. 王忠诚.王忠诚神经外科学［M］.湖北：湖北科学技术出版社,2004.
8. Rob DW. Schmidek & Sweet operative neurosurgical techniquesindications, methods, and results［M］, Saunders Elsevier, 2020.
9. Samii M, Draf W. 颞底外科学［M］.北京：中国科学技术出版社,2008.
10. 周良辅.现代神经外科学.第2版［M］.上海：复旦大学出版社,2015.

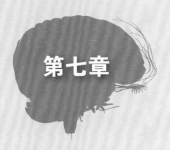

第七章

常用手术入路
(Common Surgical Approach)

对手术来讲，"入路"是纲，纲举目张。选择一个适合的手术入路是手术成败的决定性因素。因为在手术前，所有影响手术的因素都已经是定量，只有入路是个变量。

手术入路即手术过程中所采用的路径，是达到病变区域的通道。手术入路是个非特别精确的专业术语，同一手术入路可能有不同的称谓，而且各手术入路之间常常是你中有我、我中有你相互交织，如额下入路实际上是包含了额外侧入路。随着神经外科手术越来越精准，手术入路的名称也将会越来越精准。

理想手术入路的标准是路径最短、良好充分显露、自然通道、避开重要功能区、没有重要结构（神经和血管）遮挡、较小重要结构损伤风险、美容、骨瓣的大小适当。当入路没有侧别限制时，如经一侧的中线入路，要选择非优势半球。

神经外科医生不但要了解有哪些常用的手术入路，而且要掌握其适用范围和局限性，根据患者具体情况灵活应用。当病变的范围较广，常用的入路不能解决问题时，可以对基本入路加以改良或采用联合入路。联合入路可以是本专业内熟悉入路的联合，也可能是跨专业的联合。采用联合入路时，应注意听取耳鼻喉、眼科、口腔科和整形外科的建议，甚至组成治疗团队，通过优势互补，更好地完成手术。

对于复杂的大型手术，如颅内外搭桥后颅底肿瘤切除，可以一期处理，也可以分期处理，尽量缩短手术时间，减少术后颅内感染和脑脊液漏的发生

率。为加快手术进度，也可以组成2～3个小组，分别负责取桥、暴露颈部和开颅。

与颅底外科相关的手术入路归结起来有20多种。大浪淘沙，在微创理念的影响下，在以尽量不伤及其他结构为选择原则的背景下，额外入路、翼点入路、颞下入路和枕下入路已经成为最常用手术入路。但手术入路的选择有共性更有个性，同一个病灶可能遇到不同医生，不同的入路，不同的结果。最关键的是一名医生对自身准确的判断，选择一个最有利于患者和自己最擅长的方式。

影响入路选择的相关因素包括：病变部位、病变大小、病变形状、肿瘤质地、肿瘤钙化、扩展方向、前次手术入路以及术者习惯，最后还有患者的要求。病灶定位是选择手术入路的前提，一个病灶可以选择的入路可能不止一个，入路的多种选择也说明每一入路有其各自的优、缺点。某个入路可能只针对一个部位、一种病，而大部分入路可能都有一个以上的用途。

第一节　前颅窝底入路
(Anterior Fossa Approach)

前颅窝底是神经外科医生最先涉足的区域，比较而言手术入路最丰富。不同病变可以影响前颅窝底，嗅沟和蝶骨平台脑膜瘤是该区域最常见的良

性肿瘤,腺癌和成神经细胞瘤是该区域最常见的恶性肿瘤。

一、额下入路

单侧或双侧额下入路(subfrontal approach)是神经外科最常用的手术入路。

(一)手术方法

麻醉后,患者仰卧位,头架固定,仰卧位时四点头架较三点头架更方便和稳定。如单侧额下入路,头向对侧旋转10°,轻微后仰,颧骨位于最高点。取冠状皮切口。

皮瓣翻向前方,皮瓣下垫上纱布卷,做好眼的保护,不要压眼球。骨瓣大时,将颞肌推向后方。可以根据骨窗的大小选择打孔部位,单额骨瓣,在额骨颧突后打孔,形成骨瓣。标准的单额骨瓣是内侧起自中线,外侧至额骨颧突后1～2 cm。骨瓣要尽量低,必要时,继续磨除颅骨内板使之与颅底齐平。硬膜呈U形剪开翻向中线,或仅沿颅底呈L形剪开。

关颅时,必须将额窦与颅腔完全隔绝。如果额窦黏膜已经破损,需将其全部剥除,以防术后形成黏液囊肿。注意封堵好额窦,可用骨蜡或骨膜,同时严密缝合硬膜。前额涉及美观的问题,将骨瓣平整复位,缺损部位可以用骨水泥填补。

(二)评价

此入路可以达到几乎整个前颅窝底,前部中线结构和鞍旁结构,如鞍结节、眶后部、眶尖部、视交叉、前交通动脉和第三脑室前部结构,适用于切除上述部位以及额叶实质内病变。由于额叶抬起的限制以及鞍结节、颈动脉、视神经的遮挡,鞍结节后存在盲区,向上超过前交通复合体也存在盲区。

单侧额下入路可以到达大多数的眶顶病变和主体偏后、偏一侧的跨中线病变。双侧额下入路暴露范围明显扩大,适用于位置靠前或完全位于中线的大型肿瘤。此入路也可以用于切除额叶髓内肿瘤。

二、眶额入路

眶额入路(orbitofrontal approach)又称为扩大的经额入路,是在额下入路基础上的拓展。

(一)手术方法

用现代开颅工具切移除眶顶部已经变得十分容易。用剥离子将眶骨膜自眶顶分离,在额颧缝的上方,自眶内前方向后额骨角突后骨孔方向,用超声骨刀或摆锯将眶缘和眶顶锯开,至鸡冠的前方。根据需要中线侧可止于同侧眶内或对侧眶内缘,如果是对侧,还需用超声骨刀或摆锯在鼻额缝上锯开,将眶顶游离取出。注意勿损伤眶骨膜,否则一旦眶内脂肪疝出,反而影响视线,达不到卸眶的效果(图7-1-1)。

经硬膜外切除肿瘤时,如骨破坏不明显,可磨开蝶骨平台和视神经管,进而切除蝶窦内和中上斜坡的肿瘤。经硬膜内可将大脑镰离断,可同时暴露

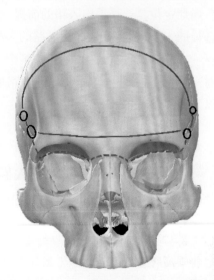

A（前）额面观

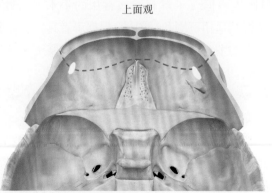

上面观

B 上面观

图7-1-1 经额下入路及眶额入路

硬膜内外肿瘤,如累及筛窦的前颅底大脑膜瘤。

关颅时先将眶上缘骨瓣与上方骨瓣钉合在一起,随后再将骨瓣整体复位。也可以先复位眶上缘骨瓣再复位上方骨瓣。如果肿瘤切除后,筛窦、蝶窦与颅内相通,需要进行颅底重建。用肌肉和脂肪填塞,再用骨膜翻转后覆盖,与颅底硬膜缝合。其他注意事项同额下入路。

（二）评价

对于更靠后的病变,向下或向上扩展比较明显的病变,去除眶顶可以改善暴露扩大视野,减少相应的脑牵拉造成的损伤。此入路除了额下入路的暴露范围,经硬膜外依次可以暴露筛窦、蝶窦、两侧海绵窦内侧及斜坡。

此入路创伤大,术后并发症多,而且扩大暴露的优势并不突出。尤其是此入路经硬膜外切除颅底病变做法,已经逐渐被内镜经鼻入路所取代。

三、额外侧入路

额外侧入路（frontolateral approach）是一种介于额下入路和翼点入路之间的一种入路,这是近20年逐渐流行的入路,广义上它属于额下入路或是额下入路的一部分,因为在部位和风格上更接近额下入路。

（一）手术方法

采用仰卧位,头架固定,头略高于心脏水平,后仰10°,向健侧转20°,使额骨颧突处于术野的最高位置。选择额颞弧形切口,如发迹正常,将切口置于发迹内1cm。于骨膜下分离皮瓣至眶上缘,注意保护面神经额颞支,颞肌牵向后下方。于额骨颧突后方钻孔,在眶上神经孔与外侧裂之间,用铣刀形成5 cm×4 cm大小骨瓣（骨瓣可酌情缩小或扩大）,骨窗下缘与前颅窝底平齐。因为骨窗的后缘仅仅是达到外侧裂,所以无法进行磨除碟骨嵴操作,而且一旦磨除碟骨嵴也就不应该称之为额外侧入路了。

硬膜U形或沿颅底呈L形剪开。额外侧入路可以进行打开侧裂和释放脑脊液操作。

额外侧入路关颅时注意事项与额下入路相同。

（二）评价

额外侧入路是伴随微创理念和神经外科手术技术的发展而产生的,与标准额下入路和翼点入路相比具有创伤小、出血少、操作便利和开颅时间短的优点。

额外侧入路是以额骨颧突为中心,利用额下外侧空间显露前颅底和鞍区结构,以及双侧视神经、视交叉、同侧颈动脉、对侧颈动脉内侧、大脑前动脉A_1段、前交通复合体、终板和垂体柄。可以利用Ⅰ、Ⅱ、Ⅲ和终板间隙处理后方的病变。

与传统的额下入路相比较,额外侧入路更强调靠外侧,因此可以打开部分侧裂,对额叶的牵拉轻,损伤嗅神经的机会小。由于骨窗靠外侧也减少了眶上神经损伤和额窦暴露的风险。与翼点入路相比较,开颅时间短,肌肉损伤小,颅骨破坏少。但向中线没有像标准额下入路利用纵裂的余地,向外也不能向翼点入路充分暴露蝶骨翼。

额外侧入路适用于前颅窝底和鞍区的大部分病变,尤其是中等大小的肿瘤。但嗅沟和鞍结节后有盲区,且不适宜切除累及三脑室前部和蝶骨大翼的大型肿瘤。

四、前纵裂入路

前纵裂入路（anterior interhemispheric approach）顾名思义是利用两侧大脑半球前部间隙的入路。

（一）手术方法

患者仰卧位,头正中位,头架固定,颈部略后伸,眉弓与颧骨保持同水平,不需过分后仰。取冠状皮切口。酌情采用单额或双额骨瓣,如单额骨瓣需选择非优势半球,大脑上动脉欠发达一侧。骨窗需足够低,要充分暴露矢状窦边缘甚至暴露部分矢状窦,为进入纵裂操作方便,没有任何遮挡。双额骨瓣暴露充分,可在术中灵活选择侧别。

硬膜呈"丁"字形剪开,近颅底结扎矢状窦,在两结扎线之间剪开矢状窦和大脑镰。分前纵裂时,尽量少断大脑上静脉,尤其是粗大的大脑上静脉,任何大脑上静脉损伤都将增加术后梗死出血的机会。患者之间纵裂粘连差异很大,与分离侧裂相似,借助双侧脑压板和连续水冲耐心分离。

（二）评价

前纵裂入路通过牵开一侧或两侧额叶,可以暴露鸡冠、筛板、两侧部分前颅窝底、蝶骨平台、鞍结节、两侧嗅神经、视神经、视交叉、视束、两侧颈动脉、大脑前动脉 A_1 段、前交通复合体、大脑前动脉 A_2 段、终板和垂体柄。

前纵裂入路较额下入路有更高的观察视角，对前颅底中线区域的暴露较充分，适用于切除前颅底中线区域的大型肿瘤。前纵裂入路可以直视上述结构，可以直接看到鞍结节后方，便于两侧嗅神经、视神经、视交叉和前交通复合体的分离与保护。

此入路缺点是常常要牺牲 1~2 根大脑上静脉，有术后梗死后出血的可能。术中牵拉双额叶，造成双额叶挫伤。

颅底纵裂入路是在前纵裂入路的基础上，再去除部分鼻根及两侧眶上壁切迹内侧，以便能直视前交通复合体、视交叉以上和第三脑室上部结构。此入路适合切除向鞍上发展的大型肿瘤。

五、翼点入路

翼点入路（pterional approach）由亚萨吉尔最先提出，现已成为颅底外科最经典的入路，用途较广泛，要求每一位神经外科医生都要熟悉和掌握这个入路。

（一）手术方法

采用仰卧位，头高脚低位，头略高于心脏水平，后仰 10°，向健侧转 45°，使额骨颧突处于术野的最高位置。头架固定，头架固定，单钉位于健侧额骨，双钉位于患侧枕骨或顶骨。术中根据需要旋转角度，暴露颞叶内侧需要旋转 30°，暴露视交叉等中线结构要 60°。选择额颞弧形切口，如发迹正常，将切口置于发迹内 1 cm（图 7-1-2）。于骨膜下分离皮瓣至眶上缘，注意保护面神经额颞支，颞肌沿颞线切开牵向后下方，沿颞线留一条筋膜，以便关颅时缝合肌肉。于额骨颧突后方和蝶骨脊后颞骨各钻一孔，在两孔之间磨开蝶骨嵴，用铣刀形成 5 cm×4 cm 大小骨瓣（骨瓣可酌情缩小或扩大），骨瓣 1~2 cm 位于侧裂后，其余在侧裂前，骨窗下缘与前颅窝底平齐。自硬膜外磨除碟骨嵴至眶上裂，甚至磨除前床突，前床突也可以经硬膜内磨除，与硬膜外相比增加对颅内结构的骚扰，但操作空间大。磨除蝶骨嵴不但能方便暴露，而且能阻断蝶骨嵴脑膜瘤血运。

弧形剪开硬膜翻向颅底。在额侧打开外侧裂，

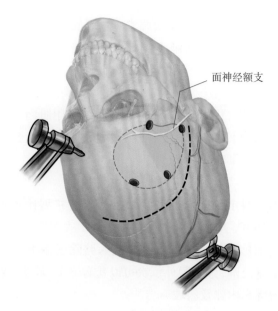

图 7-1-2 翼点入路

脑压板抬起额叶，颞叶侧手持吸引器，另一只手持剪刀或剥离子，也有医生手持两把镊子撕开蛛网膜及小梁。打外侧裂可以从外向里也可以从里向外，从外向里操作方便，从里向外可以第一时间控制颈动脉。

翼点入路关颅时主要注意事项与额下入路相同。因为大部分患者术后局部都有一定程度的塌陷和萎缩，骨瓣复位时切忌下沉，并用骨水泥填补骨缺损，注意颞肌的保护并严密缝合。

（二）评价

翼点是四块颅骨的交界点呈 H 形。经典的翼点入路包括如下 3 个特征：① 以翼点为核心暴露额部和部分颞部；② 磨除蝶骨嵴；③ 打开外侧裂。

翼点入路因为磨除了蝶骨嵴、打开了外侧裂，较额外侧入路暴露更充分，对脑牵拉更小，但开颅过程较额外侧入路创伤稍大。翼点入路可以显露前颅底和鞍区结构，以及双侧视神经、视交叉、同侧颈动脉、对侧颈动脉内侧、大脑前动脉 A_1 段、前交通复合体、终板和垂体柄，可以用于上述部位的手术。翼点入路经硬膜外剪开眶上裂系带可以暴露海绵窦外上壁，或直接经硬膜内暴露海绵窦切除海绵窦肿瘤。翼点入路通过 Ⅰ、Ⅱ、Ⅲ 和终板间隙可以处理后方鞍上、鞍背的病变，甚至后颅窝的病变。但在视神经和颈动脉等结构间操作时会增加这些重要结构损伤的机会。

翼点入路不仅是颅底外科最经典的入路，还是

当今颅底外科使用最广泛的入路。此入路的应用范围涉及前、中、后3个颅窝以及中线区域，因此有"万能入路"的美誉。

六、眶上锁孔入路

眶上锁孔入路（superorbital keyhole approach）又称眉弓锁孔入路或眶上锁孔手术，是践行神经外科微创理念的产物。本质上类似额外侧入路的缩小版。

（一）手术方法

取仰卧位，头部向健侧旋转20°，后仰10°左右，头架固定。切口位于眉毛内，紧贴眉弓上缘，可选择眉弓外侧2/3，眶上裂孔以外或整个眉弓全长，长度小于5 cm。逐层分离眶面部各层软组织，特别注意肌肉的走行，以及眶上神经、滑车上神经、眶上血管的走行（见皮切口设计）。

用皮拉钩或缝线将切口拉开，切削钻在额骨颧突后钻直径0.5 cm骨孔，能放入铣刀即可，铣刀紧贴眶上缘铣出3 cm×2.5 cm骨窗，形状上四角为弧形。骨窗的四至范围为：下界以平颅底为标准，上界则以下界为标准，向上约2.5 cm，内侧界则以尽量接近眉弓内侧缘为标准，向外侧约3.5 cm为外侧界，根据入路的角度骨窗也可以向外移。为改善术区暴露，减轻对脑的牵拉，需要磨除颅底侧颅骨内板和前颅窝底骨性突起。沿骨窗边缘U形切开硬膜，翻向颅底侧。

抬起额叶，自脑表释放脑脊液后颅内压降低，可分离侧裂蛛网膜，打开视交叉池、颈动脉池等，进一步放出脑脊液，即可沿颅内自然间隙到达病变区域手术治疗。

关颅时，首先严密封堵额窦，用整块骨蜡封堵。耐心缝合硬膜，因骨窗小，缝合硬膜有些困难。骨瓣用梅花片或连接片固定，严密缝合肌层和皮下组织，皮内缝合皮肤。

（二）评价

眶上锁孔入路与额外侧入路功能相似。可以暴露额叶底部、侧裂内部分、前床突、蝶骨嵴、眶顶、视神经管、嗅沟、嗅束、双侧视神经、同侧视束、前交通动脉、大脑前动脉、同侧颈内动脉、对侧颈内动脉内侧面、同侧大脑中动脉、后交通动脉、脉络膜前动脉、垂体柄和鞍隔、鞍背和后床突、基底动脉顶部、同侧动眼神经。由于眶顶的遮挡，此入路暴露嗅沟并不充分。

眶上锁孔入路开颅过程简单，创伤小，有个性化定制手术的特征。特别适合于前颅窝底、蝶骨平台及鞍区较小髓外病变的手术。以及发迹高的患者。锁孔入路开颅范围小，但随着手术视角的深入，手术视野随之扩大。因此，锁孔手术比较适合于颅底及部分脑深部肿瘤的切除。

眶上锁孔入路的优点：① 切口明显减小，入路创伤小，术后切口用1～2片创可贴即可覆盖，故又称"创可贴"手术；② 骨瓣比经额入路明显缩小，减少了额叶的无效暴露，避免额叶损伤；③ 对深部病变提供适当暴露，对额底的暴露范围与额下入路的相似；④ 与其他前颅底入路比，到颅底的角度扩大，暴露颅底时较少牵拉额叶，避免了额叶挫伤。

眶上锁孔入路的缺点：① 绝大部分须打开额窦，增加了感染的可能；② 存在术后脑脊液漏的可能；③ 对脑肿胀的患者不适合；④ 切口过分靠下可能引起眼睑下垂。

眶上锁孔入路以骨窗小为特点，要求术者有扎实的手术功底。术前准备要充分，计划周密。因变通余地小，术中一旦大出血或脑肿胀将比较被动。几乎所有的患者都面临额窦的开放，另外，皮内缝合容易伤口漏，皮下缝合要严密（图7-1-3）。

七、眉间锁孔入路

眉间锁孔入路（glabellar keyhole approach）或称眉间锁孔手术，与眶上锁孔手术相同都是践行神经外科微创理念的产物。本质上类似纵裂入路的缩小版。

（一）手术方法

术前可行腰椎穿刺，于腰池内置入硬膜外麻醉用的导管，接无菌封闭式引流袋，并持续缓慢放出脑脊液。麻醉后，头部用头架固定于正中位，头后仰10°，使脑组织靠重力回缩，获得更加的暴露。于鼻根上约10 mm处的眉间平坦部作水平头皮切口，向两侧沿眉弓延伸，两端止于眶上孔（眶上切迹）。

逐层切开皮肤及皮下，避免损伤眶上神经及血

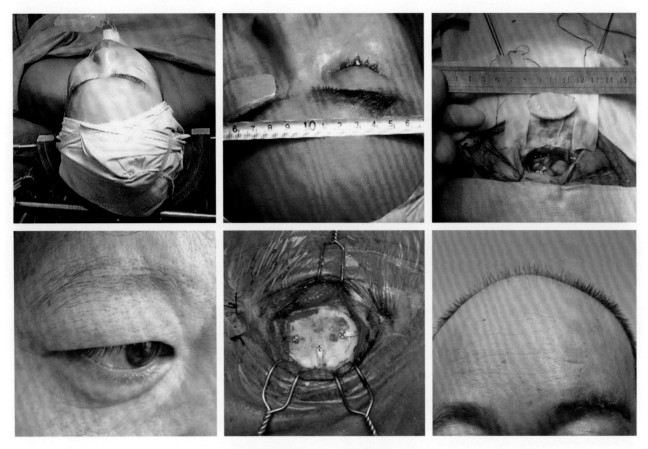

图7-1-3 眶上锁孔入路

管。于肌肉表面潜行向上分离约1 cm，向深处切至颅骨表面，向上下两侧分离皮瓣，缝合或用拉钩牵开切口。分离骨膜以备封闭额窦，可先于近眉间处以气钻暴露额窦，并向下用显微钻磨除正中骨嵴，分离双侧硬膜与额骨内板，用铣刀形成椭圆形游离骨瓣，骨瓣约3.0 cm×2.5 cm大小的骨窗。骨窗下界以鼻额缝上约10 mm为标准，上界则以下界为基准，向上约2.5 cm，宽约3 cm（图7-1-4）。

破损额窦黏膜刮除后并用骨蜡严密封闭，术中注意无菌操作，防止颅内继发感染。可用气钻磨除额窦后壁部分以及前颅底的一些骨嵴突起。沿骨窗边缘瓣状剪开硬膜，翻向中线，近颅底处切开并结扎并剪断上矢状窦前端，向下沿鸡冠顶端剪断大脑镰，瓣状剪开硬膜。

释放脑脊液后颅内压降低，可分离纵裂蛛网膜及抬起额底，打开嗅池、视交叉池等，进一步放出脑脊液，即可沿颅内自然间隙到达病变区域手术治疗。

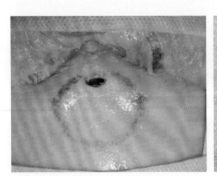
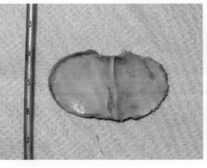
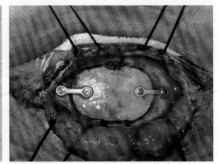

图7-1-4 眉间锁孔入路

术后严密缝合硬膜。骨瓣用钛连接片原位固定,皮下严密缝合,皮内缝合皮肤切口。

（二）评价

与前纵裂入路相似,眉间锁孔入路可以暴露鸡冠、筛板、两侧部分前颅窝底、蝶骨平台、鞍结节、两侧嗅神经、视神经、视交叉、视束、两侧颈动脉、大脑前动脉A₁段、前交通复合体、终板和垂体柄。

主要适用于前颅底及鞍区中线附近的病变,特别是嗅沟、鞍结节脑膜瘤、垂体瘤、颅咽管瘤等。锁孔入路开颅范围小,但随着手术视角的深入,手术视野随之扩大。因此,锁孔手术比较适合于颅底及部分脑深部肿瘤的切除。

眉间锁孔入路的优点:① 切口明显减小,入路

创伤小,术后切口用1～2片创可贴即可覆盖,故又称"创可贴"手术;② 骨瓣比经额入路明显缩小,减少了额叶的无效暴露,避免额叶损伤;③ 对深部病变提供适当暴露,对中线颅底的暴露范围与经额纵裂入路的相似;④ 与其他前颅底入路比,到颅底的角度扩大,暴露颅底时较少牵拉额叶,避免了额叶挫伤;⑤ 眉间锁孔入路的位置低,可充分利用额底和纵裂的蛛网膜下隙,限制了对嗅束的牵拉,有利于嗅觉保留。

眉间锁孔入路的缺点业余眶上锁孔入路相似:① 绝大部分须打开额窦,增加了感染的可能;② 存在术后脑脊液漏的可能;③ 对脑肿胀的患者不适合;④ 面部见瘢痕。

前颅窝入路（Approach Option）

适 应 证	入 路	图 示
○ 前颅窝底硬膜内外病变 ○ 中后颅窝中线硬膜外病变 ○ 累及鼻眶病变	○ 额下 ○ 额外侧 ○ 纵裂 ○ 翼点 ○ 眶颧入路	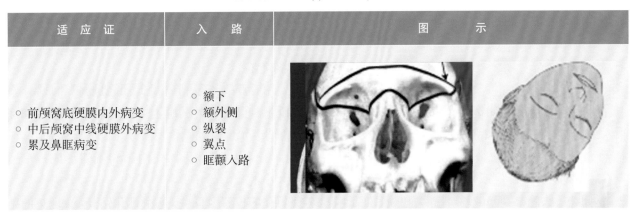

第二节　中颅窝底入路
(Middle Fossa Approach)

如前所述,多数中颅窝底手术和部分后颅底窝手术都由侧方入路,所以这些部位的手术又统称为侧颅底手术。中颅窝底的手术显露常常既可以看到前颅窝又可以进入后颅窝,在颅底外科中起到承前启后的作用。

一、颞下入路

颞下入路（subtemporal approach）是中颅窝底最常用的入路。

（一）手术方法

麻醉后,如经硬膜外入路,放置腰大池引流,取

仰卧位或侧卧位,头架固定。仰卧位适合中颅窝后部或后颅窝病变,侧卧位适合中颅窝前部病变。头后仰10°,使颧弓位于术野的最高点。

取马蹄形、"?"形或线样直切口,如切口设计一章所述牵开皮肤和肌肉,颞线保留部分筋膜和肌肉,以便肌肉缝合。分别在颧弓上和星点上钻孔,铣刀形成6 cm×5 cm大小骨窗（骨窗大小可以酌情调整,游离骨瓣或肌骨瓣）,通常骨窗2/3位于外耳道前,1/3位于外耳道后,这样可以更好地暴露中颅窝。进一步磨除颅底侧颅骨内板扩大暴露,硬膜呈U形切开翻向颅底侧。

如经硬膜外入路,在取出骨瓣后,打开腰大池引流,使脑压下降,用剥离子将硬膜自颅骨内板上剥离。从外到内依次暴露的结构有:弓状隆起,脑膜中动脉,岩浅大神经,三叉神经的第三支、第二

支，Mechel腔的外侧壁以及海绵窦的外侧壁。

关颅时除了严密缝合硬膜，还要注意用骨蜡封堵乳突小房。将颞肌拉紧，与颞线处筋膜紧密缝合，以防颞肌萎缩和颞肌下坠。

（二）评价

此入路适用于中颅窝底、海绵窦、颞叶内及部分后颅窝病变。切除颧弓可以向颞下窝拓展，处理颞下窝病变。经硬膜外磨除岩骨可以暴露岩斜区，内侧达到三叉神经3支的内侧，外侧到弓状隆起，下方到内听道。经硬膜外入路可用于颞下窝、海绵窦、三叉神经半月节和岩斜区病变的手术。

缺点是容易造成Labbé静脉损伤和颞叶挫伤。术前需通过MRV检查了解Labbé静脉的粗细和走行，剪硬膜时掀起硬膜直视Labbé静脉，并轻抬颞叶，避免静脉损伤和颞叶挫伤。如因Labbé静脉造成颞叶抬起困难，可以沿Labbé静脉走行切开部分颞下回，游离和松解Labbé静脉。

二、颞颧入路

颞颧入路（temporal zygomatic approach）是颞下入路基础上向下方的拓展。

（一）手术方法

麻醉后，取仰卧位或侧卧位，通常取侧卧位。头高脚低位，头侧，后仰10°，额骨颧突和颧弓处于术野的最高点，头架固定。采用耳廓前弧形切口，起自颧弓下缘，沿耳廓拐向前，在发迹内向中线延伸，止于瞳孔延长线。也可以采用直切口。皮瓣翻向前下方，颞线保留部分颞肌和颞线，颞肌翻向下方。

通常先铣开一个6 cm×5 cm骨窗，2/3位于外耳道前，1/3位于外耳道后，这样可以更好地暴露中颅窝。用铣刀、摆锯或超声铣刀最大限度地移除颧弓，将颞肌进一步牵向下方。磨除颅底侧颅骨内板扩大暴露，硬膜呈U形切开翻向颅底侧。

（二）评价

颞颧入路是秉承牺牲颅底骨性结构换取更好暴露的一种方法。如不需要暴露眶壁，也可以单纯切断颧弓形成颞颧入路。此入路较额颞眶颧入路简单，通过移除颧弓获得较颞下入路更低的暴露，可充分暴露颞前、中颅窝底。

颞颧入路适用于中颅窝底、海绵窦和颞下窝病

变的切除。

三、额颞眶颧入路

额颞眶颧入路（frontotemporal orbitozygomatic approach）是翼点入路的补充或扩大版，是在翼点入路的基础上移除眶上、眶外侧壁和颧弓。

（一）手术方法

麻醉后，根据病变的部位和具体手术类型，取仰卧位或侧卧位，通常取仰卧位。头高脚低位，头向健侧旋转45°，后仰10°，额骨颧突和颧弓处于术野的最高点。头架固定，单钉位于健侧额骨，双钉位于患侧枕骨或顶骨。取"?"形皮肤切口，起自颧弓下缘，沿耳廓拐向后，再折向前，在发迹内向中线延伸。皮瓣翻向前，切开颞肌翻向下，部分颞肌筋膜和肌肉留在颅骨上以备缝合。面神经的额颞支在额颞部的皮下脂肪近颞接近筋膜从后向前走行，游离皮瓣时应在颞肌筋膜浅层下方，以免损伤面神经额颞支。

用骨膜剥离子剥离颞肌、颞肌筋膜和骨膜，暴露眶上神经孔以外的眶上壁、眶外侧壁、颧弓和部分颧骨。沿蝶骨和颧骨表面分到眶下裂水平。

与翼点入路相同，先用钻和铣刀形成一个适度大小的额颞骨瓣并将其取出。但额骨颧突后关键骨孔的位置要低些，这个骨孔钻开后，理想的结果是可以同时看到额、颞硬膜和眶骨膜，如果这个骨孔打得好可极大地简化操作，这个骨孔被称为MacMarty关键孔。

分离眶骨膜和额颞硬膜，用摆锯或超声骨刀移除眶颧部。步骤如下：第一步从眶上切迹外侧铣开眶上；第二步铣开颧骨深达眶上裂；第三步于颧弓后部铣开颧弓；第四步用显微钻磨开眶顶和蝶骨翼外侧连接部分。随后即可取出眶颧骨瓣。为暴露充分可以继续磨除蝶骨小翼和前床突。

硬膜通常C形切开，翻向颅底侧。

关颅时注意，如果筛窦或蝶窦在手术中被打开，需要用肌肉或脂肪填塞，随后用纤维蛋白胶封闭，严密缝合硬膜。还纳骨瓣时先将两骨瓣固定后再与骨窗固定相对更方便。

（二）评价

额颞眶颧入路是颅底外科暴露规模最大的手

术,相当于翼点、额眶及颞颧入路的总合。此入路通过移除眶上、眶外侧壁和颧弓,能得到更靠前和下的视角,能够向中央区、向下、向后得到更大范围的暴露。适用于累及眶内、鞍区、海绵窦、前中颅底、颞下窝和岩斜区的巨大肿瘤。

优点:① 暴露最充分的入路;② 角度低,可以减轻对脑的牵拉;③ 一次性手术可以切除累及颅内多个区域的肿瘤。

缺点:① 开颅过程复杂,时间长;② 手术创面大,出血多;③ 手术损伤大且并发症多。

额颞眶颧入路的优缺点都非常突出,术前要准确评估应用此入路的必要性。随着手术理念的变化,以及辅助治疗的进步,如此大规模的手术将减少(图7-2-1)。

四、颞下锁孔入路

颞下锁孔入路(subtemporal keyhole approach)又称颞下锁孔手术。

(一)手术方法

取侧卧位,使颧弓处于水平位,侧屈15°~20°,使颞叶借助重力自身回缩,减少对颞叶的牵拉,降低颞叶挫伤发生的可能性。

于外耳道前约10 mm做一长50~60 mm垂直的筋膜上切口,切口下缘起始于颧弓下缘约下颌关节水平,仔细分离皮下组织,保护颞浅动静脉、耳颞神经和面神经额颞支。向两侧分离皮肤,暴露颞肌筋膜,Y形剪开颞肌筋膜,基底向颧弓方向翻转,并用缝线固定,其余两瓣向两侧分离暴露颞肌。从颞肌的后下缘钝性分离颞肌来暴露颞骨鳞部,如果患者的颞肌比较发达,完全游离颞肌不太可能的话,可以在颞肌后缘做一短的垂直切口。用牵开器向两侧牵开颞肌,暴露颞骨鳞部,用显微磨钻在紧贴颧骨根上缘外耳道水平的前方钻一个孔,适度的扩大钻孔并分离硬脑膜后,用铣刀平行于颧弓铣一约25 mm的直线,再铣一"C"形的曲线,形成一宽约25 mm、高约20 mm的骨瓣,使骨窗下缘尽可能地靠近颧弓,在保护硬脑膜的前提下用高速磨钻磨除颅底骨瓣的内缘。

颞下锁孔入路同样有经硬膜内和经硬膜外两种方式。

(二)评价

适用于处理鞍旁、脑干腹外侧、小脑幕切迹区、

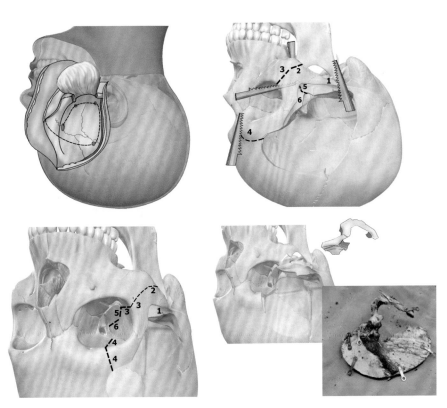

图7-2-1 额颞眶颧入路

岩斜区的病变。常见的有胆脂瘤，向侧方生长的垂体瘤，视交叉后方的颅咽管瘤、岩斜脑膜瘤，小脑幕脑膜瘤，位于脑干内部或向前外侧生长的脑干肿瘤，部分听神经瘤，三叉神经感觉根部切断术。

与传统颞下入路相比较：颞下"锁孔"入路可以获得传统颞下入路类似的显露效果，但传统颞下入路增加了手术操作和医源性损伤，延长了手术时间，多为无效暴露，且可能引起相应的并发症，如面神经额颞支损伤、腮腺损伤和容貌受损等。而颞下"锁孔"入路既节省了手术时间也减少了相应的并发症，避免了传统颞下入路对颞叶的过分牵拉而影响静脉回流，尤其是Labbé静脉，从而减少了术后脑组织肿胀的发生。

中颅窝入路（Approach Option）

适 应 证	入 路	图 示
○ 中颅窝病变 ○ 海绵窦病变 ○ 岩斜区病变 ○ 后颅窝病变 ○ 颞下窝病变	○ 颞下入路 ○ 改良翼点入路	

第三节　后颅窝入路
(Posterior Fossa Approach)

后颅窝有脑干和小脑等重要结构，空间小，手术可回旋余地小，要求更准确地选择手术入路。后颅窝手术入路较多，归结起来可以分为中线和外侧两大组（图7-3-1）。本节介绍常用的5个入路。

一、后颅窝中线入路

中线入路（posterior midline approach）是神经外科医生最容易掌握的入路，也是后颅窝最常用的入路。

麻醉后，将患者置于俯卧位或侧卧位，安置头架，头颈前屈，使小脑幕呈垂直位。采用中线直切口，上端可达到横窦和窦汇，枕骨两端宽可达到6 cm以上，下端可达到寰椎后弓及颈2棘突水平，可以开6 cm×5 cm以上的骨窗，切除寰椎后弓宽度约2 cm。硬膜呈Y字形剪开翻向横窦侧。当切除第四脑室内或脑干病变时，需要两个自动脑压板牵开两侧小脑辅助暴露。

此入路暴露范围：小脑半球、小脑蚓部（包括上蚓、下蚓）、脑干（部分脑桥和延脑）、枕大孔区、第四脑室区。可以用于这些部位病变的切除。常见病变有星形细胞瘤、室管膜瘤、髓母细胞瘤。

此入路虽然是后颅窝手术最经典的入路，仍有比较广泛的用途。其优点是显露过程容易、无重要结构、变通余地大、减压充分，尤其适合后颅窝中线部位的病变。其缺点是对小脑两侧方暴露不佳。

二、乙状窦后入路

乙状窦后入路（transretrosigmoid approach）是小脑桥脑角区手术最常使用的入路，也是后颅窝最重要的手术入路。

麻醉后，患者取侧卧位，头架固定，头向健侧倾斜10°，上肩前倾30°，充分显露枕颈部。耳后弧形皮肤切口，距耳后沟5～6 cm，上自耳廓上缘水平发迹内，下至乳突尖或下颌角水平。分离出枕骨鳞部和寰椎后弓，前方乳突后缘（图7-3-2）。

形成适度大小的游离骨瓣，钻的第一个孔是关键孔，它应该恰好位于横窦和乙状窦的转折处。乳

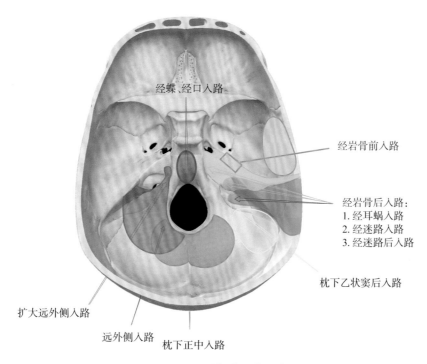

经蝶、经口入路

经岩骨前入路

经岩骨后入路：
1. 经耳蜗入路
2. 经迷路入路
3. 经迷路后入路

枕下乙状窦后入路

扩大远外侧入路

远外侧入路　枕下正中入路

图 7-3-1　后颅窝手术入路

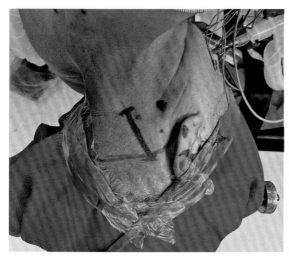
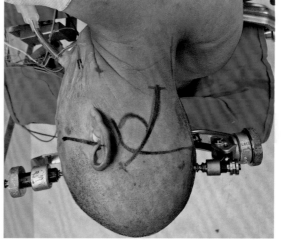

图 7-3-2　乙状窦后入路

突沟、上项线、星点以及导静脉都可以作为解剖标记，但这些解剖标记都存在一定程度的变异，所以横窦和乙状窦的定位，更要参考影像学。没有绝对的把握钻铣颅骨时要离开横窦和乙状窦一点距离，骨瓣取出后直视下再向上向外扩大。扩大骨窗可借助磨钻、椎板咬骨钳或铣刀，我们体会铣刀不容易造成窦损伤。如果肿瘤大、颅压高，尤其是存在小脑扁桃体下疝的患者，要进一步打开枕骨大孔，甚至切除部分寰椎后弓。以便释放脑脊液，减少脑挫伤。

硬膜呈 C 或 K 形剪开翻向横窦乙状窦。虽然硬膜翻向小脑一侧有利于缝合和小脑保护，但硬膜缘稍影响暴露，且一旦术中出现窦破损事件，会给处理带来困难。

关颅时严密缝合硬膜，可以用自体筋膜或人工脑膜修补。乳突小房与鼓室相通，再通过咽鼓管与鼻腔相通，乙状窦后入路几乎都会打开乳突小房。所以，重点是用骨蜡严密封堵乳突小房，否则将可能出现术后脑脊液鼻漏。

乙状窦后入路可以暴露Ⅳ～Ⅻ脑神经、小脑上动脉、小脑前下动脉、小脑后下动脉、椎动脉,是小脑桥脑角区髓外肿瘤不可替代的手术入路,也可以用于小脑半球病变的切除。

三、乙状窦前入路

乙状窦前入路(presigmoid approach),患者仰卧位或侧卧位,侧卧位更合适,头向健侧倾斜10°稍前转位,乳突位于术野的最高点,头架固定,医生位于患者顶枕端。放置腰大池引流,以便术中释放脑脊液降低颅内压。

围绕耳廓C形切口(图7-3-3),起自耳前1 cm眉弓水平,围绕耳廓呈弧形,上端距耳廓2 cm,后方

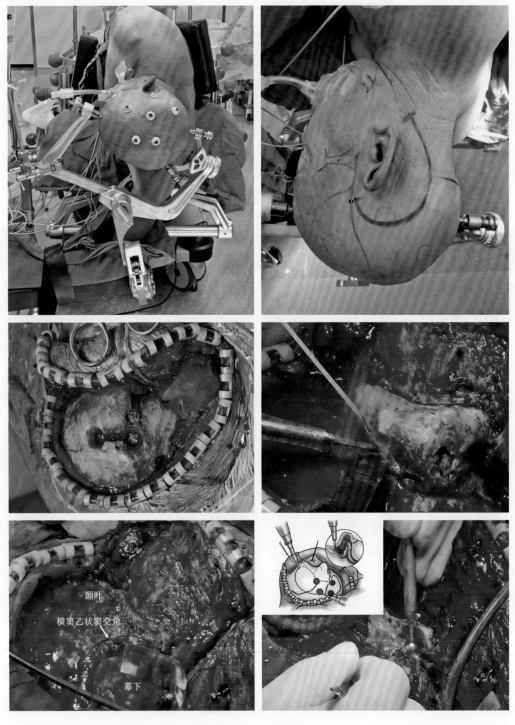

图7-3-3 乙状窦前入路

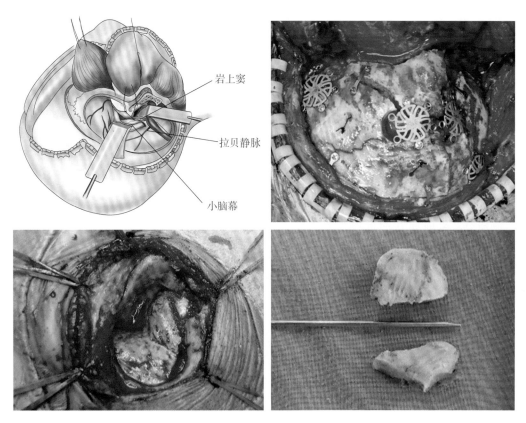

岩上窦

拉贝静脉

小脑幕

图7-3-3　乙状窦前入路（续）

距乳突沟 2 cm，下端止于乳突尖下 2 cm水平。皮瓣分离到外耳道后方翻向前方，外耳道后方皮肤菲薄，切忌用电刀或粗暴操作，以免穿透皮肤。

暴露颧弓根、颞骨、外耳道和乳突。做跨横窦幕上下联合骨瓣，骨瓣包括颞骨和横窦上下枕骨。在横窦上下分别钻孔，剥离子剥离硬膜和横窦并填塞海绵，乙状窦壁较薄且与颅骨粘连紧密，不可贸然分离以免引起窦壁破裂。后方铣成肾形跨横窦骨瓣取除，前方乳突可用超声骨刀、摆锯或小切削钻形成第二个骨瓣。借助现代显微外科也可以形成上下两个小骨瓣，可先在横窦上形成骨瓣，随后在横窦下方及乳突表面形成第二个骨瓣（图7-3-3）。

随后磨除迷路后乳突小房骨质，前方达面神经管，外侧达后半规管，下方达乙状窦球，乙状窦表面蛋壳化。注意保护面神经管、中和内耳结构。开放的乳突小房和骨窦用骨蜡封堵。平行颞叶底面和乙状窦前缘，呈T字形切开硬膜，并结扎、电凝后剪开岩上窦。剪开小脑幕直到小脑幕缘，注意幕缘周围的血管和神经。

此入路除了肿瘤以外，可能见到的结构有滑车

神经、三叉神经、外展神经、面听神经、后组脑神经、大脑后动脉、小脑上动脉、基底动脉、岩静脉。在手术中要注意判定这些重要结构的方位，避免误损伤。

特别提醒在关颅的时候要仔细和耐心，此入路很容易并发感染和脑脊液漏。要严密封堵乳突小房，修补硬膜并用肌肉或脂肪填塞，纤维蛋白胶封闭，还纳骨瓣，骨水泥填补骨缺损。

乙状窦前入路是暴露岩斜区最充分的入路，除了可以暴露海绵窦旁、岩斜区和中上斜坡以外，还可以暴露下斜坡，适用于上述区域、幕上下、尤其是累及下斜坡巨大肿瘤的切除。其优点是对小脑和颞叶的牵拉轻微，到达岩斜部的距离短，可直接处理肿瘤的基底早起阻断肿瘤供血血管，可以直视脑干的侧方和前方，对面听神经的骚扰小。缺点是开关颅复杂，手术时间长，感染和脑脊液漏的发生率高。这些缺点在一定程度上限制了其临床应用。

四、远外侧入路

远外侧是相对外侧而言，这个概念源于脊髓手术，引到颅脑手术后，专门用于枕大孔区外侧或

腹外侧病变的手术。1978年，西格（Seeger）首次阐述了通过枕骨髁暴露延髓腹侧面的方法。远外侧入路（far lateral approach）的标志和技术要点是：① 游离、移位椎动脉；② 磨除1/2 ～ 1/3枕骨髁或部分环枕关节。

枕下的肌肉可分为3层：第一层是胸锁乳突肌、斜方肌，第二层是头夹肌、头半棘肌，第三层是上下斜肌、头直肌。椎动脉于枕大孔的后外4点钟、8点钟入颅（图7-3-4）。

患者取侧卧位，头前屈并向健侧倾斜10° ～ 20°，使乳突处于最高点，头架固定，术中可根据需要再调整角度。远外侧入路涉及的切口较多，每位医生报道的切口大小和形状均不一致，核心应该是枕髁和椎动脉的暴露问题。在拐杖形皮切口和弧形切口中，建议取操作更方便、创面更小的弧形切口（图7-3-5，详见第四章切口设计）。

将皮肌瓣牵开，依次暴露枕鳞部、枕骨大孔、寰椎和部分枢椎，并向外侧充分游离。椎动脉周围有静脉丛和筋膜包裹，椎动脉结构常不容易分辨，不可贸然用电刀切割以免损伤椎动脉，椎动脉压迹是重要的解剖坐标。沿枢椎椎板向外推开肌肉和筋膜，于中外1/3处可见椎动脉压迹。同时分开环枕筋膜，沿枕骨大孔后缘向外侧分离，暴露枕骨髁、椎动脉和C1横突。

在枕骨的下外方开骨窗，暴露乙状窦后缘、颈静脉结节和枕骨大孔外侧，磨除颈静脉结节和部分枕骨髁后部，有报道枕骨髁保留1/3即能维持其稳定性。咬除病侧的寰椎后弓，游离椎动脉，如需继续向外扩大，可以C1部分横突，并打开椎间孔。

呈弧形剪开后颅窝及上颈段硬膜，翻向外侧，如果枕骨和寰椎切除充分，可以直视椎动脉入硬膜处。

此入路除肿瘤以外，可能见到的血管结构有椎动脉、小脑后下动脉和小脑上动脉。神经结构有面听神经、舌咽神经、迷走神经、副神经、C1、C2神经根，如无肿瘤的遮挡还可以看到舌下神经（图7-3-6）。在切除肿瘤时要注意神经血管结构和方位的变化，避免误损伤。

此入路能充分暴露枕骨大孔外侧和腹外侧。其优点是自外向内观察脑干、对脑牵拉少、近舌下和后组神经显露、可以近端控制椎动脉。缺点是脑干腹侧仍有盲区，而且暴露时间稍长、肌肉损伤大以及椎动脉损伤的可能。

远外侧入路是切除枕骨大孔区脑干腹外侧病变最适合的入路。

五、岩骨入路

岩骨入路（transpetrosal approach）是从头颅的侧方经岩骨进入后颅窝的路径。广义的岩骨入路包含了颞下经岩骨入路、经耳蜗入路、经迷路入路，经乙状窦前入路。如果根据在入路中岩骨被磨除的部位，可以将岩骨入路分为岩前入路（Kawase入路）和岩后入路，岩后入路包括经迷路后入路、经迷路入路和经耳蜗入路。

（一）岩前入路

岩前入路（anterior transpetrosal approach）是以岩骨为中心，利用磨除部分岩锥部获得空间。岩前

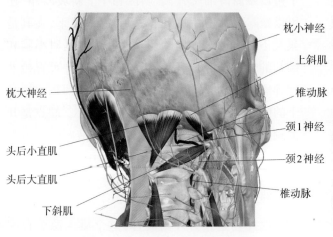

图7-3-4　枕下的肌肉可分为3层

（图中标注：枕小神经、上斜肌、椎动脉、颈1神经、颈2神经、椎动脉；枕大神经、头后小直肌、头后大直肌、下斜肌）

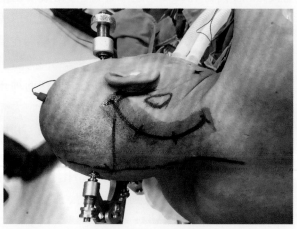

图7-3-5　C形切口

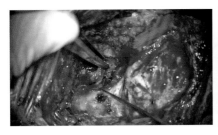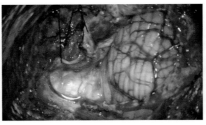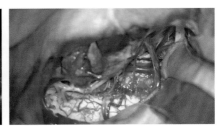

图7-3-6 远外侧入路显露范围及所见结构

入路并不是个新入路，但早年是经硬膜内，不磨岩骨。Kawase改良了传统的岩前入路，经硬膜外并磨除岩锥部，所以Kawase入路属于岩前入路，而且特指岩前经硬膜外入路。

1. 手术方法：麻醉后，首先放置腰大池引流。可选择仰卧位或侧卧位，仰卧位时头要大角度转向健侧，侧卧位更舒适。头架固定头处于侧仰位，取颞部U形、"?"形或直线切口，现今多用直线切口。于颞肌筋膜外游离，颞肌筋膜翻向下，颞肌翻向前。形成约5 cm×4 cm大小骨瓣，骨瓣2/3位于外耳道前，1/3位于外耳道后，骨窗下自颧弓上至鳞状缝，前自棘孔后至星点。磨除下方多余的骨质使之与颅底齐平。磨除岩骨有硬膜外和硬膜内两种方法，因硬膜外对颞叶和下吻合静脉（Labbé静脉）是损伤小，这里推荐经硬膜外入路。

开放脑脊液引流。硬膜外分离抬起硬膜，暴露弓状隆起、脑膜中动脉、岩浅大神经（保留岩浅大神经表面骨膜，以保护神经）、三叉神经压迹、V3、岩骨锥和岩骨嵴。弓状隆起与岩浅大神经定位内听道（弓状隆起与岩浅大神经成角的平分线上），内听道IAC在弓状隆起前、骨表面下7 mm的位置。

剥离硬膜接近岩浅大神经时，用稍锐利的剥离子有利于神经保护。自动脑压板抬起硬膜，硬膜外及卵圆孔V3周围的静脉出血用止血纱、海绵或流体明胶止血。暴露Kawase三角，磨除岩锥的范围约为3 cm×1.5 cm×1 cm，外界是弓状隆起，内侧界是三叉神经第三支，前界是岩浅大神经，后界是岩骨嵴和岩上窦，呈菱形，深达内听道IAC。

磨除内听道上壁时注意降温，注意勿损伤内听道硬膜，以免损伤面听神经，磨除三叉神经第三支下方时，小心下方岩骨段的颈内动脉，岩尖骨质磨除始于三叉神经压迹外缘开磨较为安全，误损伤颈

内动脉（图7-3-7）。

岩上窦两侧平行切开硬膜，于两端结扎岩上窦并剪开，垂直切开天幕，硬膜切口呈T字形。大部分岩斜区脑膜瘤同时累及天幕和Meckel腔，靠后切开岩上窦避免损伤岩静脉和滑车神经。此入路除了肿瘤以外，可能见到的结构有动眼神经、滑车神经、三叉神经、外展神经、面听神经、大脑后动脉、小脑上动脉、基底动脉、岩静脉。在手术中要注意判定这些重要结构的方位，避免误损伤。

切除肿瘤原则是离断肿瘤基底及供血，囊内减压，分块切除。保护血管神经，血管神经先控制，后分离蛛网膜界面（认清方位，充分减压后再分离），注意供应脑干的穿支动脉。

关颅时，用骨蜡封堵岩骨，尽量缝合破损的硬膜，颞肌筋膜翻转贴敷颅底，纤维蛋白胶再封堵。

技术要点：① 通过中颅窝底；② 切除岩尖骨质；③ 切开中颅窝、后颅窝硬膜和小脑幕；④ 到达斜坡和脑干的前方和侧前方的显露。

2. 评价：岩前入路是切除岩斜区脑膜瘤的首选入路，其可以暴露岩斜区、中上斜坡和海绵窦旁，可以直视脑桥前外侧，适用于累及中上斜坡、岩斜区肿瘤以及脑桥腹外侧海绵状血管瘤的切除。

岩前入路优点：① 可在肿瘤囊内切除之前电凝阻断肿瘤的血供（小脑幕动脉、脑膜中动脉）；② 肿瘤切除比较彻底，可切除肿瘤基底处的小脑幕和岩骨硬膜；③ 无须暴露乙状窦和Labbé静脉，静脉相关的并发症较少；④ 可一期切除侵犯中颅窝和Meckel腔的肿瘤；⑤ 磨除岩骨椎所需的时间较乙状窦前入路短；⑥ 对Ⅶ～Ⅹ颅神经干扰小，听力保留率高；⑦ 不牵拉及不损伤小脑和脑干且颞叶的牵拉轻微；⑧ 到达岩斜部的距离短，可以直视脑干的侧方和前方。

岩前入路缺点：① 该入路暴露范围有限，要考虑

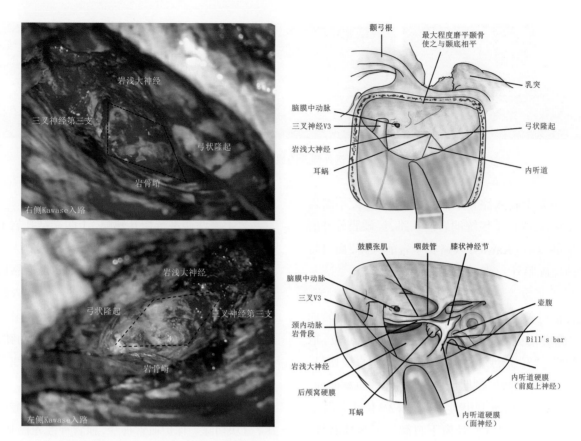

图7-3-7 磨除岩锥的范围

肿瘤的大小和基底，不适合广基底巨大肿瘤的切除；② 内侧不超过斜坡中线，外侧不超过上半规管，下界不超过内听道；③ 解剖相对复杂，术野相对狭小，需要注意重要结构的保护；④ 有脑脊液漏的可能性。

岩前经硬膜入路应作为大部分岩斜脑膜瘤的首选入路，但巨大肿瘤的切除，经硬膜内入路依然是不可或缺的选择。

（二）岩后入路

岩后入路（posterior transpetrosal approach）磨除岩骨的部位与岩前入路有所不同。岩后入路包括经迷路后入路、经迷路入路和经耳蜗入路。

1. 手术方法：侧卧位，耳周C形切口，皮瓣翻向前。首先要磨除乳突，在此基础上进一步磨除Trautman三角（图7-3-8），即乙状窦和面神经管之间的乳突骨质和乳突小房，下方以颈静脉球为界，上方磨到中颅窝底。如果颈静脉球高位Trautman三角较小，此入路的暴露范围和操作空间受限。如果患者患侧的听力丧失，为增加暴露可以进一步磨除迷路（经迷路入路），甚至耳蜗（经耳蜗入路）。

2. 评价：岩后入路可显露滑车神经至颈静脉结节之间脑干前外侧区域。经岩后入路对颞叶损伤轻，与岩前入路比较对下斜坡显露较好。经岩后经迷路后入路，由于有半规管的遮挡，以及5、7、8颅神经遮挡，空间很小。增加暴露则需牺牲迷路或耳蜗，更容易发生脑脊液漏并不容易修复。

岩后入路创伤大、实用性差，并发症多，常可以被其他入路替代，目前在神经外科很少使用。只有个别医院和医生应用其中的经迷路入路，切除小的已经丧失听力的听神经瘤。

六、Kawase入路

虽然Kawase入路只是经岩骨入路的一个组成部分，但为了强调Kawase教授对颅底外科的贡献，特将Kawase入路单独列出。在Kawase入路提出以前，岩前入路通常是经硬膜下。Kawase教授经过解剖学研究，于20世纪80年代提出经硬膜外磨除Kawase三角的方法，该方法改善了传统入路的显露，减少脑损伤、静脉损伤的并发症，为此得到专业

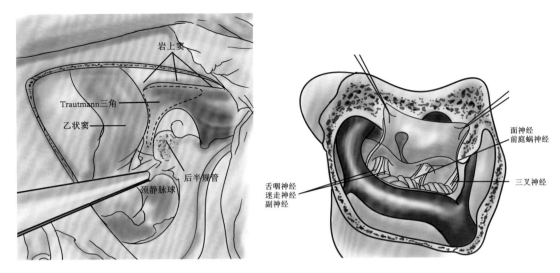

图7-3-8 岩后入路磨除 Trautman 三角

内的认可并被广泛采纳。

Kawase 入路是对岩前经硬膜下的改良,其特指岩前经硬膜外入路,而将经硬膜内磨除岩骨尖称为改良 Kawase 入路的提法是不恰当的。

为致敬 Kawase 教授,选其亲手绘制的插图如下(图7-3-9)。

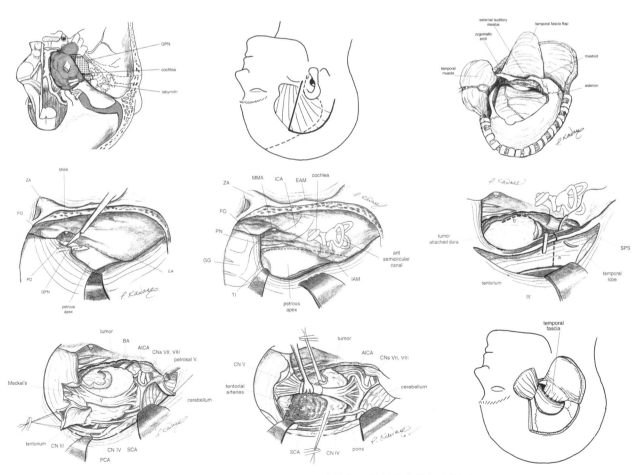

图7-3-9 致敬 Kawase 教授,选其亲手绘制的岩前入路插图

本图引自: Takeshi Kawase, Technique of anterior transpetrosal approach, Operative Techniques in Neurosurgery, Volume 2, Issue 1, 1999, Pages 10-17

后颅窝入路（Approach Option）

适 应 证	入 路	图 示
○ CPA区病变 ○ 斜坡病变 ○ 脑干病变 ○ 小脑病变 ○ 四脑室病变 ○ 松果体区病变	○ 乙状窦前入路 ○ 乙状窦后入路 ○ 远外侧入路 ○ 中线入路 ○ 迷路入路	

第四节　中央颅底与中线入路
(Central Skull Base and Midline Approach)

中央颅窝底或中线由鞍区、两侧海绵窦和斜坡以及脑室系统、松果体区和脑干组成。

一、经鼻蝶入路

经鼻蝶入路（transnasal transsphenoidal approach）有较长的历史，前面我们已经看到库欣（Cushing）借助头灯等经鼻手术的情景，但限于当时设备和器械的条件，经鼻蝶手术没能正式开展。20世纪80年代，随着显微镜的应用，尤其是20世纪90年代后内镜的应用，经鼻蝶手术逐渐在神经外科得到普及。经鼻蝶手术发展的过程，曾经历过经筛碟和经口鼻碟入路。经筛碟入路术野暴露范围小，向鞍上拓展的角度差，术后容易出现鼻窦的囊肿；经口鼻碟入路会出现术后上唇的麻木，术野暴露范围小，经口腔较经鼻腔更容易污染。由于经筛碟和经口鼻碟入路上述的缺点，已经被经鼻手术所取代。当今，经鼻手术已经成为颅底外科的重要组成部分，手术技术日渐成熟，应用范围也更加广泛。

经鼻蝶入路早期仅用于垂体瘤的切除，现在也用于颅咽管瘤和鞍区脑膜瘤的切除。

（一）手术方法

麻醉插管时将导管放置左侧，牙垫放置右侧，为右鼻孔留出操作空间。头部抬高超过右心房水平，头后仰并向左倾，头架固定。头后仰的程度依据术者的习惯和病变位置。如果术者站在患者头顶操作，或病变位于前颅底，头需尽量后仰；如果术者站在患者侧面操作，头轻度后仰即可。因为，后仰虽然术者体位方便，但会造成术区创面容易出血，而且血集聚在术野，影响显露。导航注册。剪除鼻毛，用碘伏消毒面部和鼻腔，10%肾上腺素盐水棉条湿敷鼻黏膜。

1. 显微镜下操作：通常经右侧鼻孔，如果鼻中隔偏曲或肿瘤向一侧侵犯较多，也可以经左侧鼻孔。头后仰30°，使眼角与耳廓上缘处于一条垂线上，向左侧倾30°。术者站在患者的右侧，或患者头顶侧。如果术者站在患者头顶侧，患者头取正中位，后仰45°。导航注册，用于手术中确定方向，了解肿瘤切除程度，个别复杂病例也可以应用术中MRI。腹部和左侧大腿外侧预留取脂肪、筋膜和肌肉的空间。

可取鼻中隔入路，鼻中隔黏膜下注入盐水，使黏膜游离，距鼻孔2 cm处电凝后切开黏膜，用剥离子扩大黏膜游离范围，使黏膜与鼻中隔软骨和骨性鼻中隔分离，暴露蝶嵴，将骨性鼻中隔近蝶窦前壁处折断，推向左侧，放置单鼻孔扩张器。以蝶窦开口为上界磨开蝶窦前壁，最大径约2 cm。进入蝶窦确认鞍底，依据肿瘤的大小和位置磨开鞍底。硬膜呈十字或U形切开，如果肿瘤质地较软可能自行涌出，GH腺瘤通常质地软脆，呈豆渣样。随着下方肿瘤的切除，鞍上肿瘤可能逐渐下坠，方便进一步切除肿瘤。为防止鞍隔过早下垂影响操作并造成脑脊液漏,切除垂体瘤的顺序为肿瘤下方、后方、两侧,最后是肿瘤上方。前上方是最容易发生脑脊液漏的部位,该部位操作要轻柔。

肿瘤切除后重建鞍底,如果没有脑脊液漏,鞍内填入小块吸收性明胶海绵,用适度大小的骨性鼻中隔封堵。将鼻中隔复位,两侧鼻孔填入膨胀海绵棒或碘仿纱条,促进鼻黏膜贴敷减小黏膜游离和黏膜下积血。

2.内镜下操作:同样经右侧鼻孔或经左侧鼻孔入路。头后仰10°,向左侧倾30°。术者站在患者的右侧,左手持内镜,在手术进行中内镜可以交给助手或由气动臂固定,以便术者可以两手进行精细操作。将肾上腺素棉条塞入鼻腔至碟筛隐窝,收缩鼻黏膜和中鼻甲,用剥离子将中鼻甲向外侧挤压,扩大鼻道,必要时可用扩鼻器扩张鼻道,充分暴露碟筛隐窝。寻找蝶窦开口,以蝶窦开口为上界,形成鼻中隔黏膜瓣,根据需要决定黏膜瓣的大小,将黏膜瓣送至后方鼻咽部。如需用黏膜瓣修补颅底缺损,应尽量保留供血的蝶腭动脉。

显微钻磨开蝶窦前壁后,磨开的范围要大于显微镜下操作。在蝶窦内可见蝶鞍、蝶骨平台、鞍结节、斜坡、双侧颈动脉隆起、双侧视神经管和双侧视神经颈内动脉隐窝(opticocarotid recess,OCR)。

除鞍底外,还可以酌情磨开前颅底上述可见区域。切除病变后,严密修补颅底。

(二)评价

经鼻入路除了减小了经颅入路的入路损伤,还提供不一样的暴露角度。其绕开了视神经和颈动脉极其分支的遮挡,适合处理视交叉后方的病变,如垂体瘤、颅烟管瘤以及脑膜瘤。

内镜发展丰富显微神经外科的技术手段,使经鼻手术如虎添翼。其创伤小,视线好,符合微创神经外科的要求,是颅底外科的重要补充。内镜下经鼻碟垂体瘤手术,比较适合大中型垂体瘤,对于小垂体瘤内镜下与显微镜下经鼻碟垂体瘤手术相比没有优势,况且内镜下经鼻手术对鼻黏膜的损伤太大。

经鼻手术的不足之处,通道狭小,不利于手术操作。

有严重鼻窦炎,鼻窦内有积脓、积液者为经鼻手术的禁忌证,而仅鼻窦黏膜增厚或甲介型鞍底不是经鼻手术的绝对禁忌证(详见第十四章)。

二、经口入路

经口入路(transoral approach)可以从脑干腹侧暴露斜坡,寰椎,齿状突和C2、C3椎体。适用于斜坡及环枕交界区硬膜外来源的病变手术,脊索瘤或转移瘤。也可以用于该区域硬膜下较小病变的手术,脑膜瘤、脑干海绵状血管瘤及基底动脉动脉瘤。

(一)手术方法

麻醉后,患者取仰卧位,行气管切开,保持呼吸道通畅,因为不管是经口插管还是经鼻插管,气管导管位于口咽部都会给手术带来极大的不便。头稍后仰,头带参考架光学导航或电磁导航注册。如无导航,需准备好C臂X线机,以备手术中定位(图7-4-1)。

用碘伏消毒口腔,放置口腔牵开器(McGaver

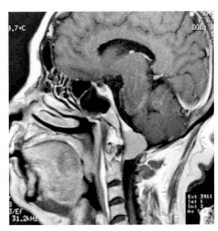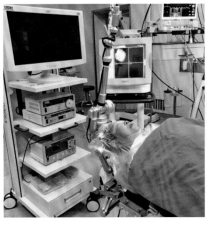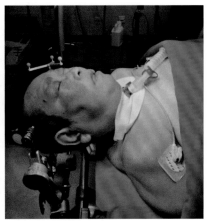

图7-4-1　行气管切开便于手术操作

retractor），固定舌体和软腭。放置口腔牵开器时，注意牙齿的保护，并检查舌体和口唇是否被牵开器及牙齿挤压和切割，以免术后发生舌体肿大。用细导尿管经鼻道插入，从口腔取出，用止血钳夹紧尿管，提起软腭。如暴露咽后壁不满意，可以在悬雍垂一侧切开软腭，并将软腭牵向后鼻道。如果是骨组织来源的病变，在咽部即可以看到异常隆起。

沿中线纵向切开咽后壁黏膜和肌肉，用剥离子将黏膜、肌肉和骨膜向两侧推开，助手可以用脑压板辅助暴露。根据需要决定暴露斜坡、寰椎和枢椎的范围，骨切除可达 4 cm×2 cm 大小（图7-4-2）。硬膜内病变切除后，可用阔筋膜修补硬膜，肌肉或脂肪填塞，纤维蛋白胶封闭，并用髂骨植骨加强。椎前肌肉和黏膜和软腭切口用可吸收线严密缝合，术后可任其自然脱落，除非自觉异物感明显，否则不用拆线。

（二）评价

经口入路是斜坡、环椎和枢椎骨来源病变或畸形手术无可替代的选择，较适合硬膜外病变，现在也偶尔用于硬膜内病变手术。此入路的优点是从腹侧观察脑干，没有脑牵拉，没有神经和血管的遮挡，可以直接处理肿瘤基底部。

缺点是需要气管切开，手术路径长，经过污染区，暴露的范围较小。口腔是较鼻腔更容易污染的区域，经口入路相关的颅内感染和伤口漏是困扰此入路开展的主要症结。

经鼻经口入路（Transnasal and Transoral Approach）

优　点	缺　点
自腹侧观察鞍区和脑干	经过污染区
减少脑牵拉	手术路径长
无神经和血管的遮挡	感染及伤口漏
直接处理肿瘤基底	鼻腔结构的破坏

三、经胼胝体入路

经胼胝体入路（transcallosal approach）又称额部胼胝体—透明隔—穹隆间入路，是切除第三脑室内肿瘤的最佳入路。

（一）手术方法

麻醉后，正中仰卧位，头前屈30°，头架固定。侧卧位可利用脑自然下垂，方便一侧脑室暴露，但不利于中线结构的暴露。取非优势半球高额瓣，中线支骑中线或跨中线，切口后缘位于冠状缝后2 cm，皮瓣翻向前。矢状窦旁前后各钻一孔，确认

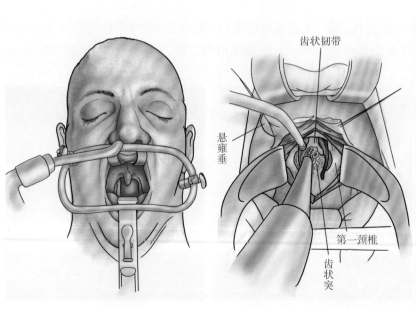
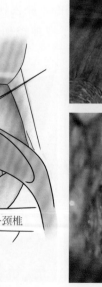
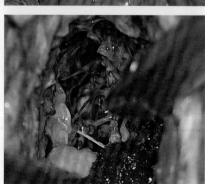

图7-4-2　经口暴露范围

矢状窦边缘,剥离硬膜,向外倾斜放置铣刀,铣开中线侧,随后咬除部分颅骨内板,暴露矢状窦边缘,骨瓣前后位置可参考冠状缝,后缘达冠状缝后2cm。

硬膜U形剪开翻向矢状窦,掀开硬膜时注意大脑上静脉的保护。自纵裂牵开大脑半球时,如受限于大脑上静脉,为保护静脉,可切开脑表游离静脉或切除部分脑组织,注意纵裂内胼缘动脉和胼周动脉的辨认及保护。两胼周动脉的深面即为胼胝体,白色、表面乏血管。

通常在胼胝体体部的前方切开,用剥离子沿胼胝体中央沟直接划开,切开长度2~3cm。为避免胼胝体切开过长,同时又能得到充分暴露,可将胼胝体切除2cm×1cm。用两个脑压板沿透明隔间腔深入至第三脑室内,暴露第三脑室内结构。经胼胝体、两侧脑室间透明中隔进入第三脑室,主要结构有:透明隔、透明隔静脉、位于透明隔底的穹隆、丘脑表面有丘纹静脉、Monro孔、脉络丛和第三脑室顶部的大脑内静脉。

进入第三脑室主要有多个途径,经一侧脑室Monro孔、经脉络膜上、下入路或经透明隔间腔穹隆间第三脑室顶。选择哪个途径取决于肿瘤的大小、位置、质地及权衡相关的并发症。经一侧脑室Monro孔可以达到第三脑室前部,必要时切开一侧的穹隆柱,但可能会影响记忆,注意不要损伤丘纹静脉和大脑内静脉,此方法适用于第三脑室内通过Monro孔向侧脑室扩展的肿瘤。

经脉络膜上、下入路是经过侧脑室底的大脑中帆进入第三脑室的一种方法。经脉络膜上入路于脉络丛上穹隆带做切口,脉络丛翻向外下。经脉络膜下入路于脉络膜带作一切口,脉络丛翻向内上。经脉络膜下入路需切断丘纹静脉的一支,有可能造成不动性缄默及嗜睡。经穹隆间入路易损伤双侧穹隆导致相关并发症,此入路通常仅用于占位效应明显的第三脑室内肿瘤。

经胼胝体入路空间狭小,周围有重要的组织结构,所以,对解剖标志的准确定位非常重要。切除肿瘤时,要始终沿着肿瘤与室管膜的界面(图7-4-3)。

(二)评价

此入路适用于累及侧脑室及第三脑室的大型肿瘤。

此入路的优点:经胼胝体入路没有视神经和前交通复合体的遮挡,对第三脑室暴露优于经前纵裂入路。对第三脑室后部及侧脑室的暴露优于经鼻蝶入路和前纵裂入路。而且,经胼胝体入路受脑室大小影响小,能显露两侧脑室,优于经侧脑室前角入路。

此入路的缺点:尽管可以显露侧脑室及第三脑室病变,但仅显露侧脑室体部较好,而对额部、三角部、枕部和颞角都显露较差。

胼胝体切开可能会造成失联合症状,尤其成人表现严重,且较儿童相比不容易恢复。交叉优势,即控制优势手的半球与控制语言的半球不是同一

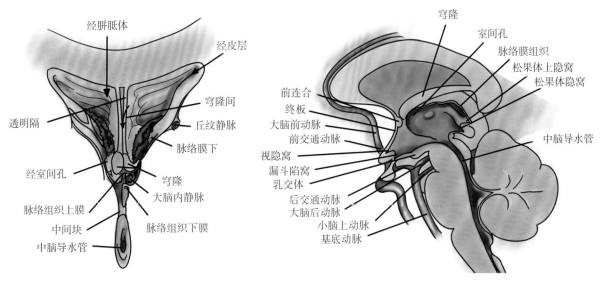

图7-4-3 经胼胝体入路暴露范围

侧，该类患者术后可能发生书写及语言功能障碍。胼胝体后部切开，会增加认知功能障碍、下肢瘫、尿失禁、缄默及情绪紊乱。所以，胼胝体切开的长度应尽可能短。

此入路术后常遇到的问题是暂时性近记忆丧失，报道发生率高达30%，多数于术后3个月恢复。

对血管解剖不熟悉以及操作不当，都会造成血管损伤，除了透明隔静脉，丘纹静脉、大脑内静脉及两侧的胼周和胼缘动脉损伤会造成严重的神经功能。经脉络膜下入路容易伤及丘脑和丘纹静脉。

脑牵拉和大脑上静脉的损伤，会造成脑叶的挫伤和出血。术前行MRV检查，了解大脑上静脉的分布，帮助选择手术入路的侧别和位置。

四、枕下经天幕入路

枕下经天幕入路（Poppen approach）因最早由波彭（Poppen）于1966年提出，用于切除松果体区肿瘤，故又称为Poppen入路。松果体区，顾名思义，是以松果体为中心的区域。顶是胼胝体压部下面、穹隆脚末端、海马联合；底是中线部为小脑蚓部的山顶、中央小叶、外侧部为小脑半球的方小叶、中央小叶翼；前壁是缰联合、松果体、后联合、四叠体板、中线部为小脑蚓部的小舌、外部为小脑上脚；外侧壁是丘脑枕、穹隆脚、海马旁回和齿状回的后部。

松果体区手术困难在于众多血管的包绕，解剖学将松果体区分为5个间隙。第一间隙为双侧大脑内静脉间间隙，其形状呈前窄后宽。第二间隙为基底静脉与同侧大脑内静脉之间间隙。第三间隙为基底静脉与大脑大静脉之间形成的间隙，此间隙相对较宽。第四间隙为大脑大静脉下方的间隙。第五间隙为直窦下与小脑上之间间隙。

Poppen入路涉及的结构有四叠体池、直窦、基底静脉、大脑大静脉、大脑内静脉、大脑后动脉。

（一）手术方法

麻醉后，放置腰大池引流，俯卧位或侧腹卧位，头旋转30°，患侧朝下，头前屈，使枕外粗隆位于最高点，头架固定。取U形皮瓣，切口内侧到中线，切口下极到横窦，皮瓣翻向横窦侧。形成紧靠矢状窦和横窦的游离骨瓣。硬膜T形切开，翻向横窦和矢状窦（图7-4-4）。

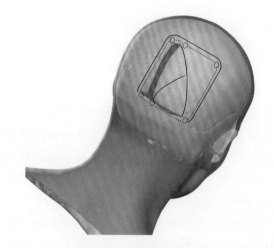

图7-4-4　硬膜T形切开

抬起枕叶，距直窦5～10 mm，平行直窦切开天幕，长约3 cm，可见松果体及小脑上部结构。显微镜下剪开大脑大静脉及基底静脉周围的蛛网膜，注意对静脉的保护。在暴露中要严格掌握中线位，对准第三脑室，以免损伤周围丘脑枕等重要结构。体缓解脑积水也是松果体区肿瘤的目的，枕部经小脑幕入路时，切除肿瘤后，行第三脑室后部造瘘。

四叠体池是由胼胝体压部下表面和围城大脑大静脉极其属支的双层蛛网膜组成是围绕中间帆的脉络膜组织的延续。滑车神经由天幕缘进入四叠体池，在中脑侧表面先前进入环池。基底静脉由大脑前静脉和大脑中深静脉在前穿质下汇合而成，绕过四叠体池。根据引流的部位，从前到后可分为3段：丘纹体段、大脑脚段、中脑段。中脑段起始处紧贴于同侧膝状神经节的表面，此段是与松果体区手术关系密切的基底静脉。大脑内静脉始于室间孔后方，两根平行，间隔2 mm，沿第三脑室顶后行。在松果体平面分开，在胼胝体压部下方向后上折返，两侧在中线合并成大脑大静脉。大脑内静脉的主要属支有丘纹上静脉、透明隔静脉、脉络膜上静脉。大脑内静脉的代偿循环差，属支损伤后容易出现症状。大脑大静脉主干位于胼胝体压部的下方，小脑幕切迹缘，起点在松果体的后上方。大脑大静脉主要为单干，少数以双干平行汇入窦汇。在天幕穹大脑大静脉与下矢状窦汇合成直窦，其间夹角为锐角或接近直角。大脑后动脉和小脑上动脉两者的主干和分支均从前方进入松果体区。大脑后动脉起自基底动脉与后交通动脉相连，主要分支有短旋动脉、长旋动脉、丘脑膝状体动脉、脉络膜后内侧动脉和脉络膜后外侧动脉。

（二）评价

松果体区手术因部位深、周围毗邻重要的神经和血管而具有高风险性。目前松果体区肿瘤手术可供选择的入路有5种，在现有条件下，Poppen入路是松果体区肿瘤最常用的手术入路，其次是后纵裂入路及幕下小脑上入路（图7-4-5）。

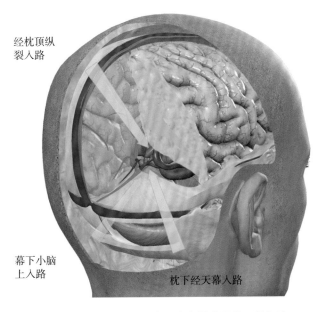

经枕顶纵裂入路

幕下小脑上入路

枕下经天幕入路

图7-4-5 松果体区5种入路中最常用的3种入路

此入路的优点：Poppen入路选择枕叶与小脑之间天然存在的间隙，Poppen入路的有效暴露面积要大于其他入路，对于松果体区域极其毗邻的重要血管暴露良好，此入路有明显的优势，适用于松果体区所有病变。

Poppen入路距离短、视野宽敞，纯脑外操作，脑损伤小。大脑后动脉、大脑大静脉及四叠体区的静脉都处于直视下易于保护。

此入路缺点：在手术中容易偏离中线，造成丘脑等重要结构损伤。

五、幕下小脑上入路

幕下小脑上入路（Krause approach）因最早由克劳斯（Krause）提出，故又称为Krause入路，当初是为了切除松果体区病变特别设计的入路。幕下小脑上入路与上述后路窝中线入路开颅过程相似。

（一）手术方法

麻醉后，用弹力绷带包扎双下肢，取坐位，头架固定。后中线切口，形成5 cm×4 cm骨窗，骨窗的位置要高，暴露部分横窦下缘。硬膜呈U形剪开翻向横窦。因重力的作用小脑自然下垂，在天幕和小脑之间形成2 cm间隙。小脑前中央静脉位于松果体的后方，此入路需要牺牲掉小脑前中央静脉。在显微镜下电凝切断小脑前中央静脉后既可以暴露松果体区。切除该区肿瘤一定要注意中线的方位，注意大脑大静脉、两侧基底静脉和丘枕的保护。

（二）评价

幕下小脑上入路（Krause入路）主要是用于松果体区病变的切除。

此入路优点：① 利用小脑自然下垂，降低脑牵拉损伤的风险；② 血液和脑脊液向下引流，术野清晰；③ 容易找中线，偏离中线误入丘脑枕部，造成丘脑损伤的可能性小；④ 不会出现枕下入路偏盲的症状；⑤ 如果不能切除肿瘤时，可以打通脑脊液循环，打开第三脑室后部或一期行侧脑室—枕大池分流术。

此入路缺点：① 气体栓塞；② 低血压；③ 张力性气颅；④ 硬膜下血肿；⑤ 体位摆放烦琐；⑥ 术者手术中不舒适；⑦ 需要专业麻醉师、心房导管和超声多普勒监测。

尽管有术区暴露好等优点，因为存在严重并发症的风险，现在已经很少使用。

六、Dolenc入路

海绵窦及其周围复杂的解剖结构，致使该区域手术伴有极高的病死率和致残率。20世纪80年代初（1983年），温科·V.多伦茨（Vinko V. Dolenc）提出经硬膜外磨除Dolenc三角，直接进入海绵窦的显微外科手术技术，改善了该区域肿瘤的手术效果。

Dolenc三角，也称作床突三角，其外侧界是动眼神经，内侧是视神经外侧缘、C3颈内动脉虹吸段纤维环。该间隙实质上是个硬膜外间隙，通过切除纤维环、解剖眼动脉、控制颈动脉和内侧海绵窦的出血。

（一）手术方法

麻醉后，放置腰大池引流，或术中切开硬膜小孔释放 CSF。仰卧位，头后仰 10°，向健侧旋转 45°，使眶上缘和颧弓处于最高点，头架固定。类似翼点入路的额颞弧形切口，皮瓣翻向前下，颞肌翻向后下，悬挂在头环上。额颞游离骨瓣。

骨瓣取出后，充分磨除蝶骨嵴，磨除前床突，磨开视神经管上壁和外侧壁，摘除视神经与颈动脉之间的骨质，显露视神经和颈动脉。剪开眶上裂系带，自硬膜外游离，在海绵窦外侧壁两层之间，将硬膜与海绵窦外侧壁分离，可以显露海绵窦外侧壁大部分、棘孔圆孔和卵圆孔，海绵窦内侧膜下有脑神经和颈动脉穿行。

于 Dolenc 三角切开海绵窦外侧壁进入海绵窦。切除肿瘤的策略是找好边界后，先切除外侧，后切除内侧，肿瘤内侧为压闭的海绵窦，肿瘤切除后会大量出血，而这种出血只能注入流体明胶或填塞吸收性明胶海绵，占据空间将影响观察和下一步操作，并造成重要血管和神经的误损伤（图 7-4-6，7-4-7）。

关颅前彻底止血，通过升压、增加气道阻力和低头的方法，确认海绵窦的止血可靠、有效。

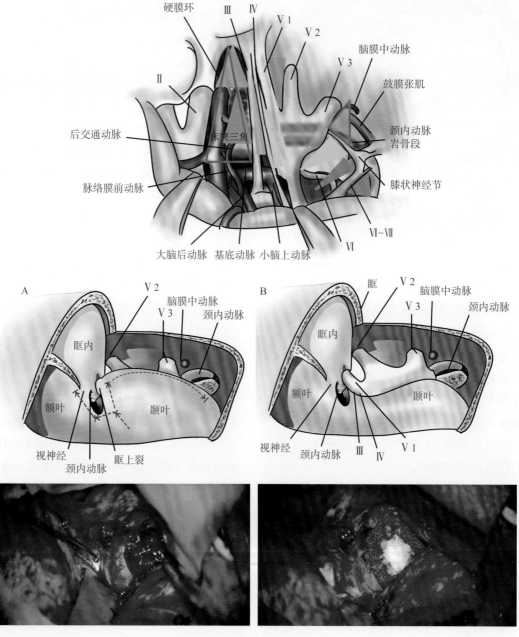

图 7-4-6　Dolenc 入路

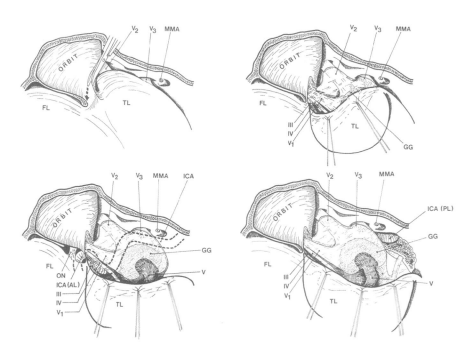

图7-4-7 致敬Dolenc教授，其 Frontotemporal Epidural Approach经典图篇

本图引自：Dolenc VV. Frontotemporal epidural approach to trigeminal neurinomas. Acta Neurochir (Wien). 1994; 130(1-4):55-65.

（二）评价

Dolenc入路作为中央颅底入路，为海绵窦区域病变的手术提供了极佳的方案，其具有以下优点：① 对海绵窦周围的血管和神经显露清晰，易于对血管和神经进行保护；② 对病灶显露充分，易于彻底切除病变；③ 硬膜外操作，减少了对脑组织和静脉的影响，同时也减少了术后感染的机会。

海绵窦外侧壁分两层，动眼、滑车、三叉第一支和外展神经位紧贴内层深面，翻开外层时注意解剖关系，避免误入内层损伤神经。另外，电凝内层时也可能造成神经损伤。

在实际手术中，因局部有肿瘤组织，正常的解剖结构已经遭到破坏，海绵窦内穿行的脑神经发生移位或变性，术中常常难以辨认，所以通常是取海绵窦外侧壁破肿瘤侵破除进入。

第五节 特定部位入路选择
(Approach Option for Special Region)

"条条大路通罗马"。病灶定位是选择手术入路的前提，一个病灶可以选择的入路可能不止一个，尤其是深部、中线部位和周围结构复杂的病灶。同一部位病灶入路的选择多样性即说明每一入路有其各自优缺点，同时也是病灶性状多样性和术者特长不同影响的结果。入路选择的依据是：病变部位、病变大小、病变形状、肿瘤质地、肿瘤钙化、扩展方向、前次手术入路以及术者习惯，最后还有患者的要求。本章将对四个区域的相关入路进行比较分析。

一、鞍区病变入路选择

解剖上涉及区域的称谓都不十分精确概念，鞍区泛指蝶鞍周围的区域。鞍区病变常见肿瘤有3种：垂体瘤、脑膜瘤和颅咽管瘤，颅咽管瘤是鞍区病变中最具代表性的。垂体瘤和脑膜瘤因其部位和性状的原因，入路相对比较固定。当今，垂体瘤手术80%选择经鼻入路，脑膜瘤基本上都采取经颅入路。而颅咽管瘤具有多变性，肿瘤可能向多方向生长，肿瘤性状差异较大，入路面临多种选择。

现以颅咽管瘤为例，探讨鞍区病变入路的选择。

提起入路不能不提分型，国内外涉及颅咽管瘤的分型最多，达10多种，说明都不尽人意，都有其局限性，后来人总在不断改良。分型是入路选择的基础，分型需要实用性以利于选择适合的手术入路。颅咽管瘤曾有的部分分型如下。

一个好分型的标准应该是：利于诊断、利于治疗、利于应用、可评估预后并且使用简便，利于应用包含有助于入路的选择。Samii（1995）分型相对最准确，对选择手术入路最有帮助（图7-5-1）。

涉及颅咽管瘤的分型

- Ciric（1980）分为5型：脑室内型，软脑膜下型，软脑膜外蛛网膜下型，蛛网膜外型（哑铃型），蛛网膜外型（单纯鞍内型）
- Konovalov（1983）分为6型：鞍内型，鞍上型，鞍内-鞍上型和脑室内型；其中鞍上型又分为视交叉前型、视交叉下型和视交叉后型
- Kobayashi（1984）分为4型：鞍前型、鞍内型、鞍后型和脑室型
- Stenol（1985）分为4型：鞍内-鞍上型和鞍上型；后者又分为脑室外型、脑室内型和混合型
- Hoffman（1989）分为3型：鞍内型、视交叉前型和视交叉后型
- Yasargil（1990）分为6型：a. 单纯鞍内-膈下型，b. 鞍内鞍上-膈下膈上型，c. 膈上-交叉旁-脑室外型，d. 室内-室外型，e. 脑室旁型，f. 单纯脑室内型
- Choux-Ray baud（1991）分为4型：鞍内型、结节漏斗型、脑室内型和广泛型
- Fahlbusch（1993）分为3型：鞍内或鞍上-鞍膈下型、鞍上或鞍后-鞍膈上脑室外型、脑室内型
- Samii（1995）分为5级+4型：起源于鞍上的颅咽管瘤，向蝶鞍及上方扩展分为5级：Ⅰ限于膈下，Ⅱ限于鞍上，Ⅲ侵及三脑室下部，Ⅳ侵及三脑室上部，Ⅴ侵及透明膈与侧室；向周围扩展分为4型：1. S型向蝶窦，2. L型向颞侧，3. P型向后颅窝，4. A型向额底
- 朱贤立，林洪（2000）分为4型：Ⅰ膈下型、Ⅱ膈上型、Ⅲ室内型、Ⅳ室内室外型

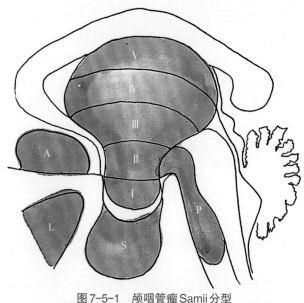

图7-5-1　颅咽管瘤Samii分型

Samii分型：

向蝶鞍及鞍上扩展分为5型

- Ⅰ型：限于鞍隔下
- Ⅱ型：限于鞍隔上
- Ⅲ型：侵及第三脑室下部
- Ⅳ：侵及第三脑室上部
- Ⅴ型：侵及透明隔及侧脑室

向周围扩展分为4型

- A型：向前颅底
- S型：向蝶窦
- L型：向颞侧
- P型：向后颅窝

图示见图7-5-1。

鞍区病变手术的相关入路包括：① 经额下入路；② 经纵裂入路；③ 经翼点入路；④ 经颞下入路；⑤ 经颞入路；⑥ 经胼胝体入路；⑦ 经脑室额角入路；⑧ 经鼻蝶入路，如下（图7-5-2）。

上列8种入路中，有5种比较常用，它们是经翼点入路、经纵裂入路、经胼胝体入路、经颞下入路和经鼻蝶入路。这5种入路的优缺点总结如下：

（一）经翼点入路

优点：① 路径最短；② 适合2-3型及L型；③ 可用于前置视交叉；④ 可通过1、2、3、4间隙操作；⑤ 脑牵拉较轻；⑥ 可经终板进入第三脑室。

缺点：① 神经和血管的遮挡；② 倾斜的操作角度；③ 前置视交叉时通道狭窄；④ 经终板显露第三脑室后方及鞍后不充分。

（二）经纵裂入路

优点：① 适合3-4型肿瘤；② 充分显露视神经视交叉；③ 充分显露前交通复合体；④ 直接达到肿瘤起源部位；⑤ 直接达到终板和第三脑室；⑥ 观察丘脑下部和脚间池；⑦ 分离血管更安全。

缺点：① 前交通复合体遮挡；② 视神经视交叉遮挡；③ 矢状窦大脑上静脉损伤；④ 双额叶损伤。

（三）经胼胝体入路

优点：① 可显露侧脑室和第三脑室；② 适合纯脑室内颅咽管瘤；③ 适合脑积水患者；④ 经胼胝体入路优于经皮层入路。

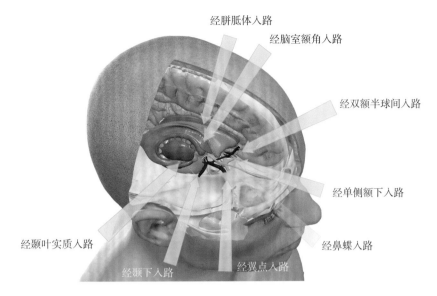

经胼胝体入路
经脑室额角入路
经双额半球间入路
经单侧额下入路
经鼻蝶入路
经颞叶实质入路
经颞下入路
经翼点入路

图7-5-2 颅咽管瘤入路荟萃

缺点：静脉损伤、失联合症状。

（四）经颞下入路

优点：① 适合部分2-3型尤其P型；② 入路简单；③ 工作距离短；④ 无神经和大血管遮挡；⑤ 神经减压效果好。

缺点：① 前方及鞍上显露不佳；② 颞叶挫伤。

（五）经鼻蝶入路

优点：① 适合1-2型甚至3型；② 更适合视交叉后颅咽管瘤；③ 较理想的显露④没有重要结构遮挡。

缺点：① 不适合向两侧扩展肿瘤；② 血管损伤的风险；③ 脑脊液漏；④ 鼻腔并发症；⑤ 感染的风险。

5种常用入路的特长归纳如下：

经翼点入路适合2-3型及A-L型

经纵裂入路适合2-3-4型及A型

经颞下入路适合P型

经胼胝体及脑室入路适合3-4-5型

经鼻蝶入路适合1-2-3型及S型

总之，经翼点入路和经鼻蝶入路是当今鞍区病变最常用的手术入路。翼点入路作为一个经典入路可以与经胼胝体、经脑室及经鼻蝶入路相联合，完成单一入路难以完全切除的大型肿瘤。近20年，内镜技术的迅猛发展以及在神经外科的普及，带动了经鼻手术的开展，相信随着颅底修补技术的完

善，经鼻入路将发挥更大的作用。

二、岩斜区病变入路选择

岩斜区通常指斜坡上2/3，内听道以前，蝶-枕-岩骨交界所围城的区域。同样具备深部、中线和周围结构复杂的特点。脑膜瘤瘤是岩斜区病变中最具代表性的，手术困难在于：① 部位深在；② 显露困难；③ 临近脑干；④ 血管神经遮挡。

现以脑膜瘤为例探讨岩斜区病变的入路选择。

依据MR及术中发现，岩斜区脑膜瘤被分为4个亚型（Kawase分型）：① 上斜坡型（UC）；② 海绵窦型（CS）；③ 小脑幕型（TE）；④ 岩骨尖型（PA），（图7-5-3）。

每一型与脑神经（Ⅲ、Ⅳ、Ⅴ、Ⅵ、Ⅶ、Ⅷ脑神经）的关系不同。动眼神经均位于肿瘤上方，外展神经均位于肿瘤的内下方，面听神经位于肿瘤的外下方。滑车和三叉神经位置因肿瘤类型而不同：斜坡或海绵窦起源的肿瘤，滑车和三叉神经位于肿瘤的外侧；小脑幕起源的肿瘤，滑车和三叉神经位于肿瘤的下内侧；岩骨尖起源的肿瘤，滑车和三叉神经位于肿瘤的上内侧（图7-5-4）。

岩斜区病变手术的相关入路包括：① 枕下乙状窦后入路；② 乙状窦前入路；③ 幕上下联合入路；④ 经颞颥入路；⑤ 经岩骨入路。经岩骨入路包括经岩骨后部入路和经岩骨前部入路。岩后入

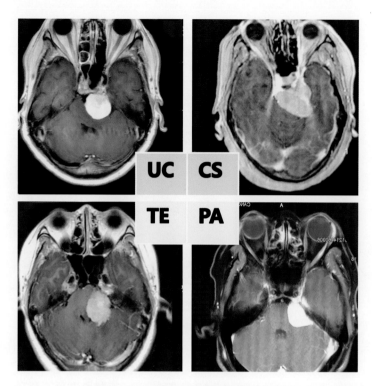

图7-5-3 岩斜区脑膜瘤Kawase分型

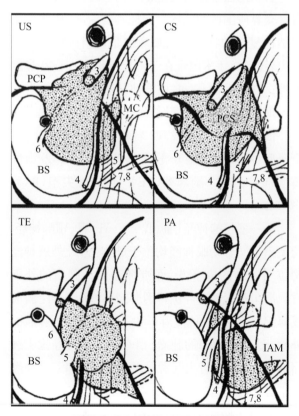

图7-5-4 肿瘤与颅神经的关系

本图引自：S. Ichimura, T. Kawase, S. Onozuka, K. Yoshida, T. Ohira. Four subtypes of petroclival meningiomas: differences in symptoms and operative findings using the anterior. Acta Neurochir (Wien), 2008, 150(7): 637–45.

路包括经迷路后入路、经迷路入路和经耳蜗入路。经岩前入路又可以分为岩前入路经硬膜内入路和岩前经硬膜外入路（Kawase入路）。

（一）枕下乙状窦后入路

虽然是后颅窝最常使用的手术入路，具有开颅简便，神经外科医生熟悉的优势，但不适合岩斜区肿瘤，因其对病变显露不充分，操作角度不佳，容易损伤面听神经，近20年已少用于岩斜区肿瘤的切除。

（二）乙状窦前入路

乙状窦前入路全称为颞下—迷路后—乙状窦前入路，是暴露最充分的入路，但创伤大、开颅时间长、并发症多，仅用于同时累及下斜坡的巨大岩斜区肿瘤。

（三）幕上下联合入路

是在枕下乙状窦后入路的基础上，再加个颞枕骨瓣，显露累及幕上肿瘤有改善，但类似枕下乙状窦后入路缺点依然存在。

（四）经颞颧入路

通过移除颧弓，的确获得了更充分的暴露，没有骨和肌肉的遮挡，使观察和操作角度更低，可以减轻对脑的牵拉。直切口的应用改善了暴露的角度,避开了颞肌的遮挡,因此,移除颧弓已无太大意义。

（五）岩后入路

在岩后入路中,经迷路后入路有半规管的遮挡及5、7、8颅神经遮挡,空间狭小,经迷路入路和经耳蜗入路需要牺牲听力。经岩后入路对颞叶损伤轻,暴露下斜坡好于上斜坡,但暴露空间狭小,容易发生感染和脑脊液漏并不容易修复。

（六）岩前入路

现在,岩斜区病变手术大多采用岩前入路,岩前入路有经硬膜外和经硬膜内两种方法。岩前经硬膜外入路适用于中、小病变,岩前经硬膜内入路适用于较大岩斜区病变。

总之,经岩前入路是当今岩斜区病变最常用的手术入路,推荐经硬膜外入路,如果病变累及下斜坡可选取乙状窦前入路。

三、枕大孔区病变入路选择

枕大孔区与上述岩斜区相衔接,外上方是小脑桥脑角区,其范围通常包括:斜坡下1/3和C1～C2。该区域常见肿瘤有脑膜瘤、神经鞘瘤、血管母细胞等,其中脑膜瘤最常见而且最具代表性。下面就以脑膜瘤为例,对相关入路进行对比分析。下图为枕大孔区相关解剖（图7-5-5）。

枕大孔区脑膜瘤有2种分型方法,依据肿瘤的上下位置,分为颅颈型和颈颅型2种类型,依据肿瘤的前后位置分为腹侧型、腹外侧型和背侧型3种类型,肿瘤大部分位于脑干的外侧或腹侧,位于背侧的很少。枕大孔区脑膜瘤可选择入路有经口入路、后中线入路和远外侧入路（图7-5-6）。

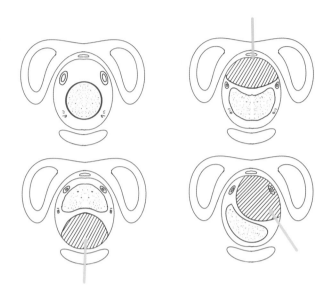

图7-5-6　枕大孔区肿瘤可选择入路

（一）经口入路

经口入路可以从脑干腹侧暴露斜坡、寰椎、齿状突和C2、C3椎体。适用于枕大孔区硬膜外骨结构来源的病变的手术,也可以用于硬膜下较小病变的手术。尤其适合脑干腹侧较小的脑膜瘤,没有脑干的遮挡,可以在第一时间阻断肿瘤供血。

缺点是需要气管切开,暴露的范围较小,经过口腔污染区,容易并发颅内感染和伤口漏。

（二）后中线入路

后中线入路是枕骨大孔脑膜瘤最传统的入路。

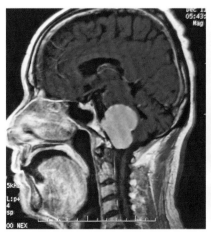
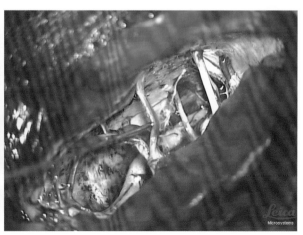

图7-5-5　枕大孔区解剖

适用于背侧或腹侧较大的肿瘤。

该入路的优点是开颅过程简单，对软组织破坏小，伤口并发症少。缺点是对枕大孔前方显露不充分，有脑干的遮挡，术中操作时对脑干骚扰大。

（三）远外侧入路

远外侧入路与前两个入路相比，介于中间，是承前启后的角色。

其优点是自外向内观察脑干，减少脑牵拉，近舌下和后组神经显露，可近端控制椎动脉。最适合真大孔区、脑干腹外侧的肿瘤。

其缺点是肌肉损伤，椎动脉损伤风险，显露时间稍长。

总之，枕大孔脑膜瘤常常发生在脑干的腹外侧，远外侧入路是该区域最适合的手术入路，虽然对脑干腹侧的显露不如经口入路，但明显好于经后中线入路，且没有经口入路高并发症的风险。

四、松果体区病变入路选择

松果体区是以松果体为中心的区域。顶是胼胝体压部下面、穹隆脚末端、海马联合；底是中线部为小脑蚓部的山顶、中央小叶、外侧部为小脑半球的方小叶、中央小叶翼；前壁是缰联合、松果体、后联合、四叠体板、中线部为小脑蚓部的小舌、外部为

小脑上脚；外侧壁是丘脑枕、穹隆脚、海马旁回和齿状回的后部。

该区域常见肿瘤有生殖细胞起源的肿瘤，神经上皮起源的肿瘤，松果体瘤和脑膜瘤。因脑膜瘤的手术更具代表性，故以脑膜瘤为例对相关入路进行分析。

根据肿瘤与大脑大静脉的关系，该区域脑膜瘤分为4型或2型（图7-5-7）。上、下、前、后4型或上、下2型。

此区域与鞍区相似，可选择的入路较多：① 经枕顶后纵裂入路；② 单侧枕下经天幕入路（Poppen入路）；③ 双侧枕下经天幕入路；④ 经胼胝体后部入路；⑤ 经侧脑室入路；⑥ 经颞下入路；⑦ 幕下小脑上入路；⑧ 幕上下联合入路（图7-5-8）。

各个入路与分型的对应关系如下：

• 向上生长型：经枕顶后纵裂入路；经胼胝体后部入路

• 向后生长型：经枕顶后纵裂入路；单侧枕下经天幕入路

• 向下生长型：单侧枕下经天幕入路；幕下小脑上入路

• 向前生长型：经枕顶后纵裂入路；经胼胝体后部入路

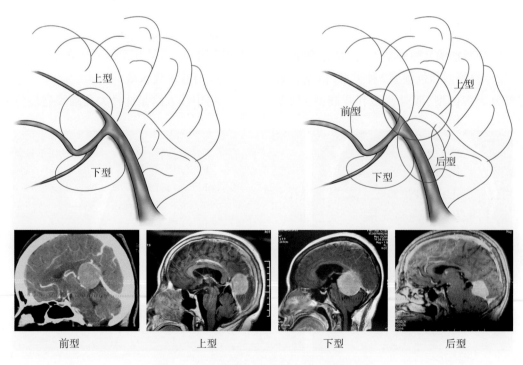

图7-5-7　松果体区脑膜瘤分为4型或2型

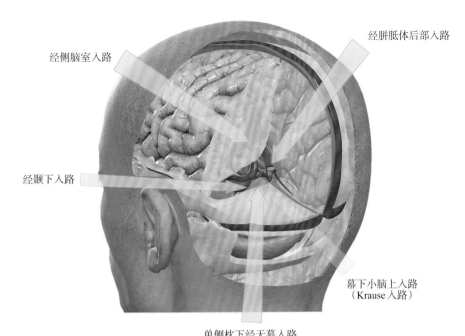

经侧脑室入路

经胼胝体后部入路

经颞下入路

幕下小脑上入路
（Krause 入路）

单侧枕下经天幕入路
（Poppen 入路）

图 7-5-8 松果体区可选择的入路

上列 8 种入路中，有 3 种比较常用，它们是幕下小脑上入路、经枕顶纵裂入路和枕下经天幕入路。

（一）幕下小脑上入路（Krause 入路）

此入路优点：① 利用小脑自然下垂；② 术野清晰；③ 容易找中线；④ 不会出现枕下入路偏盲的症状；⑤ 如果不能切除肿瘤时可打通脑脊液循环。

此入路缺点：① 并发症多（气体栓塞、低血压、张力性气颅、硬膜下血肿）；② 体位摆放烦琐；③ 术者手术中不舒适；④ 需要专业麻醉师、心房导管和超声多普勒监测。

（二）经枕顶纵裂入路

此入路取跨中线的枕顶瓣开颅，它在实际手术中，常常作为 Poppen 入路的一部分。

（三）枕下经天幕入路（Poppen 入路）

此入路优点：① 入路距离短；② 视野宽敞；③ 术者手术中舒适；④ 纯脑外操作，脑损伤小；⑤ 大脑后动脉、大脑大静脉及四叠体区的静脉都处于直视下易于保护。

此入路缺点：在手术中容易偏离中线，造成丘脑等重要结构损伤。

总之，尽管幕下小脑上入路有术区暴露好等优点，因为存在严重并发症的风险，现在已经很少使用。相比之下，枕下经天幕入路或结合经枕顶纵裂入路，是现今最可行的方法。

参考文献

1. 张力伟，张俊廷.颅底及脑干肿瘤外科手术图谱［M］.北京：科学出版社，2012.
2. Di Ieva A, Lee JM, Cusimano MD. Handbook of skull base surgery：Thieme Medical, Publishers, 2016.
3. Ellenbogen RG, Sekhar LN, Kitchen N. Principles of Neurological Surgery E-Book［M］, Elsevier Health Sciences, 2017.
4. HR WJPE. Youmans & Winn neurological surgery, 2017.
5. Jandial R. Core Techniques in Operative Neurosurgery E-Book［M］, Elsevier Health Sciences, 2019.
6. L Jr RA. Cranial anatomy and surgical approaches［M］. Lippincott Williams & Wilkins, Illinois, 2007.
7. Rob DW. Schmidek & Sweet operative neurosurgical techniquesindications, methods, and results［M］, Saunders Elsevier, 2020.
8. 刘庆良.神经外科手术入路解剖与临床［M］.北京：中国科学技术出版社，2007.
9. 周良辅.现代神经外科学.第2版［M］.上海：复旦大学出版社，2015.
10. 杨树源，张建宁.神经外科学.第2版［M］.北京：人民卫生出版社，2015.
11. 王忠诚.王忠诚神经外科学［M］.湖北：湖北科学技术出版社，2004.

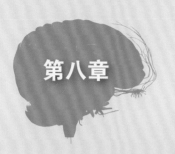

第八章

手术前计划与准备
(Preoperative Planning and Preparation)

"兵马要动,粮草先行"。如果将手术比喻是一场战役,对敌我双方情况了解的越清楚,准备越充分,胜算越大,代价越小。

20世纪90年代,我们通常根据一两张CT或MRI就把手术做了。在国外学习时,看到每个患者手术前会有厚厚的一摞片子甚至不理解,随着我国经济的发展和医疗水平的提高,我们每个患者术前检查的片子也同样增厚了,这里面体现了对术前了解病情的重视。

第一节　常规术前准备
(Routine Preoperative Preparation)

常规术前准备工作首先是采集病史、查体、化验、影像和其他辅助检查。CT和MRI为神经外科临床诊断带来了极大的便利,但在工作中也滋生了一种不良现象,重影像、轻病史采集和临床查体。要知道当今一些疾病的诊断、病情轻重的判断、治疗的安排和预后的评估,依然要靠准确的病史采集和详细的查体。尤其对术前与术后体征变化的了解,会帮助手术医生不断修正自己对治疗分寸的把握,促进经验的积累,使年轻手术医生尽快走向成熟。

对病情有全面了解后,还要对患者就诊的主要需求有初步的了解。如病情复杂,可以组织MDT会诊讨论可行的治疗方案。手术计划和准备工作流程:详细了解病情—进行医患初步沟通—组织病历讨论—形成可行治疗方案—进行医患再次沟通—敲定最终治疗方案—实施具体手术计划和准备。

手术前医患沟通是非常重要的一项任务,沟通的效果体现着一名神经外科医生的综合素质。手术医生在手术前要向患者讲清楚他患的是什么病、危害什么,手术能解决什么问题,可能产生的并发症,术后辅助治疗和预后。同时还要进行心理疏导,尽可能地缓解患者的恐惧心理。在医患沟通中,手术医生要注意患者的就医目的和要求,据此调整治疗方案和分寸,当发现患者就医目的与手术目的相左时,不要贸然实施手术。

复杂手术要在手术前定出周密的计划,并将手术流程打出来,主刀医生提前与手术相关人员(包括病房护士、手术室护士、麻醉医生、电生理医生和技术员)沟通,做好药品、器械、设备和技术的准备。手术的主刀医生如同一台戏的导演,要对全体参与手术人员和整个手术过程进行协调和管控。

手术准备过程中重要的一项内容是手术评估,手术评估是为制订切实可行的手术方案,而对影响手术相关因素进行了解的过程。

影响手术的因素包括疾病本身、患者身体状况以及对应的医疗技术和条件。进行术前评估时需要考虑如下情况:① 某种病有哪些手术方法;② 不同方法的利弊;③ 患者最适合的手术方案;

④ 围手术期需要做的工作；⑤ 患者的预后。手术方案没有最佳只有最适合，在不违背医疗原则的前提下，手术方案应该尽量满足患者的意愿和要求。医疗原则包括医疗行业的相关法律、制度和指南。

评估的目的是为了找到最适合患者的手术方案，对手术中可能遇到的问题有预判，并有相应的处理预案。

随着现代影像学的进步，虚拟现实的多融合容积成像等技术和3D打印技术已经应用到临床，手术计划和准备的手段愈加丰富、愈加周密和愈加准确。

第二节　颅神经可视化技术
(Three-Dimensional Reconstruction of Cranial Nerves)

如何对颅神经进行可视化观察、进行术前评估，是影像科及神经外科的疑难问题。单纯通过CT、MRI等影像无法直观显示肿瘤与神经及血管的位置关系。

近些年有些学者在颅神经可视化观察方面进行了探索，并取得可喜的突破（图8-2-1）。目前，在二维平面水平上显示颅神经的方法主要有2种：FIESTA和CISS扫描序列，这是磁共振的两种特殊扫描序列，可清晰显示部分颅神经脑池段的位置与走形。

颅神经可视化是有益于神经外科手术的一项技术。在正常状态下，颅神经的解剖学位置固定，在颅内的走行、毗邻都已经解剖学验证，但在疾病状态下，神经受病灶的遮挡、挤压而发生变形和移位，如何对颅神经进行可视化观察和术前评估，仍

是影像科及神经外科的疑难问题。当前应用最广泛的观察手段是磁共振，其中磁共振的信号强度及特殊序列决定了成像质量，3.0 Tesla超高场强，FIESTA、CISS扫描序列，可在二维平面水平上清晰显示出部分颅神经的位置与走形。

为了在三维水平上直观观察神经纤维，脑部纤维束成像的研究逐渐成了神经外科关注的热点。弥散张量成像是利用水分子弥散在不均质组织中具有各向异性的特性，通过定量分析组织内水分子的弥散强度来成像。纤维束追踪技术，是基于DTI技术发展起来的目前唯一能活体、无创和个体化地三维显示脑白质纤维结构位置和走行特点的影像学技术。DTT可以帮助人们识别脑内一些主要的纤维束，如锥体束、视辐射、胼胝体。

用DTI和DTT 2种方法联合可完成皮质脊髓束、冠状辐射、上纵束、下额枕束、扣带和胼胝体等纤维束的追踪重建。但是对小纤维束的成像，传统的DTI、DTT技术难以实现。首先，低场强MRI限制了DTI信号的采集，尤其颅神经所在的脑池段，往往难以在DTI图上识别；其次，DTI扫描参数设定中，弥散方向较少、层厚较厚。随着影像技术日新月异的发展，近些年高场强MRI已广泛应用，可达3.0 Tesla或更高，并且影像医师的跨学科支持日益增多，具备了尝试性探索的条件，应用区别于一般DTI参数设置调整后，可以对部分颅神经纤维束进行纤维成像。

然而，目前小纤维束示踪成像仍不成熟，存在图像质量差、白质纤维束干扰、成像不完整等问题，有待进一步完善。应用高场强MRI，在影像技术人员的协助下，增加DTI弥散方向、提高最小像素精度，对相应扫描序列进行系统化调试，应用3D Slicer进行信息处理后，取得了良好的效果。

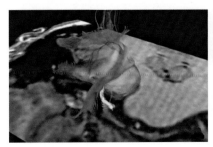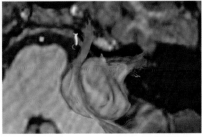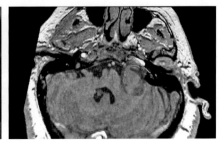

图8-2-1　面神经成像

一、数据采集

患者的影像资料由3.0 T高清MR采集，包括3D-T1 FSPGR解剖像、FIESTA、DTI图像。T_1像采用破坏性快速梯度回波序列采集，轴位、层厚1 mm，可用于解剖图像三维重建。FIESTA像为轴位，层厚0.8 mm。DTI图像的扫描采用8通道头圈，参数设置为25个弥散方向，3 mm层厚，0间隔，回波时间86.6 ms。可获得的矩阵大小设置为128×128，b值1 000 s/mm²，平均层数55层，视窗大小24 cm。MRI平行参数设置为0.2，以达到将颅底骨质造成的几何失真降至最低的目的。解剖图像与DTI像原始数据DICOM均载入3D Slicer软件中，用于纤维束示踪成像及解剖像与纤维束三维像的叠加整合。

二、图像处理

T_1像、FIESTA像、DTI像的DICOM文件首先通过3D Slicer软件（http://www.slicer.org, National Alliance for Medical Image Computing kit; versions 4.1 and 3.2α，程序平台为Windows 7.0），进行Nrrd数据转换，将生成相应Nrrd格式的文件重新载入。随后，运用最小二乘法进行对DTI数据进行处理生成弥散张量图与基底图。最后，基底图与T_1像或FIESTA像进行线性注册并完成二者的叠加，确保示踪出纤维束准确无误的叠加到T_1或FIESTA像上（图8-2-2）。

三、兴趣点定位

筛选出每对颅神经的兴趣点，定位在叠加好弥散张量图的二维解剖层面上，T_1或FIESTA均可，进行基于兴趣点的流线化纤维示踪成像，初始定位间隔设置为0.5 mm，各向异性分数界值为0.2（各向异性分数界值范围0～1，达1时可呈现最流畅的柱状纤维束，但重建出的纤维束信息量极小），弯曲界值0.8。在颅神经纤维束中存在的混杂脑白质纤维行兴趣点反选删除，可多次进行个体化设置完成每例患者的纤维束成像，以达到白质纤维的干扰最小化。

四、各个颅神经的效果

（一）视神经

视神经传导通路包括框内段、视神经管段、视交叉段、视束、视辐射五个部分。在对视神经示踪的过程中，选择3处兴趣点，分别放置到轴位框内段、视交叉后部、外侧裂根部的视放射处，成像重建后，视神经管部及视交叉前部成像欠佳，考虑为骨质、脑脊液干扰所致，外侧膝状体成像良好，可见视辐射到距状裂处（图8-2-3）。

（二）动眼神经

动眼神经的解剖定位较为典型，轴位上往往难以找到满意的兴趣点位置。试验中取矢状位，大脑

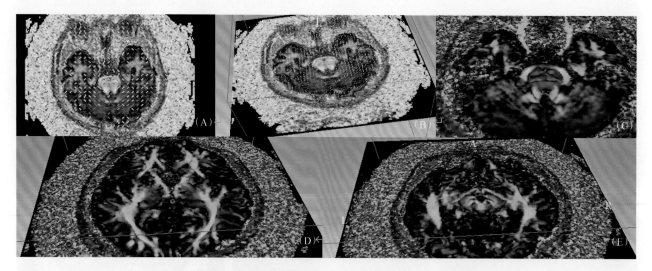

图8-2-2　3D slicer 软件载入DICOM文件进行数据转化。A. Volumes模块下的Scalar Display设定图；B. 转换后的Glyphs设定图；C～E. 处理生成的不同层面FA图

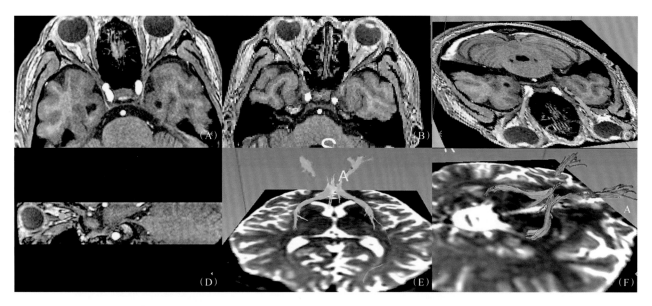

图 8-2-3　视神经纤维束的三维成像。A、D. 轴位上框内段兴趣点的选取；B、C. 单一兴趣点下的颅神经示踪仅可见框内段重建；E、F. 多兴趣点联合下视神经纤维束重建，并与 Base Line 的 T$_2$ 像融合

后动脉与后交通动脉下方的脑池段，可以得到理想的重建成像图，自脚间窝出脑干处一直到眶上裂均可以清晰显示（图 8-2-4）。

（三）三叉神经

三叉神经是 12 对颅神经中最粗大的一根，推测三叉神经的示踪最为容易，但是事实并未如此，出脑干最远端可达半月神经节，并且可见 3 个分支部分神经纤维。最近端达出脑干区，但是近端混有大量小脑角纤维束，目前软件技术手段尚无法对三叉

神经并小脑角纤维束进行信息筛选（图 8-2-5）。

（四）外展神经

外展神经存在于视神经示踪成像相同的问题，仅能有限的重建脑池段纤维束，兴趣点取在 FIESTA 轴位中脑池段，近端达延髓椎体上方出脑干，远端达入 Dorello 管前，如视神经管中视神经纤维难以重建一般，Dorello 管内纤维束无法采集到信号，更无法示踪出海绵窦、眶上裂纤维束（图8-2-6）。

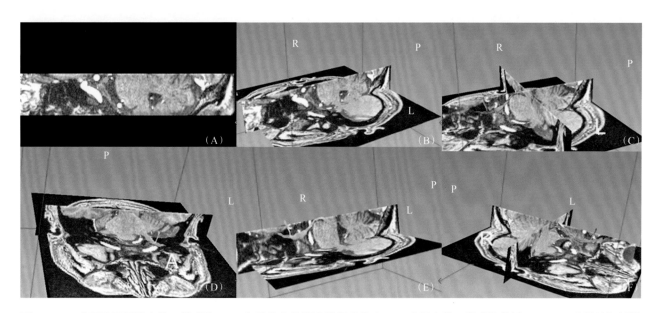

图 8-2-4　动眼神经纤维束的三维成像。A. 矢状位上选取脑池段兴趣点；B. 兴趣点的三维成像位置；C ～ F. 动眼神经纤维束三维重建并予轴、矢、冠状位 FIESTA 图融合，可见出脑干段成角，直至远端，其中脑干段已接近中脑核团

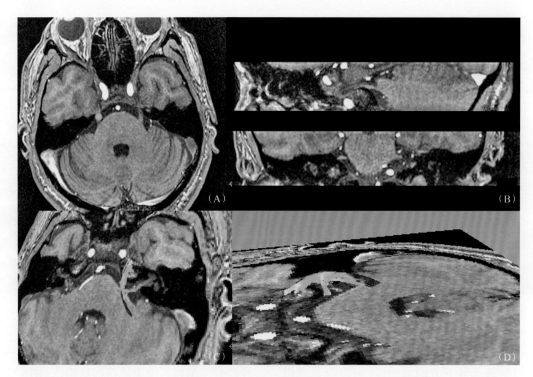

图8-2-5 三叉神经纤维束的三维重建。A. 轴位脑池段兴趣点的选取；B. 矢状位、冠状位脑池段兴趣点的选取；C. 三叉神经纤维束三维重建与轴位FIESTA像融合，三叉神经纤维束（绿色）内混有小脑角纤维成分（蓝色）；D. 粗大的三叉神经纤维束，包括半月神经节及节后远端分叉

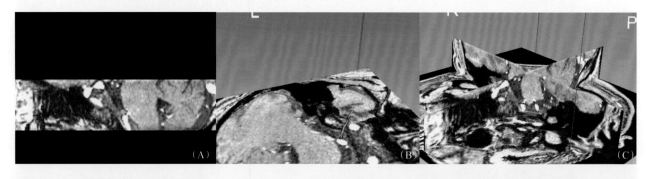

图8-2-6 外展神经纤维束的三维重建。A. 矢状位上脑池段兴趣点选取；B. 纤维束三维成像并与FIESTA像融合；C. 纤维束空间位置

（五）面神经、前庭神经、耳蜗神经

面神经、前庭神经、耳蜗神经一起穿过小脑桥脑角池，进入内耳道并穿过其底部。兴趣点选择脑池段、内听道内两处，成像效果尚可，近端出脑干段，远处延伸至内听道内，三只神经难以在神经纤维束复合体中区分（图8-2-7）。

（六）迷走神经

后组颅神经纤维束较其他颅神经纤细，因此无论是FIESTA上的直观观察，还是DTI数据信息采集方面都差强人意，迷走神经、舌咽神经、副神经三组神经纤维束均进颈静脉孔出颅，出脑干段还是有

所区别，因此兴趣点选在了显示解剖位置较好的冠状位延髓上部橄榄外侧以及颈静脉孔两处。自脑干达颈静脉孔的脑池段神经纤维均可良好成像（图8-2-8）。

（七）舌下神经

舌下神经示踪的兴趣点选择FIESTA轴位延髓下部的橄榄前沟及舌下神经管处，但由于信号强度较差，仅能示踪重建出少量神经纤维（图8-2-9）。

（八）嗅神经、滑车神经、副神经、舌咽神经

由于目前技术上的局限性，依然难以对以上四对神经完成准确的纤维束成像。嗅神经的最佳解

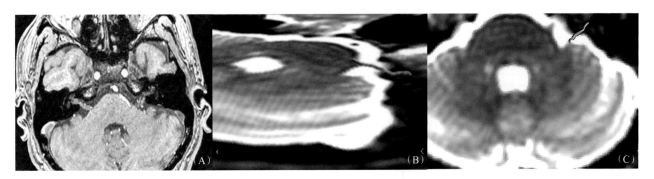

图 8-2-7　面/前庭神经纤维束的三维重建。A. 轴位上选取小脑桥脑角脑池段、内听道内两处兴趣点；B、C. 纤维束三维成像并与 Baseline T$_2$ 像融合

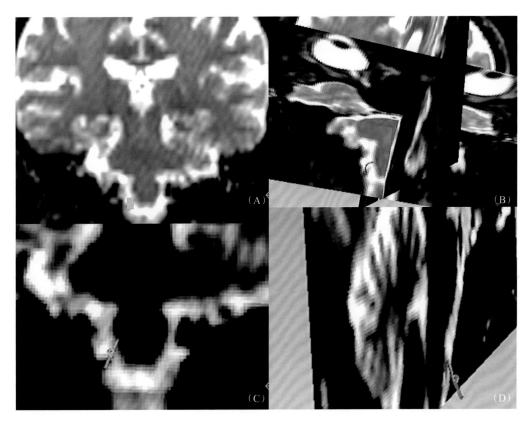

图 8-2-8　迷走神经纤维束的三维重建，迷走神经脑池段成像，远端至于颈静脉孔入口。A. 冠状位兴趣点得选取；B. 纤维束空间位置；C、D. 纤维束三维成像并与 FIESTA 像融合

剖位置在冠状位的嗅神经沟上，但是示踪过程中直回、眶回纤维束夹杂其中，不仅嗅束，嗅三角等区也无法追踪出正常纤维束。滑车神经在 FIESTA 解剖位置上可肉眼发现，但难以示踪，考虑为滑车神经过于纤细，DTI 信号强度较弱所致。副神经脑干脊髓段发出多处纤维难以准确示踪，舌咽神经纤维束也无法成像，考虑多为信噪比、磁共振信号失真等因素所致。

五、评价与展望

纤维束示踪技术的应用，能让我们对颅神经进行三维、直观、理性的观察。技术上需要不断改进，以期对颅神经颅内走行、毗邻、病变情况做出一个真实可信的还原，成功地进行颅神经纤维束的三维重建，尽可能地囊括神经纤维完整的脑干段、脑池段和出颅段。

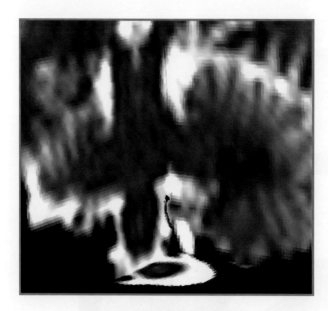

图8-2-9　舌下神经脑池段成像

发现信号强度的局限、兴趣点的放置、磁共振参数的调整是纤维示踪突出的3个难点。首先，3.0 T场强难以采集到某些神经纤维束的信号，如FIESTA上明显可见的滑车神经，在DTI的FA图中难以显现，更无法完成三维重建。后组颅神经的信号采集也差强人意，寻求更高场强条件下的影像扫描就显得尤为重要。其次，兴趣点难以做到精准安置，诸如后组颅神经脑池段在解剖层面显影不佳，难以确定位置，且兴趣点放置在颈静脉孔会导致迷走、舌咽、副神经难以区分。最后，核磁参数的设定需要影像技术人员的协助，弥散方向，回波时间，矩阵大小等参数的设定是一个完备的系统工程，任何参数的变更都会影响到最终纤维束示踪重建的效果，显然目前成像质量的提升依赖于对影像参数的进一步探究。

尽管如此，视神经、动眼神经、三叉神经、外展神经、面听神经、迷走神经、舌下神经的纤维束示踪、三维重建已取得成功。视神经除视神经管部及视交叉前部成像欠佳外，均有着良好的成像，视交叉后部及视辐射清晰可见。动眼神经纤维束的三维重建，自出脑干段到海绵窦段甚至达眶上裂全程均连贯流畅。三叉神经是目前纤维成像还原度最高的神经，远端可达半月神经节，甚至节后分支均可见。另外，外展神经、面听神经、迷走神经均有着较好的成像质量，并且实现了舌下神经的纤维束三维成像。

3D Slicer软件对DTI数据的三维计算重建，能够一定程度上还原出颅神经在脑干中的走形与发出端。如动眼神经纤维束重建可以发现其在脑干内的延伸及与内侧纵束的联系，脑实质内颅神经纤维束的走形也能够得到良好的显现。因此，利用辅以3D Slicer的颅神经纤维束成像，能在三维结构上直观反映出颅神经纤维束与脑干以及脑实质的关系。

另外，依托强大的软件处理系统，颅神经纤维束的三维重建像与精准的轴、冠、矢状位的二维解剖图像重叠组合得以实现，曾经的DTI研究多致力于脑白质纤维束的示踪及解剖重叠。近年来，在对小纤维束的重建中尚未形成有效的模式进行解剖图像与三维重建体的融合，利用3D Slicer软件模块可以精准的完成三维与二位的融合，这就为今后相关颅神经纤维束研究提供重要的技术支持。

而且成像的颅神经纤维束有着明确的量化参数，兴趣点分布大小范围是可调节的，总体纤维数目因此会相应有所改变，但每条颅神经单位像素下的纤维束数目（纤维密度）、各向异性值是固定的，那么这些DTI参数就能够反映出颅神经的微结构变化，如脱髓鞘、炎症、水肿造成的神经轴索性状的改变。采用DTI研究血管压迫三叉神经的结果表明，症状侧三叉神经的FA值明显降低，与正常侧有明显差异，可利用磁共振参数的变化在术前成功评估出三叉神经痛患者三叉神经的压迫情况。这些DTI参数的变化与神经纤维相关疾病的研究也将会是今后的热点项目。

六、总结

颅神经纤维束成像在3.0 tesla高场强磁共振与3D Slicer软件的结合应用下是切实可行的，除部分颅神经受限于当前影像技术水平，无法成功示踪外，多对颅神经纤维束能够基本实现三维重建，并叠加到相应的解剖图像上，完成二维与三维的合理结合，直观地观察到颅神经的走形、位置、毗邻。这就使得颅神经纤维成像技术在临床上有着广泛的应用前景，首先可以联合多影像融合神经导航进行术前计划，完整还原出肿瘤、颅神经、血管、骨质的毗邻包裹侵袭关系，提高颅底手术的安全系数，显著降低术后致残率。其次，纤维束平均像素、重建纤维束数目的定量改变，可明确病变对颅神经纤维束造成的压迫、变性，甚至可客观体现出颅神经纤维原发脱髓鞘、水肿、退行性变，有助于相关疾病的病因诊断，以明确治疗方案。颅神经纤维成像的进一步研究与应用，会极大地拓展功能神经外科的涉及领域，辅以多影像融合神经导航及完备的术前计划，也必将改变当前颅底手术的手术方式及理念，促进颅底外科的发展。

第三节 三维多融合容积成像导航技术
(Technology of Multifusion Volumetric Imaging for Navigation)

近年来，影像图形和计算机等相关技术逐渐融入医学领域，极大地改善了诊断和治疗水平，为医学影像学研究和发展提供了坚实的基础。在神经外科领域，由于神经系统的特殊性，大脑复杂的解剖及功能仍存在大量未知领域，为临床的治疗带来了很大限制，但是为了更加适应临床需要，解决这些难关，由此以医学成像技术为基础的神经导航技术应运而生，并且新的成像技术以及理念层出不穷，多融合容积成像技术成为支持和完善神经导航的重要工具。然而如何综合使用医学影像避免不同医学影像的缺点同时又能获得疾病的解剖和功能的全部信息是一个难题。目前医学影像已经从静态、平面、单模态和形态显像发展到动态、立体、

功能显像以及多模态，具备多源性、高维等特点。多融合容积成像技术即是指多个来源的不同模态（解剖、功能）通过计算机处理后进行智能化综合，利用不同的影像资料对病灶描述能力的互补性，得到比单一的资料更加全面、可靠以及准确的病变信息。影像融合不是简单的叠加，其会产生新的具有更多价值的信息以及达到"1+1 > 2"的效果。

随着科技的发展，大多数影像资料都能通过特殊的影像融合软件加以整理综合，这种软件常用的有SPM、DTI studio、3Dslicer、iplan等，通过多种直观显示方法显示融合影像，常用方法有断层显示法和三维显示法，分别可以在轴位、冠位和矢状位以及三维立体影像中显示融合模型，使观察者可以更加直观地观察病灶的解剖位置，在外科手术计划、放射治疗计划的制订，以及功能神经导航中具有重要意义。但是其中部分软件是不能应用于临床神经导航的，只能提供术前参考。目前临床常用的神经导航设备配置的工作站已经可以完成大部分的影像融合工作来指导临床。也正是有了影像融合技术的支持与进步才能使神经导航得以发展。目前，导航及融合技术在大脑半球的应用已趋于成熟，但是由于颅底解剖的复杂精细，其在颅底外科中应用探讨较少，三维多容积影像融合技术的发展，对在颅底领域中应用导航技术来贯彻微创理念带来新的契机。

伴随着影像与计算机技术的结合，已经出现模拟手术软件。对病变尤其是颅底病变，与重要神经和血管的关系，都可以模拟并显示出来。分别应用MRI、CT及其他影像，建立计划手术入路的更逼真的图像（图8-3-1）。

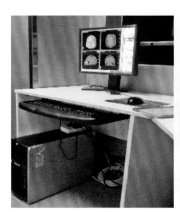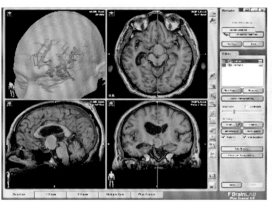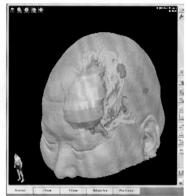

图8-3-1 导航工作站

计算机软件的不断发展，使是不甚熟悉计算机的神经外科医生也可以方便的应用三维多融合容积成像技术（multifusion volumetric imaging），将不同的容积数据，如 MRI 及 MRI 3D-TOF 和 MRV 获得的肿瘤、颅神经数据及血管数据、CT 获得的颅骨数据和 DSA 获得的血管数据融合在一起进行的术前计划，可以清楚显示肿瘤、神经、血管和颅底骨的三维解剖关系，与实际术中所见有良好的吻合度。将融合数据应用于术中导航，可实时指示各种结构的位置（图 8-3-2）。

一、神经导航系统的应用过程

1. 术前准备：患者在术前行头部 CT 或 MRI 薄层扫描，层厚 2 mm 以内。将患者头部的影像信息输入导航工作站，进行图像的重建，在屏幕上显示出三维的立体头模及病变透视图。根据病灶解剖特点可在立体头模上设计合理的头皮切口、骨窗的位置和大小，模拟各种手术入路和病变切除范围。

2. 注册：用探针扫描患者头部的定位标志进行注册，定位标志作为影像配准的基准点，使患者的脑结构和术前的影像学资料在空间上建立相互关联的对应关系，达到准确对应的目的。通常所说的定位标志为皮肤标志和解剖标志，皮肤标志即行影像学检查前在头部不易动的部位贴的标记物。现在通常采用解剖结构，无须事先标记的表面配准技术，应用鼻根部、眼眶等解剖标志进行注册。

3. 术中导航：应用注册过的手术器械对颅内操作时，定位系统通过监测固定在手术器械上定位球，将操作区域的解剖结构与手术器械等之间的关联动态显示在工作站的显示器上。手术器械向手术计划靶区移动时，屏幕实时显示二者的距离，可能伤及重要器官时，系统会发出报警信号。

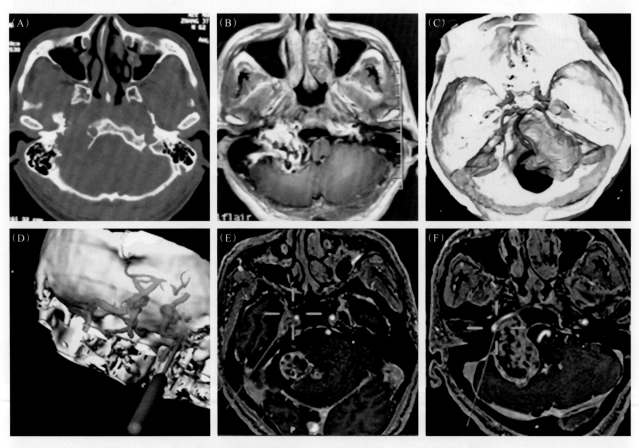

图 8-3-2 为颈静脉孔区颅内外沟通肿瘤，采用经颈静脉孔后入路切除肿瘤，应用多模态影像融合导航。A、B. 提示肿瘤已侵蚀破坏骨质；C. 经过创建模型显示肿瘤与周围组织立体关系；D、F. 术中指示颈内动脉

二、术前检查

患者根据病情及临床需要行相关检查。

（一）CT及CTA检查

运用64排CT进行颅骨CT薄层扫描。扫描方法：病人仰卧位，头颅摆正，保持左右对称，人体冠状定位光线对准外耳道，以便扫描机架倾斜不受限，扫描出CR定位像后，扫描计划的基线为听眶线，扫描范围因病变范围及临床手术计划需要而定。扫描参数为1 mm，130 kV，150 mA。重建矩阵为512×512，WL2000，WC600。CTA检查：患者仰卧摄影床上，头先进，采用高压注射器经右肘静脉注射碘佛醇（非离子型造影剂）100～120 mL，造影剂注射速率3.5～4.0 mL/s。扫描范围从颅底至颅顶水平。

（二）MRI检查

根据病情需要，不同患者需要进行各自的磁共振检查，运用3.0 T磁共振机检查，以T_1加权成像扫描序列开始检查，并以静脉注射钆喷替酸葡甲胺（Gd-DTPA）为强化剂，扫描包含病变在内自口裂至颅顶区域，扫描层厚为1 mm，无间距，无角度，扫描时间为3～5 min，共采集180帧图像信息，作为3D模型的基础图像。在此基础上MRA、MRV、FLAIR、3D-FSPGR、DTI及BOLD等序列检查，需要指出的是BOLD检查扫描前以自动匀场获得最佳静磁场均匀度，横断面扫描，参数为：重复时间/回波时间：3 000 ms/60 ms，翻转角：90°，激励层面数：1，矩阵：64×64，视野：22 cm，层厚8 mm/0 mm。运动激发模式为静息—运动交替进行，分别为患侧和健侧分别运动激发模式。共为6个时相，频率为1 Hz，每次时相持续为30 s。DTI检查需要为8通道线圈，参数为重复时间12 000 ms，回波时间86.6 ms，b值1 000 s/mm^2，扫描视野240 mm，层厚3 mm，自旋回波序列为25方向，矩阵为128×128。

（三）PET-CT检查

包括采用18环独立BGO晶体的PET和4排多螺旋CT。PET扫描参数：3D模式采集1个窗位，10分钟/窗位，轴向事业（FOV）15 cm，扫描范围从颅顶至颅底，重建获得35帧横断面图像，层厚5 mm，图像间隔4.25 mm，矩阵128×128。注射剂为11C-MET注射液。

（四）DSA及Dyna-CT检查

利用西门子Axion Artis dta平板减影机，进行全脑血管造影的检查。需要指出的是Dyna-CT需要在选择8sDR采集程序，采用3D血管造影模式，用5sDSA，在获得3D-DSA的同时获得Dyna-CT图像信息。

以上影像资料需以DICOM文件格式保存。

三、手术计划制定

将DICOM格式的影像数据资料（CT、MRI、MRA、MRV、Dyna-CT、DTI、PET等）导入到神经导航系统图形工作站，并且通过系统自动融合程序，以头部体表标志（如鼻尖、内眦、眼球等）检验融合准确性，若有误差可进行手动调整，融合后的图像可根据需要变化不同的底图背景，并与相关影像资料重叠以更加清晰的显示病灶。

在已经融合的各组影像图组中，选取不同特定序列作为信息来源，并通过工作站内目标创建模块中主观视觉法手工描绘技术，与根据图像灰度自动描绘相结合的方式，勾勒出创建目标。根据术前所做影像资料可以相对应勾勒出骨骼、神经、血管、肿瘤、纤维束、脑室以及传导纤维束，并可在多窗口视图中看到目标在不同序列中的演示图，并可以形成三维立体模式图，同时亦可在模式图中标记重要解剖位置、手术入路以及骨瓣成型等，进行术前模拟。需要指出的是在DTI和BOLD的目标创建中，要在Fiber Tracking模块和BOLD MRI Mapping模块中进行。功能区的显示要在设定相对应的激发任务选择下，通过Functional Analysis程序检测数据，以临界阈值来调节并结合MRI序列提供解剖位置来确定相应功能区。而纤维束的示踪过程中，最为重要一点是通过两点示踪成像方式，以及确定纤维束通过的兴趣点位置，并通过调节FA值及最小纤维长度来获取目标纤维束。目标成像成功标准：① 所创建目标需符合解剖学结构；② BOLD要施行双侧激发模式，且出现至少一侧局限、清晰的激活功能区；③ 神经纤维束的走行和起始端与激活功能区存在具体联系。

四、手术中应用

头架固定，同时固定好导航参考架，调整红外线接收探测仪的角度及距离，务必使与患者及参考架之间无任何障碍存在。

将三维模型数据传入导航工作站，并通过定位设备及激光注册将患者具体信息和数据模型相结合，清晰显示病变、神经、血管、骨骼、脑组织及重要标记点等信息。结合术前模拟从皮瓣设计开始，施行手术全程导航，根据病变在体表的精确投影，以及其余周围组织的相互关系，选择个体化最优切口、入路及手术方案。最大程度切除病变，保护周围重要结构。并通过尽量减少脑组织牵拉、脑脊液流失、控制脱水剂的使用、颅骨重要解剖位置以及通过术中相互验证来控制并减少导航误差，以及检验术前计划模拟的准确性。

五、典型病例

[病例1]

患者：男，42岁，主因头痛1个月入院。查体：伸舌右偏伴肌纤维颤动，余未见明显异常。头部MRI提示：枕骨斜坡及枕髁骨质破坏，可见周围软组织肿物影。入院诊断为脊索瘤。入院后完善CTA、强化MRI及MRV等影像资料，并进行术前手术计划，在三维立体模型上创建出肿瘤、被侵蚀的骨骼，以及与肿瘤关系密切的动静脉。患者行经口入路肿瘤切除术，术中经导航指示咽后壁正中线切开，术野中可见斜坡肿瘤样组织，呈灰白色，质脆，内有骨质残渣，与周围组织分界不清，因软组织多、周重要结构关系复杂，术野条件极差，通过该方法进行术中指导，成功指示动静脉、周围组织，以及进一步区分肿瘤和被侵蚀的骨骼，由于肿瘤自身性质很难做到全切除，予以镜下最大范围切除。术后患者恢复良好，头痛症状明显缓解，术后病理检查示为脊索瘤。影像资料见图8-3-3。

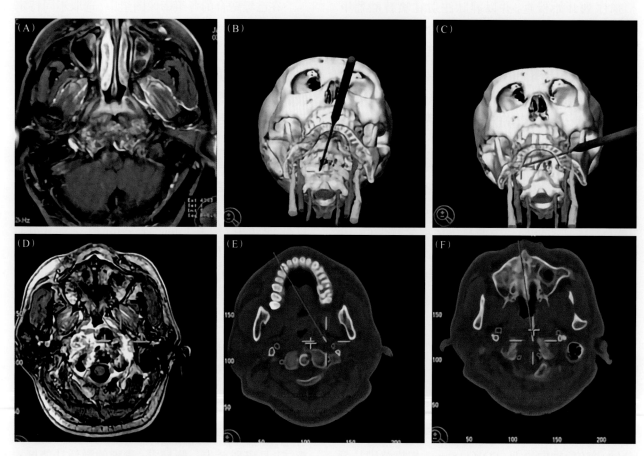

图8-3-3　A. MRI示肿瘤位于斜坡，信号混杂，与周围无明显边界；B. 术中导航指示第一颈椎；C～F. 切除过程中提示右侧颈内动脉位置以及了解颈椎受损程度

［病例2］

患者：女，62岁，主因左眼视力下降2年，视野缺损1个月入院。查体：双侧瞳孔不等大，左侧约3 mm，直接间接对光发射灵敏，右侧瞳孔约4 mm，直接对光反应消失，间接光反应存在，右眼视力眼前指数，左眼视力0.1。余查体未见异常。头MRI检查提示前颅窝占位性病变。初步诊断为前颅窝脑膜瘤。入院后拟行手术治疗，完善相关检查及手术计划所需影像资料，完成术前模型。可见患者视神经受压严重且被肿瘤包绕，血管亦因肿瘤包绕挤压而改变正常解剖结构，术中可见肿瘤与视神经及两侧大脑前动脉紧密包绕粘连，右侧视神经结构基本破坏，左侧视神经受压变扁。术中经过导航注册及术中参考，准确指示了神经、血管及肿瘤边界，最大程度地保护周围重要组织，避免了手术意外伤害。手术过程顺利。术后患者恢复可，左眼视力基本等同术前，至出院右眼视力尚未恢复至术前水平，术后病理为脑膜瘤。影像资料见图8-3-4。

［病例3］

患者：男，58岁，主因渐进性右眼视力下降2年加重2个月入院。查体：右额部感觉麻木，右眼向外上斜视。双侧瞳孔等大等圆，直径3 mm。左眼直接对光反射灵敏，左眼间接对光反射消失，右眼直接及间接光反射消失，右眼视力仅留有光感，左眼视力1.2。余查体未见明显异常。头MRI及增强显示：右侧鞍旁异常信号，考虑鞍旁占位，神经鞘瘤可能性大。入院拟行手术治疗，完善相关检查及手术计划所需影像资料，完成术前模型。从中可见，患者右侧鞍旁肿瘤已经部分侵蚀颅骨，患者的视路被完整追踪并显示出来，以及与视神经交叉的颅内大脑动脉环，且肿瘤与右侧视神经紧密接触，在肿瘤与神经之间可见小动脉穿过。术中可见海绵窦

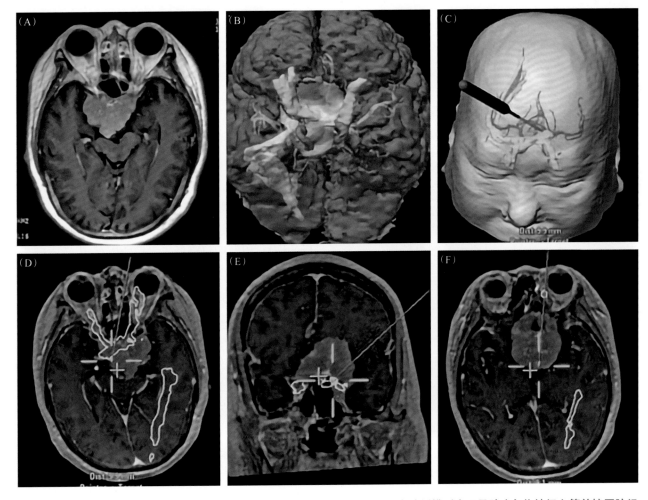

图8-3-4　A. MRI提示肿瘤位于前颅窝，与视神经鞍区关系紧密；B. 三维手术计划模型中可见肿瘤包绕神经血管并挤压脑组织；C. 术中导航示意图；D～F. 术中切除肿瘤时指示其内神经、血管位置

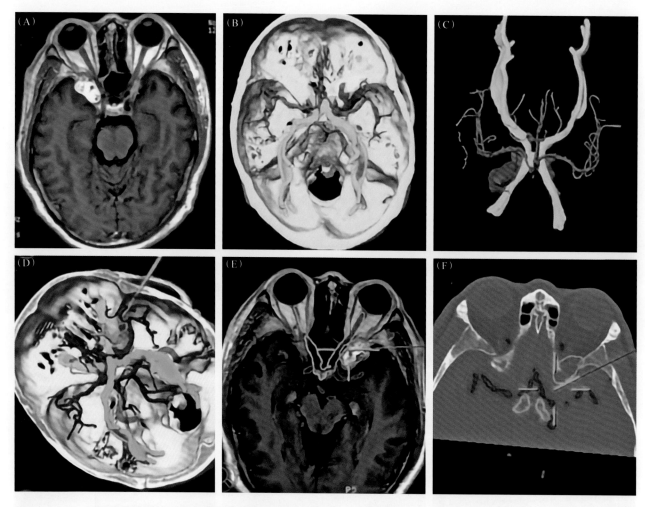

图8-3-5　A. MRI提示肿瘤位于右侧鞍旁，与海绵窦关系紧密；B. 是术前计划中清晰显示神经血管以及骨骼关系，其中紫色为肿瘤，可见已侵蚀部分同侧颅底骨质；C. 为去掉颅骨的示意图；D. 术中指示肿瘤位置，以及确定肿瘤边界；E、F. 提示视神经与肿瘤交界区域以及视神经管位置

异常隆起，呈淡红色，导航指示下小心切除肿瘤，肿瘤质韧，血运丰富，并挤压同侧视神经。手术顺利，术后视力较术前恢复。病理示毛细血管瘤。影像资料见图8-3-5。

六、评价与展望

　　颅底肿瘤，尤其是毗邻重要神经血管结构的肿瘤，解剖关系复杂，由于其位置较深，与脑干、丘脑、视神经、大脑动脉环、海绵窦等重要组织接壤，致使手术路径远，操作困难复杂，盲目探查或反复牵拉的行为多有发生，容易导致较大的神经、组织损伤。而另一难点就是病变的准确定位，手术的操作难度、持续时间、术后效果及有无并发症，这都与是否能准确定位息息相关。因为部位、性质等原因，有些肿瘤要想全部切除绝非易事，若过度追求肿瘤的

全切而造成病变毗邻结构的损伤，可能会直接导致严重的手术并发症，造成严重的后果，影响了患者术后的恢复，以及明显降低了术后的生存、生活质量。

　　神经导航技术出现前，在传统的神经外科手术中，手术入路的选择、手术进程的引导及手术结果的判断主要依赖术者的主观经验，缺乏科学的术中检测指标和客观依据。20世纪90年代，神经导航外科（又称神经影像导向外科）的出现把现代神经影像技术、计算机三维图像处理技术、脑立体定向技术与显微神经外科技术有机地结合起来。它不仅有三维空间定位功能，而且具有实时导航功能，利用术前计划系统实现手术计划的个体化、可视化是现代科技在颅底外科的重要体现。影像学和计算机技术的快速发展使我们得以在术前规划和模拟最佳的手术方式，因此显著提高了神经外科手术的精确性和安全

性,成为现代神经外科学发展史上的重要里程碑。

　　神经导航技术的基础在于影像融合,也即是三维多容积影像融合技术,而该技术的发展是由日益发展的成像技术带动的。

　　(一)先进的成像技术在神经外科领域的应用

　　各种各样的成像方法都被用来满足神经外科医生对于获得术前病变的三维解剖模型强烈需求,因为这样对于在实际手术中遇到的复杂和不可预测的解剖变异,可以做好充分的准备。虽然立体定向技术早在20世纪初就已经兴起,但是详细介绍大脑沟回三维图形的临床应用在20世纪80年代末才有所报道。计算机技术的发展提高了影像分析能力,对影像数据的图像分割以及配准都大大进步,因此在临床神经外科手术计划中,使用模拟成像技术的程度大大提高了。它基本可以应用于各种神经外科手术中,由于其本身的多容积特点,可以囊括现今大部分影像资料,如MRA、CTA、DSA等。最近的研究使该方法具有了能够完成重建部分空腔脏器的能力,从而具有部分虚拟内镜的能力,提供高质量的可视化虚拟手术,并且已经应用于经鼻蝶的神经外科手术以及面肌痉挛和三叉神经痛。

　　三维多容积融合技术,简单来说就是将多种影像学检查所获得的影像信息进行数字化综合处理,多元化数据融合协同应用,进行空间调整配准后,不同模态影像数据取长补短,融合成一种全新的、多信息的影像数据,在同一帧影像图片上表达来自多种成像数据的信息,以获得对研究对象的一致性、综合性描述,同时又融合各种检查方法的优势,从而最大程度地辅助诊断疾病。例如,通过CT获取骨骼信息,通过MRI获取软组织信息,通过MRA、MRV、DSA等获取血管信息,以及通过一些特殊检查(PET、DTI、BOLD等)得到特定的影像资料。并且可以把不同结构数据重建的目标以不同颜色加以凸显,可更加清晰的突出对比性,从而发现一些隐藏的细节问题。通过特定数据可以重建出大脑组织、肿瘤、神经纤维束、颅底、动静脉系统以及功能区(图8-3-6)。

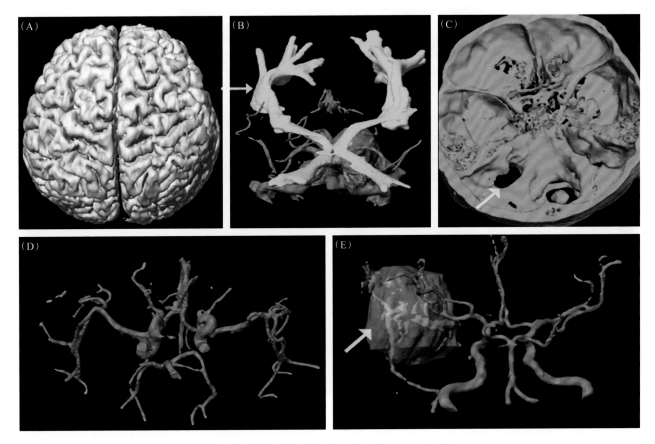

图8-3-6　A. 通过头颅MRI创建的大脑模型;B. 箭头所示为视路,其中可见肿瘤与血管关系;C. 通过头颅薄扫CT重建颅底,箭头所示为由于前庭神经鞘瘤侵蚀骨质扩大的颈静脉孔;D. 通过MRA重建的大脑动脉环;E. 在重建动脉基础上重建出肿瘤,可见肿瘤为颅内外动脉共同供血,并且可以显示肿瘤内部所包绕的动脉

CT提供了明确的骨结构信息，但是对于软组织的描述不够清晰，在这方面MRI就有着很大优势，通过不同的序列来获取特定组织的数据。磁共振的CISS序列可以清晰地显示囊性成分或者环池的结构及其内容。

通过应用3D-DSA来创建血管，这种方法更能有效地显示微小血管。CTA可以清晰地显示相关动脉的动脉相，但是DSA还是能够提供更高一层的血管信息。DSA是一种侵入性有创检查，结合临床需要以及病变信息，可以通过超选进入靶点位置突出显示该区域的血管状况。因而，相比MRA或CTA的快速发展，DSA仍能提供详尽的可视化血管结构。但是由于通过DSA自身创建的三维血管模型不能兼容到神经导航中，所以通过Dyna-CT技术将造影图片转化为可兼容的DICOM格式，并且通过计算机工作站运算重建出血管影像，而且可以同时获取软组织影像，可行多平面重建、容积再现、最大密度投影和遮蔽表面积的后处理工作。

DTI序列是唯一能在活体显示白质纤维束完整性和方向性的无创手段（图8-3-7）。利用软件中纤维束追踪模块可以创建出弓状束、锥体束，重建视路。DTI的成像原理是根据脑组织内水分子弥散的内在方向性显示组织的微观结构，并能定量分析白质纤维束的完整性。当水分子的运动不受限制时，其向各个方向运动的概率相等，由于细胞膜等超微结构的影响，在垂直于白质纤维束方向上的水分子运动程度要低于纤维束平行方向，其中对于显像重建较重要的参数为各向异性分数（FA值），其意义为对较低的各向异性敏感，是描述脑白质纤维各向异性特征的主要参数，其大小与髓

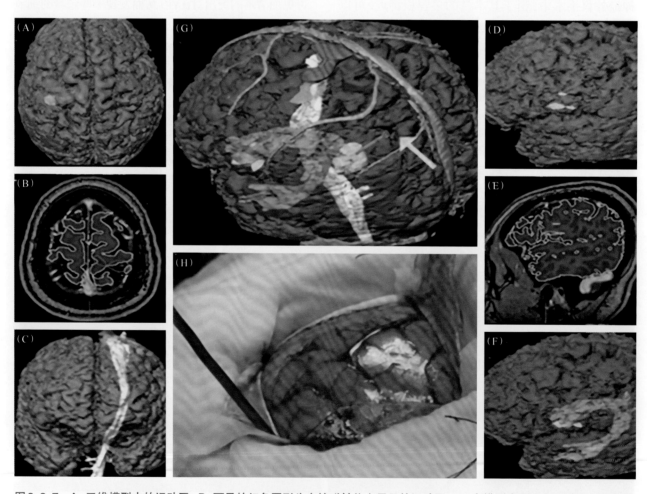

图8-3-7　A. 三维模型中的运动区；B. 可见的红色图形为在核磁轴位上显示的运动区；C. 在模型中显示和运动区相连接的锥体束；D. 三维模型中的Broca区；E. 在矢状位上的绿色图形为显示的Broca区；F. 模型中可见的与Broca区向连接的弓状束；G. 将包含静脉系统的模型相互融合后的大脑模型，其中箭头所指示的为拟定的手术入路；H. 术中所开骨瓣及所选入路位置

鞘的完整性、纤维致密性及平行性有关，能够反映白质纤维是否完整。

然而在诸多研究中，视交叉的追踪显示一直是难点，多认为是该区域单位体积内纤维束走向复杂，且在视交叉中走形的纤维中水分子的单一方向弥散程度太微弱，影像数据难以被软件评估显示。通过检查前设定检查参数（参看术前检查部分），并通过工作站中纤维束创建成功显示出包括视交在内的整个视路，利用三维多融合容积成像技术形成以病变为中心的三维立体模型，经过与影像资料的本体解剖验证以及与术中验证证明为真实正确的。对于病例的成功显示，一为检查设备较前提高，多为3.0T磁共振，并且在参数设定上更加合适，对于视交叉中错综的纤维走向，扫描层厚越小以及自动回拨序列方向越多更有助于示踪视交叉；二为在示踪视交叉的程序模块中是以两点示踪法显示纤维束，即是在神经纤维走行中标记兴趣框，显示两点中走行纤维。选取的是视交叉以及外侧膝状体（图8-3-8），兴趣框为立方体区域，选取的是该区域内的所有纤维束，因此要尽可能精准，避免显示过多非目标纤维。对于FA值得调整，笔者认为应尽量调整在0.2左右，根据其本身意义来看，FA值越小对异向性越敏感，但调整过度则会显示视路周围纷杂的细小纤维，若对与视神经已经损伤的病例则会

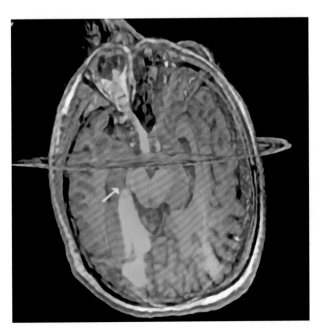

图8-3-8 影像资料中的外侧膝状

误导以及忽视病变的严重程度。可见其视交叉后右侧神经纤维不显示，结合病情其右眼视力严重损害，且肿瘤自身对右侧压迫更为严重，术中可见右侧神经结构已基本破坏，术前模拟时曾调整FA值示踪该侧神经，但其均不符合解剖形态。神经纤维由于病变作用受到侵害失去神经结构，从而不能被DTI序列获得数据，即不能被创建。因此，该病例不排除该侧神经纤维损伤，并且通过术中验该侧神经已被压迫侵害，只余膜性结构，与术前模型及假设相符合。

弓状纤维束是指跨越岛叶、联系Broca区和Wernicke区的纤维束，是额叶与颞叶之间的联合纤维束，个人差异性很大。弓状束在人类语言功能中起着至关重要的作用，它连接着控制语言能力的重要功能区，因此在其区域内或必须经过该区域的手术都会导致语言功能障碍，出现不同程度的损伤，损伤部位与失语症的类型及程度有关，导致语言功能纤维环路结构的破坏。同时，弓状束损伤程度与预后密切相关。因此对于弓状束的示踪应结合BOLD检查，其可以显示语言功能区位置，结合解剖知识更容易定位弓状束。

BOLD的原理前文已述，通过检查过程中刺激器或患者配合具体动作激发功能区活跃。其具有无损伤、空间分辨力和时间分辨力的优点，但也存在局限性：通常所运用的功能成像原理是利用脑皮质被激活后局部血液循环中氧含量的变化而成像，却并不为被激活皮质自体信号，所以可由于任何原因导致局部血氧含量的增加，均可被误认为是激活的功能区；同时该检查主要反映脑皮质状况，而相对脑白质则不能体现相关情况。因此该方法同样需要与解剖、神经纤维相结合并验证以避免功能区的位置变异影响治疗效果。

PET-CT为一种代谢功能显像方法，借助不同的分子显像剂可以对脑肿瘤代谢和增殖状态进行无创、动态、定性定量分析。在多数低级别胶质瘤及少数高级别胶质瘤，由于血脑屏障并未完全破坏，在MRI上并不出现强化或仅有部分强化，仅仅依靠普通T_1WI或T_2WI序列又很难鉴别肿瘤组织与瘤周水肿，利用三维多融合容积成像技术不能很好地勾画肿瘤边界。而该技术通过不同的

示踪剂,通过参与细胞新陈代谢合成蛋白质,使肿瘤与正常脑组织间形成明显的对比,因此有利于病灶检出及识别肿瘤边界。在与MRI融合的同时应用于神经导航,在立体定向活检、定点放疗以及切除手术中都证实其具有较高的敏感性和特异性。

(二)神经导航在颅底病变中的应用

三维多融合容积成像技术通过术前的模拟重建来拟定手术入路,其可以使病变成为可视化模型,从不同的方位和角度重复实施,从而获得一个最佳的手术路径。即使是有经验的神经外科医生在使用了模拟手术后也难免改变手术策略,同时这种"预知能力"以及术中导航不仅可以在具体手术中起到警示作用,更能增加术者的信心。因此,在结合了神经导航以及显微镜后,该方法成为一种非常实用、更加安全,使神经外科手术更加精细的方法。

应用了三维多融合容积成像技术的神经导航,可以承担大多数神经外科手术:颅内活检、颅内异物、脑血管病、功能神经外科以及颅内肿瘤,其中应用最广泛的为颅内肿瘤,尤其是病变位置深在,颅底关系复杂的病例更适合应用。尽管到目前为止,神经导航技术还未真正实现术中实时导航,会因为图像采集、注册原因以及系统误差和脑漂移等原因使术前的模型失去精准导航指示的价值,而其中后者最为主要。这主要因为脑组织质地柔软,并非是刚性结构,手术过程中由于体位重力作用、脑积液的丢失、病变切除、脱水剂的应用。器械的机械牵拉等作用会使脑组织发生移位,误差可在3 mm左右,最大可达15 mm,这对于以精准著称的神经外科手术无疑是致命的。因此很多研究提出解决方案,如在根据病情使手术入路位于最高点,缓冲重力作用;术中适度应用脱水剂;注意脑积液的丢失;减少对脑组织的机械牵拉;在切除病变前明确其边界;应用术中超声、术中CT或术中MRI来纠正脑漂移。其中最具权威的是术中MRI,其通过重新扫描、图像融合、注册等步骤,可以了解术中目前的颅内状况,还可以纠正系统误差,从而很好的解决脑漂移问题,提高导航系统的精准程度。对于颅内深部肿瘤、颅底肿瘤以及结构比较致密的部

位,术中脑漂移的影响要小得多。因此以上部位的肿瘤应用神经导航还是减少损伤、符合微创理念的最优化选择。

对于颅底病变的手术,最佳的骨瓣成型必须是建立在对术区解剖结构全面了解的基础上。特别要指出的是由于翼点路径很常用,对颞骨骨瓣的把握对病变部位的暴露和减少操作的局限很重要。因此在是三维多容积成像技术的模拟手术中切除颞骨成型骨瓣,可以综合考虑到病变位置、血管状况以及是否影响听力,这对于在具体手术中帮助很大。不仅如此,通过该方法创建的模型可以与手术导航充分结合,在模拟手术中的骨瓣,以及需要保护的重要结构,通过神经导航可以在具体手术中丝毫不差地重现,甚至精确到点。比如,在岩前入路中,整合了岩骨、听器、内听道、颈内动脉、三叉神经等结构信息的术中导航可以使岩尖骨质的磨除更加安全快捷。当然在三维模型上的模拟手术可能会因为缺少导航具体指示而产生误差,但可以通过术前注册、手术验证、不断改进完善该技术及经验。

在颅内前庭神经鞘瘤的病例中,利用三维多融合容积成像技术来了解内听道和颈静脉球以及其周围组织之间的三维关系来确保顺利成功的暴露肿瘤,这种优势是二维的影像图片所不能达到的。前庭神经鞘瘤通常会侵蚀骨质,使内听道扩大,所以在磨除内听道后壁,切除内听道内肿瘤时,高位颈静脉球本身不仅是一个障碍还存在受损破裂出血的风险。

由于颅底的复杂性,切除枕骨准确暴露舌下神经管也有很大困难。所以患有颅底侵蚀性肿瘤的患者,像脊索瘤或脑膜瘤,三维多容积成像技术有助于术前评估骨质的破坏程度,找到最佳的手术路径,即通过适当的骨质切除暴露并最大程度切除肿瘤。图8-3-9病例因声音嘶哑发现颅内占位病变,头CT示右侧颅底骨质被破坏,MRI提示右侧颈静脉孔占位性病变,考虑神经鞘瘤,行手术治疗。经过三维多融合容积成像技术模拟后应用于神经导航行手术治疗。术中因为肿瘤体积大,切除内部肿瘤过程中很容易损伤被其包裹的颈内动脉,通过神经导航的指示术中准确地避开颈内动脉切除病变(图8-3-9)。

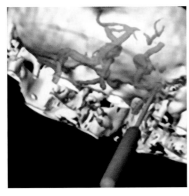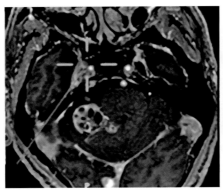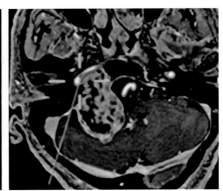

图8-3-9　导航指示颈内动脉与肿瘤的关系

（三）发展趋势

三维多融合容积成像技术确实有助于模拟在可能情况下的肿瘤切除，而且在大部分病例中可以在手术中具体实施。尤其是在颅底及深部组织病变中，结合神经导航可以达到最优化治疗效果。这种包括颅神经、肿瘤周围等组织的空间结构的精确模拟对设计手术入路、精确定位病灶、避免损伤脑功能区以及重要的解剖结构，达到手术侵袭最小的重大意义。利用导航指示，显微镜下操作及注册导航，对于颅底等脑漂移影响小的部位肿瘤手术可随时了解颅内重要组织器官，实时监测手术进度以及切除程度，术中解剖定位和功能监测保护预警系统使颅底外科手术的安全保障由主观判断上升为客观验证。通过三维多容积影像融合术中导航与术中指示肿瘤及重要解剖标记的方法，提高了肿瘤的切除率，也大大减少术中风险和了手术后并发症。但是即便是在该方法高质量地重建评估下仍不能杜绝术中意外的发生，施术医生的经验和基本功才是保证手术成功的关键，既不能过分依赖神经导航技术而忽略治疗理念的更新和操作技术的进步，又不可死守传统的手术模式而忽视神经导航系统的重要作用，因此细致谨慎的手术原则是绝不能忽略的。

随着医学影像相关技术以及设备的不断进步，三维多融合容积成像技术将会向着更全面更细致的方向发展，有研究尝试将神经网络以及模糊逻辑等理论应用到该技术上，模拟人工智能根据临床要求自动分割融合，实现"虚拟现实"的技术，是影像融合一个极具发展潜力的新方向。神经导航会提高纠错能力，弥补不足，将会向着数字化、简约化、综合化、实时化以及人工智能化发展，通过融合对比透明等技术形成一幅含有解剖结构和功能生理的多维图像，向临床医生提供更加全面的病例信息，制定个体化的最优治疗方案。

通过临床病例验证了三维多融合容积成像技术的应用价值，该技术可以高质量地于术前完成肿瘤、重要血管、脑组织、颅内神经和颅骨的三维立体模型，并且可以模拟手术路径和肿瘤切除。模拟实际手术操作在协助神经外科医生术前评估具体的脑部手术场景有很大帮助，因此可以更加安全、精确的执行那些由于解剖结构复杂而造成操作难度增大的手术。

神经导航本身是神经外科手术辅助系统，优势在于精准定位病灶、术中精细测量、减小误差以及损伤。其与三维多融合影像技术结合后，从单纯的解剖导航发展到功能导航，从而能直观的定位病变、功能区、纤维束、血管之间的三维立体结构，起到术前完善优化手术策略，术中实时定位导航的重要作用。

此外，该技术可以帮助年轻的神经外科医生熟悉各种解剖结构和掌握各种手术技巧。

第四节　三维打印模型技术
(Application of 3D Printing Model Technology)

"3D打印"作为快速成型技术的一种，它是一种以数字模型文件为基础，运用粉末状金属或塑料等可黏合材料，通过逐层打印的方式来构造物体的技术。3D打印通常是采用数字技术材料打印机来实现的。常在模具制造、工业设计等领域被用于制造模型，后逐渐用于一些产品的直接制造，已经有使用这种技术打印而成的零部件。"3D打印"自20世纪90年代出现后便很快应用于军事、航天、汽车、建筑、医药等领域。

1986年美国科学家查尔斯·赫尔（Charles Hull）开发了世界上第一台商业3D打印机，经历30多年的发展，打印机从一开始只能打印简单的塑料模型到而今的打印人体器官等，3D打印的核心原理为"分层制造，逐层叠加"，打印原理包括SLA立体光固化成型，FDM容积成型，LOM分层实体制造，3DP三维粉末粘接，SLS选择性激光烧结等。其中本文中运用机器所运用的工作原理为光固化技术，主要使用光敏树脂为材料，通过紫外光或者其他光源照射凝固成型，逐层固化，最终得到完整的产品。其优点为原型在外观方面非常好，更契合解剖，成型速度快、原型精度高，非常适合制作精度要求高，结构复杂的原型。缺点为强度稍差，一般主要用于原型设计验证方面，另外打印尺寸较小。

近年来3D打印技术在神经外科领域的应用初显成效。帕克（Park）等利用3D打印制作颅骨修复假体，效果良好。孔诺（Konno）等运用小型3D打印机，结合快速切割技术完成了小型动脉瘤打印，其中制作模型平均耗时67 min，成本也降至194日元，在保证时间及成本的基础上更快、更好地指导手术。加尔韦（Galvez）等采用网格结构快速原模型技术制备颅底肿瘤模型，由不透明材料组成网状颅底肿瘤，相关可视化区域比普通模型更深，肿瘤、颈内动脉、基底动脉和脑干在模型中的位置关系更为明显。廖（Liew）等为脊柱疾病的患者分别制作3D模型，将此模型用于教学和术前谈话。魏因斯托克（Weinstock）等运用3D打印建立一个脑室和脑脊液兼备的新型微创神经外科模拟器——小儿脑积水颅脑模型，住院医师利用该模型进行手术训练，可以使年轻医师增长手术技巧及经验。

一、打印机和打印材料

选取多喷头3D打印机。打印原材料分别为SLA（光敏树脂）和PLA（聚乳酸高分子材料）（表8-4-1）。PLA使用的是一种叫作FDM的成型工艺，这种工艺的全称叫作"热熔堆积成型技术"，就是将线状的耗材通过机器的送料系统送入机器的挤出头部位，在挤出头部位通过加热将材料融化，然后通过一定的压力将融化的材料从挤出头出挤出，同时电脑控制挤出头在工作台上走出轨迹，这样逐层地将材料在工作台上堆积成型。光敏树脂成型工艺叫作SLA，全称是"光固化立体造型技术"，这种工艺成型的过程是将光敏树脂液体浸过工作台，然后通过紫外光照射液面，被照射到的部分立即固化成型，成型完一层之后，工作台下降一层的高度，液面重新浸过工作台，紫外光进行下一层的固化照射，这样逐层固化成型。

表 8-4-1　PLA 与 SLA 的区别

区　　别	SLA	PLA
打印成本	较高	较低
打印设备	较贵	较便宜
打印效率	较高	较低
层厚	> 0.2 mm	< 0.05 mm
成型质量	较高	较低
颜色种类	较少	较多

3D打印系统包括4个部分：分别是主机、鼓风干燥箱、冰箱和超声清洗机（图8-4-1）。

二、数据收集整理

从影像中心以光盘或U盘拷贝患者MRI、薄层扫描颅底CT及头CTA等数据，薄层扫描颅底CT层厚为0.6 mm；MR数据来源于3.0T磁共振机，肿瘤重建层厚为0.9 mm，动脉层厚为0.7 mm，静脉层厚为0.8 mm。运用3D打印专业模型设计软件Materialise Mimics20.0和Materialise 3-matic12.0，注册配准并多模态融合患者数据，数据格式为STL

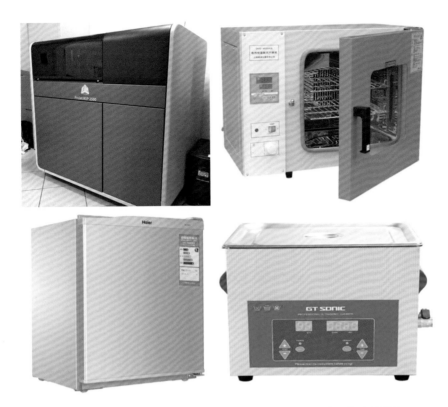

图8-4-1 3D打印相关设备,分别为:主机、鼓风干燥箱和超声清洗机

(光固化立体造型)。整合后经专用传输机软件3D Sprint将数据导入打印机,以光敏树脂选择性固化(SLA)方式打印完成后,取下打印平台,设置鼓风干燥机温度为67℃,烘烤30 min(或置入0℃冰箱冷冻15～20 min)分离平台及模型,后将模型置入超声清洗机,倒入聚丙二醇(或植物油),加热至65℃后清洗20 min,达到去蜡的目的,取出模型予无水乙醇(或95%工业酒精)去除模型表面的油剂,最终获得病理实体模型。使用了明亮的丙烯酸涂料为肿瘤、动脉及静脉表面涂色,肿瘤为黄色(绿色),动脉为红色,静脉为蓝色(图8-4-2、图8-4-3)。

三、效果评估及测量

术前分别设计并模拟手术入路,磨除骨窗及部分骨质,通过不同角度观察肿瘤暴露程度以及评估手术入路是否合理,进而选择最佳入路及暴露范围(图8-4-4)。将模型带入手术室,充分运用特定病例实体模型,辅助体位摆放,加快手术进程。

病例实体3D打印模型为:295 mm×211 mm×142 mm,XYZ的分辨率为800×900×790 DPI,构建层厚为32 μm,也就是打印精度可至0.032 mm。模型与实际病例相比较,具有高保真效果,且模型保真度大于99%。3D打印更直观,有利于准确选择手术入路(图8-4-5)。

四、应用价值

(一)术前计划

手术医生可以通过术前观察病理实体全仿真模型,清楚地看到肿瘤与神经、血管和颅骨的关系,肿瘤是否包绕神经、动脉及大静脉,从而可以更好地设计手术入路。根据对三维重建的颅底疾病模型的观察,模拟手术骨窗,模拟手术操作,优化手术策略,并术前制定较为周密和更接近现实的手术计划,从而提高手术成功率。

(二)术前沟通

面对模型,患者及家属反响良好,相比既往医生画草图或解释MRI及CT平面图像来说,首先使用头骨、脑肿瘤和脑血管的复合模型没有让其感到不适。其次,各病理实体模型具有针对患者所患疾病的特殊性及唯一性,主管医师利用模型可以更好

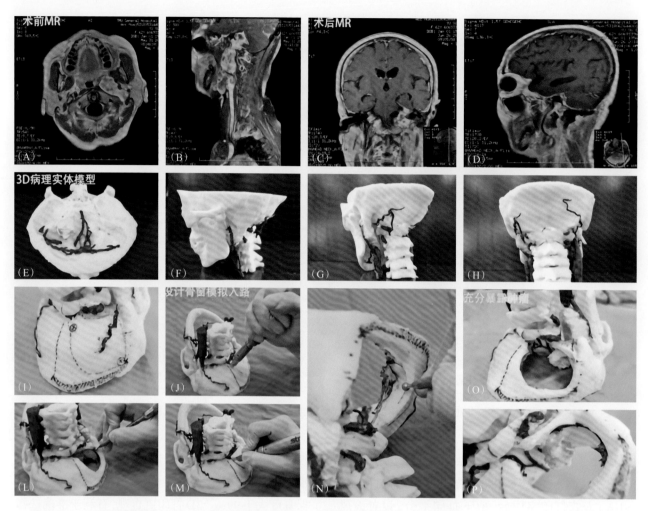

图8-4-2　A、B. 术前磁共振；C、D. 术后磁共振；E～H. 术前3D打印模型；I～P. 设计骨窗，模拟入路，充分暴露肿瘤

地解释手术可以解决的问题，术后可能发生的并发症及其原因，所以，可以帮助患者本人及家属更好地了解疾病的本质，治疗的必要性，以及大致的治疗过程，从而使患者做好术前心理准备。

（三）教学与培训

颅底外科是神经外科最具挑战的亚专业。开展颅底外科的先决条件和必要基础是熟练掌握颅底的显微解剖和手术入路。通过传统二维MRI及CT等影像学检查进行深入学习时难度较大，甚至不能将影像与病变部位相结合去认识疾病，3D打印可以将平面变成立体，避免了想象的过程。相比神经外科解剖学平面图像，3D打印技术可使医生将所掌握的解剖学知识与可360°观察并触摸的3D打印模型联合互动，从而激发他们的学习兴趣，改善他们对复杂肿瘤及其周围神经、血管等结构的感知，加深对解剖的理解与记忆。

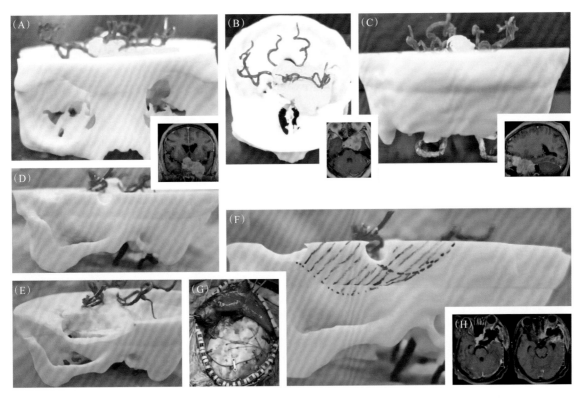

图8-4-3 A～C. 术前模型及MR；D～F. 术前模拟骨窗及肿瘤暴露；G. 术中骨窗；H. 术后磁共振提示近全切除肿瘤

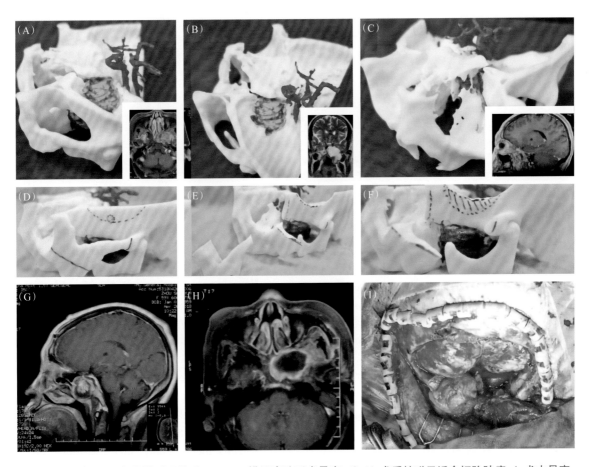

图8-4-4 A～C. 术前模型及核磁；D～F. 模拟磨除手术骨窗；G、H. 术后核磁示近全切除肿瘤；I. 术中骨窗

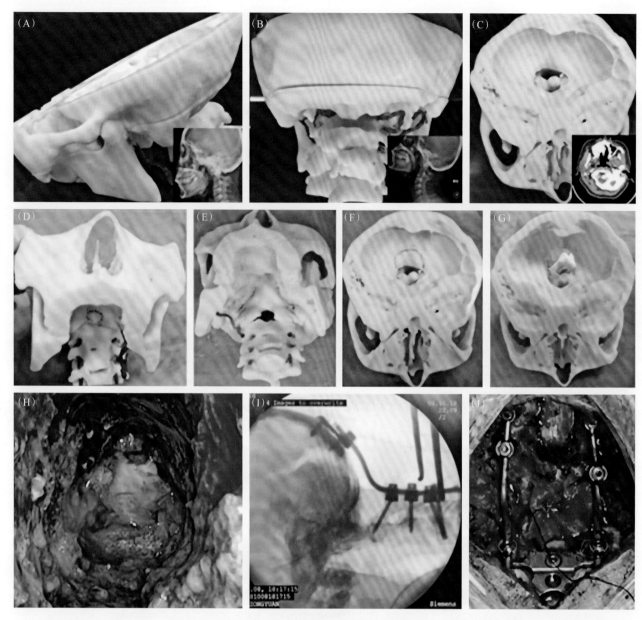

图8-4-5　辅助准确选择手术入路

参考文献

1. Rosahl SK, Gharabaghi A, Hubbe U, et al. Virtual reality augmentation in skull base surgery, 2006, 16(02): 059–66.

2. Shibuya TY, Armstrong WB, Shohet J. Skull base surgery. Head and Neck Cancer［M］, Elsevier, 2003, 339–357.

3. Lin J, Zhou Z, Guan J, Zhu Y, et al. Using three-dimensional printing to create individualized cranial nerve models for skull base tumor surgery, 2018, 120: e142–e152.

4. Low CM, Morris JM, Price DL, et al. Three-dimensional printing: current use in rhinology and endoscopic skull base surgery, 2019, 33(6): 770–781.

5. Di Ieva A, Lee JM, Cusimano MD. Handbook of skull base surgery［M］, Thieme Medical Publishers, 2016.

6. Ellenbogen RG, Sekhar LN, Kitchen N. Principles of Neurological Surgery E-Book［M］, Elsevier Health Sciences, 2017.

7. HR WJPE. Youmans & Winn neurological surgery, 2017.

8. Rob DW. Schmidek & Sweet operative neurosurgical techniquesindications, methods, and results［M］, Saunders Elsevier, 2020.

9. 杨树源, 张建宁. 神经外科学. 第2版［M］. 北京：人民卫生出版社, 2015.

10. Yogarajah M, Focke NK, Bonelli S, et al. Defining Meyer's loop-temporal lobe resections, visual field deficits and diffusion tensor tractography［J］. Brain.

2009 Jun; 132(Pt 6): 1656–68. doi: 10.1093/brain/awp114. Epub, 2009, 21.

11. Lutz J, Linn J, Mehrkens JH, et al. Trigeminal neuralgia due to neurovascular compression: high-spatial-resolution diffusiontensor imaging reveals microstructural neural changes［M］. Radiology, 2011, 258: 524–530.

12. Boorman ED, O'Shea J, Sebastian C, et al. Individual differences in white-matter microstructure reflect variation in functional connectivity during choice［J］. Curr Biol, 2007, 17(16): 1426–1431.

13. Nucifora PG, Verma R, Lee SK, et al. Diffusion-tensor MR imaging and tractography: exploring brain microstructure and connectivity［J］. Radiology, 2007, 245(2): 367–384.

14. Benes L, Shiratori K, Gurschi M, et al. Is preoperative highresolution magnetic resonance imaging accurate in predicting neurovascular compression in patients with trigeminal nerualgia? Neurosurg Rev, 2005, 28: 131–136.

15. Judenhofer MS, Wehrl HF, Newport DF, et al. Simultaneous PET-MRI: a new approach for functional and morphological imaging［J］. Nature medicine, 2008, 14(4): 459–465.

16. Stadie AT, Kockro RA, Reisch R, et al. Virtual reality system for planning minimally invasive neurosurgery［J］. J Neurosurg, 2008, 108(2): 382–394.

17. Oishi M, Fukuda M, Ishida G, et al. Presurgical simulation with advanced 3-dimensional multifusion volumetric imaging in patients with skull base tumors［J］. Neurosurgery, 2011, 68: ons188-ons199.

18. Galvez M, Asahi T, Baar A, et al. Use of Three-dimensional Printing in Orthopaedic Surgical Planning［J］. J Am Acad Orthop Surg Glob Res Rev, 2018, 2(5): e71.

19. Muelleman TJ, Peterson J, Chowdhury NI, et al. Individualized Surgical Approach Planning for Petroclival Tumors Using a 3D Printer［J］. J Neurol Surg B Skull Base, 2016, 77(3): 243–248.

20. Konno K, Harada N, Masuda H, et al. A neurosurgical simulation of skull base tumors using a 3D printed rapid prototyping model containing mesh structures［J］. Acta Neurochir (Wien), 2016, 158(6): 1213–1219.

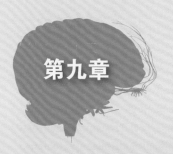

第九章

内分泌评估和处理

(Endocrine Assessment and Treatment)

颅内鞍区病变常对机体内分泌激素造成影响，手术前后激素水平的动态评估和监测，对这些病变的诊断、手术切除程度的把控以及临床综合治疗有指导意义。内分泌评估的主要内容为经典的下丘脑—垂体—靶腺轴的功能。丘脑—垂体—靶腺包括下丘脑—垂体—甲状腺轴、下丘脑—垂体—肾上腺轴以及下丘脑—垂体—性腺轴。各靶腺轴的功能受损减退可单独存在，也可以同时存在。

1. 下丘脑—垂体—甲状腺轴（hypothalamic-pituitary-thyroid axis）是通过垂体前叶（也称腺垂体）的促甲状腺激素（thyrojd stimulating hormone，TSH）对甲状腺的调节是通过血液到达甲状腺，与腺泡细胞膜上相应的受体结合，通过细胞内cAMP蛋白激酶系统，促使甲状腺激素的释放与合成。TSH首先促使甲状腺球蛋白水解，释放T4、T3，随后增强碘泵活动，促进腺泡上皮聚碘，以及加强碘的活化、酪氨酸碘化和激素的合成等过程。

2. 下丘脑—垂体—肾上腺轴（hypothalamic-pituitary-adrenal axis）包括下丘脑、脑垂体以及肾上腺，它是神经内分泌系统的重要部分，参与控制应激的反应，并调节许多身体活动，如消化，免疫，心情和情绪，性行为，以及能量贮存和消耗。

3. 下丘脑—垂体—性腺轴（hypothalamic-pituitary-gonadal axis）是下丘脑、垂体、性腺三者之间通过促性腺激素释放激素、促性腺激素、性腺激素等参与实现反馈与负反馈来调控人类生殖和性行为的主要内分泌系统。

内分泌激素水平的评估对于颅底肿瘤的诊断和围手术期的安全均十分重要，特别是鞍区肿瘤性病变。本章将分为两部分内容：一是内分泌评估对于颅底特定肿瘤的诊断的价值；二是垂体功能低下的评估与替代治疗方法。

第一节　内分泌评估对于特定肿瘤的诊断价值

(Diagnostic Value of Endocrine Assessment for Specific Tumors)

一、垂体促甲状腺激素腺瘤

TSH腺瘤是功能性垂体腺瘤的一种，是导致中枢性甲状腺功能亢进症（以下简称甲亢）的主要原因。以血清游离甲状腺激素（FT4、FT3）水平增高、血清TSH水平不被抑制并伴有不同程度甲状腺毒症表现和甲状腺肿为临床特征。

当出现血清游离甲状腺激素（FT4、FT3）高于正常范围，且血清TSH水平不被抑制时，提示有TSH腺瘤存在的可能。在不存在其他干扰因素的情况下，血清总甲状腺激素水平（TT3、TT4）与FT3、FT4的趋势是一致的。TRAb（甲亢特异抗体）通常阴性。诊断TSH腺瘤时，需除外血清甲状腺激素自身抗体存在的可能，除外甲状腺激素转运蛋白异常，除外血清中存在干扰物，除外甲状腺疾病不同阶段或药物干扰所致。需多次且不同实验室重复测定甲状腺功能方能确定。

甲状腺激素抵抗（RTH）的实验室检查同样表现为血清FT4、FT3高于正常范围，且血清TSH水平不被抑制，临床表现上也可有甲状腺毒症及甲状腺肿的表现，但鞍区MRI未见明确垂体腺瘤表现。甲状腺素受体β基因突变检测，甲亢家族史阳性，有助于RTH诊断。

TSH腺瘤的主要治疗方法为手术治疗，术前准备非常重要，防止术中及术后出现甲状腺功能危象。术前需要使用药物控制甲亢，使甲状腺功能恢复正常后方可实施手术治疗。术前一线用药为生长抑素类似物，抗甲状腺药物为二线用药，目的是使患者术前血清游离甲状腺激素水平恢复正常。

对于术后患者甲状腺激素水平低下的情况，建议持续补充左甲状腺素钠（优甲乐）每日1/4～1/2片，晨起空腹口服，并监测游离甲状腺功能。

二、垂体促肾上腺皮质激素（ACTH）腺瘤

库欣综合征（Cushing syndrome, CS）又称皮质醇增多症，是由各种病因导致的高皮质醇血症，作用于靶器官，引起的以向心性肥胖、高血压、糖代谢异常、低钾血症和骨质疏松为典型表现的一种综合征。垂体性CS，又称为库欣病（Cushing's disease, CD），是CS中最常见的病因，占患者总数的70%左右。库欣病多数为散发，90%是垂体微腺瘤（ACTH腺瘤），肿瘤多 < 5 mm，但有向周边垂体组织浸润的倾向，约10%为大腺瘤。

疑诊库欣综合征的筛查试验：

（1）24 h尿游离皮质醇（urinary free cortisol, UFC）：24 h UFC测定的是游离皮质醇，故不受皮质醇结合球蛋白（centromere bagiemsaband, CBG）的浓度影响，超过正常上限判断为阳性，诊断库欣综合征的敏感性可达91%～96%，但至少测定2次。饮水过多（≥ 5 L/d）、任何增加皮质醇分泌的生理或病理应激状态都会使UFC升高而出现假阳性结果。

（2）午夜血清/唾液皮质醇测定：人体皮质醇分泌呈现明显的昼夜节律，血皮质醇水平在午夜达最低值。CS患者血清午夜血皮质醇低谷会消失。如进行午夜血清皮质醇测定，应尽量保证采血时处于睡眠状态。诊断CS的午夜血清皮质醇值 ≥ 50 nmol/L（1.8 μg/dL），敏感性达100%，但特异性仅20%。

（3）1 mg过夜地塞米松抑制试验（ODST）：午夜11 ～ 12点口服地塞米松1 mg，次日晨8：00采集服药后血皮质醇标本。服药后血清皮质醇值 ≥ 50 nmol/L（1.8 μg/dL）为不抑制，诊断CS的敏感性 > 95%、特异性约80%；若提高切点至140 nmol/L（5 μg/dL），其敏感性为91%，特异性可提高至 > 95%，但敏感性降低。

（4）经典小剂量DST（LDDST，2 mg/d×48 h）：检查前留24 h UFC或者清晨血皮质醇作为对照，之后开始起口服地塞米松0.5 mg，每6 h 1次，连续2天，在服药的第2天再留24 h UFC水平或服药2天后测定清晨血皮质醇水平，若UFC未能下降到正常值下限以下或服药后血皮质醇 ≥ 50 nmol/L（1.8 μg/dL），为经典小剂量DST不被抑制。两者的敏感性和特异性相差不大，均可达到敏感性 > 95%。

以上4项中，如2项以上检查异常，则高度怀疑CS，需要进行下一步定位检查。

CS的定位实验室检查包括血ACTH的测定和大剂量DST。

（1）血ACTH测定：清晨8时采血，因ACTH的半衰期很短，取血后需要将血标本冰浴，并尽快低温离心测定。通常认为，如血ACTH 4.4 pmol/L（20 pg/mL），则考虑为ACTH依赖性CS。

（2）经典大剂量DST（HDDST，8 mg/d×48 h）：检查前留24 h UFC或血皮质醇作为对照，之后口服地塞米松2.0 mg，每6 h 1次，连续2天，在服药的第2天再留24 h UFC或服药2天后测定清晨血皮质醇。若UFC或者血皮质醇下降到对照值的50%以下为经典大剂量DST被抑制，支持库欣病的诊断。该试验鉴别库欣病与异位ACTH综合征的敏感性为60% ～ 80%，特异性80% ～ 90%。

此外，双侧岩下窦静脉取血（BIPSS）＋去氨加压素（DDAVP）兴奋试验：ACTH依赖性CS如临床、生化、影像学检查结果不一致或难以鉴别病因时，建议行BIPSS以鉴别ACTH来源。BIPSS是有创性血管内介入检查，建议在经验丰富的医疗中心进行。经股静脉插管至双侧岩下窦后，可应用数字减影血管成像术证实插管位置是否正确和岩下窦

解剖结构是否正常。岩下窦（inferior petrosal sinus，IPS）与外周（Peripheral，P）血浆ACTH比值在基线状态≥2和（或）DDAVP刺激后≥3则提示库欣病。BIPSS应在患者皮质醇水平升高提示肿瘤活跃分泌ACTH时进行检查，避免在周期性库欣静止期进行。

手术治疗是ACTH腺瘤的首选和主要治疗方法，特别是近年来神经内镜技术的进步，尤其是成角镜头的运用，对侵犯海绵窦及鞍旁结构的垂体腺瘤有较好的显露，提高了肿瘤的切除率。手术的治疗目的为降低皮质醇水平、缓解临床症状、体征、治疗相关系统的并发症、保护垂体功能、提高生活质量。其他方法还包括放射治疗等，作为辅助治疗方法。

三、垂体催乳素腺瘤

垂体催乳素（prolactin，PRL）腺瘤是最常见的功能性垂体腺瘤，占成人垂体功能性腺瘤的40%～45%，以20～50岁的女性患者多见，成人患者男女比例约1∶10。高催乳素血症：对疑诊垂体催乳素腺瘤的患者，静脉取血测催乳素的要求是：正常进食早餐［种类为糖类（碳水化合物），避免摄入蛋白质和脂肪类食物］，于上午10∶30～11∶00休息0.5 h后静脉穿刺取血。如果血清催乳素＞100～200 μg/L，并排除其他特殊原因引起的高催乳素血症，则支持催乳素腺瘤的诊断。如血清催乳素＜100 μg/L，须结合具体情况谨慎诊断。

（一）鉴别诊断

1. 病理性高催乳素血症：多见于下丘脑—垂体疾病，以垂体催乳素腺瘤最为多见。此外，其他下丘脑—垂体肿瘤、浸润性或炎症性疾病、结节病、肉芽肿以及外伤、放射性损伤等均是由于下丘脑多巴胺生成障碍或阻断垂体门脉血流致使多巴胺等PIF不能到达腺垂体所致。由于PRL释放因子（prolactin releasing factor，PRF）增多引起高PRL血症的情况见于原发性甲减、应激刺激。慢性肾功能衰竭患者由于肾小球滤过清除催乳素障碍而导致高催乳素血症。肝硬化患者由于雌激素及催乳素在肝脏的灭活障碍致血催乳素升高。

2. 生理性高催乳素血症：主要发生于妊娠、乳头刺激或应激的时候。在妊娠期间，催乳素的水平呈逐步升高趋势，至分娩时达高峰，但升高的幅度因人而异，其升高原因与孕期的高雌激素水平有关。

3. 药物性高催乳素血症：很多常用药物可引起催乳素水平升高，如多巴胺受体拮抗剂、含雌激素的口服避孕药、某些抗高血压药、阿片制剂及H_2受体阻滞剂等。其中多巴胺受体拮抗剂是一些具有安定、镇静或镇吐作用以及抗抑郁、抗精神病类药物，在常用剂量时催乳素水平一般不超过100 μg/L；氯丙嗪和甲氧氯普胺（胃复安）的作用最强，25 mg氯丙嗪可使正常人血清催乳素水平增加5～7倍。长期应用甲氧氯普胺治疗时，催乳素水平可升高15倍以上。

（二）垂体催乳素腺瘤的药物治疗

1. 药物治疗适应证：对不同大小的垂体催乳素腺瘤，其治疗的目的是不一样的。对催乳素微腺瘤患者，治疗的目的是控制PRL水平，保留性腺功能和性功能；对催乳素大或者巨大腺瘤患者，除了控制PRL水平、保留垂体功能之外，还要控制和缩小肿瘤体积，改善临床症状，防止复发。

药物治疗的适应证包括：不孕不育，肿瘤引起神经系统症状（尤其是视力缺失），烦人的泌乳，长期的性腺功能低下，青春期发育改变，预防妇女由于性腺功能低下引起的骨质疏松。轻度的高催乳素血症，月经规则，想怀孕的妇女需要治疗。

2. 药物选择：多巴胺激动剂（DA），为PRL腺瘤患者的首选治疗，目前主要有溴隐亭（BRC）和卡麦角林（CAB）。药物能使绝大多数病人PRL水平正常和肿瘤体积显著缩小，而且药物治疗适用于各种大小的肿瘤。

（1）溴隐亭：服用方法：溴隐亭（2.5 mg/片）的初始治疗剂量为0.625～1.25 mg/d，建议晚上睡前跟点心口服。每周间隔增加1.25 mg直至达到每日2片或每日3片。通过缓慢加量计划和睡前跟点心同服的方法来减少上胃肠道不适和直立性低血压的不良反应，7.5 mg/d为有效治疗剂量，如果肿瘤体积和PRL控制不理想，则可以逐步加量至15 mg/d。继续加量并不能进一步改善治疗效果。因此，不建议15 mg以上的大剂量，而是建议改为卡麦角林治疗。由于已经证实溴隐亭安全有效，且价格相对便宜，在我国大部分医疗部门可以提供，因此溴隐亭为我国推荐治疗催乳素腺瘤的首选药物。

（2）卡麦角林：服用方法：0.5 mg/片的初始治疗剂量为，每周0.25～0.5 mg，剂量每月增加0.25～0.5 mg直到PRL正常，很少需要剂量超过每周3 mg。对比溴隐亭，卡麦角林服用更方便，患者的耐受性更好，对溴隐亭耐药的患者可选用卡麦角林治疗。

（3）药物不良反应：溴隐亭的不良反应包括头痛、头晕、恶心、呕吐、消化性溃疡等消化道症状，鼻腔充血，便秘，体位性低血压，严重的患者甚至会出现休克表现；乏力、焦虑、抑郁、酒精不能耐受；药物诱发垂体瘤卒中。卡麦角林的不良反应同溴隐亭，消化道不良反应比溴隐亭轻，其他包括精神疾病，潜在的心脏瓣膜病。

3. 催乳素微腺瘤治疗：临床上治疗PRL微腺瘤的首要目的是保留性腺功能和生育功能，而药物治疗能显著有效地达到这一目的，即药物能有效地控制PRL水平，而且经过长期有效的DA治疗，微腺瘤经常缩小，有时会消失。由于只有5%～10%的微腺瘤进展为大腺瘤，因此，控制肿瘤体积不是药物治疗的首要目的，对于不想生育的妇女可以不接受DA治疗。停经的妇女可以接收雌激素治疗，但应该对PRL水平进行定期评价，包括复查动态强化MRI以观察肿瘤大小变化。

4. 催乳素大腺瘤和巨大腺瘤治疗：治疗催乳素大或者巨大腺瘤患者，除控制PRL水平、保留垂体功能之外，还要缩小肿瘤体积以改善临床症状。除了急性肿瘤卒中诱发视力急剧下降需要急诊手术减压之外，DA仍然是绝大多数催乳素大或巨大腺瘤患者的首选治疗。对于敏感病例，开始药物治疗后1周或2周内即可以使PRL水平迅速下降，同时肿瘤明显缩小，视力改善。DA治疗通常能有效恢复视觉功能，其效果与外科行视交叉减压手术相当。所以，视野缺失的大腺瘤患者不再被认为是神经外科急症。但在一些耐药病例，药物治疗几个月肿瘤体积也不会明显缩小。肿瘤的持续缩小乃至消失需要几个月或甚至几年的时间。药物治疗后定期的MRI复查是需要的，开始治疗后的3个月1次，之后半年复查1次，以后可以间隔长一些。

治疗的目的是将PRL尽量控制在正常水平，

为了能最大程度地缩小肿瘤体积甚至于促使肿瘤消失，最好是降低PRL水平到可能的最低值。即便PRL水平下降到正常范围，仍需服用足量的DA用以进一步缩小肿瘤体积。当PRL水平保持正常至少2年，肿瘤体积缩小超过50%，才考虑DA逐步减量，因为在这一阶段，低剂量能维持稳定的PRL水平和肿瘤大小。然而，停止治疗可导致肿瘤的增大和高催乳素血症的复发。基于这一元凶，对大或者巨大腺瘤患者药物减量或停用后必须进行严密随访。

（三）垂体催乳素腺瘤的外科治疗

垂体催乳素腺瘤选择手术治疗需根据以下情况综合判断：肿瘤大小、血催乳素水平、全身情况、药物治疗反应，患者的意愿以及对生育的要求。微腺瘤占垂体催乳素腺瘤的大部分，且绝大多数不会生长，所以手术干预通常不作为首选。

手术适应证：

（1）垂体微腺瘤经药物治疗3～6个月无效或效果欠佳者。

（2）药物治疗反应较大不能耐受者。

（3）巨大垂体腺瘤伴有明显视路压迫，药物治疗无法控制血催乳素和缩小肿瘤体积。或经药物治疗3～12个月后，血催乳素水平降至正常，但肿瘤体积仍没有变化，需考虑垂体无功能腺瘤可能。

（4）侵袭性垂体腺瘤伴有脑脊液鼻漏，或药物治疗后出现脑脊液鼻漏者。

（5）带瘤生存的心理承受能力不足或拒绝长期服用药物治疗者。

（6）药物治疗或其他原因引致垂体瘤卒中，表现为剧烈头痛和急剧视力减退者。

（7）垂体大腺瘤伴囊变，药物治疗通常无法缩小肿瘤体积。

（8）经验丰富的术者认为有较高手术全切除预期，且充分考虑到患者手术的意愿。

手术几乎没有绝对禁忌证，相对禁忌证绝大多数与全身状况差及脏器功能障碍相关。对于这些患者，应在手术治疗之前进行治疗，改善全身情况。

四、垂体生长激素腺瘤

垂体生长激素（growth hormone,GH）腺瘤患者多表现为肢端肥大症，肢端肥大症病因是体内产生过量的GH，其中超过95%的肢大患者是由分泌GH的垂体腺瘤所致。GH刺激肝脏产生胰岛素样生长因子-1（IGF-1），肢大患者长期过量分泌的GH和IGF-1促进全身软组织、骨和软骨过度增生，导致患者出现典型肢大症状、体征，并可引起呼吸系统、心血管系统、消化系统和糖代谢等多器官/系统并发症；GH腺瘤局部压迫或侵袭可致患者头痛、视觉功能障碍和腺垂体功能减退等。

当临床怀疑肢大时，应检测患者空腹或随机血清GH、IGF-1水平，必要时行口服葡萄糖生长激素抑制试验（OGTT-GH抑制试验）明确诊断。

1. GH：肢大患者GH水平升高，但正常人应激状态下GH分泌会升高，故不推荐单纯依赖空腹或随机GH水平作为诊断肢大指标。当随机GH < 1.0 μg/L且IGF-1水平在正常范围内可除外活动性肢大。

2. IGF-1：血清IGF-1检测是肢大的重要生化诊断指标，推荐用于存在典型肢大临床表现的患者，以及因睡眠呼吸暂停、糖尿病、高血压或垂体占位等疑诊患者的筛查。健康成人的IGF-1水平随着年龄增长逐渐降低，因此应以年龄和性别匹配的正常范围作为参考指标。此外，妊娠期和青春期IGF-1水平会升高；全身炎症状态、慢性肝病、肝硬化、营养不良和神经性厌食、糖尿病控制不佳以及甲状腺功能减退症患者的IGF-1水平可能降低（血清IGF-1参考值见表9-1-1和表9-1-2）。

3. OGTT-GH抑制试验：推荐采用口服葡萄糖生长激素抑制试验中GH谷值（OGTT-GH谷值）明确肢大诊断。试验方法：口服75 g无水葡萄糖，分别在服用前（0 min）和服用后30 min、60 min、90 min及120 min取血测定血糖及GH水平。2014年美国内分泌学会的肢端肥大症实践指南推荐将OGTT-GH谷值≥ 1.0 μg/L作为诊断肢端肥大症的界值。随着高灵敏度GH测定方法的广泛应用，GH的检测低限可达0.10 ～ 0.30 μg/L，部分国家指南推荐OGTT-GH谷值诊断界值降至0.4 μg/L。目前

表 9-1-1　中国健康男性-成人阶段血清 IGF-1 水平参考值

年龄（岁）	参考值（ng/mL）				
	−2 标准差	−1 标准差	中位数	+1 标准差	+2 标准差
18	233.4	292.4	366.2	458.4	573.4
19	176.8	232.6	304.7	397.6	516.8
20 ～ 24	139.0	189.8	256.5	343.7	456.5
25 ～ 29	113.8	159.5	219.9	298.7	400.5
30 ～ 34	97.2	138.4	192.8	263.3	353.4
35 ～ 39	86.5	124.2	173.5	236.7	316.5
40 ～ 44	79.9	114.9	160.1	217.6	289.1
45 ～ 49	75.8	108.6	150.8	203.9	269.5
50 ～ 54	72.7	103.8	143.6	193.6	255.3
55 ～ 59	69.3	98.8	136.8	184.7	244.1
60 ～ 64	64.5	92.2	128.4	174.9	233.4
65 ～ 69	57.1	82.5	116.6	161.8	220.7
≥ 70	46.8	68.7	99.5	142.7	202.3

Zhu H, Xu Y, Gong F, et al. Reference ranges for serum insulin-like growthfactor I (IGF-1) in healthy Chinese adults. PloSone, 2017, 12(10): e0185561.

表 9-1-2 中国健康女性-成人阶段血清 IGF-1 水平参考值

年龄（岁）	参考值（ng/mL）				
	-2 标准差	-1 标准差	中位数	+1 标准差	+2 标准差
18	202.8	286.1	380.8	486.0	601.5
19	166.4	238.0	323.9	424.5	540.1
20 ～ 24	139.0	200.6	277.3	370.6	481.7
25 ～ 29	117.7	171.4	239.7	324.6	427.9
30 ～ 34	101.0	148.6	209.8	286.3	380.0
35 ～ 39	87.8	130.8	186.0	255.0	339.1
40 ～ 44	77.1	116.7	167.2	229.6	305.0
45 ～ 49	68.1	105.2	151.9	209.0	276.9
50 ～ 54	60.2	95.1	138.8	191.5	253.4
55 ～ 59	52.8	85.6	126.5	175.5	232.7
60 ～ 64	45.4	75.7	113.6	159.3	212.7
65 ～ 69	37.7	64.5	98.9	140.9	190.8
≥ 70	29.6	51.5	80.9	118.2	164.0

Zhu H, Xu Y, Gong F, et al. Reference ranges for serum insulin-like growthfactor I (IGF-1) in healthy Chinese adults. PloSone, 2017, 12(10): e0185561.

我们推荐肢大诊断标准为OGTT-GH谷值≥ 1.0 μg/L。如OGTT-GH谷值 < 1.0 μg/L，但IGF-1水平升高，仍建议进一步评估肢端肥大症诊断的可能性，必要时密切随诊。

肢大治疗的目标包括生化缓解和临床控制两个方面：

1. 生化缓解：① 血清GH水平下降至空腹或随机GH < 1.0 μg/L（如GH ≥ 1.0 μg/L，需行OGTT-GH抑制试验），OGTT-GH谷值 < 1.0 μg/L；② 血清IGF-1水平下降至与年龄和性别匹配的正常范围内。

2. 临床控制：① 腺瘤消除或者缩小，并防止其复发；② 肢大的临床表现和特别是心血管、呼吸系统和代谢并发症得到改善；③ 尽量保留腺垂体功能，已有腺垂体功能减退的患者应给予相应靶腺激素的替代治疗。

手术、放疗和药物是GH腺瘤的治疗方法，其中手术切除腺瘤是垂体GH腺瘤患者的首选治疗方法，同时，需兼顾治疗的安全性、疗效的最大化及垂体功能的保护，结合患者的具体情况制定个体化治疗方案。

五、鞍区生殖细胞肿瘤

颅内生殖细胞瘤是临床上比较少见的一种恶性肿瘤，发病率约3.5%，多见于青少年群体以及儿童，在老年人群以及幼儿中较为罕见，好发部位是鞍区以及松果体区，在丘脑、基底节部位较为少见，生殖细胞瘤极易导致脑脊液散播种植，并对周围的结构进行侵犯。

某些生殖细胞肿瘤会分泌特殊的胎儿蛋白（α-fetoprotein，AFP）、人类绒毛膜性腺激素（β-human chorionic gonadotropin，β-HCG），可作为诊断及治疗的参考依据，同时也是完成治疗后追踪的重要检查之一。

AFP是胎儿期最早出现的血浆结合蛋白，胚胎早期在卵黄囊内产生，之后由肝细胞及消化道产生，AFP升高对于多数恶性生殖细胞肿瘤的诊断具

表 9-2-1　常用糖皮质激素类药物比较及等效剂量换算[12]

类　别	药　物	对糖皮质激素受体的亲和力	水盐代谢（比值）	糖代谢（比值）	抗炎作用（比值）	血浆半衰期（min）	作用持续时间（h）	等效剂量（mg）
短效	氢化可的松	1.00	1.0	1.0	1.0	90	8～12	20.00
	可的松	0.01	0.8	0.8	0.8	30	8～12	25.00
中效	泼尼松	0.05	0.8	4.0	3.5	60	12～36	5.00
	泼尼松龙	2.20	0.8	4.0	4.0	200	12～36	5.00
	甲泼尼龙	11.90	0.5	5.0	5.0	180	12～36	4.00
长效	地塞米松	7.10	0	20.0～30.0	30.0	100～300	36～54	0.75
	倍他米松	5.40	0	20.0～30.0	25.0～35.0	100～300	36～54	0.60

注：水盐代谢、糖代谢、抗炎作用的比值均以氢化可的松为1计；等效剂量以氢化可的松为标准计。

有重要指导意义，但由于1岁内儿童AFP血浆浓度变化幅度大，故对于年龄小于8个月的婴儿，AFP的浓度变化不能提示肿瘤的残留或复发。人类绒毛膜性腺激素（β-human chorionic gonadotropin, β-HCG）是一种糖蛋白，妊娠期由胎盘合体滋养层细胞合成维持黄体活性，血清测定的是具有抗原特异性的β片段，生殖细胞肿瘤患者伴有血清β-HCG升高，提示具有2种细胞的克隆：一种是合体滋养层，如绒毛膜癌；一种是合体滋养层巨细胞，常见于精原细胞瘤或无性细胞瘤，胚胎性癌偶见。

第二节　垂体功能低下的替代治疗
(Alternative Treatment of Hypophysis)

鞍区肿瘤（如颅咽管瘤、垂体瘤等）患者，常会在手术前表现出垂体前叶和后叶功能低下情况，在一定程度上不利于患者手术治疗的安全性，更会在手术治疗后影响病程和预后。因此，手术前的全面评估和有效的激素调整显得至关重要。

一、垂体前叶激素的评估与替代

（一）中枢性甲状腺功能减退症的评估及替代
中枢性甲状腺功能减退症（central hypothyroidism,

CH）占甲状腺功能低下症的1%～2%，儿童、成人颅咽管瘤患者常见。目前公认CH诊断标准为：游离T4低下伴TSH水平降低或异常，不建议使用激发TSH试验协助诊断。对于颅咽管瘤患者，FT4在正常参考值范围的低值，则疑诊有轻度CH；若伴有临床症状，或定期复查FT4下降20%或20%以上，建议开始使用左甲状腺素（L-T4）治疗。恢复并维持甲状腺正常功能是CH的治疗目标，从低剂量开始，每2～3周增加25μg，L-T4平均治疗量为1.6μg/（kg·h），根据临床情况、年龄、FT4水平调整剂量，使FT4达到参考范围的中上水平。CH的治疗过程中游离甲状腺素是监测L-T4治疗最好的指标。需要注意的是，在L-T4治疗开始前，应先排除中枢性肾上腺皮质功能不全，以避免甲状腺功能恢复后可能出现的肾上腺危象。若在未评估肾上腺功能时进行L-T4治疗，可预防性使用类固醇激素（氢化可的松或醋酸可的松）。

（二）中枢性肾上腺皮质功能减退的评估与替代
中枢性肾上腺皮质功能减退（AI）是因促肾上腺皮质激素（ACTH）分泌不足继发肾上腺功能减退的疾病。推荐的AI诊断标准（上午8～9时采血）：血皮质醇＜3 nmol/L提示AI，皮质醇＞18 nmol/L可排除AI；若介于3～18 nmol/L之间，需做激发试验协助诊断。在30 min或60 min时峰值血皮质醇水平＜500 nmol/L（18μg/dL）时提示

AI。近期使用过糖皮质激素的患者应在最后一次使用氢化可的松（HC）至少18～24 h后评估下丘脑—垂体—肾上腺轴功能。

糖皮质激素替代治疗的原则是用最小剂量的皮脂激素模拟皮质醇生理分泌节律用药，使患者皮质醇节律接近生理变化水平，且不出现皮质醇缺乏的症状。应根据不同疾病和各种糖皮质激素的特点正确选择。HC推荐剂量为15～25 mg，分2～3次服用，其中50%～60%剂量在白天给药。若决定服药每日2次，第2次服药时间应在清晨给药后6 h之后。对于服药每日3次的患者，清晨服药后每4～6小时给药1次。如果仍有失盐症状，可加用小剂量盐皮质激素如氟氢可的松，每日0.05～0.20 mg，剂量应根据24 h皮质醇和临床表现调节。儿童用药需根据体表面积进行计算，通常剂量为每日6～10 mg/m^2，分2～3次服药（表9-2-1）。

在ACTH腺瘤术后的应激状态中，应首选静脉滴注氢化可的松。在术后长期口服糖皮质激素的维持替代治疗阶段，氢化可的松也为首选，其次为泼尼松或泼尼松龙。考虑到地塞米松缺乏盐皮质激素活性，且对下丘脑—垂体—肾上腺（HPA）轴的抑制作用较强，不利于肾上腺功能恢复，应避免在库欣综合征的围手术期使用。

根据血清皮质醇的半衰期，库欣病患者手术期间或术后最初的12～14 h皮质醇和ACTH水平不会低于正常值，因此直至术后数小时内也不需要使用糖皮质激素。但如果患者在术后24 h内很快出现明显的发热、心率增快、低血压、低血钠和精神异常等急性肾上腺皮质功能减退的症状，可立即采集血皮质醇标本，随之给予静脉滴注氢化可的松。其他患者应在术后3天内检测清晨血皮质醇水平，如术后3 d内清晨血皮质醇 < 2 μg/dL时，需考虑补充糖皮质激素；如果血皮质醇介于2～10 μg/dL，同时患者出现肾上腺皮质功能减退的症状，也需要补充糖皮质激素；如清晨血皮质醇10 μg/dL，通常不需要额外补充糖皮质激素。如补充糖皮质激素，可首日给予静脉滴注氢化可的松100～200 mg，分2～4次使用，待症状缓解后再每天减量50%，并在给药3天左右过渡至口服氢化可的松60 mg/d或者泼尼松（龙）15 mg/d替代治疗。

术后维持期序贯减量需根据患者的耐受情况，口服糖皮质激素可每隔2～4周减量1次，每次氢化可的松减量5～10 mg/d或泼尼松（龙）减量1.25～2.5 mg/d，减药过快易发生糖皮质激素撤药综合征，表现为情绪焦虑、食欲减退、恶心、呕吐、腹泻、体重减轻、虚弱、肌痛、关节痛、腹痛、头痛、直立性低血压和发热等。故减药过程需要监测患者的临床症状如食欲、体力、血压和电解质水平等，每隔2～3个月复查清晨血皮质醇和ACTH（在服用首剂糖皮质激素前采血）。如果在维持期减药过程中出现重症疾病、急诊手术等应激情况，应将糖皮质激素增加至2～4倍的应激剂量，以防止出现肾上腺危象。部分库欣病患者术后肾上腺皮质功能减退不能恢复，因此，在进行HPA轴评估前不应将替代的糖皮质激素减量至完全停用，以免引起严重的肾上腺皮质功能减退甚至肾上腺危象。也有库欣病患者术后清晨血皮质醇逐渐上升提示复发可能，需要停用糖皮质激素，故库欣病患者目前替代治疗停药时间尚无统一推荐标准。

（三）生长激素缺乏症的评估及替代

胰岛素低血糖试验（insulin hypoglycemia test, ITT）被认为是诊断5岁以上生长激素缺乏症（growth hormone deficiency, GHD）患者的金标准，对于有明确生长激素缺乏诊断特征依据，并有其他3个垂体激素轴缺乏的患者，不建议再进行生长激素激发试验。此外，存在其他多种垂体激素缺乏的垂体前叶功能减退患者，行GH兴奋试验前必须将其他激素替代治疗至正常生理范围内。

2000年CHRS和2003年AAGE关于儿童GHD诊疗指南均推荐GHD的诊断阈值设为10 μg/L，青春期前颅咽管瘤患者GHD诊断标准为：① 身高落后于同年龄、同性别正常健康儿童身高的第3百分位数或减2个标准差（−2SD）以下；② 年生长速率 < 7 cm/年（3岁以下）；< 5 cm/年（3岁至青春期前）；< 6 cm/年（青春期）；③ 骨龄落后于实际年龄；④ 2项GH药物激发试验GH峰值均 < 10 μg/L；⑤ 血清胰岛素样生长因子1（IGF-1）水平低于正常。目前国际上公认的成人GHD诊断金标准是ITT，根据2007至2011年内分泌协会、AAGE、CHRS指南推荐，成人ITT诊断阈值设定为GH峰值

< 3 μg/L。

对于颅咽管瘤治疗后的患者，需手术或放疗后随访至少1年无肿瘤复发证据，才可考虑开始生长激素治疗，在给予rhGH治疗前以及治疗过程中应仔细监测肿瘤进展或复发迹象。对那些经治疗仍有肿瘤残留的颅咽管瘤患者，GH替代治疗的确切预后并不十分清楚，推荐在残余颅咽管瘤稳定1年不再增大后，可考虑给予GH替代治疗。替代治疗目标为维持血浆IGF-1水平在相应年龄正常范围内中上水平，剂量调整期每1～2个月复查，以后每6个月复查1次。采用每周6～7天给药方式，于睡前30 min皮下注射。常用注射部位为大腿中部外侧面，也可选择上臂或腹壁等处。

（四）性激素及性腺状况的评估及替代

颅咽管瘤患者出现低睾酮水平伴随正常或降低的促性腺激素水平即可确诊中枢性性腺功能减退。对于疑诊性腺功能减退的男性，建议在上午10点之前（夜间空腹）采集标本做血清睾酮（T）测定，并要同时测定尿促卵泡素（FSH）、黄体生成素（LH）、血清泌乳素（PRL）水平来诊断中枢性性腺功能减退。成年女性患者，当出现月经稀发或停经时，推荐检测血清雌二醇（E2）、FSH、LH明确判断。绝经后妇女血清FSH和LH降低亦足以诊断促性腺激素缺乏。

治疗方面，对于暂时无生育需求的成年患者，应给予长期性激素替代治疗，以维持第二性征、增加骨密度，提高性欲和体能。对于成年男性患者，在除外禁忌证（红细胞增多症、严重睡眠呼吸暂停、前列腺癌）后，应根据年龄、症状和可能的并发症调整睾酮剂量，使血浆睾酮水平尽量接近正常值。可选择的药物有：十一酸睾酮口服制剂40～80 mg每日3次；或长效十一酸睾酮注射制剂250 mg肌内注射，每月注射1次。睾酮替代治疗期间，应通过检测男性睾丸体积、胡须生长，肌肉质量及力量，血红蛋白、红细胞计数及血细胞比容，血脂来评估疗效，同时需定期监测PSA水平及前列腺体积进行安全评估。

对于年轻成年女性患者，可用雌孕激素序贯替代治疗，维持女性体态和月经周期，最常用的替代疗法为口服雌二醇（2 mg/d）。对于子宫结构完整的患者，需要在月经开始的10～12天加用甲羟孕酮10 mg/d避免子宫内膜过度增生降低子宫癌变风险。对于年龄较大，不考虑月经来潮的女性患者，在完善宫颈刮片、乳腺超声和子宫卵巢超声后，可予以替勃龙1.25～2.5 mg/d，口服。服药期间应每年常规进行妇科体检。此外，口服雌激素的女性患者应适当提高糖皮质激素剂量。为推迟儿童患者骨骺闭合而获得更好的终身高，推荐在女孩12～13岁、男孩14～15岁开始少量补充性激素。

二、垂体后叶素激素的替代

尿崩症（DI）是由于下丘脑—神经垂体病变引起精氨酸加压素（AVP）又称抗利尿激素（ADH）不同程度缺乏导致肾小管重吸收水功能障碍的一组临床综合征，尿崩症患者的尿量超过50 mL/(kg·d)，伴烦渴和多饮。夜尿显著增多，极少数可超过10 L/d，尿比重为1.000 1～1.000 5，尿渗透压为50～200 mOsm/L，明显低于血渗透压。对于有多尿症状的患者，需同步检测血渗透压和尿渗透压，在血渗透压 > 295 mOsmol/L时，尿渗透压应达到约600 mOsmol/L（尿渗透压/血渗透压比值约≥2），同时尿糖阴性。

去氨加压素（DDAVP）治疗尿崩症需遵从个体化治疗方案。轻度尿崩症患者无须药物干预；中重度尿崩症患者，在补充体液丢失量的同时应给予ADH治疗，控制尿量在200 mL/h左右。长期过量不恰当使用ADH药物会导致稀释性低钠血症，需定期复查电解质加以避免。术后1～6个月每月查电解质和肌酐水平，根据血浆渗透压和血钠浓度调整合适的剂量和给药间隔时间。部分低钠血症可通过补充糖皮质激素得以纠正，往往可经验性使用氢化可的松（50～100 mg/8 h，静脉给药），逐渐调整剂量到15～25 mg/d。为了减少低钠血症的风险，推荐对所有患者进行DDAVP过量风险的教育。尽管规律用药，患者仍会间隔出现多尿症状（至少每周会出现），在此期间药物疗效显著减弱。在手术后数周到数月时间内，至少尝试1次停用DDAVP，以判断垂体后叶功能是否已恢复。在口渴感缺乏的尿崩症患者，建议谨慎使用DDAVP，应当积极调整摄入液体量，并密切监测体重和监测血钠水平。

参考文献

1. 中国垂体腺瘤协作组.中国垂体促甲状腺激素腺瘤诊治专家共识［J］.中华医学杂志,2017,97（5）: 1128-1131.

2. P Beck-Peccoz, A Lania, A Beckers, et al. 2013 European thyroid association guidelines for the diagnosis and treatment of thyrotropin-secreting pituitary tumors［J］. Eur Thyroid J, 2013, 2(2): 76-82.

3. Amlashi FG, Tritos NA. Thyrotropin-secreting pituitary adenomas: epidemiology, diagnosis, and management ［J］. Endocrine, 2016, 52(3): 427-440.

4. 中国垂体腺瘤协作组.中国库欣病诊治专家共识［J］.中华医学杂志,2016,96（11）: 835-840.

5. Dallapiazza RF, Oldfield EH, Jane JA. Surgical management of Cushing's disease［J］. Pituitary, 2015, 18(2), 211-216.

6. Inder WJ, Hunt PJ. Glucocorticoid Replacement in Pituitary Surgery: Guidelines for Perioperative Assessment and Management［J］. J Clin Endocrinol Metab, 2002, 87(6): 2745-2750.

7. 中华医学会神经外科学分会, 中华医学会内分泌学分会, 中国垂体瘤协作组.中国垂体催乳素腺瘤诊治共识［J］.中华医学杂志,2014,94（31）: 2406-2411.

8. Casanueva FF, Molitch ME, Schlechte JA, et al. Guidelines of the Pituitary Society for the diagnosis and management of prolactinomas［J］. Clin Endocrinol, 2006, 65(2): 265-273.

9. Sughrue ME, Chang EF, Tyrell JB, et al. Pre-operative dopamine agonist therapy improves post-operative tumor control following prolactinoma resection［J］. Pituitary, 2009, 12(3): 158-164.

10. 中国垂体腺瘤协作组.中国肢端肥大症诊治共识［J］.中华医学杂志,2021,101（27）: 2115-2126.

11. Katznelson L, Laws ER, Melmed S, et al. Acromegaly: An Endocrine Society Clinical Practice Guideline［J］. J Clin Endocrinol Metab, 2014, 99(11): 3933-3951.

12. Melmed S. Pituitary tumor endocrinopathies［J］. N Engl JMed, 2020, 382(10): 937-950.

13. 颅咽管瘤治疗专家共识编写委员会, 中华医学会神经外科学分会小儿神经外科学组.中华医学杂志, 2018, 98（1）: 11-18.

14. Fleseriu M, Hashim IA, Karavitaki N, et al. Hormonal Replacement in Hypopituitarism in Adults: An Endocrine Society Clinical Practice Guideline［J］. J Clin Endocrinol Metab, 2016, 101(11): 3888-3921.

15. 卢琳, 陆召麟.库欣综合征患者围手术期的糖皮质激素替代治疗现状及应用策略［J］.中华医学杂志,2020,100（36）: 2801-2803.

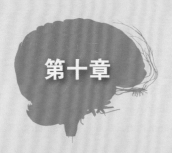

第十章

肿瘤相关血管的处理
(Cerebrovascular Management in Skull Base Tumors)

颅底外科医生应该具备见山能够打洞，遇河能够架桥的本领。颅底有重要的血管结构，而颅底肿瘤常累及这些重要的血管。这些重要的血管是颅底外科的拦路虎，对其处理不当不仅影响肿瘤切除程度，甚至会带来灾难性的后果。所以，要重视肿瘤相关血管的处理并了解相关的内容和方法。肿瘤相关血管处理的具体内容包括4个方面：术前评估、术前栓塞、血管保护和血管重建。

第一节　术前血管评估
(Preoperative Assessment of Vascular)

脑供血主要依赖双侧颈动脉和椎动脉，入颅动脉在颅底形成Willis环联通左右和前后的血流。静脉回流依赖双侧颈静脉。许多颅底肿瘤可以累及相关的动脉、静脉，尤其是海绵窦肿瘤与颈静脉孔区肿瘤，常累及相应的颈动脉或颈静脉。

影像评估目的是为了解6个方面的情况：① 肿瘤供血动脉；② 动脉血管受累程度；③ 静脉血管受累程度；④ 侧支循环好坏；⑤ 血管有无变异；⑥ 是否适合栓塞。

影像评估方法有：CTA、MRI、平扫+强化、T_2像、NOVA、SWI、MRA、ECT、DSA和BOT。术前MRI可以显示颈内动脉和椎动脉被肿瘤侵犯的程度。MRA可以显示肿瘤相关的动脉，甚至能显示血管穿通肿瘤的行径。MRV可以显示颅内的静脉和静脉窦。术前DSA是肿瘤影像学评估的金标准（图10-1-1）。颈动脉阻塞试验（BOT），可了解脑血管侧支循环及代偿能力。

肿瘤累及动脉血管的方式包括挤压移位和包裹2种；被包裹的血管轻则血管形态保持正常，重则血管壁受累造成血管狭窄（图10-1-2）。

评估静脉系统首先需要了解是否有发育不良和解剖变异。如常见窦汇的变异，窦汇及其相关静脉窦的引流分为不同的类型，下图显示的类型中对静脉窦损伤将导致严重后果。图10-1-3中上矢状窦、直窦和一侧横窦汇合，而另一侧横窦闭塞；图10-1-4中上矢状窦汇入一侧横窦，直窦汇入另一侧横窦，但两侧之间在窦汇没有汇合。图10-1-5中异常粗大的枕窦，也称为"永存枕窦"。

单侧乙状窦引流或明显一侧优势者，选取乙状窦后入路或乙状窦前入路时要加倍小心，损伤后可能引起顽固性高颅内压症状。另外，遇有高位颈静脉球者，不适合施行乙状窦前入路（图10-1-6）。

肿瘤累及静脉或静脉窦时要注意静脉是否移位、静脉窦是否闭塞（图10-1-7），有无侧支循环及代偿。如蝶骨翼脑膜瘤蝶顶窦闭塞时，大脑中静脉血将反向通过下吻合静脉引流（Labbé静脉），有这种征象时近蝶顶窦断大脑中静脉方安全。

如果颅底肿瘤手术过程中造成颈动脉闭塞，侧支循环供血不足，可造成相应部位的脑组织缺血梗死。术前颈内动脉闭塞试验有助于判断颈动脉被

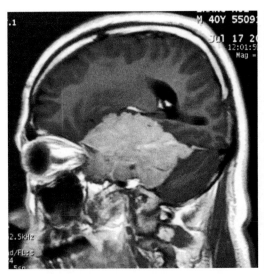
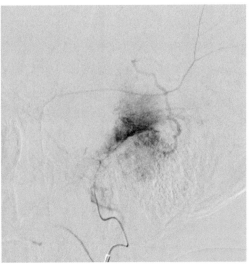

图 10-1-1　DSA 检查毛细血管期肿瘤显影

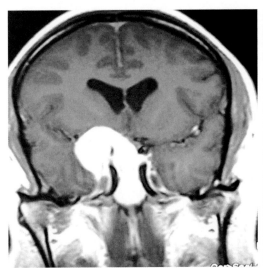
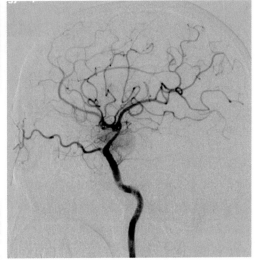

图 10-1-2　颈内动脉受累移位并狭窄

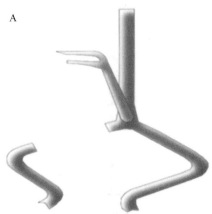
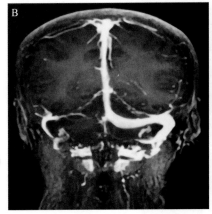
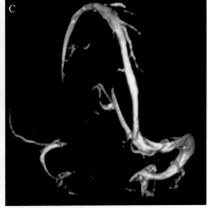

图 10-1-3　上矢状窦、直窦和一侧横窦汇合，而另一侧横窦闭塞

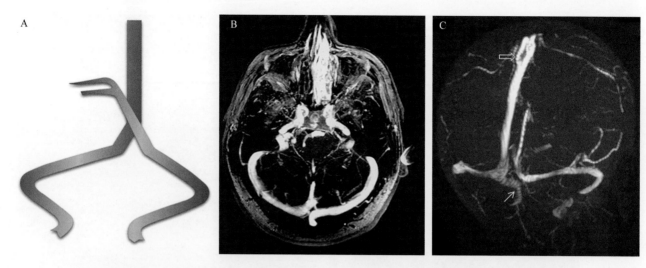

图 10-1-4　上矢状窦汇入一侧横窦，直窦汇入另一侧横窦，但两侧之间在窦汇没有汇合

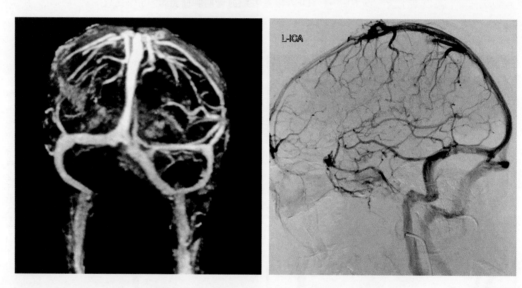

图 10-1-5　静脉系统变异，异常粗大的枕窦

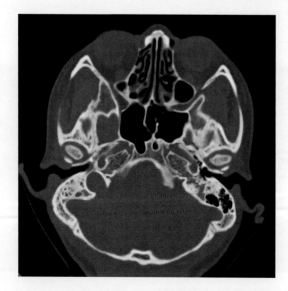

图 10-1-6　颈静脉球高位，注意入路的选择，避免损伤

阻断后，侧支循环如何？是否会对患者造成神经功能缺损？

　　Matas 试验是最简单颈内动脉阻塞试验，用手指或专用工具直接压迫颈总动脉，但这种试验的可靠性较差，现在仅作为促进侧支循环建立的一种方法。现在多采用漂浮导管法，将球囊充气后阻塞颈内动脉 20 ～ 30 min，然后观察患者神经系统症状体征的变化；在此基础上进行降压试验，即将基础血压下降 20%，观察患者神经系统症状体征的变化。阻塞过程中可以进行 EEG 监测，核素氙（氙-133）的脑血流定量测定，以发现可能存在的潜在脑缺血。

　　需要注意的是，颈内动脉闭塞试验不能预测动

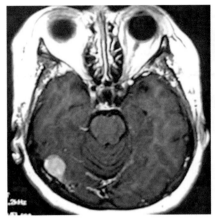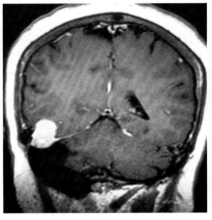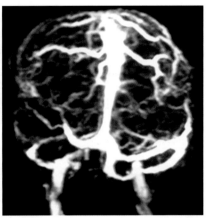

图 10-1-7　横窦受累并闭塞

脉闭塞后,其远端是否会发生血栓。

第二节　术前血管栓塞
(Preoperative Embolization for Skull Base Tumor)

血管内介入治疗即术前栓塞是颅底肿瘤切除的重要辅助手段,特别是对颅底血运丰富的肿瘤。

一、颅底肿瘤的血供

由于大部分颅底肿瘤是靠近脑表,肿瘤的血供常是多源的,以颈外动脉为主,也可有部分由颈内动脉。一般情况下,非中线部位的肿瘤不接受对侧的供血。颅底部位的脑膜瘤核心部分由颈外动脉系供血,而外周部分可由颈内动脉系供血。

前颅窝肿瘤多由颈外动脉系的颞浅、颞深动脉和脑膜中动脉前支供血,以及颈内动脉系的筛前、筛后动脉、眶上动脉和眶额动脉等供血。中颅窝肿瘤多由颈外动脉系的脑膜中动脉、颞深、耳后、咽升动脉以及颈内动脉系的脑膜垂体干、海绵窦下动脉、大脑中或大脑前动脉的分支供血。后颅窝肿瘤多由颈外动脉系的枕动脉、耳后动脉、脑膜后动脉及同侧椎动脉颅外段发出的肌支和脑膜支供血。

二、颅底肿瘤术前DSA检查

术前DSA检查的目的是为了解肿瘤血供的来源、程度,肿瘤与重要动、静脉血管的关系,还能了解颅内外血管间的侧支循环情况,为术前栓塞和手术方案的确定提供依据。对个别肿瘤有辅助定性的价值,如血管母细胞瘤、副节瘤等。

颅底肿瘤DSA检查所见大致有5种表现:① 小动脉期染色:多见于血运丰富的脑膜瘤、颈静脉孔区肿瘤等,特点是在小动脉期即可出现辐射状或网团状血管染色,可延续到静脉显影期;② 毛细血管期染色:常见于脑膜瘤、毛细血管瘤等,在毛细血管期至静脉期呈现轮廓清楚的类圆形肿瘤影;③ 静脉期染色:主要为海绵状血管瘤,因其直接与静脉系统交通,故在毛细血管期前不显影,只有当颈内静脉内压力升高时肿瘤才出现染色;④ 肿瘤内动静脉瘘:指小动脉和小静脉直接交通的情况出现在肿瘤内,使动静脉循环的时间明显缩短,提示肿瘤血运极为丰富,可见于颈静脉孔区的副节瘤及颅底的血管瘤;⑤ 肿瘤无明显染色:仅出现血管的移位,如神经纤维瘤和起源于颅骨的肿瘤。

三、肿瘤的栓塞

术前栓塞的目的包括:① 许多颅底肿瘤血运丰富,术前栓塞将减少肿瘤血液供应,减少手术中出血,并可能使肿瘤坏死软化,方便颅底肿瘤的切除;② 可以使手术野更清晰,分辨病理组织和正常组织更容易;③ 利于病理组织的彻底切除和正常组织及重要结构保护;④ 缩短手术时间,减小手术创伤。

可以栓塞的供养动脉包括:颈内动脉所属的脑膜垂体支;颈外动脉所属的蝶腭动脉、脑膜中动脉、副脑膜动脉、颌内动脉、咽升动脉；椎动脉所属的脑膜支。

颈外动脉分支的栓塞适应于有颈外动脉分支参与供血的脑膜瘤、孤立性纤维瘤及副节瘤等血运丰富的肿瘤。颈内动脉栓塞适应于肿瘤的部分血供来自颈内动脉的脑膜垂体干、眼动脉、大脑前动脉、大脑中动脉的分支，或椎动脉的脑膜支和肌支，如血管母细胞瘤及上述肿瘤。只要适合微导管可以超选择地插入专供肿瘤的血管，便可采用此途径进行栓塞（图10-2-1，图10-2-2）。

术前栓塞的禁忌证包括：① 拟被栓塞的分支血管与颈内动脉或椎动脉系有明显侧支吻合，并在

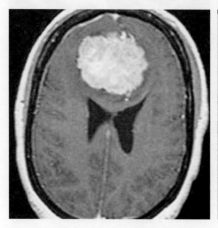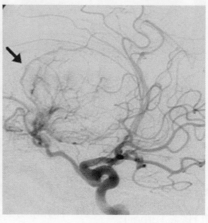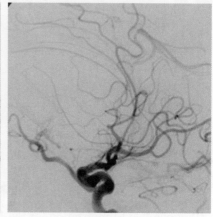

图10-2-1　嗅沟脑膜瘤栓塞前后

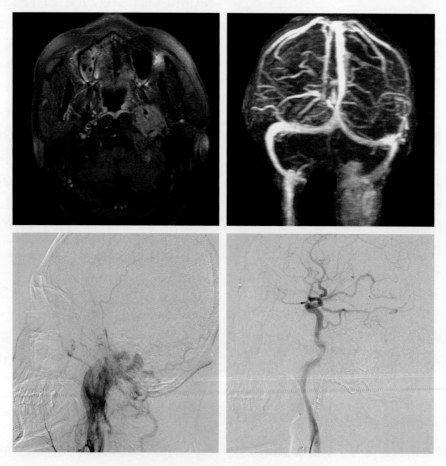

图10-2-2　颈静脉孔副节瘤栓塞前后

栓塞中无法避免栓塞材料进入颈内动脉或椎动脉；②肿瘤供血动脉过细或迂曲，微导管插入困难或插入较浅且不容易固定者。

术前栓塞的主要并发症：① 脑梗死，这常因为栓子反流经颈总动脉分叉逆流进入颈内动脉系统，或经颅内外血管间的侧支吻合入颈内动脉系统，个别患者是因为脑血管痉挛，处理同急性脑梗死；② 脑出血，常因为肿瘤的引流静脉被误栓。出血可在介入手术中即刻发生，也可能栓塞后延迟1～2天发生，出血部位可在肿瘤内部也可能位于肿瘤周围。

术前栓塞手术应该由有经验的医生实施，因为有些肿瘤的栓塞并不简单，而且有一定危险，如血管母细胞瘤（图10-2-3）。术前栓塞应该在保证安全的前提下，做到充分和有效。

栓塞材料的选择取决于肿瘤的种类，栓塞材料包括吸收性明胶海绵、线段、直径150～250 μm聚氯乙烯醇（PVA）颗粒或液体胶（如ONYX液体栓塞剂）。PVA颗粒在水中膨胀，注入血管后产生炎症反应，导致血管内血栓形成，150～250 μm PVA大颗粒比40～50 μm的小颗粒，栓塞并发症的发生率明显降低，吸收性明胶海绵取材容易，但容易再通；其他栓塞材料很少发生再通。栓塞完成后，通过MRI和CT增强扫描可判定栓塞效果，强化MRI比强化CT更灵敏。

栓塞的最佳时机是术前的3～7天，原因是过早肿瘤在失去供血后还没有液化坏死，过晚侧支循环可能再建立。

第三节　术中血管保护
(Vascular Protection During Surgery)

血管保护的影响因素有：肿瘤部位、肿瘤大小、肿瘤性质、放疗及二次手术等因素。有血管经过部

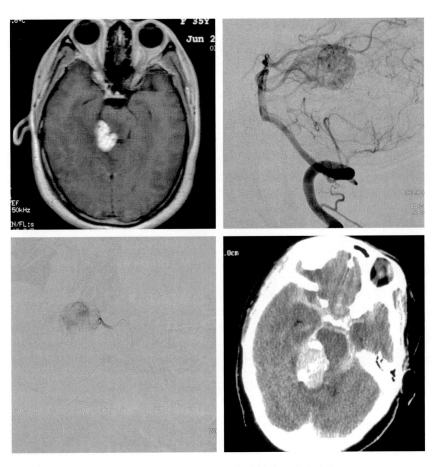

图10-2-3　血管母细胞瘤术前栓塞手术中出血

位的肿瘤、体积大的肿瘤容易累及血管。肿瘤的体积越大对血管的挤压、移位、粘连和侵蚀越明显，血管保护越困难。不同性质的肿瘤对血管侵蚀的程度不同，垂体瘤、海绵状血管瘤、神经鞘瘤、大部分脑膜瘤血管侵蚀轻，分离及保留血管较容易；而恶性脑膜瘤、囊腺癌、脊索瘤、孤立性纤维瘤（血管外皮瘤）常与血管粘连紧密，分离及保留血管较困难。放疗及二次手术患者因肿瘤与血管粘连紧密也会给保留血管带来困难。

一、颈动脉的保护

颅底肿瘤可累及颈动脉，压迫、移位、包裹、侵蚀甚至狭窄。临床常见肿瘤包括蝶骨翼内侧脑膜瘤、海绵窦脑膜瘤、鞍区脑膜瘤、巨大垂体瘤、脊索瘤、孤立性纤维瘤等。

以包裹颈内动脉的蝶骨翼内侧脑膜瘤为例，术前DSA检查了解血管受累的程度，并行BOT检测。术中可借助多融合容积导航了解主要血管与肿瘤的关系，也可以借助一些解剖结构，如前床突等间接了解颈动脉血管的位置，但需注意血管移位的可能性。在判明颈内动脉和主要分支位置的前提下，铲断肿瘤大部分基底，囊内切除大部分肿瘤，充分减压。

如果肿瘤切除前，已经在硬膜外磨除了前床突，在颅底显露颈内动脉相对容易，否则铲断肿瘤基底和囊内切除时要慎重，以免误伤颈动脉。对于视神经功能已经丧失的患者，可以试着从视神经向外显露颈内动脉，达到能放置一枚动脉瘤夹即可。随后自血管的远端向近心端分离，可使用叶片状剥离子轻轻剥离肿瘤，遇有小的分支血管电凝剪断，避免粗暴操作造成小血管"连根拔"。

脑膜瘤虽然包裹血管，通常血管与肿瘤间存在蛛网膜界面，刚从海绵窦穿出的ICA最初的2～3 mm缺乏蛛网膜包裹，大的肿瘤蛛网膜界面可消失，但只要耐心分离，大部分病例都有机会在完好保留血管的前提下，将肿瘤全切除（图10-3-1）。

手术和放疗可破坏蛛网膜—脑脊液界面，故二次手术和放疗后的患者蛛网膜界面可消失，使分离血管变得困难。不可以牺牲重要血管换取肿瘤全切除。

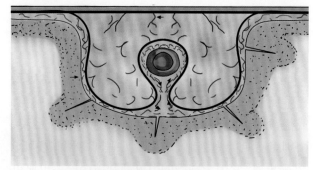

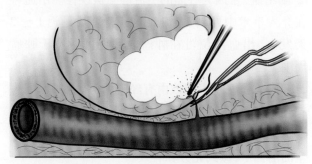

图10-3-1　肿瘤分离与动脉血管保护

复发脑膜瘤或经过放疗后的脑膜瘤，蛛网膜界面遭到破坏，手术中分离肿瘤与血管的粘连十分困难。当肿瘤无法从动脉壁上剥离时，可残留少许肿瘤，术后再辅助放疗。即使BOT检测阴性，也不可在没有血管重建的条件下，贸然牺牲颈内动脉（图10-3-2）。

二、椎动脉的保护

枕大孔区、上颈段及颈静脉孔区肿瘤可累及椎动脉。常见累及椎动脉的肿瘤是颅颈交界的脑膜瘤、颈静脉体瘤、脊索瘤、神经鞘瘤或神经纤维瘤。椎动脉除了被上述肿瘤包裹或侵蚀，还可能对肿瘤有部分供血。脑膜瘤、颈静脉体瘤主要在硬膜内累及椎动脉，神经鞘瘤可呈哑铃形累及硬膜内外，而脊索瘤主要在硬膜外累及椎动脉，相比之下，脊索瘤的处理最困难。

欲实现即全切肿瘤又完好保留椎动脉，首要的因素是充分显露肿瘤和椎动脉。从硬膜外和硬膜内将椎动脉的首尾两极均显露出来，方便对血管近心端的控制，在了解血管走行的前提下，分离肿瘤游离血管，分块切除肿瘤。

在椎动脉周围有静脉丛和髁导静脉，如果颈静脉回流正常，可将其电凝分开。切除肿瘤时贴着血

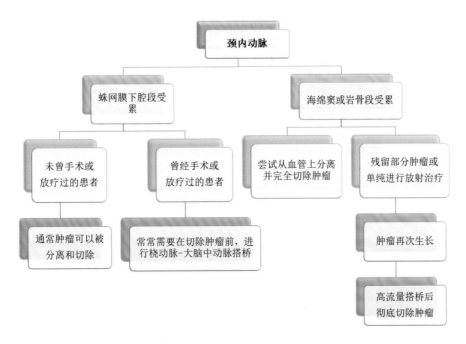

图 10-3-2 累及动脉脑膜瘤的处理

管的外膜分离肿瘤,如椎动脉外膜被肿瘤侵蚀,不可强行剥离,可自肿瘤两端沿椎动脉向中间汇合,酌情留下薄层肿瘤。

椎动脉周围的肿瘤大多生长缓慢,可能有血管的变细和对侧椎动脉的代偿,但如果没有完全闭塞,就要尽量保留。

三、重要静脉的保护

相关血管保护包括动脉,更包括静脉,静脉的保护比动脉更重要,因为静脉损伤可能带来更严重的后果。颅底外科手术中应尽量保护重要的静脉和静脉窦,否则将引发术后脑水肿、静脉性脑梗死甚至脑出血。

重要的静脉和静脉窦包括:粗大的大脑上静脉、上吻合静脉、大脑中静脉、下吻合静脉、岩静脉、小脑前中央静脉、大脑内静脉、丘纹静脉、基底静脉、大脑大静脉;上矢状窦、直窦、横窦和乙状窦。

被肿瘤侵犯而闭塞的矢状窦可以切除,但要注意新血栓可能沿矢状窦向远端蔓延。对于通畅的窦不能切除,包括矢状窦的前1/3,这点与传统的观念不同。

各种入路会涉及相关的静脉,需注意保护。前后纵裂入路注意保护大脑上静脉,翼点入路注意保护大脑中静脉,颞下入路注意保护Labbé静脉,Poppen入路注意保护基底静脉和大脑大静脉,乙状

窦后入路注意保护岩静脉。胼胝体入路注意保护丘纹静脉和双侧大脑内和大脑大静脉。

对静脉的保护要从开骨瓣及剪开硬膜开始,对骨瓣下有重要的静脉或静脉窦要加倍小心,尤其是肿瘤已经侵破硬膜的病例,一旦铣刀进入硬膜下,将可能带来严重的后果。颅骨钻孔后充分游离硬膜,靠近静脉窦的区域可以借助吸收性明胶海绵推离硬膜,同时起到支撑和止血的作用。骨窗靠近静脉窦时,为避免损伤静脉窦,将铣刀倾斜,骨瓣铣成骨外板多骨内板少的斜面,骨瓣取出后直视下修整内板,有利于静脉窦的保护。

剪硬膜要注意脑表的静脉,有些静脉先进入硬膜移行一段后再进入静脉窦,剪硬膜时要避开含有粗大静脉的硬膜(图13-3-3)。

静脉走行过程中不像动脉,通常迂曲程度大,且管壁薄,游离难度大,容易损伤。静脉损伤可见于:① 术中有意的电凝切断以防止其破裂;② 静脉在其汇入硬膜/硬膜窦的固定点处受牵拉而破裂;③ 分离脑组织或切除肿瘤时损伤;④ 脑压板长时间压迫闭塞。

保留肿瘤周围重要的静脉,同样要先缩小肿瘤的体积,留下与血管粘连部分最后处理。如果是髓内的病变,可在静脉一侧或两侧潜行,在静脉下方切除病变(图10-3-4 ~图10-3-6)。

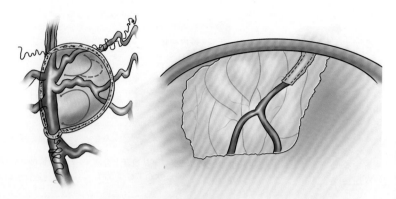

图 10-3-3　剪硬膜时避开静脉血管

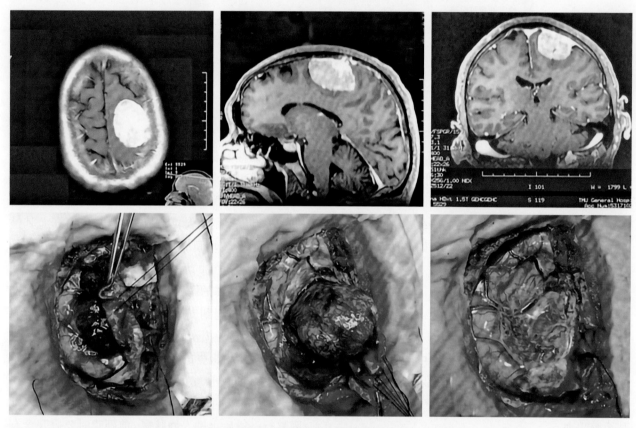

图 10-3-4　肿瘤分离与静脉血管保护

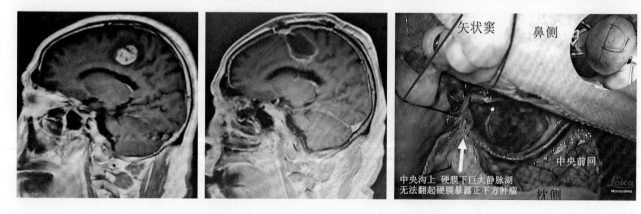

图 10-3-5　静脉下潜行切除肿瘤保护静脉血管

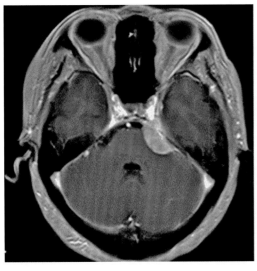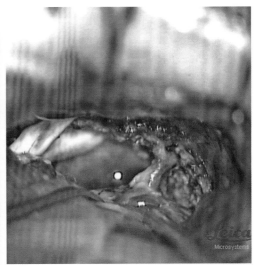

图 10-3-6　岩静脉的保护（手术视频截图）

第四节　术中血管重建
(Vascular Reconstruction During Surgery)

颅底外科手术中血管处理中的最后一项内容是血管重建，血管重建的主要环节血管吻合技术应该作为颅底外科医生的基本功。

在颅底外科手术前和手术中，术者需要有预见性地对涉及的血管能否保留做出准确判断，虽然可能有应急的补救措施，但会非常被动，其效果也会大打折扣。

一、血管重建的适应证

血管重建适用于：① 放疗不能控制肿瘤生长；② 术中血管意外损伤；③ 所有准备牺牲重要血管的患者。

一方面血管重建加肿瘤切除对于某些患者仍然是最好的选择，如放疗不能控制的复发脑膜瘤、侵及血管的某些颅底肿瘤等。另一方面，血管重建技术是术中血管意外损伤的有效补救手段。所有准备牺牲重要血管的患者都应进行血管重建，因为受围手术期血管痉挛、低血压、高凝状态和此后不可预测的血管事件的影响，即使术前代偿良好的患者在围手术期和以后的生命过程中也可能因牺牲的血管而发生卒中事件。

二、血管重建前的准备

血管重建前的准备详见术前血管评估一节。术前 CT、CTA 和 MRI、MRA 检查可以了解肿瘤与血管的关系，其中 T_2 加权序列像可提供更多的信息。DSA 依然是血管方面最有效的检查手段，是术前肿瘤相关血管影像学评估的金标准。颈动脉阻塞试验（BOT），可了解脑血管侧支循环及代偿能力。

如果拟取桡动脉作桥血管，则需要检测掌弓循环是否良好（艾伦试验）和桡动脉的长度。

三、血管重建的方法

血管重建除了直接修补外，主要采取搭桥的方式。搭桥手术也称旁路手术，即血管之间直接吻合或间接吻合（嫁接）。

（一）吻合方法

可分为直接吻合或间接吻合。直接吻合的方法有：① 颞浅动脉—大脑中动脉；② 耳后动脉—大脑中动脉；③ 枕动脉—大脑中动脉；④ 脑膜中动脉—大脑中动脉；⑤ 枕动脉—小脑后下动脉；⑥ 枕动脉—小脑前下动脉；⑦ 枕动脉—小脑上动脉；⑧ 颞浅动脉—大脑后动脉；⑨ 颞浅动脉—小脑上动脉。最常用颞浅动脉—大脑中动脉搭桥，均为低流量。低流量是指 20 ～ 50 mL/min。

间接吻合要借助桥血管完成血管搭桥，均为高流量。高流量是指 50 ～ 200 mL/min。

（二）桥血管选取

常用的桥血管有桡动脉和大隐静脉。桥血管可通过直接切开获取或通过腔镜获取。

桡动脉与大隐静脉的优缺点见表10-4-1。

表10-4-1　桡动脉与大隐静脉的优缺点

	桡动脉	大隐静脉
优点	获取容易 直径：2.2～3.7 mm 与M2或P1匹配 流量：50～150 mL/min	获取容易 直径：3～6 mm 与CA匹配 适合儿童 流量：100～200 mL/min
缺点	痉挛 内膜增生 短	打折 静脉瓣

理想自体桥血管条件：① 血管管径均匀；② 与受体血管之比小于2.5 ∶ 1；③ 管壁适中；④ 取材容易。按此标准首选桡动脉，但对于身材矮小的成人或儿童要测量长度是否够用，如Allen试验证实掌弓循环不好，则不能取桡动脉，而用大隐静脉。

桡动脉取出后，可用Sekhar介绍的压力扩张法（图10-4-1），防止血管痉挛皱缩，将蘑菇头冲洗针系紧后依次分段轻柔夹闭血管，用肝素生理盐水扩张移植血管，也可加压输液袋以接近正常血压压力持续扩张。大隐静脉取出后用美兰标记，以免穿皮下隧道时发生扭曲（图10-4-2）。

（三）供血和受血动脉

可选供血动脉：颈外动脉、颈内动脉、颈总动脉、颌内动脉、椎动脉、锁骨下动脉，常用颈外动脉和颌内动脉。可选受血动脉：大脑中动脉M2段、颈内动脉、大脑后动脉，常用大脑中动脉M2段（图10-4-3）。

（四）手术过程

为术中有良好的显露，可腰大池引流，上头架、导航注册。为加快手术进度，将医生分为3组。一组取桥血管（桡动脉或大隐静脉）；二组暴露颈部；三组开颅。

开颅后切开硬膜，分开侧裂，显露ICA、MCA并显露肿瘤。同时显露同侧CCA、ECA、ICA。通过穿过颧弓下或颧弓表面的塑料管将桥血管从颈部引至颅内，如果是大隐静脉要注意静脉瓣的方向，不要在穿行过程中发生扭曲。行ECA（ICA）—桥血管—MCA（ICA）吻合，先吻合颅内端血管后吻合颈部血管。随后按计划一期或二期切除肿瘤。止血、颅底重建、脂肪填塞术腔、硬膜缝合、关颅。

（五）手术分期

血管重建与肿瘤切除可以一期或二期进行，即分为一期手术和二期手术。

决定血管重建和肿瘤切除是一期进行还是分期手术，要考虑到手术时间、术中抗凝的因素、搭桥手术与肿瘤切除术的衔接以及两个手术操作空间的冲突。分期手术较为稳妥，血管重建术后第二天行血管造影证实血管通畅，3～7天内行肿瘤切除，但也可根据患者的肿瘤切除的难易程度和经济条件一期进行。

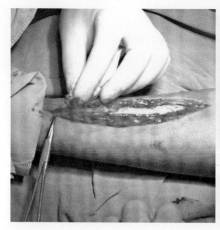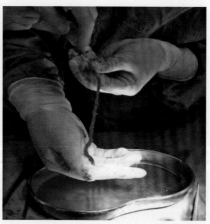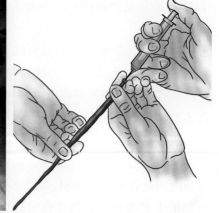

图10-4-1　取桡动脉及Sekhar介绍的压力扩张法

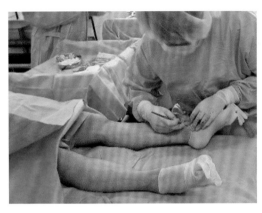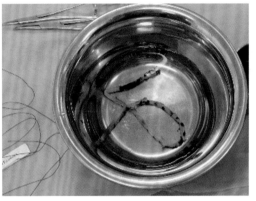

图 10-4-2 大隐静脉取出后用美兰标记,以免穿皮下隧道时发生扭曲

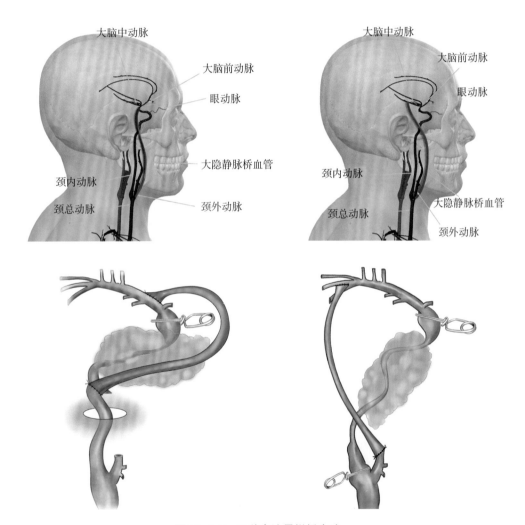

图 10-4-3 两种高流量搭桥方法

　　累及颈内动脉可以一期先行颅内外搭桥手术(颈内、外动脉—大脑中动脉,颈内、外动脉—颈内动脉床突上段),二期再行肿瘤切除。椎动脉的重建由于操作空间的限制多行一期手术。可酌情使用不同的方法,枕动脉—小脑后下动脉吻合,椎动脉近端—桥血管—椎动脉远端吻合(图 10-4-4),椎动脉远端—桥血管—颈外动脉端侧吻合。

　　对于成熟的颅底外科医生来说,动脉血管重建在技术上并不困难,问题在于高流量搭桥涉及环节较多,需要有顺畅的手术流程。

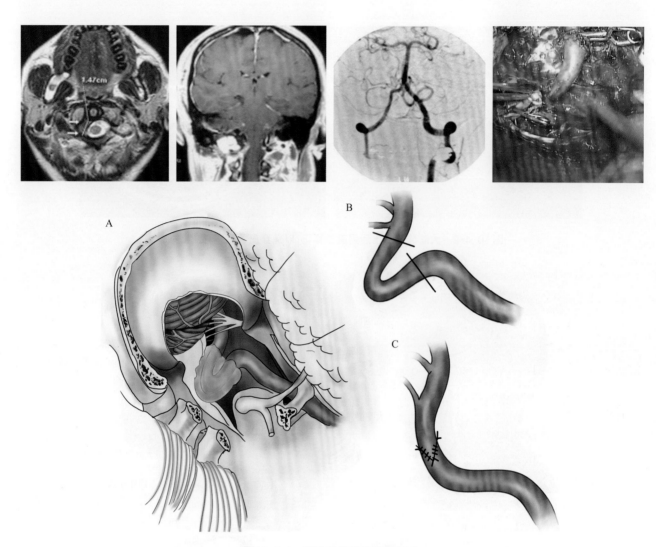

图10-4-4 椎动脉直接和间接重建

参考文献

1. Rogers LR, editor Cerebrovascular complications in patients with cancer［M］. Seminars in neurology, 2010, Thieme Medical Publishers.

2. Streefkerk H, Van der Zwan A, Verdaasdonk R, et al, Neurosurgery tsi. Cerebral revascularization, 2003, 145–225.

3. Mura J, Rojas-Zalazar D, de Oliveira EJSB. Revascularization for complex skull base tumors, 2005, 15(01): 63–70.

4. HR WJPE. Youmans & Winn neurological surgery, 2017.

5. Jandial R. Core Techniques in Operative Neurosurgery E-Book［M］. Elsevier Health Sciences, 2019.

6. Rob DW. Schmidek & Sweet operative neurosurgical techniquesindications, methods, and results: Saunders Elsevier, 2020.

7. 周良辅.现代神经外科学.第2版［M］.上海：复旦大学出版社,2015.

8. 杨树源,张建宁.神经外科学.第2版［M］.北京：人民卫生出版社,2015.

9. 王忠诚.王忠诚神经外科学［M］.湖北：湖北科学技术出版社,2004.

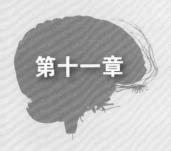

第十一章

术中电生理监测
(Intraoperative Neurophysiological Monitoring)

在20世纪80年代美国成立了"美国神经电生理监测协会"（American Society for Neurophysiological Monitoring, ASNM）。2006年成立了国际术中神经生理协会（International Society of Intraoperative Neurophysiology, ISIN）。而我国术中神经电生理监测基础较弱，2009年5月，中国医师协会神经电生理分会的成立，标志着我国术中神经电生理的工作日臻成熟，经过几十年的发展，逐渐壮大。术中神经电生理监测方法可以减少神经永久性的损伤，越来越多的神经外科医生及患者已经认识到神经电生理监测的优势所在。早期的神经电生理监测主要集中在较大的医院和研究中心。目前，神经电生理监测技术已在国内广泛应用（图11-0-1）。

电生理监测技术是现代颅底外科的重要组成部分，是手术中监测最主要的方法，要舍得在这方面投放人力。多数颅底外科手术都需要电生理监测，电生理监测包括运动诱发电位（MEPs）、体感诱发电位（SEPs）、脑干听觉诱发电位（BAER）、肌电和脑电监测。此外，还需要神经刺激器和毯式电极等工具，使用电生理监测时，手术医生、电生理医生和麻醉医生要保持沟通，注意麻醉深度和肌松药物对监测效果的影响。

第一节　大脑皮质功能区定位
(Functional Localization of Cerebral Cortex)

一、中央沟定位

大脑皮质中央沟是非常重要的解剖学标志，

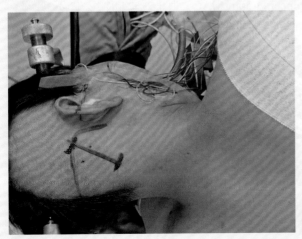
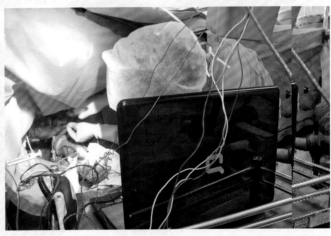

图 11-0-1　电生理监测

中央前回是运动皮质，中央后回是感觉皮质。中央沟附近肿瘤或者占位切除可能造成不可逆转的神经损伤。为了保护神经功能通过刺激患者正中神经或者尺神经诱发躯体感觉电位，依据中央沟位相倒置的特点辨别运动皮质和感觉皮质。目前，皮质电极反转来定位中央沟方法已经在神经外科广泛应用。

（一）解剖基础

外周正中神经或者尺神经受到刺激后通过同侧脊髓后索，穿过内侧丘系，在丘脑腹后外侧核更换神经元后，最后到达中央后回的躯体感觉中枢。中央后回通过感觉运动联络纤维把传入信号再次传递到中央前回；或者丘脑皮质纤维直接将感觉传入信号传递给中央前回。

（二）适应证

适用于中央沟周围的肿瘤、血管畸形、囊肿、脓肿或者其他占位病变切除以及中央沟附近癫痫灶的切除。

（三）监测技术

1. 刺激参数：术中多采用皮下针状电极，刺激部位为对侧上肢腕部正中神经（腕横纹正中上2 cm），或对侧上肢尺神经（尺侧腕屈肌腕横纹处）；若是病变靠近额、顶叶的中线部位，还可以考虑选择对侧下肢刺激，下肢刺激部位为内踝部胫后神经（内踝后2 cm）。刺激波为恒流单相脉冲；刺激强度：上肢15～25 mA；下肢35～45 mA；刺激间期0.10～0.30 ms；刺激频率2.10～4.70 Hz，灵敏度1～5 μV。

2. 记录参数：记录电极有多种规格，其中最容易定位波形的是4～8个间隔为1 cm的带状电极。记录反转的结果非常清晰，不易混淆。为了获得更好的监测效果，还要注意记录电极尽量放置到大脑皮质手部相关的感觉区域，同时带状电极的纵轴尽量与预判的中央沟保持相互垂直。带通滤波范围30～500 Hz，信号分析时间50～100 ms，重复信号平均次数20～40次，50/60 Hz的陷波滤波器关闭，灵敏度1～5 μV（表11-1-1）。

（四）判断标准

分别在垂直于中央沟的大脑皮质两侧放置带状电极，中央沟背侧电极记录阴性，中央沟腹侧电极记录阳性。正中神经或者尺神经受到刺激后，对侧大脑皮质中央后回约20 ms后产生一个综合电位，称为N20。对侧大脑皮质中央前回产生一个稍晚约22 ms的综合电位，称为P22。通过多导综合电位波形的位相倒置以及潜伏期的相对长短可以判断中央沟的确切位置（图11-1-1）。

（五）影响因素

吸入性麻醉药比静脉性麻醉药对体感诱发电位（SSEP）的影响明显。静吸复合麻醉时异氟烷、七氟烷在肺泡最低有效浓度（minimum alveolar concentration，MAC）为0.5～1时影响不明显；MAC值1～1.5时波幅降低、潜伏期延长；MAC值＞1.5时波幅降低、潜伏期延长明显甚至消失。麻醉药是通过改变神经轴突传导功能来实现的。为了尽可能降低静脉麻醉药的影响，常用的药物组合为丙泊酚和瑞芬太尼，间断使用咪达唑仑。体温过低可以导致SSEP波幅及潜伏期的减小甚至消失。另外，血压降低或者各种原因导致的脑灌注不足都是引起SSEP波幅降低及潜伏期延长的因素。

二、运动皮质定位

对大脑皮质特定的区域施加外源、稳定、可控、

表 11-1-1　中央沟定位的刺激及记录参数

刺激参数
刺激部位：对侧上肢为腕部正中神经或尺神经；对侧下肢为内踝部胫后神经
刺激类型：恒流单相脉冲
刺激间期：0.10～0.30 ms
刺激频率：2.10～4.70 Hz
刺激强度：上肢15～25 mA；下肢35～45 mA

记录参数
记录部位：大脑皮质手部相关的感觉区域
滤波范围：30～500 Hz
信号分析时间：50～100 ms
重复信号平均次数：20～40次
50/60 Hz陷波滤波：关闭
灵敏度：1～5 μV

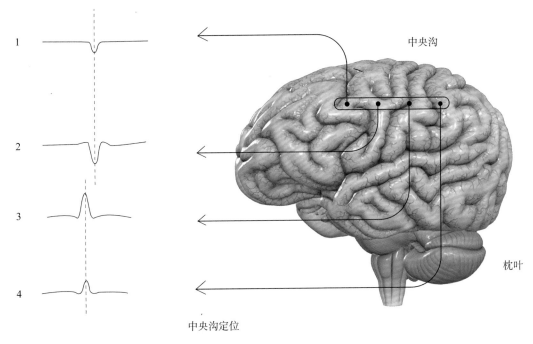

图 11-1-1　中央沟定位

无害刺激,该区域的大脑皮质功能因外源性的刺激而受到干扰和影响表现出特定的反应。大脑皮质电极反转定位中央沟后,以大约5 mm×5 mm刺激间距直接刺激大脑皮质,通过这种方法来进一步区分中央前回运动皮质的各个功能区域。

（一）适应证

适用于中央沟尤其是中央前回运动区附近的肿瘤、血管畸形、囊肿、脓肿或者其他占位以及功能性病变切除。

（二）监测技术

1. 刺激参数:使用脉冲频率60 Hz、刺激持续时间1 ms的双极电流进行刺激。初始强度为2～3 mA,电极与大脑皮质接触时间约1 s。同时记录对侧肢体的复合肌肉动作电位。若是周围肌肉没有运动反应出现,以每次1 mA的幅度逐渐增大电流进行刺激,电流强度最大不要超过10 mA,以免诱发癫痫发作。

2. 记录参数:通过对侧肢体复合肌肉动作电位反应可以判断所刺激皮层的具体功能区域。头、颈部可以监测额肌、眼轮匝肌、口轮匝肌、颏肌、颞肌、咀嚼肌、斜方肌;上肢可以监测三角肌、肱二头肌、肱三头肌、前臂屈肌群及大、小鱼际肌;下肢可以监测股四头肌、胫骨前肌、小腿三头肌、拇短伸肌、趾短屈肌等(表11-1-2)。

表 11-1-2　运动皮质定位的刺激及记录参数

刺激参数
刺激部位:运动皮质表面
刺激类型:双相方波脉冲
刺激频率:60 Hz
刺激接触时间:1 s
刺激初始强度:2～3 mA
刺激递增强度:1～2 mA
刺激最大强度:< 10 mA

记录参数
记录部位:刺激皮层对侧面部、躯干及肢体肌肉的肌腹
肌电图波幅:100 μV
持续时间:20 ms
滤波器带宽:50～2 000 Hz
50/60 Hz陷波滤波:关

（三）术中注意事项

由于大脑皮质受到刺激可能引发癫痫发作,术中刺激时间不宜过长、强度不宜过大。发生癫痫可用冷的林格液或者生理盐水冲洗,必要时静脉注射苯妥英钠或者丙戊酸钠。

三、运动皮质下通路定位

除了保护大脑皮质各个功能区，临床中病变经常侵犯皮层下的白质束。研究发现皮质下刺激强度与皮质脊髓束的距离有固定的对应关系，距离皮质脊髓束越远需要的刺激强度越大。通过刺激量的大小来判断病变距离皮质脊髓束的远近，以避免对运动传导束造成损伤。

（一）适应证

适用于中央前回运动区皮质下白质束周围的占位性病变，例如肿瘤、囊肿、脓肿等。

（二）监测技术

1. 刺激参数：由于皮质下系统不易诱发癫痫，刺激量相对皮质刺激稍大，刺激强度从 10 mA 开始，每次 1 mA 逐渐增大，使用脉冲频率 60 Hz、刺激持续时间 1 ms 的双极电流进行刺激。同时记录对侧肢体的复合肌肉动作电位。

2. 记录参数：记录对侧肢体复合肌肉动作电位反应来判断所刺激皮质下运动传导束的功能。头、颈部可以监测额肌、眼轮匝肌、口轮匝肌、颏肌、颞肌、咀嚼肌、斜方肌；上肢可以监测三角肌、肱二头肌、肱三头肌、前臂屈肌群及大、小鱼际肌；下肢可以监测股四头肌、胫骨前肌、小腿三头肌、拇短伸肌、趾短屈肌等（表 11-1-3）。

（三）术中注意事项

由于缺少完整的网络系统，皮质下刺激不像大脑皮质刺激那样容易引发癫痫，术中刺激强度较皮质刺激强度大。发生癫痫可用冷的林格溶液或者生理盐水冲洗，必要时静脉注射苯妥英钠或者丙戊酸钠。

四、语言功能定位

目前语言功能的定位仍然需要术中唤醒来确认。患者在清醒状态下完成各种指令，在完成指令的过程中通过外界刺激影响患者指令的完成情况。据此来定位语言功能各个区域（图 11-1-2）。

（一）适应证

对于影响自主说话、视物命名、书写、记忆、计算等功能区的疾病进行定位、评估。

表 11-1-3　运动皮质下通路定位的刺激及记录参数

刺激参数
刺激部位：运动皮质下白质区域
刺激类型：双相方波脉冲
刺激频率：60 Hz
刺激持续时间：1 ms
刺激初始强度：10 mA
刺激递增强度：1 mA
刺激最大强度：< 20 mA

记录参数
记录部位：刺激皮质对侧面部、躯干及肢体肌肉的肌腹
肌电图波幅：100 μV
持续时间：20 ms
滤波器带宽：50 ～ 2 000 Hz
50/60 Hz 陷波滤波：关闭

（二）监测技术

1. 刺激参数：使用脉冲频率 60 Hz、刺激持续时间 1 ms 的双极电流进行刺激。初始强度为 2 ～ 3 mA，电极与大脑皮质接触时间约 1 s。同时记录对侧肢体的复合肌肉动作电位。若是周围肌肉没有运动反应出现，以每次 1 mA 的幅度逐渐增大电流进行刺激，电流强度最大不要超过 10 mA，以免诱发癫痫发作。

2. 评估内容：对患者的自主语言功能、视物命名、计算功能、书写功能、记忆等功能区进行定位、评估。当刺激过程中患者出现语言、命名、计算、书写、记忆中断、延迟或者混乱，间隔重复刺激进行确认并标记（表 11-1-4）。

（三）术中注意事项

患者术前要与医生针对各种指令进行配合练习。术中同一部位不要连续刺激避免神经疲劳。阳性区域要间隔多次刺激进行确认，阳性区域周围约 1 cm 结构保留能最大程度减少语言功能损伤。

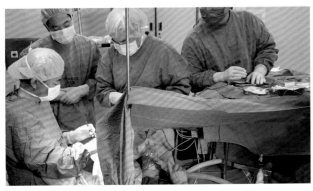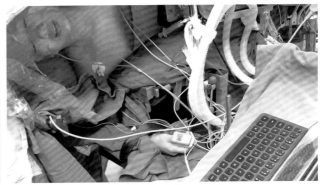

图 11-1-2 术中唤醒语言功能定位

表 11-1-4 语言功能定位的刺激参数及评估内容

刺激参数
刺激部位：运动皮质表面
刺激类型：双相方波脉冲
刺激频率：60 Hz
刺激接触时间：1 s
刺激初始强度：2～3 mA
刺激递增强度：1～2 mA
刺激最大强度：< 10 mA
评估内容
自主语言功能
视物命名功能
计算功能
书写功能
记忆功能

第二节 诱发电位监测
(Evoked Potential Monitoring)

一、躯体感觉诱发电位

躯体感觉诱发电位(somatosensory evoked potential, SSEP)最早应用于骨科的脊柱侧弯术中监测，是目前使用最为广泛的一种神经监测方法。SSEP是一种复合电位，当神经组织受到刺激时，沿神经通路上行，在皮质及皮质下记录到的复合神经元冲动。通过监测躯体感觉传导通路的完整性避免所经过的脑干及感觉皮质中枢等功能区受到伤害，提高手术质量，改善预后。

（一）解剖基础

与中央沟定位遵循同样的外周传导通路。上肢正中神经或者尺神经、下肢胫后神经受到刺激后通过同侧脊髓后索，穿过内侧丘系，在丘脑腹后外侧核更换神经元后，到达中央后回的躯体感觉中枢。

（二）SSEP适应证

SSEP术中监测被广泛应用于颅底神经外科的多种手术中。幕上肿瘤、幕下肿瘤以及脑干周围肿瘤等各种影响感觉神经通路的占位性病变；脑血管性疾病，包括动脉瘤，动静脉畸形等；脑缺血性疾病，包括颈动脉内膜剥脱术，神经介入治疗以及溶栓治疗过程中脑缺血的监测等。利用SSEP诱发电位位相倒置的特点还可以定位中央沟。

（三）SSEP监测技术

1. 刺激参数：为了获得稳定的监测效果术中多采用皮下针状电极。上肢刺激部位为腕部正中神经（腕横纹正中上2 cm），或尺神经（尺侧腕屈肌腕横纹处），下肢刺激部位为内踝部胫后神经（内踝后2 cm）；刺激波为恒流单相脉冲；刺激强度：上肢15～25 mA；下肢35～45 mA；刺激间期0.10～0.30 ms；刺激频率2.10～4.70 Hz，灵敏度：1～5 μV。

2. 记录参数：皮下针状电极和螺丝电极应用最为广泛。按照国际脑电10～20标准，上肢感觉神经头皮电极记录点为C3′/C4′，记录感觉皮质中枢的电位。下肢感觉神经头皮电极记录点为Cz，记录中央区旁中央小叶感觉皮质产生的皮质电位。带通滤波范围30 ～ 500 Hz, 50/60 Hz 的陷波滤波器关闭；重复信号平均次数 200 ～ 500次, 信号分析时间 50 ～ 100 ms（表11-2-1）。

表 11-2-1　躯体感觉诱发电位的刺激及记录参数

刺激参数
刺激部位：对侧上肢为腕部正中神经或尺神经；对侧下肢为内踝部胫后神经
刺激类型：恒流单相脉冲
刺激间期：0.10 ～ 0.30 ms
刺激频率：2.10 ～ 4.70 Hz
刺激强度：上肢15 ～ 25 mA；下肢35 ～ 45 mA

记录参数
记录部位：C3′ /C4′
滤波范围：30 ～ 500 Hz
信号分析时间：50 ～ 100 ms
重复信号平均次数：200 ～ 500次
50/60 Hz陷波滤波：关闭
灵敏度：1 ～ 5 μV

（四）SSEP判断标准

由于术中可能会受到各种因素的影响，因此，获得重复、稳定的SSEP基线非常重要。与基线的波幅和潜伏期进行比较，可以提示神经轴索的活跃程度以及神经纤维传导速度的改变。研究发现术中SSEP波幅降低45% ～ 50%，潜伏期延长7% ～ 10%不会引起神经功能的变化。目前多数学者认为波幅降低 > 50%，潜伏期延长 > 10%是SSEP报警标准。

（五）SSEP影响因素

吸入性麻醉药比静脉性麻醉药对SSEP的影响明显。吸入性麻醉药肺泡MAC值尽量 < 0.51以减少对SSEP的影响。静脉麻醉药建议丙泊酚加瑞芬太尼，间断使用咪达唑仑的组合。由于躯体感觉诱发电位常常与运动诱发电位联合使用，肌松药仅作为麻醉前诱导。体温过低、血压降低或者各种原因导致脑灌注不足都可以引起SSEP波幅降低、潜伏期延长。

二、运动诱发电位

运动诱发电位（motor-evoked potential, MEP）通过电刺激或者磁刺激运动皮质，经过皮质脊髓束或者皮质核束，最终以复合肌肉动作电位（compound muscle action potential, CMAP）的形式出现。研究发现，运动通路对缺血的敏感性高于感觉通路。由于皮质感觉区和皮质运动区分属不同的功能区，具有不同的解剖及生理学特征，因此临床上 MEP 与 SSEP 常联合监测。

（一）解剖基础

刺激大脑中央前回运动皮质的锥体细胞产生去极化波，通过皮质脊髓束或者皮质核束，经过外周神经或者颅神经到达所支配的肌肉，产生复合肌肉动作电位。

（二）MEP适应证

MEP监测适用于颅内各种肿瘤，包括幕上肿瘤、幕下肿瘤以及脑干周围肿瘤等各种影响运动神经通路的占位性病变；颅底畸形或者先天发育异常治疗监测；脑血管性疾病，包括动脉瘤，动静脉畸形等；脑缺血性疾病，包括颈动脉内膜剥脱、脑卒中的监测等。

（三）MEP监测技术

1. 刺激参数：MEP刺激电极一般选择螺旋电极，这种电极不但信号传输稳定，而且还不易脱落。电极安放于运动皮质手和足的投射区，即国际脑电图导联10/20系统的头皮C1、C2处或C3、C4前方约2 cm, C1、C2互为参考电极。刺激波为单相方波；串刺激（train stimulation）2 ～ 10个/次；刺激强度为（SI）为100 ～ 800 V；刺激间歇时间（ISI）为2 ～ 4 ms；刺激持续时间（duration）为0.2 ～ 0.5 ms；带通滤波范围（band pass filters）30 ～ 3 000 Hz；50/60 Hz 陷波滤波器（notch filter）关闭；信号平均次数（signal average）1次；信号分析时间（analysis time）100 ms。

2. 记录参数：一般采用针电极置于刺激皮层对侧的面部及肢体的肌腹。通过记录复合肌肉动作电位的波形变化来判断运动通路的完整性。监测肌肉的数量越多，覆盖的范围越广。目前上肢常采用前臂屈肌群、拇短展肌、小指展肌等；下肢常采用股四头肌、腓肠肌和胫前肌等（表11-2-2）。

表 11-2-2 运动诱发电位的刺激及记录参数

刺激参数
刺激部位：C1/C2
刺激类型：单相方波
刺激串：2～10个/次
刺激间歇时间：2～4 ms
刺激持续时间：0.2～0.5 ms
刺激强度：100～800 V

记录参数
记录部位：刺激皮质对侧面部及肢体肌肉的肌腹
滤波范围：30～3 000 Hz
信号分析时间：100 ms
信号平均次数：1次
50/60 Hz陷波滤波：关闭

（四）MEP判断标准

运动诱发电位的报警标准目前并不统一，即使在患者清醒状态下影响因素也较多。有研究者认为MEP波幅下降50%，潜伏期延长10%时要提醒术者避免损伤神经；也有研究发现MEP波幅下降即使超过80%与术后神经功能缺失无相关性，故部分学者建议把MEP的有或无作为报警标准。目前多数学者认为当复合肌肉动作电位波幅下降20%～30%要引起注意，排除麻醉等影响因素，必要时与术者和麻醉医师进行沟通；当MEP波幅下降超过50%或者潜伏期延长10%时要立即报警。尤其是当MEP完全消失时提醒神经外科医师和麻醉医师纠正影响MEP改变的药理及生理因素。

（五）MEP影响因素及禁忌证

获得理想的MEP监测效果最关键的是麻醉管理和生理学管理，尤其是伴有多种基础疾病的患者。在颅底外科中为了兼顾手术及监测的要求通常采用全静脉麻醉，常见的组合是丙泊酚联合瑞芬太尼或者舒芬太尼静脉麻醉进行诱导。术前使用肌肉松弛药进行诱导，若手术时间较长，必须再次使用肌肉松弛药，尽量选择超短效肌松药，小量

多次给药，以达到能平稳监测的目的。在SSEP监测时，吸入性麻醉药MAC尽量＜0.5或者不使用以保证良好的监测效果。而在MEP监测时虽然有些病例在吸入性麻醉药MAC值0.5时也可以监测到复合肌肉动作电位，但是还是建议吸入性麻醉药的MAC值控制在0.5以下。严格在4个成串刺激（TOF）肌松监测下应用更客观。术中连续监测患者血压（BP）、平均动脉压（MAP）、血氧饱和度（SpO_2）、呼气末二氧化碳分压（$PetCO_2$）、心电图（ECG）等生命体征，维持体温和内环境的稳定，这些都非常有利于减少颅底手术不良事件的发生。

MEP刺激可以引发癫痫，干扰体内植入物的放电，安装心脏起搏器、脑起搏器的患者禁忌行MEP监测。颅内有血管夹、置入电极的患者也要尽量避免行MEP监测。

三、听觉诱发电位

听觉诱发电位有几种翻译名称，脑干听觉诱发电位（brainstem auditory evoked potential，BAEP），脑干听觉诱发反应（brainstem auditory evoked response，BAER），听觉脑干反应（auditory brainstem response，ABR）。记录了从耳蜗神经到中脑的听觉传导通路。后颅窝的各种手术容易造成听觉通路的损伤。术中对脑干功能进行连续监测，保证脑干功能的完整性。听觉诱发电位监测就显得尤其重要。

（一）解剖基础

外界声音首先传入内耳耳蜗，蜗螺旋神经节内的第一级听神经元将声音转化为听觉动作电位，传向蜗神经核。听神经第二级神经元起自蜗神经前、后核，大部分通过斜方体、外侧丘系交叉到对侧下丘脑，少部分通过同侧的外侧丘系到达同侧下丘脑。下丘脑内的第三级神经元发出动作电位到达内侧膝状体。内侧膝状体的第四级神经元组成听辐射，经过内囊枕部止于大脑皮质颞横回，产生听觉。

（二）BAEP适应证

听觉诱发电位可以监测与听觉通路相关的各种肿瘤，包括脑干肿瘤、小脑桥脑角肿瘤、斜坡肿瘤；功能性疾病，包括三叉神经痛微血管减压、面肌

痉挛微血管减压；血管性疾病，包括后循环动脉瘤、动—静脉畸形等手术。甚至还可以用于外伤、昏迷患者的评估等。

（三）BAEP 监测技术

1. 刺激参数：使用耳道插入式耳机术中不易脱落，但是比普通声噪耳机延迟约1 ms时间。刺激声音为宽带咔嗒音；刺激频率11.1～51.1 Hz；刺激极性（polarity）一般使用交替性咔嗒音，但对于严重高频听力损伤的患者，使用稀疏或压缩咔嗒音的效果较好；刺激强度（intensity）为80～90 dBHL；对侧耳用低于给声强度20～40 dB的白噪声掩蔽。

2. 记录参数：记录电极采用皮下针电极放置在耳屏前下或者乳突部位，参考电极放置在头顶Cz部位。记录的是从耳蜗到脑干之间的电活动。系统带通为低通50～100 Hz、高通2 500～3 000 Hz；信号分析时间10～15 ms；重复信号平均次数1 000～2 000次。关闭陷波滤波减少干扰（表11-2-3）。

（四）BAEP 判断标准

脑干听觉诱发电位一般包含7个波形，由于Ⅰ波、Ⅲ波、Ⅴ波波形稳定、清晰，术中常用来监测。

表 11-2-3　脑干听觉诱发电位的刺激及记录参数

刺激参数
耳机：耳道插入式耳机
刺激类型：Click
刺激极性：一般使用交替性咔嗒音
刺激频率：11.1～51.1 Hz
刺激脉宽：0.1 ms
刺激强度：80～90 dBHL
掩蔽：对侧耳用低于给声强度20～40 dBHL的白噪声掩蔽
记录参数
导连方式：A1-Cz，A2-Cz
低频带通：50～100 Hz
高频带通：2500～3 000 Hz
陷波滤波：关闭
分析时间：10～15 ms
平均次数：1 000～2 000次

另外，Ⅰ～Ⅱ波、Ⅲ～Ⅴ波、Ⅰ～Ⅴ波的峰间潜伏期（interpeak latency）也是监测的目标。听觉通路损伤早期往往Ⅰ波潜伏期不变，Ⅲ波、Ⅴ波潜伏期延长。脑干受损常会出现Ⅴ波潜伏期及Ⅲ～Ⅴ波峰间潜伏期延长的情况。与基线比较，若Ⅰ波、Ⅲ波、Ⅴ波波幅下降 > 50%，潜伏期延长 > 1.0 ms，尤其是在手术操作单侧发生改变时，具有重要的临床意义。

（五）BAEP 影响因素

全身麻醉药物一般不会影响BAEP的监测。但是要防止刺激耳机脱落、消毒液进入中耳等操作带来的影响，术中单极、双极电刀、电动手术床等因素也会干扰BAEP的记录。

（六）听觉系统的其他监测方法

1. 耳蜗电图（electrocochleogram，EcochG）：耳蜗可以把声音转换成听神经的动作电位。耳蜗电图作为脑干听觉诱发电位的细化和补充，包括耳蜗微音电位、累积电位和听神经复合动作电位3种成分。耳蜗微音电位反映的是声音刺激波形的交流电压；累积电位反映的是螺旋器毛细胞受到刺激后并不同时进行传导，但却同时到达耳蜗；听神经复合动作电位（N1电位）反映的是远端听神经的功能。记录电极是把针电极穿入到中耳岬骨部软组织，参考电极置于同侧乳突皮下。过滤器的带通设置是5～3 000 Hz，刺激时间小于10 ms。术后若N1电位保留较好提示预后理想。

2. 听神经复合动作电位：听神经复合动作电位就是使用高质量、有韧性的棉芯电极直接放在听神经上或者蜗神经核周围进行记录的方法。当记录电极置于内耳道附近时，提示有代表产生于听神经外侧部分的电活动；当电极放在内侧脑干附近时，提示有代表产生于内侧听神经和耳蜗神经核的电活动，这种方法可以对听神经进行实时监测，避免因牵拉、热效应造成的神经损伤，但是术中难以在听神经及蜗神经核周围始终保持电极的正确位置，术者操作烦琐，阻碍了其在临床的应用。

四、视觉诱发电位

视觉诱发电位（visual evoked potential，VEP）就是使用闪光刺激引起视觉发生电位变化，由此来判断整个光感通路是否受到手术影响的过程。VEP

监测可以帮助辨别肿瘤与视神经的关系，保护视觉功能，指导手术的入路和进程，但是由于VEP受影响因素较多，包括刺激眼罩过于庞大，个体反应差异较大，术中监测的结果与预后的相关性差等因素，这些都限制了VEP在临床的广泛应用。

（一）解剖基础

闪光刺激投射到视网膜后，经过视神经传导到视交叉，通过视束传导到丘脑的外侧膝状体，最后到达大脑皮质枕叶视觉中枢。视觉诱发电位反映的是从外侧膝状体到视觉皮层中枢的活动。

（二）VEP适应证

涉及鞍区及鞍区周围的肿瘤切除、枕部视皮层区占位、视神经管减压等都可以考虑行VEP监测。

（三）VEP监测技术

1. 刺激参数：一般采用红色发光的二极管（LED）进行双眼刺激。术前对瞳孔光反应进行评估，美国脑电图协会推荐术前结膜滴药进行散瞳，期望达到最好的效果。也有研究发现术中每小时间断输入芬太尼2 μg/kg配合静脉麻醉，术前不散瞳也能获得理想的结果。

2. 记录参数：根据10-20国际脑电图系统放置标准，记录电极Oz/O1/O2，记录电极置于枕后正中枕骨隆突上5 cm到额部正中的位置，参考电极Cz/Fz，记录电极Oz/O1/O2。推荐滤波器带通为5 ～ 300 Hz，低频波形衰减不超过12dB/倍频，高频波形衰减不超过24 dB/倍频。分析时间250 ～ 500 ms，重复信号平均次数50 ～ 200次。多次重复获得稳定的波形基线（表11-2-4）。

（四）VEP判断标准

视觉诱发电位通常会出现一个三相波；开始是一个比较小的正向波（40 ～ 50 ms），随后是一个较大的负向波（70 ～ 90 ms，N70或N1），最后是一个约100 ms的正向波（P100或P1）。

VEP在临床变异较大，术中患者瞳孔大小、麻醉深度、血压高低等因素都会影响VEP检测效果，要与术前基线反复比对，综合考量后才可做出判断。目前多数学者认为术中P100潜伏期延迟与视神经损伤有关联；VEP瞬间变化与预后无明显相关。若VEP消失达4 min以上提示术后视神经可能伴随损伤。

表 11-2-4　视觉诱发电位的刺激及记录参数

刺激参数
LED眼罩/护目镜
刺激颜色：红色或者白色
刺激速率：1 ～ 2.5/s
稳态响应频率：8 ～ 30 Hz

记录参数
导联方式：Oz–Cz
滤波器带通：5 ～ 300 Hz
低频波形衰减：12 dB/倍频
高频波形衰减：24 dB/倍频
陷波滤波：关闭
分析时间：250 ～ 500 ms
平均次数：50 ～ 200 次

（五）VEP影响因素

吸入性麻醉药可以降低VEP的波幅、延长VEP潜伏期，具有浓度依赖效应。吸入性麻醉通过与全静脉麻醉联合应用可以改善VEP受到的影响。术中肌松药的应用可以消除部分肌电带来的干扰。

第三节　脑电图监测
(Electroencephalogram Monitoring)

脑电图（electroencephalogram，EEG）是从颅内外记录到的脑部神经元电活动的总和。脑缺血、缺氧常常会引起脑电图的异常，脑电图的异常程度与神经功能的缺失相一致。由于脑电图对皮层缺血和脑功能障碍非常敏感，因此临床上常用脑电图监测中枢神经系统术中缺血性疾病。

（一）EEG适应证

适用于动脉瘤夹闭、颈动脉内膜剥脱血管临时阻断等颅内缺血的监测，以及各种急、慢性脑血管意外，包括脑梗死、脑出血、蛛网膜下隙出血等。

（二）EEG监测技术

根据国际10-20系统的标准，经头皮脑电图采集双侧大脑半球表面的电活动，临床上有8导、12导、16导，甚至更多导连的脑电记录，根据监测的精度需要决定电极数目，记录电极越多覆盖面越密集，精度越大。为了尽可能覆盖各个脑叶最少需要8导记录电极，兼顾两侧大脑半球表面的各个功能区，位置尽量均匀分布。参考电极选择受各种生物电场影响较小的位置，如双侧耳垂、耳后乳突部位。或者使用平均参考电极以减少位置造成的影响。术中经皮记录常采用螺旋电极，接触良好、不易脱落、抗干扰能力强，并且保证了电阻不会过高。记录参数：灵敏度7～10 μV/mm，高频滤波70 Hz，低频滤波0.3 Hz，50 Hz陷波，纸速30 mm/s（表11-3-1）。

表 11-3-1　脑电图监测的记录参数

记录参数
灵敏度：7～10 μV/mm
低频滤波：0.3 Hz
高频滤波：70 Hz
50/60 Hz陷波滤波：关闭
纸速：30 mm/s

（三）EMG判断标准

脑电图可以反映脑缺血的程度和位置，缺血范围越大、部位越表浅、脑电图异常越明显。表现为频率减慢的α波、θ波、大的慢波甚至是低平慢波。大脑中动脉缺血可见患侧半球背景活动抑制，表现为频率减慢、波幅增高、不规则的θ波、δ波增多；大脑前动脉缺血可见患侧额叶间断节律性δ波出现；大脑后动脉缺血看见患侧α节律解体甚至消失，顶枕区δ波活动明显增多。此外，内囊部位的出血虽然对皮层功能影响较轻，但是脑电图也会表现出θ波、δ波增多；半卵圆中心出血会引起患侧δ波多样化；动脉瘤破裂出血会导致α节律解体，慢波活动增多，少量患者会伴随棘波发放。

（四）EEG影响因素

大剂量巴比妥类药会引起脑电的抑制。苯二氮䓬类药物会引起β波活动增加。麻醉性镇痛药不会引起脑电的兴奋活动，也不会引起爆发抑制。结合麻醉药的特点分析脑电图的表现才能真实地反映脑功能的损伤程度和位置，更好地指导手术治疗。

第四节　肌电图监测
(Electromyogram Monitoring)

肌电图（electromyography，EMG）是通过监测肌肉的肌电变化来反映支配该肌肉的神经受到的影响。肌电图可以实时、灵敏地反映术中神经功能的完整性，帮助区分不同的神经组成，避免手术造成神经损伤，改善预后。因此，EMG被广泛应用在后颅窝手术的神经功能监测中。肌电图可以分为自由肌电（free run electromyography，free EMG）和诱发肌电（triggered electromyography，triggered EMG）。自由肌电和诱发肌电相互配合使用可以更好地判断颅神经种类以及与周围结构的关系，减少神经牵拉，避免神经损伤。

（一）EMG适应证

可以监测颅神经运动功能，例如动眼神经、滑车神经、三叉神经痛、外展神经、面神经、舌咽神经、迷走神经、副神经、舌下神经等。尤其是脑桥、小脑角区听神经瘤最容易引起面神经损伤。自由肌电和诱发肌电配合使用可以辨别肿瘤与面神经以及其他神经的解剖关系，减少神经损伤的发生率。

（二）EMG监测技术

常规采用针电极置入颅神经所支配的肌肉群中。动眼神经、滑车神经、外展神经皆属于运动神经，支配眼周围肌肉。临床上通过上睑提肌或者眼内直肌监测动眼神经功能；通过上斜肌监测滑车神经的功能；通过外直肌监测外展神经的功能。三叉神经是混合性神经，含躯体感觉和特殊内脏运动两种纤维，运动纤维支配咀嚼肌（包括咬肌、颞肌、翼内肌、翼外肌）。通过咀嚼肌监测三叉神经功能。面神经较早用于颅底神经外科手术的监测，通过额肌、眼轮匝肌、口轮匝肌、颏肌监测面神经功能。由于三叉神经和面神经支配肌肉有部分重叠，监测容易相互干扰，但是面神经受刺激后的峰值潜伏期较三叉神经会延迟2～3 ms，以此来区分三叉神经和面神经。通过软腭的肌电活动监测舌咽神经。迷走神经监测方法比较复杂,需要在气管导管上安装配套的刺激电极监测声带肌电活动。通过患侧的斜方肌或者胸锁乳突肌监测副神经。通过患侧舌头的肌肉监测舌下神经。

1. 刺激参数:采用恒流刺激,刺激间期为0.1～0.2 ms,刺激频率1～6 Hz,刺激阈值0.3～2.0 mA。

2. 记录参数:肌电图波幅100 μV,持续时间20 ms,滤波器带宽50～2 000 Hz(表11-4-1)。

表 11-4-1　肌电图监测的刺激及记录参数

刺激参数
刺激类型:恒流刺激
刺激频率:1～6 Hz
刺激间期:0.1～0.2 ms
刺激阈值:0.3～2.0 mA
记录参数
记录部位:面部、躯干及肢体肌肉的肌腹
肌电图波幅:100 μV
持续时间:20 ms
滤波器带宽:50～2 000 Hz
50/60 Hz陷波滤波:关

（三）EMG判断标准

肌肉的电活动反映了所支配肌肉的颅神经状态。颅神经没有受到刺激时肌肉保持安静,肌电图呈平直状态;颅神经受到轻微的骚扰或者牵拉时,肌肉产生单个、短暂的收缩反应,肌电活动持续时间较短;颅神经受到严重的牵拉或者刺激时,肌肉产生连续、重复的肌肉收缩反应,肌电活动持续较长时间;颅神经完全损伤甚至不会引起肌肉的变化,肌电活动不明显。因此,肌电图没有发生变化并不能完全保证颅神经无损伤。

（四）EMG影响因素

为了更好地监测颅神经功能,术中必须使用短效的肌肉松弛药。同时与麻醉医师充分沟通,确保监测开始时肌肉松弛药代谢理想,即对监测的颅神经电刺激时,相应的肌肉群电活动会发生改变,以此兼顾手术安全与颅神经监测保护的需求。术中

常用的监测肌肉松弛药的方法是TOF,在手腕刺激尺神经在拇收肌处记录;或者在腓骨头刺激腓总神经在胫前肌处记录。以一串四个刺激波,电流强度50 mA、波宽0.20 ms、频率2 Hz。术中维持TOF=4(T4/T1 > 0.25),并根据此值调整患者肌肉松弛药输注量及速度,以确保患者术中肌肉松弛程度相对恒定。

第五节　电生理监测在颅底外科的应用
(Application of Neurophysiological Monitoring in Skull Base Surgery)

一、电生理监测在脑血管性疾病的应用

大脑半球的血液前2/3由颈内动脉供应,大脑半球后1/3及部分间脑、脑干和小脑由椎、基底动脉供应。当行颈内动脉内膜剥脱、大脑前中动脉、前后交通动脉瘤夹闭及大脑前循环区域的动、静脉畸形切除手术时,躯体感觉诱发电位可以有效地反应大脑前循环的缺血情况。通过躯体感觉诱发电位波幅及潜伏期的变化提醒术者改善血供,避免神经功能的损伤。

躯体感觉诱发电位反应的是感觉皮质及相应传导通路的完整性,并不能体现运动皮层及其他皮层功能区的缺血情况。当颈动脉内膜剥脱术中阻断时间过长、动脉瘤夹闭不当造成更广泛脑缺血时,术中脑电图的应用可以弥补这一情况的发生。脑电图对脑组织的缺血是非常敏感的,可以覆盖额、顶、颞、枕四个脑叶。缺血范围越大、部位越表浅、脑电图异常越明显。表现为频率减慢的α波、θ波、大的慢波甚至是低平慢波。但是,术中要注意区分因麻醉药对脑电造成的抑制。

有研究发现在动脉瘤夹闭术中躯体感觉诱发电位监测正常的患者中有1/4患者出现新的神经功能缺损,而运动诱发电位在监测运动障碍方面优于躯体感觉诱发电位[30]。在大多数病例中,运动诱发电位恶化是可逆的,如果术中及时干预使得运动诱发电位的波幅部分或者完全恢复,术后不易发生明显的运动障碍。如果运动诱发电位波

幅下降或者消失不可逆，患者术后出现永久性偏瘫概率极高。这是因为皮质下运动通路对血流变化更敏感。与躯体感觉诱发电位比较，运动诱发电位可以作为早期缺血性损伤的预警指标。在动脉瘤夹闭的过程中，由于动脉瘤瘤体过大、形状不规则、解剖暴露不理想、动脉瘤夹位置不当可能会影响载瘤动脉远端的供血，可以使用术中血管超声进行确认。

脑干接受椎-基底动脉系统的血液供应，大脑后循环的缺血将影响脑干功能。当涉及后循环的动脉瘤时，听觉诱发电位比躯体感觉诱发电位更能反映脑干的完整性。脑干受损时常常会出现Ⅰ波、Ⅲ波、Ⅴ波波幅降低、潜伏期延长，Ⅰ～Ⅲ波、Ⅲ～Ⅴ波、Ⅰ～Ⅴ波的峰间潜伏期也会不同程度延长，尤其是在手术操作单侧发生改变时，更有临床提示意义。

二、电生理监测在颅内肿瘤切除术中的应用

颅内幕上肿瘤主要侵犯脑皮质功能区以及皮质下的神经通路。肿瘤切除过程容易损伤功能区，引起周围结构缺血，系统的电生理监测非常重要。通过位相倒置可以确定肿瘤所在的中央沟。通过皮质刺激来进一步区分中央前回运动皮质的各个功能区域。通过皮质下刺激确定皮质脊髓束与肿瘤的距离。感觉和运动神经通路避免缺血，必要时术中唤醒来保护语言功能。幕下肿瘤往往会影响脑干功能以及颅神经的完整性。术中电生理重点监测听觉诱发电位和颅神经的肌电图，其中肌电图包括颅神经的自由肌电和激发肌电。感觉和运动神经通路在脑干处的完整性也是不能忽略的。

在脑桥、小脑角区的幕下肿瘤，容易损伤面神经，对面神经进行术中监测取得了良好的临床效果。面神经持续自由肌电可以反映面神经受到的激惹情况；直接刺激面神经颅内段引发面肌活动可以辨别与其他神经及肿瘤的关系；经颅刺激诱发的面肌活动可以反映皮质脊髓通路的完整性。除了面神经外，其他颅神经如三叉神经、舌咽神经、迷走神经、副神经、舌下神经也可通过自由肌电和诱发肌电进行分辨。

第六节　电生理监测在面肌痉挛微血管减压术中的应用
(Application of Neurophysiological Monitoring in Hemifacial Spasm Surgery)

近年来随着原发性面肌痉挛（hemipacial spasm, HFS）病因的明确，面神经显微血管减压术（microsurgical vascular decompression, MVD）已成为面肌痉挛首选的治疗方法，MVD手术的关键是如何辨识并妥善分离责任血管，术中电生理监测有助于提高手术效果。常用的监测有脑干听觉诱发电位、面神经肌电图和异常肌肉反应（abnormal muscle response, AMR）。大量文献报道AMR对MVD具有指导意义，AMR联合MVD治疗面肌痉挛可有效提高治愈率，并减少相关并发症。

一、异常肌肉反应的定义

异常肌肉反应（AMR）也称侧方扩散（lateral spread response, LSR），是面肌痉挛特有的病理生理学反应。刺激面神经颧支或下颌支时，可在面神经其他分支所支配的肌肉监测到异常肌肉收缩反应，当脑干周围受到压迫的面神经充分减压后AMR消失。因此，AMR监测常用于评估面肌痉挛患者术中减压程度和预测术后疗效。

在HFS中，AMR可以通过刺激面神经的一个分支并在另一面神经支配的肌肉处记录而引起。这种动作电位从面神经的一个分支向另一个分支异常扩散是HFS独有的电生理学现象。AMR的存在说明面神经压迫处可能存在异常的交叉联系，这是目前认为的面肌痉挛的主要发病基础。即使HFS患者症状没有发作也能监测到AMR的存在，典型HFS患者术前监测到AMR波的概率为90% ～ 100%。

二、面神经显微血管减压术

面神经显微血管减压术（MVD）是目前治疗面肌痉挛最有效的方法。气管插管全身麻醉，先以咪达唑仑0.05 mg/kg、舒芬太尼0.40 μg/kg、罗库溴

铵0.60 mg/kg和异丙酚2 mg/kg静脉注射进行诱导麻醉，然后以异丙酚4～6 mg/(kg·h)和瑞芬太尼0.40～0.60 μg/(kg·h)静脉泵注维持，无特殊情况术中不再追加肌肉松弛药。临床采用乙状窦后入路，患者健侧卧位，头部下垂约15°，并向健侧旋转约10°，颈部微前屈。

三、术中电生理监测

AMR是面肌痉挛患者中具有特征性的电生理反应。刺激电极分别置于患侧面神经颧支及下颌支，记录电极置于同侧额肌、眼轮匝肌、口轮匝肌和颏肌。采取单一方波脉冲刺激，方波宽度0.20 s，刺激持续时间100～150 μs、强度5～40 mA、频率1 Hz。分别于微血管减压术前、术后即刻记录面神经支配的同侧额肌、眼轮匝肌、口轮匝肌和颏肌异常肌反应。面肌痉挛异常肌反应定义为：分别刺激患者病变侧面神经颧支及下颌支时，在其他分支恒定记录到的一种病理性诱发肌电反应，同时肌电图监测可见特征性的自发性同步高频波形（图11-6-2）。微血管减压术后AMR完全消失，增强刺激量到60～100 mA，仍未引出AMR，即可认为面神经减压全面、彻底。

四、MVD术中AMR变化与预后的关系

大量研究数据表明面肌痉挛患者AMR与责任血管压迫面神经出脑干区（root exit zone, REZ）之间具有明显相关性。莫勒（Møller）和詹尼塔（Jannetta）发现将责任血管与面神经分离，AMR立即消失，将隔离的责任血管重新复位后，AMR能再次被记录到。基姆（Kim）、孔（Kong）等报道在面肌痉挛MVD术中，AMR表现为立即消失、波幅下降以及无明显改变3种变化，而且AMR变化时机与HFS预后相关。AMR消失组和AMR波幅下降组的治愈率明显高于AMR无明显变化组，而AMR消失组与波幅下降组之间的远期疗效无显著性差别。AMR消失组和AMR显著变化组近远期预后比AMR未消失组效果好，对判断预后有指导意义。AMR消失组和波幅下降组的近远期疗效也是优于AMR无明显变化组。虽然AMR消失组与下降组之间近远期的有效率比较无统计学差异，但是AMR消失组术后好转率比下降组更高。面肌痉挛MVD术后随访3个月及以上、AMR全部消失的患者，其HFS缓解率是部分或没有消失患者的2.48倍。

在面肌痉挛微血管减压术中，暴露责任血管等均可能引起AMR减弱甚至消失，可能是释放脑脊液之后，面神经与责任血管的位置发生改变，起到暂时减压的作用，但这并不意味着此时AMR已失去了它的价值。术中AMR的应用能够避免因为遗漏责任血管致使减压不充分而引起的预后不佳，并能减少对非责任血管的骚扰，避免不必要的暴露、牵拉等，降低面瘫、听力障碍等并发症的发生率。术中AMR监测尤其是对经验不足的神经外科医生或者刚刚开展面肌痉挛微血管减压手术的神经外科单位具有重要意义。

然而，有研究发现面肌痉挛MVD术后AMR消失的患者其症状仍然存在的比例占0～11.6%。多数学者认为AMR消失而术后延迟治愈的患者，由于血管长时间对面神经压迫，使得神经局部发生脱髓鞘变化，神经异常放电，引起面神经核兴奋性增高，术中虽去除了神经血管之间的"短路"，已形成的面神经核高兴奋性未能立即降低，由于已去除神经冲动来源，面神经核的兴奋性术后逐渐下降，呈现出延迟治愈的特点。也存在AMR消失而MVD术后没有治愈的情况，这种情况的原因可能是遗漏责任血管造成减压不充分或者Teflon移位导致责任血管再压迫等。

有些面肌痉挛患者在剪开硬脑膜、释放脑脊液时出现AMR提前消失现象。目前对于AMR在进行血管减压操作前消失的观点不一致。基姆等认为在分离责任血管前AMR消失的患者未能在术中辅助辨认责任血管，增加神经暴露损伤的风险，较减压后AMR波消失的患者预后差。江（Jiang）等则认为AMR提前消失可能是因为责任血管压迫程度较轻，损伤程度小术后并发症少，并认为由于压迫程度不严重而减少了某些不必要的操作。然而，康（Kang）等的一项前瞻性研究结果指出，患者术后3个月以内AMR在减压后消失组与AMR提前消失组比较无统计学差别；但在随后的1年至3年间，AMR减压后消失组患者面肌痉挛症状好转率明显

高于AMR提前消失组（$P < 0.01$）。基于以上研究，笔者认为若患者出现面神经未松解而AMR提前消失时，还是应该仔细寻找责任血管、充分暴露面神经REZ区，缓解压迫症状，以期获得更好的远期疗效。

有研究发现面肌痉挛患者行面神经微血管减压，尽管术中对所有面神经根处可见的血管予以完全减压，但异常肌电反应仍然存在。孔等报道263例患者中33例减压后仍存在AMR，占总数的12.5%。在这些始终存在AMR的患者中，66.7%患者痉挛完全消失，25%症状较术前明显好转，8.3%无效。虽然AMR始终存在，患者总有效率达91.7%。近来的Meta分析发现，AMR消失的患者比AMR未消失患者治愈率更高，达到4.2倍。然而，对于始终存在AMR的患者，埃尔·达马蒂（EI Damaty）等研究发现，在术者做到全程充分减压的前提下，引出AMR所需刺激阈值越大，术后疗效越好。这进一步证实AMR可以指导MVD手术，探查责任血管，直至确保责任血管完全减压为止。

术中AMR的应用能够提高责任血管辨识率并能避免因为遗漏责任血管致使减压不充分而引起的预后不佳，还能减少对非责任血管的骚扰，避免不必要的暴露、牵拉等，降低面瘫、听力障碍等并发症的发生率。术中AMR监测尤其是对经验不足的神经外科医师或者刚刚开展面肌痉挛微血管减压手术的神经外科单位具有重要意义。因此，面肌痉挛微血管减压术中应用AMR监测作用极大，它不仅可以提高MVD的手术效率还可以提升术后效果，而面肌痉挛MVD术中AMR立即消失或大幅度减低，往往提示预后效果较好，是术中判断预后的重要依据，这与大多数的文献报道相同。

五、异常肌电反应的发展与改进

由于AMR机制不明，而干扰AMR因素较多，术中有时会有监测不到AMR波形的情况发生。因此不能把术中AMR消失作为术中治愈HFS的唯一标准。为了提高AMR检出率，提高术中监测效果，国内较多神经外科单位采用多分支（两分支以上）监测的方法。例如，分别刺激患者的颞支以及下颌支，并于同侧的所属运动支分支处接受记录。这种监测方式较传统方式更加保险且更加敏感，术中记录AMR波形更加稳定。如果其中一支受影响，另一支也会如常记录，术后观察患者亦具有良好的临床效果。

手术全程监测：术中AMR监测应是从麻醉前记录AMR基础阈值一直持续到关颅缝皮，因为AMR波形会由于释放脑脊液等因素导致颅内压力发生变化，使得面神经暂时减压，AMR波形可能会消失，但是存在缝皮后AMR复现的情况，所以必须全程记录AMR。

多种监测手段并行：在使用AMR监测的同时，联合应用脑干听觉诱发电位（brainstem auditory evoked potential，BAEP）、面神经运动诱发电位（facial nerves motor evoked potentia，FNMEP）以减少听力损伤、面瘫等术后并发症。联合肌电反应波形（ZL-R response，ZLR）监测：ZLR仅在术中刺激责任血管的时候出现，并且减压成功后即消失，其客观指导作用更直接、更精准，相比单一的AMR监测，联合ZLR监测能提供更多有效信息。ZLR监测尤其适用于AMR术中提前消失的情况。值得一提的是，存在刺激强度达到40 mA时AMR基础阈值未引出的情况，建议刺激强度增加到1～100 mA，这样可以提供更精确的临床评估作用。

此外，全麻肌肉松弛药的应用会对AMR有明显影响，通过四个成串刺激（train of four stimulation，TOF）监测神经肌肉功能恢复情况，以提高监测精确性。

六、展望未来

虽然术中通过AMR来判断面肌痉挛患者微血管减压预后有一定的局限性，但是术中AMR监测的提示作用非常明显。AMR监测可以帮助术者辨识责任血管并提示是否减压充分。同时结合患者病史、解剖以及影像学资料进一步提高治愈率，减少并发症的发生。然而，对于AMR，我们仍然有许多未知，例如面肌痉挛具体发病机制、异常肌电反应监测机制，例如为什么面部神经根的血管压迫会导致神经兴奋，而不是抑制？为了追求更好的治疗效果，我们应更加完善HFS诊疗方案，除外非原发性面肌痉挛；术中联合应用AMR、脑干听觉诱发电位（BAEP）、面神经运动诱发电位（FNMEP）、肌电反应波形（ZLR）确保减压充分的同时保护脑干及面听神经功能，为面肌痉挛患者提供更高的生活质量。

七、AMR在微血管减压术前、术后变化病例

［病例1］

常见变化：女性患者，57岁，右侧面肌抽搐病史7年。左侧卧位，常规右侧乙状窦后入路，术中见右侧小脑前下动脉压迫面神经。左图为颞支刺激，右图为下颌支刺激；分别在额肌、眼轮匝肌、口轮匝肌、颏肌记录AMR。患者术前面神经支配的4支肌肉全部记录到AMR，行面神经微血管减压手术后，4支肌肉记录的AMR完全消失（图11-6-1）。注：复合肌肉动作电位容易影响从颞支刺激记录到的额肌和眼轮匝肌、从下颌支刺激记录到的口轮匝肌和颏肌，但是复合肌肉动作电位潜伏期比较短，10 ms以内就会出现，而AMR的潜伏期比较长，10 ms以上才开始出现。

［病例2］

缺少1支AMR：男性患者，63岁，左侧面肌抽搐病史15年。右侧卧位，常规左侧乙状窦后入路，术中见左侧椎动脉压迫面神经。术前行颞支刺激，额肌未能记录到AMR，同侧眼轮匝肌、口轮匝肌、颏肌记录到典型的AMR。行左侧面神经微血管减压手术后，AMR全部消失（图11-6-2）。

［病例3］

缺少2支AMR：女性患者，64岁，右侧面肌抽搐病史5年。左侧卧位，常规右侧乙状窦后入路，术中见右侧小脑后下动脉及椎动脉压迫面神经。术前行颞支刺激，额肌、眼轮匝肌、口轮匝肌及颏肌记录到典型的AMR。麻醉代谢过后额肌、眼轮匝肌AMR未再出现，同侧口轮匝肌、颏肌记录到典型的AMR。行右侧面神经微血管减压手术后，AMR全部消失（图11-6-3）。

［病例4］

缺少3支AMR：男性患者，52岁，右侧面肌抽搐病史6年。左侧卧位，常规右侧乙状窦后入

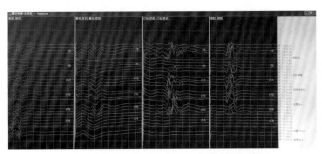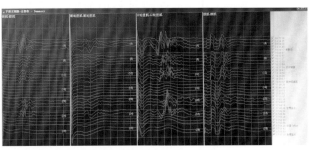

图11-6-1 面肌痉挛患者术前、术后常见的AMR动态变化

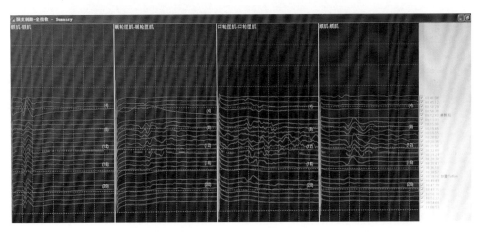

图11-6-2 面肌痉挛患者术前、术后较特殊的AMR动态变化

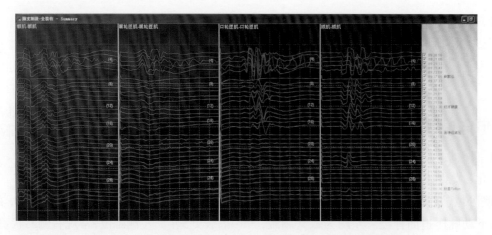

图 11-6-3　面肌痉挛患者术前、术后较特殊的 AMR 动态变化

路，术中见右侧小脑后下动脉压迫面神经。术前行颞支刺激，仅在颏肌记录到典型的 AMR。同侧的额肌、眼轮匝肌和口轮匝肌未记录到 AMR。行右侧面神经微血管减压手术后，AMR 消失（图 11-6-4）。

［病例 5］

颞支刺激记录的 AMR 全部缺失，下颌支刺激记录的 AMR 完成监测。

女性患者，66 岁，右侧面肌抽搐病史 10 年。左侧卧位，常规右侧乙状窦后入路，术中见右侧椎动脉压迫面神经。术前行颞支刺激，同侧额肌、眼轮匝肌、口轮匝肌、颏肌皆未能记录到典型的 AMR。术前行下颌支刺激，仅额肌记录到 AMR，行面神经微血管减压手术后，额肌 AMR 消失（图

11-6-5）。

［病例 6］

颞支、下颌支刺激记录的 AMR 不消失，部分残存。

女性患者，52 岁，左侧面肌抽搐病史 6 年。右侧卧位，常规左侧乙状窦后入路，术中见左侧小脑前下动脉压迫面神经。左图为颞支刺激，右图为下颌支刺激，分别在额肌、眼轮匝肌、口轮匝肌、颏肌记录 AMR。当面神经充分减压后仍然能记录到 5% ～ 10% 的 AMR 残存（与术前基线比较）（图 11-6-6）。经过综合分析认为面神经出脑干根部及周围减压彻底，AMR 残存考虑为面神经核兴奋性过高所致。患者术后症状大部分缓解，术后 3 个月再次随访症状完全消失。

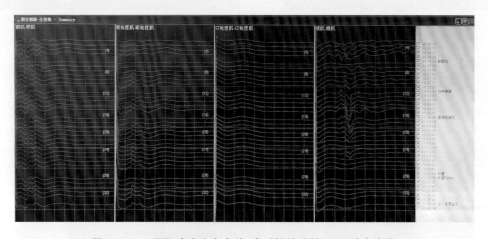

图 11-6-4　面肌痉挛患者术前、术后较特殊的 AMR 动态变化

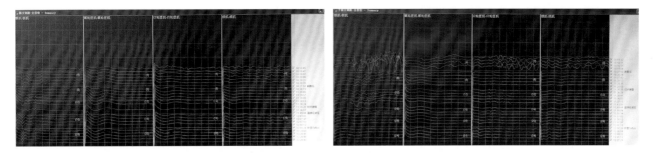

图 11-6-5 面肌痉挛患者术前、术后较特殊的 AMR 动态变化

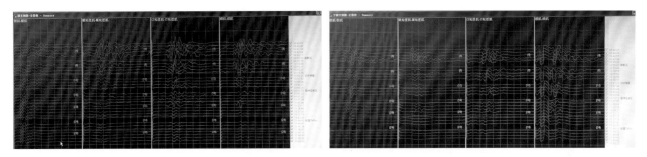

图 11-6-6 微血管减压后,AMR 消失不完全的患者电生理记录情况

参考文献

1. 潘映辐.临床诱发电位学.第2版[M].北京:人民卫生出版社,2000,672-684.

2. 王忠诚.神经外科学[M].武汉:湖北科学技术出版社,1998,158-189.

3. 赵学仁,王忠诚,谭郁玲.诱发电位监测在神经外科手术中的应用[J].中华神经外科杂志,1995,11:107.

4. 乔慧,王忠诚,张亚卓.体感诱发电位在脑干及其附近肿瘤手术中的应用[J].中华医学杂志,2001,81(7):438.

5. Fischer C. Intraoperative brainstem auditory evoked potential Monitoring in acoustic Neuroma. In: Schramm J, Aage RM, eds. Intraoperative Neurophysiologic Monitoring in Neurosurgery. Berlin: Spring-Verlag, 1991, 187-192.

6. Forbes HJ, Allen PW, Waller CS, et al. Spinal cord monitoring in scoliosis surgery[J]. J Bone Joint Surg, 1991, 73: 487-491.

7. Lumenta C B. Brainstem auditory evoked potential monitoring relate to morbidity and mortality in basal and posterior fossa tumors. In: Johannes Schramm, Aage R. M., eds. Intraoperative Neurophysiologic Monitoring in Neurosurgery. Berlin: Spring-Verlag, 1991, 283-292.

8. James B, Macon, Charles E, et al. Conducted Somatosensory evoked potentials during spinal surgery Ⅰ-Ⅱ[J]. J Neurosurgery, 1982, 57: 349.

9. Kearse LA Jr, LOPRZ-Bresnahan M, Mcpeck K, et al. Loss of somatosensory evoked potentials during intramedullary spinal cord surgery predicts postoperative neurologic deficit in motor function. J Clin Anesth, 1993, 5: 392.

10. Merton P A. Stimulation of the cerebral cortex in the intact human subject[J]. Nature, 1980, 285: 227.

11. Peter A, Raudzens, Andrew G, et al. Intraoperative monitoring of the brain-stem auditory evoked potentils [J]. J Neurosurg, 1983, 57: 344-348.

12. Potolicchio SJ. Somatosensory evoked potentials in subcortical and corticallesions. In: Nodar RH, Barber C, eds. Evoked potentials Ⅱ. Boston: Butterworth Publisher, 1984, 225-229.

13. Rodney A. Intraoperative monitoring of auditory and brainstem function[J]. Neurologic clinics, 1988, 6: 899.

14. Zentner J. Motor evoked potential monitoring in operations of the brainstem and posterior Fossa. In: Schramm J, Aage RM, eds. Intraoperative Neurophysiologic Monitoring in NeuroSurgery. Berlin: Spring-Verlag, 1991, 95-105.

15. Nuwer. Evoked Potential Monitoring in the operative Room[M]. New York: Raven Press, 1986, 136-169.

16. Nuwer. Technical Parameters Artifacts and Quality Assessment of Intraoperative Evoked Potentials. In: J. Schramm, A. Moller, eds. Intraoperative Neurophysiologic Monitoing in Neurosurgery[M]. Berlin: Sprnger-Verlag, 1991.

17. John E, Desmedt. Neuromonitoring in Surgery[M]. New York: Elsevier, 1989, 191-207.

18. James B, Macoc, Charles E, et al. Conducted somatosensory evoked potentials during spinal surgery. Part l and 2. J Neurosurg, 1982, 57: 349-353.

19. Witzman A. Johanes Schramm, Aage Moler, eds. Intraoperative Neurophysiologic Monitoring in Neurosurgery [M]. Berlin: Springer-Verlag, 1991, 227-243.

20. Kong DS, Park K, Shin BG, et al.Prognostic value of the lateral spread response for intraoperative electromyography monitoring of the facial musculature during microvascular decompression for hemifacial spasm [M]. J Neurosurgery, 2007, 106(3): 384-387.

21. Ahmed ED, Christian R, Marc M, et al. The value of lateral spread response monitoring in predicting theclinical outcome after microvascular decompression in hemifacial spasm: aprospective study on 100 patients[J]. Neurosurg Rev, 2016, 39, 455-546.

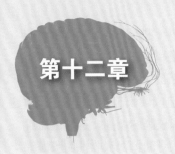

第十二章

实用手术技术
(Practical Surgical Technique)

颅底外科手术技术要点是牺牲部分颅骨换取深部显露和脑保护。颅底外科手术有4个特点：① 首先病变常常位于脑外、部位深；② 竖井式操作；③ 有神经血管的遮挡或在神经血管间操作；④ 多数时间需要3只手和3件器械。

显微神经外科手术操作技术是颅底外科最重要的基本功。手术显微镜、双极电凝和导航的使用，使得颅底外科手术操作更加准确、细致。颅底外科需要丰富和准确的手术入路，需要借助头架固定头位，建议所有颅底外科手术都要使用头架，头位的稳定是手术精准的前提，头架也有利于导航等设备的使用。手术需要舒适的头位和体位，并做好皮肤切口和骨窗设计。在手术中通过脑压控制技术减少对脑组织的牵拉，做到手术野无血、无张力，在关颅时，尽量恢复正常解剖。

颅底外科医生要像一个武林高手，手术达到行云流水、踏雪无痕的境界。

第一节　颅脑手术止血技术
(Hemostatic Technique in Craniocerebral Surgery)

由于颅脑的特殊结构，以及对手术精细的要求，神经外科手术的止血非常重要。神经外科的头皮和脑结构与大外科相关的组织结构有所不同。头皮血运丰富，不易自行止血；脑组织也不像大外科可以结扎止血，而且一旦颅内出现血肿，必将造成不良后果。所以说神经外科手术中的止血是关乎手术成败的关键环节，除了脑创面以外，要求各组织层次止血彻底和可靠。

常用止血方法大致有14种：单极止血法、双极止血法、射频电刀止血法、压迫止血法、悬吊止血法、填塞止血法、缝合止血法、结扎止血法、修补止血法、夹闭止血法、栓塞止血法、过氧化氢冲洗止血法、生理盐水冲洗止血法和各种止血材料止血法（吸收性明胶海绵、止血纱布、止血纤维、流体明胶和止血药物）。

一、头皮止血

1. 头皮注水止血：切开皮肤前用0.1%肾上腺素0.5 mL溶于200 mL盐水中，切口皮下注射，除皮下外，重点是皮内，皮内注射时有些张力，将头皮打到发白为止，此时切开头皮出血将明显减少。但此方法可能引起患者血压升高，高血压患者禁用。

2. 手指压迫止血：沿切口两侧垫上纱布条，头皮切开后，术者和助手同时用手指压迫切口缘，临时止血。每次切开的长度为手指可压到的范围。

3. 头皮夹或止血钳止血：头皮夹或止血钳也可以作为临时止血的方法。头皮夹要夹头皮全层，紧凑排放。止血钳要夹准出血点同时要连带帽状腱膜一起夹上。

4. 单极或双极止血：对准出血点止血，不可过分电凝，以免造成头皮缺血，影响伤口愈合。单极电凝由于损伤大不能用于重要功能区域的止血。

5. 头皮缝合止血：头皮缝合是最有效的头皮止血方法，但不能代替肌肉和皮下的仔细止血，另外要将肌肉和皮下缝严，避免颅外软组织的出血流入颅内。

二、颅骨止血

颅骨表面有骨膜或硬膜时容易止血，单纯颅骨表面止血稍困难。颅骨表面小的渗血可用骨蜡或单极电凝，大的静脉骨窦出血用骨蜡涂抹止血。

开颅时，如骨孔出血，可用骨蜡涂抹或用小棉块填塞止血。骨窗边缘出血，可用骨蜡涂抹止血，为保证止血效果，需将骨缘修平整。额窦和乳突小房可用骨蜡涂抹止血。

特殊部位的出血如棘孔，单靠电凝、骨蜡或明胶海绵难以达到可靠的止血，需用小棉球或小纱布球填塞止血。

显微钻，尤其是细金刚砂钻头，在磨除颅骨的过程中也有一定的止血效果。

三、硬脑膜止血

硬膜表面的渗血可用双极电凝或单极电凝止血，对于凝血功能正常的患者，仅将主要出血点电凝即可，过度电凝将造成硬膜皱缩，影响硬膜缝合。遇凸面脑膜瘤硬膜已受肿瘤侵蚀，渗血较多时，单极电凝的止血效果好于双极电凝。硬膜上的蛛网膜粒出血可先用单、双极电凝，如果出血止不住，可用吸收性明胶海绵贴敷，再覆盖棉条，并用吸引器隔着棉条边吸引边压迫止血。

颅底外科手术中，涉及硬膜外以及颅骨断面的残腔，创面欠平整，靠电凝和骨蜡都难止血，可用流体明胶及吸收性明胶海绵压迫止血。

由于硬膜的剥离，可造成硬膜与颅骨间出血，颅骨铣刀的应用，明显减轻了硬膜的剥离。这种出血可采取悬吊止血法，硬膜与颅骨间填塞吸收性明胶海绵条，悬吊硬膜止血，防止术后硬膜外血肿的发生。

硬膜切开后，硬膜缘的出血点可用双极电凝、银夹或止血钳暂时夹闭止血。

四、静脉窦止血

静脉窦出血酌情可采取压迫、悬吊、缝合及修补的止血方法。静脉窦是脑组织重要的回流血管，在完成止血的同时，要确保静脉窦的通畅（图12-1-1）。

静脉窦裂口不管大小，都不要轻易电凝，因为电凝不但难以止血，反而会使裂口扩大。

静脉窦小裂缝出血，一般采用压迫止血法，可用吸收性明胶海绵或肌肉轻轻压住，待不再出血后缝合或悬吊固定，也可以用耳脑胶固定。

若静脉窦裂口较大时，可先用吸收性明胶海绵及棉条覆盖，手指和吸引器迫止血，抬高床头，待出血得到控制后再做下一步处理。

较大裂口可在吸收性明胶海绵压迫不出血后，撤掉棉条，再用肌肉覆盖十字缝合固定，注意不要过分填塞，否则会造成静脉窦回流障碍，引起颅内压增高。较大裂口最好是取硬膜修补，或在窦旁形成弧形硬膜瓣翻转覆盖窦破损处缝合修补，类似矢状窦和横窦表浅的静脉窦修补并不十分困难（图12-1-2）。

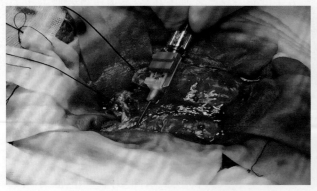
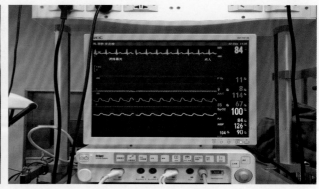

图12-1-1　正常上矢状窦压力为11 mmHg

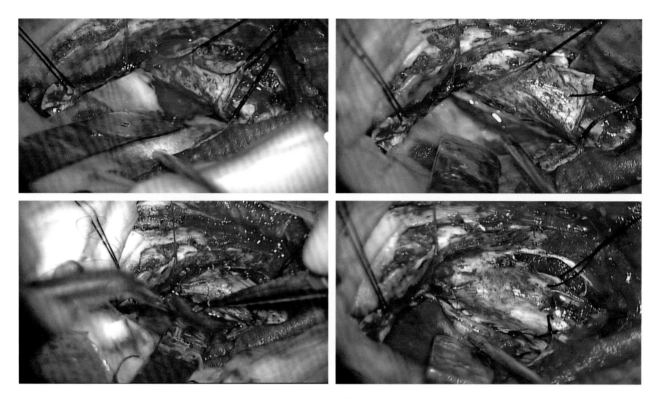

图12-1-2 用翻转的硬膜修补破损的静脉窦

静脉窦的结扎仅用于矢状窦前端的鸡冠处，其他部位即使是前1/3也不要贸然结扎，否则可能引起静脉回流障碍，并造成脑梗死、水肿甚至出血。

五、脑组织止血

脑创面止血是神经外科医生最重要的基本功。脑创面止血可电凝、压迫、冲洗的方法。

双极电凝是脑创面最主要的止血手段，适合大部分脑创面的止血。较活跃的出血点，在吸引器辅助下，看清出血点后用双极电凝夹住出血点，如不再出血，说明镊子夹的位置准确，再给电凝止血效果会好些，否则电煳一片更不好止血。

位于非重要功能区病变，也可以助手用电极电凝接触术者所持吸引器的后端，借助吸引器一边吸引，一边电凝止血，同时还起到切割肿瘤和脑组织的作用。

用可吸收性明胶海绵铺垫再覆盖棉条压迫止血，适合创面小的渗血和静脉出血。脑室镜在侧脑室内操作造成出血，有时是只能看得到，但器械达不到。此时，只能用盐水反复冲洗靠自身凝血而止血。

在手术过程中脑创面小的渗血可以先不做处理，继续处理主要环节，随后多可以靠自身凝血自行止血。一些挫伤的脑表面止血困难时，可以将临近供血小动脉电凝阻断。

脑灰质血供丰富，损伤后渗血明显，然而供应脑灰质的血管就是我们术中可以看到的脑表或脑沟内的血管网，这些血管较表浅很细，压力不高。由于血管网密集，电凝止血困难，通过压迫方法很容易止血。脑白质供血较少，供应脑白质的血管来自垂直于脑沟深处的血管细长的分支，走行远，沿途不断发出侧支供应周围脑白质。这类血管的出血要找到出血的责任血管，通过双极电凝的方式止血，压迫止血效果不好，出血会沿着血管的走行向深部扩散。这也是高血压脑出血患者术后再出血的原因之一。

遇有患者用抗凝药物、自身有凝血功能障碍、静脉回流障碍、脑肿胀和高血压等都会增加止血的难度，要注意排除这些不利因素，为脑创面止血创造有利的条件。

第二节　术中脑压控制
(Intracranial Pressure Control During Surgery)

在颅底外科手术常常是脑深部的操作，需要一个2 cm的通道。当遇到颅内压高时，脑组织向外膨隆，不但影响术区显露，还将加重脑损伤。手术中控制好颅内压、降低颅内压是手术能够顺利进行的前提条件。

一、常用降低颅内压的方法

降低颅内压的方法有：① 抬高床头；② 保持颈静脉回流通畅；③ 保持气道通畅，气道压力在20以下；④ 加深麻醉，过度换气；⑤ 用脱水药和利尿剂；⑥ 腰大池引流或脑室穿刺外引流脑脊液；⑦ 术区脑脊液释放。

（一）抬高床头

放置头架前，现将头抬高10°～20°，头高脚低位（图12-2-1）。在手术中还可以继续调整。

（二）保持颈静脉通畅

摆放体位时，头不要过度屈曲，以免压迫颈静脉，影响静脉回流，造成脑充血脑肿胀。尤其是侧卧位时，颈与肩之间要保持一到两指的间距，以利于颈内、颈总静脉血液回流通畅。

（三）保持呼吸道通畅

虽然现在临床上使用的都是带弹簧的加强型气管导管，但如果管的深度不当或头颈部过度屈曲，也会出现气道阻力增加。手术医生要注意到这一点，在摆体位时作为关注的一项内容，调整到一个最佳状态。对于既往史中没有呼吸道疾

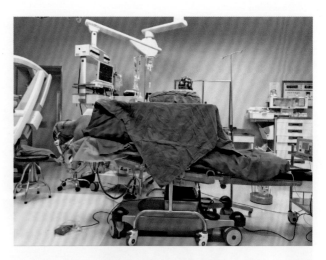

图12-2-1　头高脚低位

病的患者，气道阻力要调整到20 cmH$_2$O以下（图12-2-2）。

（四）腰大池引流和脑室外引流

术前的腰大池引流适用于许多颅底外科手术，主要是幕上的手术，如经额下、翼点、颞下、枕下及纵裂入路，但因为幕上经硬膜内的手术在术中有多种释放脑脊液的方式，包括穿刺脑室，故术前的腰大池引流较少使用。而颅底硬膜外入路的手术，如kawase入路、Dolenc入路，既需要足够的显露空间，术中又不便释放脑脊液，尤其适合术前的腰大池引流（图12-2-3）。

腰大池引流不适合后颅窝占位性病变引起颅内压增高的患者，一方面引流效果不好，而且容易诱发脑疝。该类患者术前可采取幕上脑室外引流的方法。脑室外引流的适应证和具体方法后有详细介绍。

（五）术区脑脊液释放

术区脑脊液释放是颅底外科手术中每个患者都要用到的方法。通过不同部位的脑表、脑池耐心

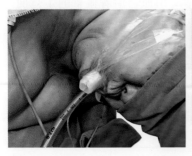
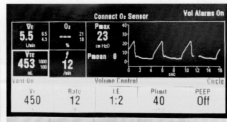
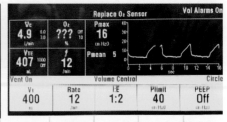

图12-2-2　调整前后的气道阻力

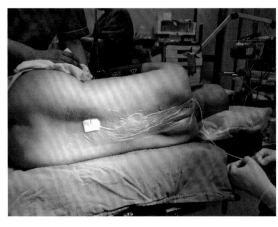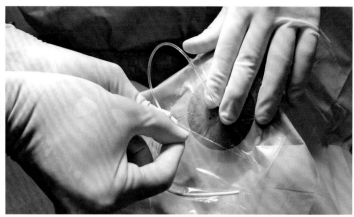

图 12-2-3　腰大池引流和脑室外引流

地释放脑脊液,大部分患者都能达到手术所需的显露(图12-2-4)。

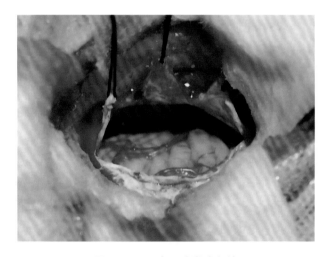

图 12-2-4　术区脑脊液释放

（六）部分脑组织切除

又称为内减压术。遇特殊情况,包括通过上述手段脑压仍未能得到有效控制时,要在及时了解原因的基础上,切除部分脑组织,如额极、颞极和小脑的外1/3,换取对脑压的控制和对手术区的显露。用部分脑组织切除来换取手术空间的方法要慎用,是为了生命安全,没办法的办法,应该权衡手术继续进行下去的得与失。

二、常用入路脑脊液释放方法

脑脊液释放主要包括脑表蛛网膜下隙、脑池释放和脑室穿刺的方法。颅底外科手术经常需要通过脑室穿刺来释放脑脊液,从而达到迅速降低颅内压为术者提供操作空间的目的。很多时候,无法通过影像引导精确定位,那就需要术者掌握穿刺点的位置,保证在不损伤脑组织的情况下,顺利完成操作。

（一）额下及前纵裂入路

抬起额叶,可以从额下脑表蛛网膜下隙可以释放出部分脑脊液,而从纵裂脑表蛛网膜下隙释放脑脊液比较困难。

额下入路可以通过侧裂池、颈动脉池、视交叉池、鞍上池释放脑脊液;前纵裂入路可以通过视交叉池、鞍上池和终板释放脑脊液。

如果通过上述方法释放脑脊液降低脑压不满意,可以使用下列脑室穿刺的方法。

1. 额角Kocher穿刺点:Kocher穿刺点是最常用的脑室外引流穿刺点,也是最常用的额角穿刺点。这个点在上矢状窦外侧和皮层运动区的前面,避开了重要的功能区域。该穿刺点适用于脑室—腹腔分流术、内镜第三脑室造瘘术、内镜下胶样囊肿摘除术和内镜下脑室内血肿清除术。

穿刺方法(图12-2-5):

（1）位置:鼻根上方11 cm、中线旁3 cm。这个位置通常位于瞳孔中线,在冠状缝前1～2 cm。通常在右侧(非优势半球)。

（2）方向:垂直外耳道的连线并指向鼻尖或同侧内眦。

（3）深度:皮下大约6 cm,或者直到达到同侧侧脑室的额角。为了最大程度地引流脑脊液,导管的尖端应该靠近Monro孔。

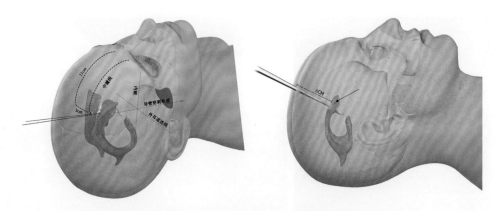

图 12-2-5　额角 Kocher 穿刺点

2. 额角 Kaufman 穿刺点：该穿刺点的特点是不需要备皮，可以直接消毒进行操作，快速进入脑室系统。目前实践中很少使用，但是可以在附近入路手术中应用，与额叶相关的手术入路都可以选取该穿刺点。

穿刺方法（图 12-2-6）：

（1）位置：鼻根上方 5 cm，中线外侧 3 cm。

（2）方向：指向中线，并向下指向枕外隆突上方 3 cm 的位置。

（3）深度：皮下约 7 cm，并放置在同侧侧脑室的额角内。

（二）经翼点入路

翼点入路可以抬起额叶，从额下的脑表蛛网膜下隙释放出部分脑脊液；该入路还可以通过侧裂池、颈动脉池、视交叉池、鞍上池和终板释放脑脊液。相关的脑室穿刺有 2 种。

1. 额角 Menovsky 穿刺点：适用于较小的翼点入路骨窗或经眉弓行眶上开颅手术，存在脑水肿的情况下。

穿刺方法（图 12-2-7）：

（1）位置：额骨颧突后，平眶上缘水平，为翼点入路钻骨孔的位置。

（2）方向：向内与中线呈 45° 夹角，与 OM 线向上成 20° 夹角。

（3）深度：5 ～ 6.5 cm，直到达到同侧侧脑室的额角。

2. 额角 Paine 穿刺点：该穿刺点是非常实用的手术中脑室穿刺点，首次用于在蛛网膜下隙出血后行额颞开颅手术夹闭动脉瘤的患者。理论上存在损害 Broca 区、尾状核头部和丘脑的风险。适用于额颞部开颅手术及翼点入路骨窗，出现严重脑水肿同时脑室较大的患者。

穿刺方法（图 12-2-8）：

（1）位置：在前颅窝底面上方 2.5 cm 处，侧裂（以侧裂浅静脉为标志）前方 2.5 cm 处，两线交点。构成了 Paine 三角（等腰直角三角形）。

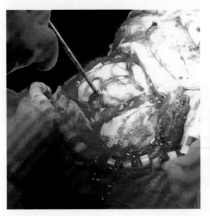

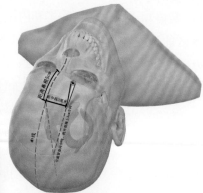

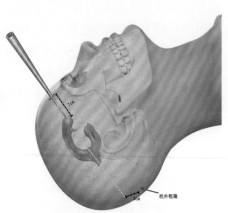

图 12-2-6　额角 Kaufman 穿刺点

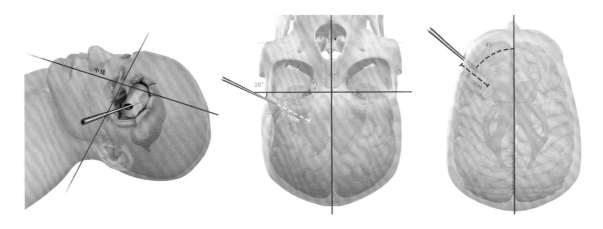

图 12-2-7　额角 Menovsky 穿刺点

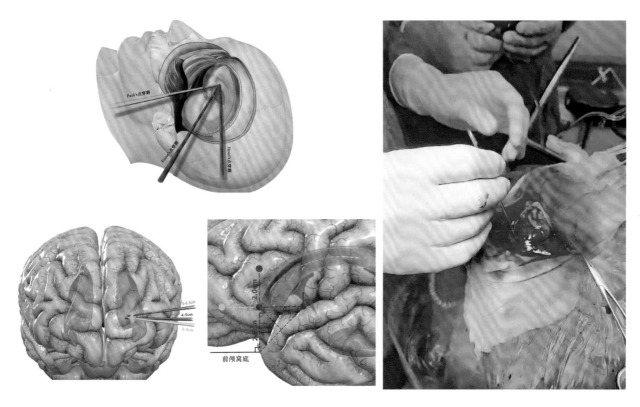

图 12-2-8　额角 Paine 穿刺点

（2）方向：垂直于大脑表面。

（3）深度：4 ～ 5 cm，或者直到达到同侧侧脑室的额角。

（三）经颞下入路

抬起颞叶白蛛网膜下隙耐心吸出脑脊液，待脑压下降后，随即打开脑池（环池）继续吸出脑脊液。颞下入路手术，尤其是颞下经硬膜外入路手术，可在手术前行腰大池引流。

1. 侧脑室三角区 Keen 穿刺点

适用于颞下入路手术或后颅窝手术中的紧急脑脊液引流。

穿刺方法（图 12-2-9）：

（1）位置：耳廓上方和后方 2.5 ～ 3 cm。

（2）方向：垂直于颞叶皮质，稍指向头侧。

（3）深度：4 ～ 5 cm，或者直到达到同侧侧脑室的三角区。

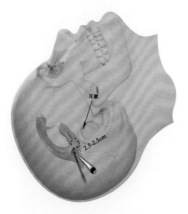
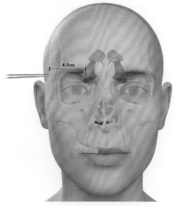
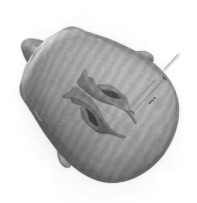

图12-2-9　侧脑室三角区Keen穿刺点

2. 脑室颞角穿刺

（1）垂直路径：耳廓附着点上1 cm，前1 cm，垂直进针4 cm。

（2）外侧路径：耳廓顶点上1 cm，后4～5 cm，轨道目标为对侧内眦。

（3）内侧路径：耳廓顶点上1 cm，后8～9 cm，轨道目标为同侧瞳孔。

（四）经枕下及后纵裂入路

抬起枕叶，分开纵裂，自蛛网膜下隙耐心吸出脑脊液。到达深部可以通过大脑大静脉池释放脑脊液，但如果是该部位的肿瘤，大脑大静脉池被占据，则难以经此渠道释放脑脊液。

穿刺脑室枕角主要有两种方法。

1. 枕角Frazier穿刺点：现多用于后颅窝手术快速降低颅内压。

穿刺方法（图12-2-10）：

（1）位置：枕外隆突上方6 cm，中线旁开3～4 cm。

（2）方向：指向对侧内眦上方4 cm处。

（3）深度：先进针5 cm，见脑脊液流出拔除针芯，再进针5 cm，将导管完全位于同侧侧脑室。

2. 枕角Dandy穿刺点：枕角Dandy穿刺点适用于已经确定枕部或乳突后开颅手术的需要脑脊液引流患者；或在术中颅内压升高需行脑脊液引流的患者。该穿刺路径接近或通过视辐射，需要考虑的问题是对视野有可能造成损害。

穿刺方法（图12-2-11）：

（1）位置：枕外隆突上方3 cm，中线旁开2 cm。

（2）方向：指向眉间上方2 cm处。

（3）深度：4～5 cm，或直到见到脑脊液。

（五）经乙状窦后入路

牵开小脑，经小脑水平裂或自蛛网膜下隙耐心吸出脑脊液。待小脑塌陷，进而打开枕大池及CPA池进一步吸出脑脊液，达到良好的术区显露。

经乙状窦后入路手术中穿刺脑室释放脑脊液的方法与枕下入路相同，也是穿刺脑室枕角（图12-2-12）。

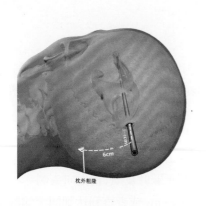
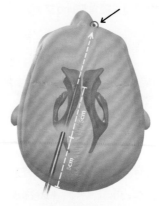
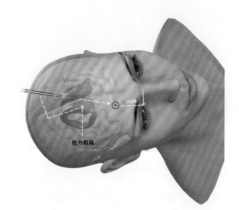

图12-2-10　枕角Frazier穿刺点

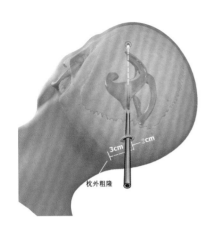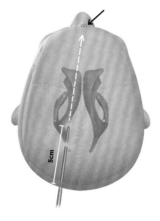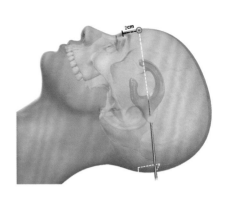

图 12-2-11　枕角 Dandy 穿刺点

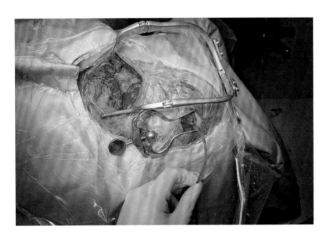

图 12-2-12　枕角 Frazier 穿刺点

包括 Frazier 和 Dandy 枕角穿刺点（前面已描述）。

颅脑手术中常遇到脑肿胀，应注意如下环节：头高脚低位摆放、降低呼吸道阻力、避免颈静脉受压。除脱水药外可通过如下手段应对：充分的 CSF 释放，以及迫不得已切除部分脑组织。切不可在脑肿胀没有解除的情况下，强行扒开脑进行手术。

充分 CSF 释放是颅脑手术成功的保障，可以减轻脑组织肿胀、减轻脑牵拉损伤、改善深部病灶显露。

灵活机动的 CSF 释放技术有助于颅底外科医生顺利完成手术。

第三节　肿瘤切除方法
(Methods of Tumor Resection)

在颅底肿瘤的手术中体现着共性与个性的关系，共性是指普遍性，个性是指特殊性。每个患者的手术都不会完全一样，肿瘤的部位不同、大小不同、髓内外不同、良恶性不同、血运不同以及有无包膜不同，这些都是个性的东西。但就颅底肿瘤手术切除基本技术而言，仍可以找到共性的方法。

脑肿瘤切除的原则是在保留脑神经重要功能的前提下，尽可能全切除肿瘤。肿瘤切除程度一般分为 4 级：全切除（术中切除整个肿瘤且 MRI 检查未见残余肿瘤）、次全切除（90% 以上）、部分切除（50% ～ 90%）和活检。

肿瘤切除基本方法有以下几种。

一、阻断肿瘤血运

首先阻断肿瘤的血运可用于大部分肿瘤的切除，尤其是脑膜起源的肿瘤。脑膜起源的肿瘤基底在硬脑膜上，肿瘤的血运也主要来自硬膜。对于血运特别丰富的肿瘤，阻断肿瘤的血运可以在手术前通过介入的手段完成，而对于大部分肿瘤。在切除肿瘤前先用双极电凝一边电凝一边剪开，离断肿瘤基底，这样不但可以切断肿瘤供血来源，减少出血，看清术野，还使肿瘤游离为下一步操作提供便利。

先阻断肿瘤的血运不仅仅适用于脑膜起源的肿瘤，也可以用于部分血运丰富的良性髓内肿瘤，甚至是恶性髓内肿瘤，如血管母细胞瘤或恶性胶质瘤。血管母细胞瘤都有明确的供养血管，要先准确地找到并切断。而恶性髓内肿瘤虽然不像血管母细胞瘤供血血管明显，但也有主要的供血区域，如靠近中线的主要由大脑前动脉供血，靠近侧裂的主要由大脑中动脉供血。

二、分块切除肿瘤

除了小肿瘤或无法分块切除的肿瘤，需要整体切除外，大部分颅底肿瘤都需要分块切除。

整体切除肿瘤主要适用于体积小的肿瘤；但对于血运非常丰富的肿瘤，如血管母细胞瘤，即使体积大也需要整体切除；另外对于髓外表浅的肿瘤，只要有足够的操作空间，都可以整体切除肿瘤，如脑膜瘤。

分块切除肿瘤适用于体积大、部位深、临近重要功能区或没有足够操作空间的肿瘤。是颅底外科最常用的手术策略，其核心是通过切除部分肿瘤来换取手术空间，减少对正常结构的牵拉。颅底肿瘤通常具有部位深、没有足够的操作空间而且在重要的功能区或临近重要的结构的特点。因此，分块切除肿瘤是颅底外科医生需要熟悉和掌握的方法。

分块切除肿瘤通常先从肿瘤内部开始，又称囊内切除。不管是髓内肿瘤，还是髓外肿瘤，在分块切除肿瘤前都要首先判明肿瘤的边界或包膜，有些肿瘤虽然没有包膜，但有假边界。判明肿瘤的边界靠术前影像、神经导航、术者经验和术中实际探查。

判明肿瘤的边界是为了把握肿瘤囊内分块切除的程度。囊内分块切除的程度依据肿瘤的软硬而定，肿瘤硬韧时囊可留薄一些，软的肿瘤则留厚些，一般保留 3 ~ 5 mm，能够较容易地向肿瘤腔内牵动肿瘤，肿瘤外层又能保持完整。待肿瘤体积缩小后，将肿瘤牵向瘤腔，与周围正常脑组织、神经或血管分开，再分块切除外层的肿瘤。

三、切除肿瘤的工具和方法

切除肿瘤时可用普通吸引器、超声吸引器、双极电凝、单极电凝或单极电套圈、活检钳、脑压板、剥离子、刮匙及剪刀等工具。

切除肿瘤有多种方法：

1. 双极附加吸引器，即一边用双极电，一边用吸引器吸。是最常用切除肿瘤的方法，适用于各种肿瘤和各个环节，如肿瘤边界或包膜的寻找及肿瘤囊内切除或整体游离。双极附加吸引器切除肿瘤的方法创伤小，尤其适用于重要功能区较软的肿瘤，其缺点是效率相对较低。

2. 吸引器附加单极，即手术者手持吸引器，助手用单极搭在吸引器的末端，在吸引的同时有电凝的效果，该方法操作方便，效率高，易于分辨肿瘤边界，但组织损伤重于双极，可用于非重要功能区的手术。

3. 超声吸引器最适于肿瘤囊内切除，优点是效率高，缺点是操作的精准性差，不能切除较硬的肿瘤。在重要结构周围操作时需注意降低超声功率和吸引器吸力。

4. 单极电套圈适用于非重要功能区质地较硬的肿瘤，如脑膜瘤。

5. 活检钳适用于部位深且肿瘤质地较软的肿瘤，如垂体瘤。

6. 脑压板、剥离子、剪刀作为辅助暴露及分离肿瘤与神经血管结构的工具。

切除肿瘤的方法是有强烈个性化色彩的技术，每位医生的习惯大相径庭，没有统一的规定，没有统一的方法，而且在应用中还要随机应变，各种手段在手术各环节中不断切换。

四、不同种类肿瘤的切除方法

（一）脑膜瘤切除

1. 脑膜瘤整体切除：脑膜瘤作为颅底最常见肿瘤，其切除方法具有代表性。靠近脑表面的脑膜瘤，可沿肿瘤周围呈圆形剪开硬膜，并用缝线缝合硬膜和肿瘤作为牵引线。对于小肿瘤、包膜完整、与脑表面没有粘连，可用剥离子于肿瘤与蛛网膜或软脑膜间分离，将肿瘤整体取出。如果肿瘤大或与脑表面粘连，先沿肿瘤弧形剪开与脑表面的粘连，用双极电凝螺旋式围绕肿瘤分离，电凝剪断小的供血血管，将肿瘤完整取出。

2. 脑膜瘤分块切除：这是颅底脑膜瘤最常使用的手术方法，先电凝离断肿瘤基底及血供，部分肿瘤因为体积大或临近重要结构，不能一次性离断肿瘤基底，可已采取离断一部分，切除一部分。用普通吸引器或超声吸引器，耐心地囊内切除肿瘤，质韧的肿瘤用剪刀分块剪除，直到肿瘤包膜下 3 mm 厚度。用取瘤镊子夹住瘤壁，向瘤内牵拉，并用双极电烧肿瘤包膜，使肿瘤收缩体积缩小。一边电，一边分离肿瘤，游离面垫上吸收性明胶海绵和棉条，直到肿瘤与周围脑组织、神经和血管完全分开，将肿瘤取出。

3. *颅底脑膜瘤切除*：切除脑膜瘤的过程，首先要离断肿瘤基底，离断肿瘤基底的同时断掉了肿瘤的血运，这样肿瘤就变成一个无供血而且可以相对移动的肿瘤。如果肿瘤基底广泛，深面有重要的神经血管结构，可以先保留一薄层肿瘤基底，将肿瘤大部分基底及血供切断。在无血的状态下做肿瘤的内减压，内减压一定要充分，只有内减压充分后才可显露肿瘤周围的一些正常结构尤其是肿瘤前方的重要结构，如视神经、颈动脉。分离肿瘤与正常组织的界面时，将肿瘤向囊内牵拉，显露肿瘤与周围正常结构的界面。采用锐性方式分离肿瘤与周围神经、血管粘连的蛛网膜，无粘连的部位可以顿性分离，尽可能将蛛网膜结构留在神经、血管的表面，起到保护作用。

（二）前庭神经鞘瘤切除

首先释放脑脊液，牵开小脑分离蛛网膜，显露肿瘤包膜，观察肿瘤上极的岩静脉、下极的后组颅神经并注意保护，面神经刺激器刺激肿瘤背面包膜，明确没有面神经及听神经的部位平行于内听道方向切开肿瘤背面的包膜并进行囊内减压，充分囊内减压后。磨开内听道后壁，宽度同患侧内听道最大径，深度达内听道内肿瘤外侧极。将内听道内肿瘤尽可能完整剥离，在内听道内确定面听神经的位置，再延肿瘤周边包膜内分离肿瘤组织及脑干端，由四周向内听道方向分离。此时面、听神经及三叉神经均在肿瘤包膜外。这里强调肿瘤包膜不是我们很容易看到及分离的蛛网膜，肿瘤包膜很薄，分离前在显微镜下也很难区分，只有分离后才能辨认出这层包膜，包膜与瘤组织广泛粘连，很容易在分离过程中破损，在包膜内分块切除肿瘤组织，尽可能少使用双极电凝，一方面减少热损伤，另一方面有利于肿瘤与胞膜结构的分离，减少牵拉。

（三）临近重要功能区的病变切除

重要功能区包括运动区、语言区、脑干、下丘脑、丘脑内囊等结构。一些髓内或髓外病变常常累及或压迫这些重要结构。尤其是髓内病变，与这些结构边界不清，有时血运丰富、止血困难。在切除这类病变时，首先要切除远离重要功能区的病变部位，同时离断肿瘤血供，充分的囊内减压，最后做到一次性分离累及重要功能区界面，这样才能避免因反复操作该界面造成多余的神经功能损伤。

（四）血管母细胞瘤切除

提到血管母细胞瘤的手术，常让人想到动静脉畸形手术，是因为它们的手术过程大致相似。它们的共同特点是血供极其丰富，很难分块切除，并且部分供血动脉在病变的深面，引流静脉位于表浅部位，阻碍手术中动脉的暴露。切除时首先选择避开引流静脉的位置，切开病变临近脑组织，沿病变周边分离并显露病变深部的供血动脉。准确判断供血动脉后，夹闭或电凝切断供血动脉，供血动脉往往是多根。切断供血动脉之前，避免损伤浅表的引流静脉，当病变四周游离完成，再切断引流静脉，将肿瘤完整取出。

第四节　颅底重建技术
(Reconstruction Technique of Skull Base Defects)

颅底肿瘤常累及硬膜和颅骨，手术中为了病灶的显露也需要去除部分颅骨，这些缺损的颅骨和硬膜常常需要重建。因为颅底缺损可能引起脑脊液漏、脑膨出和脑膜炎，这将会影响患者术后的生活质量，甚至导致颅底手术后致残率和死亡率增加。除此以外颅底缺损还会造成容貌变化及眼球搏动带来的不适感。因此，重建颅底、防止脑脊液漏和颅内感染成为颅底外科手术的重要组成部分。

颅底借前、中、后和中央颅底与额窦、筛窦、蝶窦、眶顶、颞下窝、乳突小房和听结构相邻，并有神经和血管结构穿行于颅底。在颅底发生的各类肿瘤中，各肿瘤对颅底侵犯的程度不同，造成的颅骨缺损也不同。所以不同患者颅底重建的方法有所不同，需要术前做好规划。

医学影像、计算机和新材料进步，为颅底重建带来便利，尤其是虚拟影像和3D打印技术的发展，将助推颅底重建手术质量的提高。

内镜经鼻手术后颅底重建技术见第十四章经鼻颅底病变手术技术。

一、颅底重建的原则

颅底重建的基本原则是严密修复硬脑膜，并将各种游离或带蒂移植物置于硬脑膜外予以加强，必要时修复颅底骨质缺损。

理想的颅底重建应满足下列要求：① 在颅腔与鼻腔、鼻旁窦、口咽部及眼眶间建立永久的屏障；② 避免发生脑脊液漏和脑膜炎；③ 防止颅内容物疝出；④ 降低手术致残率及死亡率；⑤ 不影响术后复查了解有无肿瘤复发；⑥ 恢复原有的容貌。

通常颅底的重建需要考虑术后的功能、美容，需要软组织和骨性的支撑。其中，颅底重建最重要的因素是硬膜的水密性缝合，尽量用有血运的软组织填充手术残腔。颅底重建的目标是为患者术后顺利康复和减少术后并发症提供最佳机会。

影响颅底重建的关键因素包括缺损部位、缺损大小和硬膜缺损状况。术前需做好计划，如果需要颅底重建，那就要从开颅前的皮瓣设计开始。颅底重建处理流程如下（图 12-4-1）。

二、常用软组织瓣

（一）游离瓣

曾经被用作游离移植物的组织有皮肤、颅骨骨膜、颞筋膜和阔筋膜。阔筋膜的生物学特性和强度酷似硬脑膜，常用于硬膜缺损的修补。多数学者认为自体脂肪谨慎应用于颅底缺损的修补，因为缺血的脂肪容易发生液化和感染。

（二）带蒂瓣

带蒂瓣与游离瓣相比有容易成活、较少收缩、不易感染、可耐受放疗以及对深部结构能提供更好保护作用等优点。采用哪种带蒂瓣，取决于颅底缺损的部位和范围，还需要考虑手术的难度、是否需要二次手术、是否会造成新的缺陷。设计转移瓣时应确保转移瓣不扭曲，供血无影响，缝合无张力。在移植前要注意其活力，因为只要有组织不存活，就容易出现感染及脑脊液漏。

1. 头皮瓣：前额部皮肤血运来自颞浅动脉、额动脉、眶上动脉和滑车上动脉，血运丰富。可以用于修复前颅窝底、眼眶、面部及口腔缺损。这种瓣转移比较容易，缺点是需要二次手术断蒂，且供瓣区需要植皮。

2. 额骨膜瓣：额骨膜瓣由来自前下方的眶上动脉、滑车上动脉和侧方颞浅动脉的供血，因此其基底可在前下方，也可在侧方。额底硬脑膜修复后，将额骨膜瓣铺在前颅窝底，瓣缘与硬脑膜缝合或固定在蝶骨平台和蝶骨嵴。如果颅底骨性缺损比

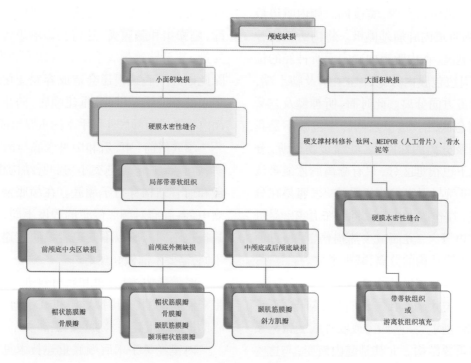

图 12-4-1　颅底缺损修补重建的处理流程

较大,应先修补或填塞缺损,后将骨膜覆盖在颅底。额骨膜瓣简单实用,目前是修补前颅窝底的主要材料和最常用的方法(图12-4-2)。

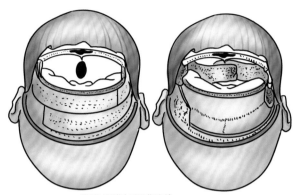

颅底骨膜与硬膜缝线

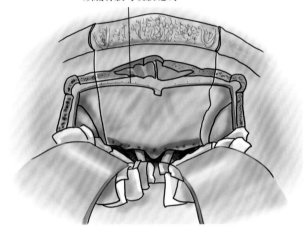

图12-4-2　前颅底重建,取额骨膜瓣修补颅底

在颅鼻眶部的手术中使用额骨膜瓣修复前颅窝的缺损,操作方便,效果良好。

3. 颞肌瓣:颞肌由颌内动脉的颞支供血,颞肌瓣的基底部应朝向侧方。可用它来修复硬脑膜的缺损,是具有良好血运的覆盖物,也可作为移植皮片的支撑体。因长度受限常用于修复颅底外侧缺损,颞肌瓣修补前颅窝中部是困难的。肌瓣前旋时,常需离断一部分,此时注意勿损伤面神经额颞支。用颞肌瓣修补前颅窝底缺损时,为避免血管扭结,可将部分额骨及蝶骨大翼磨除。如果用颞肌帽状腱膜可覆盖更大的范围。

4. 皮肌瓣:皮肌瓣可提供较大面积的皮肤和肌肉,血供丰富,容易愈合,抗感染能力强,可耐受放疗,无须二次手术断蒂。如需要,还可提供有血运的骨骼,包括斜方肌锁骨瓣,胸肌肋骨瓣等。设计

皮肌瓣时要注意,避免两者分离及牵拉等原因造成的血管蒂的损害。如果皮肌瓣体积过大,可造成其支配神经损伤,使肌肉皱缩。

(1)胸大肌皮瓣:主要由胸肩峰动脉的胸支供血,最大可覆盖250 cm²缺损,供皮区一般可直接缝合,因而是最有用的皮肌瓣之一,尤其是用于颞骨切除后的重建。为使该瓣足够长,能达到面中部以上,可将肌蒂暂时置于颈部皮肤外,3周后再断蒂。用该皮瓣修复前颅窝缺损比较困难,该瓣的缺点是可影响女性乳房外形。

(2)背阔肌皮瓣:供血来自胸背动脉,经皮下隧道转移到缺损区。其缺点是肌块较大,旋转移位困难,距颅底较远,容易损伤较长的血管蒂,并发症多,术中需要特殊体位。

(3)斜方肌皮瓣:供血来自颈横动脉、枕动脉和椎动脉的穿通动脉,其基底可在前方或上方,一般用来修复前颅窝、中颅窝外侧及眼眶的缺损(图12-4-3)。通过采用改良斜方肌皮瓣,可延长皮瓣,扩大覆盖面积,最大覆盖面积为9 cm×20 cm。

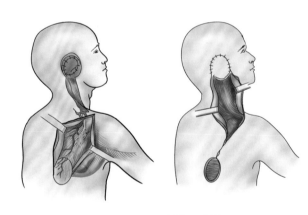

图12-4-3　斜方肌皮瓣

(4)胸锁乳突肌瓣:供血来自枕动脉、甲状腺上动脉和甲状颈干。最常用于填塞颞骨肿瘤切除后的空腔。

(三)带血管蒂游离瓣

由于器械和显微外科技术的发展,带血管游离瓣在颅底手术重建中的成功率已达到90%。其优点是:① 容易成活;② 容易成形;③ 可耐受放疗;④ 只需1次手术。带血管游离瓣的选择取决于覆盖面的范围、所需血管蒂的长度及血管的口径。琼斯(Jones)采用带血管的腹直肌瓣重建颅底,因容

易黏膜化，无须在鼻咽部暴露的肌瓣上植皮。国内外不少学者采用带血管的游离大网膜修复大片头皮缺损或重建颅底。布里杰（Bridger）等用阔筋膜张肌瓣的外侧旋股动、静脉与面动、静脉或颞浅动、静脉吻合，修复颅面部缺损。见克（Baker）用带血管的背阔肌瓣修复眼眶、上颌和颅前窝大片缺损。

利用游离组织移植的重建需要供体血管，颞浅动脉是颅底重建最常用的供体血管，如不适合，再考虑其他颈外动脉。

三、颅底骨缺损修复

为避免颅内容物疝出，较大的颅底缺损，尤其是前颅窝中部的缺损，应作骨性颅底重建（图12-4-4）。

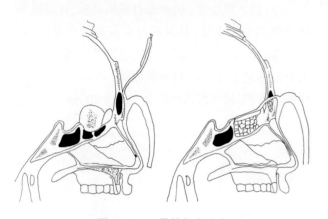

图12-4-4　骨性颅底重建

但颅底外侧的骨缺损，只要硬脑膜完整，一般无须重建，重建材料多取自体骨（髂骨、肋骨、颅骨内板等），松质骨较皮质骨容易成活。其他可用钛网、骨水泥、有机玻璃、medpore或硅胶板。

在修复前颅窝缺损时，移植骨可铺设在颅底的额骨膜的上方或下方，放在上方比较稳定，血供较好，不直接暴露于鼻腔和鼻旁窦；放在下方移植骨容易与颅底融合，但无论放在上方或下方都必须使移植骨与鼻腔或鼻旁窦分开，否则容易造成感染。修复中颅窝缺损可用带肌蒂的颞骨瓣（图12-4-5）。

四、手术并发症

由于颅底有重要的神经和血管，术后并发症可能迅速发展并产生严重后果。因此，控制并发症的风险至关重要，这可以根据手术缺损的位置和大小

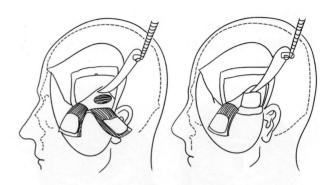

图12-4-5　中颅底重建

以及相关的患者因素而选择对该患者适合的方法来实现。

手术并发症可能会影响重建效果，术后并发症包括伤口感染、脑膜炎、脑脊液漏、软组织缺损以及脑膜和脑暴露。

随着手术技术的提高，手术材料的改进，颅底重建手术后的并发症在有所下降。不断改进手术技术，加强术后护理以及选择适合的材料和方法将有利于改善手术效果。

五、总结

由于颅底结构的复杂并有重要的血管神经穿行，颅底重建首先要对局部病理结构有准确判断，要认识到重建的目标，技术上要更加周密细致，尽量减少并发症的风险。肿瘤的位置和颅底缺损的大小是决定最佳重建方案的两个因素。

遇有硬膜缺损，要争取水密性缝合，这是重建中的一个重要因素，但颅底深部达到水密性缝合实属不易。因此，手术残腔的消除对于重建成功显得更加重要。消除手术残腔经常使用肌肉，肌肉的血运好，可塑性强，较适合用作颅底残腔的填塞。

骨瓣或代替材料的还纳可起到支撑的作用。在大多数情况下，软组织重建优先于骨重建，自体骨是最理想的选择（图12-4-6）。

减小手术残腔，除了填塞，还有悬吊，利用颅骨上钻孔悬吊硬膜并拉紧肌肉和皮瓣。最后用纤维蛋白胶进一步固定。

总之，颅底重建的过程整体包括3个步骤：恢复硬膜完整性—恢复颅骨完整性—减小手术残腔。

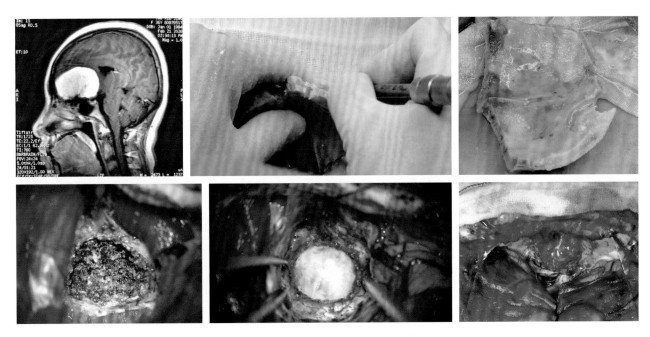

图12-4-6 取颅骨内板修补前颅底缺损

参考文献

1. Samii M, Draf W. Surgery of the skull base: an interdisciplinary approach［M］, Springer Science & Business Media, 2012.

2. Van Lindert E, Grotenhuis JJm-MIN. The combined supraorbital keyhole-endoscopic endonasal transsphenoidal approach to sellar, perisellar and frontal skull base tumors: surgical technique, 2009, 52(05/06): 281-286.

3. 杨树源.实用神经外科手术技巧［M］.天津:天津科学出版社,2002.

4. 周良辅.神经外科手术步骤点评［M］.科学技术文献出版社,2011.

5. HR WJPE. Youmans & Winn neurological surgery, 2017.

6. Rob DW. Schmidek & Sweet operative neurosurgical techniquesindications, methods, and results［M］, Saunders Elsevier, 2020.

7. 段国升,朱诚.神经外科手术学［M］.北京:人民军医出版社,2004.

8. 王正敏.颅底外科学［M］.北京:中国科学技术出版社,1995.

9. Samii M, Draf W. 颅底外科学［M］.北京:中国科学技术出版社,2008.

10. Goel A. Anterior transcranial (craniofacial) resection of tumours of the paranasal sinuses: surgical technique and results［J］. Neurosurgery, 1997, 40: 218-220.

11. Goel A. Vascularized osteomyoplastic flaps for skull base reconstruction. (Technical note)［J］. Br J Neurosurg, 1994, 8: 79-82.

12. Combelles R, Zadeh J. Temporalis osteomuscular flap. Anatomical study and experimental and surgical technic［J］. Rev Stomatol Chir Maxillofac, 1984, 85: 351-354.

13. Fasano D, Menoni V, Riberti C, et al. The temporalis osteomuscular flap versus the free calvarial bone graft. An experimental study in growing rabbit［J］. J raniomaxillofacSurg, 1987, 15(6): 332-341.

14. Bite U, Jackson IT, Wahner HW, et al. Vascularized skull bone grafts in craniofacial surgery［J］. Ann Plast Surg, 1987, 19: 3-15.

15. Choung PH, Nam IW, Kim KS. Vascularised cranial bone grafts for mandibular and maxillary reconstruction. The parietal osteofascial flap［J］. J Craniomaxillofac Surg, 1991, 19: 235-242.

16. Goel A. Vascularised bone flap for anterior skull base reconstruction［J］. Acta Neurochir (Wien), 1994, 128: 166-168.

17. Goel A, Gahankari D. Extended subgaleal fascia-pericranialflap for anterior skull base reconstruction［J］. Acta Neurochir (Wien), 1995, 135: 203-205.

18. Tremolada C, Candiani P, Signorini M, et al. The surgical anatomy of the subcutaneous fascial system of the scalp［J］. Ann Plast Surg, 1994, 32: 8-14.

19. Goel A. Multi-layered reconstruction of anterior cranial fossa floor［J］. Br J Neurosurg, 1998, 12: 254-258.

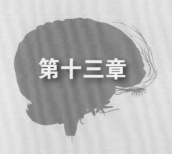

第十三章

内镜在颅底外科的应用

(Application of Endoscope in Skull Base Surgery)

第一节　概述

(Overview)

　　内镜在神经外科的应用已有100多年的历史，1910年莱皮纳斯（Lespinasse）应用膀胱镜开辟了内镜在神经外科领域应用的先河，此后，内镜技术的发展经历了漫长而曲折的过程，其真正被神经外科医生广泛的接受则仅有不到20年的时间。但随着越来越多的高清晰度、多用途、灵活便利的内镜问世，以及从事内镜颅底外科人激情四溢的探索，内镜辅助的颅底外科手术得以迅速发展。

　　内镜技术在处理脑深部病变和减少术中脑组织损伤方面已经显示出了其独特的优越性。同时还能协助显微神经外科处理显微镜难以发现的病灶死角，从而提高手术质量，缩短住院时间，减少医疗费用，降低手术并发症。由此带来的结果是内镜手术适应证的不断拓宽，其工作范围也相应地发生了巨大的改变，从诊断到治疗；从单纯脑室、脑池内的手术到治疗脑实质病变；从治疗囊性病变为主到处理实质性病变。由于内镜设备和技术的发展，极大地促进了经鼻颅底外科手术发展，也使得内镜锁孔技术在神经外科手术中得以广泛的应用。特别是神经内镜与立体定向、导航、超声等结合应用，大大拓展了其在颅底外科疾病治疗中的应用范围，并将神经外科技术推向了更高的阶段。

　　当然，内镜技术的应用毕竟有一定的限度，它不可能解决所有的颅底外科手术中存在的问题。内镜技术的应用仍然受到仪器精密化、辅助设备的完善程度等限制，手术中仍有一些难以克服的缺陷，如术中止血问题，操作工具的灵活性等等。

　　内镜组成见图13-1-1。

　　手术中一般采用硬质内镜。与纤维内镜相比，硬质内镜图像逼真，亮度和对比度好，而且可以高温高压消毒。物镜头端有0°、30°、70°、110°等不同角度的倾斜，分别用于观察前方（0°）、前侧方（30°）、测方（70°）和后方（110°），每个方向的观察角约80°，因此，它具有"鱼眼效应"，能提供所观察结构的近似三维图像。为了术中使用方便，做到一机多能，减少手术频繁更换镜体所带来的不便，近些年新推出的可变角度内镜，又称"变色龙"，这种新产品虽然角度方便，清晰度稍差（图13-1-2）。

　　目前内镜手术方式分为3种主要类型：① 单纯神经内镜手术，采用神经内镜独立完成手术操作。② 内镜辅助的显微神经外科手术，即在显微神经外科手术中用内镜辅助完成术中难以发现的死角部位。③ 内镜控制的显微神经外科，借助于内镜的摄像和显示系统，应用常规显微神经外科手术器械，通过鼻孔或锁孔手术技术完成手术操作。在不同的手术方式中，神经内镜在其中充当的角色也不相同，在一些手术中神经内镜系统是唯一的主要工具，如脑室内囊肿，多发囊虫的治疗等；在另一些手术中它却纯属辅助工具，起到的是锦上添花的作

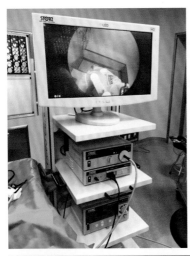
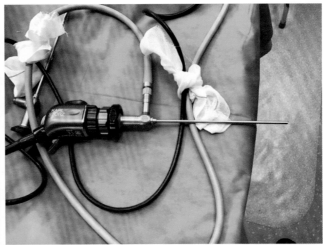
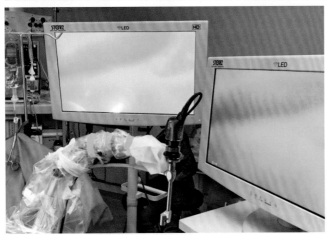
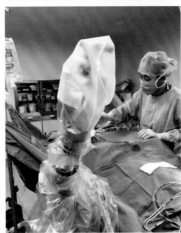

图 13-1-1　内镜主机、显示器和气动臂组成

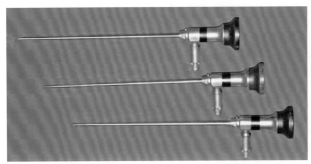
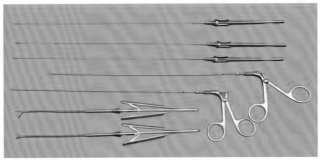

图 13-1-2　内镜镜体和工具

用；还有一些手术应用神经内镜仅仅是用于观察病灶的状况。因此，只有与神经外科的基本技术以及各种先进仪器设备的操作技术相结合，内镜技术才能很好地发挥作用。

一、单纯内镜手术

单纯内镜手术（endoscopic neurosurgery，EN）

是指由神经内镜单独完成手术。如应用内镜治疗脑积水、脑室内或脑实质内囊性病变等。

（一）脑积水的神经内镜治疗

根据脑积水的不同类型可选用不同的手术方式。

1. 第三脑室底脚间池造瘘术：即在第三脑室与脚间池之间造一瘘口，使梗阻的脑脊液进入生理循环吸收过程。手术的关键是确认瘘口完全通畅。病例宜选择正中孔至导水管水平梗阻的脑积水，室间孔的直径及第三脑室的宽度应超过内镜的直径，以便内镜能够顺利操作（图13-1-3）（本章第二节另有详述）。

2. 脉络丛凝固术：即在内镜下用双极电凝或激光对脉络丛绒毛进行大部分或全部凝固术，以减少脑积液的分泌，从而使脑脊液的分泌吸收达到新的平衡。病例宜选择进展缓慢的交通性脑积水，不适用于梗阻性脑积水及进展迅速的交通性脑积水。

3. 分隔脑积水穿通术：分隔型脑积水是脑室内隔膜造成的脑积水，分为单房型和多房型。内镜下行透明隔造瘘治疗分隔型脑积水创伤小，安全可靠，应作为首选。

4. 内镜引导放置分流管：即在内镜的直视下将分流管的颅内端放置到理想的位置，术中可同时对分隔脑积水行穿通术并对病灶进行活检，避免了放置分流管时的盲目性，使分流管颅内端堵塞的机会大大减少。

（二）单纯内镜手术治疗脑室内或脑实质内囊型病变

1. 侧脑室内囊肿：侧脑室内囊肿多位于侧脑室三角区，囊壁白色较韧，蒂部位于室间孔周围，与脉络丛关系密切，根据组织来源不同可分为室管膜囊肿和脉络丛囊肿。手术采用病变侧三角区钻孔，穿刺脑室后，插入硬性工作镜，腔内插入内镜活检钳，钳住囊壁反复柔和牵拉，配合高速水流冲洗，将囊肿完全切除。

2. 透明隔囊肿：采用一侧脑室额角或三角区钻孔，插入硬性工作镜，在同侧囊壁上选取一无血管区，用活检钳或接触性激光将其穿通，进入囊腔后，再穿透对侧囊壁进入对侧脑室，将囊腔与双侧脑室沟通。

3. 与侧脑室相关的囊性病变：主要指继发于脑室内肿瘤术后和不明原因的侧脑室局限性囊性扩张，病变绝大多数发生于侧脑室的颞、枕角和三角区，常由于侧脑室壁与透明隔粘连所致。手术采用同侧脑室三角区钻孔，内镜下将粘连带打通，即可

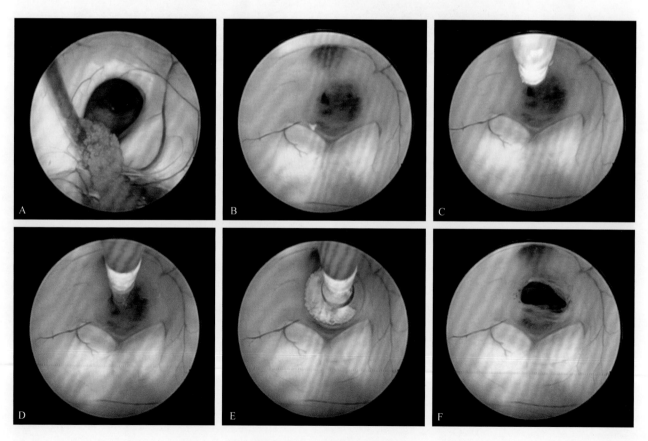

图13-1-3 三脑室底造瘘术

达到治疗目的。

4.脑实质内囊性肿瘤：单纯内镜手术治疗脑实质内肿瘤一般选择结节较小、血运不丰富的囊性肿瘤，可在内镜内导入接触性激光切除瘤结节。而对于瘤结节较大、血运丰富者，则应采用内镜辅助显微神经外科手术治疗。

（三）脑囊虫的神经内镜治疗

单纯内镜手术治疗脑囊虫有其独到之处。对于幕上脑室（包括侧脑室、三脑室）内的囊虫，均可采用一侧额角钻孔，在内镜下将存在于不同脑室内的单发或多发囊虫逐个摘除。对于幕下四脑室内的囊虫，则采取后正中直切口，小骨窗开颅，显示正中孔，用神经内镜摘除囊虫，而后探查导水管通畅状况并证实囊虫是否摘除干净。内镜的冲洗系统给手术带来极大便利，在脑室内囊虫的治疗中它可以使粘连、固定的囊泡漂离游动，易于吸出。一旦囊泡破裂，还可以应用内镜冲洗系统冲洗脑室，置换脑脊液，以减少术后无菌性脑膜炎的发生。

二、内镜辅助显微神经外科手术

内镜辅助显微神经外科手术（endoscope-assisted microneurosurgery，EAM）除了在普通开颅手术中，用于观察显微镜看不到的地方以外，目前主要应用于锁孔手术，即以最小的手术创伤获得与常规开颅手术同样的、甚至更好的治疗效果。它不仅可以免除了传统手术入路中的无效开颅部分，将骨窗缩小到2～3cm，大大减少了开颅手术创伤。同时，通过合理的体位、引流脑脊液、脱水或过度换气等措施，充分降低脑压，利用蛛网膜下隙、脑室系统等自然间隙到达病变，最大程度地减少和避免脑牵拉损伤。理论上讲内镜辅助的锁孔手术可以治疗各种脑深部病变，但目前应用最多的是Willis动脉环动脉瘤，其次是颅底及侧脑室肿瘤，如颅咽管瘤、垂体瘤、颅底脑膜瘤、胆脂瘤、室管膜瘤等。

在进行内镜辅助的显微神经外科手术时必须安全可靠地将内镜固定在特定的位置上，既不妨碍显微镜的使用，又不影响术者的双手操作。多数是用机械或气动的软轴支撑臂来固定内镜。软轴支撑臂固定于手术床边的金属轨道上。

在手术过程中，将内镜的目镜与摄像机、监视器相连，内镜观察到的图像显示在监视器上，监视器可再接录像机作术中录像用。监视器置于特殊的器械架上，放在手术者前方，手术者头部转离显微镜目镜即可观察到监视器上的内镜图像，根据手术的需要来观察显微镜或监视器上的图像进行操作。有些先进的装置还可以将一显示内镜图像的液晶显示屏安置在显微镜的目镜上，采用画中画的方式同时观察显微镜和内镜图像。此外还有内镜图像计算机处理系统用来储存和编辑术中图像。

不同部位、不同病变的锁孔手术基本操作大致相同。首先是通过开放蛛网膜下隙池或穿刺脑室释放脑脊液降低颅压，然后用手术显微镜初步显露脑深部结构。在显微镜的直视下将内镜置于适当位置，并用软轴支撑臂固定。内镜图像通过摄像系统显示于监视器上。利用内镜和显微镜的图像来夹闭动脉瘤或切除肿瘤。

三、内镜控制下的显微神经外科手术

内镜控制下的神经外科手术（endoscope-controled microneurosurgery，ECM）是指在内镜及其显示系统的导引下，应用常规的显微手术器械进行手术操作，手术操作是在内镜之外进行的，因此有别于单纯内镜手术（EN）；同时，内镜的照明显示系统又克服了某些深部病灶手术显微镜所不能达到的死角或亮度衰减的问题。照明、显示完全依赖内镜而非手术显微镜，这就是ECM与EAM的不同之处。

ECM最具代表性的手术是经鼻内镜手术，相关内容将在下一章论述。内镜在蛛网膜囊肿的治疗中，目前常采用内镜控制下的显微神经外科手术。如常见的颞部蛛网膜囊肿，切开硬膜暴露囊肿后，先切开蛛网膜囊肿的囊壁，然后在硬性内镜引导下将囊腔与侧裂池、颈动脉池、视交叉池等脑池打通。

在颅内胆脂瘤的治疗中，也是如此。由于胆脂瘤有沿脑沟、脑池和深部腔隙扩展的特点，使得手术全切有一定的困难，从而容易复发。而ECM的推广应用，为彻底切除胆脂瘤提供了有利的帮助。我们可以在显微镜下先对胆脂瘤易于显露的部分进行大部切除，再在内镜的引导下，对一些手术显微镜暴露困难的部分残存肿瘤进行彻底切除，从而达到治愈的目的。

总之，随着新设备的不断开发，更适合于颅底外科手术的内镜及辅助工具将不断涌现，其应用领域会不断扩大，手术技能也会更加完善，治疗质量将不断提高。相信在不久的将来，内镜就像显微镜一样，将会成为每一位颅底外科医生不可缺少、必须掌握的工具，并将在颅底外科手术中发挥越来越大的作用。

第二节　内镜下第三脑室造瘘术
(Endoscopic Third Ventriculostomy)

带有工作通道可用于脑室内操作的内镜也被称为脑室镜。脑室镜下第三脑室造瘘术是神经内镜技术的经典代表，用于梗阻性脑积水的治疗，以第三脑室底造瘘术最常用。

一、手术设备和器械

第三脑室底造瘘术有硬性内镜和软性内镜2种选择。硬性内镜图像清晰、有合适的工作通道和冲洗系统，其中0°镜用于手术操作，30°镜和70°镜用于第三脑室后部观察。软性内镜柔软纤细，可对脑室系统更方便地进行全方位探查。

其他器械包括钝头活检钳、内镜专用的单双极电凝、激光以及专用的扩张球囊导管，以及气动或机械支持臂来固定内镜。

二、手术技术

1. 体位采用仰卧位，头略屈曲20°，气管插管全身麻醉。

2. 手术切口的选择应综合考虑患者年龄和头皮情况。成人采用直切口，小儿头皮和颅骨较薄，容易发生脑脊液漏，多采用马蹄形切口，小骨瓣开颅。

颅骨钻孔部位可根据MRI脑室形态、室间孔的位置和大小决定。硬性内镜路径经室间孔到达第三脑室底造瘘部位，通常采用冠状缝前1 cm，中线旁3 cm处钻孔。软性内镜下对骨孔位置要求不高，可根据大脑皮质情况灵活选择。

3. 脑室穿刺，弧形剪开硬脑膜。可先以脑穿针穿刺侧脑室，确认穿刺方向和深度，放出适量脑脊液送化验，适度降低脑组织压力，以利内镜穿刺导鞘穿刺脑组织。在皮层表面选择无血管区双极电凝电灼后，以内镜穿刺导鞘行侧脑室穿刺，穿刺方向为两外耳孔假想连线中点，稍偏向中线。

4. 置入内镜，脑室探查。内镜下可显露额角和室间孔，辨认脉络丛、丘纹静脉、室间孔、隔静脉等重要解剖结构（图13-2-1）。

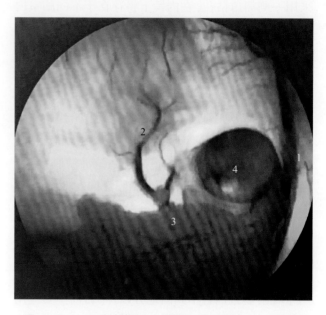

图13-2-1　1.丘纹静脉；2.隔静脉；3.脉络丛；4.室间孔

若室间孔完全闭塞，静脉和脉络丛的走行方向是识别室间孔的标志。通过室间孔，到达第三脑室底，可观察到漏斗、乳头体及第三脑室底等结构（图13-2-2）。入路方向偏向中线，可使内镜顺利通过室间孔，抵达第三脑室底中线处，利于行第三脑室底造瘘术。内镜进入第三脑室时，动作应轻柔，防止挫伤穹隆。

5. 第三脑室造瘘位置选在漏斗隐窝和乳头体之间的三角区，最薄弱的无血管处。先用内镜活检钳或单极电凝在第三脑室底进行穿刺，着力点在第三脑室底下的鞍背处（图13-2-3）。再用扩张球囊导管或活检钳置入穿刺孔（图13-2-4），扩大瘘口，通常瘘口直径不应小于5 mm，以避免术后瘘口粘连闭塞（图13-2-5）。瘘口边缘少量渗血，可用双极电凝烧灼止血。以37℃生理盐水或林格溶液冲洗

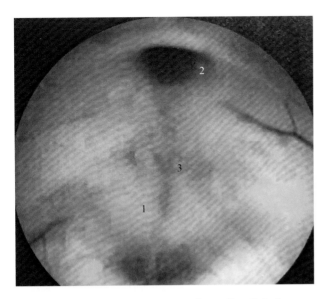

图 13-2-2　1. 乳头体；2. 漏斗；3. 第三脑室底

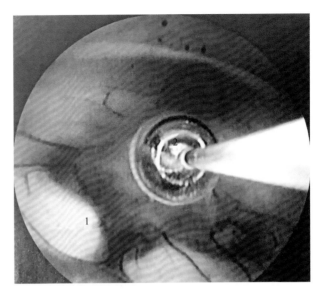

图 13-2-4　1. 乳头体；2. 球囊

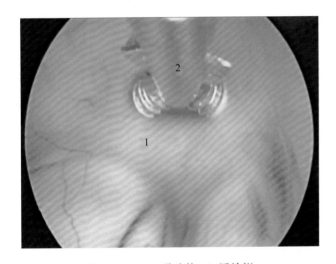

图 13-2-3　1. 乳头体；2. 活检钳

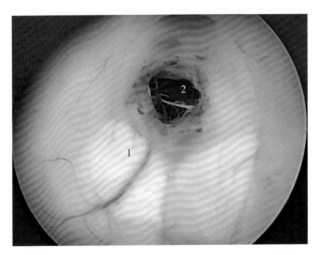

图 13-2-5　1. 乳头体；2. 造瘘口

瘘口，观察水流情况，检查下方的 Liliequist 膜，用同样方式打通该膜，以保证在镜下可清晰辨别基底动脉分叉和斜坡结构（图 13-2-6）。确认瘘口通畅、与脚间池充分沟通。

6. 仔细冲洗脑室后撤出内镜和工作鞘，吸收性明胶海绵填塞皮层隧道，缝合硬膜，骨瓣复位，缝合伤口。

三、术后疗效的评估

根据术后临床表现及影像学的改变评估手术疗效。临床症状与体征好转，影像学检查显示脑室扩张较术前缩小，或扩张的脑室无变化或变化不明

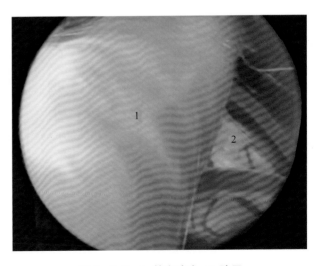

图 13-2-6　1. 基底动脉；2. 脑干

显但临床表现有明显好转为有效。临床表现的改善为主要指标，而影像学表现为辅助指标。术后行MRI脑脊液电影检查，有助于判断造瘘口是否通畅。即使瘘口通畅，脑室可无明显变化，若患者临床表现明显缓解，仍被视为手术有效。术后颅内压监测显示，同脑室—腹腔分流术相比，造瘘术后的颅内压下降较为缓慢。如果术后患者临床表现及脑室大小均无改善，甚至加重者，被认为手术失败，应尽早行脑室—腹腔分流术。

四、术后并发症及处理

1. 术后发热：多为一过性，38℃左右，少数可为高热，至39~40℃，持续时间较长，经腰穿脑脊液引流、抗生素及对症处理，多可恢复。术后发热可能与术中冲洗刺激下丘脑体温调节中枢或血性脑脊液有关。术中应适当控制冲洗液速度及流量，避免过度冲洗，并保持冲洗液温度在37℃左右。退出内镜前将血性脑脊液及脑室内的组织碎屑冲洗干净。

2. 颅内感染：术后颅内感染的发生率不足3%。术后长时间发热，血象升高，出现脑膜刺激征，脑脊液白细胞数升高，提示颅内感染存在。出血、感染后梗阻性脑积水、术中出血较多、术前有脑室外引流或分流术史的患者，术后发生颅内感染的概率较高。经静脉使用抗生素、脑脊液引流、鞘内使用抗生素后，多可治愈。

3. 颅内积气：一些患者术后早期出现头痛、呕吐等低颅压表现，CT显示脑室内或硬膜下积气，可能与术中头位不当或造瘘术后脑压下降有关。气体多在短期内吸收，一般不需特殊处理。手术结束时，向脑室内注满液体，可减少气颅的发生。

4. 硬膜下血肿及硬膜下积液：多见于患慢性梗阻性脑积水的婴幼儿，造瘘术后脑压下降所致。由于婴幼儿的脑室严重扩张，皮层很薄，术后易出现脑组织塌陷，形成硬膜下血肿或积液，少数患者可出现硬膜外血肿，甚至危及生命。术中可先用脑室穿刺针穿刺侧脑室，缓慢释放少量脑脊液，降低颅压，再以内镜穿刺导鞘沿穿刺道进入侧脑室，并置入内镜。术中应进行持续冲洗，以维持脑室内压力平衡。手术结束时，脑室内应注满冲洗液，避免皮层塌陷。一旦出现急性硬膜下或硬膜外血肿，常需急诊开颅清除血肿。术后发生慢性硬膜下血肿，可行钻孔引流术，而硬膜下积液有时可自行吸收，不需特别处理。

5. 脑脊液漏与皮下积液：少数患者，尤其是婴幼儿，术后可出现脑脊液漏或皮下积液，主要与术后早期颅内压仍较高，脑脊液漏出有关，随颅内压的逐渐降低，皮下积液也逐渐消退，局部可进行加压包扎。术中避免过分电凝硬膜，造瘘术后严密缝合硬膜，穿刺道填塞吸收性明胶海绵，一般可避免脑脊液漏和皮下积液。

6. 损伤周围结构：术中操作不当可损伤丘脑、穹隆、丘纹静脉，甚至大脑内静脉，常导致严重的后果。造瘘位置不当，瘘口过于偏前，术后可出现短暂的尿崩。过于偏后或电凝时损伤乳头体，可引起记忆力缺失。过于偏外，可导致动眼神经麻痹。术中打通Liliqueist膜时，沿斜坡操作可损伤动眼神经和展神经。

7. 心动过缓/心搏骤停：术中下丘脑受牵拉可发生心动过缓或心搏骤停，术中切忌动作粗暴，适当控制冲洗液速度和冲洗量，一般可避免。

8. 血管并发症：术中出血是第三脑室底造瘘术中最严重的并发症，术中损伤隔静脉、丘纹静脉、基底动脉及其分支，会造成严重残疾，甚至死亡。手术野的渗血，经过冲洗多自行停止。小的出血可使用双极电凝烧灼止血，如果有较大血凝块存在，则需放置脑室外引流管，利于术后引流残留血性脑脊液或者血凝块。对于观察较汹涌的出血，术中不能控制，则需行开颅手术，故术前应做好开颅手术准备。术中应注意：① 操作轻柔，避免粗暴动作；② 术中持续冲洗，始终保持视野清晰，避免误伤；③ 采用更安全的方法进行造瘘，许多学者采用微导管扩张球囊扩张，更为安全；④ 在乳头体与漏斗隐窝之间无血管区进行造瘘，若第三脑室底部较厚或狭窄，操作应谨慎，动作应更轻柔。若术中发现难以造瘘，不可勉强，应及时改行脑室—腹腔分流术；⑤ 术中遇到出血，不可退出内镜，应对出血点持续冲洗，直到术野清晰为止。

9. 间脑发作：间脑发作是第三脑室造瘘术后比较严重的并发症，如不及时抢救常因急性肺水肿导致患者死亡。发作特点是术后2～3 h内出现症状，如无意外于24～48 h可缓解，突出表现为呼吸浅快，最高呼吸频率达120次/分；心率加快，常高达220～240次/分；血压升高，体温升高或正常，个别患者可出现癫痫大发作。婴幼儿病例多见。大剂量药物镇静，必要时呼吸机控制呼吸是有效的抢救措施。

　　总之，内镜第三脑室底造瘘术的并发症发生率很低，尤其是术中出血等严重并发症并不多见。详细了解内镜下脑室解剖结构，熟练掌握内镜手术技能，严格掌握手术适应证，采用合适的手术器械，始终保持术野的清晰，能够预防并减少大多数手术并发症的发生。

参考文献

1. 詹升全，林志俊，李昭杰，等.神经内镜手术治疗小儿脑积水［J］.中华神经外科杂志，2000，16：14-15.

2. Pople IK, Ettles D.The role of endoscopic choroids plexus coagulation in the management of hydrocephalus［J］. Neuroosurgery, 1995, 36: 698-701.

3. Gangemi M, Maiuri F, Donati PA, et al. Endoscopic surgery for monoventricular hydrocephalus［J］. Surgery Neurol, 1999, 52: 245-251.

4. 林志俊，詹升全，许作奎，等.球囊扩张导管在神经内镜手术中的应用［J］.中国临床神经外科杂志，2000，5：201.

5. Caemaert J, Abdullah J, Callianw L. Endoscopic dignosis and treatment of para-and intraventricular cystic lesions［J］. Acta Neurochir Suppl(Wien), 1994, 61: 69-75.

6. Balthasar AJ, Kort H, Cornips EM, et al. Analysis of the success and failure of endoscopic third ventriculostomy in infants less than 1 year of age［J］. ChildsNervSyst, 2007, 23(2): 151-155.

7. Fani L, Jong THRD, Dammers R, et al. Endoscopic third ventriculocisternostomy in hydrocephalic children under 2 years of age: appropriate or not? A single-center retrospective cohort study［J］. Child's Nervous System, 2013, 29(3): 419-423.

8. Bouras T, Sgouros S. Complications of Endoscopic Third Ventriculostomy: A Systematic Review-Hydrocephalus［J］. Springer Vienna, 2012, 149-153.

9. Drake JM. Endoscopic third ventriculostomy in pediatric patients: the Canadian experience［J］. Neurosurgery, 2007, 60(5): 881-886.

10. Xu H. New concept of the pathogenesis and therapeutic orientation of acquired communicating hydrocephalus［J］. Neurological Sciences, 2016, 37(9): 1-5.

11. Kadrian D, van Gelder J, Florida D, et al. Long-term reliability of endoscopic third ventriculostomy［J］. Neurosurgery, 2005, 56(6): 1271-1278.

12. Vulcu S, Eickele L, Cinalli G, et al. Long-term results of endoscopic third ventriculostomy: an outcome analysis［J］. Journal of Neurosurgery, 2015, 123(6): 1-7.

13. Kombogiorgas D, Sgouros S. Assessment of the influence of operative factors in the success of endoscopic third ventriculostomy in children［J］. ChildsNervSyst, 2006, 22(10): 1256-1262.

14. Furlanetti LL, Santos MV, De Oliveira RS. The Success of Endoscopic Third Ventriculostomy in Children: Analysis of Prognostic Factors［J］. Pediatric Neurosurgery, 2013, 48(6): 352-359.

15. Pemeczky A, Friies G.Endoscope-assisted brain surgery: PartⅠ-evolution, basic concept and current technique［J］. Neurosurgery, 1998, 42: 219-225.

16. Matula C, Tschabitscher M, Day JD, et al. Endoscpically assisted microneurosurgery［J］. Acta Neurochir, 1995, 134: 190-195.

17. Paladino J, Rotimk, Heinrich Z. Neuroendoscopic fenestration of arachnoid cysts［J］. Minim Invasive Neurosury, 1998, 41: 137-140.

18. Carval GA, Casvio A, Matthies C, et al. Subarachnoid fat dissemination after resetion of a cerebellopontine angle dysontogenic cyst: case report and review of the literature［J］. Neurosurgery, 2000, 47: 760-768.

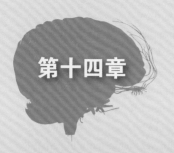

第十四章

经鼻颅底病变手术技术
(Transnasal Surgical Technique for Skull Base Lesion)

在显微镜尤其是内镜技术的带动下,经鼻入路已经成为鞍区病变的首选入路,其优势在于:

1. 这是通往蝶鞍创伤最小的路径。

2. 它提供了很好的外科视野。

3. 它不会留下明显的伤疤。

4. 与经颅手术相比,它有较低的致残率和死亡率。

5. 住院时间通常较短。

在经鼻手术的病例中,95%为垂体腺瘤。如果肿瘤大、累及范围广,可将肿瘤切除分为2期进行,以限制风险。

经鼻手术是一种中线颅外入路,自20世纪60年代以来,通过手术显微镜和内镜作为可视化工具,经历了经筛蝶、经口—鼻中隔、经单鼻孔入路几个阶段。如今大部分经鼻手术,内镜已经作为整个手术过程中唯一的可视化工具,实现了纯粹内镜经鼻手术(图14-0-1)。

第一节　显微镜经鼻手术技术
(Transnasal Surgical Technique with Microscope)

一、显微镜经鼻手术设备和器械

1. 显微镜:神经外科手术显微镜。

2. 手术器械:头架、长柄双极电凝、高速磨钻、骨凿、枪状咬骨钳、钩刀、枪状剪刀(不同长度、角度以及精细程度)、活检钳、剥离子、不同型号和角度的垂体刮匙(枪状器械不遮挡视野,直杆器械指向性稳定性较好)和吸引器等。

3. 配合手术使用的设备:神经导航系统、微型

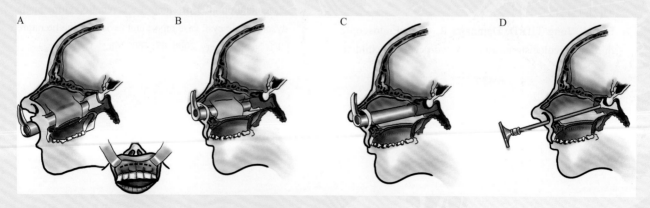

图14-0-1　经蝶入路的方法

多普勒、超声吸引器以及电生理监测设备等。

二、显微镜经鼻手术麻醉和体位

全身麻醉,常规气管内插管,为方便右侧操作,气管导管放在左侧嘴角。病人取仰卧位,背部略抬高(减小头部静脉压力),头部后仰10°～20°,向术者侧偏转20°。将眼睑闭合,护眼膜保护。手术前剪除双侧鼻毛。用0.5%碘伏消毒面部和0.05%碘伏消毒鼻腔。

三、显微镜经鼻手术入路(经鼻—鼻中隔—蝶窦入路)

主要应用于鞍区病变的手术治疗,如垂体瘤、Rathke囊肿和鞍内型颅咽管瘤等。

手术步骤:术者为右利手的一般选择右侧单鼻孔入路,病变偏右侧、侵犯右侧海绵窦或鼻中隔明显右偏等情况,可以经左侧单鼻孔入路。

显微镜下吸引器吸除鼻腔内分泌物,辨认下鼻甲、鼻中隔,用鼻窥器继续沿鼻中隔深入鼻腔,可见到中鼻甲。手术入路的方向是沿中鼻甲下部向后上走行,蝶窦开口位于中鼻甲后极的后方,或根据神经导航系统指示的方向。鼻中隔黏膜下注射生理盐水,以分离鼻中隔黏膜与骨性部分。于鼻中隔黏膜中部切开黏膜,具体切开的部位根据术者习惯。鼻中隔黏膜下以粗剥离子分离鼻中隔黏膜与骨质,于蝶窦前壁蝶嘴处将骨性鼻中隔骨折,推向对侧。将鼻窥器沿手术方向置入鼻中隔黏膜下通路,两个叶片达蝶窦前壁骨质(图14-1-1)。

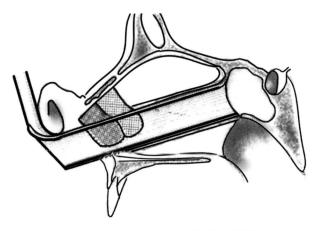

图14-1-1 两个叶片达蝶窦前壁骨质

可见蝶窦前壁骨质形态如船头,视野上部两侧为骨性蝶窦开口(图14-1-2)。以磨钻或骨凿、枪状咬骨钳打开蝶窦前壁骨质,直径约2 cm。然后切除蝶窦腔内的骨性分隔。可将鼻窥器叶片置入蝶窦内,撑开,因蝶窦前壁骨质限制,鼻窥器位置可较为稳定。

探查分辨鞍底范围边界、鞍结节、颈内动脉隆起和鞍底—斜坡隐窝,可用神经导航确认。以磨钻或骨凿、枪状咬骨钳打开鞍底骨质。鞍底开窗范围根据病变部位和范围,直径约1.5 cm。用穿刺针穿刺鞍底硬膜,抽吸排除动脉瘤后,切开硬膜,显露肿瘤并切除肿瘤(图14-1-3)。

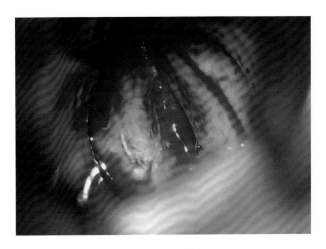

图14-1-2 骨性蝶窦开口

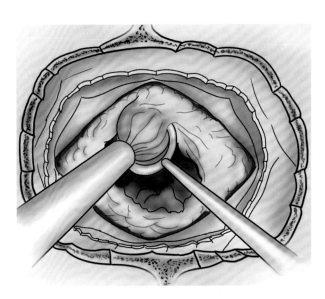

图14-1-3 显露肿瘤并切除肿瘤

术后残腔止血,修补鞍底。冲洗清理蝶窦腔,复位鼻中隔骨质和黏膜,以膨胀海绵或碘仿纱条填塞手术侧鼻腔,注意保持下鼻道通畅,方便患者手术后呼吸。若术中无脑脊液漏、鼻腔黏膜保护良好,可用耳脑胶粘合黏膜,不必填塞鼻腔。

第二节　内镜经鼻颅底手术技术
(Transnasal Surgical Technique with Endoscope)

近年来,随着神经内镜手术技术及设备不断完善,广角度内镜的照明和景深改善,各种相应配套器械(神经导航系统、神经电生理监测仪器、微型B超,内镜手术用微型超声吸引器、内镜用显微器械等)的更新,颅底重建新技术和新材料的不断涌现,以及医生对经鼻颅底解剖入路研究逐渐加深,止血技术不断提高,这些都为内镜颅底外科的快速发展奠定了坚实的基础。越来越多的医生对位于前、中、后颅底中线区及部分侧颅底的病变,开始应用内镜经鼻颅底入路手术,取得了较好的效果。

一、内镜经鼻颅底手术设备和器械

1. 内镜:目前内镜经鼻—蝶入路手术多使用0°镜和30°鼻窦观察镜。0°镜适用于鼻腔和蝶窦内操作,或用于经双侧鼻孔入路手术,其优点在于0°镜易于掌握,便于操作。30°镜因镜头与视野有成角,在使用器械操作时,器械与镜头间不会发生干扰。镜体冲水套管可与冲水泵相连,在术中可冲水清洗污染的镜头,但增加内镜总体直径,占用一定手术操作空间,是否使用根据术者的习惯和手术操作需要决定。

2. 内镜相关设备:包括光源、光纤、双极电凝器、冲洗泵、摄像装置、显示器和图像记录系统等。内镜固定装置包括机械装置和气动装置两种,后者使用更加方便。对于是否使用内镜固定装置,可根据术者的习惯来决定。到达颅底后使用固定装置,可以不需要助手扶持镜体,术者双手进行操作。但如需要反复调整内镜位置,手持内镜便于随时移动内镜,进行多角度观察,具有较高的灵活性,需要配合熟练的助手协助。

3. 手术器械:长柄双极电凝、高速磨钻、枪状咬骨钳、镰状刀、钩刀、枪状剪刀(不同长度、角度以及精细程度)、内镜经鼻用剥离子、不同型号的黏膜切钳、咬切钳、活检钳、剥离子、不同型号和角度的刮匙和吸引器等。

4. 可配合内镜使用的设备:神经导航系统、微型多普勒、超声吸引器、激光切割系统以及电生理监测设备。

5. 如何选择内镜系统:首先考虑清晰度,首选数字全高清系统;其次是色彩还原性能,颜色逼真;经鼻操作时内镜景深不能低于6 cm,最好大于10 cm,利于操作;同时也应考虑到摄像头和光源的发热问题,越低越好。

二、内镜经鼻颅底手术的麻醉和体位

全身麻醉,常规气管内插管,患者取仰卧位,背部略抬高(减小头部静脉压力),头部后仰10°～20°,向术者侧偏转20°。头部后仰的程度取决于手术的部位,前颅底手术后仰角度最大,后颅底手术最小,使内镜入路的角度为垂直到适度倾斜。将眼睑闭合,护眼膜保护。手术前剪除双侧鼻毛。用0.5%碘伏消毒面部和0.05%碘伏消毒鼻腔。1%丁卡因15 mL加1%肾上腺素2 mL浸润棉片,鼻腔黏膜局部收缩、表面麻醉。

三、内镜经鼻颅底常用手术入路

(一)经鼻腔—蝶窦—鞍底入路

多用于治疗垂体腺瘤、Rathke囊肿、鞍内型颅咽管瘤等病变的手术,是内镜颅底手术最常用的手术入路。

根据术前头颅CT和MRI结果选择左或右侧鼻孔入路,如病变位置居中常选择右侧入路,或选择经双侧鼻孔进行双人四手操作;如病变偏左侧或鼻中隔明显偏曲,可选择左侧鼻孔入路。

在内镜直视下逐步进入鼻腔,用吸引器吸除鼻腔内分泌物,首先辨认下鼻甲,继续深入鼻腔,可见到中鼻甲,中下鼻甲与鼻中隔之间呈Y形间隙,中鼻甲和鼻中隔间为手术通道。向蝶筛隐窝的方向塞入0.01%肾上腺素盐水棉条收缩鼻腔黏膜,逐渐扩张手术通道(图14-2-1)。沿中鼻甲向后上探查,可到达蝶筛隐窝,隐窝内为蝶窦开口。可用大号剥

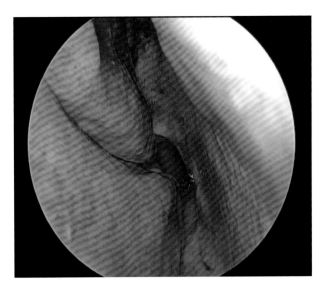

图14-2-1 扩张手术通道

离子垫着棉片,将鼻甲骨折外移,向外挤压中鼻甲,以扩大手术通道。做到尽量保护鼻腔黏膜、减少出血。儿童、慢性鼻腔炎症或GH、ACTH腺瘤患者,鼻腔空间较小,鼻黏膜肥厚充血,如操作粗暴,极易损伤鼻腔黏膜,造成广泛渗血。部分老年患者,鼻腔黏膜萎缩,鼻腔内空间较大,但黏膜质地较脆,容易挫伤出血。因此建议使用头端光滑的吸引器,在填塞棉条收缩黏膜时应采取逐步深入的方法,避免用吸引器将棉条盲目推入深部。如鼻腔黏膜有出血,可用双极电凝低功率、点状烧灼,避免对中鼻甲中上部大面积烧灼,以减少术后嗅觉障碍。对于鼻腔器,因其并不能有效扩大手术空间,且影响器械操作,目前已为多数医生放弃。入路时切除中鼻甲,可以更宽阔地显露手术通道,获得更大的操作空间。是否切除中鼻甲要依据手术显露范围的要求来决定,多数垂体腺瘤的切除不必切除中鼻甲,也可以充分显露术区。

蝶窦处于颅底中心位置,是多种经鼻术式开始的位置。蝶窦开口是进入蝶窦前的重要定位标志,所以寻找到蝶窦开口,进入蝶窦是手术的首要任务。但其形态变化较大,有时辨认困难。约2/3的患者蝶窦开口直接暴露在术野内,易于定位。部分患者上鼻甲较大、黏膜肥厚增生、蝶窦开口狭窄,处于阻塞状态。还有部分病例,蝶窦开口因骨结构增生而部分封闭。如术中不能分辨蝶窦口,可从下鼻道进入找到后鼻孔,沿后鼻孔上缘向上1.5～2 cm

处,通常为蝶窦开口位置(图14-2-2)。对于熟悉鼻腔解剖结构者,显露蝶窦开口并非必须,可沿中鼻甲下缘向后直达蝶窦前壁,从此处进入蝶窦即可。

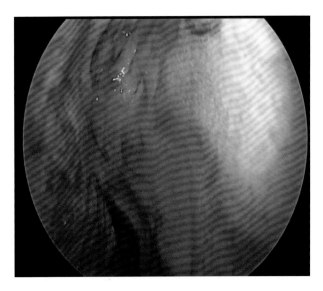

图14-2-2 蝶窦开口位置

从蝶窦开口内上缘,沿蝶窦前壁和鼻中隔后部,用钩状单极切开鼻黏膜,分离并将小黏膜瓣掀向下方,显露蝶窦前下壁和骨性鼻中隔(图14-2-3)。如需显露双侧蝶窦前壁,可用剥离子将骨性鼻中隔骨折,并向对侧推开,显露犁骨。在两侧蝶窦开口间,用磨钻磨除蝶窦前壁骨质和骨性鼻中隔后部(图14-2-4),开放蝶窦腔。部分去除蝶窦黏膜,可见蝶窦间隔。

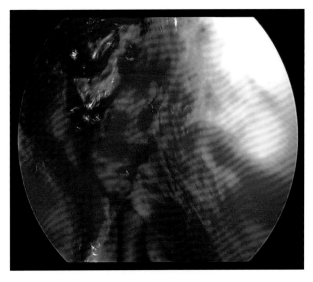

图14-2-3 显露蝶窦前下壁和骨性鼻中隔

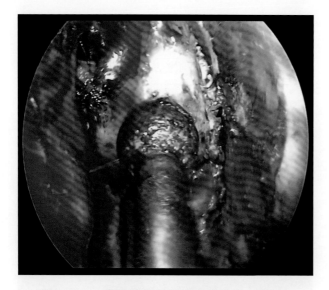

图14-2-4　磨除蝶窦前壁骨质和骨性鼻中隔后部

用磨钻磨除蝶窦间隔，显露鞍底、两侧颈内动脉隆起和鞍底—斜坡隐窝（图14-2-5）。经常会同时显露视神经管和视神经管颈内动脉隐窝（optic canal artery recess，OCR）。蝶窦黏膜不必完全切除，可用棉片推开，如遇蝶窦黏膜出血，可予以电凝。如有骨质出血，可用骨蜡涂抹止血。蝶窦间隔有时较复杂，术前必须根据冠状位和矢状位CT明确蝶窦内分隔情况，并根据残余的犁骨和鼻中隔来定位中线，避免鞍底定位偏斜。去除蝶窦间隔时建议使用高速磨钻，尽量不使用咬钳，避免造成鞍底、前颅凹底骨折。对于甲介型蝶鞍或蝶窦气化不良的患者可在C形臂机透视或导航引导下进行定

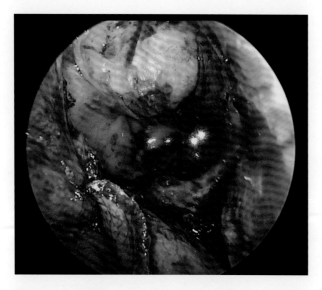

图14-2-5　显露鞍底、两侧颈内动脉隆起和鞍底—斜坡隐窝

位。蝶窦气化不良或甲介性蝶窦需要用磨钻磨除骨质，此处骨质多为松质骨，磨除时如有出血，可用骨蜡止血后继续磨除骨质，钻磨有时也可起到止血作用，磨除骨质直到鞍底，鞍底骨质为密质骨，以资鉴别。

用磨钻从鞍底下部磨开鞍底骨质，根据肿瘤大小，开放骨窗，一般两侧到海绵窦，下达垂体窝底，上达前颅底硬膜反折，可根据病变侵犯范围扩展，显露鞍底硬膜（图14-2-6）。在垂体大腺瘤和侵袭性垂体瘤腺瘤的病例中，鞍底因长期受压变得菲薄，甚至已经缺如，因此在磨除鞍底前必须认真确认。

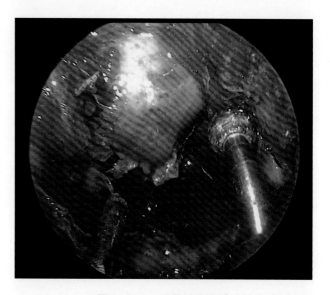

图14-2-6　显露鞍底硬膜

用穿刺针穿刺鞍内，抽吸排除动脉瘤后（图14-2-7），切开硬膜，显露肿瘤（图14-2-8）。

切除肿瘤后，在内镜下探查瘤腔，直视下切除残余肿瘤，注意观察保护周围正常解剖结构。切除肿瘤的顺序应当先从前下，切向后下，达到鞍背水平，两侧达到海绵窦水平。再从后上到前上依次切除，这样可使鞍上蛛网膜从后向前逐渐塌陷，避免其下陷过早阻碍肿瘤切除。对于较大的硬韧肿瘤，则可先切肿瘤中间，争取使肿瘤外周变薄，然后分块切除。如果肿瘤过硬，术中不慎使鞍上蛛网膜破溃，则可能因颅内压力骤降，使残余肿瘤失去颅内压的推挤，下降失去动力，造成切除肿瘤困难。在临床实践中，如遇见肿瘤坚硬，则不能强行牵拉以

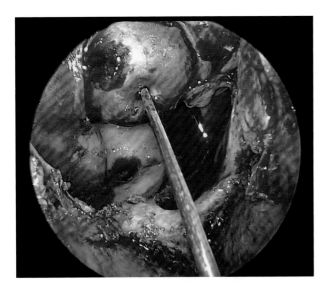

图14-2-7　针穿抽吸排除动脉瘤

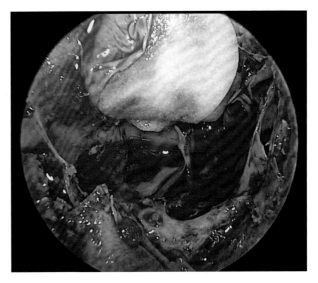

图14-2-9　颅底重建

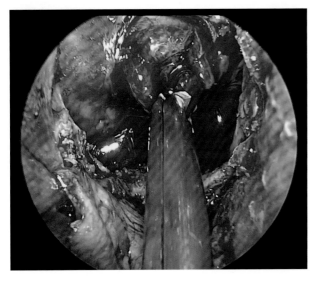

图14-2-8　切开硬膜显露肿瘤

防止因视神经与周围结构可能的粘连，从而引起视力障碍。更应防止因肿瘤颅内面背膜与血管粘连引起颅内难以控制的出血。对有些大的硬韧肿瘤，可考虑分期开颅手术或者扩大经鼻腔—蝶窦入路切除。

切除肿瘤后，瘤腔内充填吸收性明胶海绵或止血纱布止血。颅底重建形式多样，材质内容也不完全一致，可选用自体或人工材料，与操作者习惯有关。重要的原则是封闭完整并有硬性支撑（图14-2-9）。

将蝶窦前壁黏膜瓣复位，覆盖蝶窦前壁和梨状骨残端，中鼻甲复位，吸除鼻腔内积血和积液。蝶窦内尽量减少充填物质，保持蝶窦内引流通畅，可减少术后头痛。根据情况以膨胀海绵或碘仿纱条填塞手术侧鼻腔，注意保持下鼻道通畅，方便患者手术后呼吸。若术中无脑脊液漏、鼻腔黏膜保护良好，可不必填塞鼻腔。

（二）经鼻腔—蝶窦—鞍结节/蝶骨平台入路

又叫扩大经鼻腔—蝶窦入路，主要用于向鞍上生长的垂体腺瘤、鞍结节脑膜瘤和鞍上型颅咽管瘤等病变的手术。

鼻腔和鼻窦内操作大部同经鼻腔—蝶窦入路。可将单侧中鼻甲切除，增加操作及暴露的空间。制备带蒂鼻中隔黏膜瓣，并将其推放于鼻后孔保护，用于颅底重建。广泛磨除蝶窦前壁向下至两侧翼突内侧板，向两侧显露蝶窦外侧壁，完全显露两侧颈内动脉管，向上显露蝶骨平台，可开放部分后组筛窦，形成前方到蝶骨平台和筛骨交界，后方到斜坡凹陷的手术空间（图14-2-10）。切除部分后部骨性鼻中隔，以便双侧器械进入蝶窦内操作。去除蝶窦间隔和蝶窦内所有黏膜。磨除鞍底、鞍结节、蝶骨平台骨质（图14-2-11），向两侧磨除内侧视神经—颈内动脉凹陷和鞍旁两侧颈内动脉管表面部分骨质，切开鞍结节硬膜处理病变（图14-2-12、图14-2-13）。切除病变后，止血，颅底重建。

（三）经鼻腔—蝶窦—筛板入路

主要用于嗅沟脑膜瘤等前颅底病变的手术。

切除单侧或双侧上、中鼻甲。多制备右侧鼻中

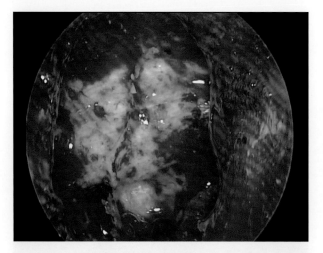

图 14-2-10 形成前方到蝶骨平台和筛骨交界，后方到斜坡凹陷的手术空间

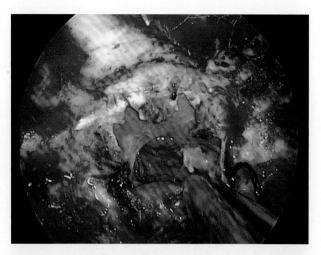

图 14-2-12 磨除内侧视神经—颈内动脉凹陷和鞍旁两侧颈内动脉管表面部分骨质

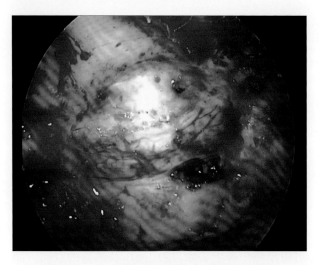

图 14-2-11 磨除鞍底、鞍结节、蝶骨平台骨质

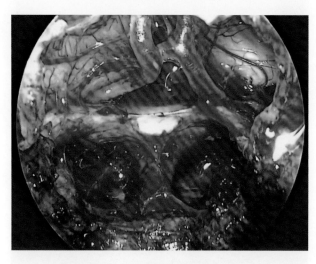

图 14-2-13 切开鞍结节硬膜处理病变

隔带蒂黏膜瓣，并推到鼻后孔保护，用于颅底重建。磨除蝶窦前壁。切除鼻中隔附着于前颅底的鼻中隔上半部分（从额窦到蝶窦下壁）。以不阻碍双侧器械到达蝶窦腔内和前颅底。

广泛切除蝶窦前壁向下至两侧翼突内侧板，向两侧显露蝶窦外侧壁，完全显露两侧颈内动脉管，向上显露蝶骨平台。去除所有附着于蝶窦下壁犁骨的残余，向下磨除至接近斜坡水平。去除蝶窦间隔和蝶窦内所有黏膜。

向前需切除全部前、中、后组筛窦气房以清楚显示蝶骨平台和筛板、筛顶、鸡冠，向两侧磨除筛窦气房到纸样板（图14-2-14），注意识别和保护筛后动脉和筛前动脉。

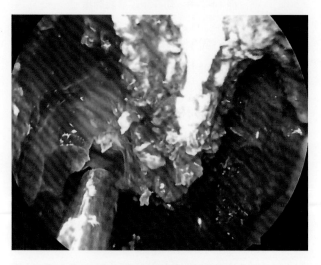

图 14-2-14 磨除筛窦气房到纸样板

以上所有操作目的是最终形成一个前方到额窦，后方到斜坡凹陷，两侧到纸样板（眼眶内壁）中间是筛板、筛顶、蝶骨平台、鞍结节、鞍底的前颅底手术通道（图14-2-15），以利于手术显露、操作和止血。

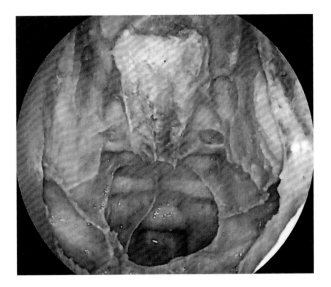

图14-2-15　前颅底手术通道的显露

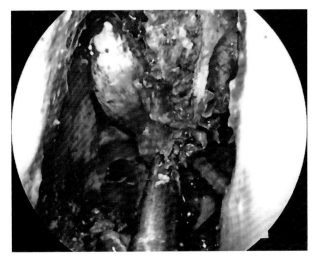

图14-2-16　去除鸡冠骨质

观察蝶窦后壁和前颅底解剖标志：观察鞍底、颈内动脉管、视神经管、鞍结节、蝶骨平台、筛板、筛顶、鸡冠、筛前动脉（筛板和额隐窝的分界线）、筛后动脉、额隐窝和额窦、两侧眼眶内侧壁。

磨除前颅底骨质，从前向后磨除蝶骨平台和鞍结节的骨质。重要区域骨质用磨钻磨成蛋壳样薄层后，用咬骨钳咬除。磨除残余筛窦气房、筛板、筛顶骨质，去除鸡冠骨质（注意鸡冠在上方连接大脑镰）（图14-2-16）。磨除部分眼眶内侧壁骨质以增加两侧牵拉范围和手术空间（两侧视野可以到达两侧眶顶的中点平面以内）（图14-2-17）。最终显露前方到额窦，后方到鞍底前方，两侧到眼眶内壁的前颅底硬膜区域（图14-2-18）。

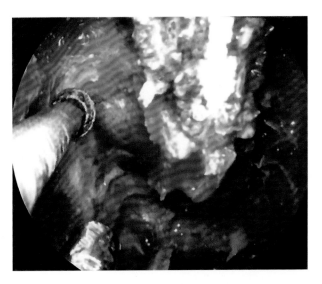

图14-2-17　磨除部分眼眶内侧壁骨质

离断肿瘤血供，前颅底脑膜瘤的血供通常来自筛前动脉、筛后动脉（由眼动脉在眶内发出）。电凝切断时需要注意一定要烧灼充分后剪断，否则可能会回缩入眼眶内导致眶内血肿（图14-2-19，图14-2-20）。导航确定肿瘤基底范围。同时电凝显露肿瘤基底区域硬膜以进一步切断肿瘤血供。围绕肿瘤基底剪开硬膜。

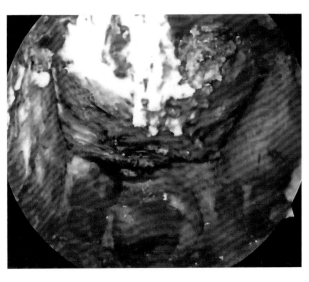

图14-2-18　显露前颅底硬膜区域

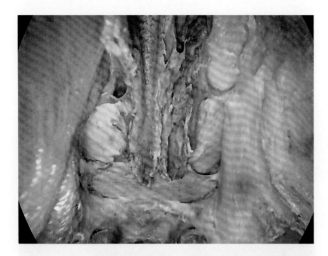

图14-2-19 前颅底脑膜瘤的血供通常来自筛前动脉、筛后动脉

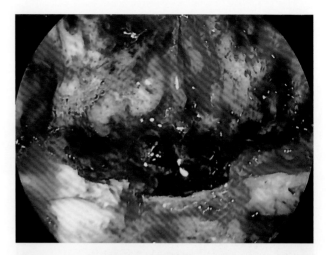

图14-2-21 肿瘤切除完毕后可见上方额叶直回、视神经、大脑前动脉

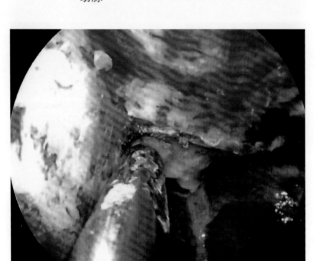

图14-2-20 供血动脉要烧灼充分后剪断

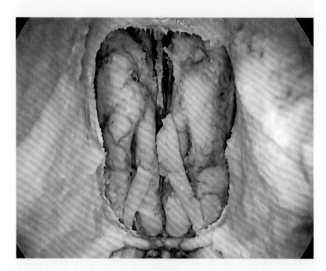

图14-2-22 肿瘤切除完毕后可见上方额叶直回、视神经、大脑前动脉（标本）

分块切除肿瘤。肿瘤切除完毕后可见上方额叶直回、视神经、大脑前动脉等重要结构（图14-2-21，图14-2-22）。止血，冲洗瘤腔，颅底重建。

（四）经鼻腔—蝶窦—斜坡入路

主要用于切除斜坡脊索瘤、斜坡脑膜瘤等病变的手术。

鼻腔及蝶窦操作大部同经鼻腔—蝶窦入路。可切除单侧中鼻甲，做鼻中隔带蒂黏膜瓣放置到鼻后孔保护，用作颅底重建。去除所有附着于蝶窦下壁的犁骨，确定翼管位置，在翼管内侧，向下后方磨除蝶窦底壁，直至颈内动脉入海绵窦转折处。对于上斜坡病变，磨除鞍底、斜坡凹陷、颈内动脉管表面骨质后，抬起垂体，去除鞍背骨质和颈内

动脉管后壁骨质，继续去除斜坡骨质显露硬膜（图14-2-23～图14-2-25）。范围包括鞍底、鞍旁颈内动脉、斜坡旁颈内动脉表面硬膜（图14-2-26，图14-2-27）。对于中、下斜坡病变，去除翼管水平以上的双侧颈动脉管之间的斜坡骨质以及中下斜坡骨质，去除颈内动脉后膝下方和外侧的岩骨，显露斜坡硬膜，沿中线切开。切开硬膜，可见脑干腹侧、基底动脉、大脑后动脉、小脑上动脉、动眼神经、外展神经等（图14-2-28，图14-2-29）。切除病变后，止血，颅底重建。

（五）经鼻腔—枕骨大孔或颅颈交界入路

主要用于枕骨大孔脑膜瘤的手术。

基本步骤同下斜坡入路，由下斜坡进一步向下

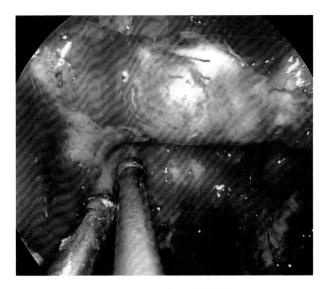

图 14-2-23　磨除鞍底骨质

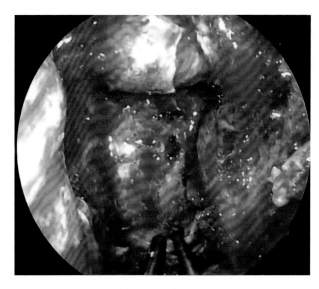

图 14-2-26　鞍底、鞍旁颈内动脉、斜坡旁颈内动脉表面硬膜

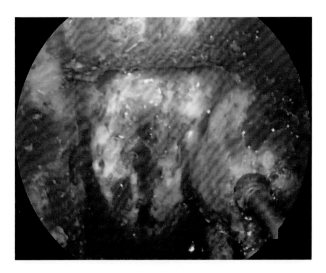

图 14-2-24　磨除斜坡凹陷骨质

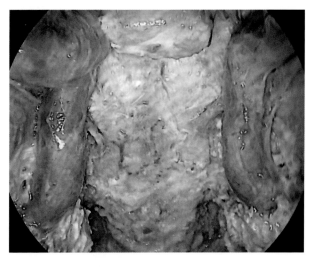

图 14-2-27　鞍底、鞍旁颈内动脉、斜坡旁颈内动脉表面硬膜（标本）

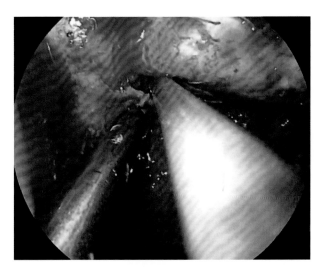

图 14-2-25　磨除颈内动脉管表面骨质

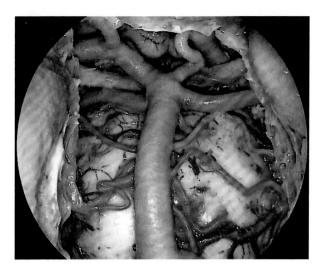

图 14-2-28　切开硬膜，可见脑干腹侧、基底动脉、大脑后动脉、小脑上动脉、动眼神经、外展神经（标本）

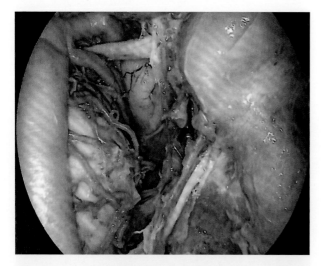

图 14-2-29　切开硬膜，可见脑干腹侧、基底动脉、大脑后动脉、小脑上动脉、动眼神经、外展神经（标本）

方扩展。剥离从蝶骨—斜坡凹陷到软腭水平的鼻咽部黏膜，磨除斜坡骨质，向外侧至咽鼓管内侧壁（图 14-2-30～图 14-2-33）。沿中线纵行切开咽后壁黏膜，翻开后显露头长肌，分离并牵开头长肌，可见颈长肌。分离颈长肌后可显露斜坡下段，寰枕前膜和寰椎前弓，寰枕关节。磨除斜坡下段，切开寰枕前膜，可见齿突尖韧带和齿突（图 14-2-34，图 14-2-35）。切断齿突尖韧带、翼状韧带，可见齿突尖。磨除部分斜坡、寰椎前弓和齿突，切除齿突后方的十字韧带及覆膜，显露深方的硬膜。切开硬膜，可见延髓、脊髓前动脉和椎动脉、舌下神经等（图 14-2-36，图 14-2-37）。切除病变后，止血，颅底重建。

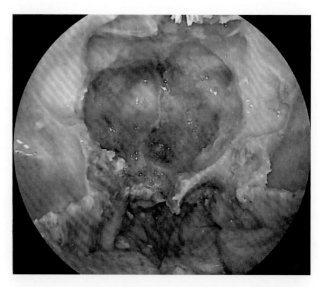

图 14-2-31　磨除斜坡骨质，向外侧至咽鼓管内侧壁（标本）

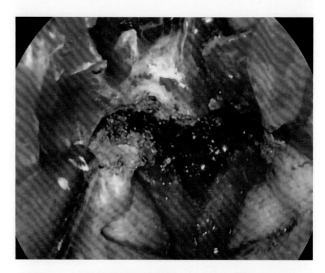

图 14-2-32　磨除斜坡骨质，向外侧至咽鼓管内侧壁

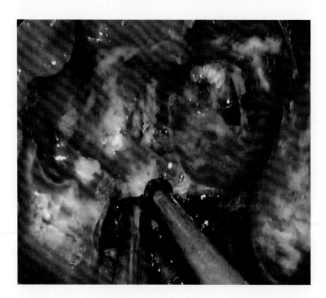

图 14-2-30　磨除斜坡骨质，向外侧至咽鼓管内侧壁

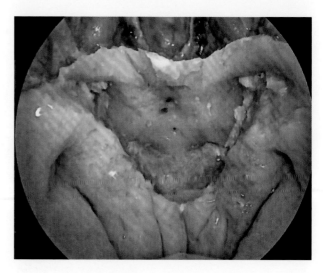

图 14-2-33　磨除斜坡骨质，向外侧至咽鼓管内侧壁（标本）

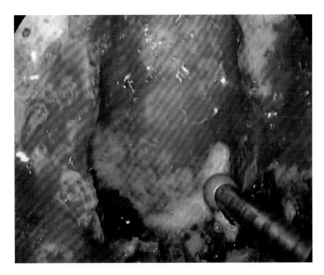

图14-2-34　磨除斜坡下段,切开寰枕前膜,可见齿突尖韧带和齿突

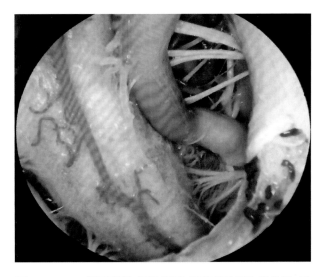

图14-2-37　切开硬膜,可见延髓、脊髓前动脉和椎动脉、舌下神经(标本)

（六）经鼻腔—筛窦—蝶窦入路

适用于起源于眶内肿瘤,视神经管减压等手术。

0°直径内镜下取患侧鼻腔入路,辨认中鼻甲、钩突、筛泡等结构(图14-2-38)。于中鼻甲外侧,中鼻道内切除钩突、筛泡(图14-2-39),暴露中鼻甲基板。切除中鼻甲基板,暴露筛房,切除前后筛气房,如鼻道狭窄或鼻甲肥大可切除中鼻甲下部扩大操作空间。充分暴露眶内壁和蝶窦前壁,切开蝶筛隔、开放并扩大蝶窦前壁进入蝶窦(图14-2-40)。判断视神经管位置,充分去除蝶窦内的骨性分隔,视神经管为管状骨性隆起,位于蝶窦外侧壁的顶部,双

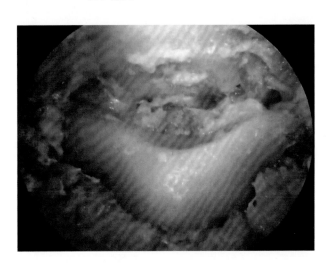

图14-2-35　磨除斜坡下段,切开寰枕前膜,可见齿突尖韧带和齿突

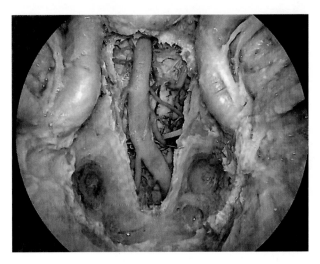

图14-2-36　切开硬膜,可见延髓、脊髓前动脉和椎动脉、舌下神经(标本)

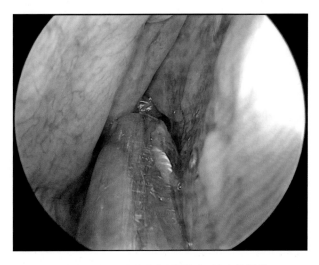

图14-2-38　辨认中鼻甲、钩突、筛泡等结构

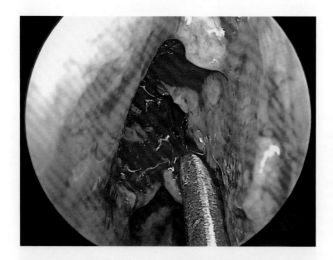

图14-2-39 切除钩突、筛泡

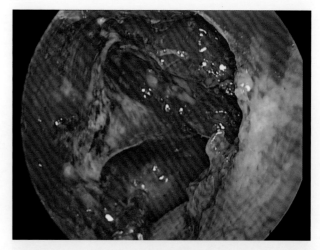

图14-2-41 视神经管为管状骨性隆起

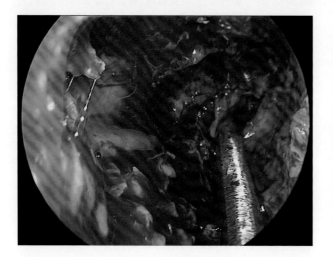

图14-2-40 扩大蝶窦前壁进入蝶窦

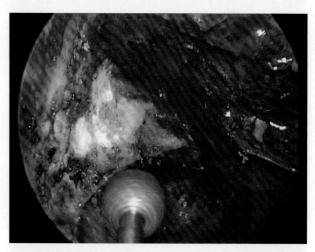

图14-2-42 磨薄眶尖和视神经管内侧壁骨质

侧呈"八"字形由内后向前外走行（图14-2-41），其下方为颈内动脉隆起。可根据筛后动脉的位置、视神经上方的凹陷和视神经与颈内动脉之间的凹陷定位视神经管和颈内动脉的位置，观察视神经管和蝶窦内的骨折情况。

磨钻磨薄眶尖和视神经管内侧壁骨质，间断用生理盐水冲洗术腔，以防止钻头过热损伤视神经。用小剥离子小心剥离磨薄的骨质，暴露视神经管内侧壁全长约1/2以上周径（图14-2-42～图14-2-44）。必要时磨除前颅底和视神经管上壁。以小尖刀自眶尖向后切开眶骨膜、总腱环和视神经鞘。内镜应抵近观察，确保既切开鞘膜又未伤及神经纤维，注意要在视神经的内侧切开视神经鞘，以免损伤眼动脉。

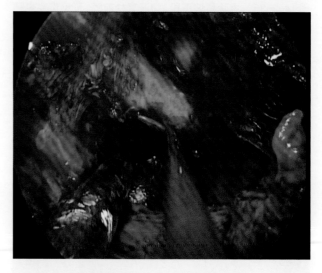

图14-2-43 小心剥离磨薄的骨质

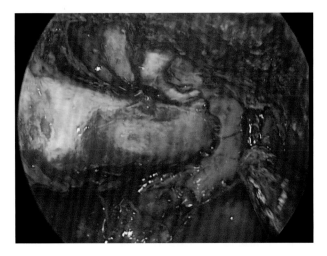

图14-2-44 暴露视神经管内侧壁全长约1/2以上周径

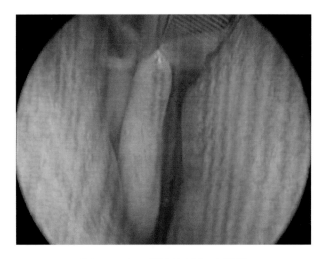

图14-2-45 切除同侧中、上鼻甲

根据术前影像学资料确定切除眶内壁的部位和范围，一般2 cm×1 cm范围即可，如肿瘤较大或突入筛窦，可见局部眶内壁及眶骨膜隆起，对于肌锥外肿瘤，切开眶骨膜即可见肿瘤组织。而位于肌锥内的肿瘤，位置较深在，眶内壁并无隆起，切开眶筋膜后，需以生理盐水棉片推开脂肪和内直肌扩大视野。

术毕，以生理盐水冲洗蝶窦筛窦，止血，中鼻甲复位。

（七）经鼻腔—上颌窦—翼突—蝶窦（海绵窦）入路

适用于起源于或侵入海绵窦的、Meckel囊区域位于三叉神经前内侧，以及天幕以下内听道之前、动眼神经和外展神经以及颈内动脉内侧岩斜区的病变，垂体瘤、神经鞘瘤、脑膜瘤等病变的切除。

在经鼻腔—蝶窦入路的基础上向外侧扩展。切除同侧中、上鼻甲、钩突、筛泡和后组筛（图14-2-45～图14-2-47）窦。暴露上颌窦口，磨钻扩大上颌窦口并进入上颌窦内，磨除上颌窦后方的翼突，进入蝶窦。磨除蝶窦底壁直至翼管，磨除翼管和上颌神经之间的骨质。终止于蝶窦后壁的翼管是指示颈内动脉岩骨内水平段和垂直向上的颈内动脉斜坡旁段结合部的重要解剖标志，可以指引到达海绵窦内侧壁的下部（图14-2-48，图14-2-49）。小心磨除外侧OCR骨质，磨除鞍旁颈内动脉管骨质（图14-2-50），根据需要可向内侧移位颈内动脉改善显露，从ICA前膝（内侧）到V2（外侧）切开硬

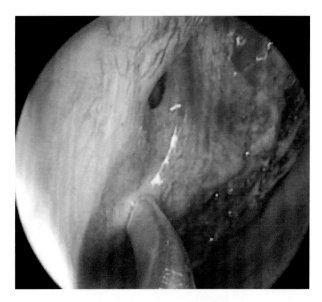

图14-2-46 切除同侧中、上鼻甲

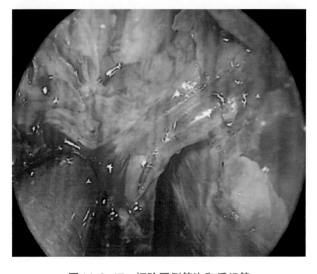

图14-2-47 切除同侧筛泡和后组筛

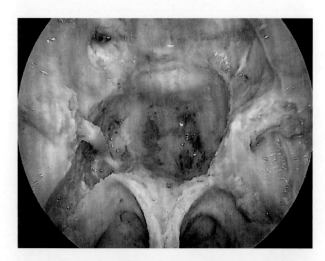

图 14-2-48　磨除上颌窦后方的翼突，进入蝶窦

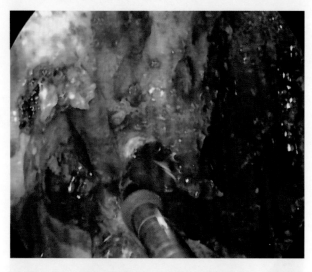

图 14-2-49　磨除蝶窦底壁直至翼管，磨除翼管和上颌神经之间的骨质

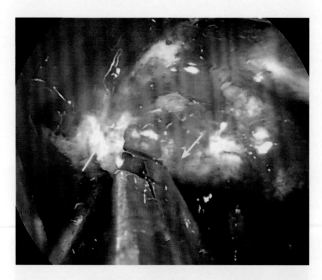

图 14-2-50　到达海绵窦内侧壁的下部，去除鞍旁颈内动脉管骨质

脑膜后可到达下海绵窦。在颈内动脉外侧、海绵窦上外侧由内向外直接切开硬脑膜可到达海绵窦上方。

　　打开海绵窦内侧壁，观察海绵窦内的神经和血管。进入海绵窦的手术入路以颈内动脉为中心分为颈内动脉内侧入路，颈内动脉外侧入路及两者结合入路。在颈内动脉内侧入路，有40%会遇到McConnell背囊动脉，在颈内动脉与垂体之间无神经组织。在颈内动脉外侧切开海绵窦前下壁可见展神经紧贴在颈内动脉外侧表面及其外侧的静脉腔隙，再向外侧可见海绵窦走行在海绵窦外侧壁的神经（动眼神经，滑车神经，三叉神经），神经与海绵窦外侧壁关系密切，因此在经蝶手术中此三神经相对损伤概率较小（图14-2-51，图14-2-52）。在颈内动脉与海绵窦外侧壁之间的血管主要为下外侧主干，在手术过程中遇到刮圈被固定无法活动时要注意是否为刮圈将下外侧主干挂住，不要用暴力牵拉，容易造成下外侧主干自颈内动脉海绵窦段主干撕脱，出现不易控制的出血（图14-2-53）。

　　进入上颌窦后，剥离上颌窦黏膜暴露上颌窦后壁，磨除上颌窦后壁，可显露翼腭窝内容物。翼腭窝内有脂肪包裹着颌内动脉，上颌神经及蝶腭神经节，在进行下一步手术时需要向外侧推开。在显露翼腭窝后，继续向外下暴露，并打开上颌窦后外侧壁，即可进入颞下窝。可切除翼腭窝和颞下窝的病变（图14-2-54～图14-2-57）。

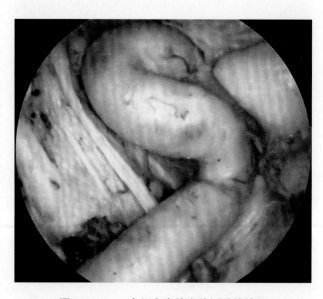

图 14-2-51　走行在海绵窦外侧壁的神经

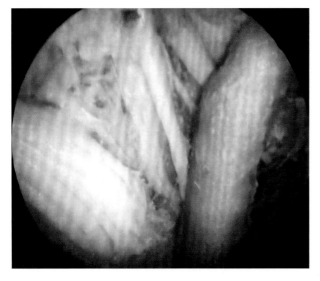

图14-2-52 经蝶手术中此三神经相对损伤概率较小

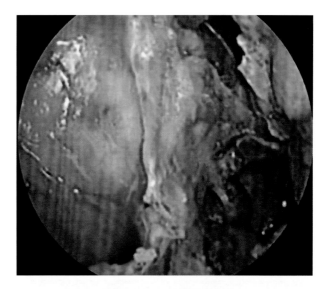

图14-2-55 上颌窦后壁

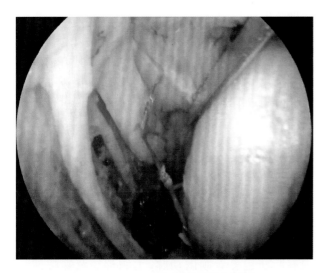

图14-2-53 不要用暴力牵拉颈动脉

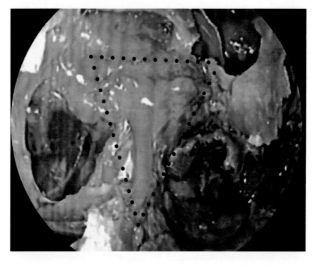

图14-2-56 磨除上颌窦后壁,可显露翼腭窝内容物

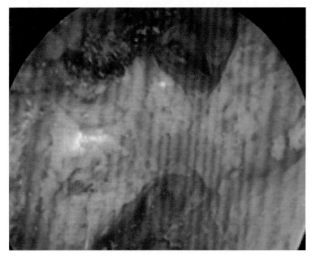

图14-2-54 处理上颌窦后壁黏膜

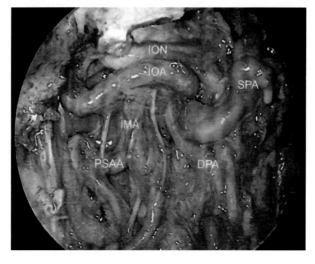

图14-2-57 翼腭窝内血管

显露翼腭窝后，在腭蝶管前口处，把翼腭窝内容物向外侧推移，可见翼管前口的位置，以翼管前口向外上或者通过眶下神经可找到圆孔。使用磨钻沿翼管下内侧半环磨除骨质，避开上缘的颈内动脉，去除斜坡旁段颈内动脉隆突的前壁及外侧中颅底的骨质，开放圆孔，即显露颈内动脉表面和外侧Meckel前方的硬膜覆盖的四边形区域，此四边形区域内界和下界为颈内动脉，外界为上颌神经，上界是展神经。切开该硬膜，深入Meckel囊腔可见到三叉神经半月节结构，此间隙后方为岩尖前部（图14-2-58）。

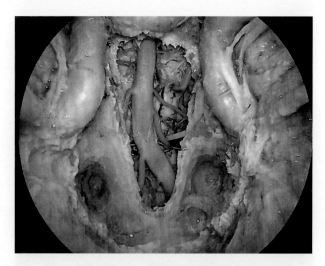

图14-2-59　暴露岩骨段颈内动脉

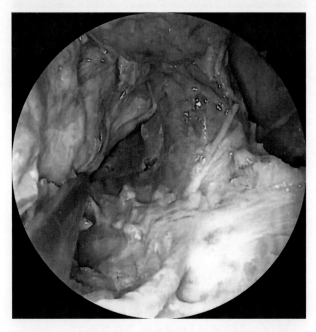

图14-2-58　深入Meckel囊腔可见到三叉神经半月节结构

磨除翼管周围骨质到达颈内动脉膝部并暴露岩骨段颈内动脉后，向外侧移开颈内动脉，此处即是岩尖内侧。磨除蝶窦底骨质，切开咽后壁筋膜和肌肉，再向外侧分离，即暴露岩斜区。内镜下可暴露天幕以下的岩斜区、外侧界限为颈内动脉、后方界限为内听道（图14-2-59）。

切除病变后，止血，颅底重建。

（八）经鼻腔—泪前隐窝—上颌窦入路

适用于侧颅底的翼腭窝、颞下窝常见的病变，包括神经鞘瘤、表皮样囊肿、脊索瘤、软骨肉瘤、肉芽肿等。

手术步骤：取患侧鼻腔入路，沿下鼻甲前缘（鼻内孔后缘2 mm）上方鼻腔外侧壁，自上而下至鼻底做弧形切开，黏骨膜下剥离至下鼻甲骨质在鼻腔外侧壁附着的最前端，将下鼻甲附着根部剪断后，下鼻甲根部以上向后剥离至上颌窦自然口或开窗口前缘，下鼻甲根部以下向后剥离至鼻泪管开口处周围。

以下鼻甲附着鼻腔外侧壁根部为标志，用电钻由前向后磨除上颌窦内壁，以鼻泪管鼻腔开口为标志在去除骨壁同时开放骨性鼻泪管并游离鼻泪管下端，形成膜性鼻泪管—下鼻甲瓣，将其内移显露上颌窦腔。

进入上颌窦，剥离上颌窦黏膜暴露上颌窦后壁，磨除上颌窦后壁，显露翼腭窝内容物。翼腭窝内有脂肪包裹着颌内动脉，上颌神经及蝶腭神经节，在进行下一步手术时需要向外侧推开。在显露翼腭窝后，继续向外下暴露，并打开上颌窦后外侧壁，即可进入颞下窝。

切除病灶。术后，止血，颅底重建修补，复位膜性鼻泪管—下鼻甲瓣，黏膜切口对位缝合固定后，切开下鼻道外侧壁黏膜做下鼻道上颌窦开窗，术腔填塞，由上颌窦开窗处引出。

四、内镜经鼻颅底手术中出血的处理

内镜经鼻蝶入路手术创伤小，术中失血量较少。如术中出血较多，会影响手术操作，因此必须掌握相应处理措施。

（一）鼻腔内出血

鼻腔内操作时遇到的出血，多数是因为鼻黏膜损伤后局部渗血，出血量一般不大，但黏膜渗血较多时，血液沿内镜镜体流向镜头和术野，造成镜头污染、术野不清，影响操作。处理黏膜渗血，可以用肾上腺素棉条进行压迫，使小血管收缩；对于点状出血，可用双极电凝电灼止血，但要避免对鼻甲大范围的烧灼，以免造成患者术后不适和嗅觉障碍。

（二）蝶窦出血

在切开蝶窦前壁黏膜和磨除蝶窦前壁骨质时可能会损伤蝶腭动脉，造成出血。蝶腭动脉由上颌动脉发出，经蝶腭孔进入鼻腔，然后分为鼻中隔后动脉和鼻后外侧动脉两支，分布于鼻中隔、鼻腔外侧壁、蝶窦和上颌窦。切开蝶窦前壁黏膜时，应在后鼻孔1.5 cm以上，然后将黏膜瓣向外下方推开，避免在蝶腭孔处损伤蝶腭动脉。

去除蝶窦黏膜时会出现黏膜和窦壁渗血，如渗血量较大，将影响下一步操作。可用小棉片将黏膜推开或电灼黏膜使其皱缩，若渗血较多，用吸收性明胶海绵或止血纱布局部压迫止血。

（三）大动脉及其分支的出血

经鼻蝶入路手术易损伤的大动脉是颈内动脉，损伤的原因是定位错误及动脉解剖变异。如蝶窦间隔复杂，中线定位发生偏移，则在切开鞍底硬膜时会损伤颈内动脉。在蝶窦腔内，有时蝶窦间隔与颈内动脉隆起相连，如用力折断蝶窦间隔，会损伤颈内动脉。部分颈内动脉隆起骨质缺损，表面仅为薄层蝶窦黏膜覆盖，撕拽蝶窦黏膜时，可能造成颈内动脉损伤。在蝶鞍内，颈内动脉可能从海绵窦突入蝶鞍内，与垂体贴近；部分肿瘤向海绵窦内生长，包绕颈内动脉，因此在切除肿瘤时会造成颈内动脉损伤。术中如发生颈内动脉损伤，会出现汹涌出血，严重时会危及患者生命，属最为凶险的并发症。因此，手术前必须仔细研究影像学资料，尤其是颈内动脉的位置及毗邻关系，并做好相关测量。术中注意在每一步骤做好观察、定位，预判可能出现的风险。如术中遇到颈内动脉损伤出血，立即换用粗吸引器吸除积血，明确出血的部位和破口大小，用大小合适的棉片压迫于破口处，用吸引器吸住，不要用大棉条大片填塞，否则难以准确压迫出血点，压迫时亦不能过度用力，以免动脉闭塞造成脑梗死。当出血能够控制后，用吸收性明

胶海绵或其他止血材料放置于动脉破口处，外面盖以棉片，用吸引器吸住继续压迫，压迫时间应足够长。当松开吸引器无出血后，轻轻将棉片移开，局部可用肌肉片覆盖，也可覆盖人工硬膜、止血纱布，然后用少量生物胶固定边缘缝隙。如动脉破口较大，止血困难，可局部暂时填塞止血，并行血管造影检查，应用覆膜支架从血管内封闭破口，再从血管外进行封闭。

在蝶鞍内操作时可能损伤垂体下动脉和McConnell被囊动脉引起出血。垂体下动脉从脑膜垂体干或颈内动脉发出，走向垂体后方，在切除鞍内后部肿瘤时可能损伤此动脉。McConnell被囊动脉从颈内动脉内侧壁发出，向内侧进入垂体囊，在切除海绵窦内肿瘤时可能损伤此动脉。垂体下动脉和McConnell被囊动脉相对细小，出血时通过压迫多可止血，压迫位置必须准确，如只将鞍底部位填塞，出血会发展至鞍上甚至颅内，造成严重后果。如出血部位明确可电凝止血，但切忌盲目烧灼，以免损伤垂体和海绵窦内结构。

大脑前动脉、前交通动脉和基底动脉的损伤少见，多发生在大腺瘤向鞍上、后生长、与大动脉粘连时，在切除过程中过度用力牵拉或盲目使用刮匙，会造成出血。这些动脉一旦出血，往往难以在经蝶路径下止血，需在压迫后行介入止血或转为开颅手术止血。

大动脉损伤出血后均有形成假性动脉瘤的风险，假性动脉瘤破裂后会出现严重鼻出血，严重时造成患者死亡，因此术后必须行全脑血管造影检查，明确有无假性动脉瘤形成，必要时行介入治疗。

（四）海绵间窦和海绵窦出血

海绵间窦是围绕垂体形成的环状硬脑膜静脉窦，连接两侧的海绵窦，又可分为前间窦、下间窦、后间窦和基底窦4个部分，其中前间窦和基底窦常较发达，后、下间窦常缺如。对于大型垂体腺瘤病例，肿瘤长期压迫常致海绵间窦闭合，因此术中海绵间窦出血多见于微小腺瘤。术中可选择在后下方切开鞍底硬膜，避免损伤前间窦。如遇海绵间窦出血，可先用小棉片压迫出血部位，吸净出血后找到静脉窦的破口，较小的破口可用双极电凝电灼止血，若破口较大，可用小块吸收性明胶海绵或止血

纱布压迫止血，也可将小块吸收性明胶海绵或流体凝胶塞入破口止血。

海绵窦出血多见于切除海绵窦内的肿瘤时当出血较汹涌时会影响进一步切除鞍内肿瘤，因此需助手持吸引器持续吸除术野内出血，术者尽快完成鞍内肿瘤切除，然后局部填入吸收性明胶海绵或止血纱布，用棉片压迫止血。注意不可向海绵窦内填入过多的止血材料，避免损伤海绵窦内神经和海绵窦血栓的形成。

（五）肿瘤出血

少数垂体腺瘤供血较多，切除过程中会遇到较多出血，此时需注意保持术野干净，尽快切除肿瘤，肿瘤切除完整后出血会减少用止血材料填塞后即可止血。如术中发现肿瘤切除后仍有较多出血，应注意探查鞍内有无肿瘤残留或有无大血管的损伤，压迫止血时应找到明确的出血点，避免盲目大块填塞。

五、蝶窦气化不良或完全骨化的处理

蝶窦可分为蝶鞍型（sellar type）、鞍前型（presellar type）和甲介型（conchal type）3种类型，自哈迪（Hardy）在1969年改进、推广显微经蝶窦手术切除垂体腺瘤以来，蝶鞍型一直被认为是经蝶手术的必要条件，而伴有蝶窦气化不良的鞍前型和甲介型一度被认作是经蝶窦入路的禁忌证之一。但内镜技术以其广角、清晰的优势，结合导航等最新定位方法以及高速磨钻的应用，内镜经蝶手术完全可以克服蝶窦气化不良的负面影响，取得良好的手术效果。

此类手术详细的术前计划非常重要，所有病例术前均需要进行头颅CT扫描及三维重建，确定蝶窦的气化类型，判断蝶窦口的位置，明确窦腔的位置、大小、方向，计算需磨除的骨质范围。结合CT导航技术术中可精确定位，使得手术安全性显著提高。没有导航设备时，鞍前型病例多可于蝶筛隐窝内找到蝶窦开口，对于无蝶窦开口的甲介型蝶鞍病例，可沿后鼻孔向上1.5～2 cm，假想为蝶窦开口位置；根据蝶骨嵴喙突和犁骨判断中线位置。在剥离黏膜瓣后，以金刚砂磨钻头的高速磨钻小心磨除蝶窦骨质，操作过程中应始终注意判断中线位置，即

蝶骨嵴喙突和犁骨所处矢状层面，磨除的范围可参照术前影像测量的数据，避免伤及两侧的颈内动脉以及视神经管等重要结构。此外。蝶窦骨质与斜坡和鞍结节等部位骨质也存在一定的差异，术中可以仔细体会，这也有助于及时校正磨除范围。多数气化不良的蝶窦骨质为松质骨，血窦较多，磨除时常常出血，需用骨蜡封闭后，继续磨除，金刚砂钻头高速钻磨也可起到一定止血作用；而鞍底骨质多为密质骨，较光滑，可以作为识别的标志之一。

六、内镜经鼻手术后颅底重建技术

手术中和术后脑脊液漏是经鼻颅底手术重要的并发症之一，是制约经鼻颅底外科技术进一步发展的重要因素。处理颅底脑膜瘤、颅咽管瘤等硬膜下肿瘤时，术中颅底硬膜和骨质缺损较大，术后脑脊液漏发生率明显增高，对颅底重建技术提出了更高的要求。随着颅底重建技术的进步，多种修补材料与修补技术相继应用于临床，特别是2006年带蒂鼻中隔黏膜瓣（Hadad-Bassagasteguy黏膜瓣）的应用，使内镜经鼻入路术后脑脊液漏的发生率明显下降。

内镜经鼻入路颅底重建的主要目的在于分隔颅内外空间，避免术后脑脊液漏和颅内感染，消除无效腔和保护正常结构。颅底重建成功的标志是修补材料瘢痕化，成为颅底组织的一部分，从而可以长期有效的支撑颅内组织并抵抗脑脊液的冲击，分隔颅内外结构。重建术后早期，没有瘢痕化的修补材料只能提供暂时的分隔和屏蔽脑脊液的作用，为血供长入提供适宜的环境，如修补材料长时间不能瘢痕化，在脑脊液的浸泡和冲击下，脑脊液漏将难以避免。因此，颅底重建成功的关键在于颅底修补材料血供是否充足和血供重建时间的长短。小面积的颅底缺损，血供比较容易自缺损周围长入修补材料并完成瘢痕化，采用单纯游离组织重建就可以成功，而对于大的颅底缺损，血供重建需要的时间更长，带血管蒂组织瓣能够有效增加修补材料的血供，缩短瘢痕化的时间，有效提高重建的成功率。

多层复合重建是内镜经鼻颅底外科术中颅底重建的基本原则，利用多种材料的不同特性，分隔和封闭颅底，如脂肪组织疏水、人工硬膜贴敷性好、

肌肉筋膜组织相容性好、带血管蒂黏膜瓣血供好等。下面将从颅底重建材料和颅底重建方法两个方面来阐述内镜经鼻颅底重建技术。

（一）颅底重建材料

1. 颅底重建材料分类：按照来源颅底重建材料可分为自体材料和人工材料两大类，前者包括脂肪、肌肉、筋膜、带蒂或游离组织瓣、骨膜、骨片等；后者包括人工硬脑膜、生物胶、吸收性明胶海绵、骨替代材料、鼻腔填塞材料等。如果按照材料的用途可分为软组织修补材料、骨性修补材料、封闭剂和鼻腔填充材料四大类（表14-2-1、表14-2-2和表14-2-3）。

理想的颅底重建材料应兼顾组织相容性好、可吸收、水密性好、支撑性和贴敷性好等特点，但目前临床应用材料都不能同时具备上述优点，因此根据缺损类型和材料的不同特性个性化的选择不同种类的材料并遵循多层复合重建的原则进行颅底重建尤为重要。其中部分不可吸收材料因其隔绝血

表 14-2-1　颅底重建用软组织和骨性修补材料

修补材料分类	软组织修补材料	骨性修补材料
自体材料	脂肪、肌肉、筋膜、带蒂或游离组织瓣、骨膜	自体骨片
不可吸收人工材料	膨体聚四氟乙烯、聚氨基甲酸乙酯等人工硬膜	多孔聚乙烯、聚甲基丙烯酸甲酯骨水泥
可吸收人工材料	胶原人工硬膜、异体真皮无细胞基质、异种生物膜、可吸收高分子合成材料人工硬膜（聚乳酸、聚乙醇酸等）	羟基磷灰石、聚乳酸、矿化胶原等

表 14-2-2　颅底重建用封闭剂分类

产品名称	生物蛋白胶	可吸收医用化学胶
来源	哺乳动物血液	化学人工合成
成分	纤维蛋白原、凝血酶	聚乙二醇酯和三赖氨酸胺等
特点	组织相容性好、可降解、水密性差、抗张强度低	组织相容性好、可降解、水密性一般、抗张强度较高

表 14-2-3　临床应用的带蒂组织瓣

带蒂组织瓣类型	适用颅底缺损位置	血管蒂	特点
带蒂鼻中隔黏膜瓣	蝶鞍、鞍结节/蝶骨平台、筛板、斜坡	鼻后中隔动脉	面积大、易分离、较厚、血供好
中鼻甲及鼻腔侧壁黏膜瓣	蝶鞍、鞍结节/蝶骨平台	中鼻甲动脉	面积小、损伤小、难分离、易破损
下鼻甲黏膜瓣	斜坡	下鼻甲动脉	面积较小、难分离
硬腭黏骨膜瓣	蝶鞍、鞍结节/蝶骨平台、斜坡	腭大动脉	面积大、操作困难、较厚、血供好
额骨骨膜	蝶鞍、鞍结节/蝶骨平台、筛板	眶上和滑车上动脉	面积大、额外皮肤切口及颅骨破坏、操作较困难
颞、枕肌筋膜瓣	侧颅底、蝶鞍、鞍结节或蝶骨平台、筛板、斜坡	颞浅动脉	面积大、额外皮肤切口及侧颅底颅骨破坏、操作困难、血供好
颞肌瓣	侧颅底、蝶鞍、鞍结节或蝶骨平台、筛板、斜坡	颞浅动脉	面积大、损伤大、额外皮肤切口及侧颅底颅骨破坏、操作困难、血供好

供、细菌易附着等缺点，应尽量避免使用。

2. 颅底重建材料的选择

（1）软组织和骨性修补材料：筋膜、脂肪、肌肉和可吸收人工硬膜是目前最常应用的软组织修补材料。脂肪组织具有疏水性，易与周围组织粘连，多置于硬膜下，可以起到暂时隔绝脑脊液的作用，但脂肪组织易于被吸收或移位，大的颅底缺损应警惕脂肪组织脱落进入脑内和移位导致脑脊液漏的风险。人工硬膜可以起到支撑颅底、分散颅内压力的作用，多置于硬膜下，将大的缺损变为小的缺损。胶原人工硬膜的贴敷性和密闭性更佳，可以暂时起到封闭缺损的作用。

自体材料可取腹部或股部的脂肪、肌肉筋膜或肌肉组织，但对于大的缺损，首选阔筋膜，因其组织相容性好，生物力学性能与硬脑膜相似，血供依赖小，体外存活率及抗菌性高，不受颅底缺损位置及面积大小限制，置于缺损硬膜内或外，与颅底硬膜和（或）颅底骨质贴附牢靠，易与硬膜和骨质粘连并瘢痕化。游离鼻腔黏膜也易于和颅底骨质或硬膜粘连、生长，对于小的颅底缺损，可以取鼻中隔或中鼻甲等部位的游离黏膜，置于缺损处硬膜外，与颅底骨质或硬膜相贴附，避免了取自体筋膜的创伤。

骨性修补材料中，自体骨片可选择鼻中隔、蝶窦前壁或颅底原位骨片。颅底原位骨瓣具有原位重建、完全适形、不易移位等特点，尤其适用于颅底骨质未受侵的经鞍结节入路手术的颅底重建。若颅底骨质受侵或采用经鼻—斜坡入路，多不能利用原位骨瓣修补。若骨片嵌合牢固，可有效地抵抗脑脊液的冲击，结合"Gasket-seal"方法的使用，能够更好地支撑颅底修补材料；若骨片嵌合不牢，则可能发生移位，不能发挥抗脑脊液冲击作用，反而可能形成缝隙影响漏口的瘢痕化生长，且游离骨片新生血管生长缓慢，将延长修补材料整体瘢痕化的时间。

（2）封闭剂：封闭剂主要用于密闭修补材料周边缝隙，并固定修补材料。应结合不同封闭剂的特点，合理选择使用。目前国内临床应用的封闭剂主要分为生物蛋白胶和可吸收医用化学胶两大类（见表14-2-2），后者由聚乙二醇酯（polyethylene glycol ester）和三赖氨酸酰胺（trilysine amine）组成，混合后生成密封胶，4～8周内吸收。肌肉组织可捣碎成肌肉浆，作为封闭剂使用，封闭缺损边缘和均匀分散鼻腔填塞压力的作用，常置于颅底缺损的外层。以耳脑胶为代表的化学胶因不可吸收、阻隔血供等缺点，不建议用于颅底重建。

（3）鼻腔填塞材料：若术中无明确脑脊液漏，颅底重建，可选择有弹性可吸收（聚亚氨醚酯材料，如纳吸棉）或不可吸收（聚乙烯醇材料，如膨胀海绵）的材料填塞鼻腔，主要起到压迫止血和防止鼻腔黏膜粘连的作用，对颅底的支撑作用较弱。若术中有明确脑脊液漏，修补缺损后，可选择纱条类或球囊填塞，前者以碘仿纱条为佳，具有良好的抗菌性能，可放置时间长。同时纱条填塞对修补部位的接触面大而可靠，支撑压力适中，不易因压迫力量过大造成组织坏死而导致修补失败，但这类填塞物中，碘仿纱条刺激性大，局部和全身反应重，拔除纱条时可引起患者明显的疼痛和不适。球囊的优点是操作简便，周边缝隙可以引流鼻腔渗液或少量脑脊液渗出，但缺点是目前尚无用于鼻腔填塞的专用球囊，一般用弗利尿管的球囊代替，质量和安全性无法保证，压力过大可引起黏膜坏死，偶尔会发生残存骨片刺破球囊而导致重建失败。

（二）颅底重建的方法

1. 游离组织多层复合颅底重建

（1）一般修复：如术中硬膜/蛛网膜完整，术中未见明确的脑脊液漏（Kelly分级0级），瘤腔止血后，人工硬膜覆盖，可用生物胶封闭周边，再放置薄层吸收性明胶海绵，然后用膨胀海绵或纳吸棉填塞鼻腔，2～3天后可去除鼻腔填塞。如术中见蛛网膜菲薄，或有隐性脑脊液漏的风险，硬膜下置入可吸收人工硬膜，将其适当修剪，面积稍大于颅底缺损，使其周缘嵌入颅底硬膜下，辅之有效的鼻腔填塞可均匀分散颅内压力，封闭颅底效果更佳。硬膜或颅底骨质外层再放置一层人工硬膜或游离鼻腔黏膜多层封闭，可进一步降低脑脊液漏风险。如果颅底硬膜缺损大，蛛网膜菲薄，建议采用多层复合颅底重建的方法加强修补。

（2）多层复合颅底重建：适用于术中蛛网膜缺损小于1 cm的颅底重建（Kelly分级2，3级）。先将脂肪组织置于硬膜缺损下方；再将直径大于缺损范围的人工硬膜置于硬膜缺损下方；缺损硬膜外再以人工硬膜或自体阔筋膜贴附加固。脂肪、人工硬膜、阔筋膜的放置顺序可以根据具体情况进行调整，也可以只用1～2种修补材料。然后用生物胶或自体肌肉浆封闭筋膜边缘，最外层用薄层吸收性明胶海绵或氧化纤维素隔开鼻腔填塞，最后可用球囊或纱条支撑。鼻腔填塞拔除的时间一般需要5～10天。

2. 以带血管蒂组织瓣为基础的颅底重建：适用于硬膜或蛛网膜缺损大于1 cm或脑室、颅底脑池开放的高流量脑脊液漏（Kelly分级4级）。临床应用的带蒂组织瓣类型见表14-2-3。带蒂鼻中隔黏膜瓣具有面积大、易分离、黏膜厚、适用范围广、血供好的特点，临床应用广泛。其次是带蒂中鼻甲黏膜瓣，因其损伤小，根据手术情况可同时取上鼻甲及中鼻道的部分黏膜扩大黏膜瓣面积，是无法选择带蒂鼻中隔黏膜瓣时的最佳选择。

带蒂鼻中隔黏膜瓣适用于绝大部分的内镜经鼻颅底手术，对于复发肿瘤再次手术可留取对侧的鼻中隔黏膜瓣。经典的鼻中隔黏膜瓣的长度是自蝶窦开口下方黏膜瓣的蒂部到鼻前庭黏膜和皮肤分界处，宽度从鼻腔顶壁嗅区黏膜以下到鼻底，可扩展至下鼻道，可以根据术中预计颅底缺损的大小进行个性化的设计、调整和扩展。

（1）带蒂鼻中隔黏膜瓣制备步骤：① 在鼻中隔黏膜下注射生理盐水，利于黏膜瓣剥离；② 切开鼻中隔黏膜，分离后形成黏膜瓣。根据预测的缺损范围大小，个性化的设计黏膜瓣的形状和面积，通常需要保留距鼻顶部约1 cm以上的嗅黏膜。黏膜瓣制备方法：用单极电刀在蝶窦开口上方切开黏膜，平行于鼻腔顶壁向上、向前延伸至鼻前庭黏膜、皮肤交界处稍后方，然后转向下方至鼻底，向最外侧可延伸至下鼻道，再从鼻后孔上缘沿鼻底或鼻腔外侧壁由深至浅至鼻前庭切口处汇合。③ 自黏骨膜下从鼻中隔骨质上剥离黏膜瓣，蝶窦开口下缘至鼻后孔上缘为黏膜瓣蒂部，约1 cm宽，此处的鼻后中隔动脉为黏膜瓣的供血动脉。④ 将黏膜瓣推入鼻后孔或置入上颌窦内（对于中下斜坡病变）备用，以免影响手术操作。术前根据手术计划制定是否需要制备黏膜瓣，常规鞍内病变且无脑脊液漏风险不

提倡提前制备黏膜瓣。

（2）带蒂鼻中隔黏膜瓣的使用：① 肿瘤切除、术腔止血彻底后，若缺损面积和术腔不大，可先置入脂肪，直接封闭缺损；如缺损面积大，脂肪难以固定在缺损处，不能发挥密闭和疏水作用。此时可直接将可吸收人工硬膜或肌肉筋膜置于硬膜缺损部位的硬膜下，硬膜或筋膜的面积应稍大于颅底缺损，使其能够在颅内压力的作用下压迫于缺损边缘，有效分散压力并封闭颅底缺损。② 将鼻中隔黏膜瓣贴敷在颅底缺损外表面，黏膜瓣要放置平整，与颅底充分接触，同时要将缺损颅底骨质边缘的黏膜清除干净，颅底骨质、硬膜和黏膜瓣的直接接触有利于血供的重建，同时可以防止发生黏液囊肿。③ 肌肉浆覆盖黏膜瓣的边缘，或喷涂生物胶。④ 黏膜瓣外面贴附明胶海绵，以免拔除鼻腔填塞时使黏膜瓣移位。⑤ 将手术初期切除的中鼻甲表面的黏膜剥离，贴敷在鼻中隔的裸露骨质上，用支架或者将游离黏膜瓣与鼻底及鼻前庭处残留鼻中隔黏膜缝合两针，固定游离黏膜，以促进鼻中隔黏膜的再生。⑥ 将膨胀海绵或碘仿纱条或扩张的导尿管球囊置于最外层，支撑颅底重建材料。

如黏膜瓣血运良好，5～10天后各层重建材料间固定已比较确实，可去除鼻腔填塞。有条件的情况下可在内镜下取出填塞，同时探查、清理鼻腔，避免鼻窦炎的发生，并了解颅底重建材料是否有移位以及是否有脑脊液漏。

3. 颅底硬膜缝合：内镜经鼻颅底手术术野窄小，周围重要结构众多，鼻腔操作通道狭长，并且多使用较长的枪状器械，进行缝合较为困难。对于反复修补的颅底缺损，不能使用带蒂组织瓣，可将脱细胞真皮基质人工硬膜、肌肉筋膜、鼻腔黏膜或带蒂组织瓣与颅底硬膜缝合，即使不能达到水密性缝合，也可起到固定修补材料、抵抗脑脊液搏动性压力、加速血供重建的作用。随着内镜下器械和颅底重建材料的不断改进，内镜下颅底硬膜缝合难度将逐渐降低，适用范围会越来越广。

（三）术后管理

1. 体位：麻醉唤醒时应平稳过渡，避免躁动呛咳。麻醉清醒后，上半身抬高20°～30°的头高体位有助于降低颅内压力，引流鼻腔残留液体和分泌

物,提高患者舒适度,减少脑脊液漏的发生。拔除腰大池引流管后,鼓励患者早期下床活动。直立位时颅内压力较卧位明显减低,只要没有剧烈活动,一般不会增加脑脊液漏的风险。

2. 腰大池引流:多数低流量脑脊液漏不需要行腰大池置管引流,但对于伴有大面积的颅底缺损和高流量脑脊液漏患者,多数情况下腰大池置管引流是有益的,可有效降低颅内压力,减小脑脊液对缺损处的冲击。腰大池引流量以每日150～200 mL为宜,引流量过大,可引起低颅压、硬膜下积液、颅内出血等并发症;引流量小,对降低颅内压力和改善脑脊液循环作用不大。脑脊液化验接近正常、鼻腔无明显渗液后,应尽早拔除腰大池引流管。

3. 拔除鼻腔填塞的时机:有效的鼻腔填塞可以对抗脑脊液对颅底缺损的冲击,避免颅底重建材料的移位,减少脑脊液渗出,防止鼻腔黏膜渗血和粘连。长时间的鼻腔填塞可引起患者不适,阻碍鼻腔引流的恢复,诱发鼻窦炎,减缓鼻腔黏膜修复过程。因此,对于采用一般修复方法进行颅底重建的患者,2～3天后即可拔除鼻腔填塞。对于多层复合重建的患者,鼻腔无明显渗液后5～10天可拔除鼻腔填塞,同时内镜下清理鼻腔,可以有效提高颅底重建的成功率。

4. 患者管理:术后患者应尽量避免咳嗽、打喷嚏、用力大便和剧烈活动等增加颅内压力的动作,减少脑脊液压力的波动,避免因高压脑脊液冲击颅底缺损,引起重建材料移位。早期给予雾化吸入改善呼吸道干燥、不适等症状,酌情给予镇咳、促消化或通便药物,减少咳嗽并保持大便通畅,可降低脑脊液鼻漏的发生。

5. 术后脑脊液鼻漏的诊断:术后鼻腔无明显渗出亦无咽后壁异物感表明修复良好,个别患者因膨胀海绵等鼻腔填塞材料刺激鼻黏膜产生较多鼻腔渗液,拔除填塞物即可消失。但术后早期鼻腔残留液体、黏膜的渗出液与脑脊液不易鉴别,前两者葡萄糖含量低,如渗出液化验葡萄糖明显低于腰大池脑脊液葡萄糖化验,可排除脑脊液鼻漏诊断。但该化验的特异性不高,应结合漏液流量、渗出液形状、是否合并颅内感染等情况综合判断。脑脊液的特异性标记物为 β_2-转铁蛋白和 β 微量蛋白,这两种标志物诊断脑脊液鼻漏的特异性和敏感性都很高。

一些间接征象有助于明确诊断,如头颅CT显示颅内积气较前增多,患者出现高热等征象,脑脊液性状好转后又变为浑浊等。

一些患者术后没有明显的鼻腔渗液,尤其取卧位的患者,漏出的脑脊液可沿后鼻道流到咽后壁,患者可能有呛咳、咽后壁异物感、发痒或感觉到有咸水流下。这些症状应术后及时与患者沟通,以早期发现脑脊液漏的发生。

6. 术后脑脊液鼻漏的治疗:术后脑脊液鼻漏一旦确诊,早期手术修补有助于控制感染,减少并发症。如术后早期鼻腔渗液不能明确是否为脑脊液,可先行腰大池置管引流或腰椎穿刺,化验脑脊液及渗出液,观察渗液变化情况,如引流5～7天后仍有脑脊液鼻漏,应早期经鼻手术修补。

术中探查时不能只处理脑脊液流出部位,多需去除修补材料及去除部分被脑脊液浸泡且血运较差的漏口边缘组织,找到脑脊液漏出的部位,进行有针对性的重新修补,才能提高手术的成功率。

应用带蒂鼻中隔黏膜瓣行颅底重建,术后脑脊液漏的发生与黏膜瓣缺血甚至坏死、黏膜瓣移位、黏膜瓣未铺平、黏膜瓣面积不够等因素有关,如二次修补手术中发现黏膜瓣未坏死,可以针对黏膜瓣情况处理后,仍使用黏膜瓣为进行颅底重建。如黏膜瓣坏死或缺血严重,可用人工硬膜、脂肪、阔筋膜进行颅底重建。如术中发现周围骨缘和硬膜血供不佳,缺损面积大,游离组织重建不满意时,可采用对侧鼻中隔黏膜瓣、额骨骨膜瓣、颞肌筋膜瓣、硬腭黏骨膜瓣等带蒂材料进行修补。

参考文献

1. 张建宁主译, 显微神经外科手术图谱(脑肿瘤分册) [M].天津: 天津科技翻译出版公司,2007.
2. 张亚卓主编, 内镜神经外科学(第2版)[M].北京: 人民卫生出版社,2017.
3. Jho HD. Endoscopic endonasal approach to the optic nerve: a technical note[J]. Minim Invasive Neurosurg, 2001, 44: 190-193.
4. Alfieri A, Jho HD. Endoscopic endonasal cavernous sinus surgery: an anatomic study[J]. Neurosurgery, 2001, 48:

827-837.

5. Alfieri A, Jho HD. Endoscopic endonasal approaches to the cavernous sinus: Surgical approaches［J］. Neurosurgery, 2001, 49: 354-362.

6. Cavallo LM, Cappabianca P, Galzio R, et al. Endoscopic transnasal approach to the cavernous sinus versus transcranial route: anatomical study［J］. Neurosurgery, 2005, 56 (Suppl 2): 379-389.

7. Alfieri A, Jho HD, Tschabitscher M. Endoscopic endonasal approach to the ventral cranio-cervical junetion: anatomical study［J］. Acta Neurochir, 2002, 144: 219-225.

8. Jho HD, Ha HG. Endoscopic endonasal skull base surgery: part 1-the midline anterior fossa skull base［J］. Minim Invasive Neurosurg, 2004, 47: 1-8.

9. Jho HD, Ha HG. Endoscopic endonasal skull base surgery Part 2-The cavernous sinus［J］. Minim Invasive Neurosurg, 2004, 47: 9-15.

10. Jho HD, Ha HG. Endoscopic endonasal skull base surgery: part 3-the clivus and posterior fossa［J］. Minim Invasive Neurosurg, 2004, 47: 16-23.

11. Jho HD, Alfieri A. Endoscopic endonasal pituitary surgery: evolution of surgical technique and equipment in150 operations［J］. Minim Invasive Neurosurg, 2001, 44: 1-12.

12. Jho HD. Endoscopic transsphenoidal surgery［J］. J Neurooncol, 2001, 54: 187-195.

13. Jho HD, Alfieri A. Endoscopic transsphenoidal pituitary surgery: various surgical techniques and recommended steps for procedural transition［J］. Br J Neurosurg, 2000, 14432-14440.

14. Jho HD, Jho DH. Use of endoscopic techniques for pituitary adenoma resection［J］. Endocrinologist, 2004, 14(2): 76-86.

15. Cappabianca P, Cavallo LM, De Divitiis E. Endoscopic endonasal transsphenoidal surgery［J］. Neurosurgery, 2004, 55: 933-941.

16. Alfieri A, Jho HD. Endoscopic endonasal cavernous sinus surgery: An anatomic study［J］. Neurosurgery, 2001, 48: 827-837.

17. Kassam A, Carrau RI, Snyderman CH, et al. Evolution of reconstructive techniques following endoscopic expanded endonasal approaches［J］. Neurosurgical Focus, 2005, 19: E8.

18. Sudhakag N, Ray A, Vaftdis JA. Complications after transphenoidal surgery: our experience and a review of literature［J］. BJ Neurosurg, 2004, 18: 507-512.

19. Guvene G, Kizmazoglu C, Pinar E, et al. Outcomes and Complications of Endoscopic Versus Microscopid Transsphenoidal Surgery inPituitary Adenoma［J］. J Craniofac Surg, 2016, 27(4): 1015-1020.

20. Kuo CH, Yen YS, Wu JC, et al. Primary Endoscopic Transnasal Transsphenoidal Surgery for Giant Pituitary Adenoma［J］. World Neurosurg, 2016, 91: 121-128.

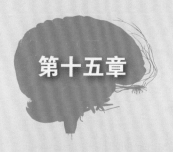

第十五章

锁孔手术
(Keyhole Surgery)

第一节　锁孔手术概论
(Keyhole Surgery Overview)

锁孔手术技术（technique of keyhole surgery）又称锁孔入路（key hole approach）手术。两千年前希波克拉底就告诫人们，医疗干预首先必须尽可能地无损伤，否则治疗结果可能比疾病的自然病程更坏。医疗过程通常也是一个医疗救治和医疗创伤矛盾交织的过程，实现医疗过程的微创是个永恒的话题。

微创医学包括微创理念和微创技术，它贯穿于医学发展的整个过程，以最小的创伤获得最佳的治疗效果是微创医学的核心内容。微创理念是绝对的、不变的，微创技术是相对的、发展的，微创理念对具体微创技术的形成具有推动作用。当今，随着影像医学和手术设备的进步，神经外科在飞跃发展的同时，微创理念也再次受到神经外科医生的极大关注。在此理念的指导下，神经外科医生进行一系列有益的探索，改变了部分传统的手术方式，取得了良好的治疗效果。

神经外科学的发展经历了3个阶段，经典神经外科、显微神经外科和微创神经外科。锁孔手术技术作为微创神经外科具有代表性手术之一，起源于20世纪60年代，在1967年亚萨吉尔就首先提出"锁孔手术"（keyhole surgery）概念。1971年威尔逊（Wilson）倡导改进传统的开颅手术方法，重提"锁

孔手术"这一概念，并进一步说明这是一种"快速、简捷的开关颅方法"。1991年福岛（Fukushima）首次采用3 cm直径的骨窗，经纵裂锁孔入路夹闭前交通动脉瘤。1992年赫尔维格（Hellwig）等提出了微创神经外科的概念，在神经外科界引起积极反响。1999年德国派尔奈茨基（Perneczky）有关锁孔神经外科手术概念专著的出版标志着该项技术已走向成熟，使显微手术技术迈向了微创神经外科的新时代。

锁孔手术技术是在微创神经外科理念影响下，在临床实际工作中的具体实践。是现代微创手术理念与现代显微手术技术、现代神经影像技术、现代神经内镜技术相结合的产物，也是伴随着技术进步不断进化、水到渠成的结果（图15-1-1）。

自20世纪90年代以来，这项技术被欧美神经外科医生所应用。其中以派尔奈茨基为代表，做了大量卓有成效的工作，极大地提高了神经外科手术效率，推动了神经外科理论和技术的发展，使显微神经外科又上了一个新的台阶。

一、"锁孔"手术的定义

"锁孔"手术是指采用锁孔大小（一般平均直径≤3 cm）的骨窗，利用门洞效应，通过显微外科操作或内镜技术处理深部病变。这里有3个重要的元素：① 小骨窗；② 门洞效应；③ 深部手术。因此，单纯小骨窗手术不完全等同于锁孔手术。

"锁孔"手术技术要针对每个患者病变的部位和性质，依据高质量影像学资料，做出个体化手术

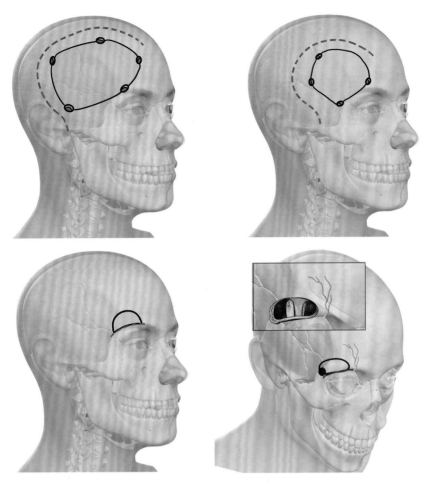

图 15-1-1 锁孔手术演变过程

设计,准确确定开颅位置,以精巧的通道、最小的创伤直抵病变区域实施手术。它不仅要以切口小、骨窗小为特点,更要以有效的暴露病变为出发点,以不影响手术效果为前提,以尽量减少医疗创伤为目的。通过小骨窗的适度暴露及门洞效应,处理深部更大病灶。

派尔奈茨基认为颅底手术暴露2 cm即可,并利用锁孔手术的门洞效应,可对特定手术部位达到良好的暴露。由于后颅窝骨质、硬膜、血管和神经结构的特殊几何形状和局部解剖情况,多数后颅窝病变使神经外科医生不得不在较小而且深在的空间内操作,故多数后颅窝的显微外科手术都属于锁孔手术。

二、"锁孔"技术的门洞窥视效应

"锁孔"技术最大的特点就是其具有的"门洞"效应。所谓"门洞"即指房门,门虽然小,但房子可能很大,只要选择的角度合适,在门外通过房门可

以看到屋内大部分状态,此即为门洞效应。充分利用光的直线传播原理,通过调整显微镜的角度和方向来显示颅内不同部位的结构。开颅后,放出适量的脑脊液后,显微镜下仔细分离各个间隙即可到达手术部位(图15-1-2,图15-1-3)。

锁孔入路开颅范围小,但随着手术视角的深入,手术视野随之扩大。因此,锁孔手术比较适合于颅底及部分脑深部肿瘤的切除,特别是鞍上区和视交叉前区。

三、常见锁孔手术

常见锁孔手术有6种(图15-1-4),包括:① 眶上锁孔手术;② 颞下锁孔手术;③ 半球间锁孔手术;④ 乙状窦后锁孔手术;⑤ 脑室内锁孔手术;⑥ 眉间锁孔手术。

其中眶上锁孔手术是大力倡导微创理念的产物,最具代表性,后面将重点介绍。

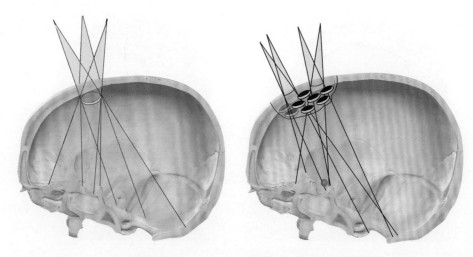

图15-1-2　锁孔手术原理"门洞"效应

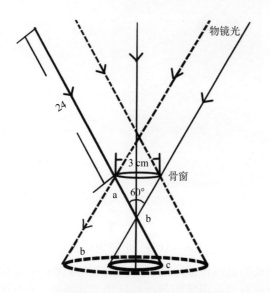

图15-1-3　利用相似性三角形法则，计算可得ab段长为3 cm，则bc段长为5 cm，小圆所示为显微镜观察到的核心区域，面积约为6.25π，虚线圆所示为显微镜下所能看到的最大范围

四、小结

锁孔手术是在神经解剖生理基础上，通过现代影像技术，详细了解病变，术前作出周密手术计划，应用显微及内镜技术，在"锁孔"大小开颅窗中进行操作，取得高效、微创的治疗效果。锁孔手术强调的绝不只是开颅窗大小本身，而是强调对每一个病变部位和性质精心分析，确定开颅的准确位置，对周围组织以最小的损伤达到病变。锁孔手术不但要尽可能减少无效暴露，同时还要达到有效的处理病灶，即在微创基础上的有效治疗，至少达到与传统手术同样的手术切除病灶效果。

锁孔手术具有创伤小、出血少、耗时短、恢复快、并发症少等特点，是现代微创神经外科重要发展方向之一。

神经外科锁孔手术核心是能提供一个最小损伤脑组织结构的手术通道，它即大到有足够处理病变的空间，又尽可能小到摒除了一切不必要的暴露损伤。

将锁孔手术核心总结为如下4个方面。

1. 目的：尽量减少医疗创伤。

2. 前提：安全、不影响手术效果。

3. 方法：适度的暴露、够用的原则。

4. 条件：现代医学影像、显微外科、内镜手术技术。

第二节　眉间锁孔手术
(Glabellar Keyhole Surgery)

为了减少前颅底中线部位手术损伤，1997年美国神经外科医生乔（Jho）等人提出了眉间入路（glabellar approach，GA），切口仅长5 cm，实际上是一种"锁孔"手术。后又被称为眉间鼻根锁孔入路（glabellar nasial keyhole approach，GNKA），提出该入路的切口是鼻根的横切口向外上延伸至两侧眉弓，可达双侧眶上孔，呈敞口"U"形，骨窗范围除眉间外还包括鼻根。派尔奈茨基称此手术

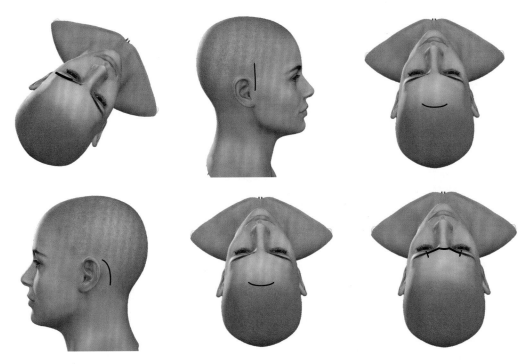

图15-1-4　常见锁孔手术有6种

入路为额部正中入路,用于切除鞍上和脑室内颅咽管瘤。

一、眉间锁孔入路的显露范围

此入路颅内可以暴露额极、额底、筛板、鸡冠、嗅沟、嗅束、蝶骨平台、鞍结节、前床突、鞍膈、垂体柄、后床突、视交叉、视神经、颈内动脉、前交通动脉复合体、大脑前动脉等,以及大脑镰、上矢状窦、胼胝体、前连合、终板等。

打开终板可见第三脑室底部,借助内镜由前到后可观察到视隐窝、漏斗隐窝、灰结节、乳头体、中脑导水管开口、后连合、松果体隐窝和缰连合。

颅内的显露范围:分开纵裂和抬起额叶,可达前颅底和鞍区,暴露第一间隙和第四间隙。

二、手术适应证

眉间锁孔入路主要适用于前颅底及鞍区中线附近的病变,特别是嗅沟、鞍结节脑膜瘤、垂体瘤、颅咽管瘤等。但是如果肿瘤血供丰富、质地较硬、侵犯范围较广、脑水肿严重者则尽量不要采用锁孔手术切除。锁孔手术是通过脑池(基底池、纵裂池)和脑室等自然间隙切除肿瘤,因此,一般不用来切除脑实质内肿瘤。

三、手术方法

(一)手术体位

全麻后取仰卧位,头面部朝上,头部左右呈正中位,后仰10°～15°,头架固定。铺无菌单后,上头环,以便牵拉头皮辅助显露。

(二)手术切口

眉间锁孔手术不需剃眉毛,切口并不是两眉弓间的直线切口,而是呈敞口的"U"形,于鼻根上方的眉间平坦部作此头皮切口,向两侧沿眉弓延伸,两端以眶上孔(眶上切迹)为界,双侧眶上孔(眶上切迹)间距离为(45.92±5.86)mm,故手术切口长度约为50 mm,明显小于传统冠状手术切口(图15-2-1)。

两侧眉毛间距离短,切口两端均隐于眉毛内,术末做皮内美容缝合,手术瘢痕并不明显,且术前不剃眉,不影响美观。手术时应注意切口宽度,以尽量保护眶上神经及滑车上神经。眶上孔(眶上切迹)及滑车上切迹出有同名动静脉和神经穿行,于此处手术操作中更应注意。可于切口皮下沿额肌表面向上潜行分离约5 mm,再向深处切断肌肉、腱膜及骨膜,将其翻向鼻侧,尽量保护神经功能,以减少术后脑脊液漏和皮下积液的发生率。

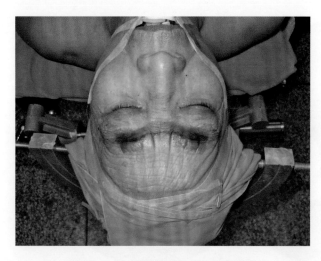

图15-2-1 眉间锁孔入路的切口设计

(三)骨窗

骨窗限定为30 mm×25 mm范围内, 可先于近鼻根处以开颅钻或磨钻暴露额窦, 并向下用显微钻磨除正中骨嵴, 分离双侧硬膜与额骨内板, 利于铣刀游离骨瓣(图15-2-2)。

有部分标本因额窦发达, 致该处额骨内外板间距离较大, 以铣刀游离时应注意额骨内外板的厚度。眉间锁孔入路的骨窗下缘位于鼻额缝上10 mm处, 如需进一步暴露, 可磨除额骨内板和鸡冠, 增加手术视野。骨窗内侧中线处有突出的额骨正中骨嵴, 后方有上矢状窦沟, 与硬膜粘连较重, 可先于两侧分离, 最后分离额骨中线处, 避免硬膜损伤。骨窗明显小于传统经额入路的单侧或双侧额

骨骨窗, 无效暴露减少。由于骨窗位置低, 大部分病例将开放额窦, 因此, 要注意黏膜的处理。剥除黏膜后用骨蜡或骨膜封堵额窦。

(四)颅内显露

于近颅底处结扎并剪断上矢状窦, 可向下沿鸡冠顶端剪断大脑镰。额极附近有静脉引流回到上矢状窦, 如不粗大, 可以结扎及切断。额部硬膜较薄, 术后硬膜修补是手术难点。

分离纵裂: 主要通过纵裂并结合经额底路经行前颅底及鞍区操作。纵裂间两侧额叶内侧面蛛网膜粘连, 有时双侧脑回交织, 分离较困难。嗅束行于两额叶的直回与眶回之间的嗅沟内, 仔细分离游离嗅神经和额底及纵裂间的蛛网膜后不仅有利于额叶抬起, 而且使额叶内侧易于向外推开, 增加纵裂的暴露宽度而不损伤嗅束。

(五)眉间锁孔入路结合内镜

本入路时可结合内镜, 使术野能够更好地暴露, 细微结构能够更清晰地辨认, 依此可避免损伤各种细微结构, 使手术切除肿瘤更满意(图15-2-3)。

(六)关颅

术后严密缝合硬膜瓣。如需重建颅底, 硬膜修补可用丝线、阔筋膜、人造脑膜或生物胶水等, 骨性重建可用自体骨、软骨或钛板, 空腔可用脂肪填塞。修补完毕后骨瓣用钛连接片原位固定(图15-2-4), 皮下严密缝合, 皮内缝合皮肤切口。

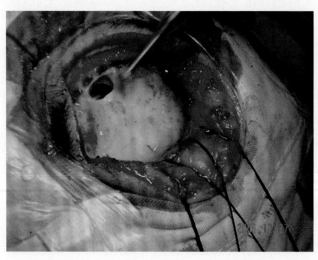

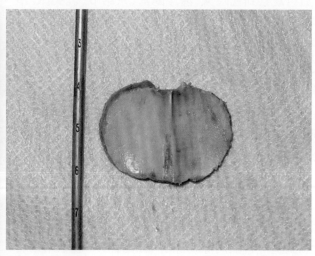

图15-2-2 眉间锁孔入路骨窗

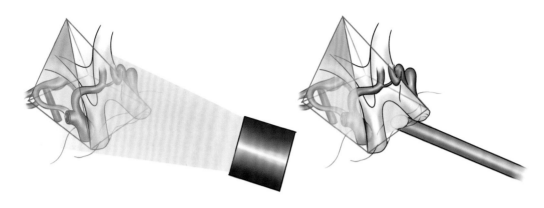

图 15-2-3　内镜可提供比手术显微镜更好的视角

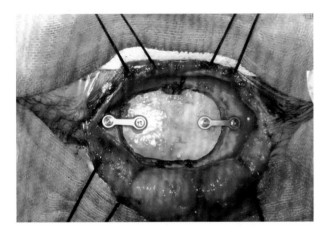

图 15-2-4　骨瓣还纳固定

四、眉间锁孔入路手术效果评价

眉间锁孔入路如果适应证选择恰当，手术操作得当，对于鞍区、蝶骨平台、前颅底的肿瘤够做到全切除和次全切除。同时因手术创伤小、术后恢复快等特点，患者可以减少住院时间、减少住院费用，提高社会效益。

眉间锁孔入路的优点：① 切口明显减小，入路创伤小，术后切口用 1～2 片创可贴即可覆盖，故又称"创口贴"手术，并不影响美容；② 骨瓣比传统经额入路骨瓣明显缩小，减少了额叶的无效暴露，避免额叶损伤；③ 对深部病变提供适当暴露，对中线颅底的暴露范围和经额纵裂和额下入路的相似；④ 与其他前颅底入路比，到颅底的角度扩大，暴露颅底时较少牵拉额叶，避免了额叶挫伤；⑤ 眉间锁孔入路的位置低，可充分利用额底和纵裂的蛛网膜下隙，限制了对嗅束的牵拉，有利于嗅觉保留。

眉间锁孔入路的缺点：① 绝大部分须打开额

窦，增加了感染的可能；② 存在术后脑脊液漏的可能；③ 对脑肿胀的患者不适合。

因眉间锁孔手术具有创伤小、安全、术后并发症少等特点，符合现代微创理念，已经为广大医师和患者所接受，但眉间锁孔手术实施对术者操作、麻醉师、内镜、术野照明以及手术器械要求较高。

第三节　眶上锁孔手术
(Superorbital Keyhole Surgery)

眶上锁孔手术又称眉弓锁孔入路或眶上锁孔入路，是践行神经外科微创理念的产物，是最具代表性的锁孔手术。本质上类似额外侧入路的缩小版。

1982 年简（Jane）首次描述了眶上"锁孔"入路，但由于当时的条件限制了其临床应用。1991 年福岛首先将该入路付诸临床实践，成功完成了前循环动脉瘤的夹闭，21 世纪初其应用逐渐广泛。眶上锁孔入路利用颅内自然间隙，到达前颅底和中央颅底的部分区域，在显微镜和神经内镜辅助下实施手术。该入路可用于颅内肿瘤切除术、视神经管减压术、动脉瘤夹闭术等。

一、眶上锁孔手术的显露范围

眶上锁孔入路与额外侧入路功能相似。通过眶上锁孔入路可以显露额叶底部、侧裂内侧部分、前床突、蝶骨嵴、眶顶、视神经管、嗅沟、嗅束、双侧视神经、同侧视束、前交通动脉、大脑前动脉、同侧颈内动脉、对侧颈内动脉内侧面、同侧大脑中动脉、后交通动脉、脉络膜前动脉、垂体柄和鞍隔、鞍背和后床突、基底动脉顶部、双侧大脑后动脉P1段、同侧动眼神经及脑桥上部。由于眶顶的遮挡此入路暴露嗅沟并不充分。

二、眶上锁孔手术适应证

适用于治疗前颅窝及鞍区病变：① 垂体瘤；② 鞍区及前颅窝底脑膜瘤；③ 前循环动脉瘤；④ 颅咽管瘤。

眶上锁孔手术不适合前颅窝及鞍区较大、靠近额骨或突向第三脑室的肿瘤。

三、手术方法

（一）手术体位

全麻后采用仰卧位，头面部朝上，头部向键侧旋转20°～30°，后仰10°～15°，头架固定（图15-3-1）。铺无菌单后，上头环，以便牵拉头皮辅助显露。

（二）手术切口

眶上锁孔手术术侧可不剃眉，切口位于眉毛内，紧贴眉弓上缘，切口选择在眉弓外侧2/3，内侧以眶上孔为界，眶上裂孔以外或整个眉弓全长，切口长度4～5 cm（图15-3-2）。按照局部解剖学的方法，逐层分离眶面部各层软组织，特别注意肌肉的走行、起止点，以及眶上神经、滑车上神经、眶上

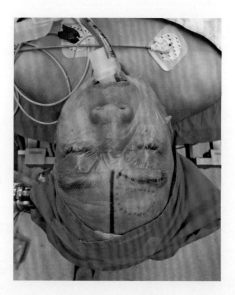

图15-3-2 切口

血管的走行，用皮拉钩或缝线将切口拉开。小心分离眼轮匝肌和骨膜，以免损伤眶上神经。切开皮肤和皮下层，在肌肉表面向上分离5 mm，再切开肌肉至颅骨表面，肌肉切得过低将可能影响显露并可能造成眼睑下垂。切口用拉钩牵开，或用缝线缝合牵拉。

（三）骨窗

在颞线上切开颞肌筋膜，用剥离子将颞肌牵向后方，显露额骨颧突。切削钻在额骨颧突后钻直径0.5 cm骨孔，能放入铣刀即可，铣刀紧贴眶上缘铣出3 cm×2.5 cm骨窗，形状上四角为弧形。骨窗的四至范围为：下界以平颅底为标准，最大误差不超过

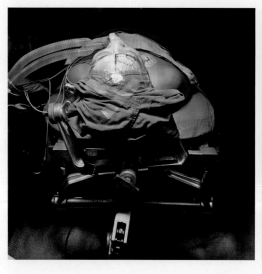

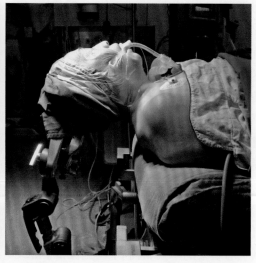

图15-3-1 体位

5 mm；上界则以下界为标准，向上约2.5 cm，内侧界则以尽量接近眉弓内侧缘为标准，向外侧约3 cm为外侧界，根据入路的角度，骨窗也可以向外移（图15-3-3）。

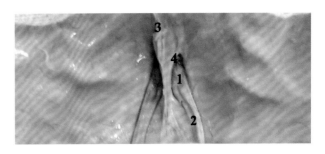

图15-3-4 前颅窝骨嵴及其他：1.嗅球 2.嗅束 3.鸡冠 4.筛孔

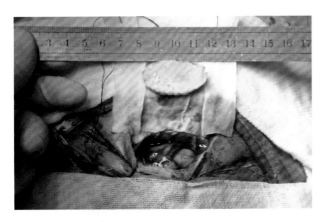

图15-3-3 骨窗

等，可沿颅内自然间隙到达病变区域手术治疗。

（五）关颅

关颅时，首先严密封堵额窦，用整块骨蜡封堵。耐心地严密缝合硬膜，因骨窗较小，缝合硬膜有些困难。还纳骨瓣时需尽量将骨瓣下缘与眶缘吻合紧密，用梅花片或连接片固定。严密缝合肌层和皮下组织，皮内缝合皮肤（图15-3-6，图15-3-7）。

若额窦开放则剥除窦内黏膜，骨蜡严密封闭。眶上缘的内板需磨去，磨除眶顶骨嵴，保留外板，以免眶内软组织向术区突出，以获得更大的视觉空间，增加显微镜的光直线投射范围。

在前颅窝底分布着为数不等称为骨嵴的骨性突起，平均每侧前颅窝底骨嵴数量为3.3个（3～5个），最高的骨性突起距离筛板平面的距离为19.22 mm。较大骨嵴会影响眶上锁孔入路显微镜下视野。可在硬膜外予以磨除，显微磨钻磨除骨嵴后，视野可获得明显的改善（图15-3-4，图15-3-5）。

（四）颅内显露

沿骨窗边缘弧形切开硬脑膜翻向颅底侧悬吊，慢慢抬起额叶底部，抬起额叶，自脑表释放脑脊液后颅内压降低。待脑自动回缩后，以窄脑压板轻轻牵开脑组织，分离侧裂蛛网膜，打开外侧裂、视交叉池、颈内动脉池，进一步放出脑脊液，即可充分显露鞍上区结构，如视神经、视交叉、颈内动脉及其分支

四、评价

眶上锁孔入路对前颅底的显露范围基本上可达到额外侧入路甚至传统额下入路的显露范围。由于眶顶的遮挡此入路暴露嗅沟并不充分，这一点不如传统额下入路。

眶上锁孔入路开颅过程简单，创伤小，有个性化定制手术的特征。特别适合于前颅窝底、蝶骨平台及鞍区较小髓外病变的手术，以及发际高的患者。锁孔入路开颅范围小，但随着手术视角的深入，手术视野随之扩大。因此，锁孔手术比较适合于颅底及部分脑深部肿瘤的切除。

眶上锁孔入路的优点：① 切口明显减小，入路创伤小，术后切口用1～2片创可贴即可覆盖；② 骨瓣比经额入路明显缩小，减少了额叶的无效暴露，避免额叶损伤；③ 对深部病变提供适当暴露，额底的暴露范围与额下入路的相似；④ 与其他前

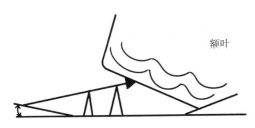

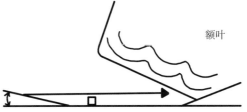

图15-3-5 磨除骨嵴前后视线对比

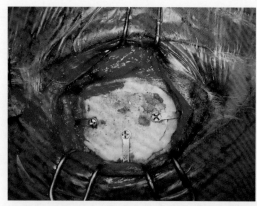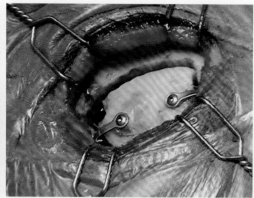

图15-3-6 缝合硬膜,还纳固定骨瓣

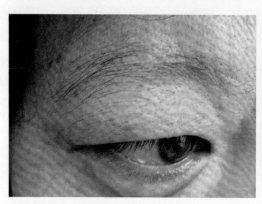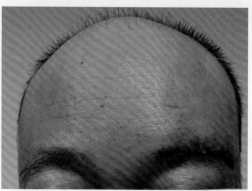

图15-3-7 愈合后的切口

颅底入路比,到颅底的角度扩大,暴露颅底时较少牵拉额叶,避免了额叶挫伤。

眶上锁孔入路的缺点:① 绝大部分须打开额窦,增加了术后感染的机会;② 存在术后脑脊液漏的可能;③ 对脑肿胀的患者不适合;④ 切口过分靠下可能引起眼睑下垂。

眶上锁孔入路以骨窗小为特点,要求术者有扎实的手术功底。术前准备要充分,计划周密。因变通余地小,术中一旦大出血或脑肿胀将比较被动。几乎所有的患者都面临额窦的开放,另外,皮内缝合容易伤口漏,皮下缝合要严密。

第四节 颞下锁孔手术
(Subtemporal Keyhole Surgery)

传统的颞下入路最早应用于三叉神经感觉根切断术,后来被应用到基底动脉动脉瘤的处理。如今,颞下入路已成为神经外科常用入路之一,可用于中颅窝底、鞍旁、桥前池、岩斜区及桥小脑池病变的手术。该入路是到达鞍上区视交叉后部距离较短的入路,但对鞍上区及岩斜区上部操作空间狭小,要扩大对鞍上区及岩斜区的暴露,需要对颞叶进行过度牵拉,有时可能会损伤包括Labbé静脉在内的桥静脉,造成颞叶水肿甚至颞叶挫伤、出血等并发症,且传统颞入路暴露范围过大,许多为无效暴露,增加了组织损伤的和术后并发症的机会。1997年派尔奈茨基和谷口(Taniguchi)等对传统的颞下入路进行改良,提出前部颞下锁孔入路概念,把锁孔手术观念引入到颞下入路中,为该部位的手术的开展提出了新的方向。

一、颞下锁孔入路的显露范围

通过颞下锁孔入路可以显露海绵窦侧壁、天幕缘、岩斜区、三叉神经半月结、视神经后区的视神经—颈动脉窗和颈动脉后窗、鞍上垂体柄、鞍背、颈内动脉床突上段、ICA床突上段、PCoA、脉络膜前动脉、动眼神经、滑车神经、基底动脉（BA）顶部、脑桥前池、PCA的P1段及P1—P2交界处、SCA、中脑和脑桥上部的前面、侧面。

二、颞下锁孔手术适应证

颞下锁孔手术适用于颈内动脉后至内听道前上方的岩斜区肿瘤及鞍区肿瘤。中颅窝底、鞍旁、海绵窦、桥前池、岩斜区及小脑桥脑池病变。

颞下锁孔入路可分为经硬膜下和经硬膜外入路。

（一）硬膜下入路

适用于处理鞍旁及鞍上区、脑干腹外侧、小脑幕切迹区、小脑桥脑角的病变。常见的有侵及颅底多部位的胆脂瘤、向侧方生长的垂体瘤、视交叉后方的颅咽管瘤、岩斜区脑膜瘤、小脑幕脑膜瘤、位于脑干内部或向前外侧生长的脑干肿瘤、部分听神经瘤、三叉神经感觉根部分切断术。对Willis环后部动脉瘤，颞下锁孔入路也是一种良好的选择，最适用于大脑后动脉的P2段动脉瘤、基底动脉顶端动脉瘤。

（二）硬膜外入路

适用于中颅窝底硬膜外病变、岩斜区、小脑桥脑角、上中斜坡以及内听道（IAC）的病变，原发于或侵及蝶鞍外侧腔隙（LSC）内的病变，如位于中颅窝底或中、后颅底型三叉神经鞘瘤，向LSC生长的侵袭性垂体瘤。

三、手术方法

（一）体位

侧卧位或仰卧头向一侧旋转约70°，使颧弓处于水平位，向下倾约10°（图15-4-1）。使颞叶借助重力自身回缩，减少对颞叶的牵拉，降低颞叶挫伤发生的可能性。

（二）切口

切口于外耳道前约10 mm，切口下缘起始于颧弓下缘约下颌关节水平，向上做一长约60 mm垂直切口（图15-4-2）。

仔细分离皮下组织，保护颞浅动脉、静脉、耳颞神经和面神经额颞支。向两侧分离皮肤，暴露颞肌筋膜，Y形剪开颞肌筋膜，基底向颧弓方向翻转，并用缝线固定，其余两瓣向两侧分离暴露颞肌。

（三）颞肌的处理

传统颞下手术是将颞肌切开或分离后向颧弓方向下翻，我们采取将颞肌向前上牵拉，在不切除颧弓的前提下向上牵开可以提供一个相对较低的视角，暴露的中颅窝底位置较低，可以避免对颞叶的过度牵拉。同时不会阻挡对颧弓上缘进行处理，需要时部分磨除颧弓上缘会使向上的视角更低。从颞肌的后下缘钝性分离颞肌来暴露颞骨鳞部，如果患者的颞肌比较发达，完全游离颞肌不太可能的话，可以在颞肌后缘做一短的垂直切口（图15-4-3）。用牵开器向两侧牵开颞肌，暴露颞骨鳞部。

（四）骨窗

用显微磨钻在紧贴颧骨根上缘外耳道水平的前方钻一个孔，适度的扩大钻孔并分离硬脑膜后，用铣刀平行于颧弓铣一约30 mm的直线，再铣一"C"形的曲线，形成一宽约30 mm高约25 mm的骨瓣，使骨窗尽可能地靠近颧弓，在保护硬脑膜的前提下用高速磨钻磨除颅底骨窗的内缘（图15-4-4）。为了达到在最小程度的牵拉下获得最大程度的暴露范围，骨窗的下缘要尽可能地靠近颅底，对于颞叶发达、中颅窝底较深的患者，可以适当地磨除部分颧弓的上缘（图15-4-5）。

（五）颅内显露

1. 硬膜外操作：自中颅窝底轻轻抬起颞部硬脑膜，循脑膜中动脉找到棘孔，电凝切断脑膜中动脉，在下颌神经表面切开、剥离硬膜，进入海绵窦外侧壁浅、深两层之间，用显微剥离子向圆孔、眶上裂分离硬膜融合区，向后分离出Meckel囊，显露三叉神经根，暴露海绵窦外侧面。通过海绵窦各三角显露其内部结构，并观察颈内动脉海绵窦段的走行、主要分支等情况。

进一步抬起硬膜暴露岩浅大神经（greater superficial petrosal nerve, GSPN），仔细从硬膜粘连上分离GSPN，并显露岩骨嵴和弓状隆起等重要骨性结构。用金刚石磨钻磨除前半规管表面的薄层骨质，利用前半规管的"蓝线"和GSPN可以准确地内听道的走行。利用上述的解剖定位，用高速钻磨

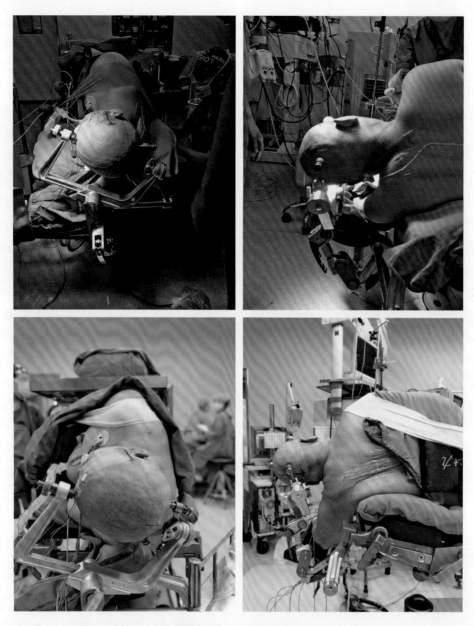

图15-4-1　手术体位

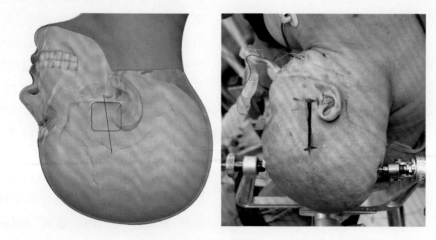

图15-4-2　手术切口

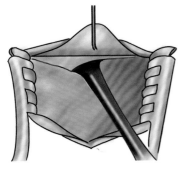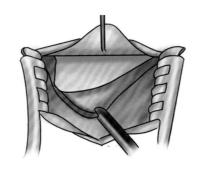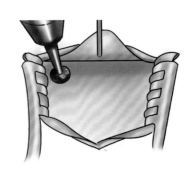

图 15-4-3　颞肌的处理：将颞肌向前上牵拉，避免颞肌阻挡，可以提供一个相对较低的视角

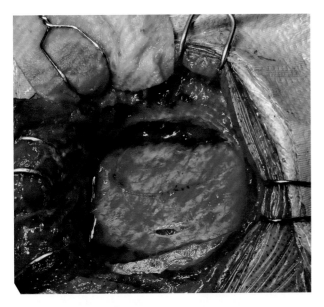

图 15-4-4　手术骨窗

开内听道，注意"蓝线"、GSPN 和磨钻方向的关系。暴露内听道和后颅窝的硬膜，打开硬膜后，观察对内听道和岩斜区解剖结构的暴露。磨除 Day 菱形区的骨质，即根据以下四点的连线确定磨除 Day 菱形区的范围：三叉神经根与岩骨嵴的交点，三叉神经下颌支外侧缘与岩浅大神经的交点，弓状隆起与

岩浅大神经延长线的交点，弓状隆起与岩骨嵴的交点。1998 年麦克·唐纳德（MacDonald）等在常规颞下入路处理基底动脉末端动脉瘤时，进一步将岩骨磨除的范围扩大到三叉神经压迹下方，实验过程中将麦克·唐纳德磨除岩骨尖的方法运用于颞下锁孔手术中，将磨除范围向前、向外扩大到三叉神经压迹和部分下颌神经下方岩骨部分。

2. 硬膜下操作：用半圆形的方法剪开硬脑膜，其基底翻向颅底，在显微镜下轻轻抬起颞叶观察对中颅窝底、小脑幕缘、环池的暴露。用显微剥离器打开环池蛛网膜，观察对该区域神经、血管及脑干周围的暴露情况。调整显微镜视角，向前可观察到鞍旁、鞍上结构，向后可观察到脚间窝、脑干腹外侧区域，并可观察到滑车神经的走行路径，确定其进入小脑幕缘的压迹并切开小脑幕，仔细分离小脑幕后，观察对脑桥中脑连接部、三叉神经根及后颅窝结构的暴露。

将颞叶从颅底分离，即可直视小脑幕切迹缘、环池、中脑下段和脑桥上端的外侧、小脑上动脉、大脑后动脉（P2段）；于后切迹区显露滑车神经幕上部分及部分小脑上部。

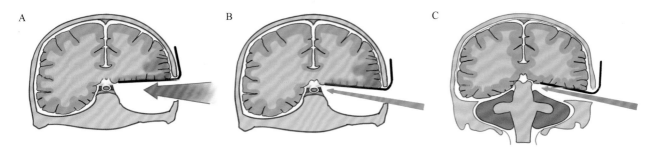

A　　　　　　　　　　　B　　　　　　　　　　　C

图 15-4-5　骨窗的下缘要尽可能地靠近颅底，并将骨缘内侧磨成斜面，以减少对颞叶的牵拉

(六)小脑幕切开时滑车神经的保护

颞下锁孔入路暴露基底动脉顶端及岩斜区上部时,需切开小脑幕游离缘,如切开小脑幕游离缘时不能识别滑车神经在小脑幕游离缘的入口,则容易损伤滑车神经。滑车神经是唯一发自脑干背侧的颅神经,从下丘下方发出,绕小脑上脚及大脑脚外侧,经小脑上动脉和大脑后动脉之间前行,进入小脑幕裂孔侧方,在颅内的行径最长,且最为细小,同时也是和小脑幕游离缘关系最密切的神经。颞下锁孔手术切开小脑幕时,该神经易受损伤,滑车神经多数行走在幕缘下,损伤该神经常是手术致残的重要原因之一。

有21.6%滑车神经在小脑幕上方可直接观察到,其余滑车神经均潜行在小脑幕游离缘下方不能直视,紧贴小脑幕游离缘下方走行。滑车神经在动眼神经进入小脑幕处后方进入小脑幕,由于动眼神经较滑车神经粗,而且没有隐藏在幕缘下的部分,入口较滑车神经容易定位,可以通过滑车神经入口和动眼神经入口之间的关系定位滑车神经入口。滑车神经穿小脑幕处位于后床突后外方约13 mm处,小脑幕切开时,应在距后床突后外方10 mm之内或远距后床突16 mm处进行,可以避免损伤滑车神经。

最理想的状态是能向外侧方牵开小脑幕游离缘,完全看清滑车神经在小脑幕游离缘的开口,并将滑车神经隐藏在幕缘下、紧贴幕缘的部分游离出来,然后再切开小脑幕,以避免损伤滑车神经。

(七)岩骨的磨除范围和岩斜区的结构暴露

颞下锁孔入路中进行硬膜外操作磨除部分岩骨,可以增加对岩斜区上部、基底动脉顶端和脑干腹侧面的显露。1985年川濑(Kawase)首先应用颅中窝硬脑膜外入路夹闭低位基底动脉动脉瘤,开创了硬脑膜外处理岩斜区病变的先河,提出了Kawase三角。

Kawase三角的标志点是GSPN、三叉神经根、弓状隆起和岩上窦,它们位置表浅恒定,通过它们可以对颞骨岩部内的重要结构进行定位,从而使入路中避免颞骨岩部内重要结构的损伤成为可能。GSPN是磨除颞骨岩部的一个非常重要的标志,通过它可以定位ICA、耳蜗和膝状神经节。ICA膝部距耳蜗很近,当向外磨到ICA膝部时即应小心避免伤及耳蜗。而且在颞骨磨除的过程中发现颞骨岩尖部位的骨质多为松质骨,而磨到耳蜗时其周围为密质骨所包绕,两者之间的骨质有明显的差别,所以当向外磨除遇到骨质有明显变化时即可能已到耳蜗。弓状隆起为前半规管在颞骨岩部的投影,沿弓状隆起与GSPN的夹角线为内听道所在,由此向前继续磨除岩骨尖至岩骨ICA水平段及三叉神经压迹,为由中颅窝进入后颅窝的重要通道。进一步磨除三叉神经压迹的岩尖骨质对暴露中斜坡大有帮助。

(八)关颅

手术结束关颅之前应行硬膜下探查,以及时处理可能出现的小的脑挫伤或出血,减少术后并发症的出现。严密缝合硬膜,还纳骨瓣,钛片固定(图15-4-6)。

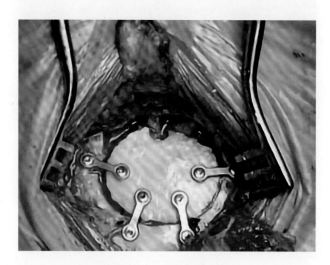

图15-4-6 还纳固定骨瓣

如颅底骨质磨除并有乳突小房显露,除骨蜡封堵以外,需用软组织填塞,或将颞肌筋膜翻转贴敷,纤维蛋白胶粘合。

四、评价

颞下锁孔手术入路的选择首先要考虑到病变的部位、性质及周围的结构,要力求充分的暴露病变,并且尽可能少的暴露和牵拉颞叶脑组织。如果不能充分暴露病变,通过过度牵拉颞叶甚至不能完全切除病变或是未能完全夹闭动脉瘤,就不能算是微创锁孔手术。还要考虑到不同患者的个体病理解剖特点的差异,通过影像学资料,详尽地了解病变与周围重要结构及颅底骨质之间的关系,以及血液供应情况。应用三维重建技术,还可以通过去除颞部骨质，模拟手中入路，估计术中可能出现的问题并制定预防及解决的方案。对主要位于岩斜区的病变，骨窗可稍偏后以增加对斜坡的视角；对主要位于脚间窝或脑干的病变可以稍向前移动骨窗。开颅前可先行腰大池引流，或开颅后先打开环池、鞍上池或桥前池，缓慢放出脑脊液，充分降低颅内压，使脑组织回缩，增加手术可操作空间，减少医源性损伤。对于显微镜下不能直视切除的病变，可用不同角度的内镜予以辅助切除，但在内镜下对于血供丰富质地韧的病变不宜强行切除。处理鞍上病变时，由于从侧方进入，术中不需牵拉任何血管和神经，可无创地到达目的区域。对于基底部位于小脑幕向幕上生长的脑膜瘤，可以平视肿瘤的基底部，将肿瘤从基地部铲除。在切除基底部位于小脑幕，向幕下生长的肿瘤时，抬起颞叶即可直接切除肿瘤附着的小脑幕，阻断肿瘤血供，手术出血少，时间短，避免了繁琐的幕下开颅。硬膜外入路时，手术结束关颅之前应行硬膜下探查，以及时处理可能出现的小的脑挫伤或出血，减少术后并发症的出现。

优点：① 颞下锁孔入路的切口短，骨窗面积是常规手术的 1/10 ～ 1/16，创伤小，开颅时间短，术后愈合快；② 剃发范围局限，对患者的外观影响小；③ 手术切口可以避开颞浅动脉及面神经分支，减少手术损伤；④ 颞肌分离局限，术后发生颞肌萎缩的概率小；⑤ 小骨窗限制对脑组织和回流静脉的牵拉，不易损伤颞底回流静脉，特别是 Labbe 静脉。

缺点：该入路对手术的器械要求高，而且要求操作者有熟练的显微操作技术和良好的解剖基础，较深的操作需要良好的照明系统，有时需要内镜的辅助，磨除颞骨时易损伤岩骨内部结构。

随着人们对解剖的进一步研究和对手术的进一步熟练，以及科技的发展，手术的配套设施的完善，颞下锁孔入路将受到更多神经外科医生的青睐。

第五节　乙状窦后锁孔手术
(Retrosigmoid Keyhole Surgery)

乙状窦后入路是小脑桥脑角区手术最常使用的入路，也是后颅窝最重要的手术入路。伴随着手术技术的提高，乙状窦后入路的切口和骨窗逐渐减小，所以，乙状窦后锁孔手术的开展是水到渠成。

一、乙状窦后锁孔手术可以显露范围

乙状窦后锁孔手术可以显露三叉神经、外展神经、面听神经、后组颅神经；桥脑外侧面、前外侧面，延脑外侧面、前外侧面、小脑半球外侧面；椎动脉、小脑后下动脉。可用于三叉神经、面听神经及尾组颅神经疾病手术，也可用于 CPA 区各类肿瘤或其他病变的手术。因为骨窗较小，要准确规划好骨窗的位置。不适于已经有颅内压增高患者的手术，不建议用此方法切除较大的髓内肿瘤。

二、手术适应证

适用于三叉神经痛、面肌痉挛、舌咽神经痛；听神经瘤、三叉神经鞘瘤、脑膜瘤等 CPA 区或岩斜区肿瘤；椎动脉及其分支小脑后下动脉瘤夹闭术。

三、手术方法

(一)体位

麻醉后，患者取侧卧位，床头抬高 10°，头架固定，头向健侧倾斜 10°，上肩前倾 30°，充分显露枕颈部。提供一个既有利于牵拉小脑半球，又有利于医生在患者后方操作的角度。在手术中，可根据病灶的位置和操作的需要，调节床的角度。

(二)切口

可选取纵切口或横切口，通常选取纵向短直切口，切口平行于乙状窦，一般位于发迹内 1 cm，可以根据病变的位置调整切口高低，分为高、中、低三个层级，在耳廓上缘与乳突尖下缘 1 cm 水平之间（图 15-5-1）。

切开皮肤、皮下组织和肌肉直达颅骨，用乳突拉钩牵开肌肉，显露乳突后枕骨。

(三)骨窗

用颅骨钻或切削钻在乳突后面钻孔，并用铣刀形成骨窗，直径 2.5 ～ 3 cm，形状类似半圆形基底朝向乙状窦。骨窗的位置与皮切口相同也是根据需要上下调整。强调骨窗的位置一定要尽量靠外，外侧要达乙状窦的后缘，要暴露出乙状窦的边缘。如

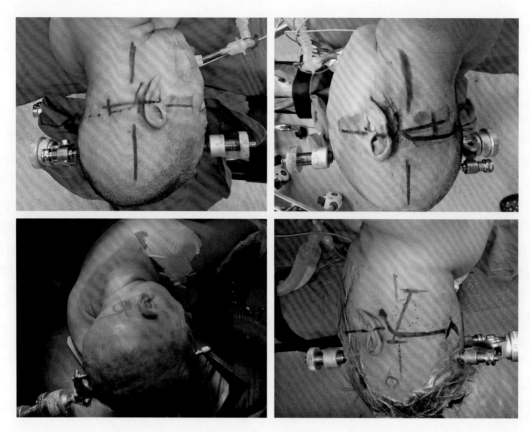

图15-5-1　手术切口

有乳突小房被打开，可以用骨蜡封堵。冲洗手术创面。

（四）颅内显露

呈弧形或K字形切开硬膜，翻向乙状窦侧。用脑压板轻轻牵开小脑，如乙状窦较靠后，看不到小脑的外侧缘，可先从小脑表面、小脑水平裂或枕大池释放脑脊液，待小脑塌陷后再牵拉小脑，否则容易造成脑挫伤。大的CPA肿瘤已经填充了CPA池，但小肿瘤或颅神经手术都可通过CPA池直接释放脑脊液，使小脑充分塌陷，以便有更大的操作空间。

（五）关颅

严密缝合硬脑膜，硬膜外放置可吸收性明胶海绵覆盖止血。再次检查乳突小房是否已封堵好，必要时用纤维蛋白胶封堵。还纳固定骨瓣。

四、评价

乙状窦后锁孔手术的开展，是倡导微创理念的结果，更是神经外科各项技术不断发展的结果，可以说是水到渠成。在锁孔手术的诸多方法中，乙状窦后锁孔手术实际应用最多，这从中体现该方法的价值和神经外科医生对该方法的认可。

优点：① 乙状窦后锁孔入路的切口短、骨窗面积小、开颅时间短，所以创伤较小，术后愈合快；② 剃发范围局限，对患者的外观影响小；③ 小骨窗限制对脑组织和回流静脉的牵拉，不易损伤回流静脉，也减少了小脑暴露损伤和牵拉伤的机会。

缺点：该入路要求操作者有熟练的显微操作技术和良好的解剖基础。

虽然骨窗小，但是在现有条件下，能够满足颅神经或小型肿瘤手术的要求。横向直切口的优点是肌肉薄，开颅时相对简单，并可以利用小脑上间隙；缺点是切口以上皮肤的麻木感比较明显。术者要充分了解各个手术的优劣，为患者提供最适合的治疗。

参考文献

1. Perneczky A, Reisch R. Keyhole approaches in neurosurgery: volume 1: concept and surgical technique:

Springer Science & Business Media, 2009.

2. Reisch R, Stadie A, Kockro RA, Hopf NJWn. The keyhole concept in neurosurgery, 2013, 79(2): S17. e9–S. e3.

3. Reisch R, Perneczky A, Filippi RJSn. Surgical technique of the supraorbital key-hole craniotomy, 2003, 59(3): 223–227.

4. A. Perneczky, Reisch R. 神经外科锁孔手术入路[M]. 北京：人民军医出版社, 2014.

5. Charalampaki P, Kafadar A, Grunert P, et al. Vascular decompression of trigeminal and facial nerves in the posterior fossa under endoscope-assisted keyhole conditions, 2008, 18(02): 117–28.

6. Perneczky A. Keyhole concept in neurosurgery: with endoscope-assisted microsurgery and case studies[M]: Thieme, 1999.

7. 张荣, 周良辅, 毛颖. 听神经瘤的锁孔手术治疗[J]. 中国微侵袭神经外科杂志, 2005, 10(003): 100–1.

8. HR WJPE. Youmans & Winn neurological surgery, 2017.

9. Rob DW. Schmidek & Sweet operative neurosurgical techniquesindications, methods, and results: Saunders Elsevier, 2020.

10. 李勇刚, 韩建国, 岳树源. 眉间锁孔入路手术的显微解剖学研究[J]. 中国现代神经疾病杂志, 2009, 9(1): 7.

11. Fukuta K, Potparic Z, Sugthara M, et al. A cadaver investigation of the blood supply of the galeal frontalis flap[J]. Plast Reconst Surg, 1997, 100(2): 318.

12. Rhoton W, Eggert HR, Extradural and intradural microsurgical approaches to lesions of the optic canal and superior orbital fissure[J]. Acta eurochirurgica, 1985, 74: 87–93.

13. Hademenos GJ, Massoud TF. Biophysical mechanisms of stroke[J]. Stroke, 1997, 28: 2067–2077.

14. Wilson D. Limited exposure in cerebral surgery[J]. Technical, Note. J Neurosurg, 1971, 34: 102–106.

15. Hellwig D, Bauer BL. Minimally invasive neurosurgery by means of ultrathin endoscopes[J]. Acta Neurochir (Suppl Wien), 1992, 54: 63–68.

16. Batjer H, Samson DS. Intmopertive aneurysml rupture. Incidence, outcome and suggestions for surgical management[J]. Neurosurgery, 1990, 18 (6): 701.

17. 兰青. 神经外科"锁眼"显微手术概论[J]. 中国微侵袭神经外科杂志, 2003, 8(1): 1–3.

18. Miller CG, Vanloveren HR, Keller JT, et al. Transpetrosal Approach: Surgical anatomy and Technique[J]. Neurosurgery, 1993, 33(3): 1992–1998.

19. Day JD, Fukushima T, Giannotta SL. Microanatomical study of the extradural middle fossa approach to the petroclival and posterior cavernous sinus region: description of the rhomboid construct[J]. Neurosurgery, 1994, 34(6): 1009–1016.

20. Behnam Badiel, Nathaniel Brooks1 and Mark M Souweidane. Endoscopic and minimally invasive microsurgical approaches for treating brain tumor patients [J]. Journal of Neuro-Oncology, 2004, 69: 209–219.

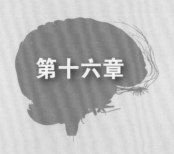

第十六章

颅神经手术
(Cranial Nerve Surgery)

第一节　视神经损伤与减压手术
(Optic Nerve Injury and Decompression Surgery)

视神经损伤是颅脑损伤严重并发症之一,占颅脑外伤的2%～5%,眼科医生的统计达20%。因部分患者意识障碍,颅脑损伤后视神经功能障碍的发生率难以准确估计。早期确定视力丧失需要医生仔细查体,尽早通过X线断层,最好是CT,来证实有无视神经管骨折。如果视神经纤维的连续性被骨折片切断,则立刻失明;如果视神经是因骨折片压迫或牵张而受损,则预后较好。

由于治疗效果差异很大,伤后急性失明是否需要视神经减压意见不一,但对于伤后视力出现进行性下降或数天后出现视力障碍需手术减压的意见是一致的。外伤后迟发视力障碍表明视神经的连续性完好,减压后视力恢复的机会很大。

颅脑损伤合并视神经损伤者,如能及时诊断和解除骨性压迫,可能挽救患者的视力。在许多医疗机构,颅脑损伤合并的视神经管段的视神经损伤主要由神经外科医生处理。

【解剖】

视神经可分为4段:

1. 球内段:视盘向后通过脉络膜和巩膜的一段,长仅1 mm。

2. 眶内段:视神经穿出眼球至视神经管的一段,长约25 mm,呈S状周围有脂肪支撑。

3. 管内段:长6～10 mm,有眼动脉伴行,周围是骨性结构。

4. 颅内段:长约10 mm。

视神经管截面呈椭圆形,直径4～6 mm,中段狭窄。视神经管上壁平均长9.8 mm,下壁4.6 mm,内侧壁11.4 mm,外侧壁10.8 mm。视神经管后上壁由长约2.5 mm的横行纤维组成的硬膜襞构成。

视神经管内侧壁与蝶窦相邻约,或前方与筛窦比邻、后方与蝶窦相邻,仅与上组或后组筛窦相邻者占12%。视神经管上方为蝶骨小翼,视神经管外侧为眶上裂。视神经管与矢状面呈36°角,与水平面呈15°角。

视神经管内有硬膜和蛛网膜包裹的视神经和从颅内到眼眶的眼动脉。视神经依次有硬膜、蛛网膜、蛛网膜下隙及软脑膜包裹,硬脑膜与视神经硬膜鞘及眶骨膜由颅内硬膜层相互连接。约47%的眼动脉完全于蛛网膜下隙发出,18%完全起自海绵窦,其余起自两者之间。筛后动脉入口处距视神经眶内口5 mm。

视神经颅内段由颈内动脉与大脑前动脉供血,眶内段有眼动脉与视网膜中央动脉供血,视神经血管在视神经管形成动脉分界线。

【病因】

多为暴力直接作用于额眶部,合并有前颅底骨折,累及眶壁和视神经管,骨折常位于视神经管的外壁和下壁。

视神经管内段视神经损伤约占90%，与视神经的解剖相关，由于球内段很短，又在眼球内，以及眶内段和颅内段均处于游离状态。而视神经管段是视神经走行中跨越的骨性通道，骨膜限制视神经的活动，视神经在视神经管中无余地，骨管骨折以及继发损伤后的挤压，因此，外伤后管内段视神经最易遭受损伤。

直接损伤：① 颅脑创伤的冲击波造成视神经挫伤；② 爆炸物碎片或锐器直接刺入造成视神经挫伤；③ 视神经管骨折片造成视神经挫伤或受压；④ 眼球挤压伤致视神经撕脱扭曲。

间接损伤：① 视神经管内出血造成视神经受压；② 视神经水肿遭到骨管的限制性压迫；③ 视神经供应血管的损伤；④ 眼眶挫伤造成视神经血循环障碍继发性视神经缺血、坏死。

原发性视神经损伤：伤后即刻发生的视神经病理损害，常见于直接损伤。继发视神经损伤：伤后数小时出现的视神经病理损害，常见于间接损伤。视神经损伤多为原发性，少为继发性。

【临床表现】

通常发生在一侧，有患侧额眶部皮肤挫伤（图16-1-1），伤后多即刻出现视力减退或失明，也有于数小时或数日后发生。瞳孔是最重要的临床体征，轻者瞳孔等大，重者患侧瞳孔散大。如仅一眼失明，而同侧动眼神经功能正常，可见患侧瞳孔直接对光反应消失，而间接光反应存在，并且患侧瞳孔可因间接对光反应的作用而不扩大。

眼底检查早期可以正常或偶见视网膜动脉的暂时痉挛，伤后10～14天视盘即可开始萎缩，呈现苍白，并继续进展直至视神经完全萎缩。除完全失明外，可出现视野缺损，呈不规则视野缺损。伤后视神经功能可能恢复者，其视力和视野多在4周内有所改善，随着时间的延长恢复的可能性逐渐减小。

【辅助检查】

1. 视觉诱发电位（visual evoked potential, VEP）是大脑皮质枕叶区对视刺激发生的电位反应，代表视网膜接受刺激，经视路传导至枕叶皮层而引起的电位变化。由于诱发反应与诱发刺激之间在时间上有恒定的关系，因此，根据神经冲动传导时间便可以判定诱发电位中不同的反应所代表神经通路的水平。如果某一水平发生病变或功能障碍时，诱发电位的相应部分就会出现潜伏期、波幅及波形的改变。

当视神经管骨折视神经受压时，VEP可有潜伏期延长，且大多在早期阶段。潜伏期延迟一般不超过正常上限20 ms，另外，VEP显示波形异常的发生率远高于视神经炎或脱髓鞘疾病。其特征是VEP的不对称性。

2. X线：X线检查通过视神经孔像可显示视神经管骨折，伴有额筛眶复合体骨折。近些年随着CT的普及，普通X线检查已被CT检查所代替。

3. CT：CT检查是视神经管骨折的主要检查手段。由于CT的成像反应组织的密度，适合检查骨组织病变。检查时采用薄层扫描，骨窗像及3D影像，并且为便于观察骨皮质的变化，将窗宽设为2 000，窗位设为900，除轴位扫描以外，增加冠状位扫描以便观察视神经管。外伤后视神经管骨折的患者常见蝶窦和筛窦内积血。

3DCT便于显示粉碎骨折伴有形态学的变化，

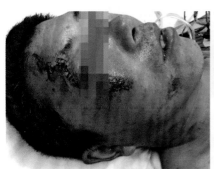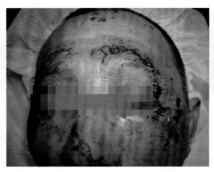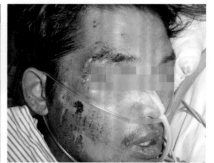

图16-1-1 额眶部皮肤挫伤

而薄层CT便于显示细微的骨折，临床诊断以及术前评估以薄层CT检查为主（图16-1-2）。

4. MRI：虽然MRI扫描，对检查骨性显示没有优势，但可显示视神经损伤和水肿。除基础轴位扫描外，在进行矢状位扫描时将角度与视神经平行，以便观察视神经全程。通过T_2和Flair序列像观察视神经形态和信号的变化，视神经水肿或变性时T_2和Flair序列像呈高信号（图16-1-3）。

【诊断】

诊断需结合病史、体征和影像学检查，强调要仔细检查患者。

诊断主要根据：① 头面部外伤史；② 额眶部皮肤挫伤；③ 鼻出血；④ 伤侧视力减退；⑤ 直接光反应消失，间接管反应存在；⑥ 结合X线、CT和MRI结果。

视力评价标准：① 黑蒙；② 光感；③ 眼前手动；④ 眼前一米内指数；⑤ 能见标字视力表符号。

【治疗】

首先要判断视神经是遭受直接损伤，还是由于骨折片、水肿或出血所引起的间接损伤。如果是间

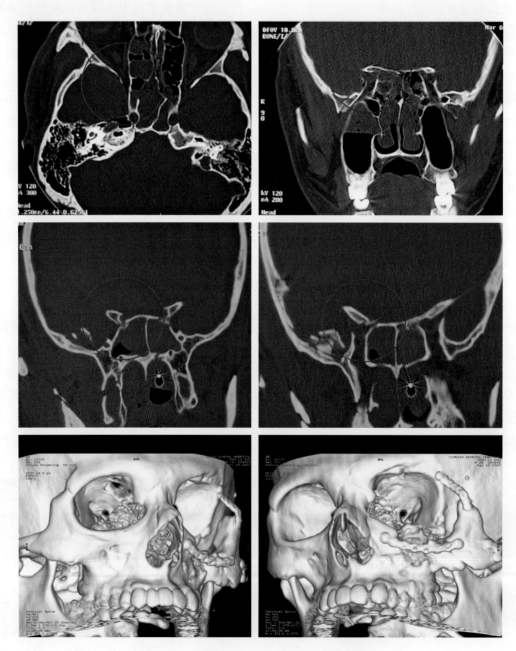

图16-1-2　薄层CT及3DCT显示视神经管骨折

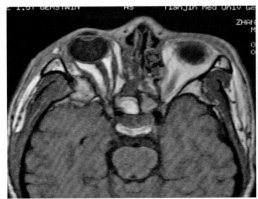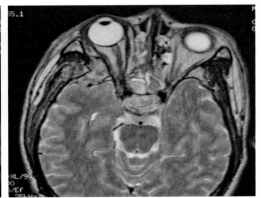

图 16-1-3 MRI 视神经及脑挫伤

接损伤引起的继发性视神经损伤,则视神经管减压效果较好。视神经管减压是视神经管段视神经损伤最有效的治疗方法,文献报道手术治疗的总体效果优于单纯药物治疗。

本节重点介绍视神经管减压手术。

一、手术适应证

1. 部分视力丧失,观察期间症状加重。

2. 一侧视力障碍,眼底检查有视盘水肿。

3. 影像学检查见视神经管狭窄或骨性压迫。

如果伤后原发失明仅仅是视神经减压的相对适应证。伤后进行性失明是手术的绝对适应证。

减压手术适用于 CT 扫描视神经管骨折或碎骨片压迫视神经者,无视神经管骨折影像学证据者有争议。

有关手术时机各家报道不一,我们建议手术应争取在伤后 5 天内进行,一旦视神经变性将影响减压效果,减压手术愈晚,效果愈差。围手术期辅助神经营养和激素治疗。

二、手术方法

手术方法包括:① 开颅减压术,经额下或经翼点入路;② 经上颌窦开放筛窦视神经减压术;③ 眶内侧入路视神经管减压术;④ 经筛视神经管减压术;⑤ 经鼻内镜下视神经管减压术。经鼻手术见(第十五章经鼻手术技术),此处仅介绍经筛和开颅视神经手术。

开颅与经鼻视神经管减压手术各有利弊。开颅手术视神经管减压充分,可以同时处理颅内问题,但创伤较大。经鼻手术创伤小,可同时进行脑脊液漏修补,但减压范围小于开颅减压手术。

（一）经筛视神经减压手术

麻醉后,仰卧位,头正中、水平放置。采取患侧鼻根部弧形切口,切口长 2.5 cm,切开皮肤至鼻骨表面,用剥离子剥开皮肤暴露鼻骨,用乳突拉钩牵开皮肤。用 1 mm 钻头在鼻骨上连续钻孔形成骨瓣,骨瓣约 2 cm×2 cm 大小（图 16-1-4）。

在手术显微镜下,沿颅底和眶内侧板深入,暴露并切除筛窦内气房,切除纸板样骨,打开蝶窦前壁,到达视神经管前内侧缘。在蝶窦内可见视神经管隆起,其下方是颈动脉隆起,术中注意辨认这些解剖标志。如因外伤致骨折严重破坏,或积血的影响造成结构辨认的困难,可以紧贴眶内侧壁深入。有导航的单位可利用导航引导完成视神经管暴露并指示磨除范围。术中清除蝶窦内积血后可能见到视神经管骨折或骨折碎片,从前到后逐步磨除视神经管内侧壁和下壁,去除骨折片。经筛、蝶窦开放视神经管角度最大可达 115°。为了减压更充分,建议打开视神经硬膜鞘。

筛窦内填塞少量脂肪或明胶海绵作为支撑,还纳骨瓣,以耳脑胶粘合固定。反向缝合皮下,线结打在深面,皮内缝合皮肤。伤口无须放置引流。

经筛入路并发症:① 眼底出血;② 脑脊液漏;③ 上睑下垂眼球活动障碍;④ 泪道损伤;⑤ 颈动脉损伤。

（二）开颅视神经减压手术

开颅视神经减压手术包括经额入路手术或经翼点入路手术两种方法,优点是可以同时处理脑外

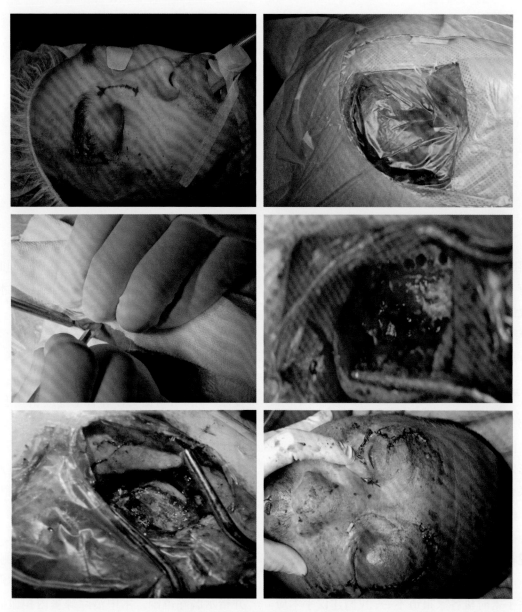

图16-1-4 经筛手术切口及骨瓣

伤,缺点是损伤大。

麻醉后仰卧位,头后仰10°。根据合并额底损伤手术的需要,采用冠状皮切口或患侧yasargil皮肤切口,行单额骨瓣或双额骨瓣开颅,骨窗应尽量低靠近前颅窝底。

手术可经硬膜外和(或)硬膜内入路,经硬膜外入路剥开硬膜,显露前床突和视神经管上壁,磨开视神经管上壁,充分减压。如果视神经已经水肿,则需将其神经鞘切开进一步减压。

打开硬膜,将硬膜翻向颅底,于脑表面及侧裂耐心释放脑脊液。脑组织塌陷后,在棉条的保护下用脑压板抬起额叶,暴露至视神经进入视神经管处。剥开视神经管上方的硬膜,用显微钻磨除视神经管上壁,去除骨折片,开放视神经管可达245°(图16-1-5)。磨除范围超过眶尖,最后在视神经硬膜鞘上切开一条缝(图16-1-6)。

如果手术中发现鼻旁窦(多为蝶窦,少为筛窦)与颅腔相通,必须用肌肉或脂肪填塞,耳脑胶或纤维蛋白胶粘合封堵。

【预后】

视神经损伤视神经管减压手术的有效率各个报道差异较大。根据本单位的资料,视神经管减压

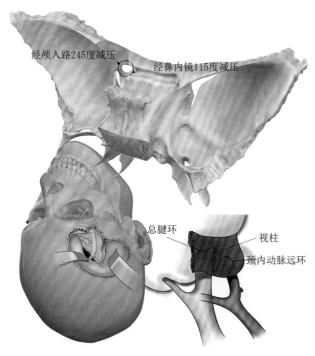

经颅入路245度减压　经鼻内镜115度减压

总腱环　视柱　颈内动脉远环

图 16-1-5　视神经管减压模式图

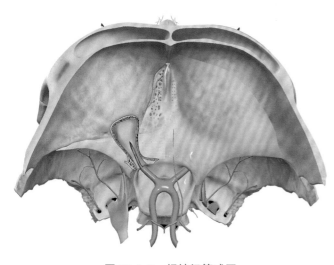

图 16-1-6　视神经管减压

手术的有效率为62%，虽然这个有效率不高，但对于挽救视觉功能是有益的。视觉功能作为神经系统最重要的功能之一，应该被积极挽救，即使仅恢复光感。

要求临床神经外科医生重视颅脑创伤视神经损伤问题，对颅脑创伤患者仔细查体以免漏诊，伤后第一时间CT薄扫骨窗像检查，如有视神经管减压手术适应证，争取尽早手术，并首选经鼻蝶入路的方法。

第二节　三叉神经痛手术
(Trigeminal Neuralgia Surgery)

三叉神经痛是最常见的颅神经疾病，表现为三叉神经分布区内反复发作的、阵发性剧烈疼痛。国内外报告发病率约为4/10万，患病率为182.8/10万人口。该病可分为继发性（症状性）和原发性两大类。多见于中年及老年人，随年龄的增长而增加。国内外报道女稍多于男，疼痛常位于单侧，右侧多见，双侧者少见。疼痛发作分布以三叉神经Ⅱ、Ⅲ支分布区最为常见，单纯Ⅰ支痛者较为少见（图16-2-1）。

【病因与发病机制】

三叉神经痛的病因和发病机制至今尚无明确的定论。现有外周学说、中枢学说和综合学说，结合三叉神经痛的各种临床现象和研究，笔者赞同综合学说的观点，可能是三叉神经外周端的某些刺激并在中枢异常叠加。

常见外周因素：① 血管压迫；② 肿瘤、表皮样囊肿、蛛网膜粘连；③ 岩骨嵴抬高、圆孔或卵圆孔的狭窄；④ 三叉神经炎症、多发性硬化、病毒感染；⑤ 脑干或丘脑内某些器质性病变也可导致本病发生。

【分类】

三叉神经痛按病因分为原发性三叉神经痛（又称特发性三叉神经痛）和继发性三叉神经痛（又称症状性三叉神经痛）。原发性三叉神经痛多由血管压迫所致；继发性三叉神经痛则由各种肿瘤和类肿瘤病变压迫或刺激所致。

三叉神经痛按疼痛特点分为典型三叉神经痛和非典型三叉神经痛。原发性三叉神经痛多为典型三叉神经痛；继发性三叉神经痛多为非典型三叉神经痛。

【诊断】

三叉神经痛的诊断主要依靠临床表现。

一、典型三叉神经痛

1. 疼痛的性质：三叉神经分布区阵发性剧烈疼痛，历时数秒至1～2 min，突然发作及停止，每次

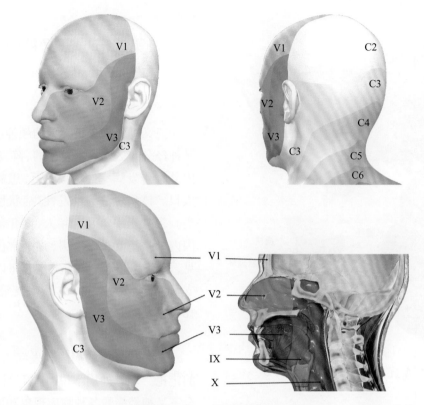

图16-2-1　三叉神经分布

疼痛情况相同。疼痛发作以白天居多，夜间睡眠中很少发生。疼痛发作常无先兆，为闪电样发作，性质犹如刀割、烧灼、针刺或电击样。有明确的间歇期，又称缓解期，间歇期疼痛完全消失。患者疼痛发作时偶有面部表情肌出现不自主抽搐，称为"痛性抽搐"。有的伴有流泪及流涎。有的皮肤发红、发热、发凉或剧痒；有的不停咀嚼或咂嘴以减痛；有的突然木呆而不敢多动。患者常以手掌紧按面部或用力揉搓，长此造成患者面部皮肤粗糙、增厚，眉毛脱落、稀少。疼痛发作时患者十分痛苦，早期卡马西平治疗有效。

2. 疼痛部位：三叉神经痛的疼痛部位仅限于三叉神经分布区，多为单侧，右侧居多，两侧疼痛者极少见（0.6%～5.3%）。发病初期疼痛常仅在某一支分布区内，以后可逐渐扩散。最常见的是Ⅱ支、Ⅲ支分布区内，其次是单纯Ⅱ支或Ⅲ支，三支同时受累者少见，单纯Ⅰ支者亦少见。

3. 发作频率：间歇性发作、可自行缓解，自然间歇期可达数月至数年。随着病程加长，发作频率增加，疼痛程度加重，自然间歇期缩短、甚至终日发作。自愈者极少见。

4. 疼痛触发点：半数以上患者可有疼痛触发点，称为"触发点"或"扳机点"，是典型三叉神经痛的重要临床表现。多在唇、鼻翼、眉、口角、门犬齿、上腭、颊黏膜等处，轻微触动即可引起疼痛发作。如谈话、进食、洗脸、刷牙或风吹等也可引起发作，以致患者对自己的行动极为小心，甚至畏惧进食、洗脸、漱口等，使面容污秽，身体营养不良。

二、非典型三叉神经痛

疼痛的表现与典型三叉神经痛相似，但疼痛时间长甚至为持续性疼痛，可有阵发性加重，过后疼痛不完全消失，即缓解期疼痛不能彻底消失，又称"背景痛"。常无"扳机点"。随着疾病的发展，逐渐出现颅神经、小脑或脑干功能障碍。

【神经系统检查】

原发性三叉神经痛患者虽疼痛剧烈，但神经系统检查却无阳性体征发现。如发现有三叉神经分布区的感觉障碍（尤其角膜反射迟钝或消失）或咀嚼肌无力萎缩、面瘫、听力下降等颅神经功能障碍，以及共济失调等神经系统异常时要考虑到继发性三叉神经痛。

【辅助检查】

通常采用CT和MRI检查，可对颅内占位性病变引起的继发性三叉神经痛诊断提供帮助，而对原发性三叉神经痛的诊断意义不大。近年来人们通过MRI的一些特定检查序列，观察和确认三叉神经REZ相关血管的位置关系以明确三叉神经痛的微血管压迫病因，为微血管减压术提供了可靠的治疗依据(图16-2-2)。

【鉴别诊断】

根据病史、发作部位、性质及触发点，检查有无神经系统异常，一般易于确诊，但需与其他面部疼痛相鉴别。

1. 舌咽神经痛：疼痛性质与三叉神经痛相同，易与三叉神经第Ⅲ支痛相混。舌咽神经痛部位在一侧舌根、软腭、扁桃体和咽部，少数表现为耳部疼痛，但多在耳深部或耳后。由吞咽动作诱发，如以4%可卡因喷涂于咽部，疼痛消失即可诊断。此外，部分舌咽神经痛可伴发三叉神经痛。

2. 中间神经痛：表现为一侧外耳道，乳突部灼痛，局部可有带状疱疹，此外，还可见到周围性面瘫，味觉及听力下降。本病疼痛发作时间较长，重者可向面部、舌外缘、咽部及颈部放射。

3. 蝶腭神经痛：疼痛发作时鼻黏膜充血、阻塞，流泪，疼痛限于颜面下部，可向颈、肩、上肢放射。做蝶腭神经节麻醉(用4%可卡因棉片填入中鼻甲后端上方)即可制止疼痛。

4. 丛集性疼痛：本病亦表现为一侧面部疼痛，主要位于眼、颞部。该病发作时间长，可伴有颜面潮红，结膜充血、流泪、局部多汗及脉缓等，而且颞浅动脉搏动明显。用抗组织胺药物有效。

5. 牙痛：三叉神经痛常误诊为牙痛，往往将健康牙齿拔除，甚至拔除全部牙齿仍无效，故应注意。牙病引起的疼痛为持续性疼痛，局部有压痛及致痛病变，X线及牙科检查可确诊。

6. 副鼻窦炎：如额窦炎、上颌窦炎等，为局限性持续性痛，可有发热、鼻塞、脓涕及局部压痛等。

7. 青光眼：单侧青光眼急性发作勿误为第一支痛，青光眼为持续性痛，可有呕吐，伴有球结合膜充血、前房变浅及眼压增高等。

8. 颞颌关节炎：颞颌关节区持续性痛，关节运动障碍并有压痛，疼痛与下颌活动关系密切，X线及专科检查可确诊。

9. 偏头痛：疼痛部位超出三叉神经范围，发作前多有视觉先兆。如视力模糊，黑点或闪光等，可伴呕吐。疼痛为持续性，时间长，约半天至1～2天。

10. 多发性硬化：1%的多发性硬化患者可出现三叉神经痛。对于双侧三叉神经痛患者应警惕多发性硬化的可能。

11. 带状疱疹后神经痛：好发于三叉神经第Ⅰ支区域，呈持续性灼痛，可在疱疹消退后数日、数月乃至数年后发生。疼痛区皮肤可有白斑、感觉障碍。对此类患者应详细询问病史，做出明确诊断，否则，如误诊为原发性三叉神经痛，用显微血管减压术或神经切断术治疗均无效。

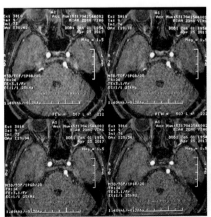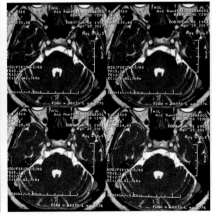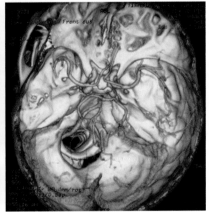

图16-2-2　MRI和CTA检查

【治疗】

一、药物治疗

对于三叉神经痛患者，无论是原发性、还是继发性，均可用药物治疗。一旦明确病因，应积极针对病因治疗。目前针对三叉神经痛应用最广泛、最有效的药物是卡马西平（Carbamazepine），它通过阻滞突触传导，发挥止痛作用。据统计，该药可使70%的患者完全止痛，20%的患者缓解，但长期服用此药，会产生耐药性。30%以上的患者出现不良反应，主要有嗜睡、眩晕、消化障碍及皮疹等。用法：初服0.1 g，每日2次。无效时增加药量及服用次数，但每日不能超过1.2 g。有效后，应将药量减少至最低有效剂量。此外，治疗三叉神经痛的药物还有苯妥英钠、加巴喷丁和普瑞巴林等，但疗效都不如卡马西平。

二、手术治疗

除外继发性三叉神经痛后，对于药物治疗无效或不能耐受药物不良反应的患者，可选用适宜的、患者能接受的手术方式进行治疗。

（一）三叉神经周围支封闭

手术通过注射的药物直接作用于三叉神经，使之变性，造成传导阻滞，而得以止痛。常用的封闭药物有无水乙醇和甘油。注射酒精时患者疼痛感较重，而止痛时间多较甘油长；注射甘油时患者痛苦很小，止痛效果快，且能保留触觉。甘油的效果总体好于乙醇。周围支封闭时，依照疼痛部位寻找受累的三叉神经分支或周围支。周围支封闭操作简单、安全，但疗效不能持久，一般可维持3～8个月，很少超过1年。该手术方法，尤其适用于老年体弱不宜采用其他方法治疗的患者。

1. 眶上神经封闭术：患者仰卧位，不必剃眉毛，局部消毒后铺孔巾。术者左手摸到眶上孔或切迹后，右手持2 mL注射器连接9号针头，当刺中眶上神经时，患者有向额颞的放射痛，回抽无血时，先注入2%利多卡因0.5～1 mL，待神经分布区针刺痛感消失，再缓慢注入无水乙醇或甘油0.5～1 mL。

2. 眶下神经封闭术：体位与消毒同上，在眼眶下缘至口角的中部先摸到眶下孔，于鼻翼旁1 cm处进针，斜向上方穿刺，找到眶下神经孔，当刺中神经时，患者有放射性串痛。注药同眶上神经封闭术。操作时注意轻柔和深度，以免刺入眶内或上颌窦。

3. 上颌神经封闭术：患者侧卧位，常规消毒铺孔巾，用9号腰穿针。穿刺点位于外耳孔前颧弓中点，由颧弓下、喙突前方进入。进针方向为圆孔，穿刺角度采用头颅矢状面及冠状面上进针与垂直线间呈30°，深约5 cm，当刺中神经时即有与发作相似的疼痛。回抽无血、无脑脊液时，再注入利多卡因及乙醇或甘油，乙醇或甘油的注入量可以稍多于眶上、下神经封闭。

4. 下颌神经封闭术：穿刺点同上颌神经，但方向不同，垂直进针达翼板，再刺向后上方，深度约5 cm，于翼板后上方第3支神经通过卵圆孔处找到下颌神经，并有与发作相似的疼痛（图16-2-3）。注

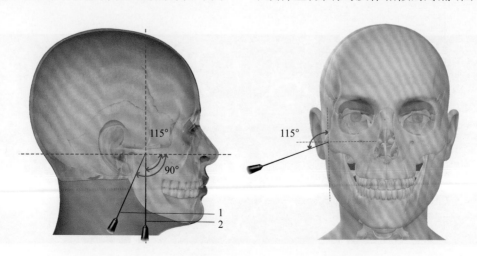

图16-2-3 1.上颌神经穿刺方向 2.下颌神经穿刺方向

药同上颌神经封闭术。

穿刺方向偏前，可刺激耳颞神经引起耳前疼痛；穿刺方向偏后时，可刺到耳咽管，引起耳深部疼痛。如刺入颅内导致药物进入蛛网膜下隙，可导致严重反应，如头晕、恶心、呕吐，可见水平性眼球震颤。如出现不适或异常反应，要立即停止注药，给予对症治疗。

（二）半月神经节封闭

半月神经节又称Gasserian神经节，位于中颅窝岩骨尖表面硬膜夹层的Meckel腔内，三叉神经的眼支、上颌支和下颌支感觉根均在此处汇合、并扩大为新月形的神经节。半月神经节封闭术用于三叉神经Ⅱ、Ⅲ支痛或Ⅰ、Ⅱ、Ⅲ支痛。半月神经节的穿刺是通过卵圆孔。

目前，大多采用Härtel穿刺法，穿刺点位于嘴角旁2 cm，针尖对准同侧瞳孔与外耳道前3 cm的颞颌关节，深度7～8 cm。穿刺可在X线机、CT、导航或机器人引导下进行。当刺入卵圆孔时，患者即刻出现下颌区放射痛，则再推进0.5～1 cm时上颌部出现剧烈疼痛既确认进入了半月神经节，再缓慢注入无水酒精或甘油0.5 mL（图16-2-4）。

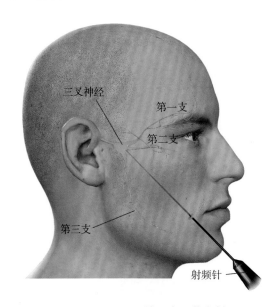

图16-2-4 三叉神经半月节穿刺

此项治疗方法疗效较持久，但操作较周围支封闭术难，可引起如神经性角膜炎等并发症。治疗总有效率72%～99%，早期复发率20%，5～10年复发率达50%。

（三）半月神经节后根经皮射频热凝治疗

经皮穿刺半月神经节射频热凝术治疗三叉神经痛是一种安全、简单、患者易于接受的治疗方法，疗效可达90%以上。射频热凝术治疗三叉神经痛的理论依据是可选择性破坏无髓鞘传导痛觉A及C细纤维，而保留了有髓鞘的传导触觉的粗纤维。

本法适用于正规药物治疗无效或不能难受药物不良反应的患者；三叉神经及半月神经节封闭术治疗无效者；各种手术治疗后复发的患者；老龄、不能或拒绝开颅手术者。

穿刺方法同半月神经节封闭。将射频针电极插入半月神经节，对靶点进行毁损，通电后逐渐加热至65～75℃，持续时间60 s。对多支疼痛患者可以同时多靶点毁损，复发后再次射频热凝通常有效。

（四）经皮穿刺三叉神经半月节球囊压迫术

经皮球囊压迫三叉神经节是一种治疗原发性三叉神经痛的组织介入的方法，此方法为马伦（Mullan）和利希托（Lichtor）于1983年发明，具体方法是经皮穿刺卵圆孔，将球囊导管置入Meckel腔，行半月神经节的球囊加压，通过外压力改变三叉神经节的解剖位置，并降低了感觉神经的敏感性。神经节经过球囊压迫之后，会出现序列性的神经组织学改变，对于大的有髓神经纤维选择性地受到破坏、脱髓鞘。压迫对于小的有髓神经纤维及无髓神经纤维不产生明显作用。针对老龄、一般情况较差、能够接受面部麻木症状的患者，球囊压迫术是治疗三叉神经痛适宜、可靠的治疗方式。

（五）眶上神经撕脱术

三叉神经周围支撕脱术包括眶上神经、眶下神经和下齿槽神经。由于眶下、下齿槽神经撕脱术并不比圆孔和卵圆孔封闭治疗优越，因此，临床应用价值不大。

本手术适用于眶上神经分布区域疼痛的患者，或用于不适合行三叉神经微血管减压手术的患者。

手术方法：① 取仰卧位，剃掉或不剃眉毛，浸润麻醉。在眉毛内眶上神经对应部位作1 cm长横切口。② 暴露眶上和滑车上神经：切开皮肤后直达骨膜，于骨膜外向上、下分离，找到眶上孔及发出的眶上神经，其内侧为滑车上神经。③ 分离眶上神经后，切断神经，用血管钳分别夹住远和近端，旋转血管钳，将两端的神经均去除（图16-2-5），以达到延长疗效的目的。同时将滑车上神经切断和撕脱，疗效会更好。

术中注意仔细分离好两支神经，撕脱前，血管钳多缠绕些神经，撕脱出尽可能长的一段神经。

术后局部敷料缠紧，减少眼眶部肿胀。

（六）三叉神经感觉根部分切断术

该手术不应作为三叉神经痛的首选外科治疗方法，仅适用于手术探查未发现压迫神经的血管或粘连组织，或者无法将它们安全、有效地与三叉神经分离，才考虑实施该项治疗。1891年，霍斯利德（Horsleyd）等首次报告了三叉神经根切断术式，以后不断的得以完善。

1. 经颞下三叉神经根切除术：又称Frazier手术。方法为：在颅中窝暴露半月节及后根，选择性切断Ⅱ、Ⅲ支感觉纤维，保留第Ⅰ支和运动支。术后复发率约15%，部分患者可有术后面部感觉异常及麻木性疼痛。此手术目前已较少用。

2. 经后颅窝入路后根切断术：又称Dandy手术。方法为：在小脑桥脑角区暴露三叉神经后根，将其后下2/3～3/4切断。该手术可选择性保留第一支和运动根，复发率低于5%。对怀疑颅后窝有病变者、在实施血管减压术中未发现血管压迫神经根者以及术后复发者均可采用此手术。

3. 三叉神经脊束切断术：手术自枕大孔进入，暴露脊髓背侧面及外侧面，在闩平面或以下4～8 mm处切断三叉脊束或破坏尾状核。本手术止痛范围广，可保留面部触觉及角膜反射，不影响运动支。主要适用于口腔、鼻咽癌引起的面部疼痛，双侧三叉神经痛及Ⅰ支痛。手术效果及并发症与手术定位及切割范围有密切关系，手术风险高且复发率较高，目前很少使用。

（七）三叉神经根微血管减压术

三叉神经根微血管减压术（microvascular decompression, MVD）由詹尼塔（Jannetta）于1967年首先提出，故又称Jannetta手术。手术适应于影像学检查确有血管压迫的三叉神经痛患者，无全麻手术禁忌证者。

手术方法：① 全麻后侧卧位，头架固定。② 取乙状窦后入路，患侧耳后、发际内横向或纵向直切口。③ 显露横窦及乙状窦，开3 cm×2.5 cm大小骨窗。④ 剪开硬脑膜、牵开小脑，剪开蛛网膜，释放脑池脑脊液。⑤ 显微镜下暴露小脑桥脑角，见面听神经和位于其上方深部的三叉神经和脑桥。⑥ 对三叉神经全程仔细探察，尤其是近脑干端。压迫神经根的血管最常见的是小脑上动脉，其次是小脑前下动脉或椎动脉，有时也可见多支动脉压迫以及动脉和（或）静脉压迫。⑦ 发现压迫神经根的血管后，将其游离，然后垫入Tefleon片，使血管和神经分离（图16-2-6）。

本手术最大的优点是可以保留三叉神经功能，手术近期有效率为95%左右，远期复发率最高可达30%。如复发可行后根切断术。目前一般认为，MVD手术可以作为原发性三叉神经痛的首选手术治疗方法。采用内镜手术实施血管减压，可对手术野更仔细观察，提高手术效果，减少手术损伤。

手术结果分为4级：

1. 优：无须服用药物疼痛完全缓解。

2. 良：疼痛缓解但须间歇服用低剂量药物，卡马西平 < 600 mg/d。

3. 中：疼痛缓解但须服用高剂量药物，卡马西

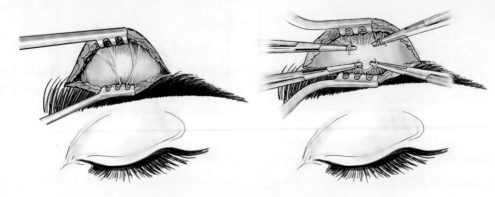

图16-2-5　眶上神经暴露及神经撕脱

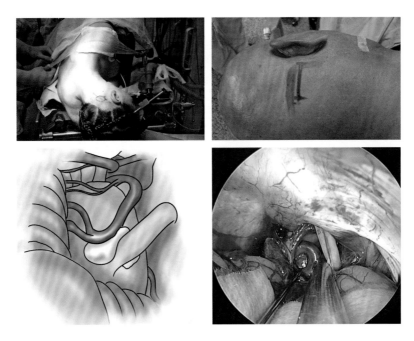

图16-2-6　切口及术中内镜下所见

平 > 600 mg/d。

4. 差：疼痛不缓解，服用药物无效。

（八）立体定向放射外科治疗

常用的立体定向放射外科治疗方法是γ-刀、X刀治疗。利用特定的放射源在CT或MRI引导下，通过准确的定位和治疗计划系统，精确对三叉神经节或其根部进行立体定向照射，使痛觉传入受阻而达到止痛效果，而周围正常神经组织不受损伤。其主要优点是创伤性小，并发症少，其有效率超过80%，其中完全止痛可达50%左右。多适用于原发性三叉神经痛，药物治疗无效或不能耐受药物不良反应者；三叉神经痛经手术治疗复发或无效者；不能耐受手术者；继发三叉神经痛的原发病灶已去除后仍发作者。

第三节　面肌痉挛手术
(Hemifacial Spasm Surgery)

面肌痉挛是指一侧面部肌肉（眼轮匝肌、表情肌、口轮匝肌）反复发作的阵发性、节律性、不自主的痉挛或者强直收缩。该病的特征为开始在眼眶周围肌肉，随后扩展到口角周围肌肉、严重的还可以累及面神经支配的其他部位肌肉。面肌痉挛不

但影响患者的工作、生活和社会交往，而且还可以导致患者功能性失明。

一、流行病学

面肌痉挛人群年发病率为(14 ～ 20)/10万，好发于40 ～ 50岁，女性多于男性，女性：男性= 2：1。面肌痉挛大多位于一侧，通常累及左侧多于右侧，双侧者仅占0.5%。亚洲人比白种人的患病率略高。

二、病因

目前仍将面肌痉挛分为原发性和继发性两大类。原发性面肌痉挛目前认为与原发性三叉神经痛一样，系因面神经根出桥脑段受血管压迫，最常见的导致面神经根受压的动脉包括小脑前下动脉、小脑后下动脉、椎动脉等，甚至存在静脉压迫所致的病例。继发性面肌痉挛指病因已明确者，继发性面肌痉挛可继发于以下情况：① 小脑桥脑角区占位性病变；② 小脑桥脑角区的血管畸形；③ 脑干病变、脑卒中、外伤、脱髓鞘病变；④ 中耳炎、结核性脑膜炎、后颅窝结构异常、Paget病；⑤ 腮腺肿瘤；⑥ 贝尔麻痹症。

三、发病机制

文献报道的最常见的导致面肌痉挛的原因是

血管的扩张或变异，压迫面神经的根出/入区。面神经根的出/入区是少突胶质细胞（中枢髓鞘形成）向雪旺细胞（外周髓鞘形成）过渡的区域，该区域受压导致轴突脱髓鞘。目前已经提出了几种理论来解释这种神经压迫在面神经根的出/入区是如何导致面肌痉挛的，包括"中心假说""周围假说""交感假说"，但是学说越多越说明没有一种是确切的、令人信服的。第一种假说是加德纳（Gardner）等提出的外周学说，该学说核心观点是脑动脉压迫覆盖有中枢性髓鞘的面神经，导致面神经受压处脱髓鞘病变。脱髓鞘后，神经纤维互相接触造成"短路"，兴奋或神经冲动向邻近的神经纤维横向扩散，这样会导致面神经异常地过度放电。第二种假说是莫勒（Moller）和詹尼塔（Jannetta）等提出的中枢学说，认为外周传入神经纤维的兴奋或者神经冲动导致面神经中枢神经核信号异常，从而导致神经核的异常放电，这种面神经核兴奋性亢奋导致受累侧面部肌肉不自主的肌阵挛性收缩。第三种学说——交感学说，认为面神经脱髓鞘暴露的神经纤维与责任血管壁上破损后的网状交感神经纤维接触，外周传入的兴奋经过交感神经纤维网络桥接，扩散到更多面神经纤维，导致面神经异常地过度放电，从而发生面肌痉挛。

四、临床表现

面肌痉挛通常从眼轮匝肌开始，先是下眼睑跳，范围逐渐扩大并向下发展，累及口轮匝肌、表情肌和颈阔肌。发作前多无先兆，发作时表现为肌肉快速频繁的抽动，每次发作数秒至数分钟，在间歇期一切如常人。发作可由面部的自主运动、咀嚼、瞬目或随意的表情动作所诱发，并可因情绪激动、紧张、劳累或阅读时间过长等因素加重，而休息或情绪稳定时症状减轻。发作严重者可终日抽搐不停，甚至睡眠中也可抽搐。有些患者可因眼睑强制性收缩导致睑裂变小，个别患者甚至面部肌肉也呈强直性收缩而致口角持续歪斜向病侧。面肌痉挛按严重程度分为5级，见二十三章表23-1-5 Cohen分级表。本病呈慢性病程，可迁延多年，对患者工作、精神和生活均产生一定影响。个别面肌抽搐者可伴发三叉神经痛（约占面肌抽搐患者的

0.8%）。2种症状各自发作，相互之间无明显联系。此外，某些患者还可伴有患侧耳鸣、听力下降等。原发性面肌抽搐患者一般无明显阳性特征，少数患者可因曾采用过针刺、封闭或射频热凝术等治疗而显示面肌不全瘫痪。

五、辅助检查

（一）电生理学评估

1. **异常肌电反应**（abnormal electromyograhic response，AMR）监测是面肌痉挛患者特有的电生理表现，潜伏期一般为10 ms左右，对面肌痉挛诊断有辅助价值。AMR监测方法：刺激面神经颞支，在额肌记录或者刺激面神经下颌缘支，在额肌记录。采用方波电刺激，波宽0.2 ms，频率0.5 ～ 1.0 Hz，强度5 ～ 20 mA。

2. **面肌电图**（electromyography，EMG）一般采用同芯针电极插入额肌、眼轮匝肌、口轮匝肌等，记录其运动单位变化情况。在面肌痉挛患者中EMG可记录到一种阵发性高频率的自发电位（最高每秒可达150次）。面肌痉挛患者进行肌电图检查时能够发现高幅F及异常肌反应波型；刺激面神经下颌缘支可诱发出眼轮匝肌的肌电位；面神经微血管减压术中肌电图监测发现一当压迫在面神经的血管被分离，面部异常肌电图即可消失。

3. **脑干听觉诱发电位**（brainstem auditory evoked potentials，BAEP）可反映整个听觉传导通路功能。主要观察Ⅰ、Ⅲ、Ⅴ波，潜伏期延长说明神经传导障碍。由于出现各波的发生源比较明确，因此对疾病的定位有一定价值，也可结合纯音测听综合评估术前前庭蜗神经的功能。

（二）影像学检查

CT、MRI检查：能对一些占位性、器质病变所导致的继发性面肌痉挛做出明确的诊断。最好选择MRI检查，对于无法接受MRI检查的患者应该进行头颅CT扫描。

MRI检查的意义在于明确和排除颅内的继发性病变，如肿瘤、脑血管畸形AVM、颅底畸形等，MRI检查的重要意义还在于明确与面神经存在解剖接触的血管，甚至显示出血管的类别、粗细以及对面神经的压迫程度。尤其是三维时间飞越法磁

共振血管成像（3D-TOF-MRA）已经成为MVD手术前常规的检查，以此为基础的MRI成像技术不断发展，已经能够360°显示与面神经存在解剖关系的所有血管（图16-3-1）。

六、诊断与鉴别诊断

本病根据典型病史及观察面肌痉挛情况常可做出临床诊断，但在诊断过程中应注意与以下疾病鉴别。

1. 面神经麻痹后的面肌抽搐：面神经损伤或面神经炎引起的面神经麻痹，恢复不完全时可以产生面肌抽搐。这种面肌抽搐常伴有瘫痪肌的挛缩或连带运动（如张口时眼睛不自主闭合），在进行自主运动如露齿时，抽搐侧的面肌并不收缩，而健侧面肌收缩正常，口角歪向健侧。

2. 梅杰综合征：患者常常以双侧眼睑反复发作的不自主闭眼起病，但随着病程延长，会逐渐出现眼裂以下面肌的不自主抽动，表现为双侧面部不自主的异常动作，而且随着病情加重，肌肉痉挛的范围会逐渐向下扩大，甚至累及颈部、四肢和躯干的肌肉。

3. 癔症性眼睑痉挛：常见于中年以上女性。痉挛仅局限于眼睑，抽动时双侧同步，但并不累计颜面下部的面肌。

4. 习惯性面部抽动：常见于儿童及青壮年，为短暂的强迫性面肌运动，呈双侧性，肌电图检查出现的肌收缩与自主运动时所产生的一样。

5. 舞蹈病及手足徐动症：可有面肌的不自主抽动，但均为双侧性，且伴有四肢的类似的不自主运动，可以鉴别。

6. 局限性癫痫：面肌局限性抽搐亦可能局限性运动性癫痫，但其抽搐幅度较大，并往往累及颈、上肢甚或偏侧肢体，或出现典型的大脑皮质运动区顺序扩散的局限性癫痫发作。仅仅局限于面部肌肉者并不多见，脑电图检查可见癫痫波。

7. 咬肌痉挛：为单侧或双侧咀嚼肌的痉挛，患者可出现不同程度的上下颌咬合障碍、磨牙和张口困难，三叉神经运动支病变是可能的原因之一。

七、治疗

对于原发性面肌痉挛，药物通常难以控制其发作。过去曾采用种种破坏性的方法造成面肌部分瘫痪来治疗本病，如酒精封闭、经皮穿刺面神经射频热凝术、面神经分支或主干大部分切断术、颅内面神经挤压术、面神经管内神经部分损伤术等等。近年来随着原发性面肌痉挛病因的明确，面神经根显微血管减压术（MVD）已成为首选的治疗方法，MVD手术的关键是如何辨识并妥善分离责任血管，大量文献报道AMR对MVD具有指导意

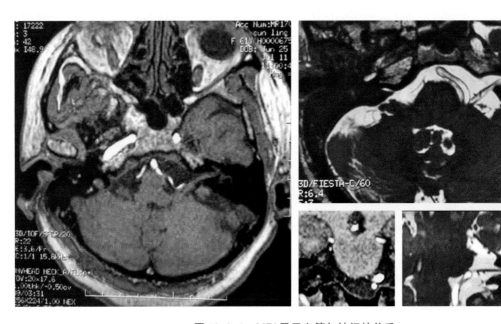

图16-3-1　MRI显示血管与神经的关系

义，AMR联合MVD治疗面肌痉挛可有效提高治愈率，并减少相关并发症。对于高龄不适于手术者或不愿接受手术者，采用肉毒杆菌毒素A（botulinum toxin A）封闭也有一定疗效。

（一）面神经根显微血管减压术

此种方法为加德纳（1962）和詹尼塔（1970）首先提出，治疗效果差异较大，国内外学者统计手术治愈率为71%～98%。

1. 手术方法：手术取颅后窝入路，暴露患侧小脑桥脑角，开放蛛网膜下隙释放脑脊液，待颅内压下降后，自后组颅神经尾端向头端锐性分离蛛网膜，使小脑与后组颅神经完全分离，全程探查面神经颅内段，对所有与面神经接触的血管进行分离、移位，并选择合适的方法进行减压（Teflon棉、胶水黏附或悬吊等）。术中须对蛛网膜进行充分松解，避免牵拉颅神经。术中应实时进行AMR及BAEP监测有助于提高手术效果，有条件的医院可以借助内镜进行多角度探查。

结束手术的主要依据：① 面神经4区探查完全；② 所有与面神经接触的血管均已被隔离；③ 神经电生理监测AMR波形消失。对于AMR波形持续存在的患者，尤其是波幅降低小于80%的患者，建议再次仔细全程探查，避免血管遗漏（详见第十一章电生理监测）。

近期文献报道术后90%以上的患者痉挛可以控制。其中多数患者痉挛立即停止，少部分患者在1周～6个月逐渐停止。取得确切疗效的关键是对责任血管的充分减压，避免责任血管的遗漏。引入神经内镜技术后，治愈率有所提高，长期随访的复发率约在5%～7%，复发的患者可考虑再次手术。

面肌痉挛术后疗效判定标准共分四级：① 痊愈（excellent）：面肌痉挛症状完全消失；② 明显缓解（good）：面肌痉挛症状基本消失，只是在情绪紧张激动时，或特定面部动作时才偶尔诱发出现，患者主观满意，以上两级均属"有效"；③ 部分缓解（fair）：面肌痉挛症状减轻，但仍比较频繁，患者主观不满意；④ 无效（poor）：面肌痉挛症状没有变化，甚至加重。

2. 术后并发症：MVD术后常见的并发症包括术后面瘫、眩晕、耳鸣、听力下降、吞咽困难、声音嘶哑、颅内出血、颅内感染、脑梗死、脑脊液漏等。其中以面瘫和听力障碍最为常见，暂时性面部轻瘫最常见（5.9%～15.4%），其次是暂时性听力缺陷（2.5%～13.8%）、脑血管意外（0.3%）、永久性面瘫（0.7%）、永久性听力损失（1.8%）、脑膜炎（0.9%）、局部感染（1.2%～2.6%）、脑脊液漏（1.3%～2.6%）、眩晕共济失调（2.4%）、耳鸣（1.3%～3.4%）、和其他颅神经麻痹（1.3%～17.9%）。尤其术后面瘫给人们带来了严重的生活、社交上的心理负担，其中包括术后24 h内出现的面瘫和迟发性面瘫。

（二）肉毒杆菌毒素A封闭治疗

此法目前也常采用，尤其适用于眼睑痉挛者。用肉毒杆菌毒素A注射主面神经的分支，造成部分面肌瘫痪，但不影响整体面部活动。一次注射可维持3～4个月，复发后可以再行封闭，但封闭次数过多后可能会造成永久性面瘫。用法及用量：采用上睑及下睑肌内多点注射法，即上、下睑的内外侧或外眦部颞侧皮下眼轮匝肌共4点或5点。如伴面部、口角抽动还需于面部中、下及颊部肌内注射3点。依病情需要，也可对眉部内、外或上唇或下颌部肌内进行注射。每点起始量为2.5 U/0.1 mL。注射1周后有残存痉挛者可追加注射；病情复发者可作原量或加倍量（5.0 U/0.1 mL）注射。但是，1次注射总剂量应不高于55 U，1个月内使用总剂量不高于200 U。

不良反应：少数患者可出现短暂的症状性干眼、暴露性角膜炎、流泪、畏光、复视、眼睑下垂、瞬目减少、睑裂闭合不全、不同程度面瘫等，多在3～8周内自然恢复。反复注射肉毒素后将会出现永久性遗留眼睑无力，鼻唇沟变浅，口角歪斜，面部僵硬等体征。

注意事项：发热、急性传染病者、孕妇和12岁以下儿童慎用；在使用本品期间禁用氨基糖苷类抗生素；应备有1 ∶ 1 000肾上腺素，以备过敏反应时急救，注射后应留院内短期观察。

第四节　舌咽神经痛手术
(Glossopharyngeal Neuralgia Surgery)

舌咽神经痛应准确地称为舌咽迷走神经痛，是一种在舌咽部及耳深部出现的反复发作的阵发性剧痛。20世纪初以前，本病常和三叉神经痛混为一谈。1910年魏森伯格（Weisenburg）首先报道了本病的临床表现，1921年哈里斯（Harris）提出舌咽神经痛是一种独立的颅神经痛。疼痛的性质与三叉神经痛相似，所以常与三叉神经痛混淆，甚至被误诊为三叉神经痛，但舌咽神经痛的发生率仅相当于三叉神经痛的1%～2.8%。本病通常发生在40岁以后，男女发病率无明显差别。疼痛大多发生于左侧，双侧疼痛者仅占2%。

【病因】

本病原因不明。舌咽神经痛可继发于各种舌咽神经周围的肿瘤、椎动脉硬化、动脉瘤、残留舌下动脉、蛛网膜炎、局部感染、茎突过长、茎突舌骨韧带骨化、舌咽神经颅外段的损伤、颈内动脉颅外端闭塞和颈外动脉狭窄致颈静脉孔附近的舌咽神经发生缺血性变化形成假性突触等。近些年多数学者认可詹尼塔于1977年提出的观点，认为这类疼痛的发病机制与原发性三叉神经痛相似，血管异常压迫舌咽神经是导致舌咽神经痛的重要原因。是由于异常血管的压迫，导致舌咽及迷走神经根丝受压处发脱髓鞘变性，使神经纤维之间形成"短路"而触发疼痛发作。

【临床表现】

主要表现为舌咽神经分布区反复发作的阵发性剧痛。发作情况与三叉神经痛相似。舌咽神经痛的部位在外耳道深部、扁桃体区、咽部、舌后部，也可仅限于某一处，如仅感外耳道深部或舌根疼痛。疼痛可放射至迷走神经支配区，感到外耳道深部、颞、乳突、面部、舌侧及下颌角等处的疼痛，故有的学者称为舌咽迷走神经痛。疼痛骤然发作，多无先兆，疼痛呈针刺、刀割、撕裂、烧灼、电击样，持续数十秒至数分钟，突然停止。每日发作数次或数十次，发作期过后，常有自然间歇期，在此期间，疼痛可以完全缓解。具有疼痛触发点的患者较三叉神经痛少见，也许因疼痛部位深在，不易为患者觉察。触发点多位于舌根、扁桃体或咽部，故常在做张口、伸舌、谈笑、进食、打哈欠、咳嗽、喷嚏、压迫耳屏、甚至走路、转动头部等动作时诱发疼痛。患者做这些动作时极其小心，唯恐触发疼痛。发病初期，间歇期可长达数月或数年，而后疼痛发作逐渐频繁，严重者终日发作不止。疼痛几乎都是单侧发作，双侧发作者较三叉神经痛更少见。在严重发作期，患者有时可伴有咳嗽、喉痉挛以及同侧唾液增多，也可伴有流涎、面红、出汗、耳鸣、流泪、血压升高、眩晕，偶伴有心律失常如心动过速、过缓、停搏，以及昏厥、抽搐等。疼痛亦可放射至三叉神经分布区，颈或肩部，有人认为是溢出现象。约25%的患者可同时有患侧三叉神经痛，有的患者还可伴有喉上神经痛等。

【诊断】

本病诊断主要根据临床表现，即疼痛的性质和部位。诊断一般并无困难，但勿与三叉神经第三支混淆。有疑问时可用1%丁卡因喷涂咽部，如疼痛缓解，对本病确诊则有参考意义。虽然丁卡因试验是目前唯一可行的鉴别方法，试验的准确性并不是很高，结果阴性者，如临床症状典型，不能除外本病的诊断，相反，结果阳性者，也不能绝对除外三叉神经痛。此外需与颅底、小脑桥脑角、后颅窝肿物等病变引起者相鉴别，这些继发性的舌咽神经痛多有其他颅神经障碍或其他的神经系统局限体征。

MRI检查可以查明血管与神经的关系（图16-4-1）。

【鉴别诊断】

1. 三叉神经痛：三叉神经第Ⅲ支痛易与舌咽神经痛混淆，但三叉神经痛时，疼痛部位在舌前部而非舌根，通常累及下颌神经的分布区，不向外耳道放射，疼痛触发点在下唇、颊部或舌尖等处。必要时可做丁卡因试验或用普鲁卡因局部封闭三叉神经第Ⅲ支，以资鉴别。

2. 喉上神经痛：喉上神经乃迷走神经的分支。该神经疼痛可单独存在，也可与舌咽神经痛伴发。疼痛发作常起自一侧的喉部，该处常有显著压痛，如在该区行局麻，往往疼痛暂获缓解。

3. 中间神经痛：为一侧耳部剧痛，发作时间较长，常伴外耳道或耳廓疱疹，有时可引起周围性面瘫。个别不典型者仅表现为耳痛，与单纯表现为耳痛的舌咽神经痛不易区别。有人认为，对这种患者行手术治疗时除切断舌咽神经根外，还需同时切断中间神经根，以确保治疗效果。

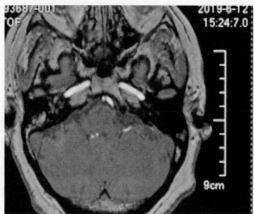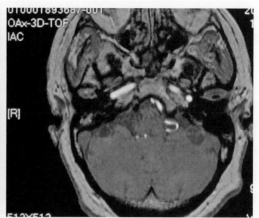

图16-4-1　MRI所示神经与血管的关系

4. 继发性舌咽神经痛：疼痛常为持续性，有阵发性加重，无触发点。检查中可见患侧有某种舌咽神经功能障碍（如舌咽部感觉和舌后部味觉减退、咽反射迟钝、软腭运动无力等）或其他阳性神经体征，以及有局部病变发现（如鼻咽部肿瘤），必要时可做特殊辅助检查，如CT脑扫描、摄颅底或颅骨片等。

【治疗】

1. 药物治疗同三叉神经痛。

2. 经皮穿刺舌咽神经射频热凝术：有前外侧及颈外侧穿刺颈静脉孔处岩神经节，当今可以应用定向穿刺和射频热凝技术破坏位于颈静脉孔处的舌咽神经和迷走神经。在患侧口角外2.5 cm处进针，进针过程中用摄颅骨侧位片及颅底片的方法，引导电极针进入颈静脉孔，继用0.1～0.3 V的脉冲电流刺激以精确定位，待病人在刺激后出现咽痛、耳痛、咳嗽等，说明已命中神经，接通射频电流，逐渐加温热凝，加热至60～65℃，历时1～1.5 min破坏神经。术中可能出现血压下降，心跳变慢甚至停搏等，须在血压及心脏监护下施行。本手术在热凝破坏神经中感觉纤维的同时，不可避免地会破坏运动纤维，术后会引起声带麻痹，所以本治疗不适合原发性舌咽神经痛，仅适用于已造成声带麻痹的头颈部恶性肿瘤所引起的继发性舌咽神经痛患者。

3. 颅内舌咽神经根切断术：自颅后窝入路，在小脑桥脑角下方显露舌咽神经和迷走神经根丝，切断舌咽神经根丝的同时，进一步切断迷走神经上部的1～2根丝，这有助于提高手术效果。据统计，术后立即止痛者达90%，术后复发率不高，极少数术后复发者可行第二次手术。舌咽神经切断后有同侧舌后1/3味觉丧失，软腭、扁桃体区及舌根部麻木，轻度软腭下垂，短暂性吞咽困难，给患者造成的痛苦不大。

4. 舌咽神经微血管减压术：詹尼塔（1997）认为血管压迫是引起此病的病因。在手术显微镜下，可看到椎动脉或小脑后下动脉跨越并压迫舌咽及迷走神经根丝，将血管分离开，在血管与神经之间垫入涤纶棉将两者隔开（16-4-2）。

手术中患者有时可产生心血管反应，如持续或暂时的高血压等。有人主张手术时先将舌咽神经与迷走神经之间增厚粘连的蛛网膜切开，再做上述分离术，可减少术中心血管反应。该手术已经日趋成熟，有比较高的有效性和比较低的风险。

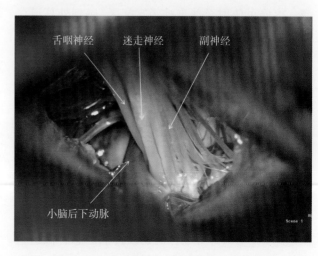

图16-4-2　舌咽神经微血管减压术术中所见

第五节 面神经重建技术
(Facial Never Reconstruction Technique)

颅神经重建是重要的善后工作,他可以改善患者的生活质量。神经外科主要涉及面神经重建。

引起面神经损伤麻痹的疾病:外伤、感染、卒中、肿瘤。常见的肿瘤有:前庭神经鞘瘤、面神经鞘瘤、CPA脑膜瘤以及表皮样囊肿(胆脂瘤),其中神经外科最常见的是前庭神经鞘瘤相关的面瘫。面瘫不但影响美观,还会影响咀嚼功能和角膜,甚至对患者的心理造成影响。

面神经是人体内骨管中走行最长的神经,由运动纤维、副交感神经分泌纤维、味觉纤维及感觉纤维组成。面神经从中心到外周主要分为四段(图16-5-1):① 小脑脑桥角段(颅内段、脑池段);② 内听道段;③ 面神经管段(颞骨内段);④ 颅外段(颞外段)。

颅外段最终分为5个周围支,5个周围支与三叉神经广泛联系。

神经纤维的6个特点:① 绝缘性:不相互干扰;② 双向性:但特定环境仅向一个方向;③ 不衰减性:强度、频率与刺激强度和距离;④ 不疲劳性:不直接消耗Na^+、K^+;⑤ 高速性:120 m/s;⑥ 可再生。正是因为神经纤维有再生的特性,为我们进行神经修复提供了可能。

一、面神经功能评估

(一)面神经功能分级

见表16-5-1。

依据House-Brackman面瘫分级(简称H-B分级),可将面神经功能分为好、中、差,Ⅰ～Ⅱ级为好,Ⅲ级为中,Ⅳ～Ⅵ级为差。Ⅰ～Ⅲ级为可接受的面神经功能,又称有效面神经功能。

近些年面神经保留率大幅提高,较大的神经外科中心都可以达到90%以上,但有效面神经功能比例不高,面瘫还是主要并发症,4级以上面瘫约占8.5%。

(二)神经变性评估手段

1. 传导速度:损伤以下神经变性潜伏期延长。

2. 神经电图(ENOG):评估神经变性的百分数。

3. 肌电图(EMG):一般神经麻痹3周出现纤颤,表明神经开始变性。

二、手术适应证与手术时机

H-B分级Ⅲ级以上的面神经功能不但影响患者的美观,还容易引发暴露性角膜炎,严重的甚至造成失明,故Ⅲ级以上患者应该施行面神经修复手术。手术适应证涉及面神经保留和未保留2种情况。

1. 术中证实面神经结构完全消失(面神经未保留者)。

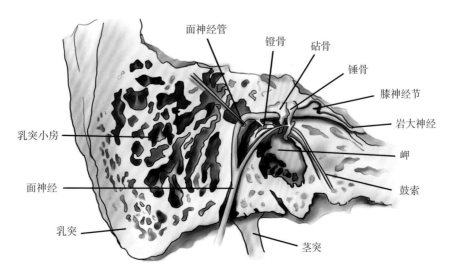

图16-5-1 面神经自内耳门至茎乳孔走行及分支

表 16-5-1　House-Brackman 面瘫分级

级别	分类	特征
I	正常	所有面部功能均正常
II	轻度异常	总体观：仔细检查发现轻微的力弱；可能有非常轻微的连带运动 静止时：面部对称，肌张力正常 运动时： 　前额：运动功能中等到良好 　眼：可轻松完全闭眼 　嘴：轻度不对称
III	中度异常	总体观：面部两侧明显不同但未损伤外貌，有可以观察到的但并不严重的连带运动、痉挛、和（或）面部痉挛 静止时：面部对称，肌张力正常 运动时： 　前额：轻微到中度运动 　眼：用力完全闭眼 　嘴：尽最大努力仍有轻度无力
IV	中重度异常	总体观：面部无力和/或伴有损伤外貌的面部不对称 静止时：面部对称，肌张力正常 运动时： 　前额：无运动 　眼：不能完全闭眼 　嘴：尽最大努力仍有不对称
V	重度异常	总体观：几乎不能察觉到运动 静止时：面部不对称 运动时： 　前额：无运动 　眼：不能完全闭眼 　嘴：轻微运动
VI	完全瘫痪	没有任何运动

2. 术中面神经解剖保留，但术后出现：① 面瘫 H-B 分级在 Ⅳ 级及以上者；② 神经电图（ENOG）变性值 > 90%，最小兴奋值大于健侧 3.5 mA。

手术时机与适应证相辅相成，同样非常重要，也有如下两个方面。

1. 面神经未保留者，尽早做修复。

2. 面神经解剖保留者：① 观察 6 个月，无恢复迹象，甚至继续加重；② 任何情况下均应 < 1 年。

由于面神经与三叉神经的广泛联系，个别前庭神经鞘瘤的患者，虽然术中未保留面神经结构，但术后病人还能保留有效的面神经功能。这种患者不需要施行面神经重建。

手术医生难以把控的是虽然面神经结构保留，但术后无有效面神经功能的患者，我们需要给他多长时间的观察期或恢复期？时间短有些患者还在恢复，时间长面神经远端已经变性，神经的修复大约需要一年的时间，但半年后的再恢复程度非常有限，再等待而丧失神经重建的最佳时期不值得。

三、用于面神经重建的移植神经

理想的移植神经应满足如下 3 个条件：① 移植神经的外径与面神经相当；② 有足够的长度；③ 移植神经切除后不给患者造成严重的后果。

耳大神经和腓肠神经是最适合的用于面神经修复的桥神经。耳大神经大小与面神经相当，有分支可以使用，距离手术区近是其优点，但其可供移植的长短有限，通常仅为 10 cm。腓肠神经最长可提供 40 cm 与面神经相适应的移植神经，许多病例

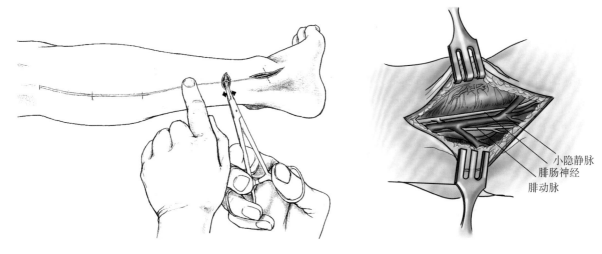

图 16-5-2　腓肠神经的切取方法（源自 Samii W.Draf 颅底外科学）

可取到有分支的移植神经。切取腓肠神经仅引起同侧脚外侧的感觉丧失。神经移植区和供区有一定距离的优。点是可以同时进行手术，无须担心肿瘤的污染等；缺点：需要单独消毒和铺单。

　　耳大神经的切取：在耳后从耳根部上方到乳突尖做切口，皮下即可显露耳大神经，根据所取神经的长度一直可分离到胸锁乳突肌后缘中上 1/3 交点处。如需要可同时切取相应大小的耳大神经的分支，从外周向中心部分离，连同耳大神经主干一起切取。

　　腓肠神经的切取：患者取侧卧位或俯卧位，通过跟骨尖和外踝连线的前中 1/3 交点，平行于外踝的后缘做切口。腓肠神经的主干位于小隐静脉的内侧，沿手术切口以止血钳顺神经方向钝性分离，将神经游离后便可在外踝上方 10～15 cm 处再做一小口，同样游离该腓肠神经，根据所取神经的长度在适当水平切断神经，用止血钳拉出（图 16-5-2）。

四、面神经重建技术

（一）神经吻合方法

　　神经吻合的方法有神经外膜吻合法、神经束膜吻合法和神经外膜—神经束膜联合吻合法，束膜吻合法较外膜吻合法更可靠。面神经重建中依据残存面神经结构，选择适当的吻合方法（图 16-5-3）。现今临床多选取联合缝合法。

（二）面神经重建术式

　　面神经重建按部位分为颅内面神经重建和

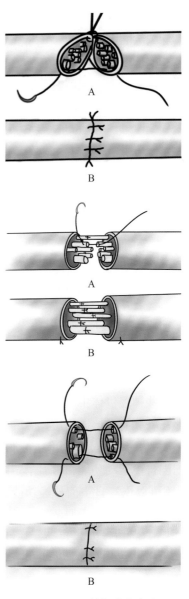

图 16-5-3　神经吻合方法

颅外面神经重建，一般采用颅外面神经重建的方法。

面神经重建还可以分为直接重建、间接重建和交叉重建。直接重建是指依然用面神经近心端进行修复；间接重建是指依靠其他神经近心端的修复；交叉重建是指借助对侧面神经的重建。

1. 直接重建有2种术式：① 直接吻合，即面神经断端的直接吻合；② 神经移植，即当面神经的长度不够，需借助耳大神经、腓肠神经等桥神经进行面神经端—端修复（图16-5-4）。

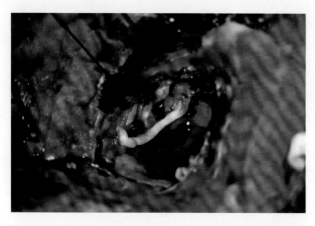

图16-5-4　借助腓肠神经移植，施行颅内段面神经直接修复

2. 间接重建有4种术式：① 副神经—面神经吻合术；② 咬神经—面神经吻合术；③ 膈神经—面神经吻合术；④ 舌下神经—面神经吻合术。

3. 交叉重建：也是间接面神经重建的一种，是用腓肠神经交叉对侧面神经吻合。

间接面神经重建有赖于其他颅神经或对侧面神经发出芽生纤维，两端的神经鞘细胞增生，形成带状的合体细胞，将其他颅神经与面神经断端连接。在上述这些神经供体中，面神经中枢端与舌下神经之间存在着固有的协同作用，舌下神经的效果最好。舌下神经—面神经吻合术有良好的静态张力和嘴角周围自主运动功能，但眼睛周围的运动稍差，经过训练可以恢复自主面神经功能，舌下神经做供体的代价是舌肌瘫和舌肌萎缩，如选取部分舌下神经又会影响面神经恢复效果。副神经—面神经吻合术的效果较差，后期患者抬起上臂困难，并且会出现抬起上臂时面部连带运动，有些患者失去副神经后有永久的不适和疼痛。面神经跨面吻合术是通过皮下隧道，用移植神经将正常侧面神经的分支与病变侧面神经进行吻合，面神经跨面吻合的效果尚不能与直接神经修复以及舌下—面神经吻合术相比。

五、常用重建方式

（一）副神经—面神经吻合术

优势：供体神经容易获取；面部静态张力恢复较好。

不良反应：胸锁乳突肌、斜方肌萎缩；上肢抬举困难；面部运动协同效果差。

手术方法见图16-5-5。体位：仰卧侧头。切口：耳屏后沿下颌支后L形切口。

（二）咬神经—面神经吻合术

咬神经—面神经吻合术的优点是能有效恢复表情运动；缺点是对静态张力改善效果差，粗细不匹配。

有5种吻合方式：① 咬神经—面神经直接吻合术；② 咬神经—桥神经（耳大神经、腓肠神经）—面神经吻合术；③ 咬神经—面神经颞支或颊支端—端（或端—侧）吻合术；④ 咬神经—面神经颞支或颊支端—端（或端—侧）吻合术+面神经—舌下神经端侧（或端—端）吻合术；⑤ 咬神经—面神经颞支或颊支端—端（或端—侧）吻合术+面神经—副下神经端侧（或端—端）吻合术。

手术方法见图16-5-6。体位：仰卧侧头。切口：耳屏前及下颌支后S形切口。

（三）舌下神经—面神经吻合术

优势：面部静态张力恢复良好，面部运动协同效果尚可。缺点：舌肌萎缩、咀嚼和发音障碍、声门功能障碍、病理性连带运动。

手术方法：取仰卧位，头转向对侧，垫高头颈部。切口上自耳后乳突尖上2 cm，向前绕至胸锁乳突肌前缘，沿胸锁乳突肌前缘向下至下颌角下3 cm止（胸锁乳突肌中点）或拐向前2 cm。切开皮肤、浅筋膜、深筋膜。干胸锁乳突肌附着的前缘、二腹肌后腹的上缘、腮腺和外耳道软骨的后缘深入，朝向茎乳孔，确认面神经颅外段主干。面神经主干位于肌肉附着处的上方，二腹肌后腹的内侧，外耳道软骨的后缘深面。该部位的操作要轻柔，顺面神经走

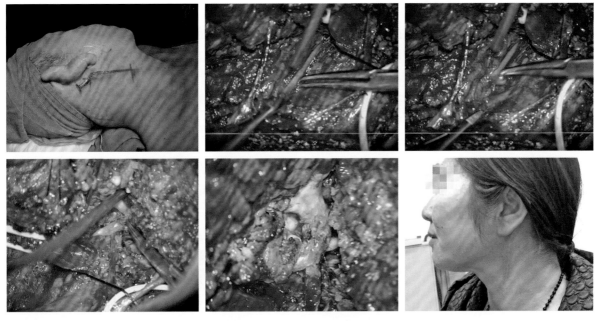

图 16-5-5 副神经—面神经吻合术

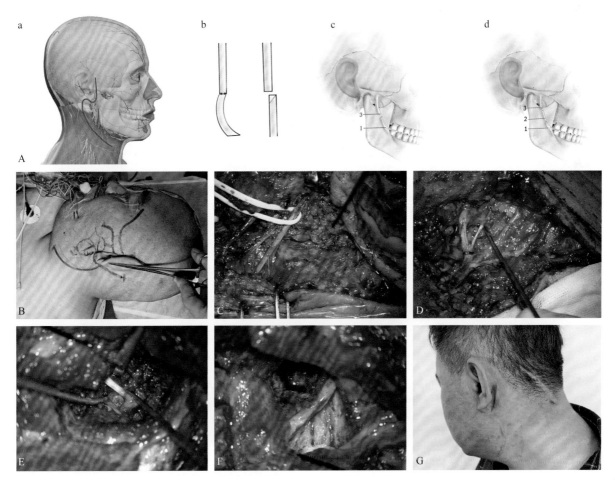

图 16-5-6 咬神经—面神经吻合术。A 示意图，其中 A-a 为切口示意图，A-b 为咬神经与面神经横径不匹配时吻合方式示意图，A-c 为咬神经—面神经直接吻合（1. 面神经；3. 咬神经），A-d 为咬神经—面神经通过桥神经吻合示意图（1. 面神经；2. 桥神经；3. 咬神经）；B. 患者皮肤切口；C. 耳大神经；D. 面神经；E. 咬神经；F. 咬神经与面神经颞支端侧吻合；G. 患者左侧听神经瘤切口及面神经—咬神经吻合术后皮肤切口愈合情况

行方向分离，以免腮腺及周围解剖结构破坏并损伤面神经。在近茎乳孔处确认面神经主干后，于腮腺包膜外游离腮腺后缘，抬起腮腺浅叶，向面神经远端追踪至面神经分叉处。随后在二腹肌后腹下缘与胸锁乳突肌前缘交汇处，打开血管鞘，舌下神经主干位于颈内静脉内侧，即颈静脉和颈动脉之间，向下越过颈总动脉分叉部，分为主干和降支。向远端游离主干和降支至适量的长度剪断，将舌下神经主干向上自二腹肌下方穿过，提到茎乳孔前方，接近

面神经主干，与面神经远端在无张力下端—端吻合。舌下—面神经间吻合束膜较困难，多采取外膜和束膜联合吻合的方式。再将舌下神经降支与舌下神经主干吻合，保留舌下神经的部分功能（图16-5-7）。

除了上述吻合方式外，舌下神经与面神经间还有许多种吻合方式（图16-5-8）：单纯舌下神经主干与面神经端端吻合、舌下神经主干的一半与面神经端端吻合、取桥神经行舌下神经与面神经间桥接端侧吻合、磨开面神经管将垂直段面神经游离与舌下

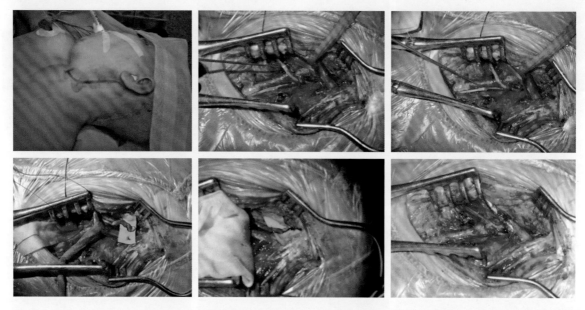

图16-5-7　舌下神经—面神经端—端吻合术切口与神经显露

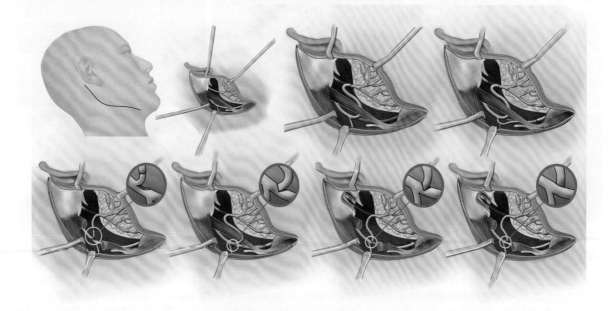

图16-5-8　各种舌下—面神经吻合方式

神经端侧吻合。

行面神经与舌下神经端侧吻合的方法，是为在修复面神经的同时保护面神经的功能。理论上，面神经轴突为舌下神经的40%～50%，取一半的舌下神经与面神经吻合就够用，但实际效果却不如舌下

神经主干全部与面神经端端吻合（图16-5-9）。

在各种神经重建中首选舌下—面神经吻合术，因其有良好的静态张力，良好的协同效应，目前是常用、效果最肯定的方法。但具体手术方式要结合患者的需求，尤其是职业需求。

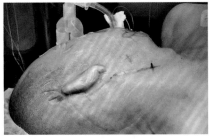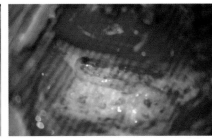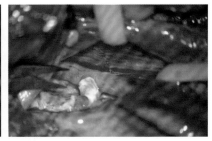

图16-5-9　磨开面神经管施行面神经与舌下神经端—侧吻合术

参考文献

1. Lee JY, Lim M. Trigeminal Neuralgia, An Issue of Neurosurgery Clinics of North America, E-Book[M]: Elsevier Health Sciences, 2016.

2. Chen MJ, Zhang WJ, Yang C, Wu YQ, Zhang ZY, Wang YJJoC-MS. Endoscopic neurovascular perspective in microvascular decompression of trigeminal neuralgia, 2008, 36(8): 456–61.

3. Li S-T, Zhong J, Sekula Jr RF. Microvascular decompression surgery[M]: Springer, 2015.

4. Park K, Park JS. Hemifacial Spasm: A Comprehensive Guide[M]: Springer Nature, 2020.

5. Alam D. Facial Nerve Rehabilitation, An Issue of Facial Plastic Surgery Clinics of North America, E-Book[M]: Elsevier Health Sciences, 2016.

6. Slavin KV, editor Glossopharyngeal neuralgia[M]. Seminars in Neurosurgery, 2004.

7. 李世亭, 仲骏. 微血管减压术治疗面肌痉挛: 临床病例荟萃[M]. 上海: 复旦大学出版社, 2011.

8. HR WJPE. Youmans & Winn neurological surgery, 2017.

9. Shahinian HK. Endoscopic skull base surgery: a comprehensive guide with illustrative cases[M]: Springer Science & Business Media, 2008.

10. 杨树源, 张建宁. 神经外科学. 第2版[M]. 北京: 人民卫生出版社, 2015.

11. Hodaie M, Coello AF. Advances in the management of trigeminal neuralgia. J Neurosurg Sci, 2013, 57(1): 13–21.

12. Pradeep Setty, D.O Andrey A. Volkov, D.O Kenneth P.D, et al. Endoscopic Vascular Decompression for the treatment of Trigeminal Neuralgia: Clinical Outcomes and Technical Note. World Neurosuegery, 2013, 1–10.

13. Sophia F.Shakur, Anita Bhansali, Ali Y.Mian, et al. Neurosurgical Treatment of Trigeminal Neuralgia, 2011, 57: 570–582.

14. Katsuhiro Toda.Operative treatment of trigeminal neuralgia: review of current techniques[J]. Oral and maxillofacial surgery, 2008, 106: 788–805.

15. Ryu H, Yamamoto S, Sugiyama K, et al. Hemifacial spasm caused by vascular compression of thedistal portion of the facial nerve[J]. Report of seven cases. J Neurosurg, 1998, 88(3): 605–609.

16. Abbruzzese G, Berardelli A, Defazio G. Hemifacial spasm[J]. Handbook of clinical neurology, 2011, 100: 675–80.

17. Kandan SR, Khan S, Jeyaretna DS, et al. Neuralgia of the glossopharyngeal and vagal nerves: long-term outcome followingsurgical treatment and literature review[J]. Br J Neurosurg, 2010, 24(4): 441–6.

18. Rey-Dios R, Cohen-Gadol AA. Current neurosurgical management of glossopharyngeal neuralgia and technicalnuances for microvascular decompression surgery[J]. Neurosurg Focus, 2013, 3.

19. Aa Van der HE, Kenney IJ, Nene AV, et al. An implantable 2-channel Peroneal nerve stimulator: A new treatment for a drop-foot. 12th World Congress of Neurosurgery, Sydney, 2001. World Federation of Neurosurgical Societies, 2001.

20. Roganovic Z, Tadic R, Savic M, et al. Prediction of success after peripheral nerve repair. 12 Word Congress of Neurosurgery, Sydney, 2001. World Federation of Neurosurgical Societies, 2001.

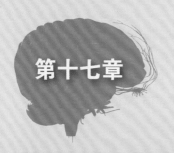

第十七章

术中磁共振和超声的应用

(Application of Intraoperative Magnetic Resonance and B Ultrasound)

第一节 术中磁共振的应用
(Application of Intraoperative Magnetic Resonance)

20世纪80年代手术显微镜在神经外科中的推广应用,使神经外科医生可以利用很小间隙对病变进行处理,带来神经外科的一次飞跃式发展,神经外科手术日趋精细。但对于大脑半球实质内,尤其是功能区的手术由于缺乏客观准确的术中病变显像定位,只能依靠术者的解剖知识和经验来判断肿瘤切除程度及功能区位置。随着计算机技术及影像科学的快速发展,神经影像导航在临床得到应用,但单纯的导航系统在术中发生脑漂移后,准确性便受到影响。因此,需要一个能实时反应颅内结构的术中影像系统(图17-1-1)。

20世纪90年代中期,全球第一个术中磁共振(iMRI)在美国哈佛大学医学院投入使用。

术中成像方法先后出现了术中超声,术中CT,术中MRI(iMRI)。其中,iMRI因具有组织分辨率高,无放射性损伤,软件强大的优势而成为术中成像的主要趋势。iMRI使用得及时更新病变及功能区的术中影像成为现实,并可以提供实时的导航标示,为提高手术的准确性提供了保障。

iMRI又可按照场强的强弱分为低场强(≤0.5 T)和高场强(＞0.5 T)iMRI。我国上海的复旦大学附属华山医院于2006年引进第一台低场强iMRI,低场强iMRI具有投入低,简便易行,对手术器械及仪器磁相容要求低,手术室不需要大规模改造等优点。但其成像质量低,无法进行脑功能成像,不能显示脑功能区及白质纤维束等不足,限制了低场强iMRI在临床的应用。近年高场强iMRI成为临床应用的主流趋势,2009年我国第一台高场强iMRI在中国人民解放军总医院投入使用,随后,2011年第二台iMRI在天津医科大学总医院投入使用(图17-1-2)。

一、高场强iMRI与微创神经外科

iMRI最大优势在于可以纠正因术中脑移位引起的导航误差,还可以明确病变切除程度。高场强iMRI具有组织分辨率高,成像质量好,还能进行功能成像,结合神经影像导航系统,可实时显示脑皮层功能区和白质纤维束,以及与病变组织之间的解剖关系,及时更新手术计划,实现最大限度切除病灶同时最小限度损伤神经功能,有效降低了手术致残率和死亡率,改善了手术效果。目前全球范围内iMRI系统已经非常普遍,我国各大神经外科中心也都拥有iMRI系统。早在2009年在波士顿举行的世界神经外科大会也专门设立了术中影像学和功能神经导航的专题研讨会。

二、iMRI的应用范围

iMRI作为神经外科手术的引导已同现代神经外科手术室整合超过10年。这种技术已经被证明

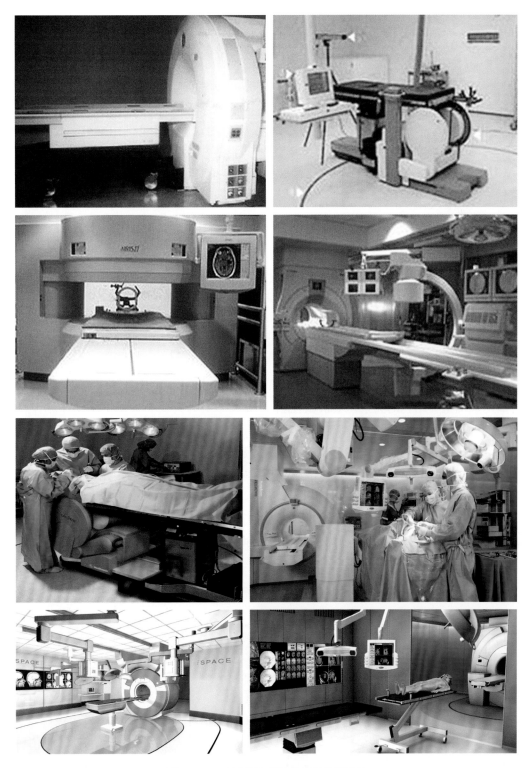

图 17-1-1 不同形式的术中磁共振设计

在脑肿瘤外科和颅底外科中是一种有效的模式,其在脊柱,血管和癫痫外科中的应用业已开展。在低级别胶质瘤、垂体腺瘤及儿童肿瘤方面尤其有益。以下就这3个方面加以论述。

1. iMRI在低级别胶质瘤手术中的应用:低级别胶质瘤如果低级别胶质瘤未能全切,可能导致肿瘤的恶变或复发,直接影响预后,越来越多的循证医学研究成果证实:虽然多因素影响脑胶质瘤患者的生存期,但肿瘤残留是主要原因之一。因此,这类肿瘤的全切与否备受关注。目前已有多个报道

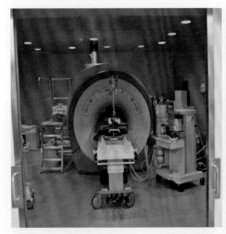
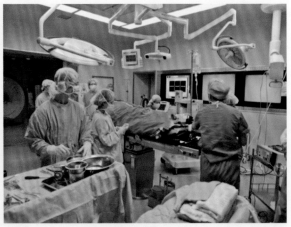

图17-1-2　天津医科大学总医院iMRI

指出，通过对比iMRI，发现在手术中约30%的病例在主刀医生认为肿瘤全切时，影像学提示肿瘤有残余。由此可见，在低级别胶质瘤手术中，iMRI对于最大化切除肿瘤，延长患者生存期有很大帮助。如肿瘤位于功能区或者白质纤维束周围，高场强iMRI可以明确肿瘤与周围重要结构的关系，从而减轻脑功能区受损风险，降低手术致残率，提高患者术后生存质量。

2. iMRI在垂体瘤手术中的应用：传统经鼻蝶入路垂体瘤切除手术，虽然较开颅手术有损伤小，术后恢复快的优点，但显微镜及内镜存在操作盲区，以往完全依靠术者经验结合术前影像来判断肿瘤的切除程度，容易使肿瘤残留。早期培格里兹（Pergolizi）等将iMRI用于17例经蝶垂体瘤切除术

中，发现7例有肿瘤残余，并在iMRI指导下得到继续切除。我们也体会到有时单纯依靠导航和内镜很难判定是否有肿瘤残留，尤其垂体瘤内有分隔时（图17-1-3～图17-1-7）。

3. iMRI在小儿神经外科手术中的应用：由于放疗及化疗严重影像脑组织发育，所以全切肿瘤对于儿童患者尤为关键。维塔兹（Vitaz）及萨姆达尼（Samdani）等将iMRI分别用于38例及20例儿童颅内病变，其中包括开颅脑内病灶切除及穿刺活检、囊肿穿刺、经蝶垂体瘤手术等，明显提高了病变切除率。与此同时，iMRI还可避免了CT等具有X线放射损伤的成像技术对儿童身体的伤害。

此外，iMRI尚可提高后颅窝、延颈交界处及脊髓部操作精确性和安全性。iMRI图像与其他影像

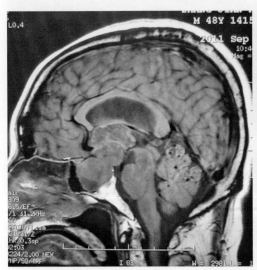
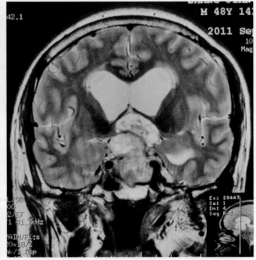

图17-1-3　适合iMRI的垂体瘤病例

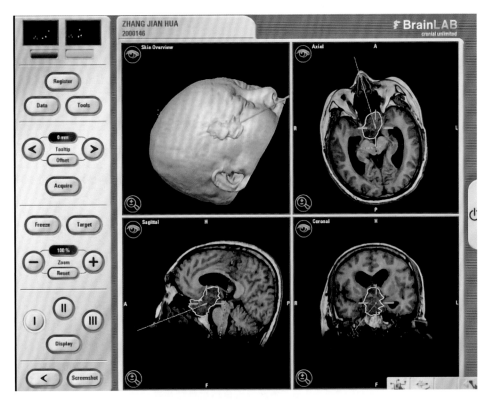

图 17-1-4　术前导航

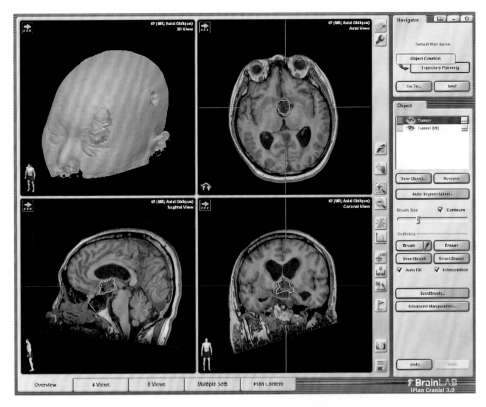

图 17-1-5　术中 MRI 与术前对比

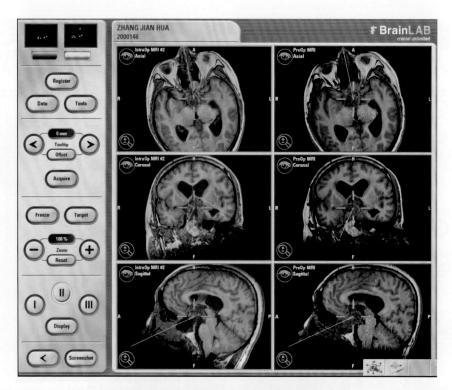

图17-1-6 更新导航资料后继续手术

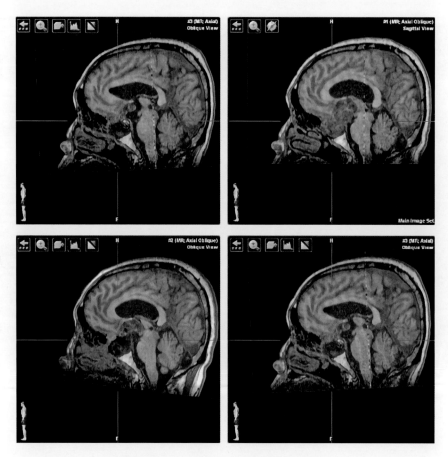

图17-1-7 术后MRI与术中和术前对比

资料融合（PET、DSA等），更重要的是高场强iMRI可行DWI、fMRI、DTI、MRS等成像，为外科医生提供解剖、功能和脑代谢等多种信息，提高手术精确度，避免损伤重要结构，指导手术和术后治疗，提高疗效，减少并发症。在颅底外科手术过程中，可借助iMRI和功能神经导航系统来避免重要脑功能结构的损伤，因为术后新发的神经功能缺损，如运动或语言损伤，不但影响患者的生活质量，还可能影响患者的生存时间，这些都说明了功能保留对于颅底外科手术的重要性。iMRI还可与术中唤醒、皮层电刺激、导航系统等共同使用，将脑损伤减至最低（图17-1-8）。

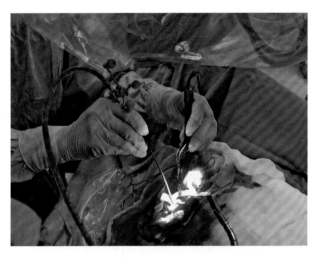

图17-1-8 iMRI与导航结合

三、iMRI局限与展望

1. iMRI的局限：尽管高场强iMRI有上述优势，但其价格昂贵，且要求专用磁相容手术室及手术器械，基层医院难以开展，限制其推广；操作复杂，需要专门技术人员；术中检查后需重新铺单，手术时间延长；增加感染风险；是否增加医疗费用有待进一步统计对比。

2. iMRI展望：iMRI技术使传统神经外科手术发生了质的变化，为神经外科医师提供了手术实时进程，以及对手术结果的实时、客观的评价。而高场强iMRI作为当前最先进的术中成像系统，更以高质量的成像，可进行fMRI、MRS、DTI等特殊序列的扫描，结合术中唤醒技术及术中电生理刺激技术，最大程度减少了术中神经功能损伤。而神经外

科目前的发展趋势是以影像导航神经外科和术中成像为技术平台的精准神经外科，是对微创神经外科的扩展和延伸，即从"精细"到"精准"。iMRI的使用，使颅底外科手术向精准的目标又迈进一步。今后，随着高场强术中磁共振成像的应用，术中导航进一步发展，甚至实现将影像导航与机器人或机械臂结合，控制机器人进行手术，克服人体固有生理、精神方面的影响，使外科手术更加精细准确。需要说明的是，iMRI仅是手术工具，仍要求术者具有扎实的解剖知识，精湛的手术技巧，才能取得更好的手术治疗效果。

第二节 术中B超和超声多普勒的应用
(Application of Intraoperative Ultrasound)

医学超声技术的应用早于CT和MRI，但由于图像质量差，较少在神经外科术中使用。随着超声技术进步，术中超声技术的应用逐渐受到重视。与术中CT和iMRI相比较，术中超声应用简单、方便、经济、不占空间、性价比高，因此成为导航手术中脑移位校正的主要工具。目前，可用于术中的超声技术有两种：B超和超声多普勒。

一、B超

B超是利用超声波回声反应组织疾病形态的一种检查方法。B超可用于神经外科手术中，对颅内的肿瘤、血管畸形、出血及感染等病变进行探测，以确定其大小、深度、范围以及与周边组织结构的关系。是一种准确、快速、高效、无创的检查方法。因此，术中B超在神经外科的诊断和治疗中具有重要的意义，目前已经在临床上得到广泛应用。

超声显示正常的脑组织一般为均匀的低回声区，液性成分如脑脊液、囊性病变为无回声区（液性暗区）（图17-2-1，图17-2-2）。高度恶性肿瘤、大脑镰、天幕、颅底、脉络丛一般为高、中密度回声区，因此超声对于囊性病变和恶性肿瘤容易发现。

（一）术中B超适应证

术中B超可以在神经外科手术中提供实时、有

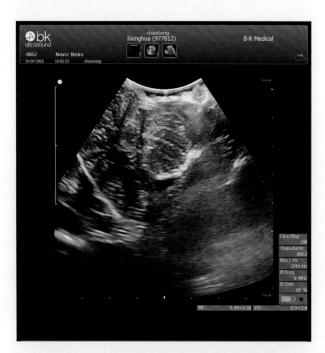

图 17-2-1 环枕畸形环枕筋膜松解前 B 超影像

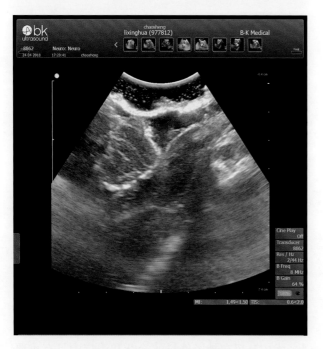

图 17-2-2 松解后 B 超影像

效、便捷的指导，可应用于神经外科手术中颅内和椎管内病灶的定位，有利于病灶的切除和活检；术中 B 超还可以用于辅助脑积水分流和后颅窝加压等手术。

（二）术中 B 超影像学特点及应用

术中 B 超可以准确、直观地确认肿瘤的位置以及与周围结构的关系。由于颅内病变超声图像特点不同，还可以帮助临床医生初步辨别病变的性质。神经胶质瘤形状不规则、性质不均匀，B 超多表现为不均匀的强回声。肿瘤周边水肿表现为低回声带。恶性胶质母细胞瘤形态更加不规则，边界不清楚，回声更加不均匀。脑膜瘤常因位置表浅或者靠近脑室超声图像边界清晰，呈均匀的强回声。血管母细胞瘤边界清楚，肿瘤大部分无回声，可见点线状瘤结节血流信号。动静脉畸形在彩色多普勒上表现为五彩镶嵌的血管团，特征比较典型。海绵状血管瘤中心多呈蜂窝状改变，内部血流信号不明显，回声不均匀，周围边界比较清晰。脓肿囊壁表现为边界清晰、厚度不均匀的强回声。蛛网膜囊肿边界清晰，回声均匀。颅内血肿边界清晰，回声较强，中心液化后回声降低。伴随着可变频探头设计以及图像质量的提高术中 B 超不但可以协助 CT/MRI 进行术中导航，实时、快捷、方便地纠正术中脑漂移，而且还可以动态地评估肿瘤切除术后残留程度。另外还可在 B 超引导下进行穿刺活检和穿刺引流，安全、可靠地避开大的血管及重要功能区，提高穿刺成功率。

（三）术中 B 超的局限性

术中 B 超检查的局限性包括：① B 超不能透过颅骨，需要在取出骨瓣后使用，并且需要较大的骨窗才能对病变进行定位；② B 超的空间分辨率不如 CT 和 MRI 精确；③ B 超的检查断面不标准，随机性很大；④ B 型超声波距离越远衰减越明显，对于位置过深、直径较小的病变定位困难。

希望通过与影像学的结合以及技术的进步来进一步提高准确率。

二、超声多普勒

超声多普勒是根据多普勒的原理，用超声的回声来探测物质运动，能够对患者检查部位的血流情况进行监测（图 17-2-3）。颅底肿瘤常常累及血管，在肿瘤暴露和切除过程中，超声多普勒可以辅助术者了解动脉血管的方位，提高手术的安全性。超声多普勒没有导航直观，但较导航便捷，无须提前准备，可应急使用。超声多普勒除用于颅底肿瘤切除，还可用于血管搭桥手术。

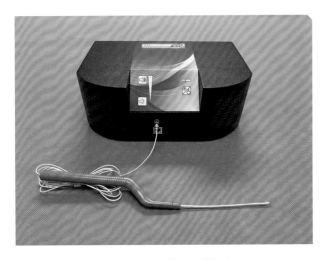

图 17-2-3 超声多普勒机器

参考文献

1. Nimsky C, Fujita A, Ganslandt O, Von Keller B, Fahlbusch R: Volumetric assessment of glioma removal by intraoperative high-field magnetic resonance imaging [J]. Neurosurgery, 2004, 55: 358-371.

2. Nimsky C, Ganslandt O, Buchfelder M, Fahlbusch R: Intraoperative visualization for resection of gliomas: the role of functional neuronavigation and intraoperative 1.5T MRI [J]. Neurol Res, 2006, 28: 482-487.

3. Schneider JP, Trantakis C, Rubach M, et al: Intraoperative MRI to guide the resection of primary supratentorial glioblastoma multiforme-a quantitative radiological analysis [J]. Neuroradiology, 2005, 47: 489-500.

4. Schwartz RB, Hsu L, Wong TZ, et al. Intraoperative MR imaging guidance for intracranial neurosurgery: experience with the first 200 cases [J]. radiology, 1999, 211(2): 477-488.

5. Nimsky C, Ganslandt O, Von Keller B, et al. Intraoperative high-field-strength MR imaging: implementation and experience in 200 patients [J]. Radiology, 2004, 233(1): 67-68.

6. Mc Girt MJ, Mukherjee D, Chaichana KL, et al. Association of surgically acquired motor and language deficits on overall survival after resection of glioblastoma multiforme [J]. Neurosurgery, 2009, 65(3): 463-470.

7. Pergolizzi RS Jr, Nabaci A, Schwartz RB, et al. Intraoperative MR guidance during trans-sphenoidal pituitary resection: preliminary results [J]. Magn Reson Imaging, 2001, 13: 136-141.

8. Vitaz TW, Hushek S, Shields CB, et al. Intraoperative MRI for pediatric tumor management [J]. Acta Neurochir Suppl, 2003, 85: 73-78.

9. Samdani AF, Schulder M, Catrambone JE, et al. Use of a compact intraoperatibe low-field magnetic imager in pediatric neurosurgery.

10. 肖炳祥, 许百男, 陈晓雷, 等. BOLD-fMRI 在皮层运动区肿瘤手术中的应用研究 [J]. 中国临床神经外科杂志, 2010, 15(4): 198-200.

11. Hlatky R, Edward F, Jeffery S, et al. Intraoperative neuronavigation using deffusion tensor MR tractography for the resection of a deep tumor adjacent to the corticpspinal tract [J]. Stereotactic and functional neurosurgery, 2005, 83: 228-232.

12. Moche M, Busse H, Dannenberg C, et al. Fusion of MRI, fMRI and intraoperative MRI data. Methods and clinical significance exemplified by neurosurgical interventions [J]. Der Radiologe, 2001, 41(11): 993-1000.

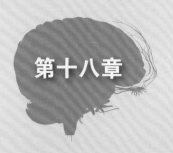

第十八章

实用手术策略
(Practical Surgical Strategies)

一台手术的成败，不仅取决于术者的技术，更取决于术者的策略，这就好比战术和战略。现将手术中涉及策略归纳如下3个方面。

第一节　手术中的先与后
(Before and After in Surgery)

掌握手术的先后顺序，手术在有条不紊的情况下进行，有助于手术过程的顺利和手术安全。平时我们在书法或绘画时都要求我们意在先笔在后，意在笔先，行云流水，一气呵成。做手术同样要求意在先、手在后；也可以说是心到手到，切忌手到心不到。第一步从哪里下手，达到什么目的，为下一步作何铺垫。动手之前，要先做到心中有数。其次要求我们眼在手先，准备下手之前要先看清楚下面的结构。有道是只有想得到，才能看得到；只有看得到，才能做得到。在手术中往往这些辅助设备仍不能帮助我们看清下面的结构，一定不要轻易剪断或切除，即使这些结构对手术造成很大阻碍。比如我们做一个巨大的垂体腺瘤，特别是复发二次手术的，视神经会与肿瘤、包膜等结构粘连在一起，视神经被压得很薄，在显微镜下也辨认不出视神经结构。如果我们盲目地向外侧剪开鞍隔，有可能将视神经同时剪断，所以我们要先做肿瘤的内减压，减压充分以后视神经结构就会逐渐显现出来，再进行

肿瘤表面的分离。下面按照手术顺序逐一分析每一步操作的先与后，以保障手术安全、顺利地进行。

一、充足完备的术前计划

1. 仔细阅片。神经影像学可以帮助我们提前预判手术中可能遇到的情况，根据影像学资料，了解肿瘤与周围神经、血管、脑组织及颅骨的关系，判断动脉外膜有没有被肿瘤侵蚀，肿瘤与脑干、下丘脑等结构是否存在蛛网膜界面等，进而设计手术入路及肿瘤切除过程，甚至可利用多融合容积成像及3D打印技术实施手术前计划。

除了常规的MRI，CT影像以外，MRI的薄扫可以帮助我们看到更多的细节，功能MRI可以看清重要功能区及传导束的位置，可以帮助我们术中有效避开这些重要区域，大大减少不必要的损伤。因此，术前影像学的准备和仔细的阅片是必不可少的。

2. 根据病变的性质及手术方案，制定手术流程图。尤其是做一个非常规手术或一个不太熟悉的手术，手术流程图必不可少。包括麻醉体位，手术入路，皮肤切口，骨窗范围，术中如何释放脑脊液，是否需要提前做腰大池或脑室外引流，每一步先做什么再做什么，遇到情况后如何应对解决。

手术流程图类似提前写好的手术记录，下面是一例高流量搭桥后切除累及颈内动脉肿瘤的手术流程：① 腰大池引流；② 上头架、导航注册；③ 取桥血管—左下肢大隐静脉；④ 暴露颈部，显露右侧CCA、ECA、ICA；⑤ 额颞—眶颧开颅，切除经眶下

裂突出颅外颞肌下肿瘤；⑥ 磨除前床突，咬除中颅底骨质，显露肿瘤；⑦ 切开硬膜、分开外侧裂、显露右侧ICA、MCA；⑧ MCA—大隐静脉—ECA高流量搭桥；⑨ 经硬膜外入路切除肿瘤（导航辅助，超声吸引切除肿瘤）；⑩ 左大腿外侧取脂肪；⑪ 止血、颅底重建、脂肪填塞术腔；⑫ 硬膜严密缝合、关颅。

3. 手术医生本人的心理准备。首先对患者的病情，年龄，患者主诉、家庭经济及社会背景综合评估，结合患者的要求做出一个个性化的手术计划。其次，每台手术即使是简单的手术，术者都要想好遇到极端意外情况的处理措施。比如发现术中发现病变和术前诊断的不一致，甚至差别很大或术中大血管破裂的处理。

二、手术入路和体位

手术入路的选择决定采用什么样的体位，一种疾病可选择的入路，常常不止一种，往往有2～3种甚至更多可以选择，我们要结合患者和术者自身情况，选择既适合患者又适合术者的入路为最佳。比如颅咽管瘤手术采用开颅或是经鼻内镜手术。

体位的选择有以下要求，第一，病变显露充分，尽量减少脑组织的牵拉；第二，不要造成因体位引起的脑压高或静脉回流障碍；第三，患者及医生的舒适度，尤其是长时间的手术。

三、开颅

颅底手术对开颅要求比较严格，要求颅底暴露的范围一定要满足手术的要求。颅底手术部位深在、空间狭小，一般显露范围在2 cm（两公分）左右，也有人形象地称为两公分外科，也就是利用这2 cm的范围提供照明、进出手术器械，切除直径大几倍的肿瘤，所以开颅要求一丝不苟，用颅底骨质的切除换取更大的暴露空间，可切除的骨质尽可能切除，减少对脑组织牵拉。

四、切除肿瘤

开颅完成后，剪开硬膜，释放脑脊液减压。自动脑压板协助暴露。根据病变性质的不同，手术切除过程也不尽相同。切除颅底脑膜瘤时，首先要离断肿瘤基底，离断肿瘤基底的同时断掉了肿瘤的血运，这样肿瘤就变成一个无血供且可以相对移动的状态。如果肿瘤基底广泛，深面有重要的神经血管结构，可以先保留一薄层肿瘤基底，将肿瘤大部分基底及血供切断。在无血的状态下做肿瘤的内减压，充分内减压后，将肿瘤向囊内牵拉，显露肿瘤与周围正常结构的界面，尽量采用锐性方式分离肿瘤与周围神经、血管粘连的蛛网膜，尽可能将蛛网膜结构留在神经、血管的表面，起到保护作用。

切除神经鞘瘤时，首先显露肿瘤包膜，观察肿瘤包膜外的血管、神经并注意保护，沿肿瘤背面纵向切开包膜并进行囊内减压。充分内减压后再沿肿瘤周边包膜内或包膜外分离肿瘤组织及脑干界面，尽量做到载瘤神经解剖和功能保留。

切除邻近重要功能区的病变时，包括运动区、语言区、脑干、下丘脑、丘脑内囊等结构。一些髓内或髓外的病变常常累及或压迫这些重要结构。尤其是髓内病变，与这些结构边界不清，有时血运丰富、止血困难。在切除这类病变时，首先要切除远离重要功能区的病变部位，同时离断肿瘤血供，充分的囊内减压，最后做到一次性分离累及重要功能区界面，这样才能避免因反复操作该界面造成多余的神经功能损伤。

切除血运极其丰富的病变时，比如血管母细胞瘤或动静脉畸形，病变很难分块切除，并且部分供血动脉在病变的深面，引流静脉位于表浅部位，阻碍手术中动脉的暴露。切除时首先选择避开引流静脉的位置，切开病变邻近脑组织，沿病变周边分离并显露病变深部的供血动脉。准确判断供血动脉后，夹闭或切断供血动脉，供血动脉往往是多根。切断供血动脉之前，避免损伤浅表的引流静脉，当病变四周游离完成，再切断引流静脉，切除病变。在充分保留引流静脉的同时，主要供血动脉也不要过早切断，以免病变完全游离前出现周围脑肿胀，影响手术操作。

第二节 手术中的取和舍
(Keeping and Giving up in Surgery)

手术一定会带来疾病以外的附加损伤，包括头皮、颅骨、神经、血管及脑组织。在这些额外的损伤中，哪些结构更重要，哪些结构可以适当放弃，如何做到对患者伤害最小，患者利益最大化？在权衡取舍之间，需要医生掌握一些基本的原则。

一、重要结构的排序

排在第一位的是生命中枢、脑干、下丘脑。第二位的是重要的神经功能。重要神经功能包括视觉、语言、肢体运动及二便功能。以上这些区域和功能是手术医生需要保证绝对安全的区域，寸土必争、寸步不让，并且要求我们留出操作的安全边界，安全边界的范围对每个医生来讲因人而异，对于髓内的病变通常要求控制在 0.5 cm 左右。

颅底的手术经常需要在神经和血管间隙内操作，病变周围都有正常被挤压及粘连的组织结构，如何在这些狭小的空间内，尽量避免重要结构的损伤，即使损伤了也不会对患者产生致命性的后果，需要我们提前做出预判，手术中才能从容的取和舍。通常需要保护结构的顺序首先是静脉，其次是动脉、神经、非重要区域的脑组织。

我们要特别强调静脉的保护，静脉的保护往往被一些年轻医生所忽视。手术中静脉很容易被损伤，使用铣刀开颅或剪开硬膜时可能将硬膜下静脉或静脉窦损伤；使用双极电凝时可能不小心接触到静脉，造成静脉狭窄、闭塞；牵拉脑组织暴露病变时，造成浅部引流静脉的撕裂。静脉的损伤后由于压力不高，电凝止血很简单，年轻医生往往被这些表面现象所迷惑，造成严重的后果。静脉闭塞后会造成静脉瘀滞性出血，这种静脉性出血常常是迟发的，术后一两天甚至更长的时间才会逐渐表现出来，就像堰塞湖一样，造成洪水的泛滥，容易被忽视，但是这种出血源于血液回流不畅，难以自行停止，只有通过二次手术将该静脉引流区域的动脉截断，挫伤脑组织切除才能解决。举个例子，比如采用颞下入路切除一个岩斜区脑膜瘤，由于术中的牵拉造成 Labbé 静脉的回流障碍，虽然术中止血很彻底，术后迟发性出血的可能性也是极高的。因此，一旦出现这种情况，就要求医生当机立断，切除部分颞下回脑组织及相应区域的供血动脉，来保证该患者预后。所以说保护一些重要区域的静脉比保护相同区域的动脉更加重要。术中不惜采用各种手段来保护重要静脉，哪怕残留部分肿瘤。

首先，保护脑深部静脉是重中之重。从丘纹静脉开始，大脑内静脉、大脑大静脉、基底静脉、直窦，都与生命及苏醒息息相关。一侧损伤造成患者偏瘫、昏迷，两侧损伤直接危及生命。

其次是大脑上静脉 Rolando 静脉。Rolando 静脉的闭塞，会造成同侧肢体感觉运动区的静脉闭塞后出血，导致需二次手术切除该引流区域的脑组织，患者出现严重的偏瘫。

岩静脉的急性闭塞，约有 1/3 的患者不能耐受，会出现严重的后果，造成岩静脉引流区域的脑干、小脑的静脉性出血，给患者造成严重的脑干功能障碍，并且只能通过手术切除部分小脑组织，缓解出血，脑干的损伤无法避免。一旦术中发生岩静脉断裂无法修复，需要考虑切除小脑外 1/3 脑组织。

Labbé 静脉闭塞会造成同侧颞叶静脉性出血，往往需要切除颞下回脑组织。每个人的静脉回流系统发育差别很大，而且由于后天静脉窦狭窄或闭塞等原因还会加重这些差异。因此，术前对手术区静脉回流系统的评估，也是必不可少的。同时根据术中发生的情况做出相应的对策，比如巨大的前床突脑膜瘤经常造成蝶顶窦闭塞，侧裂静脉血液反向引流，这时侧裂静脉保护就不是手术的重点，必要时可以切断来增加手术的进度。总的来讲重要部位的静脉要坚决保护，非重要区域的静脉因情况而定。如果必须牺牲一些较粗大的静脉，就要做好术后出血的预防，甚至术中阻断该区域的供血动脉。

相比于静脉来讲，动脉的损伤闭塞的后果相对局限，更可控一些，并且动脉壁厚、血流速度快，可以采用管壁修复或搭桥等血流重建的方法来补救。

神经的损伤不只是单纯神经解剖结构的保留，神经供血动脉的保留同样重要。眼动脉、垂体上动脉、内听动脉的损伤同样会造成视力障碍、面瘫、听力下降、耳聋等并发症。

二、锁孔手术的取和舍

颅底手术常有两种方式，一是广泛开颅，增加显露，二是应用锁孔技术。在每例患者身上，我们如何考虑并选择取和舍，针对具体病例，每个专家的选择也是不同的。我在这里想说的是，一个年轻医生对锁孔手术的取和舍，什么情形采用锁孔技术，什么情形要放弃锁孔，原则应该是在不影响手术结果，不增加手术风险，不减少术中可控性的前提下，采用锁孔技术可以是首选，其余均不适合锁孔技术。举个简单例子，两个同样形态、大小的后交通动脉瘤，一个破裂的和一个未破裂的，直接夹闭都很简单。未破裂的动脉瘤可以采用小骨窗，锁孔技术进行夹闭；破裂的动脉瘤要采用常规的手段开颅，这样可以增加手术中动脉瘤破裂的可控性。

第三节 手术中的进和退
(Forward and Backward in Surgery)

在我们切除病变时，通常会面临进和退的选择。病变最深处也是粘连最严重与重要结构边界不清之处；或是干脆就不知道是什么结构，那就不要贸然动刀，这所谓 "you don't name it, you don't cut it"。手术中知进退，是每个成熟外科医生要做到的。

一、肿瘤全切还是部分残留

肿瘤能否做到全切，对于边界清晰的肿瘤能否全切，主要是与其周围粘连的结构有关，能否按照边界安全地切除，而不损伤周围的重要结构。总结起来有如下一些情况。

1. 影响边界清楚的良性病变的切除因素。当肿瘤累及脑干并与脑干组织粘连紧密蛛网膜界面消失，MRI T$_2$ 像脑干组织水肿。如果全切除肿瘤，会造成脑干表面组织挫伤，影响患者功能。此时需要残留一薄层肿瘤组织于脑干表面，避免脑干的挫伤。这种情况多见于中后颅窝脑膜瘤。

2. 肿瘤包裹重要动脉和神经，比如前床突脑膜瘤侵及海绵窦，包绕海绵窦内的颈内动脉及第3、第4、第6对颅神经，360°包绕大脑中动脉及豆纹动脉，此时全切肿瘤可能会造成颈动脉损伤、眼动脉，动眼神经损伤及豆纹动脉损伤，产生严重的并发症，这时也需要残留部分海绵窦内肿瘤，以及大脑中动

脉背侧包绕豆纹动脉的肿瘤，留给后期放疗。

3. 累及下丘脑、垂体柄病变，切除起源于漏斗部向第三脑室内生长的巨大颅咽管瘤或复发的颅咽管瘤，下丘脑水肿，患者术前就有部分下丘脑症状。术中对下丘脑的牵拉及损伤会造成严重的下丘脑功能障碍，这种情况下就要求残留部分肿瘤组织于下丘脑表面。

4. 累及重要静脉及静脉窦的病变，当病变累及重要的深部静脉、直窦等结构，或侵入上矢状窦与大脑上静脉交汇处，如果勉强切除窦内肿瘤，有可能会造成这些静脉或静脉窦的狭窄甚至闭塞，也不要冒险去全切。

5. 对于边界不清楚的恶性病变，决定手术进退的因素。此类病变最常见的是累及运动区，锥体束、内囊、下丘脑及脑干的胶质瘤。此类病变外科治疗同样追求最大范围的切除，最好是沿肿瘤假包膜切除，甚至扩大切除。然而，当病变部分累及上述重要区域时，要求我们必须控制好范围，不要造成功能区不可逆的损伤，预留出操作的安全边界，一般至少控制在0.5 cm左右。这个安全的边界因疾病及手术医生本人的操作习惯而定。当肿瘤血运丰富，止血困难时，这个边界要求适当扩大。同时根据术中电生理监测来调整。

二、一期手术还是分期手术的进与退

当我们遇到一些体积巨大的病变，一期手术全切可能会面临较大的风险或严重的并发症，并且患者创伤大恢复时间长，对医生体力和心理也有一个很高要求，即使这样也不一定达到非常完美的治疗效果，此时二期手术也是一个选项。一个向鞍上突出很高的垂体巨腺瘤，单纯经鼻蝶手术很难做到肿瘤全切。我们面临2个选择，一是采用扩大经鼻蝶手术，术中经蛛网膜下隙将肿瘤经包膜外完整切除，这就是会增加患者术后脑脊液漏及颅内感染的风险，此时应结合患者年龄、身体条件评估能否承受此类风险。而另一个选项是采用分期手术，一期采用常规经鼻蝶手术，切除大部分肿瘤。3个月后等鞍上肿瘤掉入鞍内，二次手术切除残留的肿瘤，此时可以减少一些手术相关并发症。另一个例子，一个巨大的垂体腺瘤，广泛侵犯颅内外，单纯扩大

经鼻或开颅都不能切除满意，我们是采用双镜联合下单次手术开颅联合经鼻一期切除肿瘤，还是采用先开颅切除颅内部分，再二期经鼻蝶切除下面的部分。一期手术能减少一次麻醉风险，会大大增加手术后感染的并发症。

当我们遇到一些累及中后颅窝的巨大的病变，我们要考虑是通过一个联合入路一期切除肿瘤，还是通过两个相对局限的入路分次切除肿瘤。当然，这类病变一期切除肯定开颅创伤大，手术难度大，风险也会较高。二期手术可以将一个难度很大的病变变成两个相对简单的病变去分期处理。比如一个巨大的累及中、后颅窝的岩斜区脑膜瘤，一期手术即使采用乙状窦前入路也不能很好的显露肿瘤的全部。如果采用分期手术，通过一个颞下入路和一个乙状窦后入路，两个简单的手术入路分期切除肿瘤，对周围神经、血管的暴露及视野都会比单一的入路显露得更清晰。将一个肿瘤分期切除，不仅可以将一个复杂的病变变得简单，同时还可以减少手术的并发症，但是会增加一次麻醉风险和患者二次手术、二次住院带来的不便。需要结合多种情况综合考虑。往往国内的外科医生习惯于比较激进的方式，希望一次手术解决问题，这可能与国情、民情和经济发展状况有关。然而一味地激进不一定对患者有利，退一步也许是更有利的选择，知进退是外科医生的更高境界，是成熟的标志。

参考文献

1. Sivakumar W, Barkhoudarian G, Lobo BM, et al. Strategy and technique of endonasal endoscopic bony decompression and selective tumor removal in symptomatic skull base meningiomas of the cavernous sinus and meckel's cave, 2019, 131: e12-e22.

2. Remenez V, Terzis A, Weber FJSB. Surgical Strategy and Clinical Outcome of Anterior and Middle Skull Base Meningiomas: 10 Years of Experience, 2009, 19(01): A189.

3. Samii MJSB. Common sense in skull base surgery, 2007,17(S 1): A001.

4. Hendryk S, Czecior E, Bazowski P, et al. Strategies and Results in Surgical Treatment of the Anterior Skull Base Tumors, 2009, 19(01): A311.

5. Samii M, Draf W. 颅底外科学［M］.北京：中国科学技术出版社,2008.

6. 岳树源, 王琳, 张建宁, 等.三叉神经鞘瘤手术探讨［J］.中国肿瘤临床,2000,27(3): 2.

7. 周良辅.现代神经外科学.第2版［M］.上海：复旦大学出版社,2015.

8. 杨树源, 张建宁.神经外科学.第2版［M］.北京：人民卫生出版社,2015.

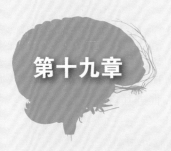

第十九章

颅底外科重症管理
(Neurosurgical Intensive Care)

颅底外科患者围手术期有发生神经系统及其他器官急危重症的风险。经过几十年的发展，颅底外科越来越强调多模式治疗，以及与其他专科如耳鼻喉科、眼科、口腔科的联合治疗。20余年来，由于采用了包括术中实时影像监测和内镜手术等新技术，使手术治疗颅底疾病变得有效且安全，患者的手术后生存率保持了稳定。尽管如此，颅底外科医师还是越来越强调手术治疗只是颅底疾病治疗模式的一个方面。围手术期处理，主要是术后严格的神经重症管理也发挥了保障颅底外科手术术后安全和改善长期疗效的作用。

一、颅底外科术前准备的主要任务

颅底外科的术前准备多数环节跟其他神经外科类似，但也有其特殊性。

1. 已经有颅内高压、发生了恶心呕吐和癫痫的患者，需要渗透性脱水治疗以纠正颅高压；如果引发了电解质紊乱，也需要及时纠正；已经确诊癫痫发作者要给予抗癫痫药物。颅内高压严重时，需要做脑室穿刺外引流，以避免急性脑疝发生。具有蛛网膜下隙出血的患者，还需评估动脉瘤可能，给予积极止血、扩血管、镇痛镇静治疗。病情平稳后，完成术前检查和麻醉风险评估。

2. 如果肿瘤性病变位于颅底，且血运丰富或体积较大，应该实施术前肿瘤供血动脉的栓塞术，但栓塞术后需及时安排手术，以免栓塞后再通。

3. 鞍区肿瘤患者需常规检查患者激素水平，根据激素水平决定是否给予补充激素，以帮助患者度过手术应激期。如果是泌乳素垂体腺瘤，必要时还应该给予溴隐亭减少肿瘤体积和减少渗血；垂体功能低下者也常常应用甲状腺素片，尿崩者给予去氨血管升压素。

4. 经鼻手术，通常术前3天要开始给予抗生素滴鼻；预计要开放鼻旁窦的患者，可以在术前半小时给予头孢唑林钠静脉输注以预防颅内感染。

二、颅底外科的术后并发症预防及处理

（一）术后出血

处理出血是神经外科手术的最主要问题，术中严密止血也是颅底外科的基本功。尽管如此，颅底外科术后仍可能发生继发性颅内出血，多数发生于手术部位，但也可能发生于颅内其他部位甚至远隔部位。因为颅底结构固定且局限，毗邻重要神经血管结构，一旦出血严重，就可能形成血肿、颅内压升高，破裂的红细胞释放血红素还可能导致血管痉挛和脑缺血，进一步升高颅内压和影响脑血循环，严重者可威胁生命。

发生术后出血的主要机制，除了患者具有基础病如患有血友病，长期口服抗凝抗血小板药之外，还有以下可能原因：① 术中止血未充分；② 凝血障碍；③ 术中和术后血压过高；④ 大量脑脊液丢失；⑤ 拔管时咳嗽挣扎；⑥ 呕吐或干呕；⑦ 移动患者时头部受伤；⑧ 占位解除或脑脊液流失致颅内低压引起脑移位进而牵拉血管。

相应处理措施：

术前充分了解患者基础病，纠正凝血异常和可能导致术中术后出血加重的因素，如治疗慢性高血压。

术中要求术者妥善设计患者体位，控制脑脊液流失量，还要求麻醉医生严格平稳血压和优化术中药物管理，防止术中呛咳。气管插管拔除是颅底手术非常重要的环节，一般需要等待患者完全清醒后才可以拔除气管插管；少数情况下也可以延迟麻醉后复苏、带气管插管返回病房并推迟拔管时间。对于明确损伤了后组颅神经并可能导致患者吞咽反射、咳嗽反射受损者，甚至可以在手术室内实施气管切开。转运患者过程中保护手术部位以免伤口受压或受到冲击。

术后严密监控生命体征，保持体温，纠正凝血障碍，防治恶心呕吐，如果患者出现疑似出血的症状及体征（意识从清醒转昏迷，反应从敏捷转迟钝，肢体从可动到不动，瞳孔光反应从敏感变迟钝或散大等），需立即首选CT检查。确定出血已经形成血肿、危及生命时，需立即手术探查。对于术后可能发生凝血机制障碍的患者，需监测血小板计数、凝血酶原时间（PT）、部分凝血酶原时间（PTT）、活化凝血时间（ACT）等，还要做好防治凝血不足的准备工作。一旦确诊术后凝血机制障碍，就必须积极给予合理的药物或凝血因子治疗。

（二）术后脑脊液漏

颅底手术发生脑脊液漏的机会较高，有人报道615例经内镜手术的颅内肿瘤患者，发生术后脑脊液漏103例（16.7%），其中，后颅窝肿瘤脑脊液漏发生率最高（32.6%），其次是前颅病变（21.0%）和鞍内/鞍上病变（9.9%）（$P < 0.000\ 1$）。超重和肥胖患者（$BMI > 25\ kg/m^2$）的脑脊液漏发生率高于健康体重BMI患者（18.7% vs. 11.5%；$P=0.04$）。采用带血管蒂皮瓣重建的患者脑脊液漏发生率低于应用游离移植物的患者（13.5% vs. 27.8%；$P=0.001\ 5$）。在$BMI > 25\ kg/m^2$的患者中，带蒂皮瓣的使用将脑脊液漏发生率从29.5%降低到15%（$P=0.001$）；在正常体重患者中，其降幅无统计学意义（21.9%）。术后发生脑脊液鼻漏的主要预测因素是术中发生了脑脊液漏。如术后患者发生自发性脑脊液经鼻或者咽喉壁流出，应及时行冠状CT或者MRI扫描以确定瘘口。发现术后脑脊液漏后，需结合头高位以及腰池外引流术引流脑脊液来控制其漏液量，避免患者咳嗽、喷嚏及用力，促进其自我修复。但是，因手术导致脑脊液漏发生者，多数需要手术修补。修补强调颅底骨性重建和膜性重建。

（三）术后颅内感染

术后颅内感染是垂体瘤等颅底手术的严重但并非高发并发症。其主要危险因素是术中术后脑脊液鼻瘘，手术时间过长，失血过多以及患者术前有免疫功能障碍、糖尿病和高血压等。术前术中预防是防治术后颅内感染的最重要措施。如果颅底手术的患者在术前就已经有营养不良、糖尿病、高血压及垂体功能异常，手术入路又选择了经鼻蝶等非Ⅰ类切口入路，预估手术时间预估超过4 h或者术中出血较多（超过800 mL）等，则可以在术前半小时给予头孢唑林钠静点；手术确实时间超过4 h者，术中又发生了脑脊液漏，应用人工材料较多者，可以在术后延续应用头孢唑林钠预防颅内感染。术后如果患者持续发热，脑膜刺激征阳性并有异常的脑脊液性状支持（脑脊液压力升高、脑脊液白细胞数超过100以上、多核比例超过70%，脑脊液蛋白升高、氯化物以及糖降低等），则结合术前术中危险因素，可以临床诊断为颅内细菌性感染。取完脑脊液送细菌室培养后，可以应用万古霉素和头孢曲松组合同时覆盖阳性球菌和阴性杆菌进行抗感染治疗。再根据细菌培养结果进行抗生素调整。抗生素应用一般需要4～6周。近年来，复旦大学抗生素研究所主导的中国医院细菌流行调查发现，从2016年开始阴性杆菌颅内感染呈增加的趋势、鲍曼不动杆菌所占颅内感染致病菌比例中始终居第二位，仅次于表皮葡萄球菌。由于鲍曼不动杆菌多耐药、泛耐药菌仅对多黏菌素和（或）替加环素敏感，且这两种药物透过血脑屏障能力差，其治疗经常需要鞘内注射或脑室内灌洗，这就导致潜在的并发症增加风险。如果出现耐碳青霉烯类的肠科系杆菌感染，其治疗也同样非常困难。可以说，阴性杆菌尤其是鲍曼不动杆菌的颅内感染正在成为神经外科重症管理的一大痛点和难点。

值得注意的是，颅底手术后继发的颅内无菌性脑膜炎虽然发病率不高，但是并非罕见。该类脑膜炎可能是病毒或者化学物质侵入颅内导致，如血性脑脊液中细胞崩解代谢产物、人工植入材料（吸收性明胶海绵、Tefolon 垫棉、人工硬脑膜等）的异物反应、脑组织牵拉引起的星形胶质细胞反应以及机体组织电凝后的变性蛋白刺激，其表现症状与颅内感染相似。脑脊液检查也可见到蛋白、白细胞以及多核细胞比例增高，但是脑膜刺激征较为轻微，通常不会出现昏迷、局灶性神经症状、新发癫痫或体温 > 39.4℃，其脑脊液白细胞计数罕有 > 750×10^6/L，葡萄糖水平则罕见 < 0.56 mmol/L。关键是无菌性脑膜炎无法在脑脊液显微镜涂片以及细菌培养中发现细菌。对无菌性脑膜炎的治疗尚没有共识。有人尝试做腰池持续外引流以减少毒性物质在颅内集聚，有人则使用大剂量地塞米松激素静脉应用或者以 60 μg/kg 剂量稀释后进行鞘内治疗，认为后者效果更为确切。但是，如果是表皮样囊肿破溃进入颅内，则需要手术治疗清除表皮样囊肿才可治愈。确定病毒感染者，则需抗病毒治疗。

针对脑脊液的微生物培养阳性率低的特点，近几年越来越多的神经重症管理医生开始应用宏基因组二代测序技术（mNGS）诊断颅内感染。但是，由于该技术在我国刚刚开始推广应用，还没有积累足够多的经验教训，还需大宗病例的应用来验证其临床价值。

（四）术后癫痫

颅底手术导致的癫痫不仅仅是术中损伤了脑组织，还与电解质紊乱相关。其中，颅咽管瘤术后癫痫发病率较高。癫痫发作则常导致血钠紊乱加剧，加重病情。因此，主张术后常规应用抗癫痫药物预防癫痫发生，尤其是术前已经出现低血钠者或者术后血钠持续降低者。部分性发作首选卡马西平和苯妥英钠，而失神发作、肌阵挛等则首选丙戊酸钠。全身性强直阵挛发作，静脉推注丙戊酸钠后静点维持。其他药物可作为二线使用。

（五）脑积水

接受颅底手术的患者有 5.1% ～ 7% 发生脑积水。急性脑积水常常是肿瘤未切除干净或者急性脑室系统出血导致的梗阻性脑积水，需寻找病因，及时再次手术去除梗阻；如果是慢性脑积水，在排除占位病变后，需要根据患者情况选择第三脑室造瘘或者脑室腹腔分流术。

二、术后与术前术中的衔接

患有基础病的拟接受颅底手术的患者，需要在术前了解并积极治疗可能导致生命危险的基础病，如高血压、心脑血管疾病、糖尿病、肝肾功能异常等，为手术创造条件，为术中提供安全保障，术后则多数需要延续这些治疗。还有一些疾病可导致术前即出现临床症状与体征，那么术前即需要治疗，术中有时还要加大治疗强度，术后回到 NICU 后，其术前的治疗要么需要延续，要么还需要加强，以便患者能够平稳度过围手术期，如垂体瘤或鞍区肿瘤。

相应处理措施：

需要了解患者术前的基础病及基本条件，做好术中及术后的衔接工作。如术前已经是高血压病患者，术中术后均需要努力调控血压在基本正常范围内；如术前是冠心病支架植入患者，则术前需要停用抗板药，术后则需要择机尽快恢复抗板药，且在停药期间做好严密的凝血功能监测，必要时给予低分子肝素做桥接；如术前是生长激素腺瘤，术前需要考虑：① 鼻甲肥厚导致经鼻通道狭窄是否可以实施经鼻手术治疗；② 术前、术中、术后需适当补充激素以保证度过手术打击的应激期；③ 评估患者呼吸道，决策是否因呼吸通道狭窄而做气管切开。如术前是颅咽管瘤和垂体瘤患者，术前即应该做激素水平评估，给予激素不足患者激素补充治疗，以帮助患者度过手术打击的应激期；术后还需再次做激素的全面评估，以做好激素替代治疗。所有颅底手术患者，术前后还需评估颅内感染的风险，对于手术时间长、失血多、手术入路是经过污染鼻窦者，术前还需给予预防性抗生素，术后回到 NICU 后给予延续抗感染治疗。

三、术后呼吸系统并发症

除了患者原有的呼吸系统基础病（如慢性阻塞性肺炎）可以导致术后并发症外，颅底手术需要使用特殊体位和头位，也可能引起气管插管相关的呼吸道损伤。头颈部手术可以彻底改变气管插管条件,将容易插管的气道转化为困难气道,困难气道则引起或加重呼吸道损伤,如颅颈交界长时间过度屈曲可以致咽部损伤水肿等。

实施延髓、颈静脉孔区及枕骨大孔区等部位手术时,一般主张鼻插管,以便术后观察相关的神经功能,且不主张在麻醉科拔除气管插管,而是主张带气管插管回到神经重症监护室。

相应处理措施:

首先要确诊呼吸系统疾病,如出现上呼吸道梗阻,需要及时清理气道梗阻物,视情况决定是否气管插管,积极氧疗,监测血氧饱和度、呼吸频率和呼吸末CO_2,评价后决定是否采取更积极的治疗并果断实施解除呼吸道梗阻的治疗措施。下呼吸道梗阻则需确定原因,给予积极氧疗,俯卧位或侧俯卧位体位做痰液引流,结合扩支气管药物和必要时的抗生素、糖皮质醇激素治疗。无论是上呼吸道梗阻还是下呼吸道梗阻,严重时,都需要呼吸机辅助呼吸,并以正压通气为主。

存在肺部疾病、高龄、长时间吸烟等基础情况,还经历长时间手术时,则患者容易发生颅底术后并发症。这类患者术前应积极治疗原有并发症,气管插管拔管前应充分进行肌力评估。能够主动配合的患者,容易评估;而对于不能配合的患者,则要求主动吸气压力达到30 cmH₂O。

神经源性肺水肿是脑损伤后重要且危险的并发症之一,颅内出血、突然升高的颅内压、癫痫持续状态等都可以诱发。表现为呼吸急促、心动过速、低氧血症和弥漫性双侧肺浸润等。目前没有有效的预防措施。需要给予支持治疗。

延髓颈静脉孔肿瘤累及后组颅神经的患者术后带气管插管回到NICU后,通常需要在密切观察生命体征、观察术腔引流量同时,给予少量甘露醇进行渗透性脱水治疗。可给予甲强龙40 mg,每12 h 1次,同时给予抑酸药。对于手术时间超过4 h或者术中出血较多者,实施抗生素预防性应用。拔气管插管须在拔管前先评估其吞咽、呛咳反射等情况,以判断患者清醒程度是否满意。需复查CT明确术区情况,确定患者完全清醒且吞咽、呛咳反射均正常时,可以拔除气管插管;若判断神经损伤严重,短期内恢复困难,应尽早行气管切开治疗。术后1周内再复查患者头颅影像,以确保患者术后平稳恢复。

四、神经系统并发症

颅底手术与其他神经外科手术一样,术后会发生多种意想不到的神经系统并发症。最常见的术后并发症包括低血压、气道阻塞、通气不足、多尿、低体温和体温过高;特定并发症则包括术后癫痫、颅内出血、脑肿胀、长期昏迷、视力丧失和自主功能障碍。其中,严重影响生命的主要是鞍区肿瘤术后继发的尿崩症(DI)、抗利尿激素分泌不当综合征以及脑耗盐综合征。这些并发症都可能导致电解质严重紊乱。对于分泌激素型的垂体瘤,其围手术期的激素补充疗法也非常重要。

(一)相应处理措施

寻找出原病因,给予积极纠正或预防。如补充血容量纠正低血压,对于长期应用糖皮质激素者或者糖皮质激素分泌异常的垂体瘤术后应及时补充激素以避免危重症糖皮质激素分泌不足综合征;气道阻塞者需要紧急气管插管;通气不足患者应及时使用呼吸机,多尿患者则需辨明为脑耗盐综合征还是尿崩症。前者要限水补钠纠正,必要时给予垂体后叶素治疗;后者则常给予糖皮质激素尤其是氢化可的松补充治疗,及时纠正脱水。体温异常者也较多见。低体温者需及早保温,并寻找病因进行纠正;高体温者需药物治疗结合物理治疗。术中有皮层损伤者,需要积极抗癫痫防治;怀疑颅内出血患者及早安排影像学检查,及时确诊后给予外科或内科治疗(如硬膜外血肿需要积极手术治疗,硬膜下血肿可以选择钻孔引流或者药物治疗);急性脑肿胀发生时,需积极降颅内压治疗,必要时需急诊去骨瓣减压;而术后长期昏迷的患者要寻找导致昏迷的原因,并进行对因治疗(如丙戊酸钠脑病需要及时停药,继发脑积水患者则需要及早行脑室外引流或脑室腹腔分流术,高钙血症者需排除是否并发甲状旁腺癌);术后视力丧失者要及时排除是否有视网膜动脉栓塞;术后自主神经功能障碍者需要确认是否接受过小脑蚓部和部分小脑切除术,给予对症治疗和康复训练。

(二)尿崩症和中枢性低钠血症

1. 尿崩症:常表现为尿量增多,而24 h尿量超过 50 mL/kg 时即诊断为尿崩症。尿崩症病因很多，NICU中较多见病因是抗利尿激素（antidiuretic hormone，ADH），又名精氨酸加压素（arginine vasopressin，AVP）分泌或释放不足，而因ADH分泌不足导致的尿崩又称为中枢性尿崩症。多数尿崩症继发于颅脑外伤、脑出血、脑肿瘤、各种颅内感染以及脑手术后等患者。在646例以尿崩症（diabetes insipidus，DI）为临床表现的非垂体瘤的鞍区/鞍旁病变患者中，26.5%是淋巴细胞性垂体炎，23.4%为颅咽管瘤，18.9%为朗格汉斯细胞组织细胞增生症，12.7%为拉克囊肿。其中，平均23.4%的患者在确诊其原发疾病时即已经发生了DI。其他非垂体瘤性肿瘤按其DI发病率排列为：生殖细胞肿瘤（76.7%）、脓肿（55.4%）和神经鞘瘤病（54.5%）。约22.4%非垂体腺瘤鞍区/鞍旁病变患者的DI可以自动消失或者经过适当治疗（包括手术）后消失，而术前没有DI者，其术后DI发生率高达27.8%，但11.6%是短暂DI。68.8%的DI发病与垂体前叶激素缺乏有关。鞍区最常见肿瘤——垂体腺瘤——术前很少出现DI，但手术后DI并不少见。有报道说经鼻内镜和经鼻中隔显微镜下经典方法切除垂体瘤术后导致暂时性DI的比例分别为17.7%和15.5%。这些DI多数为暂时性的，且多于术后或脑损伤后1～4天发生，持续数天后症状消失，尿量恢复正常，可能与手术创伤使ADH的释放暂时受抑制但合成并未受影响有关。如果因脑外伤或手术破坏了视上核与室旁核至神经垂体束的通路，垂体柄切断，合成与释放ADH能力丧失，则形成永久性DI。

突出的临床症状为烦渴、多饮、多尿。在得不到饮水补充的情况下，可表现为高钠血症的症状，如头痛、肌痛、心率加速、性情改变、神志改变、烦躁、谵妄，最终发展为昏迷。其诊断与鉴别诊断非常重要：

（1）有明确病因，且24 h尿量 > 50 mL/kg，通常会 > 10 L/d。

（2）排除因应用利尿药导致的渗透性利尿，可通过测定血浆渗透压来鉴别。

（3）尿液检查及血生化检查。尿色淡，尿比重 < 1.010，尿渗透压 < 200 mOsm/kg·H₂O，尿蛋白、尿糖及有形成分均为阴性。血钾、氯、钙、镁、磷等

一般正常，肌酐、尿素氮正常，血渗透压正常或偏高，可出现高钠血症。

（4）可行禁水试验结合血浆ADH测定或加压素试验来确诊。但由于根据前述步骤已经可以确诊，该步骤并不常用。

（5）MRI检查有时有助于明确病因：高分辨率MRI可能发现与中枢性尿崩症有关的病变：① 垂体容积小；② 垂体柄增粗；③ 垂体柄中断；④ 垂体饱满上缘轻凸；⑤ 其他：神经垂体高信号消失，后叶ADH分泌颗粒减少，有时可见垂体柄增粗，此时需要警惕肿瘤或全身性疾病浸润。MRI检查有时并不能发现明确的病变。

DI的治疗包括：① 病因治疗：针对各种不同的病因积极治疗有关疾病，以改善继发于此类疾病的尿崩症病情；② 补液治疗：尿崩症的补液治疗需要紧密结合血钠浓度和体液平衡来进行。补液量的计算公式如下：

男子：补液量（mL）=［血钠测得值（mmol/L）－142］× 体重（kg）× 4

女子：补液量（mL）=［血钠测得值（mmol/L）－142］× 体重（kg）× 3

小儿：补液量（mL）=［血钠测得值（mmol/L）－142］× 体重（kg）× 5

以体重60 kg的男性患者为例，若测得的血清钠浓度为152 mmol/L，补液量为2.4 L。另外，计算补液时还应包括每日生理必须量，约为2 000 mL。尿崩症初期（血钠浓度 < 150 mmol/L）可以经口进行补液，比静脉输低渗液体安全。在NICU中，我们往往通过胃管分次注水的方法，来逐渐补充血容量。但是经口补液起效慢，因此，对于进展性尿崩症患者主张采取静脉补液。初始可以应用0.9% NaCl，相对于此时的高血钠浓度，0.9% NaCl属于低渗溶液。若血钠浓度 > 160 mmol/L，则可改用0.45% NaCl或5%葡萄糖溶液进行治疗。应在开始的4～8 h内补充所计算补液量的1/2～1/3，剩余的液量可以在24～48 h内继续补充。切忌纠正高血钠的补液速度过快，并需密切监测血钠浓度，以血钠浓度下降不超过0.5 mmol/（L·h）为宜，否则会导致脑细胞渗透压不平衡从而引起脑水肿，可导致

患者突然死亡。

药物治疗：当尿量（连续 2 h > 500 mL/h 或 4 h 的平均尿量 > 300 mL/h）和血钠浓度严重升高时，开始给予药物治疗。NICU 中常用的药物为垂体后叶素 5 U 肌肉注射，尿量可在 30 min 后开始减少，如果 60 min 后效果还不显著，可以重复给予 1 次。精氨酸去氨加压素片（商品名弥凝），是第一个成功应用于临床的肽类激素口服剂型治疗药物，初始可使用小剂量 0.1 mg，同样根据疗效决定增减。必要时可以与垂体后叶素联合使用。在药物治疗过程中需要密切监测尿量和血钠浓度的变化，以指导下一次用药的时间和剂量。

需要特别注意的是，动脉瘤性蛛网膜下隙出血引起的中枢性尿崩症的治疗可能早期出现发作急骤且高钠血症十分严重的尿崩症。它持续时间短，很快就转为脑耗盐综合征。因此此时应用去氨加压素和低渗液体应十分小心，以防止严重低钠血症的发生。高钠血症到低钠血症的转变同样可发生于颅脑创伤的患者，只是这个过程比较缓慢。

2. 中枢性低钠血症：中枢性低钠血症可发生于包括颅底手术之内的任何因素导致的脑损伤。常见形式为抗利尿激素分泌异常综合征（syndrome of inappropriate antidiuretic hormone，SIADH）与脑耗盐综合征（cerebral salt wasting syndrome，CSWS），又以 CSWS 更为常见。SIADH 是中枢神经受损后，刺激下丘脑—神经垂体轴兴奋，引起抗利尿激素分泌过多使得水的排泄发生障碍，导致高血容量性低钠血症。CSWS 是指继发于中枢神经系统病变，肾脏排钠过多，引起的低血容量低钠血症。

【临床表现】

（1）血容量变化：① SIADH 为肾脏对水分保留过多导致的稀释性低钠血症，以血容量升高、尿量少、尿钠稍升高为特征，中心静脉压正常或升高。患者体内的水分增多，常有中度体液容量扩张。患者的体重可增加 5% ～ 10%。患者一般没有水肿，这与尿钠排出较多有关；② CSWS 为外周利钠肽释放抑制肾脏近曲小管对钠、水的再吸收，导致血容量降低、尿量增多、尿钠明显升高，中心静脉压偏低。患者表现为多尿（成人 24 h 排尿大于 2.5 L）、

口渴并要求多摄入盐分，体重下降并有明显的脱水征。

（2）低钠血症：低钠血症可使细胞外液渗透压下降，从而引起脑细胞水肿、颅压增高，引起神经系统症状。轻症者可无症状。当血清钠 < 120 mmol/L 时，患者可表现出头痛、厌食、恶心、呕吐、软弱无力、肌肉痉挛、嗜睡，严重者可有精神错乱、惊厥、昏睡乃至昏迷，如未及时正确地处理，可导致死亡；同时，急性低钠血症比慢性低钠血症的症状更明显。

【诊断】

（1）SIADH 诊断标准：张天锡（1991）提出的诊断标准包括：① 血清钠 < 130 mmol/L（正常 135 ～ 145 mmol/L）；② 血浆渗透压 < 270 mOsm/kg·H_2O（正常 270 ～ 290 mOsm/kg·H_2O）；③ 尿钠 > 80 mmol/d（正常 < 20 mmol/d）；④ 尿渗透压升高，尿渗透压/血渗透压 > 1（正常 < 1）；⑤ 严格限制水摄入后，症状减轻；⑥ 无水肿，心、肝、肾功能正常；⑦ 血浆 ADH 升高，> 1.5 pg/ml（血浆渗透压 = 280 mOsm/kg·H_2O 时，血浆 ADH 值为 0.5 ～ 1.5 pg/mL）；

（2）CSWS 诊断标准：1996 年乌伊贡（Uygun）等提出的诊断标准包括：① 有中枢神经系统疾病存在；② 低钠血症（< 130 mmol/L）；③ 尿钠排出增加（> 20 mmol/L 或 > 80 mmol/d）；④ 血浆渗透压 < 270 mOsm/kg·H_2O，尿渗透压/血渗透压 > 1；⑤ 尿量 > 1 800 ml/d；⑥ 低血容量；⑦ 全身脱水表现（皮肤干燥、眼窝下陷及血压下降等）；

（3）SIADH 与 CSWS 的区别，见表 19-1-1。

【治疗】

SIADH 因血管内容量增多而表现为稀释性低血钠，治疗以限制容量为目标；而 CSWS 属低血容量和低血钠状态，治疗目标不应限制入量，而应输入等渗液体。分类叙述如下。

（1）SIADH 的治疗：① 合并轻度低钠血症的 SIADH 患者（120 ～ 135 mmol/L），只要适当控制水的入量，血钠可在数天内逐渐恢复到正常水平。没有必要通过输注高渗氯化钠溶液的方法快速纠正血钠浓度。② 合并严重低钠血症的 SIADH 患者（< 120 mmol/L），应联合应用 0.9% NaCl（或高张 NaCl 溶液）和呋塞米治疗。因高张 NaCl 溶液有扩容作用，而 SIADH 患者也有一定程度的容量扩张，

表 19-1-1　SIADH 与 CSWS 的区别

	SIADH	CSW
血管内容量	↑	↓
体　重	↑	↓
体液平衡	—	—
尿　量	↔或↓	↔或↑
心动过速	—	+
红细胞比容	↔	↑
白蛋白	↔	↑
血浆碳酸氢盐	↔或↓	↑
血尿素氮	↔或↓	↑
血尿酸	↓	↔或↓
尿　钠	↑	↑
钠平衡	±或+	—
中心静脉压	↔或轻度↑（6～10 cmH_2O）	↓（<6 cmH_2O）
肺动脉楔压	↔或轻度↑	↓

并且 SIADH 患者多有显著的利钠现象，故单用高张 NaCl 溶液往往不能有效地纠正低钠血症。呋塞米可引起盐的丢失，从而使细胞外液量减少。同时还可引起尿液稀释，从而有助于血钠的提升。近年有人应用托伐普坦和静脉注射尼伐普坦两种加压素受体阻断剂来治疗 SIADH，获得了很好的效果。

（2）CSWS 的治疗：① 低钠血症患者诊断为 CSWS 后应立即予以充分补钠、补液治疗：当血钠≤110 mmol/L 时应按上述补钠公式"总钠量（mmol）=体重（kg）×0.2×［130－血钠测得值（mmol/L）］"计算需要补充的总钠量，第 1 天补给计算量的半量和日需量 4.5 g，补至血钠 130 mmol/L 时应停止补钠以防继续补钠致高钠血症和高氯血症。当血钠＞110 mmol/L 时应按公式"需补充总钠量（mmol）－体重（kg）×0.2×［142－血钠测得值（mmol/L）］"计算需要补充的总钠量，第 1 天补给计算量的 1/3 量和日需量 4.5 g。可以采用生理盐水或 3% NaCl 高渗液补给，24 h 内分 2～3 次完

成，第 2 天再依据血钠情况补充：以体重 60 kg 的男性患者为例，若测得的血清钠浓度为 120 mmol/L，则需补钠 264 mmol，根据 NaCl 分子量为 58.5 g/mol，计算相当于 NaCl 15.44 g。第 1 天应补钠量为 15.44×1/3+4.5=9.6 g，需补充生理盐水（钠浓度为 154 mmol/L）1 072 mL，或 3% NaCl 高渗液（钠浓度为 513 mmol/L）322 mL。② 当部分重度颅脑损伤合并不同程度尿崩时，在补钠同时根据尿量充分补充丢失液体，成人每小时尿量超过 300 mL 时加用垂体后叶素。

CSWS 的治疗需给予盐皮质激素来帮助调节血钠。盐皮质激素（醛固酮）的作用主要是维持体内的电解质钠和钾离子的平衡，即保钠、保水、排钾的作用。氢化可的松兼有较强的糖皮质激素和盐皮质激素的特性，故对调节水盐代谢有较大的帮助。

（3）低钠血症的纠正速度：有报道称，快速纠正严重的低钠血症的死亡率可达 33%～86%。可伴发渗透性脱髓鞘综合征，可导致易感神经元的脱髓鞘，特别易发生在脑干。症状的进展可以从几小时到几天，包括痉挛性瘫痪、假性延髓性麻痹和意识障碍。因此，目前主张以 0.5 mmol/（L·h）的速度将血钠浓度提升到 120～125 mmol/L，其中第 1 个 24 h 血钠提升不超过 12 mmol/L，第 1 个 48 h 血钠提升不超过 25 mmol/L。年轻女性对低钠血症的耐受性较差，为避免出现严重的低钠性脑损害，可适当提高血钠的提升速度，一般以 1～2 mmol/（L·h）为宜。根据预期的血钠提升速度可计算出补钠的速度：补钠速度（mmol/h）=预期血钠提升速度×TBW。这里 TBW 为身体总水量，男性 TBW 为身体总重量的 60%，女性为 50%。以体重 60 kg 的男性患者为例，若预期血钠提升速度为 0.5 mmol/（L·h），则补钠速度应为 18 mmol/h。如输注生理盐水（钠浓度为 154 mmol/L），则每小时应输入 117 mL；如补充的是 3% NaCl 溶液（钠浓度为 513 mmol/L），则每小时应输入 35 mL。

（三）术后内分泌功能紊乱

颅咽管瘤以及垂体瘤等术后容易发生内分泌功能紊乱或者原有内分泌功能紊乱加重。因此，对于术前有激素水平异常者，需要给予相应激素的

补充治疗（详见第九章）。如果是术前已经明确有糖皮质激素低下，则在手术当日给予氢化可的松200～300 mg静脉滴注，儿童则通常减半使用。术后1～3天还要检测尿量与电解质水平。根据其电解质检测结果，调节电解质溶液用量。如果发生了DI、SIADH或者CSWS则根据其诊断和水电解质水平给予相应治疗。应注意糖皮质激素较长时间应用或较大剂量应用可能带来相应激素相关不良反应。

值得注意的是，由鞍区肿瘤导致的生长激素缺乏、甲状腺素缺乏和性激素缺乏，现在均主张根据肿瘤控制程度、患者的年龄发育和生理需要给予相应的激素补充替代疗法，在严密术后影像学和血清激素水平监测下，不仅大幅改善患者的生活质量，而且是安全有效的。

（四）术后下丘脑综合征

鞍区肿瘤患者导致的术后下丘脑综合征较为常见，可表现为体温调节中枢异常引起高热，也可发生低体温；渴感中枢损伤则导致患者不饮水、导致电解质紊乱；饮食中枢受损，则导致患者嗜食肥胖。应根据其临床表现给予对症的降温、保温、供水以及限制饮食治疗，但嗜食肥胖控制饮食非常困难。

五、肺栓塞

接受开颅手术或大型脊柱手术患者发生深静脉血栓形成（deep venous thrombosis，DVT）或者静脉血栓栓塞（venous thrombosis and embolism，VTE）的风险越来越被神经重症医生所认识，而且已知临床普遍应用的外周穿刺经中央静脉置管术（peripherally inserted central catheter，PICC）增加了上肢DVT和VTE发生率，其中，神经外科住院患者的DVT发生率高达20%～40%。DVT和VTE最危险的后果是可能导致肺栓塞（pulmonary embolism，PE）发生，PE的病死率通常达到20%～30%。神经外科患者多数是出血患者，出血患者发生PE后，导致一方面需要积极防止出血加重，一方面需要及早抗凝溶栓的矛盾。一旦发生，通常就是高危的PE，短时间内出现血流动力学障碍，其病死率非常高。

相应防治措施：肺栓塞的防治主要在预防。常用技术包括给患者穿弹力袜、应用间歇性气压压缩装置，对于高危患者可以给予皮下注射肝素和低分子肝素。要认识PE的主要早期症状体征，主要表现为：气短、胸部锐痛，咯血；可能迅速发生心脏骤停。一旦发生，可以考虑由放射介入溶栓。但是对于出血性疾病患者，溶栓是相对禁忌证，减少了操作的可行性和增加了治疗的难度。

参考文献

1. Mehta G U, Passer J Z, Raza S M, et al. The neurosurgical management of sinonasal malignancies involving the anterior skull base: a 28-year experience at The MD Anderson Cancer Center［J］. J Neurosurg, 2021, 1-9.

2. 魏俊吉, 谭刚, 江荣才主译. 神经外科麻醉与重症监护: 围术期并发症的早期预防与规范管理［M］. 北京: 中国科学技术出版社, 2021.

3. Wijdicks E F M, Rabinstein A A, Hocker S E, et al. Neurocritical Care［M］. Oxford University Press, 2016.

4. Fraser S, Gardner P A, Koutourousiou M, et al. Risk factors associated with postoperative cerebrospinal fluid leak after endoscopic endonasal skull base surgery［J］. J Neurosurg, 2018, 128(4): 1066-1071.

5. 徐涛, 刘玉洲, 邹勇, 等. 前颅底骨折伴脑脊液鼻漏的颅底修复与重建治疗［J］. 中华神经创伤外科电子杂志, 2019, 5(02): 114-116.

6. 中国神经外科重症管理专家共识（2020版）［J］. 中华医学杂志, 2020, (19): 1443-1458.

7. 李红星, 彭肖肖, 张凯, 等. 地塞米松鞘内注射与静脉注射在显微血管减压术后无菌性脑膜炎中的疗效比较［J］. 中华脑科疾病与康复杂志（电子版）, 2020, 10(05): 276-279.

8. Mackeith S A, Soledad-Juarez M, Tiberti L, et al. Recurrent aseptic meningitis as a rare but important presentation of congenital petrous apex cholesteatoma: the value of appropriate imaging［J］. BMJ Case Rep, 2014, 2014.

9. Amorocho M C, Fat I. Anesthetic Techniques in Endoscopic Sinus and Skull Base Surgery［J］. Otolaryngol Clin North Am, 2016, 49(3): 531-547.

10. 颅咽管瘤围手术期管理中国专家共识（2017）［J］. 中华医学杂志, 2018, 98(01): 5-10.

11. Angelousi A, Mytareli C, Xekouki P, et al. Diabetes insipidus secondary to sellar/parasellar lesions［J］. J Neuroendocrinol, 2021, 33(3): e12954.

12. 刘玉春.经鼻蝶内镜黏膜下入路和传统入路切除垂体腺瘤的比较与分析［D］.浙江大学学报,2019.

13. Jane J A, Jr., Vance M L, Laws E R. Neurogenic diabetes insipidus［J］. Pituitary, 2006, 9(4): 327-329.

14. Sterns R H, Silver S M. Cerebral salt wasting versus SIADH: what difference?［J］. J Am Soc Nephrol, 2008, 19(2): 194-196.

15. 陶仲为.低钠血症［J］.中国医师进修杂志,2010,(25): 1-2.

16. Narayan S W, Gad F, Chong J, et al. Preventability of Venous Thromboembolism in Hospitalised Patients［J］. Intern Med J, 2021.

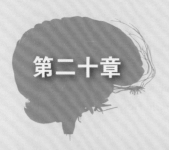

第二十章

γ刀放射外科治疗在颅底外科的应用
(Application of Gamma Knife Radiosurgery in Skull Base)

第一节 立体定向γ刀放射外科发展概述

(Development of Stereotactic Gamma Knife Radiosurgery)

1949年瑞典神经外科医生拉尔斯·莱克塞尔（Lars Leksell）教授研制出了第一代Leksell立体定向仪。1951年他又创造性地提出了立体定向放射外科的概念（stereotactic radiosurgery，SRS）：即选用窄细射线束替代手术器械，通过聚焦、适形的方法将射线束单次投照于颅内靶区，利用焦点高能量来损毁脑组织或病变组织，达到治疗疾病的目的。他尝试选择X线管球作为放射源结合Leksell立体定向仪实施了首例放射外科手术（图20-1-1），将X线聚焦照射于半月节上，单次照射治疗三叉神经痛，取得了堪比手术的良好效果。从此开创了立体定向放射外科的新纪元。但由于当时的X线装置放射剂量较低、设备简陋，限制了该技术在临床上的推广运用。经历多次试验和失败，莱克塞尔最终将目光锁定在钴-60（^{60}Co）释放的γ射线之上。

1967年莱克塞尔与放射物理学家波杰·拉尔森（Borje Larsson）合作研制出世界上第一台γ刀（Leksell Gamma Knife），其基本原理是采用三维立体定向技术对颅内靶点进行精确定位，将多条细束γ射线经多角度精确聚焦照射于靶点，其焦点能

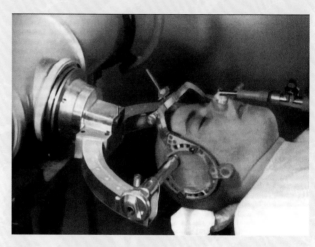

图20-1-1 用X线管球与Leksell立体定向仪进行放射外科治疗

量强大并精确定位在靶点上，一次性大剂量照射毁损靶点组织从而达到治疗目的。由于能精确定位受照射区域，剂量高度集中，一次性照射毁损病灶或靶点，靶区外剂量呈梯度锐减，周围正常组织在焦点以外而免于损伤，使治疗达到如同刀割样的效果，故称γ刀。在当时，莱克塞尔的发明大大超前于人们对于复杂的放射生物学效应的透彻了解，也超前于执行这些过程所必需的影像形态学的发展。

γ刀放射外科应用于临床以来，已经历50余年的发展，放射外科已从最初的一个概念发展成为神经外科学的一个重要分支——放射神经外科。近20年来γ刀放射外科的迅速发展主要归因于计算机软硬件、自动化技术及医学影像技术的飞速发展。特别是自2006年Leksell Perfexion™γ刀出现

后,γ刀的适应证得到了很大的拓展、治疗时间明显缩短、治疗精度进一步提高。2015年4月,在西班牙巴塞罗那举办的欧洲放疗大会上,瑞典医科达公司(Elekta AB)正式推出了最新一代 Leksell Gamma Knife® Icon™(图20-1-2)。随着 Extend™ 系统和 Icon™ 的应用,将无框架定位技术引入γ刀治疗领域,能够达到刚性头架固定同样的精度,使得大分割分次照射变得更为便捷,患者的治疗体验也更为舒适。

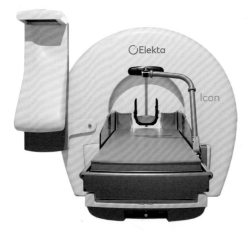

图20-1-2　医科达公司推出的 Leksell Gamma Knife® Icon™

随着技术的进步和广泛的应用,以γ刀为代表的放射外科技术已成为颅脑肿瘤、脑血管畸形以及功能性神经外科疾病治疗的重要工具。据不完全统计,截至2019年底,全球累计用 Leksell γ刀治疗各类颅脑疾病患者已逾130万例。

我国自20世纪90年代开始引进 Leksell γ刀,至今已有近40台 Leksell γ刀分布于全国各地,开展了大量的临床工作,治疗病例达数十万例之多,取得了满意的疗效。

第二节　颅底脑膜瘤的γ刀放射外科治疗

(Gamma Knife Radiosurgery for Meningioma of Skull Base)

脑膜瘤居颅内良性肿瘤的首位,目前开颅手术仍然是脑膜瘤的首选治疗方法。手术的目的是最大程度地切除肿瘤,并尽可能使神经功能保留完整。脑膜瘤生长部位是决定手术切除程度的主要因素。颅底脑膜瘤由于位置较深,周围结构复杂、重要结构繁多,对神经外科医生来说仍然是一个巨大的挑战,此外,手术常伴有神经功能损害及患者死亡的风险。γ刀放射外科为颅内初发及术后残留或进展的颅底脑膜瘤患者提供了一种替代或辅助的治疗方法。基于γ刀放射外科对于颅底脑膜瘤良好的局部控制及神经功能保留率,现在越来越多的神经外科医生接受将外科手术+γ刀放射外科治疗作为治疗颅内良性脑膜瘤的综合治疗策略。

一、颅底脑膜瘤γ刀治疗适应证选择

当考虑选择立体定向放射外科(SRS)治疗颅底脑膜瘤时,相关的标准包括:肿瘤大小(肿瘤直径 < 3 cm 或体积 < 10 cm² 者为最佳,肿瘤在颅底匍匐性生长时此标准可适当放宽),瘤周脑水肿情况(如治疗前已存在瘤周脑水肿,立体定向放射外科治疗可能会造成水肿进一步加剧)和肿瘤毗邻对辐射敏感的结构(如视觉通路、脑干、耳蜗)。对体积较大的有症状颅底脑膜瘤通常首先选择行显微外科手术切除,对于体积小的或偶然发现的颅底脑膜瘤的管理选项包括临床观察、手术和立体定向放射外科治疗。此外,对于那些不适合接受开颅手术的高危人群,如老年人、合并多种疾病患者可将γ刀放射外科作为首选方法。

鉴于γ刀治疗颅底脑膜瘤所取得的较高的长期肿瘤控制率和较低的颅神经损伤率,波洛克(Pollock)等认为对于较小的颅底脑膜瘤可首选γ刀治疗;而对于体积较大者,可先进行肿瘤部分切除,降低肿瘤的容积效应后再行γ刀治疗,手术中不必力求切除累及颅神经和颅底血管的肿瘤。对于体积较大又无法接受手术治疗的脑膜瘤,可以选择分次γ刀治疗。岩井(Iwai)报道对7例体积较大的岩斜脑膜瘤和海绵窦脑膜瘤进行分次γ刀治疗。病灶体积平均53.5 cm³,治疗靶区体积平均18.6 cm³。两次治疗间隔6个月,边缘剂量平均9 Gy,平均随访39个月,6例肿瘤生长控制。彭德尔(Pendl)对12例大体积脑膜瘤分期治疗,瘤体体积19～90 cm³,

边缘剂量10～25 Gy，两次治疗间隔1～8个月，随访5～89个月，疗效良好。对于较大体积的脑膜瘤，分期γ刀治疗可以减低副反应的发生比率，提高肿瘤的控制率。

二、γ刀治疗颅底脑膜瘤的目的与现状

γ刀治疗颅底脑膜瘤的主要目的在长期控制肿瘤生长、保留神经功能、保护患者的生活质量。γ刀放射外科治疗强调疗效的长期性、患者的生活质量，而非单纯以肿瘤影像学上的缩小。近年来，放射外科治疗颅内脑膜瘤的研究报道的总体肿瘤控制率88%～100%，19%～74%的肿瘤在γ刀治疗后缩小。长谷川（Hasegawa）等进行的一项单中心研究表明，67例脑膜瘤患者γ刀治疗后3年、5年、10年肿瘤无进展生存率分别92%、86%及72%；斯塔克（Starke）等对近年来立体定向放射外科治疗颅底脑膜瘤的论文进行荟萃分析，研究纳入了多个中心的469例颅底巨大脑膜瘤（> 8 cm）患者，结果显示患者γ刀治疗后3年、5年、10年肿瘤无进展生存率分别为90.3%、88.6%及77.2%；哈塞尔斯伯格（Haselsberger）等利用γ刀分次治疗20例颅内巨大脑膜瘤（中位体积33.3 cm³，13.6～79.8 cm³）患者，中位边缘剂量12.0 Gy（10.0～14.0 Gy），在长达9.5年的中位随访时间内，局部肿瘤控制率达到90%。彭德尔报道197例颅底脑膜瘤，γ刀治疗后平均随访55个月，51%肿瘤缩小，控制生长47%，仅2%瘤体增大。小山（Shin）在对海绵窦脑膜瘤γ刀治疗的研究中指出：肿瘤复发与其组织学表现、治疗计划适形程度以及瘤体向鞍上或海绵窦外多方向生长等因素有关。

其次，γ刀治疗还要能够达到稳定或改善患者现有的症状和体征，减少或避免并发症的目的。斯塔福德（Stafford）报道190例脑膜瘤治疗后8%症状改善，73%保持不变，15%症状加重，另有4%随访中死亡。彭德尔报道164例患者中，35%临床症状改善，61%症状稳定，4%症状加重。罗奇（Roche）报道γ刀治疗80例海绵窦脑膜瘤，无新增的动眼神经损害；54例原有动眼神经麻痹者，15例改善，8例消失，1例加重；13例原有三叉神经痛者，1例加重，5例维持不变，4例改善，3例消失。从总体来看，γ

刀治疗对于临床表现的改善率及并发症的减少确有其优势。

三、γ刀治疗颅底脑膜瘤的疗效

越来越多的长期临床研究显示，γ刀放射外科治疗颅底脑膜瘤具有疗效持久稳定，可维持甚至改善患者的现有症状，且不良反应发生概率较低。克莱尔（Kreil）等报道200例颅底脑膜瘤患者的γ刀治疗后（肿瘤中位体积6.5 mL，中位边缘剂量12 Gy），5年的无进展生存率（PFS）为98.5%，10年的无进展生存率（PFS）为97.2%。仅2例出现一过性的放射性脑水肿。83例（41.5%）神经状态改善，但108例（54%）无变化，9例（4.5%）有病情加重。5例（2.5%）在γ刀治疗后再次接受显微外科切除术。在弗吉尼亚的研究人员对255例颅底脑膜瘤患者进行队列研究发现：220例（86%）患者无明显变化或肿瘤体积减少，35例（14%）显示体积增加。3年、5年和10年的无进展生存率（PFS）分别为99%、96%和79%。

第三节　听神经瘤γ刀放射外科治疗
(Gamma Knife Radiosurgery for Acoustic Neuroma)

一、γ刀治疗听神经瘤的历史与现状

1969年莱克塞尔教授在卡罗林斯卡医院首次使用γ刀治疗听神经瘤，并于1971年发表了相关的临床报告。随后诺伦（Norén）在1983年发表了第一篇真正意义上的听神经瘤立体定向放射外科治疗临床随访研究，其随访结果在1979年显著优于当年开颅手术的疗效：14例患者中5例发生了一过性面神经麻痹，4例患侧听力得到保留，1例患者接受了二次治疗。1990年美国匹兹堡的学者发表了γ刀治疗听神经瘤的随访报告，21例单侧和5例双侧听神经瘤，平均周边剂量20 Gy，中位随访时间13个月，所有肿瘤均未增大，其中42%缩小；7例患者治疗前有听力，1例减退，3例消失；6例面瘫；7例面部感觉减退；5例头晕伴平衡失调；4例恶心呕吐。他们发现剂量计划中使用大口径准直器，并给予

20 Gy剂量,造成了较高的面神经及三叉神经损伤率。1995年在夏威夷召开的第七届国际γ刀大会上广泛讨论了低剂量和高剂量分别治疗听神经瘤的利弊,自那时起12～13 Gy的周边剂量成为标准剂量,使γ刀后颅神经功能障碍的发生率大为降低,尤其在对听力的长期保护方面提高显著。

在过去的50年里,γ刀放射外科的技术不断发展,反映在定位技术的革命性进步、剂量计划软件的持续更新、剂量的优化及治疗设备的不断升级,肿瘤控制率在保持不变的同时并发症明显下降,γ刀确切的肿瘤控制率使其逐步演变为可替代显微手术的微创疗法,尤其是对中小型听神经瘤可作为首选的治疗方法。γ刀放射外科治疗听神经瘤的目的已不仅仅局限于控制肿瘤的生长,对于听力的保留以及面神经、三叉神经等功能的保留或改善日益成为γ刀治疗所要追求的目标。截至2019年底,全球范围内Leksell γ刀治疗听神经瘤病例已超过125 700例,并以每年8 500例左右增加。

二、γ刀放射外科临床实践

(一)γ刀治疗前评价

听神经瘤患者在γ刀治疗前都要接受高清晰度磁共振和听力学检查(包括纯音测听和语音分辨率检测)。高分辨率的MRI扫描,采用3D梯度回波增强扫描(SPGR序列,1～2.0 mm层厚),扫描范围涵盖整个肿瘤及周边重要结构。听神经瘤需与CT骨窗像或与MRI的3D CISS序列进行融合,有助于观察颅神经及重建内耳结构(耳蜗及半规管)。听力分级选用Gardner-Robertson分级标准,面神经功能则选用House-Brackmann评分进行评价。Gardner-Robertson分级1～2级属于有用听力范围,即纯音测听(PTA)或听觉阈值 < 50 dB,语音分辨率(SDS) > 50%。

(二)γ刀治疗剂量计划

剂量计划是γ刀治疗的关键环节,利用Leksell Gamma Plan计划系统准确勾画肿瘤轮廓,尽量选择小口径准直器,采用多个等中心点、调整权重、堵塞射线通道等方法进行设计规划,使周边剂量曲线严密地适形于肿瘤。剂量计划应优先考虑剂量曲线完全覆盖肿瘤并保护面、耳蜗及三叉神经的功能。对于大体积的肿瘤,也应考虑对脑干功能的保护。剂量计划的成功与否主要取决于对肿瘤边界的适形程度高低。需要重点指出的是由于面听神经复合体通常位于肿瘤前缘的前下方,此部分对计划适形性要求更高。在计划过程中要注重对于听神经、面神经、三叉神经功能的保留,对中等大小以上的听神经瘤还要注意对脑干的保护。肿瘤容积决定了其周边正常组织(如面神经)接受高剂量照射的容积,因此听神经瘤的计划多选用小准直器(4 mm、8 mm),对于内听道部分肿瘤的适形可以用4 mm准直器多等中心照射来实现锥形的剂量分布,这对提高听力的保留率同样是有意义的。有研究表明:对于内听道部分肿瘤选用8 mm以上准直器会增加听力损伤的风险。放射外科治疗成功与否在很大意义上取决于剂量计划适形性。

(三)γ刀治疗剂量选择

γ刀放射外科剂量是影响其疗效的诸多因素中最重要的一个。在过去20年里听神经瘤γ刀治疗的剂量发生了很大的变化。在早期报告中多选用较高剂量(平均16 Gy)。近年来治疗肿瘤的边缘剂量趋向于低剂量的原则,大多数学者推荐12～13 Gy的边缘剂量,认为既可以达到控制肿瘤之目的,又可有效地降低颅神经损伤的风险,对于保留有用听力的患者给予周边剂量12～13 Gy,耳蜗受照射剂量不超过4.2 Gy,已无有用听力的小体积肿瘤患者给予周边剂量不超过14 Gy。该剂量既可有很高的肿瘤控制率,且有较低的脑神经功能障碍发生率,尤其是面神经的损伤率极低,亦有助于远期有用听力的保留。研究还证实12～13 Gy剂量组出现颅神经损伤的时间比高剂量组推迟了2～3年。有学者选用10～12 Gy边缘剂量治疗一些对听力保存有特殊要求的患者,如双侧听神经瘤(NF2)患者或是对侧听力已经丧失的患者,取得一定效果。但也有学者不支持过分降低边缘剂量(< 12 Gy),尤其是对于全切后复发的肿瘤,这些肿瘤往往具有一定侵袭性,且患侧听力多已丧失。放射外科剂量能否再进一步降低,能降低到多少而不至于影响肿瘤的控制率还缺乏长期疗效的支持。

(四)肿瘤控制

γ刀引入临床的初期多用于开颅手术具有高

风险的、自身条件不适宜接受手术或拒绝手术的患者，随着越来越多的长期临床随访经验（表20-1-1）支持γ刀放射外科成为中小体积的听神经瘤的一线疗法，Koos Ⅰ级、Koos Ⅱ级甚至一些Koos Ⅲ级的听神经瘤接受γ刀治疗已得到广泛的认同。γ刀治疗听神经瘤的目的是控制肿瘤生长和保留现有功能，所谓肿瘤控制包括了肿瘤的缩小与停止生长。林斯基（Linskey）等认为听神经瘤有丝分裂频率很低，电离辐射主要作用于血管，造成肿瘤内部血管损伤和栓塞，这也可解释肿瘤于γ刀治疗后出现的中心失增强效应。伦斯福德（Lunsford）等报告829例听神经瘤γ刀治疗后6年肿瘤控制率为98.6%±1.1%，其中随访期10～15年的157名患者中73%肿瘤缩小，25.5%肿瘤停止生长。康吉奥卡（Kondziolka）等（1998年）报道162例患者5～10年随访肿瘤控制率98%，其中62%肿瘤缩小，33%肿瘤无变化。乔普拉（Chopra）等（2007年）报道216例患者长期随访（最长12年）结果，10年实际肿瘤控制率为98.3%，仅3例患者又接受了手术治疗，该组治疗边缘剂量12～13 Gy。诺伦报道其治疗听神经瘤28年长期经验，长期控制率95%。刘东报道74例平均68.3个月随访肿瘤实际控制率97.3%。孙时斌随访157例听神经瘤患者，其中60例随访时间≥10年。93例肿瘤体积明显皱缩（59.2%），48例肿瘤体积无明显变化（30.6%），16例出现肿瘤发

展伴临床症状加重（10.2%）。肿瘤控制率89.8%，3年、5年和10年的肿瘤控制率分别为94%、92%和87%。沃拉（Wowra）等报告在γ刀治疗后3～9个月内肿瘤多出现一过性增大，最甚者可增至原容积的180%。康吉奥卡等报告9例患者γ刀后肿瘤轻度增大，多发生在γ刀治疗后6～12个月，其增长幅度多在1～2 mm，往往与肿瘤中心强化减低相伴发生，仅2%患者需进一步手术治疗。对于治疗后肿瘤容积增大者，在其后的随访多可见退缩，则可以推断与血管损伤和栓塞所致的肿瘤组织淤血、肿胀有关，故不应过早认为是治疗失败而进行开颅手术。对于囊性听神经瘤可在γ刀治疗前进行瘤囊穿刺抽液，这样可明显降低肿瘤的容积效应，减少放射外科并发症的出现。肿瘤继续生长多发生在γ刀治疗后前3年内，此后该风险明显降低（表20-1-1）。

（五）听力的保存

对于内听道内部分的听神经瘤而言，当肿瘤生长到一定阶段后会因为耳蜗神经供养血管受压、牵拉导致耳蜗神经传导阻滞而产生听力丧失。如γ刀治疗剂量足够小（12～13 Gy），不会造成耳蜗神经的进一步损伤，但可以控制肿瘤的生长并使其缩小，从而恢复耳蜗神经的血供、减少对神经的牵拉，患者的听力就有可能保存或恢复。

早期的研究认为听力保存与肿瘤的大小成正相关，但这一时期γ刀治疗多采用CT定位，且肿瘤

表 20-1-1　γ刀放射外科治疗听神经瘤的相关长期随访研究

作　者	年份	例数	平均体积（cm³）	平均周边剂量（Gy）	中位随访期（月）	γ刀疗效			
						肿瘤控制率	听力保留率	面神经功能障碍	三叉神经功能障碍
伦斯福德（Lunsford）	2005	252	2.5	13	≥120	98.5%	50%～77%	<1%	<3%
沃拉·B（Wowra B.）	2005	111	1.6	13	84	95%	NA	0%	11.7%
庄·W.Y.（Chung W.Y.）	2005	195	4.1	13	31	93.6%	60%	1.4%	1.1%
刘东（Liu Dong）	2006	74	10.79	12.27	68.3	95.9%	72.3%	1.59%	2.7%
孙时斌（Sun Shibin）	2011	190	3.6	13	109	89.5%	75%	1.1%	2.6%
长谷川·T（Hasegawa T.）	2013	440	2.8	12.8	150	93%	NA	1%（≤13 Gy）	1%（≤13 Gy）
博阿里（Boari）	2014	379	1.94	13	69.5	97.1%	49%	1.1%	1.8%

边缘剂量较高。近年来MRI已广泛用于定位、自动定位系统(APS)的应用以及计划软件系统的不断更新,使得剂量计划设计更加精确,这对于听力保存是极为有益的。60%～70%患者的听力在放射外科治疗后可得到保留。匹兹堡大学的研究者进行的长期随访显示51%患者听力未发生变化。内听道部分肿瘤在接受低于14 Gy放射外科治疗后有效听力全部得到保留。冯·艾克(Van Eck)等报告83.4%的患者听力在γ刀治疗后得到保存。伦斯福德等还指出管内型听神经瘤患者接受4 mm准直器精确照射治疗后其听力保留率要高于显微手术所达到的听力保留率。弗利金杰(Flickinger)等报道一组边缘剂量12～13 Gy,γ刀治疗后6年有效听力保留率78.6%±5.1%。

还有学者认为神经损伤的发生是剂量相关的,当提高剂量分布的均匀性时可以避免靶区内高剂量的集中,从而降低了靶区内神经组织损伤的风险;同时也减少了靶区内的累积能量,降低了治疗后瘤体肿胀的风险。由于C型γ刀中APS的应用,使我们可以通过选用4 mm准直器来使剂量梯度更加陡峭,并且增加小准直器的等中心数量来达到目的。此外,听力保存还与患者治疗前听力水平以及耳蜗神经受照射长度有关,应予以注意。

(六)面神经、三叉神经病变

近年来由于MRI定位技术的引进及边缘剂量的降低,面神经和三叉神经功能保留率有了大幅度提高。伦斯福德等研究表明由于面神经多位于听神经瘤的前缘,该区域在制定剂量计划时应更加强调适形的精确性。另外,Gameplan软件还可计算出剂量分布空间内每一点的绝对剂量值,在进行剂量计划时将高剂量分布的"热点"设置在远离面神经处。弗利金杰等报道13 Gy的边缘剂量造成新的面部感觉减退和面部麻痹的风险分别为0和3.1%,高于14 Gy的边缘剂量造成面部感觉减退和面部麻痹的风险分别为2.5%和3.9%,他们认为三叉神经病变与肿瘤容积及边缘剂量大小呈正相关。延迟性面神经功能障碍的发生机制不清,可能与照射后脱髓鞘改变有关。

(七)脑积水及瘤周水肿的发生

康吉奥卡等报道听神经瘤放射外科治疗后脑积水的发病率达3%。主要机制是血脑屏障受到放射损伤,血管通透性增高,血浆外渗致瘤周水肿及脑脊液中蛋白质浓度升高,致脑脊液吸收障碍形成脑积水。脑干的水肿在文献报告中都未提到。

(八)结论

γ刀在肿瘤控制、听力保留、面神经和三叉神经等颅神经功能保存方面长期疗效显示的优良效果,使其日益成为听神经瘤安全而有效的治疗方法,对于中、小型听神经瘤可作为首选治疗方法。

[病例1]

患者:男性,48岁,主因走路不稳1年,右耳听力下降伴右面部麻木1个月,于2001年12月13日行γ刀治疗。查体:一般情况良好,神清语畅,心、肺、腹未见异常;神经系统检查:右耳听力减退,Weber试验偏左,共济失调。MRI显示右侧小脑桥脑角区占位,部分呈囊性改变,强化不均匀(图20-3-1)。

γ刀治疗参数:等中心数8个,用50%等剂量曲线包绕病灶,边缘剂量13 Gy,中心剂量26 Gy,治疗后6个月、12个月、24个月、60个月、90个月进行增强MRI复查,显示肿瘤逐渐缩小,肿瘤出现中心强化消失,患者临床症状于治疗后24个月时基本消失,右侧听力较治疗前恢复。

[病例2]

患者:男性,51岁,主因左耳听力减退1年,伴走路偏斜,于1999年11月30日行γ刀治疗。查体:一般情况良好,神清语畅,心肺腹未见异常;神经系统检查:左耳听力减退,Weber试验偏右,共济失调。MRI显示左侧小脑桥脑角区占位,强化均匀(图20-3-2)。

γ刀治疗参数:等中心数8个,用50%等剂量曲线包绕病灶,边缘剂量13 Gy,中心剂量26 Gy。患者于治疗后6个月时出现头晕,左面部麻木症状,经对症治疗2周后缓解,24个月时,临床症状基本消失。

[病例3]

患者:女性,40岁,主因间断性头痛,左耳听力下降、耳鸣3年,查MRI示左CPA占位,部分囊变,于1998年10月14日行γ刀治疗。查体:神清语畅,左侧听力丧失,左面部浅感觉减退,左侧角膜反射迟钝,左肢共济失调。

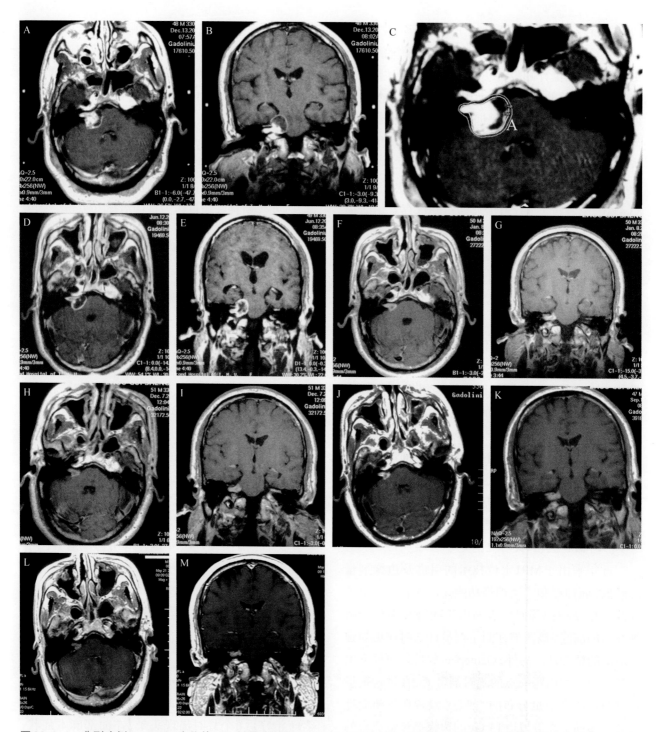

图20-3-1 典型病例1。A、B. 定位片; C. 剂量计划图; D、E. 治疗后6个月, 出现明显中心强化减低; F、G. 治疗后12个月, 肿瘤体积显著缩小; H、I. 治疗后24个月, 肿瘤继续缩小; J、K. 治疗后60个月, 肿瘤控制良好; L、M. 治疗后90个月, 较前缩小

γ刀治疗参数: 等中心数10个, 边缘剂量10.5 Gy, 中心剂量26.25 Gy, 40%等剂量线包绕病灶, 病灶容积10.0 ml, γ刀治疗前经立体定向穿刺手术抽出囊液3.6 ml。

患者于治疗后8个月时头痛等症状逐渐消失,

复查平扫MRI示肿瘤缩小, 于治疗后64个月时复查MRI显示肿瘤囊变部分扩大, 再次行立体定向穿刺手术抽出囊液3.5 ml, 并置入Ommaya囊, 此后经复查肿瘤逐渐缩小, 囊液基本吸收(图20-3-3)。

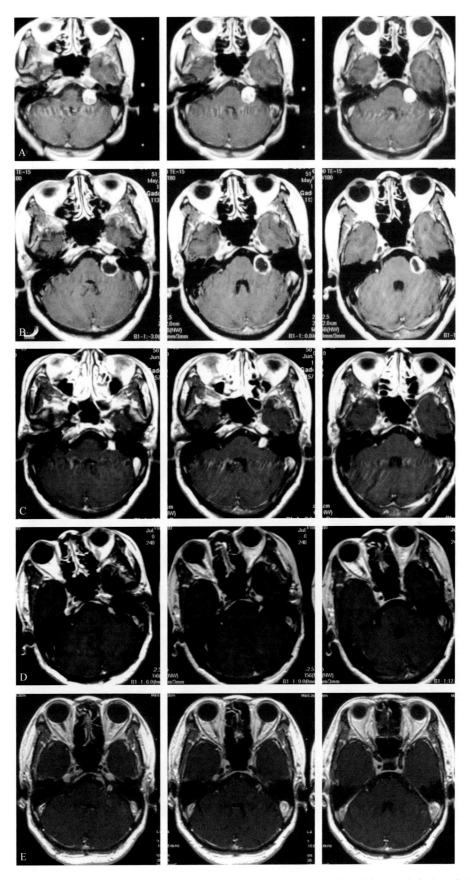

图 20-3-2　典型病例 2。A. 定位片；B. 治疗后 6 个月时肿瘤出现中心强化消失，体积增大；C. 治疗后 24 个月时肿瘤明显缩小，中心出现复强化；D. 治疗后 48 个月时肿瘤缩至极小；E. 治疗后 108 个月时肿瘤控制良好

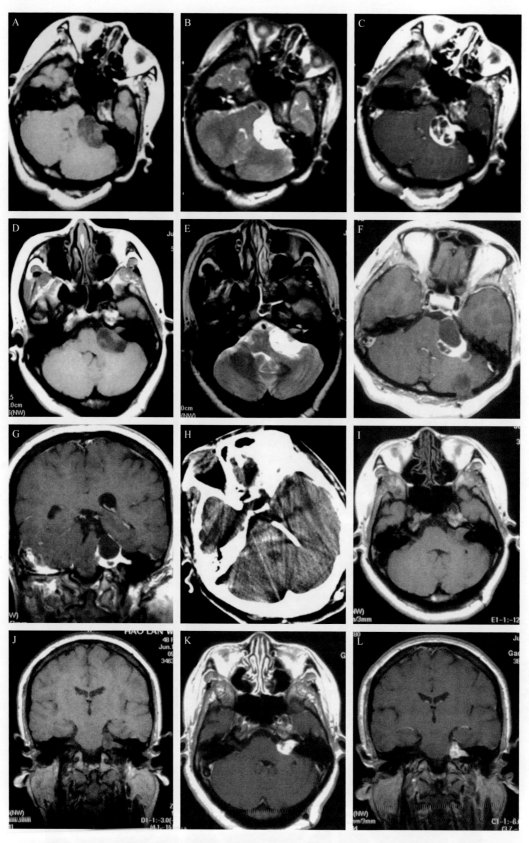

图20-3-3　典型病例3。A～C. 定位MRI；D、E. 治疗后8个月，复查平扫MRI显示肿瘤轻度增大，小脑半球局部轻度水肿
信号；F、G. 治疗后64个月，瘤囊明显增大，压迫周围结构，拟行立体定向穿刺手术抽出囊液，并置入Ommaya
囊；H. 穿刺手术后2 h复查CT，显示瘤囊消失，Ommaya囊位置正确；I、J. 治疗后80个月肿瘤缩小，瘤囊消失；
K、L. 治疗后93个月，肿瘤萎缩明显，中心复强化

［病例4］

患者：女性，53岁，主因右耳听力下降、耳鸣3年，走路不稳2年，右面麻木6个月，查MRI示右CPA占位，于1999年5月11日行γ刀治疗，后于2005年2月25日因肿瘤复发行在此γ刀治疗。查体：神清语畅，右侧听力丧失，右面部浅感觉减退，右肢共济失调（图20-3-4）。

γ刀治疗参数：1999-5-11，等中心数12个，边缘剂量10 Gy，中心剂量25 Gy，40%等剂量线包绕

病灶，病灶容积10.8 mL；2005-2-25，等中心数10个，边缘剂量13 Gy，中心剂量26 Gy，50%等剂量线包绕病灶，病灶容积5.3 mL。

［病例5］

患者：女性，48岁，主因左耳听力下降、耳鸣2年，左侧听神经瘤术后6个月，复查MRI示肿瘤残留，于1999年5月11日行γ刀治疗。查体：神清语畅，左侧听力丧失，右侧面瘫，左肢共济失调。

γ刀治疗参数：1999-5-11，等中心数12个，边

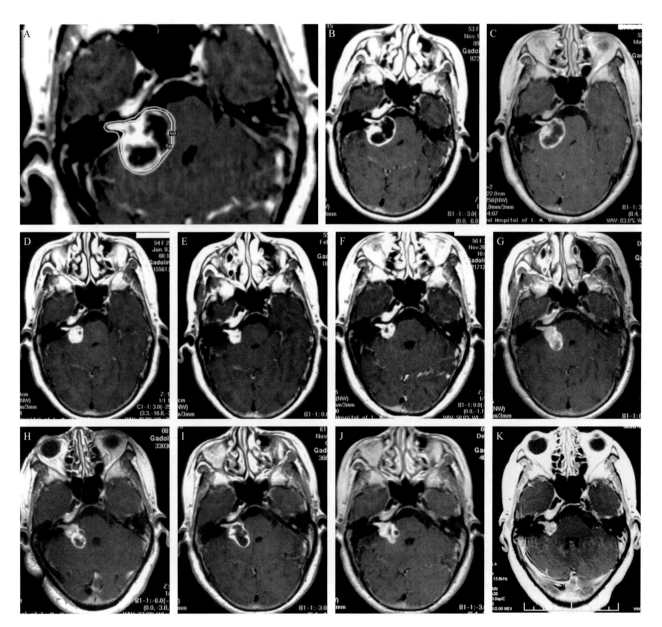

图20-3-4　典型病例4。A. 剂量计划；B、C. 治疗后6个月、12个月，无明显变化；D～F. 治疗后25个月、33个月、42个月，肿瘤明显逐渐缩小，中心出现复强化；G. 治疗后67个月，肿瘤后部明显增大，考虑肿瘤复发；H. 治疗后69个月时进行再次γ刀治疗；I. 再次治疗后9个月，出现肿瘤中心失增强效应；J. 再次治疗后22个月，肿瘤萎缩明显；K. 再次治疗后37个月，肿瘤进一步缩小

缘剂量 10.50 Gy，中心剂量 23.33 Gy，45% 等剂量线　　　包绕病灶，病灶容积 3.2 mL（图 20-3-5）。

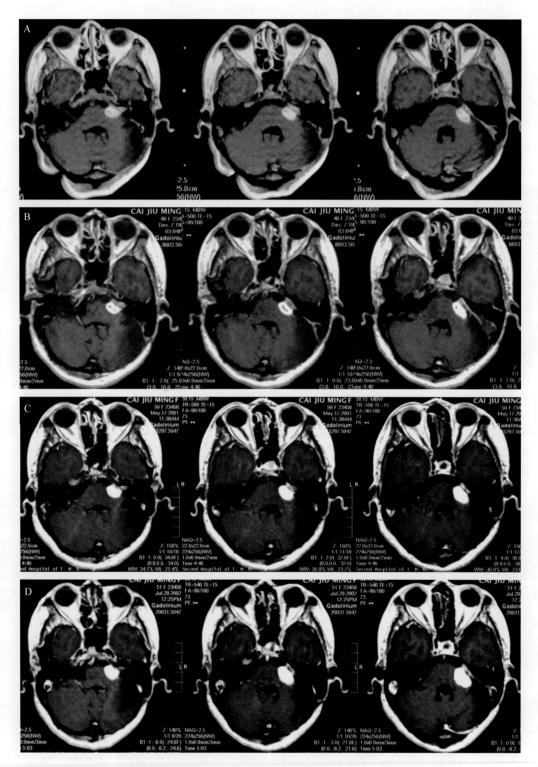

图 20-3-5　典型病例 5。A. 定位 MRI；B. 治疗后 6 个月，中心强化减低；C. 治疗后 24 个月，肿瘤中心复强化，体积较前略增大；D. 治疗后 38 个月，肿瘤未继续增大；E. 治疗后 42 个月，肿瘤未继续增大；F. 治疗后 54 个月，肿瘤较前略缩小；G. 治疗后 122 个月，肿瘤萎缩明显

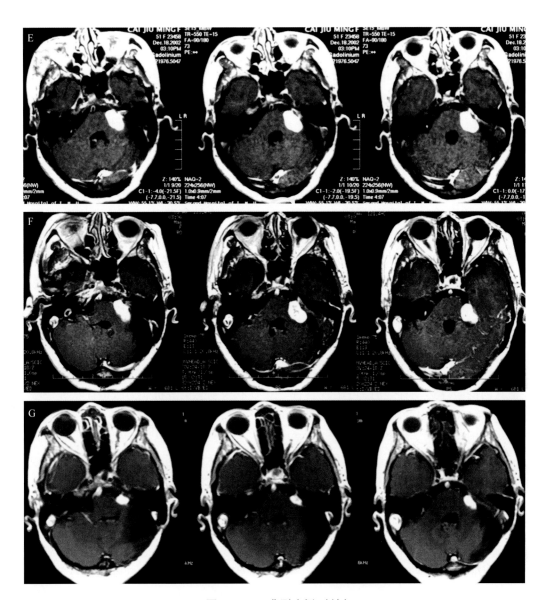

图20-3-5　典型病例5（续）

第四节　垂体腺瘤的γ刀治疗
(Gamma Knife Radiosurgery for
Pituitary Adenoma)

一、概述

垂体腺瘤是颅内常见的肿瘤之一，人群发病率为1/10万，也有的报告可高达7/10万。占颅内肿瘤的10%左右，但在尸检中发现率为20%～30%。近年来，随着医学检查技术的发展，垂体瘤的发现率明显增加。

根据肿瘤大小分型，通常将直径<1 cm的垂体瘤称为垂体微腺瘤，直径≥3 cm的称为垂体巨大腺瘤，介于两者之间的为垂体大腺瘤；根据肿瘤是否有内分泌功能，可分将其为功能性垂体瘤和非功能性垂体瘤，其中，功能性垂体瘤约占70%，非功能性垂体瘤约占30%。按照生物学行为分类，垂体腺瘤可分为侵袭性腺瘤和非侵袭性腺瘤。功能性腺瘤又可进一步分为泌乳素腺瘤、生长激素腺瘤、促甲状腺激素腺瘤、促肾上腺皮质激素腺瘤、性腺激素腺瘤和混合性激素腺瘤。

垂体腺瘤的临床表现为以下几点。

1. 头痛：比较常见。早期多系与肿瘤体积增大，致使蝶鞍内压力增高，刺激颅内血管、神经、脑膜等有关。随着病程的进展，肿瘤向蝶鞍外生长，可能会使得蝶鞍内压力减轻，头痛反而有可能缓解。晚期少数巨大肿瘤向鞍上生长突入第三脑室，造成室间孔或导水管梗阻，出现颅内压增高时头痛较剧烈。如出现垂体腺瘤性卒中时，可突发剧烈头痛，可伴视力障碍、眼外肌麻痹或意识障碍等。

2. 视力及视野障碍：早期多无视力障碍，仅个别微腺瘤病例出现视力减退，考虑可能由于高灌注状态的肿瘤"盗血"，影响了视交叉的正常血供而造成的。随着肿瘤的生长，向上压迫视路，可出现视力减退及视野缺损。视野缺损以颞侧偏盲最为常见，约占80%。视野缺损的同时也可发生视力的减退，严重者可导致失明。在病变早期切除垂体肿瘤，解除其对视神经的压迫，视力、视野异常可以得到部分或完全的恢复，但如果压迫时间较长，引起视神经发生萎缩等不可逆变化，则不易得到恢复。

3. 其他症状：当腺瘤压迫海绵窦的内壁和侧壁，损及位于其内的眼球运动神经时，可出现复视或第Ⅲ、Ⅳ、Ⅵ对颅神经受损的临床表现如眼肌麻痹、眼睑下垂。可因一侧三叉神经第一支受累，造成疼痛。严重者出现眼球突出、眼睑和结膜充血水肿。肿瘤向下侵蚀蝶窦，可以造成骨质破坏，发生脑脊液鼻漏。巨大肿瘤可向下丘脑扩展，出现下丘脑功能紊乱，导致患者摄食中枢功能紊乱（厌食、贪食）、体温调节障碍、尿崩症。当肿瘤侵袭或压迫垂体超过其代偿能力时，可出现垂体功能低下。

4. 内分泌功能的改变

（1）泌乳素腺瘤：多见于年轻女性，主要表现为溢乳、闭经、不孕。早期可有月经紊乱、性欲减退、流产、肥胖、面部阵发潮红。男性病例约占15%，男性高PRL血症者可有阳痿、性功能减退、不育、睾丸缩小，少数可有肥胖、乳房发育。肿瘤瘤体增大时则表现为压迫症状。

（2）生长激素腺瘤：生长激素腺瘤系因腺垂体生长激素分泌细胞过度分泌生长激素所致。成年人若发病在骨骺联合期后，表现为肢端肥大症；若发病在长骨骺联合期前，且身高明显高于正常人，则为巨人症。本病女性略多于男性，常于30～50岁起病。① 巨人症和肢端肥大症：15岁前多表现为生长迅速，身高可达2米以上，体重远超过同龄者。成年后多表现为肢端肥大，手足、头颅、胸廓及肢体进行性增大，手掌肥厚，手指增粗，前额隆起，眶嵴、颧骨及下颌明显突出。通常发病缓慢，早期不易引起患者注意。② 骨关节增生，可出现关节痛或病理性骨折。③ 约35%的患者并发糖尿病。④ 血压升高。⑤ 少数女性月经紊乱、闭经，泌乳较少见。男性多表现为性欲减退。

（3）促肾上腺皮质激素腺瘤：多见于青壮年女性。临床以皮质醇增多的症状和体征为主。① 典型的向心性肥胖、水牛背、满月脸。② 面部多血症和"紫纹"，紫纹多见于下肢、臀、上臂等处。③ 糖代谢紊乱，可引起类固醇性糖尿病，表现为多饮、多尿，空腹血糖增高，糖耐量降低。④ 晚期可见血钠增高，血钾及血氯降低，引起低钾、低氯性碱中毒。⑤ 性功能障碍：女性患者表现为乳房萎缩、毛发增多、喉结增大、声音低沉；男性患者可引起性欲减退、阳痿、睾丸萎缩。⑥ 患者还可出现高血压、精神症状及易感染等抗病力减退症状。

二、垂体腺瘤的 γ 刀治疗

垂体腺瘤对放射线比较敏感，常规12 Gy的边缘剂量即能控制肿瘤生长，而正常垂体可耐受较高的放射剂量，所以使垂体腺瘤的放射治疗成为可能；由于部分垂体腺瘤生长呈侵袭性，侵及周围神经组织结构，尤其是侵袭包绕ICA海绵窦段，增加了外科手术的病残率和肿瘤的复发率，使垂体腺瘤的放射治疗成为必需；马克（Mark）等认为垂体微腺瘤手术切除易损伤正常垂体组织，γ刀能精确定位，在最大程度保护正常垂体组织的基础上，能够有效地控制或摧毁肿瘤，故垂体微腺瘤γ刀治疗可作为首选治疗方法。

自从1968年巴克隆德（Backlund）首次利用γ刀治疗垂体腺瘤以来，随着计算机及其软件的不断更新、神经影像技术的日臻完善和立体定向技术的日趋成熟，全世界应用γ刀治疗垂体腺瘤的病例越来越多；并且大宗病例报道和长期随访结果证实：γ刀治疗垂体腺瘤无论从临床症状及体征的改善、肿瘤的控制还是从激素水平恢复等方面，都获得了良好的疗效，并且并发症较低，是一种微创、安全、有效的治疗方法。γ刀治疗垂体腺瘤的目的为：① 控制激素水平异常，改善临床症状；② 摧毁肿瘤组织,防止肿瘤复发;③尽可能保护正常垂体组织。

（一）病例选择标准

1. 垂体微腺瘤。

2. 病理结果确诊为垂体腺瘤或者具有典型的临床表现、内分泌结果及明确的MRI影像表现。

3. 既往手术后残留或复发的垂体腺瘤,特别是累及海绵窦者。

4. 肿瘤与视交叉或视神经距离 > 3 mm,无明显视路压迫症状。

5. 无颅内压增高等神经外科急症表现。

6. 患者年龄较大,具有高血压、心脏病等手术禁忌证,难以手术切除的无功能性或侵袭性垂体腺瘤。

（二）治疗剂量与疗效

1. 非功能性垂体腺瘤（non-functional pituitary adenomas, NFPA）:NFPA占垂体肿瘤的30%左右。近来,有的文献报道γ刀治疗NFPA的肿瘤控制率达到93% ～ 97%,甚至可以达到100%。一般认为NFPA的治疗剂量与FPA相比较低。希恩（Sheehan）等报道NFPA最佳治疗剂量为16 Gy,而13 ～ 14 Gy的边缘剂量对垂体腺瘤也有较好的控制作用;而最近岩井（Iwai）等利用γ刀治疗34例NFPA患者,边缘剂量8 ～ 20 Gy（平均14 Gy）,5年肿瘤控制率达到了93%。天津医科大学第二医院γ刀治疗研究中心治疗NFPA的边缘剂量为12 ～ 35 Gy（20.79 Gy）,肿瘤控制达97.44%。由于NFPA无内分泌激素异常表现,只有其生长压迫邻近神经结构而出现相应的临床症状而被发现,所以针对NFPA的早期诊断很难,如果肿瘤与视路关系密切,可先行手术切除,残留肿瘤可再行γ刀治疗。但在实际临床工作中,我们发现即使部分残留肿瘤有可能还是与视路联系紧密,针对这种病例,在保护视神经和视交叉的前提下,尽量给予肿瘤治疗剂量,在随访过程中如果发现治疗部分肿瘤缩小,肿瘤远离视路时,可再补充剂量治疗。近来,国内不少治疗中心也尝试利用γ刀治疗巨大的无功能垂体腺瘤,部分病例肿瘤甚至与视路的关系非常密切,取得了较好的治疗结果,其作用机制可能为:① 较高的治疗剂量可以破坏肿瘤细胞,而较低的剂量可以控制肿瘤的生长;② 垂体腺瘤的血供可能仅来自

垂体供血系统,靠近视通路的部位没有供血动脉,而远离视通路的肿瘤接受治疗剂量治疗后,血管内皮细胞增生,血管壁玻璃样变、增厚,最后血栓形成,致使靠近视通路的肿瘤失去血供而出现萎缩、坏死;③ 肿瘤的大部分接受治疗剂量,由于放射远隔效应,对远端肿瘤的生长也有一定的控制作用。最近波洛克（Pollock）等报道了62例术后残留或复发的无功能垂体腺瘤γ刀治疗的结果:其采用边缘剂量平均均为14 Gy,平均随访时间为64个月,肿瘤的控制率为95%,两例治疗后复发,均为处方剂量线外的肿瘤容积增大,其认为14 Gy可以控制无功能垂体腺瘤的生长,但在制定治疗计划时,应尽量覆盖整个肿瘤容积,对等剂量线外的肿瘤应密切随访观察,必要时应补充剂量治疗（图20-4-1）。

2. 功能性垂体腺瘤（functional pituitary adenomas, FPA）:γ刀治疗FPA的目的不仅要控制肿瘤生长,而且还要降低异常的激素水平,改善临床症状。一般认为治疗后激素水平的控制主要与以下因素有关:① FPA类型、治疗剂量及治疗后的时间:有学者认为泌乳素腺瘤对射线的敏感程度要低于生长激素腺瘤和肾上腺皮质激素腺瘤,他们的结果表明周边剂量30 Gy以上的γ刀治疗可以PRL腺瘤生长得到较好的控制和降低激素水平,而低于30 Gy就可以控制GH和ACTH腺瘤的生长,改善临床症状和使激素水平正常化,波洛克等2002年报道43例分泌型垂体腺瘤。使用边缘剂量14.4 ～ 30 Gy（平均20 Gy）随访2 ～ 44个月（平均14个月）,内分泌恢复正常47%。他们发现患者在1年时间激素水平恢复正常为20%,2年为32%,4年为61%。② 治疗时抗内分泌药物的应用:在2000年,兰多尔特（Landolt）等首先发现在γ刀治疗时服用抗内分泌药物,激素水平正常化的比例很低,因此认为抗内分泌药物可能起到放射保护作用;随后波洛克等证实了这一观点:服用激素抑制性药物的患者治疗后无一例激素恢复正常,而未服用药物组,63%的患者激素水平恢复正常。关于具体的机制现还不清楚,但兰多尔特考虑可能是因为这些药物改变了细胞周期,从而降低了肿瘤细胞的放射敏感性。③ 治疗前激素水平及肿瘤大小:卡斯蒂内蒂（Castinetti）通过研究82例生长激素腺瘤γ刀治疗的结果,发现治疗

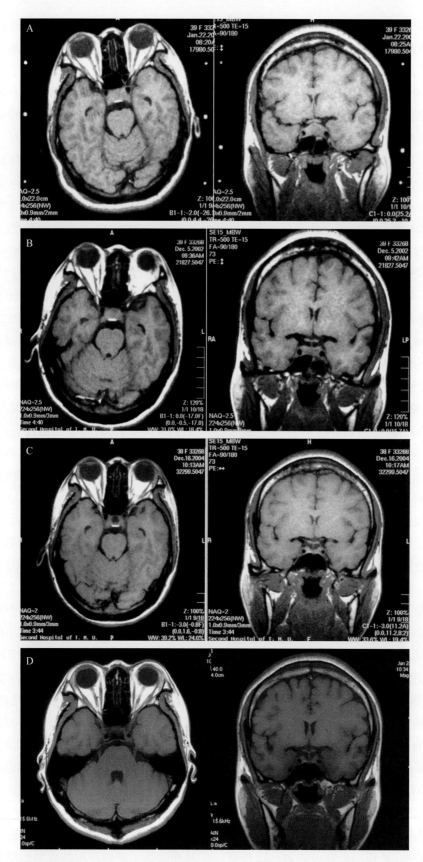

图20-4-1 非功能性垂体腺瘤的γ刀治疗。A. γ刀定位MRI，给予边缘剂量为14 Gy，等剂量线为60%；B. γ刀治疗后11个月复查MRI，示肿瘤部分缩小；C. γ刀治疗后35个月复查MRI，示肿瘤基本消失；D. γ刀治疗后65个月复查MRI，示肿瘤无复发

前GH及IGF-1水平较低的患者,治疗后激素水平恢复正常的概率较大;而且这一结论被波洛克所证实,并认为治疗前激素水平的高低是影响治疗后激素变化的因素之一,并可作为判定预后的指标。小林(Kobayashi)等报道25例ACTH型垂体瘤,使用边缘剂量15～70 Gy(平均28.7 Gy),随访平均64.1个月,内分泌恢复正常30%,下降85%。他们认为微腺瘤和小腺瘤内分泌恢复正常的比率远远大于大腺瘤(图20-4-2～图20-4-6)。

（三）并发症

γ刀治疗垂体腺瘤近期并发症主要是指治疗数小时后即出现的反应,主要有头痛、头昏、恶心及呕吐等症状,一般不需要特殊处理,在24～72 h后自然缓解,不遗留任何功能障碍;部分患者在术后1～6个月内出现动眼神经障碍,可能与肿瘤放射肿胀反应性压迫动眼神经或动眼神经接受放射治疗后的反应有关,待水肿消退或处理后可得到恢复。γ刀治疗垂体瘤的远期并发症包括视神经功能损害、垂体功能低下、下丘脑功能损伤及放射性脑损伤等。其中最主要的为视神经功能损害及垂体功能低下。

1. 视神经功能损害:由于垂体肿瘤毗邻视神经及视交叉,所以γ刀治疗后患者视力变化及视神经耐受的剂量一直是大家关注的问题。希恩等总结了1 621例γ刀治疗垂体腺瘤的患者,只有16例出现了视路放射损伤的症状,而视神经接受的剂量为0.7～12 Gy。现在对视路耐受的剂量还存在争议。蒂舍(Tisher)等利用放射外科治疗62例海绵窦附近的病灶,中位随访时间19个月,其中17例患者视路接受的剂量超过8 Gy,而4例(24%)出现损伤症状,而低于8 Gy没有一例出现症状,因此,他认为视神经和视交叉接受的剂量应＜8 Gy;莱伯(Leber)等回顾研究了50例γ刀治疗的患者,他们发现视路接受的剂量＜10 Gy,10～15 Gy,＞15 Gy,视路损伤的概率分别为0,26.7%,77.8%,所以他们认为视路接受的剂量小于10 Gy是非常安全的。莫里塔(Morita)等分析了γ刀治疗88例颅底脑膜瘤的患者,视路接受的中位剂量为10 Gy(1～16 Gy),经过中位时间19个月的随访,未发现一例出现视力下降的患者,因此他们考虑视路接受的剂量可以＞

10 Gy;最近斯坦福(Standford)等发现215例鞍区和鞍旁良性肿瘤放射外科治疗后经过长期随访低于8 Gy视路损伤的概率为1.7%,而8～10 Gy和＞12 Gy损伤的概率分别为1.7%和6.9%,并且指出蒂舍研究中的问题:蒂舍报道的患者是在1993年之前治疗的,其绝大多数患者的剂量计划是依靠CT做出的,在辨认颅内尤其是靠近颅底的结构具有局限性;其次,视路接受的最大剂量是通过等剂量曲线覆盖于实际影像上使最大剂量为40 Gy的20%等剂量线接触视神经(视路的剂量8 Gy)得出的,并没有计算视路所接受的剂量——容积直方图,然而在放射外科中由于放射剂量陡降,非常容易受到计算误差的影响,这样得出的剂量阈值并不精确。天津医科大学第二医院γ刀治疗研究中心在随访的312例患者中,视神经及视交叉接受的剂量范围为1.6～10 Gy(中位剂量为7.0 Gy),5例患者分别于治疗后4个月,7个月,11个月,15个月,26个月出现视力下降,但未完全丧失视力,这5例患者均在γ刀治疗前经过放疗治疗。我们认为:① 单纯10 Gy的放射剂量,视神经和视交叉是可以耐受的,但在治疗时应综合考虑患者既往治疗的过程,尤其对既往曾行放疗的患者,制定计划时应适当调整视路接受的剂量;② 单纯以某点接受的最大剂量来衡量视路的耐受剂量时不充分的,应综合考虑视神经及视交叉接受的剂量和容积。

2. 垂体功能低下:垂体功能低下是放射治疗比较常见的并发症之一,传统放射治疗出现垂体功能低下的概率可以达到50%～100%,但是由于长期以来大家对放射外科治疗后垂体功能低下评价标准不一,所以各文献报道的发生率千差万别。部分文献报道放射外科治疗后出现垂体功能障碍的概率较低(0～36%),但霍比(Hoybye)等经过对放射外科治疗的垂体腺瘤患者的长期随访发现,72%的患者治疗后出现垂体功能低下的表现。天津医科大学第二医院γ刀治疗研究中心对随访患者于清晨取空腹血做内分泌激素检验,检测激素水平与相应激素的正常范围比较并结合临床表现来评价垂体功能,其中出现垂体功能低下的为8例。一般认为治疗后出现垂体功能障碍可能的因素为:① 治疗剂量:巴克伦(Backlund)发现正常垂体组织能够耐

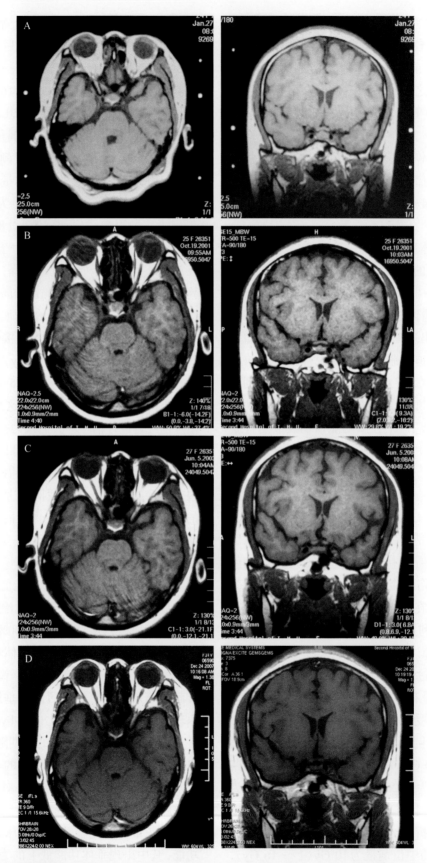

图20-4-2　泌乳素垂体腺瘤的γ刀治疗。A.γ刀治疗定位MRI，给予边缘剂量为30 Gy，等剂量线为50%；B.γ刀治疗后20个月复查MRI，示肿瘤明显缩小；C.γ刀治疗后41个月复查MRI，示肿瘤基本消失；D.γ刀治疗后95个月复查MRI，示肿瘤无复发

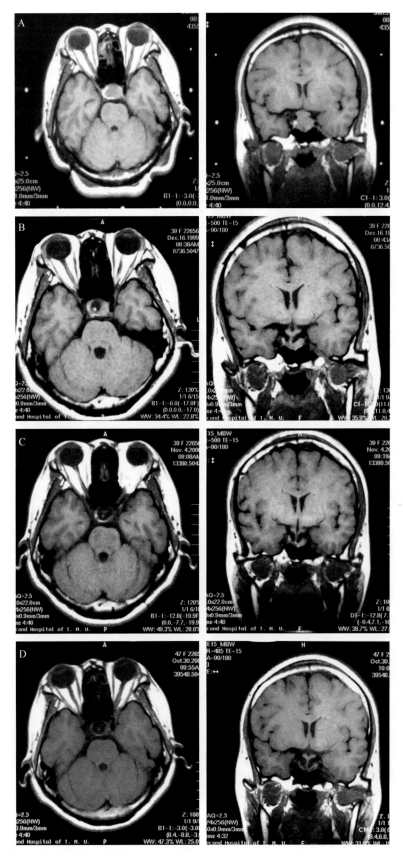

图20-4-3 生长激素垂体腺瘤的γ刀治疗。A. γ刀定位MRI,给予边缘剂量为20 Gy,等剂量线为50%;B. γ刀治疗后11个月复查MRI,示肿瘤明显缩小;C. γ刀治疗后22个月复查MRI,示肿瘤基本消失;D. γ刀治疗后94个月复查MRI,示肿瘤无复发

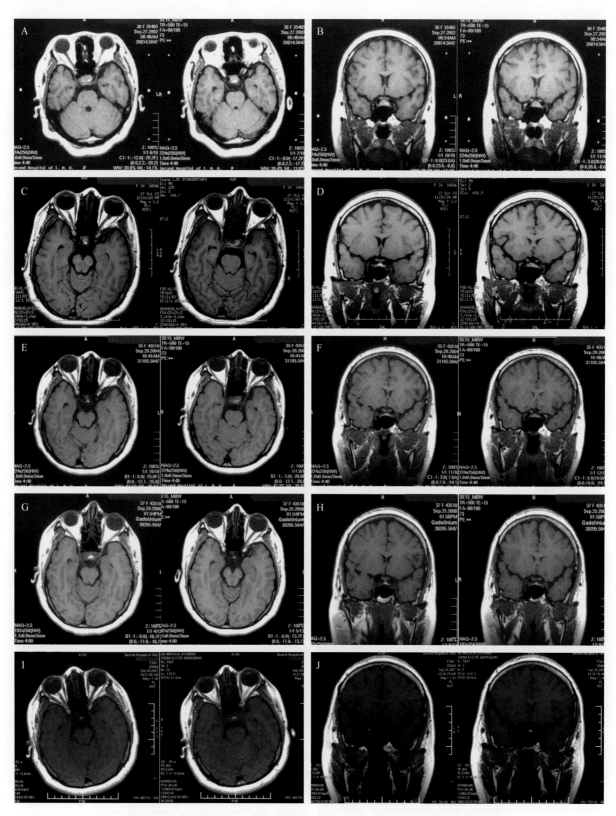

图20-4-4　ACTH垂体腺瘤的γ刀治疗。A. γ刀定位轴位MRI，给予边缘剂量为25 Gy，等剂量线为50%；B. γ刀定位轴位MRI，给予边缘剂量为25 Gy，等剂量线为50%；C. γ刀治疗后13个月复查MRI 轴位T₁WI；D. γ刀治疗后13个月复查MRI 冠位T₁WI，瘤明显缩小，与视路关系明显增大；E. γ刀治疗后24个月复查MRI 轴位T₁WI；F. γ刀治疗后24个月复查MRI 冠位T₁WI，示肿瘤继续缩小；G. γ刀治疗后48个月复查MRI轴位T₁WI，示肿瘤基本消失；H. γ刀治疗后48个月复查MRI冠位T₁WI，示肿瘤基本消失；I. γ刀治疗后60个月复查MRI轴位T₁WI，肿瘤未复发；J. γ刀治疗后60个月复查MRI冠位T₁WI，肿瘤未复发

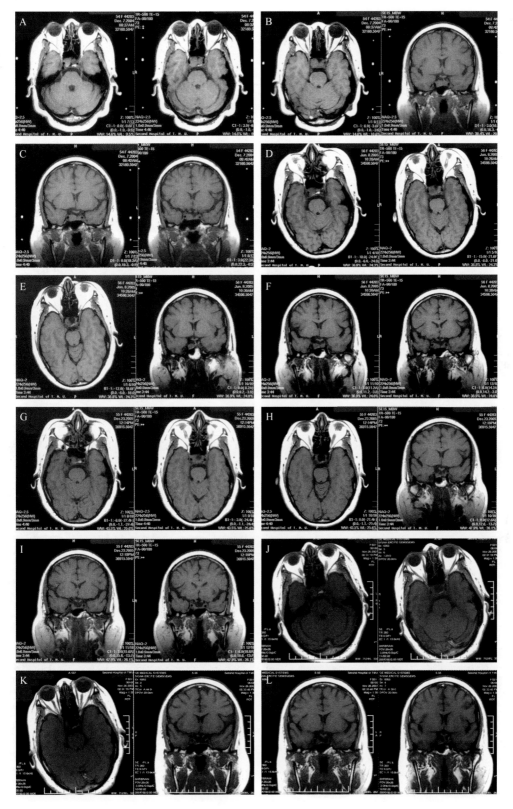

图20-4-5　术后残留的TSH腺瘤γ刀治疗。A. γ刀治疗定位MRI；B. γ刀治疗定位MRI；C. γ刀治疗定位MRI，给予边缘剂量为25 Gy，等剂量线为50%；D. γ刀治疗后6个月，示肿瘤略为缩小；E. γ刀治疗后6个月，示肿瘤略为缩小；F. γ刀治疗后6个月，示肿瘤略为缩小；G. γ刀治疗后12个月，示肿瘤明显缩小，肿瘤与视路距离增大；H. γ刀治疗后12个月，示肿瘤明显缩小，肿瘤与视路距离增大；I. γ刀治疗后12个月，示肿瘤明显缩小，肿瘤与视路距离增大；J. γ刀治疗后36个月，示肿瘤较治疗前明显缩小，仅少量残留；K. γ刀治疗后36个月，示肿瘤较治疗前明显缩小，仅少量残留；L. γ刀治疗后36个月，示肿瘤较治疗前明显缩小，仅少量残留

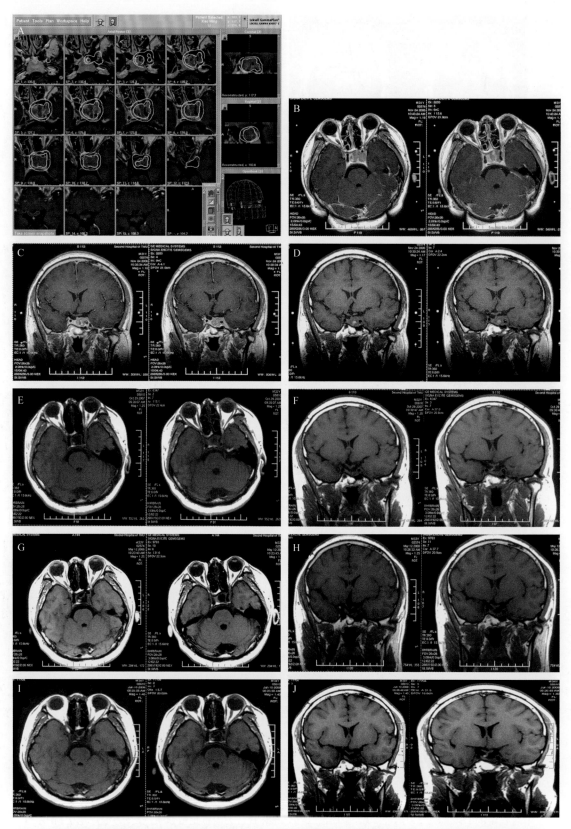

图20-4-6　术后残留的垂体泌乳素细胞腺瘤γ刀治疗。A. γ刀治疗计划，给予边缘剂量为16 Gy，等剂量线为50%；B. γ刀治疗定位轴位强化MRI；C. γ刀治疗定位轴位强化MRI；D. γ刀治疗定位轴位平扫MRI；E. γ刀治疗后12个月复查轴位MRI，示肿瘤略为缩小；F. γ刀治疗后12个月复查冠位MRI，示肿瘤略为缩小；G. γ刀治疗后18个月复查轴位MRI，示肿瘤明显缩小；H. γ刀治疗后18个月复查冠位MRI，示肿瘤明显缩小；I. γ刀治疗后18个月复查轴位MRI，示肿瘤基本消失；J. γ刀治疗后18个月复查冠位MRI，示肿瘤基本消失

受高达185 Gy的照射剂量,然而患有肿瘤的垂体能够耐受多大的剂量,至今尚未见文献报道。从理论上,治疗剂量越高,出现垂体功能低下的概率越大;② 受照部位:弗拉迪卡(Vladyka)等研究表明下丘脑,正常垂体组织及垂体柄如果接受的剂量较高是治疗后出现垂体功能低下的主要原因;③ 年龄及既往治疗过程:患者年龄较大,其垂体调节及应激能力较差,对放射线的抵抗就越弱,出现损伤的机会就越大;尤其既往曾行手术或放疗的患者,出现垂体功能低下的概率较高。与上述文献相比,笔者所在医院科室治疗患者出现垂体功能低下的比例较低,我们的经验为:① 定位时应尽量显示肿瘤与正常垂体的边界,必要时行强化MRI;制定计划时可融合平扫及强化影像,尽量使正常垂体接受的剂量最小;② 综合考虑患者既往治疗过程,尤其是手术后或放疗后的患者适当调整治疗剂量,对于非ACTH腺瘤视情况给予激素减少放射的应激反应。当然不可否认一点,治疗后患者随访的时间还相对比较短,这也是出现垂体功能低下比例较低的原因之一。

3. 其他并发症:部分文献报道γ刀治疗后罕见的并发症有颈内动脉损伤、垂体卒中、放射性脑坏死及颅神经麻痹等。

参考文献

1. Spiegel E, Wycis H, Marks M, Lee A. Stereotaxic apparatus for operations on the human brain[J]. Science, 1947, 106: 349-350.

2. Leksell L, Backlund EO, Johansson L. Treatment of craniopharyngiomas[J]. Acta Chir Scand, 1967, 133: 345-350.

3. Niranjan A, Lunsford LD, Kano H (eds): Leksell Radiosurgery. Prog Neurol Surg. Basel, Karger, 2019, vol 34, pp 19-27.

4. Pavlica M, Dawley T, Goenka A, et al. Frame-Based and Mask-Based Stereotactic Radiosurgery: The Patient Experience, Compared. Stereotact Funct Neurosurg, 2021, 99(3): 241-249.

5. Hasegawa H, Hanakita S, Shin M, et al: Single-fractionated stereotactic radiosurgery for intracranial meningioma in elderly patients: 25-year experience at a single institution[J]. Oper Neurosurg (Hagerstown), 2018, 14: 341-350.

6. Li X, Miao Y, Han L, et al: Meningioma grading using conventional MRI histogram analysis based on 3D tumor measurement[J]. Eur J Radiol, 2019, 110: 45-53.

7. Meling TR, Da Broi M, Scheie D, Helseth E: Skull base versus non-skull base meningioma surgery in the elderly. Neurosurg Rev[epub ahead of print], 2018.

8. Mendez-Rosito D: The supra/infra transtentorial transfalcine approach for the removal of a falcotentorial meningioma: 2-dimensional video. Oper Neurosurg (Hagerstown)[epub ahead of print], 2018.

9. Milano MT, Sharma M, Soltys SG, Sahgal A, Usuki KY, Saenz JM, et al: Radiation-induced edema after singlefraction or multifraction stereotactic radiosurgery for meningioma: a critical review[J]. Int J Radiat Oncol Biol Phys, 2018, 101: 344-357.

10. Park HR, Lee JM, Park KW, Kim JH, Jeong SS, Kim JW, et al: Fractionated Gamma Knife radiosurgery as initial treatment for large skull base meningioma[J]. Exp Neurobiol, 2018, 27: 245-255.

11. Zada G, Bakaya MK, Shah MV: Introduction: surgical management of skull base meningiomas. Neurosurg Focus 43 (Video Suppl 2): 2017.

12. 孙时斌,刘阿力,罗斌,等.听神经鞘瘤γ刀治疗10年以上的长期随访[J].中华神经外科杂志,2011,10: 975-978.

13. 王恩敏,潘力,王滨江,等.γ刀治疗高龄大型听神经瘤50例的11年随访分析[J].中华医学杂志,2009,89(17).

14. Ali L, Jun-Mei W, Gui-Lin L, et al. Clinical and pathological analysis of benign brain tumors resected after Gamma Knife radiosurgery[J]. J Neurosurgery, 2014, (Suppl 2) Dec(121): 179-187.

15. Hasegawa T, KiDa Y, Kato MT, et al. Long-term safety and efficacy of stereotactic radiosurgery for vestibular schwannomas: evaluation of 440 patients more than 10 years after treatment with Gamma Knife surgery[J]. J Neurosurg, 2013, 118: 557-565.

16. Jean R, Romain C, Michael C, et al. Wait-and-see strategy compared with proactive Gamma Knife surgery in patients with intracanalicular vestibular schwannomas[J]. J Neurosurg, 2010, 113: 105-111.

17. Sarah L, Carine D, Cécile R, et al. Repeat Gamma Knife surgery for vestibular schwannomas[J]. Surg Neurol Int, 2015, 6: 153.

18. Vance ML. Treatment of patients with a pituitary adenoma: one clinician's experience[J]. Neurosurg Focus, 2004, 16(4): 1-6.

19. 中国垂体腺瘤协作组.中国垂体腺瘤协作组中国垂体催乳素腺瘤诊治共识(2011年版)[J].中华医学杂志,2014,94: 2406-2411.

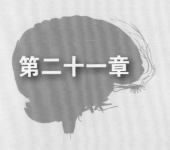

第二十一章

颅底外科操作培训
(Training for Skull Base Surgery)

因为解剖学重要性，促使神经外科医生对解剖实验室的重视，许多神经外科中心建立了解剖实验室，显微外科培训已经成为神经外科医生专科培训必备的内容，尤其应该是颅底外科医生的必要的经历。

颅底外科涉及神经外科、耳鼻咽喉科、颌面外科、眼科等多个专业，是外科中最为复杂，进展也最为迅速的领域之一。同时，颅底外科是以手术为主要治疗手段的专业领域，其高度的专业性和复杂性决定了其漫长的学习曲线。颅底外科的学习和培训，贯穿着职业生涯的始终，既包括外科技术的学习，也包括工作态度和性格特征方面的锤炼。

一、颅底外科医生理想的个性特征

颅底外科是外科领域极为复杂的尖端技术，技术更新快，手术难度和风险高，手术时间长，对于从业者的智力、精力、体力、耐力和工作热情都有着极高的要求。颅底外科医生的培养，理想状态下应该是从选择适合从事颅底外科职业的人开始，但目前还没有指标去界定那些天资是从事颅底外科所必需的。从事颅底外科多是自我选择的结果，在我国还有很大程度上是就业的需要。就自我选择来讲，很大程度上是基于兴趣或榜样。笔者认为从事颅底外科的医生至少应具备以下性格特征。

1. 情绪控制：是神经外科医生的关键个性特征，比如能在高压状态下保持冷静和灵活性。

2. 高度的工作热情和职业兴趣，强大的抗挫折能力。良好的体力和精神状态，健康的生活方式。

3. 刻苦勤奋：颅底外科技术复杂并且更新快，这就需要从业人员在整个职业生涯中不断地学习和培训。

4. 强烈的自我效能感，对自己是否有能力完成某一行为能进行准确诚实的推测与判断。

5. 遵守道德规范，具备慈悲胸怀：伴有慈悲的进取心能够使我们在挑战技术极限与保持安全界限之间维持理想的平衡。失去了同情心，进取意识就可能变为害人害己的野心。现代神经外科技术平台的构建切莫掉入"科技万能""技术至善"的陷阱。我们治疗的是社会意义上的人而不是影像学片子，切忌治病不治人。现代医学所要求的"个体化"原则不单单是体现在技术上，还应该综合考虑患者的年龄、职业、经济条件和家庭等多方面因素。我们务必切记技术是手段，治病救人是根本目的，切莫为技术而技术，导致手段与目的换位。

6. 正直诚实：在神经外科医生的整个成长过程中需要正直诚实的品格，这样才能提供富有慈善心的患者照护（patient care）。临床水平的提高需要通过职业生涯的不断学习来获得。这种学习包括不断的钻研，诚实的评价每个患者的治疗结果；客观的评价和吸收现有的科学证据。

7. 高度的肢体协调和心灵手巧：很少有几个专业像神经外科手术一样几毫米的误差就会导致灾难性的后果。

二、颅底外科医生成长的环境与条件

1. 优秀的导师：颅底外科医生成长的一个关键因素就是跟随优秀的老师们学习。理想的优秀老师应该是技术精湛、有优异的成就、对技术能够做出诚实的评价、是受人尊敬的正直诚实的行为楷模。外科手术本质上是一种高度复杂的精神运动技术（pyschomotor skill）。老师首先应该是一名技术的大师，如果老师能以一种高效的方式运用技术，培训和学习的时间就会更有效率。具有换位思考、耐心、自信等品格特征的教师能够高效的将技术传授给学生。长时间的跟随一位优秀的老师学习也会培养学生的职业精神，表现为承担职业责任、坚守伦理原则、体恤不同的人群。优秀教师能够培养学生良好的人际沟通技巧，这些技巧会使医生与患者、家属及其他同行有效地交换信息。

2. 丰富的临床实践经验，严谨而又宽容的人文工作环境。

3. 技术支持：好的培训环境应该能够为学员提供神经内科、影像科、内分泌科、病理科等丰富而高水平的技术支持。

4. 课程和考核：阶梯式的完整而丰富的课程和严格的考核。

5. 培训实验室：从20世纪70年代起，随着颅内外血管搭桥技术的广泛兴起，实验室显微神经外科技术训练的作用日益受到重视。随着颅底、脑干和脑深部外科的开展，实验室训练的观念已经深入人心，成为显微神经外科医生培训过程中不可或缺的部分。一般来讲，实验室培训包括两个部分：一是显微外科基本技术训练，是做好显微神经神经外科手术的必修课程。具有代表性的显微神经外科训练基本功——血管的分离和吻合技术，是显微神经外科技术的基石。只有通过显微外科基本技术训练，神经外科医生才能培养熟练的手眼配合，从入门到精通，掌握显微镜下操作技巧，获得在显微镜下熟练、自如、轻松的工作状态。不经过这一训练，很难胜任现代神经外科工作。另一部分是显微神经外科解剖培训，包括显微镜和内镜下的解剖和手术操作训练。有人把解剖知识和临床外科比作太阳和行星不可分离。神经外科医生对显微解剖的理解和应用，直接关系到临床手术水平和治疗效果。从根本意义上讲，要想成为一名优秀的神经外科医生，离不开显微神经解剖方面理论知识的学习和实验室的训练，这种学习往往贯穿一个神经外科医生的整个职业生涯。

三、使用手术显微镜注意事项

手术显微镜的主要优势在于能提供有力的照明、放大而立体的视野。目前手术室实际应用的显微镜结构和功能多比较复杂，不同品牌的显微镜也存在细微的差别。作为术者一定要熟悉本单位所用手术显微镜的基本性能和操作。对于初学者，在实际手术中使用手术显微镜应注意的以下事项。

1. 支架的各关节通过电磁耦合开关调节制动，调整显微镜位置时放松电磁开关，不要强行扭动。

2. 根据手术的部位和侧别不同，安放和调整助手镜的位置。显微镜使用前要进行平衡调节。

3. 物镜焦距相当于工作距离。目前先进的手术显微镜多可以在大范围内实现物镜焦距连续可调，但仍有一些配置较低的手术显微镜需要根据手术需要选择不同焦距的物镜，表浅手术可选择250 mm的物镜，深部手术可选用300～400 mm的物镜，对于这类显微镜要注意物镜的选择。

4. 使用前调节好目镜瞳距和屈光度。调解目镜屈光度的目的在于使术者、助手和显示器屏幕同时获得清晰的视野，有利于术中配合和视频资料的保存。

5. 在术中使用显微镜前，应预先确认镜筒在各方向的移动范围能够充分覆盖术野操作区域，再将显微镜主体的位置固定。如果术中镜筒的可移动范围不充分，则会导致需重新移动显微镜主体或使术者不得不在不自然的角度下进行操作，影响手术顺利进行。另外，设定显微镜的摆放位置时，应同时考虑使助手处于较为舒适的位置。

6. 在套无菌罩时要确保主镜、助手镜和镜筒有充分的活动范围。

7. 主镜和助手镜的术野必须保持一致，助手调节助手镜下术野方向与自己相适应，以便镜下操作。

8. 手术显微镜放大倍数可分级调节或无级连

续调节（zoom式）。手术操作的最初阶段应以较低倍率观察术野内的整体情况，当手术进行至较为精密的操作，如剥离静脉、血管吻合、剥离动脉瘤、分离肿瘤周围血管神经时，应尽量提高显微镜的倍率再进行操作。如果手术全程操作均在高倍率下进行，容易在术中失去方向感，此时，应不时地调整回低倍率，观察术野整体状况。另外在低倍率下记录术野内的情况对于理解手术录像内容也是极为重要。

9. 照明的亮度可以调节，光线太暗影响手术，太亮术者眼睛不舒服容易疲劳。照明强度太大也会对组织产生热损伤。

10. 操作过程中应根据术野的变化随时调节显微镜的位置（高度和角度），使显微镜的视轴（光轴）时刻位于能够充分清晰的观察术野的最佳位置，同时保证术者以最自然舒适的姿势进行手术操作。避免使显微镜处于不适当的角度而影响术者的视野，从而造成对脑组织不必要的过度牵拉。

四、显微神经外科手术医生的工作姿势

神经外科，特别是颅底外科，需要在显微镜下进行长时间的手术。颈椎、颈胸交界处和肩颈肌肉会受到特定的压力。这种紧张表现为肩、臂肌肉紧张和疼痛、椎间盘脱臼、头痛、耳鸣症状和全身疲劳等症状。手腕过度伸展会导致下臂肌肉不对称拉伤，从而导致腱鞘疼痛和所谓的"网球肘"。不利姿势会对外科医生的身体造成严重的负担。例如，头部每向前移动2.5 cm，头部、颈部和上背部肌肉就必

须代偿性地支撑额外8.6 kg的重量。生理和心理上的疲劳会影响神经外科医生的操作和心理状态，长期手臂、肩膀、颈、背肌肉的紧张会导致术者职业相关性的病痛，甚至影响职业生涯。术者的体力、情绪、技巧、平衡、耐力，手术中的感觉、操作的姿势和位置都会最终影响手术的成功与否，只有医生舒服了患者才能安全。因此，符合人体工程学，舒适、省力的工作姿势非常重要。

手术者的位置和姿势（图21-1-1 ～图21-1-3）：

1. 围绕术野，术者要有充分的活动范围。

2. 标准工作姿势应该是身体在一条垂直线上，即耳朵、肩关节和髋关节必须垂直对齐，当然医生必须知道自己处于平衡状态时的感觉，通过确定自身的"自由空间"区域来找到自己觉得舒适的工作姿势。

3. 调整显微镜的位置，使医生能够保持舒适的姿势：根据医生的腰围和体型，调整物镜和双目镜筒的观察高度和角度，直到医生可以以舒适的姿势工作，头向前平视或稍下视，并与手术区域保持正确的工作距离，不要长时间过屈、过伸或扭曲颈部和躯干。

4. 长时间的手术医生采用坐姿工作。在坐姿时，外科医生的髋关节应与身体上部的夹角 > 90°，髋关节应高于膝关节，以便能够将双腿弯曲成直角。骨盆位置的直立，肌肉处于正中位置。座椅的压力要均匀分布到大腿上。要调整座椅的高度及其与手术台之间的正确工作距离。舒适的坐姿躯干和腿部肌肉没有张力，手臂工作会更灵巧。但某

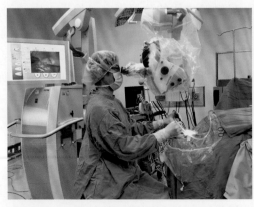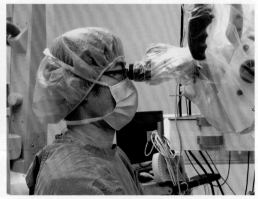

图21-1-1 外科医生调整显微镜的位置，直至可以以正确的工作距离、挺拔和舒适的姿势坐下时，就可以实现符合人体工程学且省力的工作姿势（正确姿势）

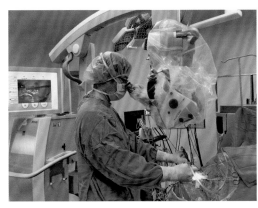
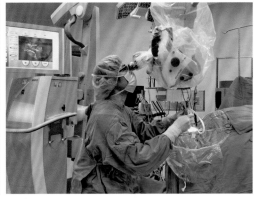

图21-1-2　这些姿势会导致肩部肌肉紧张和疼痛(可能会扩展至手臂)、椎间盘突出和头痛等症状(不正确姿势)

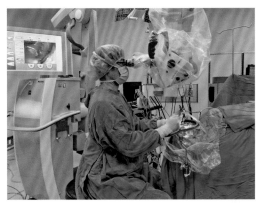
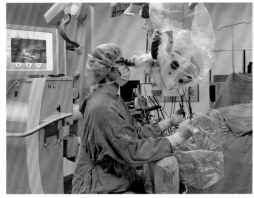

图21-1-3　外科医生双手支撑在头环或手托上

些特殊步骤,如用脑压板抬起颞底、额底时,建议采用站姿。

5. 根据需要调整手术床以获得良好的视野和操作角度。

6. 调解座椅和手托的高度,与前臂的水平相适应,双手应略微悬挂在手术区上方,手腕向内弯曲。在座位上上身保持直立姿势时,给前臂以稳定的支撑以消除手臂和肩膀的张力。但如果是弓腰驼背的姿势,前臂会承受重量,肌肉就会变得僵硬。

外科医生的基本姿势有2种:第一种更直立,更靠近手术区域,器械较短,手或手指得到支撑。第二种是稍微倾斜的姿势,器械稍长,前臂或肘部获得支撑。这2种方法都可以使术者放松、获得出色的稳定性和最小化的颤抖,使器械柔和的运动,最大限度地获得有关结构阻力和触觉信息的触觉反馈。通常,显微镜和患者头部的位置关系取决于外科医生的位置。除非计划的手术轨迹和特定目标另有要求,否则应调整显微镜和患者让自己感到舒适。

五、显微器械的持握方式

显微神经外科手术是仅需少量小肌肉参与的精细运动,其他肌肉应该放松,以便双手得到良好的本体感觉反馈信息。使用显微神经外科手术器械一般采取精细的持笔式,操作的手同时执行三项功能:拇指和示指驱动器械,中指和无名指稳定器械,小指和小鱼际隆起起到支撑作用。持握器械柄合适的位置,手的驱动、稳定和支撑单元将运动和固定分配到手的不同部位,以获得流畅的显微运动和器械控制(图21-1-4)。为达到上述目的也要求显微器械有不同的长短型号。

进行显微外科操作时,术者的前臂尺侧、腕关节和手应放在术野周围的支撑上使肌肉得以放松。由于术者手臂、肩膀和后背肌肉放松,可减轻疲劳

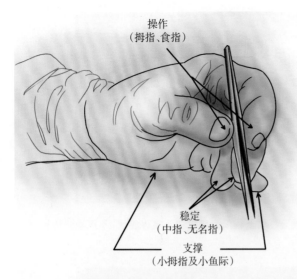

操作
（拇指、食指）

稳定
（中指、无名指）

支撑
（小拇指及小鱼际）

图21-1-4　显微器械的持笔式持握方式。手的驱动、稳定和支撑单元将运动和固定分配到手的不同部位，以获得流畅的显微运动和器械控制

和手的生理性颤抖。目前头架和头环多带有手托功能，另外可以移动和调节高度的稍带弧形的T型手托移动方便，可给前臂很好的支撑，先进的手托带有液压装置。前臂依托在托手架上，小鱼际和尺侧的手指放在头环或开颅切口的边缘上，使肌肉得以放松，保持肘部屈曲90°左右，可以大大提高操作的稳定性和精确性。同时由于术者手臂肩膀和颈背肌肉放松，可减轻疲劳和手的生理性颤抖，疲劳会影响思维、判断和动作的准确性。

要熟悉所用显微神经外科手术器械的应用，显微神经外科手术要求术者双目始终注视显微镜目镜，故只能看到器械的尖端，而器械的大部分位于视野之外，术者主要靠双手的本体感觉更换和操纵器械，因此不但要求助手和器械护士经过良好的训练，能与术者娴熟的配合，也要求术者非常熟悉显微器械的型号、特点和操作限制。每个术者都应该有自己熟悉的一套熟悉的器械，充分了解手术器械的性能，适当扩大其使用范围，减少术中更换器械的频率，缩短手术时间。

六、正确理解和减轻手的震颤

任何一台神经外科手术都是有成千上万个动作完成的，每个动作的失误都可能导致手术的失败。尽管现在各种高科技设备已成为颅底外科重要的组成部分，但外科手术归根到底还是依靠"手

技"，是依靠在敏锐清醒的头脑支配下的双手，在灵敏触感的协助，通过协调和流畅的动作完成精准、细致的技术。灵巧是外科医生梦寐以求的境界。虽然不可否认天资的成分是存在的，但是我们每个人都可以通过不断地思考、总结、学习和训练来培养自己的灵巧，不断强化并推向极限。当然，这个过程中我们需要不断地学习、思考和总结，掌握其中的原理、方法和技巧。

"手抖"是外科医生的梦魇，特别是在显微镜放大环境下更是如此。震颤会使显微外科医生倍感挫折和失败。如果患有病理性的震颤，是无法从事显微外科这一职业的。而生理性的震颤事实上是肌肉生理活动过程正常的副产品，只不过在手术过程中应为不正确的姿势、错误的操作方式、异常的心理状态和疲劳等原因而放大了。颤抖会使术者焦虑，造成动作失误，进而造成恶性循环。

为了防止手颤，首先要经过刻苦的训练，保证长时间工作状态下心态平和，体力充沛，手眼协调。实验室中进行血管吻合训练，特别是坚持高标准、长时间连续的训练会有效克服"手抖"的现象。在实验室进行血管吻合训练，不但能获得必要的器械使用方式和手术技巧，也会锻炼稳定的心态。在风险低、条件舒适的实验室中培养出来的精神状态，即使在高风险、高压力的条件下，也可以在手术室中重现，快速地进入行动清晰、自主、有节奏的状态，精神稳定下来，压力就会消失，手也就会保持稳定。

完成每项操作时动员尽量少的运动单位，因为每个收缩的肌肉纤维都会增加颤抖，因此，完成显微外科操作时动员的运动单位越少，越稳定。操作时利用术野周围的条件，使小指和小鱼际最大程度地与一个平坦的表面接触，完全放松，主要利用手的内在肌肉来完成动作，这种能被完全支撑的手是最稳定的，因为它激发的肌肉最少。在没有支撑的情况下操作，就必须动员手臂的肌肉来保持其位置，会变得不稳定。稳定性与手部支撑装置的接触程度成正比，必须在手术区域周围建立舒适的支撑点，同时为了维持手部的支撑和稳定，手术室应具备长短不同型号的显微器械。有时由于手术的具体情况无法使手部获得完全的支撑，但仍应将手和

（或）前臂的支撑最大化。

疲劳是导致手颤抖的原因之一，同时疲劳会影响思维、判断和动作的准确性。长时间的显微外科手术要保持前面所述的正确的工作姿势和器械使用方式、选用长短合适的器械。另外需要有效利用手术团队成员，合理分配不同阶段的主要操作人员。

术中发生突发事件会导致心态上的巨大波动而导致颤抖。无论多么平静或经验丰富神经外科医生，遇到严重的突发事件时都会激起本能的反应，伴随着肾上腺素的激增而手抖。最好的解决办法就是预测，在术前计划时提前想象灾难可以消除一些意外，而在术前制订应急计划可以实现快速过渡，而不会惊慌失措。毫无准备的神经外科医生必须做出反应、解决、思考、决定，然后执行，而有准备的神经外科医生可以快速地执行。当然，丰富的实战经验是最好的准备，但这需要长时间的积累，而且不是每个人都有这样的机会和条件。

七、实验室训练

颅底外科是外科历史上一组相对较新的外科概念。事实上，符合现代颅底外科内涵的大多数技术都是在过去的半个世纪内被阐述的。理想的颅底外科医生应该是显微外科技术的忠实实践者，了解肿瘤学和脑血管外科原理，熟悉并能灵活应用显微颅底外科解剖知识和脑血管外科技术，能够根据病情提供最佳的治疗方式和手术入路，能够选择最佳的缺损重建方式，能够同时掌握显微镜和内镜的操作技术。虽然在日常的临床工作中可通过观摩学习、大量的临床实践提高手术操作技巧和病变条件下的解剖识别能力。然而，严格而规范化的显微外科基本技术培训，显微镜和内镜下颅底外科解剖训练是进阶型临床实践锻炼的基础，是必不可少的环节。

（一）显微外科技术实验室培训

虽然显微神经外科学是以应用手术显微镜为标志，但绝非在手术中使用手术显微镜就是显微神经外科手术。显微神经外科是由显微镜、内镜、显微外科器械和设备、显微外科技术和微创理念等等组成的综合体，要求神经外科医生掌握不同于裸眼下操作的显微外科规范和技巧。以显微血管吻合技术为主要内容的培训包括多种多样的技能训练方法和评估体系，是通用的显微技术培训课程。熟悉显微镜及显微器械的正确使用、培养显微神经外科正确的工作姿势、培养精巧的手术技术、正确理解视觉反馈和手的颤抖、工作场所合理布局、了解器械设计的原理和应用，所用这些都对获得最佳的手术效果非常重要。

以显微血管吻合为主要内容的实验室培训一般分为3个阶段：首先是显微镜下的适应性训练：利用硅胶管、橡胶手套、鸡翅、人或动物的脐带等非活体模型，循序渐进地应用从6—0到11—0的显微缝线，在从小到大显微镜放大倍数下逐步练习缝合打结，直至能在最大放大倍数下应用11—0缝线熟练而高标准地完成横、纵不同方向上的缝合打结。用10—0和11—0显微缝合线在鸡翅血管上行端—端吻合和端—侧吻合。通过这些训练初步培养手眼配合能力，显微镜放大倍数的应用，并初步体会不同质感的材料在镜下操作时力度的掌握。第二阶段是系统的显微操作训练阶段，在活体动物模型上活体动物模型进行血管吻合训练。从易到难，从大血管到小血管，从动脉到静脉，逐步训练，逐步增加难度。在吻合方式上，从端—端吻合到端侧吻合，从动脉吻合到动静脉吻合，难度亦逐渐增加，接近临床实战状态，具有显著的实用性。最好为提高阶段，在活体动物上实现自体和异体肾移植，以及带蒂皮瓣活体移植，并保证活体移植肾和皮瓣能够血管通畅，成活一段时间，以检验血管吻合的长期效果。

大鼠或小鼠是显微血管吻合训练最常用的活体动物模型。常用的麻醉方式为腹腔注射，常用的麻醉剂包括水合氯醛40 mg/100 g；戊巴比妥钠3.5 mg/100 g，苯巴比妥13 mg/100 g。神经外科显微技术训练中可以利用的血管包括颈总动脉、颈外静脉、腹主动脉、下腔静脉、髂总动脉、肾动脉、肾静脉、股动脉（大鼠）、股静脉及尾动脉（大鼠）。

1. 血管的暴露和分离

（1）腹部血管（腹主动脉、下腔静脉、髂总动脉、肾动脉、肾静脉）的暴露和分离：腹部正中纵行剪开皮肤，上至剑突、下至耻骨联合。在低倍显微镜下，沿白线切开腹壁, 用拉钩将腹壁向两侧牵开, 暴露腹腔。用无损伤镊将腹腔内容物轻轻翻出腹外, 用盐水纱布包好, 一定要保持湿润。此过程动作一定要轻柔, 否则容易损伤肠系膜动脉出血, 影响手术操作, 甚至导致动物死亡。腹腔脏器移出后, 于后正中可见腹主动脉和下腔静脉, 位于后腹膜下。自下而上轻柔撕开后腹膜后, 分离血管。腹腔主要血管均为动静脉伴行, 静脉壁菲薄, 分离过程中一定要轻柔。多数实验室不具备双极电凝, 遇到分支血管有11—0结扎切断。双侧髂总动脉需从腹主动脉分叉游离至髂内动脉发出处, 注意与其伴行的髂总静脉分支较多, 容易损伤, 如果膀胱积尿影响操作时可穿刺放液。肾动静脉均短小, 用棉球将肝脏推开, 充分显露肾蒂, 撕开后腹膜。肾动脉位于肾静脉深面, 需要把肾静脉分离至能够抬起时, 才能有清晰的视野去分离肾动脉。肾动脉和静脉尽可能分开, 否则剪断后会因二者贴近而影响操作。

（2）颈部血管的暴露与分离: 颈总动脉的分离较为容易, 需要注意的是颈部操作时容易导致动物窒息, 可行气管切开、插管予以预防。颈部皮肤纵行切开, 沿白线切开颈部肌肉层, 分离胸锁乳突肌牵向后侧方, 沿其内侧缘向深部分离, 即可看到颈动脉鞘, 打开动脉鞘即可暴露颈总动脉, 注意不要损伤伴行的迷走神经, 双侧迷走神经损伤容易导致动物死亡。颈外静脉位于胸锁乳突肌外侧的皮肤和肌肉间, 因周围组织的牵拉游离前常呈扁片状, 容易误伤。颈外静脉分支较多, 为获得足够的长度, 需要结扎切断部分分支。

（3）股动脉和静脉的暴露和分离: 股部血管的操作多是利用大鼠。取仰卧位, 腹股沟皮肤尽量伸展。与腹股沟平行切开皮肤和皮下组织, 牵开切口后即可见股部的动静脉和神经。此处血管, 特别是静脉, 分支较多, 有时需电凝切断。

2. 血管吻合基本训练

（1）端—端吻合: 所用暴露出来的血管均可用于端—端吻合的训练。先练习动脉端—端吻合, 动脉的端—端吻合是各种吻合技术的基础。动脉充分暴露后可能会导致血管痉挛, 一般用稀释的利多卡因或罂粟碱溶液滴于血管局部, 2～3 min可有效缓解痉挛。

1）安置血管夹: 练习的早期可使用带连杆的血管夹（带双夹的合拢器）（图21-1-5）, 熟练后为更好地模拟实际手术可用不带连杆的血管夹。要注意双夹间的距离要合适。

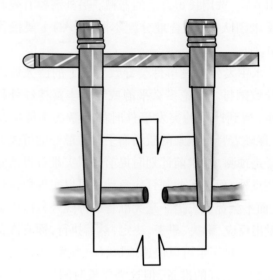

图21-1-5　带双夹的合拢器

2）剪断动脉: 用直显微剪刀与血管垂直剪断血管, 剪刀要锋利, 确保一次剪断。血管剪断后会自动回缩。

3）血管断端冲洗: 用无创针头、肝素盐水反复冲洗去除血管腔内的积血。

4）修剪吻合口附近的血管外膜: 血管外膜疏松的与其下肌层相连, 横断动脉后, 常可见呈束状的外膜脱垂于吻合口边缘, 应予修剪, 否则会妨碍吻合, 而且缝合时多余的疏松外膜可能会被带入管腔内, 诱发血栓形成。修剪的方法是用显微镊向外牵拉外膜, 使之呈套袖状, 然后用直显微剪刀沿吻合口缘剪除外膜, 剩余的外膜会自动回缩, 在吻合口边缘形成一没有外膜而直接暴露中膜的窄带。

5）亚加蓝染色: 冲洗后的血管呈半透明状, 不宜识别分辨吻合口各壁, 用镊尖蘸取少量亚加蓝, 涂抹在血管断端, 有助于清晰的显示血管壁, 每次染色效果的持续时间有限, 如感觉看不清血管壁时需再次染色, 切忌盲目缝合。

6）血管吻合要点: 动脉吻合针距推荐3～4倍针厚（12—0带针缝线）, 边距推荐1～1.5倍针厚（12—0带针缝线）。先于6点和12点方向缝合两针, 然后根据血管的直径决定缝合的针数, 重要的是针距分布要均匀。一般1 mm以下动脉缝合8针即可。先在两端锚定缝合，然后在两针的中点缝合第三针，两两之间中点再缝合1针，即完成一面的缝合。翻转阻断夹，缝合另一侧。进针时需要固定血管壁，有两种方法，一是轻轻夹住血管壁外层（理论上只要内皮层未发生折叠，就不会损伤到内皮），同时向下向后稍加压力使血管腔张开。另一种方法是镊尖稍微进入血管腔内轻推，与针尖在进针点形成反向力，这样还能防止缝到对侧血管壁。这两种方法可以根据个人习惯和实际情况灵活掌握（图21-1-6）。绝对不能用镊子直接夹持血管壁的内外面，这样会严重损伤内皮。针尖要与刺入部位的血管壁垂直，要顺着针的弧度使针通过血管壁。打结需打标准的方结。

熟悉动脉端—端吻合后，进行静脉端—端吻合

的训练。基本方法与动脉相似，只是静脉壁菲薄，吻合更为困难。未染色前的静脉壁几乎透明，且常黏合在一起。染色后，让血管完全浸泡在肝素盐水中，利用液体的浮力将管壁撑开，从而看清血管的吻合口各壁。静脉的压力较小，针距推荐4～5倍针厚（12—0带针缝线），边距推荐1.5～2倍针厚（12—0带针缝线）。

（2）端—侧吻合：可以用于端—侧吻合的血管包括两侧的颈内动脉之间、两侧髂总动脉之间、颈外静脉—颈总动脉之间、伴行的动静脉之间，也可以利用异体血管移植完成。

1）供体血管的修剪：供体血管要有足够的翻转余量，吻合口可修剪成45°斜面，也可剪成鱼口状（如图21-1-7）。

2）受体血管吻合口的制备：受体血管吻合口

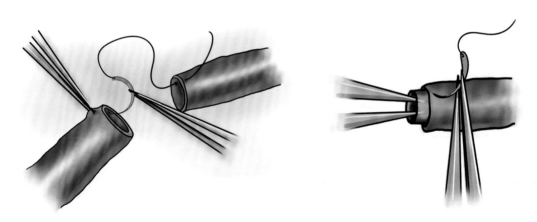

图21-1-6 缝合是固定血管壁的方法

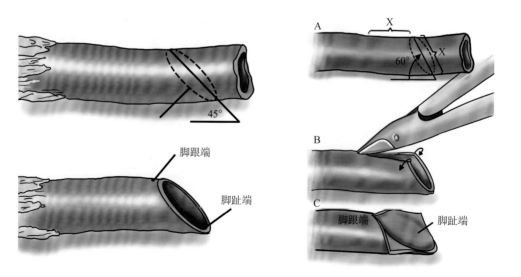

图21-1-7 供体血管的修剪

切开的长度要与供体血管吻合口相适应，一般情况下为受体血管直径的 2～3 倍。受体血管吻合口制备的方法：可以用 1 mL 注射器针尖刺破血管后，用锋利的剪刀或尖刀（如一次性角膜切开刀）扩大切口。该方法简单，切口长度控制准确，缺点是形成的吻合口是一条缝，不利于缝合，且缝合时容易误缝到对侧管壁。也可以用显微镊夹持血管外膜或用缝线穿过血管壁后提起，然后用显微剪刀剪口，这样形成的是个椭圆形的瘘口，利于缝合，但长短和宽度的把握需要经验。

3）血管吻合要点：先缝合受体血管纵向两端的两针，一般先缝合供体血管的脚跟端，然后缝合脚趾段（如图 21-1-8）。缝合侧面时，先缝合术中感觉比较困难的一侧，最后缝合比较顺手的一侧。针距推荐 3～4 倍针厚，边距推荐 1.5 倍针厚。相比端—端吻合，端—侧吻合更容易缝合到对侧管壁，需要缝合过程中仔细检查。

（3）侧—侧吻合：侧—侧吻合可以利用双侧髂总动脉之间完成，也可利用伴行的动静脉之间完成。将两条血管充分靠近，可以在不施加外力的情况下自然地接触。在相对位置纵行切开血管壁，切开的长度要相同，一般为动脉管径的 3 倍左右。首先在吻合口两端缝合锚定两针，注意进针方向，保证打结于管腔外。然后需将一端的缝针在锚定结的下方穿过一侧的血管壁引入到血管腔内，在血管腔内连续缝合深部的血管壁，到达另一端后在锚定结的下方穿血管壁到达管腔外，与锚定结的尾端线打结。其后在管腔外连续缝合浅部的血管壁，到达对侧端后，同样的方法打结固定（图 21-1-9）。

端—端、端—侧和侧—侧血管吻合是显微神经外科技能训练的基本流程。在初始练习时，要采用间断缝合的方式，在能利用间断缝合高质量完成上述训练后，可练习不同的缝合方式，如连续缝合、降落伞缝合等。连续缝合节省时间，比较快捷，但在临床实际应用过程中，其与间断缝合优缺点的对比一致争议比较大，现在多数学者认为连续缝合不利于日后随着血流动力学改变导致的吻合口扩张，在颅内低流量搭桥中采用间断缝合更为普遍（侧—侧吻合只能采用连续缝合），而大口径的高流量搭桥可根据个人习惯采用连续或间断缝合。所谓降落伞式吻合是连续吻合的一种，特殊之处在于吻合口之间的缝线最初并不拉紧，两血管间尚保持一定的距离，先缝合数针，然后提拉缝线的两端，随着两端缝线以交替提拉的方式收紧，两血管逐渐靠近（图 21-1-10）。降落伞缝合多用于外周血管的吻合，颅内血管管壁菲薄，很少应用此种方式，但在于利用补片修补硬膜静脉窦破口时比较方便。

活体动物训练过程中要尽量模仿人体手术的真实场景，从皮肤切开、术野暴露、血管的游离、修剪到吻合的每一步都要做细做精，切不可仅仅关注

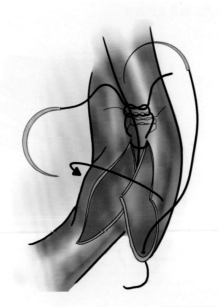
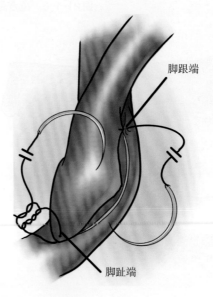

图 21-1-8 先缝合脚跟端，然后缝合脚趾端

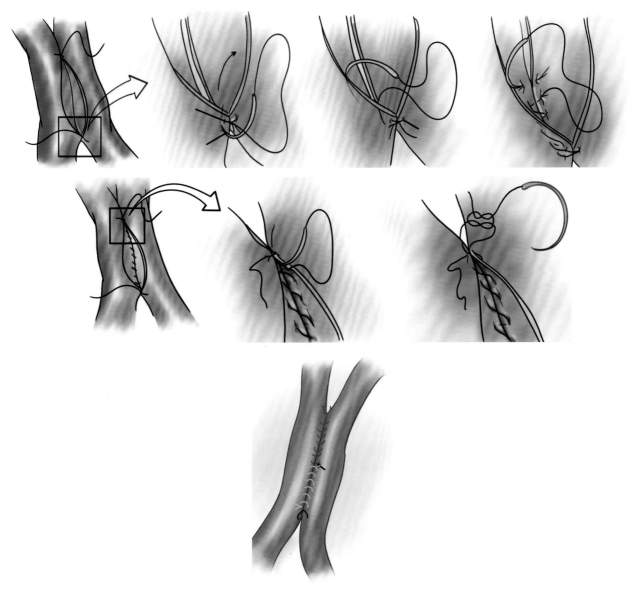

图21-1-9　侧—侧吻合程序示意图

于血管吻合本身，否则不但难以完成最终的操作，也会浪费很多训练机会（比如大鼠、小鼠动静脉的分离是实际手术中分离侧裂、游离血管很好的训练模型）。活体动物的血管吻合训练不但是训练手术技术，更是训练正确的工作姿势、保持术野清晰干净的良好习惯、长时间工作下稳定的心态和耐力、唯美的自我追求。

（二）显微颅底外科解剖实验室培训

对于有志于涉足颅底外科的医生，既要跟随有丰富颅底外科经验的医生学习，又必须经过系统的颅底应用解剖的实验室训练。借鉴国外颅底外科

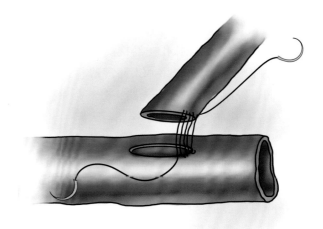

图21-1-10　降落伞吻合示意图

培训的经验，我国各大神经外科和耳鼻喉科中心建立了许多颅底外科训练实验室，并开展了诸多不同时长和内容的培训课程，从实验室到手术室的培训模式是缩短学习曲线，提高培训质量的有效手段。

颅底显微外科解剖的学习和训练分为两个阶段：首先应该是以颅底外科手术入路为导向的360°解剖观察。同一解剖区域应用不同的设备（显微镜或内镜），从不同的角度观察，会产生不同的空间定位关系和主观印象，因此显微解剖训练，特别是颅底外科的显微解剖训练，应强调360°解剖，这样才能在实际手术中对于术野内和术野外的解剖结构了然于胸。在颅底外科手术入路解剖的基础上，实现解剖结构观察的最大化，在这方面，最伟大的显微神经外科解剖大师罗顿（Rhoton）及其学生的文章和书籍无疑是最好的教材。在熟悉颅底外科正常解剖的基础上，进一步的是实际手术模拟和探索性质的颅底外科实验室训练，完全按照实际手术的体位、切口和手术程序完成，这一过程是终身学习的过程，要结合学科发展动向和临床实践需要不断的训练、改进和创新。

对于颅底外科解剖和手术入路的学习和培训，要从认真阅读、深刻理解相关文献开始。对于每一个颅底外科入路，一定要对其具体的操作细节、不同学派观点、历史发展脉络有深刻的理解，并且最好跟随上级医生有一定的临床实际应用体验，这样进入实验室训练才是有意义的。要善于将复杂的手术入路分解不同的常规入路。事实上，任何复杂的入路都不是凭空创造的，多是在已有的手术方式上不断节改良、融合加以革新的。比如针对颈静脉孔区颅内外沟通的复杂肿瘤的"联合经乳突—迷路下—迷路后—经颈静脉孔—经枕髁—经颈静脉结节—高颈段入路"，整个手术入路理解起来非常复杂，我们可以用常用的手术入路来分解一下：乙状窦后入路—听神经瘤、迷路下迷路后入路—乳突根治术、高颈段入路—颈动脉内膜剥脱和舌下神经面神经吻合，中间的节点就是颈静脉突，枕髁，C1横突，椎动脉，C1横突和静脉突之间的一个小肌肉—头后外侧直肌，把这些一打开，所有的手术入路就联通起来了，再把其中一些细节问题处理好，学习起来就会容易许多。另外，通过这种学习方式，我

们会注意到每个步骤都有哪些并发症，如何预防，这是非常重要。

在显微解剖过程中一定要放慢操作的速度，深思熟虑后再开始，每一个小步骤完成之后都要思考看到了什么，将要看到什么，如何暴露才是最有效和最安全的。每个操作都要把标本当作真正的患者，精细操作。只有这样，才能真正理解不同的解剖层次及其手术意义，学会如何轻柔而安全的处理不同的结构。在解剖过程中，不但要思考如何显露病变，也要思考如何预防并发症，如神经血管的医源性损伤、颅底结构的破坏与修补、脑脊液漏等。

八、对于在颅底外科学习过程中的建议

1. 要养成并保持不断学习的热情。正所谓心灵手巧，反之亦然，心不灵，手就不能巧，不论胸有成竹，还是庖丁解牛的故事都是告诉我们只有头脑充实，手下才能游刃有余。对于一名神经外科医生，多读、多看、多练缺一不可。现在网络信息发达，获取文献、听取讲座方便，一定要认真学习。不善于阅读文献，不学习先哲和当代同行的经验和教训，单靠工作过程中有限的积累，是难以胜任颅底外科这一高度复杂，不断更新的专业的。

2. 正确认识实验室训练，循序渐进，积极而慎重地开展工作。单就颅底外科的学习和培训来讲，显微血管吻合等基本技术培训、尸头解剖训练固然重要。但我们应该明白的是这些训练仅仅是基础，事实上距离我们做手术还相差甚远。我们切不可将实验室训练得到的东西盲目地用在患者身上。事实上我们即便不会显微血管吻合，不会复杂的颅底入路解剖，在力所能及的范围内，虽然不能拔尖，仍然可以是一名合格的神经外科医生，但是如果你不掌握显微神经外科手术的实战技术、技巧和经验，不能正确的、个体化的应用这些知识，将会给患者和你自己带来灾难性的后果。事实上，手术适应证的选择、手术入路的设计、手术程度的把握、肿瘤切除的技巧、血管神经分离保护的技巧、并发症的预防等手术中的实际问题远远比实验室中血管吻合、显微解剖训练复杂得多。

3. 颅底外科是涉及多个学科的交叉学科，不能单纯从神经外科的角度出发，应多寻找机会参加相

关科室的颅底外科解剖培训,特别是耳科的侧颅底外科和鼻科的经鼻内镜课程,会受益匪浅。

4. 做好一名优秀的助手,向有丰富经验的医生学习。给一个优秀的颅底外科医生做手术助手是成为一名优秀颅底外科医生最佳的捷径。助手是手术团队中非常重要的一员,而不是参观人员。作为助手应该想象如果你是主刀,需要什么样的帮助,做好它。同时作为助手,既要虚心学习,又要善于思考。技术总是在不断地进步,每个人都会有所长短,所以在学习手术的时候既要思考他为什么做得这么好,也要想如何能做得更好。年轻医生在跟上级医生学习过程中,力求多看,多问,多做。千里之行,始于足下,切不可好高骛远。有的上级医生喜欢从皮到皮完成手术,有的喜欢在某些时候监督下级医生完成某些工作。对于学习者来说,2种情况各有利弊。术前要预习手术计划和显微解剖,带着问题去学习和吸收,更有助于在观看和参加上级医生的手术时在手术技巧和显微解剖等方面形成自己的思维框架。

5. 善于总结和反思。当自己有所感受后,和其他医生一起讨论和交换经验和理念也非常重要。观看和讨论经验丰富的医生的手术录像非常有帮助。同时,和别人一起以一种批判的态度讨论自己的手术录像也是极有成效的一种方式。

6. 完善的手术计划必不可少。不论你是主刀还是助手,机会总是给有准备的头脑。完善的手术计划应该包括术前的手术适应证和禁忌证的评估,患者身体条件的评估,影像学评估,是否需要导航及导航计划是否完成,需要特殊的脑松弛措施(术前是否需要应用甘露醇和糖皮质激素,是否需要脑室外引流或腰大池引流),手术所需要的设备和器械,术中冰冻病理检查是否联系妥当,手术室设备和人员的整体布局,需要提醒麻醉师、电生理监测人员、手术室技术员、刷手和巡回护士的注意事项,体位、切口设计、手术步骤、术中可能出现的紧急情况和错误及其避免和补救措施,术后去向(普通病房? NICU?)。在手术开始之前,应该在头脑中已经从头到尾完成了几次该手术,以至于上台以后就像是在重复操作刚刚做过的同一台手术。在手术切口和手术入路的设计时应该在头脑中想象打开硬膜后会看到什么(病变、动脉、静脉还是肿胀的脑组织)、需要牵开或切开什么才能暴露病变。病变周围会有哪些影像学上能观察到和不能观察到的神经血管结构。有效的术前计划可以使外科医生获得必要的灵活性和自由度以处理术中异常情况。处理术中突发事件的经验和能力是任何医生的目标。事实上,通过完善的术前准备,外科医生能避免许多明显的手术并发症。

7. 手术入路和手术方式的设计力求简单实用,不要花哨。外科医生不是杂技演员,不要以炫技为目的,而要像特种兵一样,力争一招制敌。要强调可控性,对可能出现的突发事件必须有相应的解决办法。手术的快慢不是看你每一个动作有多迅捷,而是决定于你是否总要花时间去处理你前面犯下的错误。在前一步骤没有处理完善之前不要进行下一步。

参考文献

1. Yadav YR, Parihar V, Ratre S, et al. Microneurosurgical Skills Training[J]. J Neurol Surg A Cent Eur Neurosurg, 2016, 77: 146-154.

2. Tayebi M, Lawton MT, Mokhtari P, et al. Microsurgical Bypass Training Rat Model, Part 1: Technical Nuances of Exposure of the Aorta and Iliac Arteries[J]. World Neurosurg, 2017, 107: 925-934.

3. Ferguson R L, Jobe K. quiet hand for microneurosurgery: twiddle your thumb. Technical note[J]. J Neurosurg, 2004, 101: 541-544.

4. Lawton M. Seven Bypasses: Tenets and Techniques for Revascularization[M]. Thieme, 2018, 138-156.

5. 徐如祥, 赵庆平. 显微神经外科技术培训教材[M]. 北京: 军事医学科学出版社, 2005, 18-45.

6. 马妍, 陆夏. 显微神经外血管吻合训练操作指导[M]. 北京: 北京大学医学出版社, 2018, 32-53.

7. Salma A, Chow A, Ammirati M. Ammirati Mario, Setting up a microneurosurgical skull base lab: technical and operational considerations[J]. Neurosurg Rev, 2011, 34: 317-326; discussion 326.

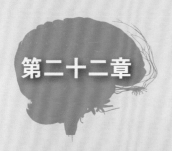

第二十二章

颅底外科医生的哲学观与人文修养

(Philosophy and Humanistic Cultivation of Neurosurgeons)

哲学是最高的方法论,对临床诊疗行为有指导作用。医学大师盖伦有一句名言:"最好的医生也应该是哲学家。"而他本人既是医学家又是哲学家。颅底外科医师作为自然科学工作者,大多热衷于专业方法的学习和研究,往往只注重疾病的发生原因、临床症状、影像学表现、手术方式、治疗结果等。从提高医疗技术方面下功夫是应该的,但仅此还是不够的。一名医生除了智慧与技能的发掘外,还需要处理问题的本领与艺术,这些需要颅底外科医生有正确哲学理念和良好的人文修养。

一、哲学与医学的关系

哲学与医学的关系自产生就是紧密联系的、相互促进的。哲学作为世界观、价值观、方法论,不仅指导着人们的社会、经济、政治活动,指导着人们对人的机体、健康、生命的认知和研究,还指导着疾病的临床诊断和治疗,它对医学的发展有支持和促进作用。

颅底外科是富有挑战性的临床专科。一方面是由于颅底外科本身就比其他专科有着更大的风险性;另一方面则是由于来自患者、家属及社会的要求、意愿与医学原则和医疗效果常相矛盾。这些都给医生在适应证的选择、疑难重症病例的治疗勇气,以及对并发症和不良后果的处置方面提出了新的问题,甚至会令颅底外科医生感到十分棘手和困惑。这些问题的解决不但靠医学理论和技能,还要靠哲学思维和方法。

哲学涵盖自然科学与社会科学,是分析问题的智慧和解决问题的方法。我们在疾病的诊断与治疗中,离不开正确的判断和决策,这要靠从病史、体征及各种检查中汇集起来的信息,这些材料自然非常重要,但综合、分析、比较、推论更重要。在疾病的诊断与治疗过程中缺乏哲学思维的工作方法,是影响我们的知识与技术水平快速提高的因素之一。

最好的医术是技术和思维完美的结合。除了技术,医学新手与专家最大的差距在思维能力。可以认为,不懂得哲学的医生,不能成为真正的医学家。

二、主要矛盾和次要矛盾的关系

在复杂事物发展过程中,主要矛盾处于支配地位,起决定作用,而次要矛盾处于从属地位,不起决定作用。主要矛盾和次要矛盾相互依存,并且在一定条件下相互转化。例如,一个有经验的医生,会在纷繁的临床资料中找到一个最主要的证据,从而快速和准确地做出诊断。另有一位脑出血颅内压增高合并肾功能不全的患者,早期的主要矛盾是颅内压增高,重点是脱水降颅内压,随着颅内压的控制,保护肾功能上升为主要矛盾。手术操作也一样,我们常说"一刀一剪,一针一线"都需认认真真,谨谨慎慎。这自然是毋庸置疑的,但有经验的外科医生都知道,手术是有重点、有关键步骤的,不可能也不应该在精力和时间上平均分配,这就是所谓在临床工作中要知主次。在高难度或复杂的手术中，资深医师的那几手就能手到病除、迎刃而解，他们不仅妙手仁心，而且胆大心细。没有重点，就是没有策略，做决策时，并非所有结果都该重视，要分清主次，优秀的颅底外科医生和平庸的外科医生在这一点有明显差别。

我们在追求诊治的正确，医术的高超时，可以归纳出起主导作用的因素，即责任心、专业技术水平以及思维方法！而思维方法就是哲学。

三、理论与实践的关系

实践是理论的基础，科学的理论对实践有积极的指导作用。疾病的诊治的过程就是个辩证的过程，也是从简单到复杂，再从复杂到简单的过程。如何在不确定的信息下做出正确决策，需要理论与实践的反复修炼，专业技术水平包括理论基础和临床经验。经验是由实践得来的，经验正确与否影响着实践的发展。我们也常说，尽管进入了实验医学时期，但经验仍然非常重要。经验的形成不能仅仅靠重复和简单的实践积累，正确经验的获得是理论知识、临床实践和分析思考三者的结合的结果，而上述三者结合造就的是有思想的哲人和有潜能的专家。

一名好医生需要有准确的直觉，让医生做出正确判断的不是检验报告，而是敏锐的直觉。直觉源自理论与实践的多次往复，尤其是大量的实践及正确经验的积累。

因此，我们在评价一名外科医生及他的外科技能时，切不可只看其手术操作，应全面观察其技术实践和哲学理念。

四、结构与功能的关系

结构与功能关系是辩证统一的，是生命科学中的基本关系。一定的结构是一定功能的内在基础，一定的功能是一定结构的外在表现。事物固有结构影响、规定着这一事物的功能、性质和水平，限制其范围和大小。神经系统病变所致结构变化决定着其功能变化，不同种类疾病导致神经系统结构上的不同改变，从而出现功能上的不同变化即不同的症状与体征。一般情况下结构不同功能就不同，然而，在一定条件下系统的结构和功能有不同变化，

如结构相同，功能不同；或结构不同，功能相同。结构与功能并不绝对统一，所以神经外科手术中结构定位不能代替功能定位。神经系统内结构与功能关系的认识对了解神经系统各种疾病以及相应的症状、体征是必需的，可为诊断提供正确的观点。如中央前回（运动中枢）支配对侧肢体运动功能；Broca区和Wernicke区（语言中枢，近年来研究发现尚有其他部位）支配言语功能；中脑背侧网状结构主管神志等。当这些结构出现病变或损伤时则出现相应症状、体征。因此，结构与功能的关系对病灶的诊断尤其是定位诊断与鉴别诊断很有价值。同时，手术操作要有结构与功能关系的理念，应尽可能避免损伤正常脑组织。

五、共性与个性的关系

共性与个性的关系是普遍性和特殊性、一般和个别的关系。两者的辩证关系表现为：共性比个性抽象、深刻，个性比共性具体、丰富；共性与个性相互依存、不可分割。在诊断疾病时，医生通常注重共性，而容易忽略个性，常常考虑多发病、常见病，而对少见病、罕见病则较少考虑而造成误诊。这是思维和认知的误区：搜寻性满足，易得性偏差。

例如，随着抗生素的广泛应用，临床表现不典型的脑脓肿有所增加，临床表现和影像学结果与恶性脑肿瘤极为相似，共性包括症状进展快、病灶明显强化、中央部坏死及周围水肿。而个性有DWI高信号改变，是脑脓肿的特异性改变，借此个性的特征可以将两者区分开。

另有一位脊髓空洞的患者，按照共性的思维，医生首先想到后颅窝狭窄和小脑扁桃体下疝，在此诊断下行后颅窝减压术，但在随后的复查中发现胸段的室管膜瘤，回顾分析该例脊髓空洞的病因是由于室管膜瘤。这个病例提示我们在临床工作中，在重视共性的同时不能忽略个性。

长期以来，在对某一病例做出诊断时，通常采用"一元论"诊断法，即用一种疾病来分析解释患者所有症状体征，仅考虑了疾病的共性或普遍性，而忽略了疾病的个性或特殊性。例如一例颞叶有一占位性病灶，病灶内外均有出血，部分增强效应，周围水肿较明显，鉴于患者既往史有卵巢恶性肿瘤

病史，术前采取"一元论"诊断法诊断为脑转移瘤，先行放射治疗，因效果不好而手术治疗，术后病理报告为海绵状血管瘤。因此，在为疾病做出诊断时，一定要注意"一元论"诊断原则的局限性，注意特殊性的存在，尽可能减少误诊、漏诊。别让主要因素成为诊断的绊脚石。

除了诊断和治疗外，病例讨论也是针对个性，同样是脑膜瘤临床表现不同、同样是脑膜瘤治疗方法也不同。因此，了解疾病的个性或特殊性对诊断、鉴别诊断和治疗有更大的临床价值。

六、必然性与偶然性的关系

必然性和偶然性是对立统一的关系，它们是事物发展的两种不同趋向。必然性是指事物发展中一定要发生的、不可避免的趋向。偶然性即可能性是指事物发展中不确定的趋向。必然性通过偶然性表现出来，偶然性中存在着必然性。必然性与偶然性相互依存，并在一定条件下互相转化。在疾病的诊治过程中，既有偶然性又有必然性。例如高颅压者腰穿诱发脑疝形成的偶然性事件中存在着必然性等。然而，由于神经系统结构的极其复杂性，疾病的转归影响因素颇多，偶然性的事情比必然性的事情似乎要多，不像数学那样，三角形两边之和必然大于第三边。偶然性与必然性的关系有助于我们考虑问题更周全。如在初诊时，一些可能性的病种都应在拟诊的范围内；术中可能出现的问题，术前应进行评估并做好应急措施；术前签手术协议书时不能太武断，要留有余地，不要轻易判定，以免自己处于被动状态。

七、肿瘤切除中度的把握

度是事物保持其质和量的界限。事物变化如果超出了度即发生了质变。在切除病变时术者一定要掌握适度原则，防止"过犹不及"。目前颅底外科已从重疾病祛除而轻功能保留的旧观点解脱出来，强调提高患者的生活质量为治疗目的，而不过分强调"影像学治愈"。如听神经瘤手术中把握肿瘤切除程度时已经将神经功能保护放在优先考虑的位置。对于高龄、高手术风险的患者片面追求肿瘤全切除，往往会增加手术并发症、提高病残率和

病死率。如岩斜区脑膜瘤、颅咽管瘤、窦镰旁脑膜瘤、脊髓肿瘤等，如肿瘤与毗邻重要神经血管组织粘连紧密，分离切除困难，风险大，则不要因"好心好意，追求完美"将其全切，以免损伤这些重要组织而增加并发症、病死率。手术的目标应该是在最大程度地保护神经功能并保持患者最佳生存质量的前提下最大程度地切除肿瘤，改善预后。对于一名技术成熟的术者应追求合理恰当的风险比值，残留的少部分肿瘤术后辅以放疗可能是权衡利弊后的选择，毕竟患者能获得较满意效果是最重要的，这也符合微创神经外科的治疗原则。

八、颅底外科医生的人文修养

医学的本质是人学，人文修养是颅底外科医生的基本修养。现今，将医学划归于自然科学，属于生命科学范畴。实际上，医学与数学、物理、化学等自然学科完全不同，与动物、植物等生命学科也有很大差异。医学属于自然科学和社会科学结合的边缘科学，因为医学的对象是人的生命或生命的人，而人的思想、感情、意识，甚至家庭、社会、经济、文化等背景都对人的生命健康起作用。人是自然与社会共同打造的，又对自然和社会有反应的活的机体、活的灵魂。

将医学视为纯科学、纯自然的观念属形而上学唯物主义。譬如，医生经常按照解剖学、生理学的理解，或各种检查的数据和结果去解释患者的病症；患者本人则是按照其自身体验看待功能障碍，医患的角度有时是不同的，甚至大相径庭！

认识到医学的这一重要特点，一名颅底外科医生的基本人文修养将落实到如何看待患者、如何看待自己以及如何处理医生与患者的关系。颅底外科医生所展示的绝不仅仅是高超的技术，还有人格魅力，即他的品格、修养。这种人文修养塑造了一名外科医生的形象，体现在其举手投足之间，不只在手术室里，而是在一切医疗活动中。

术前谈话是手术前的重要步骤，内容包括手术的必要性、手术方式、可能出现的问题以及对策。在谈及上述问题时，有的医生过于简单、生硬甚至片面。如麻醉意外、术中出血、病变切除不全、功能缺损、伤口感染等，应该交代的确实都交代了；但是

手术治疗的意义、治疗方案间的利弊关系以及消除顾虑、树立信心及与医生配合等内容却谈得很少。面对这样的信息，患者与家属很难接受你和接受你将要施行的手术。需要重视和提高术前谈话的质量，主刀医生应该亲力亲为，让一名自己还不明白的年轻医生去谈话，可能会给患者和家属带来误导。让患者和家属客观、准确的了解医疗信息不仅是医学技术、谈话艺术，也是人文观念使然，亦是对人的尊重、同情与关爱的体现。

外科医生在手术台上，犹如舰长在操纵潜艇，他的镇定自若、机敏灵活，都会使手术进入艺术之佳境。反之，慌乱毛躁、呵斥或埋怨助手和护士、摔扔器械、唉声叹气、谈笑无忌等，则会使整个手术团队失去协调、精力涣散、手术杂乱、气氛黯然，这种情况下很难做出高质量的手术。

手术以后，外科医生的巡视也颇为讲究，在某种意义上，这是在鉴赏你自己的作品，同时也是对前期工作的检验，依此对未来的工作进行修正。关心患者术后的身体状况、功能恢复，发现和处理出现的问题，鼓励和指导术后康复等，医生都应该有极大的热忱和责任，而非术后了事。

九、颅底外科医生的意志品质

我们常说"失败乃成功之母"，即失败总是与成功相生相伴，没有失败就不会有成功，这符合辩证唯物主义的基本原理。辩证唯物主义的观点认为矛盾的双方是对立统一的，并在一定条件下相互转化。认真总结失败的教训，失败就可以转化为成功。

在医患关系不是十分和谐的社会背景下，有些医生因个例手术失败而引发医疗纠纷后整日精神萎靡不振，畏缩不前，不敢大胆进行高风险、高难度手术，更不敢尝试一些创新性手术，严重制约着自己业务水平的提高。殊不知，但凡国内外神经外科大师都有过失败的痛苦，只不过他们在失败面前从未止步，而是不断探索，总结自己和他人失败的经验教训，持续改进提高，终成大器。

失败并不可怕，不做事情的人自然不会有失败。科学精神中最重要的内涵有两点：第一要大胆创新，第二要宽容失败。宽容失败包括宽容他人和自己的失败。在每年的学术交流会上专家们往往只报道成功的经验，而失败的教训罕见有报道。过五关斩六将固然重要，但走麦城也很有必要，它可给同道提供参考与借鉴，少走弯路，共同提高学术水平。

一名好的颅底外科医生必须具备坚韧的意志品质和顽强的抗挫折能力，在困难面前百折不挠。同时，更应该敬畏生命，有勇有谋，作风严谨，不犯低级错误，尤其是不犯同样错误，吃一堑长一智。孟子曰：天降大任于斯人也，必先苦其心志，劳其筋骨，饿其体肤，空乏其身，行拂乱其所为。

十、做一名有社会价值的颅底外科医生

一名外科医生的手术技巧固然是重要的，特别是对于一些高难度、高风险的手术，但我们也深切体会到，完美的手术是技巧与决策的结合。什么是决策？决策是在正确诊断的基础上，正确地选择手术适应证，对术式和范围的合理设计，对可能出现问题的防范和对策等。只有这样，操作技巧才能发挥作用。决策的建立在很大程度上取决于思维、判断和设计。

何谓高明医生？显然不是学历、年资和职称，也不仅仅是扎实的理论和娴熟的技能。高明医生要明是非、知得失、晓轻重和懂进退，更要有严谨的作风和唯美的心态。

作为一名颅底外科医生，我们的确已经很忙了。我们要学习的东西很多，要做的事情很多，信息爆炸、技术发展、社会与民众需求、来自舆论的压力等，都使我们必须谦逊谨慎、兢兢业业地去学习和工作。

但是自身修养亦如磨刀与充电，而且它与一般知识更新不同，那些磨炼是带有根本性的，往往有益于一生。

我们当然要不断地学习和跟踪本学科技术的最新进展，但除了专业知识以外的，诸如文学、艺术、伦理、法律、心理、社会等学科的书籍和知识都应该在涉猎之内。文学可以弥补医生人生经历之不足，增加对人与社会的体察；艺术可以激发人的想象、心境的和谐、美的熏陶；伦理与法律给我们划出各种关系、语言与行为的界定。我们还应该学

习一点历史，特别是医学史，我们会从中体会到敏锐和勇气。"知识就是力量"是英国哲学家培根的名言，他还另有一段精彩的论述："阅读使人充实；会谈使人敏捷；写作与笔记使人精确；史鉴使人明智；诗歌使人巧慧；数学使人精细；博物使人深沉；伦理之学使人庄重；逻辑与修辞使人善辩。"以此为修身立业的座右铭堪称完美。

当我们有了丰厚的哲学与人文底蕴的时候，我们便会有一种升华的感觉。这时，再追寻与反思医学或外科的目的和意义，则不难理解，治疗（包括手术）显然不总是意味着治疗某种疾病，而是帮助患者恢复个人的精神心理与生理身体的完整性。医患关系中，医生除了注重疾病的诊疗过程，更应该考虑患者的体验和意愿，只有这样才能将自己塑造成为一名真正有社会价值的颅底外科医生。

参考文献

1. HR WJPE. Youmans & Winn neurological surgery, 2017.
2. Samii MJSB. Common sense in skull base surgery, 2007, 17(S1): A001.
3. Hendryk S, Czecior E, Bazowski P, et al. Strategies and Results in Surgical Treatment of the Anterior Skull Base Tumors, 2009, 19(01): A311.
4. 周良辅.现代神经外科学.第2版[M].上海：复旦大学出版社,2015.
5. 杨树源,张建宁.神经外科学.第2版[M].北京：人民卫生出版社,2015.
6. 赵刚.颅底肿瘤治疗的个体化设计[J].中国微侵袭神经外科杂志,2007,12: 289-291.
7. 刘窗溪.神经外科工作中的哲学思维[J].中华神经外科杂志,2010,26(8): 673-674
8. Ellenbogen RG, Sekhar LN, Kitchen N. Principles of Neurological Surgery E-Book[M]: Elsevier Health Sciences, 2017.
9. 赵继宗.微创神经外科学(第2版)[M].北京：人民卫生出版社,2008.
10. 杨树源.实用神经外科手术技巧[M].天津：天津科学技术出版社,2002.
11. Jandial R. Core Techniques in Operative Neurosurgery E-Book[M]: Elsevier Health Sciences, 2019.
12. Rob DW. Schmidek & Sweet operative neurosurgical techniquesindications, methods, and results[M]: Saunders Elsevier, 2020.

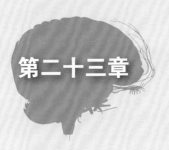

第二十三章

颅底外科常用分型和分级
(Typing and Grading in Skull Base Suegery)

将疾病的某以特定内容进行分型和分类的目的是便于资料的收集、整理、分析和利用。神经外科诸多疾病中有着不同的分型和分级,有的成为经典和永恒,也有的仅昙花一现便被淘汰。一个好的分型应该具有简明扼要、概括性强、便于操作、利于临床工作等特点,而利于临床工作包括利于疾病的诊断、病情程度的判断、治疗方案的选择、治疗效果的评估,复发风险的预测。笔者将颅底外科中常用分型与分级汇总如下并制成表格,以供同仁参考。

一、Simpson 分级

Simpson 颅内脑膜瘤切除程度分级表(Simpson 1957)(表23-1-1):用于评估颅内脑膜瘤切除程度。

二、House-Brackmann(HB)分级

House-Brackmann(HB)分级(表23-1-2):评

表 23-1-1　Simpson 颅内脑膜瘤切除程度分级表(Simpson 1957)

分级	描　　述
Ⅰ级	肿瘤全切除,肿瘤附着的硬脑膜和异常颅骨亦切除
Ⅱ级	肿瘤全切除,附着硬脑膜电灼
Ⅲ级	肿瘤全切除,未处理附着的硬脑膜,或未处理肿瘤向硬脑膜外的生长(如窦的侵犯、骨增生)
Ⅳ级	肿瘤部分切除
Ⅴ级	活检及减压

表 23-1-2　House-Brackmann(HB)分级

分级	描　　述
Ⅰ级	正常,各区面肌运动正常
Ⅱ级	轻度功能异常,大体:仔细检查时有轻度的面肌无力,可有非常轻的连带运动。静止状态:面部对称,肌张力正常。运动:额部正常,稍用力闭眼完全,口角轻度不对称
Ⅲ级	中度功能异常,大体:明显的面肌无力,但无面部变形,连带运动明显或半面痉挛。静止状态:面部对称,肌张力正常。运动:额部减弱,用力后闭眼完全,口角用最大力后轻度不对称

分级	描　述
Ⅳ级	中重度功能异常，大体：明显的面肌无力和（或）面部变形。静止状态：面部对称，肌张力正常。运动：额部无，闭眼不完全，口角用最大力后不对称
Ⅴ级	重度功能异常，大体：仅有几乎不能察觉的面部运动。静止状态：面部不对称。运动：额部无，闭眼不完全，口角轻微运动
Ⅵ级	完全麻痹无运动

估面神经功能。

三、美国耳鼻咽喉头颈外科学会（AAO-HNS）听力分级法

见表23-1-3和表23-1-4。

四、面肌痉挛的Cohen分级

见表23-1-5。

五、肿瘤与脑干界面分级

见表23-1-6。

六、垂体瘤Knosp分级

Knosp（1993）采用通过海绵窦中段冠状位MRI片，测量垂体腺瘤与颈内动脉海绵窦段（C4）及床突上—下段（C1～C2）血管影像的连线，来判断垂体腺瘤与海绵窦的关系，提出五级分类法（表23-1-7）。

其中3型和4型为侵袭性腺瘤。2型中80%以上为侵袭性腺瘤。从MRI上看，侵袭性垂体腺瘤多向一侧海绵窦侵犯，二侧不对称。侵及范围越广，外科手术的难度越大，手术效果越差（图23-1-1）。

表 23-1-3　根据纯音平均听阈和言语识别率进行术前、术后听力评估

分　级	听力情况	评估指标
A级	听力良好	PTA ≤ 30 dB；SDS ≥70%
B级	有实用听力	PTA ≤ 50 dB；SDS ≥50%
C级	有可测听力	PTA > 50 dB；SDS ≥50%
D级	无可测听力	SDS < 50%

PTA（pure tone audiogram）：纯音平均听阈；SDS（speech discrimination）：言语识别率

表 23-1-4　Gardner-Robertson 量表（Gardner-Robertson scale）

分　级	听力情况	评估指标
Ⅰ级	良好	PTA：0～30 dB；SDS：70%～100%
Ⅱ级	有用	PTA：31～50 dB；SDS：50%～69%
Ⅲ级	无用	PTA：51～90 dB；SDS：5%～49%
Ⅳ级	很差	PTA≥91 dB；SDS：1%～4%
Ⅴ级	无	PTA：无法测出；SDS：0

表 23-1-5 面肌痉挛 Cohen 分级表

分级	描述
0级	无痉挛
Ⅰ级	外部刺激引起瞬目增多或面肌轻度颤动
Ⅱ级	眼睑、面肌自发轻微颤动,无功能障碍
Ⅲ级	痉挛明显,有轻微功能障碍
Ⅳ级	严重痉挛和功能障碍

表 23-1-6 Kawase 将肿瘤与脑干的界面关系分级

分级	描述
Ⅰ级	肿瘤与脑干之间有蛛网膜下隙相隔 T_2 加权像上为高信号带
Ⅱ级	蛛网膜下隙消失,软脑膜动脉常被肿瘤包裹
Ⅲ级	有瘤周、脑干水肿,软脑膜被破坏

表 23-1-7 垂体瘤 Knosp 分级

分级	描述
0级(正常型)	肿瘤未超过C1～2～C4血管管径的内切连线,海绵窦形态正常,有静脉丛的强化
1级	肿瘤超过C1～2～C4血管管径的内切连线,但没有超过C2～C4血管管径的中心连线。海绵窦内侧部静脉丛消失
2级	肿瘤超过C1～2～C4血管管径的中心连线,但未超过C1～2～C4血管管径的外切连线。可致海绵窦上部或下部静脉丛消失
3级	肿瘤超过C1～2～C4血管管径的外切连线,海绵窦内侧、上部和(或)下部静脉丛消失。其外侧静脉丛也可消失。在大多数病例中,海绵窦外侧壁向外膨隆
4级	海绵窦段颈内动脉被完全包绕,导致内径狭窄。各部静脉丛消失,海绵窦的上壁和侧壁呈球形突出

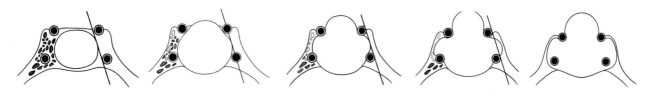

图 23-1-1 Knosp 分级

七、垂体腺瘤临床治愈的标准

垂体腺瘤严格意义上的治愈,应该满足下列4个方面:

(1)致病肿瘤在影像上的完全消除;

(2)激素超量分泌正常化;

(3)恢复正常的垂体—激素轴功能;

(4)激素超量分泌引起的外周症状体征和引起的并发症的逆转。

无功能性垂体腺瘤临床治愈的判断主要依靠术者判断和术后影像学检查结果,垂体MRI增强扫描是首选,对于在磁共振上难以鉴别的肿瘤和瘢痕组织,可行PET-CT或PET-MRI检查,有助于瘢痕和肿瘤的鉴别。

功能性垂体腺瘤临床治愈的判断标准除了影像学上无肿瘤残留以外,主要依靠术后内分泌学检查。

八、颅咽管瘤 Samii 分级

萨米(Samii)(1995)对起源于鞍上池的颅咽管瘤,根据其向蝶鞍上方扩展的情况,将其分为5型,根据其向周围扩展分为4型(表23-1-8,表23-1-9和图23-1-2)。

表 23-1-8　颅咽管瘤 Samii 分型

分型	描述
Ⅰ型	肿瘤局限于鞍隔下
Ⅱ型	肿瘤位于鞍上池内
Ⅲ型	肿瘤侵及第三脑室下半部
Ⅳ型	肿瘤侵入及第三脑室上半部
Ⅴ型	肿瘤侵及透明隔与侧脑室

表 23-1-9　根据颅咽管瘤其向周围扩展分为 4 型

分型	描述
S 型	肿瘤向蝶鞍下扩展
L 型	肿瘤向颞侧扩展
P 型	肿瘤向颅后窝（小脑幕下）扩展
A 型	肿瘤向额底（视交叉前）扩展

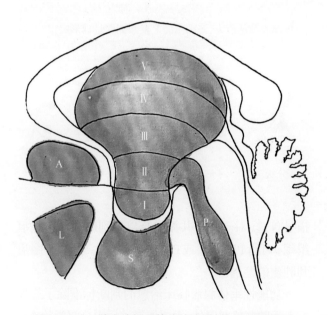

图 23-1-2　鞍上池颅咽管瘤的分型（仿 Samii 1995）

Ⅰ. 鞍内型；Ⅱ. 脑池内型；Ⅲ. 脑池—第三脑室下部型；Ⅳ. 脑池—第三脑室上部型；Ⅴ. 脑池—透明隔型；
S. 蝶鞍下型；L. 颞侧型；P. 颅后窝型；A. 前方扩展型

九、脊索瘤的分型

见表 23-1-10。

表 23-1-10　Al-Mefty(1997 年) 提出脊索瘤分型表

分型	描述
Ⅰ型	肿瘤局限于颅底单一解剖部位，如蝶窦、海绵窦、下斜坡、枕骨髁等。肿瘤体积较小，症状轻微。此型易于切除，预后较好
Ⅱ型	瘤体较大，侵犯 2 个或以上的颅底解剖部位，仅通过一种手术入路即可切除肿瘤。临床上此型常见
Ⅲ型	肿瘤广泛浸润颅底多个解剖部位，需要联合应用 2 个以上的颅底入路才能全切除肿瘤，此型肿瘤手术难度大，疗效较差

十、Chiari 畸形分型

见表 23-1-11。

表 23-1-11　Chiari 畸形分型表

分型	描述
Ⅰ型	小脑扁桃向下移位（疝）至枕大孔平面以下
Ⅱ型	小脑蚓部、第Ⅳ脑室、下脑干疝至枕大孔平面以下，通常伴有脊髓发育不良
Ⅲ型	小脑和脑干移位下疝入高颈部脊膜膨出内
Ⅳ型	小脑发育不良（无小脑下疝）

十一、前庭神经鞘瘤的分级

koos 分级最常用，这主要是根据肿瘤的直径和肿瘤的位置特点来进行分级的，一共分为 4 级（表 23-1-12）。

十二、三叉神经鞘瘤分型

见表 23-1-13 和图 23-1-3。

十三、颈静脉孔区神经鞘瘤的分型

Kaye-Pellet 分型（表 23-1-14）：凯耶（Kaye）（1984 年）提出了肿瘤的三型分类法：A 型：肿瘤主体位于颅内，仅有部分位于颈静脉孔内。B 型：肿瘤主体位于颈静脉孔内，无或仅有少许向颅内外生长。C 型：肿瘤主体位于颅外，仅有少部分侵入颈静脉孔或颅内。Pellet 又增添了一种类型，D 型：有

表 23-1-12 koos 分级表

分型	描　述
Ⅰ级	是指肿瘤局限在内听道以内
Ⅱ级	是肿瘤侵犯小脑桥脑角,但是肿瘤的直径小于2 cm
Ⅲ级	是指肿瘤占据小脑桥脑角池,一般不伴有脑干的移位,并且肿瘤的直径小于或者等于3 cm
Ⅳ级	是指着巨大的肿瘤,肿瘤大于3 cm,伴有脑干的移位

表 23-1-13 Kawase 分型表

分型	描　述
M型	位于中颅窝硬膜内
P型	位于后颅窝硬膜内
E型	位于颅外硬膜外
	E1型:位于眶内
	E2型:位于翼颚窝和颞下窝
ME型	位于中后颅窝,呈哑铃型生长
MPE型	位于3个区域,即中后颅窝及颅外

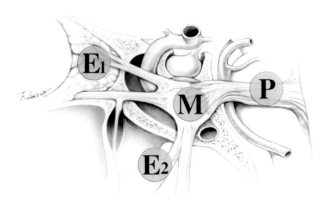

图 23-1-3 三叉神经鞘瘤分型

引自:Yoshida, K., & Kawase, T. (1999). Trigeminal neurinomas extending into multiple fossae surgical methods and review of the literature. Journal of Neurosurgery, 91(2), 202–211.

颅内外两部分的哑铃形肿瘤(图23-1-4)。

Samii分型(表23-1-15):萨米(1995年)根据肿瘤生长方向和颅内外累及程度,进一步将B型细分为B₁、B₂和B₃ 3种亚型。

表 23-1-14 Kaye-Pellet 分型表

分型	描　述
A型	肿瘤原发并大部位于颅内,颈静脉孔有扩大
B型	原发颈静脉孔区,并向颅内扩展
C型	原发颅外,向颈静脉孔区扩展
D型	哑铃型,颅内外均有

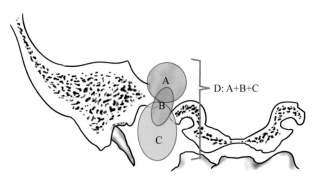

图23-1-4 Kaye-Pellet颈静脉孔区神经鞘瘤的分型

表 23-1-15 颈静脉孔区神经鞘瘤Samii分型表

分型	描　述
A	肿瘤起源于颅神经脑池段,颈静脉孔未受明显累及
B	
B1	肿瘤主要位于颈静脉孔内
B2	肿瘤位于颈静脉孔内并向脑池内扩展
B3	肿瘤位于颈静脉孔内并向颞下窝扩展
C	肿瘤起源于颅神经颅外段(颅外型)
D	三叶哑铃型肿瘤同时伴有颅内、颈静脉孔内和颅外扩展

十四、颈静脉球瘤的分型

见表23-1-16。

十五、窦旁脑膜瘤的分类

见表23-1-17,表23-1-18和图23-1-5。

十六、小脑幕脑膜瘤分类

见表23-1-19,表23-1-20和图23-1-6。

表 23-1-16 颈静脉球瘤 Fisch 分型表

分型	描　　述
A 型	鼓室球瘤，起源于中耳岬的鼓室丛
B 型	鼓室乳突球瘤，肿瘤局限于中耳和颞骨乳突部，长入鼓室乳突内，但颈静脉球周围骨质完好
C 型	肿瘤起源于颈静脉球，并破坏周围骨质 C1 侵犯颈动脉孔，但并未侵犯颈动脉 C2 局部涉及颈动脉管垂直段 C3 侵犯颈内动脉水平段 C4 肿瘤长入破裂孔，沿颈内动脉进入海绵窦
D 型	肿瘤长入颅内 Die1 颅内部分 ≤ 2 cm Die2 颅内部分 > 2 cm Die3 颅内广泛侵犯，无法切除 De1 肿瘤压迫后颅窝硬膜 < 2 cm De2 肿瘤压迫后颅窝硬膜 > 2 cm

表 23-1-17 Brotchi 分类表

分型	描　　述
Ⅰ 型	肿瘤附着在静脉窦外表面
Ⅱ 型	肿瘤进入上矢状窦外侧隐窝
Ⅲ 型	肿瘤侵犯 1 个上矢状窦壁
Ⅳ 型	肿瘤侵犯 2 个静脉窦壁，但窦仍通畅
Ⅴ 型	肿瘤跨过中线，侵犯 2 个静脉窦壁，上矢状窦闭塞

表 23-1-18 Sindou 和 Alvernia 分类表

分型	描　　述
Ⅰ 型	肿瘤附着在静脉窦外表面 Ⅱ 型：肿瘤部分进入上矢状窦外侧隐窝
Ⅱ 型	肿瘤侵犯同侧上矢状窦壁
Ⅲ 型	肿瘤侵犯静脉窦外侧和顶壁
Ⅳ 型	上矢状窦完全闭塞，对侧窦壁未受到影响
Ⅴ 型	上矢状窦完全闭塞，所有窦壁均受影响

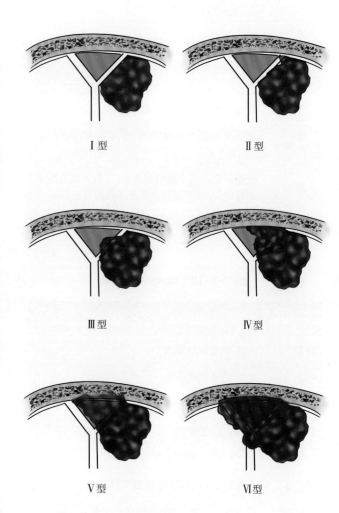

图 23-1-5 窦旁脑膜瘤的 Sindou 和 Alvernia 分类

表 23-1-19 Yasargil 分类表

分型	描　　述
T1 ～ T3 型	肿瘤起源于小脑幕切迹游离缘（即内环脑膜瘤，前部为 T1 型，中部为 T2 型，后部为 T3 型）
T4 型	肿瘤起源于小脑幕中部（T4）
T5 型	肿瘤起源于窦汇区的肿瘤（T5）
T6 ～ T7 型	来自小脑幕外环外侧的脑膜瘤（后方为 T6，前方为 T7）
T8 型	镰幕交界脑膜瘤（T8）

十七、蝶骨嵴脑膜瘤分类

Cushing 和 Eisenhardt 分类：分为扁平形和球形；球形蝶骨嵴脑膜瘤又分为：内 1/3（前床突）；中 1/3（翼部）；内 1/3（翼点脑膜瘤）。

表 23-1-20　Al-Mefty 分类表

分型	描　　　　述
1	内侧的切迹脑膜瘤（T1、T2）
2	镰幕交界脑膜瘤（T3、T8）
3	小脑幕中圈的中环脑膜瘤（T4）
4	窦汇区脑膜瘤（T5）
5	外环脑膜瘤（T6、T7）

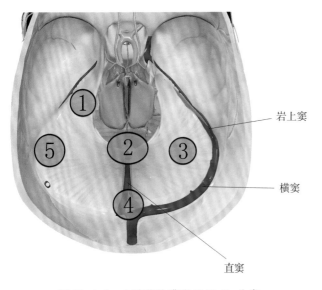

图 23-1-6　小脑幕脑膜瘤 Al-Mefty 分类

十八、前床突脑膜瘤分类

见表 23-1-21 和图 23-1-7。

十九、小脑凸面脑膜瘤分类

内侧型：位于中线到枕窦与乙状窦中点的小脑凸面后面硬膜的区域，应取俯卧位，枕下开颅。

外侧型：位于小脑半球凸面中点到外侧乙状窦之间的小脑半球区域，横窦乙状窦大多受累或闭塞。取侧卧位或乙状窦后入路。

表 23-1-21　Al-Mefty 分类表

分型	描　　　　述
Ⅰ型	起源于颈内动脉硬脑膜入口最近出的前床突下硬脑膜、位于在颈内动脉进入蛛网膜前，位于蛛网膜外，易于与颈内动脉粘连，可直接包绕颈内动脉，手术更难切除，肿瘤次全切率和复发率较高
Ⅱ型	起源于前床突的幕上部分的上外侧、肿瘤与颈内动脉间有蛛网膜，两者易于分离，更容易做大全切
Ⅲ型	起源于视神经孔区域，并延伸进入视神经管。出现症状较早

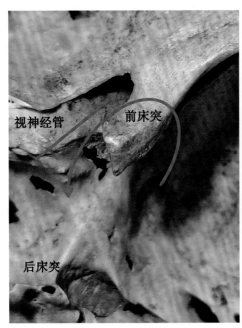
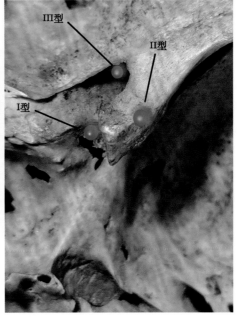

图 23-1-7　前床突脑膜瘤分类

复合型：肿瘤延伸到其他区域，即越过岩骨后表面，突入小脑幕，跨过横窦到达幕上，或侵及脑神经孔。

二十、小脑桥脑角脑膜瘤分类

内听道前脑膜瘤：① 无内听道侵犯；② 有内听道侵犯。

内听道后脑膜瘤：① 内上型：侵犯或未侵犯Meckel囊、幕上或内听道；② 内下型：有或没有颈静脉孔或内听道侵犯，侵犯或未侵犯至枕骨大孔水平；③ 联合型。

大型脑膜瘤：内听道前后均有。

二十一、岩斜脑膜瘤的分型

按雅萨吉尔（Yarsagil）（1980年）的分类方法，将岩斜脑膜瘤分为斜坡型、岩骨—斜坡型、蝶岩斜坡型、枕骨大孔型和小脑桥脑角型（表23-1-22，图23-1-8）。

表 23-1-22　Kawase 分型

分 型	描 述
1	上斜坡型（UC）Upper Clivus
2	海绵窦型（CS）Cavernous Sinus
3	小脑幕型（TE）Tentorium
4	岩骨尖型（PA）Petrous Apex

二十二、枕骨大孔脑膜瘤分型

1. 以脊髓齿状韧带为标志分为：齿状韧带前型和齿状韧带后型。

2. 以椎动脉为标志分为：椎动脉上型和下型。

3. 以神经孔和脑神经的位置关系区分：位于颅神经的下方；位于舌下神经管和颈静脉孔的内侧，起自枕骨大孔（FM）前方；位于颈静脉孔和舌下神经管之间。

4. 以肿瘤大小分型：小：< FM横径的1/3；中：FM横径的1/3～1/2；大：> FM横径的1/2。

二十三、中颅窝底脑膜瘤分型

见表23-1-23和图23-1-9。

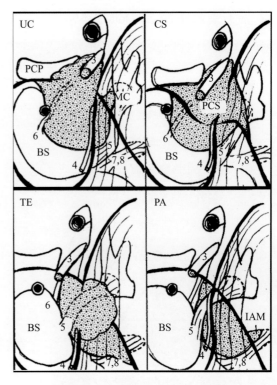

图23-1-8　岩斜脑膜瘤的分型图片

引自：S. Ichimura, T. Kawase, S. Onozuka, K. Yoshida, T. Ohira. Four subtypes of petroclival meningiomas: differences in symptoms and operative findings using the anterior transpetrosal approach. Acta Neurochir (Wien) (2008) 150: 637–645

表 23-1-23　中颅窝底脑膜瘤分型

分 型	描 述
Ⅰ 型	未累及中颅窝边界
Ⅱ 型	累及中颅窝各边<1/2（附着于蝶骨翼）
Ⅲ 型	累及海绵窦
Ⅳ 型	累及岩骨嵴/小脑幕
Ⅴ 型	累及颞外侧凸面

二十四、幕镰脑膜瘤分类

按肿瘤与大脑大静脉和直窦将镰幕脑膜瘤进行分型：

上型：肿瘤位于大脑大静脉的上方；

下型：肿瘤位于大脑大静脉的下方。

按肿瘤与大脑大静脉和直窦为界分为4型，即上型、下型、前型、后型，或分为2型即上型、下型（图23-1-10）。

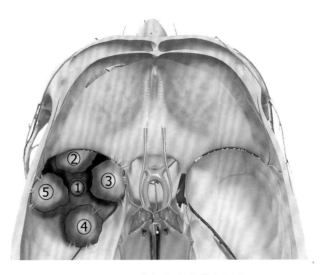

图23-1-9　中颅窝底脑膜瘤分型

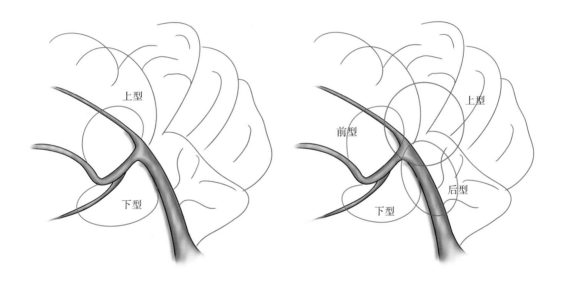

图23-1-10　幕镰脑膜瘤分类（两分法与四分法）

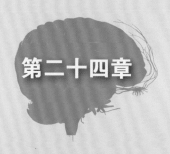

第二十四章

听神经瘤手术专题

(A Special Discussion on Acoustic Neuroma)

第一节　听神经瘤外科治疗现状
(Surgical Treatment of Acoustic Neuroma)

听神经瘤又称前庭神经鞘瘤,是一种主要起源于内听道前庭神经鞘膜神经膜细胞、并向颅内扩展的良性肿瘤,占据颅内肿瘤的5%～6%、小脑桥脑角区肿瘤的80%,其年发生率约2/10万。随着肿瘤的生长,患者会出现耳鸣、听力丧失、眩晕、外周神经功能障碍,甚至后期肿瘤压迫脑干、引起梗阻性脑积水,并威胁患者生命。

因肿瘤自身特有的生长方式及其周围毗邻重要神经、结构,使得该肿瘤的治疗方案呈明显多样化;并且随着现代显微外科技艺、术前多模态功能影像融合、术中电生理监测技术及立体定向放疗技术的进步,让听神经瘤的处理策略随之不断改变,目前更强调的是听神经瘤的个体化和多学科协作综合治疗。尽管国内、外有关于γ刀在处理较大型听神经瘤同样具有优势的研究报道,但目前阶段,手术治疗仍是处理Koos Ⅲ级及以上级别的听神经瘤的主要手段。

一、技艺的提高是听神经瘤手术治疗核心

(一)手术入路对治疗效果的影响

听神经瘤治疗目标已从最初的单纯切除肿瘤、降低死亡率、致残率逐渐向神经功能保留、生命质量提高等"以人为本"的方向发展。因此,何种手术方式能达到患者获益最大化,就成为手术医师的关注焦点。经过多年的技术沉淀,在我国神经外科学界,切除听神经瘤的手术多采用枕下乙状窦后入路。该入路逐步成为神经外科处理听神经瘤的主流方式,原因分析如下:① 该入路开颅过程简洁、快速,并且入路相关解剖为神经外科医师所熟悉;② 该入路可为术者提供从小脑幕到枕骨大孔的颅后窝视野,充分显露小脑桥脑角区的结构,暴露第Ⅴ～Ⅺ颅神经,为脑干端的肿瘤分离、血管处理提供良好视野及操作空间;③ 该入路适用范围广,无论肿瘤大小,均可通过乙状窦后入路完成肿瘤切除,并有可能避免患者听力的损失;④ 该入路具有可接受的并发症的发生率,并且大部分入路相关并发症可以通过适当的处理得以好转。该入路既避免了经迷路入路过多的骨质磨除、耗时、听力丧失,又避免了中颅窝入路颞叶牵拉损伤风险;⑤ 结合大量文献及临床经验显示,当肿瘤最大直径 < 1.5 cm时,经乙状窦后入路的面神经保留率与其他入路(经迷路入路、经中颅窝底入路)相比无明显差异,而当肿瘤最大直径 > 2 cm时,乙状窦后入路明显优于其他入路。

综上,枕下乙状窦后入路逐渐成为我国神经外科医师手术治疗听神经瘤的主流方式。但我们仍应熟知其他入路的优、缺点,结合患者具体病情,做到个性化选择最优方案。患者年龄、听力程度、肿瘤大小、医师自身对入路熟悉程度都是决定选择何

种入路的关键条件。并应知晓,没有绝对的手术入路,只有更精湛的手术技艺,才是获得最佳治疗效果的根本保证。

(二)肿瘤囊内切除是始动环节

对于较大的肿瘤,在开始分离肿瘤囊壁前必须进行瘤内减压。绝大多数情况下,面神经和听神经被肿瘤推挤到术野内肿瘤前方,但面神经仍有少数情况存在于肿瘤背侧。因此,在进行囊内切除前,首先应行肿瘤背侧电生理监测,确认无面神经等重要神经分布后,方可切开蛛网膜及肿瘤包膜,进行肿瘤囊内切除。遇到质地较韧的肿瘤,可行超声吸引加快手术进程。

内减压过程中,除外明确动脉性出血需电凝处理,一般的囊内术野渗血可通过快速进行瘤体减压后,可吸收性明胶海绵及棉条压迫止血,多可达到满意效果。肿瘤囊内减压需充分,在大型听神经瘤中尤显重要,囊内减压后,残余瘤壁厚度达到2～3 mm,方可增加肿瘤顺应性,使界面更容易分离,减少组织牵拉,也更容易分辨和保护面听神经。

(三)自脑干端开始分离肿瘤抑或相反方向对神经功能的保护

肿瘤囊内充分减压后,已为术区争得操作空间,但肿瘤应从何处开始分离肿瘤与蛛网膜及神经组织界面,目前存在争议。有学者认为,因面、耳蜗神经被肿瘤紧压于内听道口附近,位置相对固定,应自内听道端开始寻找神经肿瘤间界面。也有学者认为,肿瘤应从脑干端一侧开始分离为宜:① 先从脑干端首先找到面神经,追溯面神经分离切除大部分肿瘤后,可进一步争取相对宽松的手术空间,辨认先前粘连于内听道附近的血管并加以妥善处理,并可相对从容控制意外出血情况;② 而后再处理内听道端,最后双向汇合,全切肿瘤保留面神经;③ 肿瘤与脑干粘连多是因瘤体挤压或嵌入脑干,而非肿瘤与神经组织的粘连,因此瘤内加压后,瘤体塌陷、瘤壁松动,利用脑搏动可将肿瘤组织自然向外侧推出,方便瘤体界面自然分离;④ 整个过程,必须小心保护好起源于内听动脉的穿通支,这些血管将血液经由腹侧面送达耳蜗神经,这有利于听力的保护。

关于听神经瘤起源于蛛网膜内还是蛛网膜外层尚存争议,20世纪70年代,亚萨吉尔教授首次对听神经瘤的蛛网膜解剖进行了研究并基于显微外科镜下的观察,提出了听神经瘤起源于内听道底、蛛网膜外起源假说,认为随着肿瘤增大,肿瘤推挤其内侧极以内、位于内听道内部的蛛网膜向内侧进入CPA池,并逐步形成双层蛛网膜覆盖结构。但"蛛网膜外发生、生长"理论被莱斯坎(Lescanne)、大畑(Ohata)等人提出质疑,其认为肿瘤部分地方双层蛛网膜结构的形成,是随着肿瘤生长不同时期而变化的,但最终的结论,仍是尽可能地最贴近肿瘤的包膜进行分离。结合实际经验来看,囊内减压后,瘤壁的分离应当沿着瘤壁—蛛网膜间隙进行,而不是蛛网膜—神经血管间隙,肿瘤内减压越充分,瘤壁—蛛网膜间隙亦越清晰,并且尽可能保留蛛网膜层的相对完整,亦对神经功能、血管保护十分重要。

(四)肿瘤包膜的处理意见

肿瘤包膜的概念,不同于瘤周蛛网膜,肿瘤包膜属于施万细胞形成的鞘膜层。笔者前期病理研究结果显示,肿瘤包膜层内侧,仍然可见大量肿瘤细胞。在大部分区域,肿瘤包膜与蛛网膜有明显的界面,分离时应从界面清晰处开始,由易到难逐步分离。部分肿瘤在脑干端,寻找明确的分层有一定困难。近年来临床随访研究指出,部分脑干端肿瘤界面粘连紧密的患者,应保留部分薄层肿瘤组织,进行肿瘤近全切除(NTR)甚至部分切除(STR),辅助术后放疗,亦可达到良好的肿瘤控制率与面神经功能保护的平衡。

此时应结合患者自身具体情况及手术需求综合考虑,在保证神经功能无损伤的前提下,最大程度地剪刀锐性分离界面,切除肿瘤包膜,以控制这种良性肿瘤的复发率。

(五)神经间冲水对面神经保留的影响

"上善若水,水善利万物而不争;天下莫柔弱于水,而攻坚强者莫之能胜"。笔者这里借用老子《道德经》做喻,来强调水冲洗技术在神经外科的重要意义。早期该技术并未得到人们的认识和认可,芬兰赫尔辛基医学院的尤哈(Juha)教授明确提出"水分离技术"(water dissection technique),编写入培训教材并大力推广该技术,使得该技术得以广泛应用。

听神经瘤属非侵袭性生长，即使肿瘤与周围神经、组织粘连，仍在大部分病例中找到上层的蛛网膜间隙，可利用水分离技术，通过术者耐心地寻找，轻柔地打开、扩大、分离包裹肿瘤外膜的蛛网膜层，以免损伤脆弱的神经。

（六）内听道磨除程度

充分地暴露内听道后、上壁是全切肿瘤、保护神经功能的前提，而必要的解剖知识需熟知：内听道平均直径4 mm左右，总长度9 mm ± 0.9 mm；后半规管紧贴着内听道的基底，位于内听道口外侧8 ～ 10 mm处；颈静脉球顶到内听道平均距离为5.9 mm（左侧），2.7 mm（右侧）。除常规MRI明确内听道肿瘤进深外，患者术前均需进行薄扫颞骨CT检查，评估乳突气房是否突入内听道后壁，颈静脉球是否存在高位，利用以上信息综合判断内听道需磨除的范围。其中，骨性后半规管突向内侧的程度限定了打开内听道后壁的长度；颈静脉球穹顶突向上方的程度限定了打开内听道后壁的宽度。

内听道的磨除范围应适度，尤其是后壁磨除范围，建议不超过8 mm，否则可能因为撕拽前庭水管表面的硬膜而打开后半规管或内淋巴管，导致听力的丧失，并可能增大开放气房及损伤颈静脉球的风险。另外，磨除内听道骨质时，可尝试使用新型超声吸引器自带的磨骨功能。国内相关报道尚少，笔者应用超声吸引器骨刀进行内听道磨骨，认为其较之传统磨钻有明显优势：磨刀本身非切割损伤，具有较好的神经血管保护作用；磨骨过程自带冲水系统，可持续降温，避免神经热损伤；磨骨速度较快，过程中不会产生大量骨粉，有利于保持术野清晰，加快手术进程。

二、技术的新进展是辅助医生的有力武器

（一）影像技术的新进展

颅底外科早已从第一个阶段的"裸眼颅底时代"发展至第二阶段的"显微颅底时代"，近年来随着科学技术的发展，我们已逐步步入第三个阶段"影像辅助的微侵袭颅底外科时代"。各种新技术的应用，医生能在了解实时解剖的基础上进行手术操作，不仅提高了肿瘤的全切除率，而且降低了手术并发症的发生，达到精准治疗。

近年来，应用弥散张量成像（DTI）序列进行白质纤维示踪技术，已经成为术前判断病变侵扰重要神经传导束的标准流程。但弥散张量成像技术下的"小纤维束成像重建"（精准重建脑池段颅神经技术）仍处于探索阶段。最新研究显示，小纤维素成像同样可以达到病变区目标神经的重建，实际临床手术中印证对比发现，其准确率可高达90%。

在高场强MRI辅助下，通过调整信号强度、兴趣点放置、关键参数，使医生术前即可了解面神经的方位，知晓神经与肿瘤的位置关系，做到术中有的放矢，减少频繁探查、寻找、判断重要神经位置的时间成本，以缩短手术进程，加快手术速度，同时可以减少术中面神经的损伤，提高面神经的保留率。应对术前多模态影像信息引起足够重视，有条件的单位应做到常态化。

（二）电生理监测的价值

术中神经电生理监测对于面听神经以及脑干功能的保护意义后有详述，鉴于其重要性，术中多通路电生理检测已作为标准流程写入专家共识（听神经瘤多学科协作诊疗中国专家共识—2016）。

结合实际工作经验，我们需强调术中电生理检测有其自身局限性，例如：① 自发性面神经肌电图监测（electromyography, EMG）与激发性EMG虽然能够时时动态监测面神经功能状态，但麻醉肌肉松弛剂的使用会明显影响EMG灵敏度，加大静—吸复合麻醉剂用量，减少肌肉松弛剂用量可较好的维持激发性EMG敏感性，但自发性EMG往往难以维持有指导意义肌电信号，然而，完全不使用肌松剂，无法保障术中绝对制动，这一矛盾的解决仍需进一步探索研究；② 前庭蜗神经脑干听觉诱发电位监测（brainstem auditory evoked potential, BAEP），又称为听觉脑干反应（auditory brainstem response, ABR），是一种短潜伏期诱发电位，可监测整个听觉通路，但由于需要反复、平均叠加才能获得稳定的BAEP图像，故BAEP有数秒至数分钟的延迟，且相对特异性差，当波形改变时往往已对听力产生不可逆损伤，限制了其在实际操作中实时反馈的价值；③ 相较于BAEP，耳蜗电图（electrocochleography, ECOG）和蜗神经复合动作电位（compound nerve action potential, CNAP）具有较高灵敏度及特异性，

可作为BAEP的辅助。ECOG主要记录耳蜗及远端神经的功能，并可较好反应耳蜗血供变化，但ECOG缺乏对蜗神经脑干段的监测。CNAP可直接记录蜗神经颅内段的电位变化，较BAEP、ECOG实时性更强，并可以敏感反映蜗神经功能及内耳血供状态，对于听力功能的保留具有指导作用。但CNAP记录电极需紧密稳固地与颅内段神经接触，CPA区狭小空间不利于电极片放置，限制了其应用范围。

（三）内镜的辅助作用

早在20世纪90年代，国外文献已出现显微镜下内镜辅助技术处理内听道残余肿瘤的报道，近年来随着内镜使用在神经外科的普及，内镜辅助技术在颅底外科专业方面，越来越多地体现了其独特的优势。单中心报道的全内镜下切除听神经瘤仍属少数，目前阶段尚难以进行确切的疗效的比较。近年来国内外临床研究已证明，内镜辅助技术可以提高肿瘤全切率，并有利于面听神经保护、减少过多骨磨除带来的并发症。

首先，内镜操作可改善显微镜视角的盲区，必要时还可应用30°镜进行观察及操作；因视角改变，可以减少内听道后唇骨质的磨除程度，常规情况下向后磨除4～5 mm即够用，大大减少了损伤骨迷路或颈静脉球的可能。另外，内镜提高局部术野亮度，让我们近距离观察内听道内结构的全貌，精细的显露神经、血管和肿瘤的位置关系，做到准确、全面评估内听道肿瘤切除程度及神经损伤程度。但是，使用内镜时需注意操作动作的规范，切勿因内镜的使用而造成额外神经损伤，并应注意内镜光源局部持续照射可能引起的热损伤。

三、个性化、综合治疗可能改变传统治疗策略

现代神经外科治疗听神经瘤的目的是达到肿瘤完全切除并保护面、听神经功能，但在大型听神经瘤患者中仍属于挑战。为了保留面神经功能，维持患者生活质量，医生可能会选择关键部位遗留部分肿瘤来减轻对周围神经组织结构的损伤，但术后面神经功能保留率（House-Brackmann Ⅰ～Ⅱ级）同完全切除相比，是否得到明显改善，残余肿瘤复发是否与肿瘤切除范围相关仍值得探讨。这一争论最先起于20世纪早期，沃尔特·丹迪（Walter Dandy）提倡肿瘤完全切除，而哈维·库欣（Harvey Cushing）提倡部分切除以降低致残率。威廉·豪斯（William House）在关于部分肿瘤切除术的一篇重要文章中指出：完全切除是毫无疑问是听神经瘤手术的首选治疗方法；然而，在手术时基于一些考虑，使得完全切除并不适合，这些考虑因素包括手术过程中生命体征的变化及是否高龄患者等。保护面神经所带来的益处是否超过未来肿瘤复发所造成的危险，是选择首次手术肿瘤全切而不考虑面神经解剖是否保留，还是为了保留面神经解剖完整而遗留部分肿瘤，始终难有定论，即使是最新版"听神经瘤多学科协作诊疗中国专家共识2016"中，关于该问题也未给出明确回答。

张思（Si Zhang）及马克·S（Marc S）等认为术后面神经功能同肿瘤切除范围相关，在NTR及STR组的面神经功能保留率明显高于GTR组；而阿什坎·蒙法里德（Ashkan Monfared）及何俊硕（Ho Jun Seol）等在排除3组术前肿瘤大小差异后，认为尽管术后短期内STR组的面神经功能保留率明显高于NTR及GTR组，但在术后1年3组的面神经功能保留率之间无显著差异。在肿瘤复发率方面，不完全切除后长期随访肿瘤复发率在6%～39%。马克·S、阿什坎·蒙法里德、何俊硕等认为肿瘤切除程度同肿瘤复发显著相关，而米歇尔则认为，残余肿瘤大小与肿瘤复发无明显联系，在完全切除肿瘤中也可见到无差异的肿瘤复发率，这可能与肿瘤的生物特性相关，细胞和血管因素同样影响肿瘤复发。

从目前文献分析，尚不能得出肿瘤切除率与神经功能保护、复发率的直接关系，但大部分研究认为保留粘连紧密的少量肿瘤组织，可以更好地保护面神经功能。而造成不同结果的原因可能存在以下原因：① 不同研究中3组肿瘤大小入组时即存在差异，不完全切除分组的肿瘤大小往往要大于全切除组。② 不同术者对肿瘤GTR、NTR、STR的定义不同，许多作者描述NTR为95%～99%的切除，遗留一小部分薄层，STR为90%～95%的切除，而另一些作者则只是用模糊的"很小"，"极薄"来定义NTR及STR。③ 听神经瘤文献来自神经外科和耳鼻喉科甚至医疗中心综合报道，不同学科对手术入路及肿瘤切除程度的理解不同造成结果差异。在

过去十几年中，听神经瘤完全切除后，总体面神经保留率可提高至90%～98%，但在巨大听神经瘤病例中，面神经解剖保留率仅在45%～85%。并且，近期有研究显示，肿瘤全切率在部分中心呈下降趋势，而面神经功能保护率并未见明显好转，考虑与近年来手术治疗病例中γ刀治疗后复发病例、大型肿瘤病例及术后复发病例所占比例升高，导致手术彻底切除肿瘤、面神经保留困难有关。

近年来关于听神经瘤随访研究发现，肿瘤呈现进行性生长、稳定生长、顿挫生长、静止和缩小5种生长模式。一项1 261例研究显示，大约50%的病例中肿瘤处于静止生长状态，并有4.7%处于逐步缩小状态；其他研究同样发现有超过半数的肿瘤不生长，69%的患者未进行任何干预治疗，由此提出"对于无生命威胁的听神经瘤均应采取随访观察"。并且，目前相关γ刀治疗听神经瘤效果良好的报道日益增多，其中不乏大型听神经瘤放射治疗同样有效，且综合疗效优于手术治疗的报道。以上多种因素相互交织，使得听神经瘤的治疗策略呈现多样化。

随着听神经瘤基础与临床研究的深入，治疗策略可能出现较大变化，但就目前尚缺乏权威的多中心随机对照临床研究来明确、规范前听神经瘤治疗之前，作为颅底外科医师，我们仍应该通过努力提高自身技艺，争取尽全力做到为符合手术指征的患者一期全切除肿瘤，避免因医师自身原因以及非手术治疗策略的影响，使患者不得已而选择替代治疗方案，这是我们颅底外科医师面临的挑战，也是一种责任。

第二节 听神经瘤包膜结构分析与应用

(Analysis and Application of Acoustic Neuroma Capsule Structure)

听神经瘤又称前庭神经鞘瘤，是颅内常见良性肿瘤，随着神经影像的进步，显微镜、术中电生理监测的应用以及手术技术的提高，手术效果得到不断改善。目前对于听神经瘤治疗的要求，已经不仅仅是尽可能全切除肿瘤，而是要同时更好的保留面神经和耳蜗神经功能，以保障患者术后有良好的生活质量。因此，手术医生为保留面神经和耳蜗神经，会常常纠结肿瘤切除程度，甚至提出了手术中要心中有"膜"的虚无理论。那么，听神经瘤到底有无包膜？其包膜结构到底是什么？在切除听神经瘤时如何处理包膜？当肿瘤与面神经或耳蜗神经粘连紧密时，残留部分肿瘤组织以保留神经功能是否合理？这些问题的解决都需要相应的理论支持。

一、听神经瘤的起源

（一）听神经瘤的细胞起源

早在1895年奥伯斯坦（Obersteiner）和雷德利奇（Redlich）首先描述胶质组织束和施万细胞开始的区域为"胶质—施万鞘连接"，也称为"Obersteiner-Redlich区"。绝大多数的脑神经及脊神经，在脑干或脊髓神经胶质细胞开始延伸的距离仅有1 mm多一点，而前庭耳蜗神经是个例外，它的神经胶质细胞可以延伸的中位数长度达9.75 mm，因此这个移行区通常位于内耳道（IAC）口或其内。1910年，贝罗凯（Verocay）提出听神经瘤起源于神经胶质细胞的假设。1917年库欣也认为听神经瘤的发生依赖于结缔组织和神经胶质细胞，这些肿瘤可能起源于过渡区附近的组织。1920年安东尼（Antoni）认为这类肿瘤起源于神经纤维。1929年斯金纳（Skinner）认为该肿瘤起源于第Ⅷ脑神经的施万细胞。直到1965年耶鲁大学医学院和南加州大学医学院的希尔丁（Hilding）和豪斯（House）在电子显微镜下观察到这些肿瘤典型的施万细胞形态特征时，听神经瘤才被确认为是起源于施万细胞的神经鞘瘤。

（二）听神经瘤的解剖起源

1984年美国约翰霍普金斯医院耳鼻喉—头颈外科内格尔（Nager）医学博士提出第Ⅷ对脑神经神经鞘瘤的发生率最高，占所有起源于脑神经神经鞘瘤的90%以上。有学者基于冷热实验可以检测外侧半规管的功能，而外侧半规管受前庭上神经支配的理论，发现听神经瘤患者对冷热实验反应减弱，提出听神经瘤起源于前庭上神经的假设。我们对听神经瘤患者进行前庭诱发肌源电位检查（VEMPs），包括颈源前庭诱发肌源电位

（CVEMPs）和眼源前庭诱发肌源电位（OVEMPs），评估前庭上神经和前庭下神经功能，结果显示超过80%病例前庭上神经功能减退。1978年，伊里科斯基（Ylikoski）报道听神经瘤80%来自前庭上神经，20%来自前庭下神经。1986年，克莱（Clemis）报道他们的研究中只有50%的听神经瘤来自前庭上神经。2001年东京医科大学小松（Komatsuzaki）和角田（Tsunoda）医学博士对日本269例确诊听神经瘤的患者进行统计，发现有84.8%的肿瘤起源于前庭下神经（IVN），8.9%的肿瘤起源于前庭上神经（SVN），其余肿瘤起源部位难以辨别。进而推论听神经瘤多起源于前庭下神经，这也可能是经乙状窦后入路较经中颅窝入路听觉功能保留率高的原因之一。到目前为止，听神经瘤到底好发于那个神经仍存有争议。

二、听神经瘤的包膜结构

（一）听神经瘤位于蛛网膜内还是蛛网膜外

20世纪70年代亚萨吉尔就发现听神经瘤表面有层包膜，他认为这层包膜是脑池的蛛网膜被肿瘤挤压形成的褶皱，在肿瘤和耳蜗神经、面神经之间有这层包膜分隔。由此判定听神经瘤起源于蛛网膜外，在蛛网膜与内听道底之间的间隙中。提出肿瘤切除要沿着蛛网膜间隙分离的理念，即在切除肿瘤时，在脑桥和肿瘤上都应留下蛛网膜。1981年尼利（Neely）等人在显微镜下观察到肿瘤对正常神经的浸润，很难将神经纤维与肿瘤分离，他们认为很难找到神经与肿瘤的分离界面，这与亚萨吉尔的理论不相符。1983年卢埃杰（Luetje）等人也做了听神经瘤与面神经手术分离界面的研究，发现这个分离界面常常难以捉摸。1997年赫尔德（Held）及1999年里乌（Ryu）等人通过MRI对前庭—耳蜗面神经复合体周围有脑脊液围绕进行相关描述。2002年布雷东诺大学的莱斯坎（Lescanne）等人对22例（44侧）成人头部进行显微解剖、组织学和内镜检查，发现蛛网膜与前庭—耳蜗面神经复合体的关系是恒定的。蛛网膜像袖套一样包围着前庭—耳蜗面神经复合体，随着面听神经进入内耳道底，是桥小脑池的蛛网膜延伸，其间有脑脊液循环，属于桥小脑池的一部分，称其为面听池。前庭神经节

位于蛛网膜下隙内，从前庭神经发展而来的神经鞘瘤被包含在面听池内。面听池的提出也解释了之前赫尔德等学者们通过MRI研究发现前庭—耳蜗面神经复合体周围有脑脊液围绕的观点。由此，他得出听神经瘤起源于蛛网膜内的结论。

2011年日本东京都警察医院的科诺（Kohno）等人依据术中观察及光学、电子显微镜检查，将听神经瘤区分为蛛网膜内听神经瘤和蛛网膜外听神经瘤。区分的标准为：移除肿瘤和脑干间的蛛网膜褶皱（双层蛛网膜结构），如果肿瘤表面没有蛛网膜存留，则是蛛网膜外听神经瘤，如果肿瘤表面仍然有蛛网膜存留，则是蛛网膜内听神经瘤。结果118例患者中86例（73%）是蛛网膜内听神经瘤，2例（2%）是蛛网膜外听神经瘤，余30例（25%）难以分辨清楚是蛛网膜内还是蛛网膜外肿瘤。

综上所述，桥小脑池周围的蛛网膜可以延伸到内听道底，听神经鞘瘤绝大多数起源于蛛网膜下腔，少数起源于蛛网膜外间隙。

（二）听神经瘤包膜的组织成分

听神经瘤周围的包膜结构到底是什么？数十年来，多位神经外科医生通过术中观察和术后病理分析等方法均对其进行了描述，却始终没有定论。1997年，美国医学博士蒂莫西·C.郭（Timothy C. Kuo）等人通过对听神经瘤表面完整的楔形标本进行病理分析，发现听神经瘤表面有层非常薄的膜（平均3～5 μm），只有1/3～1/4红细胞直径那么厚，就当时最敏锐的医生使用最先进的显微镜也无法在术中进行分辨。术中肉眼可见的、可剥离的肿瘤"包膜"（2～3 mm），是一层结缔组织带，其间散布着肿瘤细胞。依据肿瘤包膜的病理学定义：肿瘤包膜是由被压缩的结缔组织构成，肉眼下可将肿瘤与周围组织分开，被包裹肿瘤的成分可以被摘除，存留的非肿瘤性表皮足够厚，外科医生可以看到和感觉到。他们得出的结论是：听神经瘤表面有一层极薄的膜（1/3～1/4红细胞直径），术中肉眼可见的包膜只是层结缔组织带（2～3 mm）。因此，依据包膜的定义，听神经瘤无包膜结构。

2008年日本九州大学的佐佐木（Sasaki）等人对观察到的肿瘤表面那层连续的薄层结缔组织进行分析，他们认为这层"肿瘤包被"是残留的前庭

神经组织，由神经束膜和下面的神经纤维组成。他们认为术中发现肿瘤包膜与耳蜗神经、面神经纤维之间有清晰边界时，切除肿瘤实质和肿瘤包膜可实现肿瘤完整切除。当发现肿瘤与耳蜗神经或面神经纤维粘连时，应该包膜下或神经束膜下剥离，以保护脑神经功能。

2016年日本庆应义塾大学的富雄（Tomio）等人首次对内听道内听神经瘤最外层的膜样结构进行报道：在IAM口的听神经瘤周围包裹着一层很厚的结缔组织层（> 500 μm），其与硬脑膜相连续，但密度比硬脑膜低，也更加靠近肿瘤表面，并且含有微小血管，可能为肿瘤提供血供，他们称其为硬膜样膜。

我们在文献复习的基础上，对听神经瘤的包膜结构进行了更加系统的研究。对不同病例、同一肿瘤的不同部位包膜结构进行不同方法染色和病理分析。留取听神经瘤包膜游离面、听神经瘤与脑神经交界面、内听道口的硬膜样膜、肿瘤脑干端包膜等不同部位层次完整的组织标本。标本进行苏木精—伊红（HE）、Masson三色、S-100、MBP染色。根据病理，对听神经瘤包膜结构的性质、层次，以及与面神经、耳蜗神经等神经交界面的组织构成进行研究。结果：① 肿瘤游离面的标本切片染色后可见肿瘤表面有一层HE染色为稍深红色，Masson三色染色为蓝色的极薄结缔组织层（< 10 μm）。这层极薄的结缔组织层下可见S100染色为浅棕色及MBP染色为棕色的神经纤维层，其下为S-100染色为较深棕色的肿瘤实体，这两种组织间没有清晰的分界。② 面神经—肿瘤交界面的标本切片染色后可见被S100染色成棕色的面神经纤维，非典型神经纤维层和其下肿瘤细胞。MBP染色将面神经纤维及与其交叉的非典型神经纤维层染成棕色。对比S100染色和MBP染色可见面神经纤维与非典型神经纤维交叉形成一个神经纤维层，这个神经纤维交叉层与肿瘤实质之间有着清晰的界面。Msson三色染色将面神经神经纤维，非典型神经纤维层和其下肿瘤细胞染成蓝色，却找不到像肿瘤游离面一样的蓝色深染极薄结缔组织层。在同一标本连续切片的另外一部分切片中，可见MBP染色为棕色的面神经纤维和非典型神经纤维的交叉层内充斥着未被

MBP染色的肿瘤细胞，神经纤维交叉层与肿瘤实质分界不清。前庭神经—肿瘤交界面可见HE红染较浅的前庭神经纤维，其下是红染较深的结缔组织，最内侧是肿瘤细胞。S100可见HE红染较深的结缔组织染色非常浅，沿着该结缔组织向远端延伸，可见不染色的蛛网膜。MBP染色可见染成棕色的眼睛样神经纤维层，神经纤维层内有少许不能被MBP染色的结构。Masson三色染色未见蓝色深染极薄结缔组织。另一部分标本中HE染色可见红染的肿瘤组织与红染的前庭神经之间关系紧密，逐渐过渡，仿佛肿瘤正是起源于该前庭神经。③ 近内听道口取的小块硬脑膜及其延续的覆盖在肿瘤表面的膜样结构、肿瘤实质标本，行HE染色、S-100染色、MBP染色分析后发现，硬脑膜延伸出一层较硬脑膜疏松的结缔组织覆盖在肿瘤表面且与肿瘤有明显的分界。另外一部分标本HE染色可见较硬脑膜疏松的结缔组织与肿瘤没有明显分界。④ 自肿瘤表面剥离的蛛网膜行HE染色和S100染色后没有发现有肿瘤细胞或神经纤维混杂其中。⑤ 靠近脑干端的肿瘤包膜，术中显微镜下观察，与脑干界面不清、粘连紧密，术后HE染色后可见大量肿瘤细胞。

综上所述，听神经瘤表面有一层非常薄的神经束膜（< 10 μm），神经束膜下可能有神经纤维组成的结缔组织层（> 100 μm），靠近内听道的肿瘤有时被包绕着较厚结缔组织层为硬膜样膜，并且与硬脑膜相连（> 500 μm）。除蛛网膜以外，其他包膜成分都可能侵有肿瘤细胞。

三、听神经瘤包膜结构理论的临床应用

我们认为听神经瘤游离面的包膜结构有2种情况，由内及外依次是：① 肿瘤实质，非典型的前庭神经纤维，前庭神经束膜，蛛网膜。② 肿瘤实质，非典型的前庭神经纤维，前庭神经束膜。部分肿瘤表面找不到非典型的前庭神经纤维。在内听道口附近有时会有硬膜样膜覆盖在听神经瘤包膜外层。听神经瘤—面神经/耳蜗神经交界面的包膜结构存在3种类型：① 第一种类型由内及外依次是肿瘤实质，变性前庭神经纤维，前庭神经束膜—面神经/耳蜗神经束膜，面神经/耳蜗神经纤维。② 第二种类型由内及外依次是肿瘤实质，变性前庭神经纤维与

面神经/耳蜗神经纤维交叉带,面神经/耳蜗神经纤维。③ 第三种类型由内及外依次是肿瘤实质,肿瘤实质—面神经/耳蜗神经纤维交叉带,面神经/耳蜗神经纤维。

在肿瘤游离面外层取得的蛛网膜均没有肿瘤细胞的侵入,这说明肿瘤虽然有蛛网膜覆盖,但沿着蛛网膜下剥离肿瘤是个很好的选择,不会有肿瘤的残留。而硬膜样膜多受到肿瘤侵犯,应尽可能被切除。当肿瘤起源于蛛网膜内时,脑干和小脑端相对粘连明显;而内听道内的肿瘤容易分离,磨开内听道后壁,可以从内听道末端直接分离肿瘤和面神经/耳蜗神经。当肿瘤起源于蛛网膜外时,脑干和小脑端相对粘连不明显;而内听道内肿瘤不容易分离,可以从侧方分离肿瘤和面神经/耳蜗神经。听神经瘤—面神经/耳蜗神经交界面无粘连时,可沿面及耳蜗神经束膜外切除肿瘤;听神经瘤—面神经/耳蜗神经交界面轻粘连时,需要包膜(前庭神经纤维)下切除肿瘤;听神经瘤—面神经/耳蜗神经交界面严重粘连时,沿包膜下剥离时可能会残存部分肿瘤组织。

四、小结

充分了解听神经瘤的病理解剖,提高对听神经瘤包膜结构组织学的认识,对于我们改良手术方式,准确判断和把握肿瘤切除程度,保留面神经和耳蜗神经功能至关重要。肿瘤各部位包膜的结构不尽相同,要有不同对待方式。并且我们对包膜结构的复杂性有充分的认识,要不断结合新技术对包膜结构进行更深入的研究,以期为神经外科手术提供更多的理论支持。

第三节　面神经成像在听神经瘤手术中的应用

(Application of Facial Nerve Visualization in Acoustic Neuroma Surgery)

面神经保护一直是前庭神经鞘瘤治疗中的一个重要议题。随着显微神经外科手术技术的进步,

听神经瘤的全切除已经从非凡变成寻常,而肿瘤切除后面神经功能的有效保留则逐渐成为手术的首要目标。目前国外和国内先进神经外科单位所报道的听神经瘤面神经解剖保留率均已达到90%以上,但有效面神经功能所占比例却不甚理想,要改变这种现状,仅仅靠手术技术本身恐难有新的突破。面神经作为听神经瘤周围最为重要的神经结构,无论显微手术治疗,还是放射治疗,都应在术前对它的位置、毗邻和形态有准确的预测,特别是对于大型听神经瘤的手术,术中有意识的保护面神经的结构免受损害尤为重要。因此,如何综合利用现有医学手段,进一步提高听神经瘤的面神经结构和功能保留率,是我们应该继续关注的一个热点问题。

一、听神经瘤手术面神经保护的不稳定性

听神经瘤手术的理想目标是全切除肿瘤,保护所有的神经功能,避免如角膜炎、角膜溃疡等并发症及其带来的相关精神疾病,确保良好的生活质量。中到大型听神经瘤术中面神经结构的保留在半个世纪以前被认为是具有突破性的手术成就,但如今此类手术后面神经功能的损害已经被认为是带有遗憾色彩的并发症。面神经的保护主要受手术者经验、肿瘤大小、患者手术及放射治疗病史的影响:① 在切除大型肿瘤的同时保护面神经,即便是经验丰富的医师,也是一项充满挑战的任务;② 增大的肿瘤会造成面神经的移位和形态学改变,扁平状、分散状的神经纤维很难与周围肿瘤组织和蛛网膜区分;③ 若既往经历过手术或放射治疗,变性的面神经纤维更加难以辨认,这都会增加面神经损伤的风险。

做过听神经瘤手术的医生都知道面神经的常规方位,在神经电生理监测的辅助下能够从脑干端和内听道段找到面神经,但是对于大型听神经瘤,面神经在小脑桥脑角段的纤维走行难以预测,我们不知道面神经是否位于肿瘤的正前、前下、前上或后方。因此,在手术前明确面神经与肿瘤的毗邻关系,对于手术医师来说是非常重要的辅助信息,这个信息将会指导术者设计切除肿瘤的方案,并能够缩短手术时间和增加手术的安全性。

二、应用于面神经的现代磁共振成像技术

（一）磁共振成像技术支持下的面神经可视化成像

磁共振成像（MRI）技术的进步推动着面神经观察效果的改善，当前用于观察面神经的磁共振检查方法有多种，但无外乎两大类，一类是SE序列中的三维快速自旋回波（3D-TSE）序列，其提供的是T₂对比；另一类是梯度回波（GRE）序列中的三维稳态进动快速成像（FISP）序列，其提供的是T₂对比。相比而言，后者对面听神经的显示优于前者。对于FISP序列，临床上多使用的是真稳态进动快速成像序列，不同厂家名称不同，如西门子公司称True FISP），GE公司称IESTA。其优点是成像速度快，长T₂的液体，如脑脊液呈明显的高信号，与神经组织形成明显的对比。缺点是容易形成磁化率伪影（带状伪影）。而三维稳态结构相干序列（3D-CISS）是基于True FISP序列改良而成，它是利用两组交替和非交替的脉冲，连续采集两个True FISP序列的数据，这样可去除单一True FISP序列的带状伪影，获得更好的T₂对比。特别是在小脑桥脑角池，脑脊液与其他组织有天然的对比，T₂成像序列如CISS能够完成正常人的面神经解剖成像。面神经脑池段及内听道内段能够得到完美的展现，并且其获取多维重建三维图像的能力能够让我们准确描绘出毗邻小前庭神经瘤的面神经。此外，3D-TOF利用扰相梯度回波序列结合磁化传递和脂肪抑制技术使血管呈明显高信号，可实现磁共振血管成像。在颅神经成像上，其主要用来产生T₁WI效果的影像，血管呈明显高信号而颅神经呈等信号，可显示神经与血管之间的关系。

较大的肿瘤对小脑桥脑角区结构的影响，导致常规MRI序列扫描难以显示面神经结构。萨托雷蒂-舍费尔（Sartoretti-Schefer）等人对22例听神经患者进行T₂快速回波MRI扫描来确认面神经和肿瘤的关系。能够确认面神经受累段与肿瘤立体空间方位的只有2例，作者认为肿瘤直径的增大及面神经形态的变化阻碍了面神经的成像。可见，应用以往常规的MRI技术，无法在术前精确推测面神经与多数听神经瘤的毗邻或包裹关系，听神经瘤治疗中的棘手问题依然难以得到解决。

（二）弥散张量成像的面神经示踪重建

基于弥散张量成像（DTI）的白质纤维示踪技术已经成为许多神经外科中心术前诊断不可分割的一部分，DTI技术常用来显示不同的纤维功能组，诸如锥体束、视辐射、弓状束、脊髓及内侧丘系。近年来应用DTI技术显示面神经等小纤维束取得可喜进展，一些作者已将常规DTI纤维示踪技术应用于健康受试者及前庭神经鞘瘤患者显像面/前庭蜗神经复合体。田冈（Taoka）首先应用1.5 T MRI采集信号，并运用MRI工作站重建出8位前听神经瘤患者的面神经。霍代伊（Hodaie）通过3D slicer软件完成了4例听神经瘤患者的面神经重建。格尔加诺夫（Gerganov）等人得到的结果更加令人鼓舞，他们采用常规DTI技术，使用更薄的1.6 mm层厚，在22例听神经瘤患者中成功实现了20例的面神经重建。戴维（David）报道利用DTI技术在手术前为3例听神经瘤患者描绘出面神经的基本走行。相比之前的研究，奥勒冈（Oregon）团队采用了更高精度的DTI技术，即更多的弥散方向、更小的像素和更薄的层厚，来观察5例大于2.5 cm听神经瘤面神经在小脑桥脑角区的走行，极薄的层厚可获取高质量的影像，避免过多的图像失真及信号丢失，面神经形态和位置的改变能够得到更准确地呈现。在此项技术的支持下，笔者成功重建出全部5例大型听神经瘤患者面神经从环绕肿瘤的脑干端到内听道内的解剖走行。相反，应用常规DTI技术，5例中4例均难以成像。近年来，天津医科大学总医院对颅神经重建技术在正常受试者及颅底肿瘤患者中进行了相关探索，并重点用于听神经瘤患者，对40例应用面神经重建技术的治疗组和未应用面神经重建技术的对照组进行对比分析，发现治疗组明显优于对照组。面神经重建技术在一定程度上其可减少术中对面神经的盲目骚扰，缩短手术时间，减少潜在的神经损伤。

三、听神经瘤面神经保护需要关注的问题

半个多世纪以来，神经外科几次质的跨越都得益于现代影像的重大突破。如今，MRI支持下的面神经示踪重建，在一定程度上减少了听神经瘤手术

中对面神经位置、形态的经验推测和盲目探查，但我们应当意识到技术设备终归是手段，以人为本仍是神经外科临床诊治的基本原则，医生本身应当对面神经保护的前提和支撑等问题有充分理解，这是辅助技术能够持久迎合和服务于临床的先决条件和决定因素。

（一）听神经瘤的手术策略是面神经保护的必要前提

听神经瘤的大小是影响术后面神经功能的主要因素，但不是决定因素。目前，听神经瘤的治疗策略仍存在争议，推荐的治疗策略包括全切除或部分切除肿瘤，随后随访观察或对残留肿瘤进行放射治疗，或在更晚期全切除肿瘤。不管选择何种治疗方式，大型前庭神经鞘瘤的面神经因为被拉抻并极端变形，其功能保护都比较复杂。部分神经外科中心如马吉德·萨米（Madjid Samii）统计50例大型听神经瘤（直径 > 4 cm）的全切率、面神经解剖和功能保留率等手术相关指标，而另一组经相同医疗团队治疗的小型听神经瘤病例被作为对照组。虽然小型听神经瘤的对照组，在面神经保留方面具备一定优势（小型较大型保留率高20%），但致残、致死率两组无显著差别。在显微神经外科手术技术与现代神经影像学的支撑下，对于听神经瘤病例，勿以直径大小作为衡量手术策略的羁绊，全切除肿瘤和面神经功能保留应当是手术的核心目标。而且，我们相信术前颅神经重建这一新兴技术，在进一步提高MRI质量，完善扫描参数调试后，不但术前面神经重建的质量会进一步改善，而且有可能重建出耳蜗神经的走形、位置和毗邻关系，促进听神经瘤术后的听力保留率提高。

（二）建立一支满足神经外科需求的专业神经影像团队

面神经保护的技术支撑在于建立一支满足神经外科需求的专业神经影像团队。目前我国诸多神经外科中心进行着设备、技术更新换代，不乏iMRI、多模态神经导航、术中电生理监测、达到国际先进水平的术前、术中评估系统，甚至如hybrid手术室这样手术空间的升级。听神经瘤面神经的术前重建，就是依托最新的神经导航工作站或开源软件完成，但缺乏专业化的神经影像学团队完成初始设计、技术操作和结果评价等一系列工作。以本单位为例，从核磁信息采集至软件操作往往由神经外科的研究生和住院医师完成，他们侧重临床工作尚未积累丰富的影像技术经验。而神经影像医生主要专注前期核磁序列设置调试工作，不完全了解临床诉求，且缺乏对技术应用的后续指导。这就可能出现评价标准的不统一，操作过程的不规范，并影响重建结果的准确性、稳定性和技术应用的特异性。我们提倡建立服务于神经外科手术的神经影像团队，不单要有医院影像科神经专业组人员，还应包括理解临床应用需求的本专业高年资医师及科室专职神经影像技术员。核磁参数的设定、系统化的信息采集、流程操作和技术应用反馈调整是一个完备的系统工程，任何技术节点的变更都会影响到最终面神经纤维束示踪重建的效果，专业化神经影像团队的建立是神经外科中心建设的一部分。

当前神经外科学和影像学技术并驾齐驱、协同发展，问题和机遇并存，影像学服务于临床，临床医师又在工作中逐渐反馈亟待解决的影像学技术问题，为影像医师提供持久的技术创新动力。相信在建立起诸多临床医生参与的神经影像团队后，不但能完善面神经和其余颅神经重建这一重要技术，而且能提供神经外科临床和影像基础研究跨界融合的工作平台，实现听神经瘤手术的新突破乃至颅底外科的再次跨越发展。

第四节 面神经监测在听神经瘤手术中的应用

(Application of Facial Nerve Monitoring in Acoustic Neuroma Surgery)

听神经瘤又称前庭神经鞘瘤（vestibular schwannoma）好发于小脑桥脑角区，是颅内的常见良性肿瘤之一。其临床表现多为听力下降、耳鸣或有脑积水、脑干受压等引起的颅神经功能障碍等。目前听神经瘤主要通过手术治疗，随着影像学的不断发展、显微外科入路的不断改良，听神经瘤的死亡率由最初的50%已降低至0.3% ～ 1.1%。

萨米在1997年所报道的1 000例听神经瘤手术中，肿瘤全切率达到了97%，死亡率1.1%，有效面神经功能仅80%。如何在肿瘤全切的基础上，有效地保留面神经功能，提高患者术后生活质量，仍然是目前听神经瘤治疗的重中之重。术中面神经监测（interoperation facial nerve monitoring, IFNM）对于听神经瘤术中面神经保护有着重要的意义。

一、术中面神经监测

面神经在长期受到肿瘤，尤其是大型肿瘤的压迫后往往成薄片状粘连或附着于肿瘤的包膜，即使在显微镜下也难以辨认，而从脑干到茎突孔的任何一段面神经在术中都可能受到损伤而导致术后面瘫。术中面神经监测的出现让手术医师在手术早期即可探查面神经走行，辨别面神经与周围组织、血管的位置关系，尽可能避免医源性损伤。

（一）历史背景

"术中面神经监测"这一概念最早由克劳斯（Krause）于19世纪末提出，他在一次耳蜗神经切除术中，通过较弱的电流对神经施加刺激后，观测到了患者的面部收缩活动，尤其是眼轮匝肌、口轮匝肌处；而后于1949年，吉夫尔（Givre）和奥利维克罗纳（Olivecrona）尝试在术中，让一名经过一定培训的护士在无菌窗帘下观察患者的面部活动以实现面神经功能监测，甚至他们提倡局部麻醉下手术以便对面神经功能进行全程评估；20世纪60年代，雅科（Jako）等人通过放置在患者嘴里的运动检测器将面部运动转换为声信号提醒手术医生；20世纪70年代末期，肌电图表面电极监测在脑小脑桥脑角区手术用于监测面神经，而后杉田（Sugita）和小林（Kobayashi）将表面电极更换为了针电极记录眼轮匝肌、口轮匝肌的肌肉收缩，并记录到了因意外刺激三叉神经而出现的交叉反应。至1987年，学者们开始就术中面神经监测在面神经解剖、功能保护方面的价值进行评估研究。

哈内尔（Harner）等人将48例术中实施面神经监测的患者与未监测患者进行回顾性分析比较，发现未监测组面神经解剖保留率为79%，低于监测组的88%，在大型肿瘤中，这一数值的差异更为明显，面神经解剖保留率由未监测组的41%增加到

监测组的71%，且在之后1年内的随访中，监测组患者术后面神经功能明显优于未监测组；尼帕克（Niparko）等人进行了同样的研究，认为在肿瘤体积较大的患者中，实施监测者术后1年内面神经功能良好者居多，而对于较小的肿瘤，数据未提示有统计学意义；莱昂内提（Leonetti）等人分析研究了乙状窦后入路中面神经监测的优势，发现在51例患者中，术后面神经功能正常者由70%增加到了93%，且监测组中无一例术后出现严重面瘫；在一项回顾性研究中，哈默施拉格（Hammerschlag）等人比较了111例监测者和207例未监测者，得出监测组术后完全面瘫的总体发生率由14.5%下降到3.6%；据埃塞斯（Esses）的一份报道称，术中面神经监测的应用将面神经功能的保留率由48% ～ 67%提高到了90%以上。美国国立卫生研究院在听神经瘤治疗的共识中明确建议术中常规应用面神经监测。

（二）术中监测的目的

术中监测的目的主要是使手术团队意识到术中神经功能的持续变化，从而改变手术策略，避免神经损伤。有效的神经监测需要相关的解剖学知识以及对术中监测情况做出适当的解释。毕竟术中面神经监测只是一种辅助工具，可以帮助而不能取代外科医生的手术技术和经验。因此，术中面神经监测的目标可以包括：① 尽早地识别软组织、肿瘤及内听道中的面神经；② 在面神经受到牵拉、灼烧等刺激时能及时提醒术者注意操作；③ 通过电刺激能辨别内听道或肿瘤内的面神经走行；④ 在肿瘤切除后能对面神经的预后做出评估。

为实现这些目标，通常选用颞支支配的眼轮匝肌和颊支支配的口轮匝肌，经皮下针性电极进行穿刺并记录其收缩产生的肌电反应，通过直接电刺激（direct electrical stimulation, DES）、自由肌电图（free-running electromyography or online, EMG）和面部运动诱发电位（facial motor evoked potential, FMEP）等对面神经实施监测。

二、术中面神经监测技术

（一）直接电刺激（DES）

1. 定义与机制：直接电刺激在概念上很简单，通过刺激探针对术区组织、肿瘤、神经等结构施加

刺激产生复合肌肉动作电位（CMAP），由放置在患者面部肌肉的成对电极进行记录，并在监视器上直观地反映出来。直接电刺激在术中识别面神经，确认从刺激部位到患者面部肌肉运动终板的神经完整性。CPA区的肿瘤存在挤压、包裹面神经的可能，对术中面神经的识别造成极大困扰，在肿瘤切除前，通过刺激肿瘤包膜，确认待操作术区是否含有面神经，如果在监视器上没能出现CMAP，则考虑面神经远离刺激区域，如果存在CMAP，则不断刺激，辨别面神经结构、走行，避免肿瘤切除时损伤或切断面神经。

2. 功能预测：肿瘤切除后，对面神经功能的评估、预测对术后管理策略上有着极大的帮助，包括在发展至严重面瘫之前及时进行面神经营养、修复，在神经功能存在恢复可能时避免不必要的外科手术。有研究表明，肿瘤切除后通过刺激神经诱发的CMAP的振幅、刺激阈值及脑干端—内听道端振幅比值对预测术后面神经功能有着一定的价值。

（1）振幅（Amplitude）：指肿瘤切除后刺激面神经引起肌肉收缩时产生的CMAP的绝对幅值。CMAP振幅与受到刺激激活的肌纤维数量呈正比。哈内尔（Harner）等人提出将振幅作为预测术后面神经功能的有效参数，而后贝克（Beck）等人发现在整个手术过程中，内听道处的CMAP振幅的绝对值保持相对恒定，但脑干端CMAP振幅的绝对值通常随着手术的进行而呈现降低趋势，这也许表明神经进行性损伤与操作时间有着一定的关系，并认为应该量化在对脑干端面神经施加0.05 mA刺激时引出的肌肉收缩幅度再加以分析；弗罗勒姆（Frollemd）和毛勒（Maurer）等人先后在对137例患者进行回顾性分析后认为，肿瘤切除后CMAP振幅较切除前下降50%以上，预示着术后面神经功能障碍概率率较高；普雷尔（Prell）等人认为在振幅绝对值≥200 μV时，往往预示着术后具有良好的面神经功能；安德森（Anderson）等人以0.4 mA的电流刺激脑干端面神经后发现，绝对振幅＞100 μV者，术后6～12个月，面神经功能良好者达93%。因此，可以认为肌肉收缩幅度与面神经功能损伤存在一定关系，即振幅绝对值降低越多，面神经功能预后越差。

（2）刺激阈值（stimulation threshold）：即激活面神经引起CMAP出现所需的最小刺激强度。刺激阈值可以在肿瘤切除中推测神经与刺激探针的相对距离，如果有较少的肿瘤、组织或骨骼覆盖神经时，较弱的刺激即可激活面神经，相反，较强的刺激则可能预示着探针与神经之间存在相当大的屏障。同时受到损伤的神经其刺激阈值也会升高。因此，有研究认为，肿瘤切除后，在面神经脑干端引出CMAP的刺激阈值越低，术后面神经功能预后越好。有研究表明在刺激阈值≤0.1 mA时，面神经功能良好的概率为98%。塞莱斯尼克（Selesnick）等人研究发现，当面神经刺激阈值为0.1 mA时，术后约75%的患者早期面神经功能良好，当刺激阈值为0.2 mA时，面神经功能良好者为42%，当阈值达0.3 mA时，功能良好者仅为18%；当刺激阈值超过2～3 mA时，往往预示着术后严重的面瘫。

（3）近端—远端振幅比（proximal-to-distal amplitude ratio）：即肿瘤切除后，在面神经脑干端及内听道端分别施加刺激，所生成的CMAP振幅的比值。近—远端振幅比消除了个体间的变异性，因此被认为比振幅变化、刺激阈值大小在预测面神经功能预后方面更为准确。有研究认为，当振幅比≥0.9时，预示着术后面神经功能良好；当比值介于0.5～0.9，表明术后可能存在暂时性面瘫，但具有长期恢复的潜力；比值＜0.5者术后可能存在不同程度的永久性面瘫；而振幅比≤0.1表明神经已经缺乏完整的解剖，需要进行神经移植或神经吻合术。

尽管绝对振幅、刺激阈值、近—远端振幅比都可单独对术后面神经功能作出一定的预测，但研究表明，在预测术后早期和远期功能方面，同时参考绝对振幅和刺激阈值比单独分析刺激阈值假阳性率更低；而将刺激阈值和近—远端振幅比结合分析，在预测术后中—重度面神经功能障碍方面更为准确。因此，各参数的组合能提供对术后面神经功能的最佳预测评估。

3. 应用与不足：尽管直接电刺激在辨别面神经走行和结构方面有着重要的作用，但DES只能通过间歇式刺激获得CMAP，即无论何时进行，都需要暂停手术操作。这无疑延长了手术时间，增加了术中面神经损伤的风险。有研究表明，这种监测方式对神经的锐性横断损伤并不敏感，横断后的神经远端残端仍可对电流刺激产生反应，出现假阴性表现。同时有学者发现，刺激频率而非刺激强度与神经损伤有着相关性，频繁的刺激有可能造成神经的损伤。

（二）自由肌电图（free-EMG）

1. 定义与机制：自由肌电图被认为是一种可以实时反映术中面神经状态的术中电生理监测技术，通过识别由机械性或代谢性刺激产生的神经紧张性放电活动来提醒术者注意术中操作。正常状态下，通过表面电极或针电极来对肌肉的静息电活动进行记录，当术中神经受到刺激时，相对应的肌肉就会产生动作电位，出现肌肉收缩，而在监测器上会出现不同类型的肌电波形，从而对术中神经状态加以判断。

2. 功能预测：因神经机械性或代谢性刺激产生的肌电反应被称为自发肌电反应（spontaneous muscle activity，SMA）。2000 年初，罗姆斯托克（Romstock）等人将这种自发肌电反应大致分为了 5 种类型，即 Spikes、Bursts、A trains、B trains、C trains。Spikes 和 Bursts 被认为是肌电图波形的基本组成成分，呈单波在术中任何时候都可能出现，目前尚未发现与手术操作有关；B trains 是由单个的 Spikes 或 Brusts 规则或不规则排列而成，C trains 则是连续的不规则肌电活动，多在切开骨膜或行皮肤切开缝合时出现；然而 A trains 的出现与面神经损伤直接相关。

A trains 是一种周期性的正弦波形，总是突然出现，振幅通常不超过 500 μV，频率介于 60～200 Hz，持续时间为数毫秒至数秒。早期的研究中，A trains 在面神经功能预测方面的价值一直存在争议。然而罗姆斯托克等人发现，几乎所有发生术后面瘫的患者的术中肌电图，都出现了这种类型的肌电反应，其敏感度为 86%，特异度为 89%，提示 A trains 的出现是术后面瘫的一个高度准确的预测因子。普雷尔等人又对此加以量化分析得出，A trains 的持续时间也许是术后面瘫的可靠指标，即当术中监测 A trains 持续时间 < 0.5 s 时，术前面神经功能正常的患者，术后往往具有良好的面神经功能，当持续时间 > 10 s 时，无论术前是否存在面神经功能

障碍，术后面神经功能往往预后不良。而后通过开发能够实时识别、量化 A trains 波形的软件将持续时间进一步分级细化，分为绿色（< 0.125 s）、黄色（0.125～2.5 s）、红色（2.5～10 s）、黑色（> 10 s），在术前面神经功能正常的患者中，绿色组面神经预后良好，红色、黑色组则提示可能需要考虑调整手术策略，次全或近全切除也许对患者术后面神经功能的保留更为有利；遗憾的是在术前已有面神经功能障碍的人群中，指标难以细化，仅能认为当时间 > 2.5 s，神经功能可能预后不良。

3. 应用与不足：尽管目前认为只有 A trains 可以提示神经损伤，但术中出现的任何肌电图活动都可以作为面神经受到刺激、牵拉的警告信号，从而提醒手术团队在神经发生不可逆转的损伤之前改变手术策略，从而达到了实时监测面神经的效果。然而这种监测方式的准确性，受到了一定的质疑，当术中在使用电极、超声刀等进行刺激灼烧面神经周围的组织或肿瘤时，往往会产生信号的干扰、失真，对面神经因牵扯产生的异常波形难以辨别，此时术者通常只能依靠自身的经验"盲目"操作。同时，已经存在损伤的面神经本身对自由肌电图的敏感性也有待商榷。

目前听神经瘤手术中普遍将直接电刺激与自由肌电图结合使用。切除肿瘤前首先通过对肿瘤及周围组织进行电刺激，确认没有面神经通过时，切除肿瘤，若存在面神经刺激，则继续以较弱刺激探查，以描绘出面神经走行；术中若出现异常波形，则提醒手术医生注意操作，必要时调整或暂时停止手术，待波形平稳后探明神经位置继续手术。肿瘤切除后分别对脑干端及内听道端神经施加刺激，确认神经解剖完整性，并尽可能对术后面神经功能做出判断。

（三）面神经 F 波监测（F-wave）

直接电刺激与自由肌电图仅能监测刺激点至支配肌肉之间的部分面神经，并不能监测完整的面神经传导通路。因此，韦德金德（Wedekind）等人就 F 波需要神经纤维生理完整性和双向传导性这一产生基础提出，面神经 F 波监测可以作为一种面神经监测手段评估神经的完整性和功能状态。

1. 定义与机制：F 波是运动神经元逆行激活后

出现的低振幅反应，由单个或少量的运动单位在受到前角细胞逆行激活后所产生，是一种复合肌肉动作单位（CMAP）。当在运动神经上施加一个阈上的超强刺激时，所产生的兴奋会沿着神经纤维进行双向传导，向远端传导的兴奋使肌肉收缩时，可记录到一个复合肌肉动作电位，即M波，向近端传导的逆行冲动在到达脊髓前角或颅神经运动核后，会使一小部分运动神经元兴奋，沿着运动神经纤维传导至效应器导致肌肉收缩就会再次记录到一个电位，即F波。

运动轴突兴奋是F波产生的前提，神经纤维生理完整性和双向传导性是F波产生的基础。一旦某一神经因牵拉、刺激等病因出现了损伤，F波将不能在该神经被引出，这让F波监测在因神经传导异常所致疾病的研究中起到了重要作用。自木村（Kimura）于1974年将F波应用于腓骨肌萎缩症研究以来，F波已经成为神经传导研究的常规组成部分，目前多用于神经病变的评估。尽管因为其在潜伏期和波形上固有的变异性让研究充满了挑战，但F波的研究在临床评估中仍有很大贡献。自1996年以来，韦德金德等人在先后对健康志愿者及听神经瘤患者进行了多项研究后认为，面神经F波监测可以用于听神经瘤术中，它能在显微手术中提供更为全面的面神经功能状态，同时对术后面神经功能也有着较好地预测价值。

2. 功能预测：由于F波具有振幅小且多变的固有特性，且很容易掩盖在M波之后而被忽略，因此往往需要施加超强阈上刺激才能对F波进行正常的记录，韦德金德等人将监视器中紧随M波之后出现，清晰地离开基线且波幅高度 > 30 μV的稳定波形判定为F波，又在测定正常人鼻肌F波时，通过1 Hz的刺激频率在记录电极上观测到的F波数量约为M波数量的28.5%，通过刺激神经的远端获得了较为理想的数据，约为45.13%。由于F波需要在完整的神经纤维中施加刺激才能引出，因此韦德金德等人在听神经瘤术中应用面神经F波监测时，将分析指标定为A（F波稳定发生）、B（F波短暂消失或潜伏期延长 > 2 ms或波幅降低 > 50%或相位增多 > 3个）、C（F波永久消失），通过与肌电图比较分析，认为在预测患者术后面神经功能良好及中等水

平方面，F波与自由肌电图有着良好的一致性，而对于术后面神经功能较差的患者，其预测的灵敏度与特异性优于肌电图。在听神经瘤术中应用了F波监测，通过对术中F波变化与术后面神经功能行k检验后发现，术中F波监测结果与术后面神经功能有着较好的一致性，当术中出现B类情况时，建议暂停或改变当前操作，避免神经不可逆损伤。C类出现时患者术后往往出现中到重度面瘫，提出F波与肌电图监测联合应用能确保术中监测更为精确。

3. 应用与不足：尽管认为面神经F波监测能为术者提供实时的面神经功能状态，同时对术后面神经功能，尤其是预后不良者效果更佳，但目前国内、外对此方面的报道并不常见，究其原因，可能是术中F波变化多、波幅小，在监测过程中辨别记录存在一定的困难，而目前对面神经F波的观测指标又缺乏统一的量化标准等。

三、总结与展望

正如莫斯科威茨（Moskowitz）和隆（Long）的形容，得益于现代神经系统诊断技术的进步、显微外科技术的发展和术中电生理监测的完善，"现代颅神经功能保留时代"已经到来。直接电刺激、自由肌电图等常规面神经监测技术的应用让听神经瘤术后面神经功能障碍得到了极大的改善，F波监测为术中神经监测提供了另一种可能。随着新的监测方法与电生理标准的不断出现，如何对监测指标更加及时、准确的量化分析是目前需要考虑的一个问题，相信，此类软件的开发在术中面神经保护方面将会提供极大的帮助。

参考文献

1. Propp JM, McCarthy BJ, Davis FG, et al. Descriptive epidemiology of vestibular schwannomas[J]. Neuro-oncology, 2006, 8(1): 1-11.

2. Samii M, Tatagiba M, Matthies C: Vestibular schwannomas: surgical approach[J]. Journal of neurosurgery, 2001, 94(1): 144-146.

3. Iorio-Morin C, AlSubaie F, Mathieu D: Safety and Efficacy of Gamma Knife Radiosurgery for the Management of Koos Grade 4 Vestibular Schwannomas

[J]. Neurosurgery, 2016, 78(4): 521-530.

4. Teo M, Zhang M, Li A, et al. The Outcome of Hypofractionated Stereotactic Radiosurgery for Large Vestibular Schwannomas[J]. World neurosurgery, 2016, 93: 398-409.

5. Bailo M, Boari N, Franzin A, et al. Gamma Knife Radiosurgery as Primary Treatment for Large Vestibular Schwannomas: Clinical Results at Long-Term Follow-Up in a Series of 59 Patients[J]. World neurosurgery, 2016, 95: 487-501.

6. Colletti V, Fiorino F: Is the middle fossa approach the treatment of choice for intracanalicular vestibular schwannoma? Otolaryngology-head and neck surgery: official journal of American Academy of Otolaryngology-Head and Neck Surgery, 2005, 132(3): 459-466.

7. Lescanne E, Velut S, Lefrancq T, et al. The internal acoustic meatus and its meningeal layers: a microanatomical study [J]. Journal of neurosurgery, 2002, 97(5): 1191-1197.

8. Ohata K, Tsuyuguchi N, Morino M, et al. A hypothesis of epiarachnoidal growth of vestibular schwannoma at the cerebello-pontine angle: surgical importance[J]. Journal of postgraduate medicine, 2002, 48(4): 253-258; discussion 258-259.

9. Nellis JC, Sharon JD, Pross SE, et al. Multifactor Influences of Shared Decision-Making in Acoustic Neuroma Treatment. Otology & neurotology: official publication of the American Otological Society, American Neurotology Society[and]European Academy of Otology and Neurotology, 2017, 38(3): 392-399.

10. Gerganov VM, Samii M: Giant vestibular schwannomas [J]. World neurosurgery, 2012, 77(5-6): 627-628.

11. Mohammadzadeh A, Mohammadzadeh V, Kooraki S, et al. Pretreatment Evaluation of Glioma. Neuroimaging clinics of North America, 2016, 26(4): 567-580.

12. Wei PH, Qi ZG, Chen G, et al. Identification of cranial nerves near large vestibular schwannomas using superselective diffusion tensor tractography: experience with 23 cases. Acta neurochirurgica, 2015, 157(7): 1239-1249.

13. Hilly O, Chen JM, Birch J, et al. Diffusion Tensor Imaging Tractography of the Facial Nerve in Patients With Cerebellopontine Angle Tumors. Otology & neurotology: official publication of the American Otological Society, American Neurotology Society[and]European Academy of Otology and Neurotology, 2016, 37(4): 388-393.

14. 马峻, 苏少波, 赵岩, 等. 弥散张量成像的脑神经示踪重建及临床应用研究[J]. 中华神经外科杂志, 2014, 30 (2): 175-178.

15. 中国颅底外科多学科协作组: 听神经瘤多学科协作诊疗中国专家共识[J]. 中华医学杂志, 2016, 96(9): 676-680.

16. Colletti V, Fiorino FG, Mocella S, et al: ECochG, CNAP and ABR monitoring during vestibular Schwannoma surgery[J]. Audiology: official organ of the International Society of Audiology, 1998, 37(1): 27-37.

17. Yamakami I, Yoshinori H, Saeki N, et al. Hearing preservation and intraoperative auditory brainstem response and cochlear nerve compound action potential monitoring in the removal of small acoustic neurinoma via the retrosigmoid approach[J]. Journal of neurology, neurosurgery, and psychiatry, 2009, 80(2): 218-227.

18. Shahinian HK, Ra Y: 527 fully endoscopic resections of vestibular schwannomas[J]. Minimally invasive neurosurgery: MIN, 2011, 54(2): 61-67.

19. Kabil MS, Shahinian HK: A series of 112 fully endoscopic resections of vestibular schwannomas[J]. Minimally invasive neurosurgery: MIN, 2006, 49(6): 362-368.

20. House WF: Partial tumor removal and recurrence in acoustic tumor surgery[J]. Archives of otolaryngology, 1968, 88(6): 644-654.

21. Huang X, Caye-Thomasen P, Stangerup SE: Spontaneous tumour shrinkage in 1261 observed patients with sporadic vestibular schwannoma[J]. The Journal of laryngology and otology, 2013, 127(8): 739-743.

22. McRackan TR, Brackmann DE: Historical perspective on evolution in management of lateral skull base tumors[J]. Otolaryngologic clinics of North America, 2015, 48(3): 397-405.

23. Patnaik U, Prasad SC, Tutar H, et al. The long-term outcomes of wait-and-scan and the role of radiotherapy in the management of vestibular schwannomas. Otology & neurotology: official publication of the American Otological Society, American Neurotology Society[and] European Academy of Otology and Neurotology, 2015, 36(4): 638-646.

24. Rahne T, Plossl S, Plontke S K, et al. Preoperative determination of nerve of origin in patients with vestibular schwannoma[J]. HNO, 2018, 66(Suppl 1): 16-21.

25. Brodhun M, Stahn V, Harder A. Pathogenesis and molecular pathology of vestibular schwannoma[J]. HNO, 2017, 65(5): 362-372.

26. Roosli C, Linthicum F H, JR., Cureoglu S, et al. What is the site of origin of cochleovestibular schwannomas?[J]. Audiol Neurootol, 2012, 17(2): 121-125.

27. Guclu B, Meyronet D, Simon E, et al. Structural anatomy of cranial nerves (V, Ⅶ, Ⅷ, Ⅸ, Ⅹ)[J].

Neurochirurgie, 2009, 55(2): 92−98.

28. Bridger M W, Farkashidy J. The distribution of neuroglia and schwann cells in the 8th nerve of man［J］. J Laryngol Otol, 1980, 94(12): 1353−1362.

29. Gupta V K, Thakker A, Gupta K K. Vestibular Schwannoma: What We Know and Where We are Heading ［J］. Head Neck Pathol, 2020, 14(4): 1058−1066.

30. Hilding D A, House W F. "Acoustic neuroma": comparison of traumatic and neoplastic［J］. J Ultrastruct Res, 1965, 12(5): 611−623.

31. Nager G T. Neurinomas of the trigeminal nerve［J］. American journal of otolaryngology, 1984, 5(5): 301−333.

32. Komatsuzaki A, Tsunoda A. Nerve origin of the acoustic neuroma［J］. J Laryngol Otol, 2001, 115(5): 376−379.

33. Ylikoski J, Palva T, Collan Y. Eighth nerve in acoustic neuromas. Special reference to superior vestibular nerve function and histopathology［J］. Archives of otolaryngology (Chicago, Ill: 1960), 1978, 104(9): 532−537.

34. Clemis J D, Ballad W J, Baggot P J, et al. Relative frequency of inferior vestibular schwannoma［J］. Archives of otolaryngology-head & neck surgery, 1986, 112(2): 190−194.

35. Khrais T, Romano G, Sanna M. Nerve origin of vestibular schwannoma: a prospective study［J］. J Laryngol Otol, 2008, 122(2): 128−131.

36. Yasargil M G, FOX J L. The microsurgical approach to acoustic neurinomas［J］. Surgical neurology, 1974, 2(6): 393−398.

37. Ditauio M V, JR., Malkasian D, Rand R W. A critical comparison of neurosurgical and otolaryngological approaches to acoustic neuromas［J］. J Neurosurg, 1978, 48(1): 1−12.

38. Neely J G. Gross and microscopic anatomy of the eighth cranial nerve in relationship to the solitary schwannoma ［J］. Laryngoscope, 1981, 91(9 Pt 1): 1512−1531.

39. Luetje C M, Whittaker C K, Callaway L A, et al. Histological acoustic tumor involvement of the VIIth nerve and multicentric origin in the VIIIth nerve［J］. Laryngoscope, 1983, 93(9): 1133−1139.

40. Held P, Fellner C, Fellner F, et al. MRI of inner ear and facial nerve pathology using 3D MP-RAGE and 3D CISS sequences［J］. The British journal of radiology, 1997, 70(834): 558−566.

41. Ryu H, Tanaka T, Yamamoto S, et al. Magnetic resonance cisternography used to determine precise topography of the facial nerve and three components of the eighth cranial nerve in the internal auditory canal and cerebellopontine cistern［J］. J Neurosurg, 1999, 90(4): 624−634.

42. Lescanne E, Velut S, Lefraneq T, et al. The internal acoustic meatus and its meningeal layers: a microanatomical study［J］. J Neurosurg, 2002, 97(5): 1191−1197.

43. Kohno M, Sato H, Sora S, et al. Is an acoustic neuroma an epiarachnoid or subarachnoid tumor?［J］. Neurosurgery, 2011, 68(4): 1006−16; discussion 16−17.

44. Perre J, Viala P, Foncin J F. Involvement of cochlear nerve in acoustic tumours［J］. Acta oto-laryngologica, 1990, 110(3−4): 245−252.

45. Kuo T C, Jackler R K, Wong K, et al. Are acoustic neuromas encapsulated tumors?［J］. Otolaryngology-head and neck surgery: official journal of American Academy of Otolaryngology-Head and Neck Surgery, 1997, 117(6): 606−609.

46. Sasaki T, Shono T, Hashiguchi K, et al. Histological considerations of the cleavage plane for preservation of facial and cochlear nerve functions in vestibular schwannoma surgery［J］. J Neurosurg, 2009, 110(4): 648−655.

47. Tomio R, Yoshida K, Kohno M, et al. The outermost "dura-like membrane" of vestibular schwannoma［J］. Surg Neurol Int, 2016, 7, 71.

48. Wiet RJ, Mamikoglu B, Odom L, Hoistad DL: Long-term re-sults of the first 500 cases of acoustic neuroma surgery. Oto-laryngol Head Neck Surg, 2001, 124: 645−651.

49. Casselman JW, Kuhweide R, Deimling M, Ampe W, Dehaene I, Meeus L: Constructive interference in steady state−3DFT MR imaging of the inner ear and cerebellopontine angle［J］. AJNR Am J Neuroradiol, 1993, 14: 47−57.

50. Sun X, Liang C, Liu C, et al. Oculomotor paralysis: 3D−CISS MR imaging with MPR in the evaluation of neuralgic manifestation and the adjacent structures［J］. Eur J Radiol, 2010, 73(2): 221−223.

51. Yousry I, Moriggl B, Dieterich M, et al. MR anatomy of the proximal cisternal segment of the trochlear nerve: neurovascular relationships and landmarks［J］. Radiology, 2002, 223: 31−38.

52. Yousry I, Camelio S, Wiesmann M, et al. Detailed magnetic resonance imaging anatomy of the cisternal segment of the abducent nerve: Dorello's canal and neurovascular relationships and landmarks［J］.J Neurosurg, 1999, 91: 276−283.

53. Kuhnt D, Bauer MA, Becker A, et al. Intraoperative visualization of fiber tracking based reconstruction of language pathways in glioma surgery［J］. Neurosurgery, 2012, 70: 911−920

54. Kamada K, Todo T, Masutani Y, et al. Combined use of tractography-integrated functional neuronavigation and direct fiber stimulation［J］. J Neurosurg, 2005, 102: 664-672

55. NIMSKY C, GANSLANDT O, MERHOF D, et al. Intraoperative visualization of the pyramidal tract by diffusion tensor-imaging-based fiber tracking［J］. Neuroimage, 2006, 30(4): 1219-1229.

56. Taoka T, Hirabayashi H, Nakagawa H, et al. Displacement of the facial nerve course by vestibular schwannoma: preoperative visualization using diffusion tensor tractography［J］. J Magn Reson Imaging, 2006, 24(5): 1005-1010.

57. Hodaie M, Quan J, Chen DQ. In vivo visualization of cranial nerve pathways in humans using diffusion-based tractography［J］. Neurosurgery, 2010, 66: 788-795.

58. Gerganov VM, Giordano M, Samii M, et.al. Diffusion tensor imaging-based fiber tracking for prediction of the position of the facial nerve in relation to large vestibular schwannomas［J］. J Neurosurg, 2011, 115: 1087-1093.

59. Chen DQ, Quan J, Guha A, et al. Three-dimensional in vivo modeling of vestibular schwannomas and surrounding cranial nerves with diffusion imaging tractography［J］. Neurosurgery, 2011, 68: 1077-1183.

60. Roundy N, J B Delashaw, J S Cetas. Preoperative identification of the facial nerve in patients with large cerebellopontine angle tumors using high-density diffusion tensor imaging［J］. J Neurosurg, 2012, 116: 697-702.

61. 马峻, 苏少波, 赵岩, 等.弥散张量成像的颅神经示踪重建及临床应用研究［J］.中华神经外科杂志, 2014, 30（2）; 175-178.

62. Yamakami I, Yoshinori H, Saeki N, et al. Hearing Preservation and intraoperative auditory brainstem response and cochlear nerve compound action potential monitoring in the removal of small acousticneurinoma via the retrosigmoid approach.J Neurol Neurosurg Psychiatry, 2009, 80(2): J neurol Neurosurg psychiatry: 218-227.

63. Schmerber S, Lavieille JP, Dumas G, et al. Intraoperative auditory monitoring in vestibular schwannoma surgery: new trends.Acta Otolaryngol, 2004, 124: 53-61.

64. Madjid Samii, Venelin M. Gerganov, and Amir Samii. Functional outcome after complete surgical removal of giant vestibular schwannomas. J Neurosurg, 2010, 112: 860-867.

65. Egger J, Kapur T, Fedorov A, et al. GBM volumetry using the 3D Slicer medical image computing platform［J］. Sci Rep, 2013, 3: 1364.

66. Fedorov A, Beichel R, Kalpathy-Cramer J, et al. 3D Slicer as an image computing platform for the Quantitative Imaging Network［J］. Magn Reson Imaging, 2012, 30: 1323-1341.

67. Oyama R, Jakab M, Kikuchi A, et al. Towards improved ultrasound-based analysis and 3D visualization of the fetal brain using 3D Slicer［J］. Ultrasound Obstet Gynecol, 2013, 42: 609-610.

68. Samii M, Matthies C. Management of 1000 vestibular schwannomas (acoustic neuromas): the facial nerve-preservation and restitution of function［J］. Neurosurgery, 1997, 40(4): 684-694; discussion 694-685.

69. Kartush J M, Lundy L B. Facial nerve outcome in acoustic neuroma surgery［J］. Otolaryngol Clin North Am, 1992, 25(3): 623-647.

70. Giver A, Olivecrona H. Surgical experiences with acoustic tumors［J］. Journal of neurosurgery, 1949, 6(5): 396-407.

71. Sugita K, Kobayashi S. Technical and instrumental improvements in the surgical treatment of acoustic neurinomas［J］. J Neurosurg, 1982, 57(6): 747-752.

72. Harner S G, Daube J R, Ebersold M J, et al. Improved preservation of facial nerve function with use of electrical monitoring during removal of acoustic neuromas［J］. Mayo Clinic proceedings, 1987, 62(2): 92-102.

73. Niparko J K, Kileny P R, Kemink J L, et al. Neurophysiologic intraoperative monitoring: II. Facial nerve function［J］. Am J Otol, 1989, 10(1): 55-61.

74. Leonetti J P, Brackmann D E, Prass R L. Improved preservation of facial nerve function in the infratemporal approach to the skull base［J］. Otolaryngol Head Neck Surg, 1989, 101(1): 74-78.

75. Hammerschlag P E, Cohen N L. Intraoperative monitoring of facial nerve function in cerebellopontine angle surgery［J］. Otolaryngol Head Neck Surg, 1990, 103(5 (Pt 1)): 681-684.

76. Esses B A, Larouere M J, Graham M D. Facial nerve outcome in acoustic tumor surgery［J］. Am J Otol, 1994, 15(6): 810-812.

77. Acioly M A, Liebsch M, DE Aguiar P H, et al. Facial nerve monitoring during cerebellopontine angle and skull base tumor surgery: a systematic review from description to current success on function prediction［J］. World Neurosurg, 2013, 80(6): e271-300.

78. Harner S G, Leonetti J P. Iatrogenic facial paralysis prevention［J］. Ear Nose Throat J, 1996, 75(11): 715, 718-719.

79. Beck D L, Atkins J S, JR., Benecke J E, JR., et al.

Intraoperative facial nerve monitoring: prognostic aspects during acoustic tumor removal［J］. Otolaryngol Head Neck Surg, 1991, 104(6): 780−782.

80. Frommeld T, Maurer J, Mann W.［Postoperative vestibular compensation and facial nerve function after acoustic neuroma operation. Relation to origin of the tumors］［J］. HNO, 1998, 46(4): 324−331.

81. Prell J, Strauss C, Rachinger J, et al. Facial nerve palsy after vestibular schwannoma surgery: dynamic risk-stratification based on continuous EMG-monitoring［J］. Clin Neurophysiol, 2014, 125(2): 415−421.

82. Anderson D E, Leonetti J, Wind J J, et al. Resection of large vestibular schwannomas: facial nerve preservation in the context of surgical approach and patient-assessed outcome［J］. J Neurosurg, 2005, 102(4): 643−649.

83. Selesnick S H, Carew J F, VICTOR J D, et al. Predictive value of facial nerve electrophysiologic stimulation thresholds in cerebellopontine-angle surgery［J］. Laryngoscope, 1996, 106(5 Pt 1): 633−638.

84. Yingling C D, Gardi J N. Intraoperative monitoring of facial and cochlear nerves during acoustic neuroma surgery［J］. Otolaryngol Clin North Am, 1992, 25(2): 413−448.

85. Youssef A S, Dowens A E. Intraoperative neurophysiological monitoring in vestibular schwannoma surgery: advances and clinical implications［J］. Neurosurg Focus, 2009, 27(4): E9.

86. Romstock J, Strauss C, Fahlbusch R. Continuous electromyography monitoring of motor cranial nerves during cerebellopontine angle surgery［J］. J Neurosurg, 2000, 93(4): 586−593.

87. 张胜平, 郑家礼, 王波, 等. 肌电图监测在听神经瘤手术中的应用［J］. 国际神经病学神经外科学杂志, 2019, 46 (04): 428−432.

88. Prell J, Strauss C, Rachinger J, et al. The intermedius nerve as a confounding variable for monitoring of the free-running electromyogram［J］. Clin Neurophysiol, 2015, 126(9): 1833−1839.

89. Prell J, Rachinger J, Scheller C, et al. A real-time monitoring system for the facial nerve［J］. Neurosurgery, 2010, 66(6): 1064−1073; discussion 1073.

90. Wedekind C. Facial F wave recording: a novel and effective technique for extra- and intraoperative diagnosis of facial nerve function in acoustic tumor disease［J］. Otolaryngology-Head and Neck Surgery, 2003, 129(1): 114−120.

91. Kimura J. Current understanding of F-wave physiology in the clinical domain［J］. Suppl Clin Neurophysiol, 2006, 59: 299−303.

92. Wedekind C, Klug N. F-wave recordings from nasal muscle for intraoperative monitoring of facial nerve function［J］. Zentralbl Neurochir, 1996, 57(4): 184−189.

93. Wedekind C, Ullrich R, Klug N. F-wave amplitudes indicate evolving spinal autonomy during spontaneous recovery of hindlimb function in rat spinal cord contusion ［J］. Spinal Cord, 2006, 44(1): 44−48.

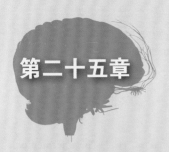

第二十五章

医疗新技术在颅底外科的应用展望

(Application Prospect of New Medical Technology in Skull Base Surgery)

颅底外科是神经外科最有挑战性的亚专业,一名优秀的颅底外科医生不仅需要完备的医学伦理、语言、美学、心理、医事法律修养,烂熟于胸的颅底解剖知识,掌握眼、耳鼻喉、颌面、口腔、头颈等多学科临床知识和经验,更需要攻坚克难,勇攀医学技术高峰的勇气和信念。现代颅底外科的专业发展,离不开医学技术的进步和革新,新技术的应用使颅底外科的治疗效果发生翻天覆地的变化,下面就医疗新技术在颅底外科中的应用进行综述和展望。

一、手术新型操作平台的应用

完成神经外科精细手术的基本前提是对术野深在血管神经的良好照明和放大,手术双目显微镜和神经内镜已经成为当代神经外科显微手术必不可少的显示设备和操作平台。基于显微镜和内镜的神经外科手术,具有手术操作精确度高、深部照明好、手术创伤小等优点,但同时也存在景深浅、视野窄、焦距短、目镜移动限制、术者姿势受限易于疲劳、设备体积庞大、价格昂贵等问题。基于上述临床应用中的不足,体外高清视频显微镜技术(extracorporeal video microscopes),即外视镜(exoscope)应运而生。天津医科大学总医院神经外科在国内率先引进了第一代高清外视镜,并对其安全性和有效性进行了科学分析,与传统手术显微镜相比,具备深景深及宽视野、长焦距、操作舒适、重量轻、体积小、成本低、价格便宜等优势,使用高清外视镜进行 Koos Ⅲ~Ⅳ 级前庭神经鞘瘤切除,患者术中出血少、术中视野调整更少、术者及其助手的操作舒适度显著更高(图25-1-1)。目前国内外高水平的医疗中心已经开始使用3D外视镜,相信其将弥补第一代外视镜不具备立体视觉的缺陷,进一步将神经内镜、显微镜等多个手术平台结合,充分发挥各自平台优势,成为新时代颅底外科医生必不可少的利器。

二、医学成像新技术的应用

神经影像学的高速发展离不开磁体技术的进步,目前国内主要神经外科单位已经广泛使用3.0 T MRI,其具有良好的图像质量,较高的信噪比/分辨率,其完成的结构影像(T_1W、T_2W、DWI、GRE、MRA、MRV、SWI)和功能影像(BOLD、MRP、MRS)保障了颅底外科的术前评估、手术方案的制订和术后随访。目前高水平的医学中心已经开始使用7.0 T MRI并积极引进更高场强的MRI。与3.0 T MRI相比,7.0 T MRI在T_2加权图像中可以更清晰地观察到肿瘤与脑组织的交界和邻近受压皮层状态,以协助术者更为精准地制订切除方案;同时,7.0 T MRI也可以清晰显示皮层静脉、肿瘤周围小静脉和肿瘤内血管的详细信息。高场强磁共振可以对神经纤维、深部核团、小血管进行有效重建,同时结合肿瘤分子成像技术,可以对手术前肿瘤/病变周围神经、血管、纤维束、功能结构进行充分定位和评估,明确重要结构的毗邻关系。

神经影像学设备的小型化、便携化将使其在手

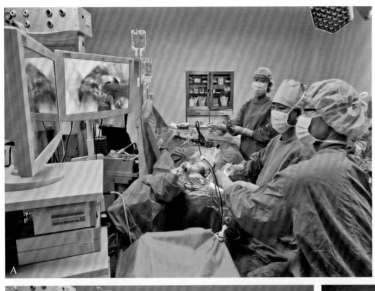
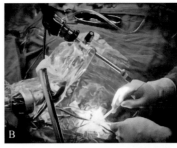
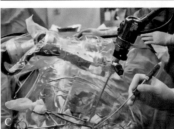
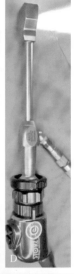
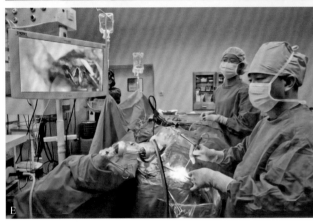
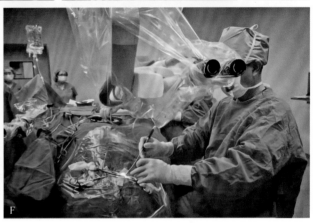

图25-1-1　A. 天津医科大学总医院神经外科团队在国内率先使用高清外视镜的进行复杂颅底手术。通过机械气动臂,固定外视镜于术野上方;2个26英寸(1英寸≈66.04 cm)的视频监视器位于主刀和助手前2米;B. 通过启动臂固定外视镜;C. 启动臂固定的外视镜可以和神经内镜系统进行快速切换;D. 光源和高清摄像机连接到外窥镜上;E、F. 在枕下乙状窦后开颅术中使用外视镜和双目显微镜的应用场景比较。双目手术显微镜庞大的机头占据了术区的宝贵空间,使用外视镜进行手术时,主刀医生的头、颈和手臂处于舒适的放松的状态

术室、ICU病房甚至在普通病房中的应用成为现实。例如,使用便携式CT扫描仪进行大脑血流检查、大脑或肺的CT血管造影检查。便携式MRI技术已经被开发并尝试应用于ICU,不仅可以为患者第一时间进行影像学评估,还避免了以往将患者从ICU转移到固定的大型磁共振检查设备中的不便和病情变化风险。

准确迅速准确判断肿瘤组织和边界,明确病变切除范围,也是颅底外科专业内学者探索的重点。目前常规应用的术中冰冻苏木精—伊红(H&E)染色很难迅速准确的判断肿瘤性质和边界,很多新研发的光学成像技术,如光学相干层析成像、拉曼光谱仪(Raman spectroscopy, RS)、漫反射光谱成像

仪,将成为突破这一难题的重要手段。RS技术是一种非破坏性和非侵入性的光学技术,它通过振动分子的非弹性散射,分析病理组织的生物学信息。它可以通过组织内生化变化来准确区分正常脑组织和肿瘤组织,从而指导手术切除范围。通过拉曼位移波的快速同步2通道/脂质通道(位置为2 850 cm^{-1})和3通道/蛋白通道(位置为2 930 cm^{-1}),将激发的拉曼散射波影像与H&E染色结合,病理医生可以更为迅速而准确的判断病理结果(图25-1-2)。

三、新型手术机器人的应用

医学机器人可分为三类:被动机器人或主从机器人、半自主机器人、主动或自主机器人。主从机

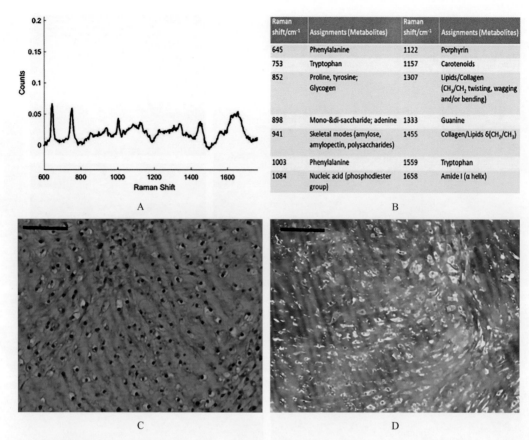

Raman shift/cm⁻¹	Assignments (Metabolites)	Raman shift/cm⁻¹	Assignments (Metabolites)
645	Phenylalanine	1122	Porphyrin
753	Tryptophan	1157	Carotenoids
852	Proline, tyrosine; Glycogen	1307	Lipids/Collagen (CH₃/CH₂ twisting, wagging and/or bending)
898	Mono-&di-saccharide; adenine	1333	Guanine
941	Skeletal modes (amylose, amylopectin, polysaccharides)	1455	Collagen/Lipids δ(CH₂/CH₃)
1003	Phenylalanine	1559	Tryptophan
1084	Nucleic acid (phosphodiester group)	1658	Amide I (α helix)

图25-1-2 软骨肉瘤病理组织拉曼光谱分析。A、B：拉曼光谱分析；C、D：患者肿瘤标本H&E染色（C）和拉曼显微镜成像（D），通过对比二图可见拉曼光谱仪可以更为清晰地观察到瘤体的性质和边界，将两者结合起来可以帮助医生更为准确地做出诊断和评估

器人完全由外科医生控制，例如，广泛应用于泌尿外科、结肠直肠外科、妇科、心脏外科和经口外科的达芬奇手术机器人系统。主动机器人可以感知和评估来自其周围环境的数据，进而完成其任务，比如用于髋关节置换手术的THINK外科机器人和用于自动真空清洁的iROBOT。

半主动机器人是由外科医生参与机器人的控制，这类机器人同时提供手术辅助控制，比如用于立体定向手术（SEEG电极植入、脑起搏器植入、立体定向活检等）的NeuroMate机器人系统。Rosa机器人是目前已经在临床开始使用的半主动机器人系统，他可用于包括立体定向SEEG电极置入、激光间质热凝治疗癫痫、脑深部电极植入等，其脱离了立体定向架的束缚，避免反复调整立体定向坐标可能产生的错误。ROSA机器人可以显著减少放置多根颅内电极的时间和错误率。Mazor X Stealth脊柱机器人在经椎间孔腰椎椎间融合术和微创脊柱手术中，较传统方式放置椎弓根螺钉准确度显著提高；卡尔加里大学的Garnette Sutherland（Calgary，Alberta，Canada）开发的神经臂，可由外科医生远程控制其在MRI设备内进行手术；信州大学的NeuRobot是一个主从机器人显微操纵器系统，带有一个内镜和3个机械臂，可以通过一个小钻孔使用。神经外科、电气工程、机械工程和耳鼻喉科这些部门合作研制了一种名为Roboscope的可弯曲内镜鞘（图25-1-3）；也有团队研究将半自主机器人与肿瘤特异性生物标志物技术融合，通过"肿瘤颜料"（取自蝎毒素，是一种针对脑部肿瘤生物标记物），机器人系统可以用于测量模拟的肿瘤边缘，寻找标记为阳性肿瘤细胞的点，并在外科医生批准计划后依照运动路径执行自动消融手术。

华盛顿大学科研团队正在研究一种被称为人工智能神经外科机器人助手的自主机器人，该机器人旨在能够施行需要由显微神经外科助手进行的操作，比如轻轻拉住组织，在一个特定的手术区域

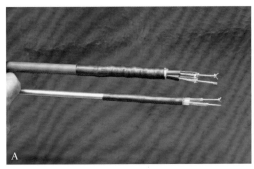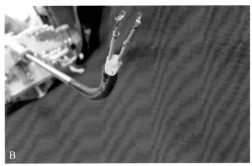

图25-1-3 半主动机器人手术系统 A: Roboscope有14 mm和8 mm两种尺寸;B: 弯曲状态下的Ronoscope,可以看到操作机械手

提供吸力,机器人助手可以根据外科医生的需要或语音命令来行动,就像人类的外科助手一样。

我们有理由相信,未来机器人技术将越来越多地应用于颅底外科手术中,不受人类自身体力和情绪干扰,进行高精确度手术,提高患者的手术治疗效果。

四、基因工程技术的应用

颅底肿瘤以往治疗重点集中在手术治疗上,但随着更灵敏的肿瘤分析和靶向治疗技术的出现,基于基因工程技术的颅底肿瘤综合治疗,充满广阔前景。基因组编辑技术的出现,特别是以CRISPR/Cas9技术为基础的创新基因疗法,有望干预治疗颅底常见脑膜瘤、神经鞘瘤等基因突变(NF2、TRAF7、AKT1、KLF4、SMO)。

免疫治疗是使用针对肿瘤特异性表面抗原的抗体药物,是一种常用于治疗其他恶性肿瘤的方法,例如应用贝伐单抗(VEGF抗体)治疗2型神经纤维瘤病和双侧前庭神经鞘瘤,临床治疗效果喜人。其他免疫治疗的药物包括针对肿瘤逃逸信号通路的药物,如PD1、PDL1、CTLA等。文献报道:通过先行放射治疗促进抗原释放和炎症反应,然后使用靶点免疫治疗进行第二次干预。利用嵌合的抗原受体T细胞针对特定的表面抗原进行定向治疗,可以高度特异性地靶向针对肿瘤(图25-1-4)。总而言之,医生需要根据颅底肿瘤的基因分子特征,结合患者转录和表观遗传学特征,来制订基于基因工程技术的个性化治疗干预措施。这种精准医疗模式将为无法治愈的颅底肿瘤患者带来希望。

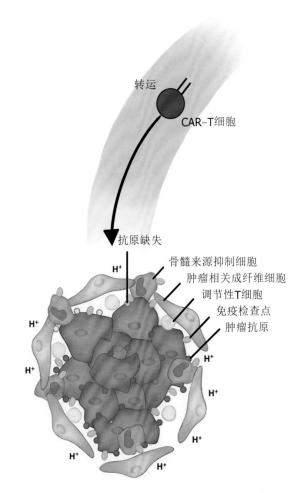

图25-1-4 CAR-T细胞抑制肿瘤微环境。利用嵌合的抗原受体T细胞针对肿瘤特定的表面抗原进行定向结合,能够特异性地识别和攻击其抗原,实现对肿瘤的高度特异性治疗

五、干细胞技术的应用

颅底肿瘤患者常因肿瘤的侵犯或手术治疗而导致永久性的神经功能障碍。如何恢复有效神经功能一直是困扰颅底外科医生的难题。随着我国

和世界干细胞技术的蓬勃发展，学者们在不断探索通过多种类型干细胞有效重建神经血管网络。干细胞治疗的目的是使其转化为目标细胞，并在多次分裂后依然保持其分化效能，干细胞成瘤性是阻碍其应用的重要问题。

斯坦福大学的加里·斯坦伯格（Gary Steinberg）及其团队在第一阶段的人体试验中，通过人类神经干细胞诱导得到NR1神经干细胞来治疗缺血性脑卒中。干细胞的治疗效果可能来自其局部分泌的营养因子，而非直接增殖。美国两所大学的医学中心进行了转基因成人骨髓源性细胞SB623的Ⅰ/Ⅱa期试验，受试对象是6～60个月前发生缺血性脑卒中后运动障碍的患者，将这些干细胞移植到梗死灶周围可以显著促进患者肢体功能的恢复（图25-1-5）。美国和日本中心进行的一项为期12个月的Ⅱ期随机对照试验发现，SB623细胞植入脑

损伤灶周围，促进脑外伤患者神经功能恢复。

毫无疑问，干细胞技术将是颅底外科医生未来必不可少的辅助治疗手段，将干细胞技术与手术治疗完美结合，将为颅底外科医生提供广阔的治疗空间，并给患者带来最大的收益。

六、3D打印技术的应用

医学3D打印技术目前已经在临床上开始应用，其可用于打印颅骨缺损模型辅助颅骨成形手术；术前打印颅骨、肿瘤、血管、神经模型，辅助制订手术计划，打印3D血管模型，明确动脉瘤与载瘤动脉关系等；西北大学工程学院还研发了3D打印的患者可吸收血管支架。此外，有人用细胞种子水凝胶基质形成人体耳朵的解剖形状，并注入纳米颗粒胶质聚合物，开发出了一种3D打印的概念验证仿生耳，并以此围绕在耳朵内的感应线圈天线来孵育

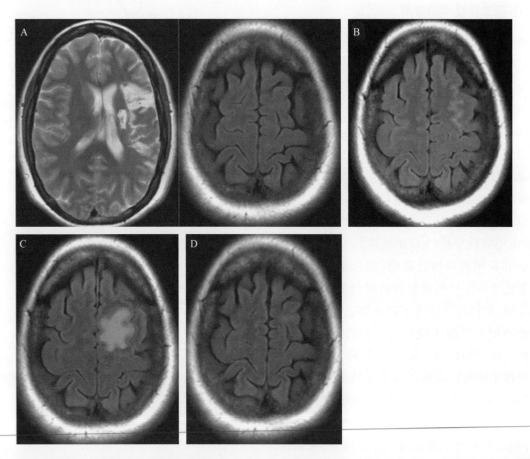

图25-1-5　左侧大脑中动脉梗死2年后移植SB623的39岁女性患者的脑MRI影像表现。A左：移植前轴位T$_2$加权成像显示皮质与皮质下梗死，A右：移植前颅顶轴位T$_1$加权成像；B：移植后第1天颅顶轴位T$_1$加权成像提示左侧额上沟少量蛛网膜下隙出血；C：移植后第7天，颅顶轴位T$_1$加权成像提示毗邻运动前回的左侧额上回T$_2$ FLAIR高信号；D：移植后2个月颅顶轴位T$_2$ FLAIR成像提示异常高信号消失

软骨组织。打印出来的耳朵有更强的射频听觉感知能力（图25-1-6）。未来3D打印技术将为颅底外科插上"飞翔的翅膀"，无论为术前计划的制订、手术方式的模拟还是神经假体的打印都带来无限的探索和应用空间。

七、人工智能和虚拟现实技术的应用

人工智能（artificial intelligence，AI）是以计算机科学为基础，由计算机、心理学、哲学等多学科交叉融合的交叉学科，研究并开发用于模拟、延伸和扩展人的智能的理论、方法、技术及应用系统的一门新的技术科学。机器学习和深度学习是人工智能领域内的重要核心元素（图25-1-7）。AI智能诊断系统将通过影像组学技术将患者临床信息、体格检查资料、结构影像和分子影像学检查结果充分整合，进行临床诊断和预后分析。同时，也可以基于患者术中的解剖学特征、病理学检查结果和术后神经功能情况，智能判断患者预后。人工智能可以分析从世界各地上传来的图像，并为资源贫乏的地区提供高水平的诊断服务。

颅底外科患者术后的神经功能状态检测和评估是患者能否顺利度过围手术期的重要保障，人工智能可以和监护设备以及穿戴设备有机结合，提供术后患者的无缝隙检测，如术后患者出现发热、严重头痛或心率过快，人工智能可以指导护士或住院

医生迅速决定应该进行哪些检查，以及需要采取哪些治疗。人工智能系统可以通过检查结果逐步了解这些行为的准确性，进而优化进一步的治疗建议。例如，当一位听力下降伴耳鸣的患者就诊，人工智能可以迅速制订检查计划，包括纯音测听检查、声阻抗、前庭诱发电位、内听道磁共振，同时根据检查结果联系专科医生。

手术前临床医生可以通过大型视频库中的信息来学习所需步骤、潜在危险和并发症，以及肿瘤的大小和位置，他甚至可以使用虚拟现技术来提前演练手术过程。Upsurgeon Academy（www.upsurgeon.com）是一个集成了神经外科培训的多媒体混合现实学习平台，它包括一系列指导神经外科医生学习各种手术的训练模块，配合Brainbox模拟手术场景，发挥神经外科手术训练目的（图25-1-8）。

来自哈佛大学和北京国家科技中心的合作研究人员开发了一种水基电路，该电路被植入到老鼠的大脑中，并与外部电路相连，脑细胞可在它周围生长。在美国成立脑机接口公司将先进的神经电极与超微型化电子技术广泛结合，实现了双向脑机接口。

尽管上述研究仍处于实验阶段，但这些领域的进步将颠覆传统颅底外科学习、手术以及治疗理念和模式。创新是医疗技术进步的源泉，我们相信在

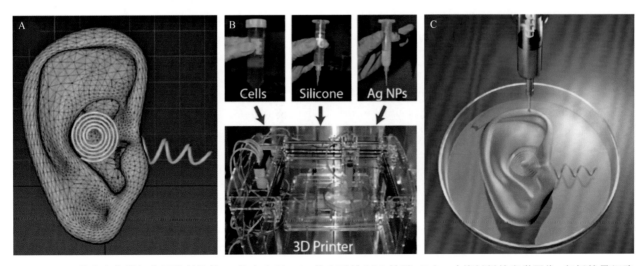

图25-1-6　结合生物学与电子学制作的3D仿生人耳。A：仿生耳的CAD绘图；B上：功能材料的光学图像，包括软骨细胞（生物学领域）、硅胶（结构学领域）以及灌注AgNP的硅胶（电子领域），B下：3D打印机；C：3D打印仿生耳示意图

人工神经网络

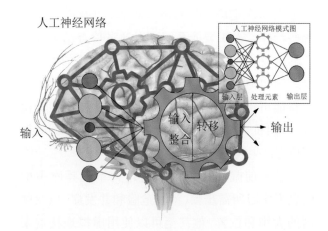

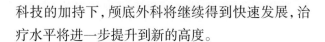

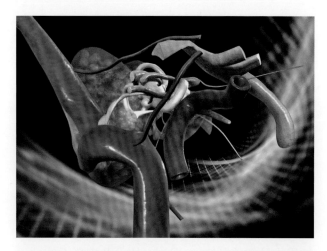

图25-1-7　对比人工智能网络与人脑思维模式的差异,模拟人脑处理外部信号并通过人体的效应器官作出反应

图25-1-8　通过实时立体渲染MRI得到的颞骨的虚拟现实3D解剖结构,该影像可以即时上传至3D交互移动平台上

科技的加持下,颅底外科将继续得到快速发展,治疗水平将进一步提升到新的高度。

参考文献

1. Yang T, Tariq F, Chabot J, Madhok R, et al. Cerebral revascularization for difficult skull base tumors: a contemporary series of 18 patients[J]. World neurosurgery, 2014, 82: 660–671.

2. Chen X, Gao X, Chai Y, et al. Use of a compact high-definition two-dimensional exoscope in surgical treatment of large vestibular schwannoma[J]. Chinese medical journal, 2020, 133: 1292–1297.

3. He X, Liu M, Liu C, et al. Real-time MR-guided brain biopsy using 1.0–T open MRI scanner[J]. European radiology, 2019, 29: 85–92.

4. Peace K, Wilensky E, Frangos S, et al. The use of a portable head CT scanner in the intensive care unit[J]. The Journal of neuroscience nursing: journal of the American Association of Neuroscience Nurses, 2010, 42: 109–116.

5. Schilsky R. Implementing personalized cancer care[J]. Nature reviews Clinical oncology, 2014, 11: 432–438.

6. Hollon T, Pandian B, Adapa A, et al. Near real-time intraoperative brain tumor diagnosis using stimulated Raman histology and deep neural networks[J]. Nature medicine, 2020, 26: 52–58.

7. Staub B, Sadrameli S. The use of robotics in minimally invasive spine surgery[J]. Journal of spine surgery (Hong Kong), 2019, 5: S31–S40.

8. Sekhar L, Juric-Sekhar G, Qazi Z, et al. The Future of Skull Base Surgery: A View Through Tinted Glasses[J]. World neurosurgery, 2020, 142: 29–42.

9. Hu D, Gong Y, Hannaford B, et al. Path Planning for Semi-automated Simulated Robotic Neurosurgery[J]. Proceedings of the IEEE/RSJ International Conference on Intelligent Robots and Systems IEEE/RSJ International Conference on Intelligent Robots and Systems, 2015, 2015: 2639–2645.

10. Hrvatin S, Tzeng C, Nagy M, et al. A scalable platform for the development of cell-type-specific viral drivers[J]. eLife, 2019, 8.

11. Ferrara N, Hillan K, Gerber H, et al. Discovery and development of bevacizumab, an anti-VEGF antibody for treating cancer[J]. Nature reviews Drug discovery, 2004, 3: 391–400.

12. Newick K, O'Brien S, Moon E, et al. CAR T Cell Therapy for Solid Tumors[J]. Annual review of medicine, 2017, 68: 139–152.

13. Bagley S, Desai A, Linette G, et al. CAR T-cell therapy for glioblastoma: recent clinical advances and future challenges[J]. Neuro-oncology, 2018, 20: 1429–1438.

14. Steinberg G, Kondziolka D, Wechsler L, et al. Clinical Outcomes of Transplanted Modified Bone Marrow-Derived Mesenchymal Stem Cells in Stroke: A Phase 1/2a Study[J]. Stroke, 2016, 47: 1817–1824.

15. Mannoor M, Jiang Z, James T, et al. 3D printed bionic ears[J]. Nano letters, 2013, 13: 2634–2639.

16. Aghdasi N, Whipple M, Humphreys I, et al. Automated

Surgical Approach Planning for Complex Skull Base Targets: Development and Validation of a Cost Function and Semantic At-las[J]. Surgical innovation, 2018, 25: 476–484.

17. Bernardo A. Virtual Reality and Simulation in Neurosurgical Training[J]. World neurosurgery, 2017, 106: 1015–1029.

18. Joseph J, Smith B, Liu X, et al. Current applications of robotics in spine surgery: a systematic review of the literature[J]. Neurosurgical focus, 2017, 42: E2.

19. Moritz C, Ruther P, Goering S, et al. New Perspectives on Neuroengineering and Neurotechnologies: NSF-DFG Workshop Report[J]. IEEE transactions on bio-medical engineering, 2016, 63: 1354–1367.

下 篇

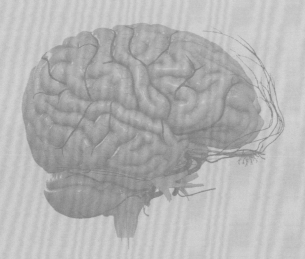

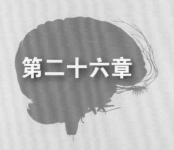

第二十六章

典型病例解析

病例1 嗅沟脑膜瘤
(Olfactory Groove Meningioma)

【临床资料】

患者：女性，36岁。

1. 主诉：右眼视物模糊6个月，发现嗅觉丧失2个月。

2. 现病史：患者于入院前6个月无明显诱因出现右眼视物模糊，自诉眼前有"雾蒙感"，休息后症状不能缓解，伴有间断头痛，表现为全脑胀痛。入院前2个月就诊时查体发现嗅觉丧失，当时未予特殊治疗。入院前半月，患者自觉右眼视物模糊较前加重，伴有乏力、困倦，曾就诊于外院，头CT平扫显示：双额占位性病变，患者求进一步治疗收入院。

3. 体格检查：双侧嗅觉丧失，双侧瞳孔 L∶R=3∶3 mm，右眼对光反射稍迟钝，右眼视力：眼前10 cm指数，左眼视力：0.2，双侧视盘水肿。双眼球各方向活动自如，未及眼震，双侧上肢肌力Ⅴ级，双下肢肌力Ⅳ级，肌张力无异常，病理反射阴性。

4. 既往史：体健，否认特殊病史。

5. 辅助检查

（1）颅底CT：前颅底类圆形等密度站位病变，前颅底部分骨质缺损。

（2）头MRI平扫、增强示：双侧额部可见类圆形等T_1、长T_2信号肿块，边界清晰，最大径约5.4 cm，于DWI像上肿块呈等—高信号，肿块周围可见线样长T_1、长T_2信号脑脊液影，肿块压迫邻近脑质及侧脑室，脑回增宽脑沟变浅，中线结构居中，脑室系统无扩张，肿块显著增强（图26-1-1）。

6. 入院主要诊断：嗅沟脑膜瘤。

【治疗处理】

1. 治疗方案：嗅沟脑膜瘤起源于额蝶缝，累及从鸡冠前到蝶骨平台前的区域。嗅沟脑膜瘤的显微手术入路选择主要有：额底入路、额颞入路（主要适用于切除中小型肿瘤，< 4 cm）和纵裂入路（主要适用于切除大型肿瘤，> 4 cm），以及额底与纵裂联合入路，对于小型嗅沟脑膜瘤还可以选择眶上锁孔入路或眉间锁孔入路。

额颞入路的优点在于能较早显露视神经和大脑前动脉，切除肿瘤后部时会更加安全，对额叶的牵拉较少，并能避免额窦被打开。然而，这种入路对于暴露对侧的肿瘤来说效果稍差，操作空间也会十分狭窄。因此，额颞入路更适合位于单侧的小肿瘤和中等大小的肿瘤。

冠状瓣经额底纵裂入路的优点在于操作空间大，可直接进入，早期进行脑膜瘤血运的离断和瘤体减压，更容易使用颅骨膜修复颅底以及复杂颅底骨性硬支撑修补。而该入路的主要缺点，是必须开放额窦；并且只有在手术最后阶段才能显露视神经和大脑前动脉，对于肿瘤包埋大脑前动脉患者，存在损伤血管的风险。在大脑膜瘤和巨大嗅沟脑膜

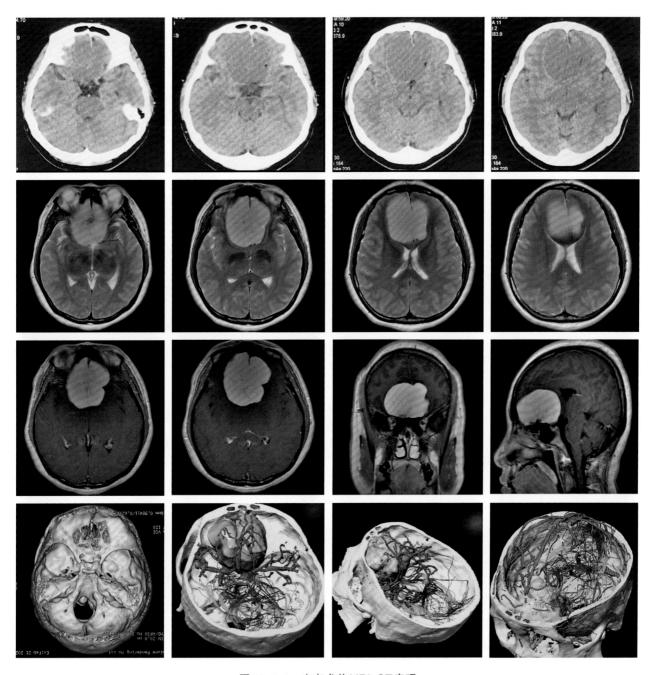

图26-1-1 患者术前MRI、CT表现

瘤,建议采用该入路。

　　眶上内侧锁孔入路或眉间锁孔入路,开颅过程迅速,直达肿瘤基底部;术野操作空间狭小,颜面部皮肤会留有部分瘢痕,术中抗意外风险操作性差,需要较高显微锁孔手术技巧。适合肿瘤较小、脑组织无明显水肿、无高颅压的患者。

　　该患者病变位于前颅窝,仔细观察病变起源于嗅沟后方、蝶骨平台之前;瘤体较大,左右对称,双侧嗅觉丧失,高颅压、脑组织肿胀。因此手术入路

行冠状皮瓣、双额骨瓣、经额底纵裂入路。调整患者体位利用重力使脑组织下垂,采用左右对称性冠状切口(图26-1-2)。

　　2. 治疗过程:骨窗前方尽量贴近前颅底,磨除部分骨窗内板扩大显露范围;彻底去除额窦黏膜,骨蜡封堵额窦。大量生理盐水清理术区,并更换前期开颅、处理过额窦的工具,更换新的手术无菌手套,避免硬膜开放后细菌污染颅内。"工"字形切开硬膜,不过多暴露额叶皮质,用硬膜覆盖进行皮质

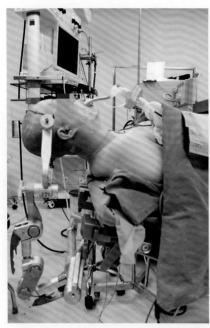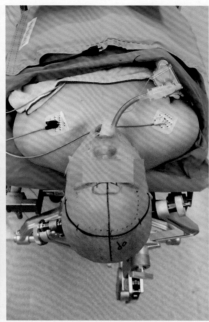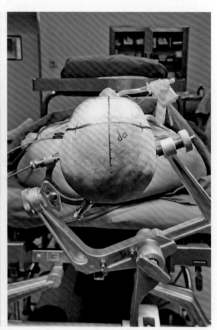

图26-1-2　手术体位及皮瓣设计，对称性冠状切口

保护。

从额底方向进行肿瘤探查。逐步断离肿瘤基底部血运，瘤体减压，当肿瘤减压充分后，牵拉肿瘤向瘤体中心区移动，再次分离肿瘤包膜与脑组织粘连，彻底切除肿瘤。过程中注意嗅神经保护，尽可能保留与肿瘤粘连的脆弱嗅神经。电凝基底部血供，逐步剪刀锐性剪开肿瘤与颅底硬膜的粘连，注意应紧贴前颅底硬膜剪开，而不能突破硬膜，预防难以控制和止血的前颅底骨出血。肿瘤切除后期，牵拉肿瘤，从外侧靠近蝶骨嵴边缘的位置开始，逐步向蝶骨嵴内侧方向分离，早期识别蛛网膜结构，进而识别视神经结构，以防直接从中线方向向后铲除肿瘤过程中，突破肿瘤包膜而直接伤及肿瘤后方神经、血管。电刀电灼肿瘤基底部硬膜和骨质，骨蜡封堵出血点，并用骨刀磨除增生骨板。骨膜翻向前颅底，缝线及纤维蛋白胶固定，水密性缝合硬膜，还纳骨瓣。

3. 术后影像学分析及围手术期治疗：术后适度脱水治疗，患者术后快速恢复，无新增并发症出现。术后即刻CT显示术区干净无血肿，2周复查强化MRI显示，术区额叶明显水肿消退，脑实质膨隆，脑室受压好转，无异常强化的肿瘤残留影像（图26-1-3，图26-1-4）。病理回报：微囊型脑膜瘤。

【点睛与提示】

1. 额下入路操作简单，损伤小，但肿瘤基底及嗅沟显露差，适合较小的肿瘤，并且嗅神经在术者与肿瘤之间容易受损；纵裂入路则相反，分纵裂时需要一定的技术功底，同时有可能要牺牲大脑上静脉，有潜在梗死和出血的可能，但对肿瘤显露充分，适合较大肿瘤的切除，有利于保留残存的嗅神经。

2. 术后水密缝合硬膜。额窦开放患者，尽量不使用人工硬膜，必要时可以行自体骨膜修补，减少术后顽固性感染风险。在开放硬脑膜前彻底处理好额窦，如果破损较小且黏膜完整，仅简单用骨蜡封堵即可；如果黏膜已破损，则彻底去除额窦黏膜，并防止污染手术区，碘伏消毒，骨蜡严密封堵额窦，生理盐水冲洗。

3. 质地较软的肿瘤组织，在空间不足、双极电凝需较大力量牵拉肿瘤表面时，应及时在肿瘤表面铺上棉条，避免早期断离肿瘤血运之前过早损伤肿瘤实体包膜，出血不可控；暴露的脑组织也应及时铺盖海绵棉条。

4. 是否行颅底修补，需结合术前影像判断。肿瘤侵透前颅底骨质、累及筛窦，若患者年轻、基础状态良好，应彻底切除受累骨质，电凝筛窦黏膜，并彻底修补颅底（细节可以参考后文具体修补章节）。

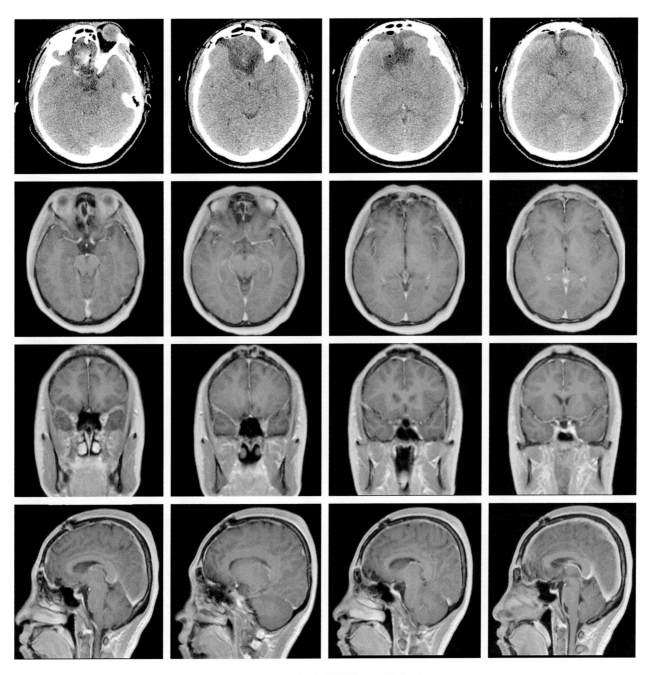

图26-1-3　术后2周强化MRI及病理

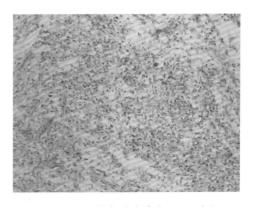

图26-1-4　微囊型脑膜瘤WHO Ⅰ级

5. 冠状皮瓣切口颞侧两端尽量前移，靠近鬓角发际线前沿，减少皮瓣向前翻起的张力；注意双眼眶皮瓣张力大小，完成开颅骨窗暴露后，检查皮瓣与眼眶部及双眼球压力，必要时适当减小皮瓣牵开器拉力，防止眼眶静脉回流障碍、眼压过高损伤视力。

视频资料

1　嗅沟脑膜手术治疗

其他嗅沟脑膜瘤手术视频：

1-1　眶上内侧锁孔入路——嗅沟脑膜瘤

1-2　巨大嗅沟脑膜瘤手术切除及前颅底修补

病例2　蝶骨平台脑膜瘤

(Sphenoidal Platform Meningioma)

【临床资料】

患者：男性，40岁。

1. 主诉：头痛、头胀2个月余。

2. 现病史：患者入院前2个月无明显诱因出现头痛伴头胀，头痛以双侧额部为主，间断出现，症状可自行缓解。不伴呕吐、复视、视力下降、无意识障碍及四肢抽搐等。MRI检查显示：前颅窝占位性病变，强化明显，周围脑组织水肿严重。

3. 体格检查：神志清楚，言语流利，查体合作，右侧嗅觉较左侧明显减退，双瞳孔 L∶R=3∶3 mm，光反应(+)，眼球各方向运动自如，未及复视，面部感觉无减退、角膜反射灵敏，双侧额纹、鼻唇沟对称，咽反射灵敏，伸舌居中，四肢肌力Ⅴ级，神经反射无异常。

4. 既往史：体健，否认特殊病史。

5. 辅助检查

(1) 颅底CT：类圆形稍高密度结节影，邻近骨质稍增厚，病灶周围脑皮质水肿明显。

(2) 头MRI平扫、增强示：前颅窝底类圆形等T_1等T_2信号，其内信号欠均匀，可见斑片状稍长T_1稍长T_2影，病灶明显强化并可见脑膜尾征。病变起自嗅沟后方，鞍结节前方，向下为见筛窦受累表现；病变周围脑组织水肿明显，双侧脑室受压。头MRA、MRV：未见明显异常，T_2可见双侧大脑前动脉位于肿瘤后方，其间有脑组织相隔，未与肿瘤形成粘连(图26-2-1)。

6. 入院主要诊断：蝶骨平台脑膜瘤。

【治疗处理】

1. 治疗方案：该患者病变位于前颅窝，仔细观察病变起源于嗅沟后方、鞍结节之前；瘤体偏右侧居多，并且右侧嗅觉受损，因此手术入路可以行右侧额外侧入路，右侧额下入路、额底纵裂入路以及内镜经鼻入路。考虑该患者脑水肿明显，为预防术中脑肿胀明显而造成严重脑挫伤，本例患者选择偏右侧为主冠状瓣、右侧单额骨瓣开颅(图26-2-2)。

调整患者体位利用重力使脑组织下垂，采用左右非对称性冠状切口，本例患者脑肿胀明显，为方便从侧裂释放脑脊液，骨窗尽量向侧裂方向扩大，利于从侧裂处充分释放脑脊液，预防术中不可控的脑肿胀情况出现。当然，对于病变相关脑水肿或预计颅内压增高的患者，术前亦可行腰大池引流或额角穿刺释放脑脊液。

2. 治疗过程：骨窗前方尽量贴近前颅底，磨除部分骨窗内板扩大显露范围，中线侧骨窗需充分暴露矢状窦边缘，彻底去除额窦黏膜，骨蜡封堵额窦。大量生理盐水清理术区，并更换前期开颅、处理过额窦的工具，更换新的手术无菌手套，避免硬膜开放后细菌污染颅内。"工"字形切开硬膜，不过多暴露额叶皮质，用硬膜覆盖进行皮层保护。若非引流向矢状窦的引流静脉严重遮挡手术视野，尽量保留引流静脉，预防术后脑肿胀出血。

首先从外侧裂进行脑脊液的释放，脑组织塌陷满意后，从额下及纵裂方向进行肿瘤探查。广泛分离蛛网膜，以及最重要的是，有意识地动态牵拉和处理正常额叶脑组织，以此来避免额叶的外源性损伤。逐步断离肿瘤基底部血运，瘤体减压，当肿瘤减压充分后，牵拉肿瘤向瘤体中心区移动，再次分离肿瘤包膜与脑组织粘连，彻底切除肿瘤(本例患者肿瘤与脑组织边界粘连紧密，也可以解释为何术前脑组织肿胀如此明显的原因)。过程中注意嗅神经保护，尽可能保留与肿瘤粘连的脆弱嗅神经。电

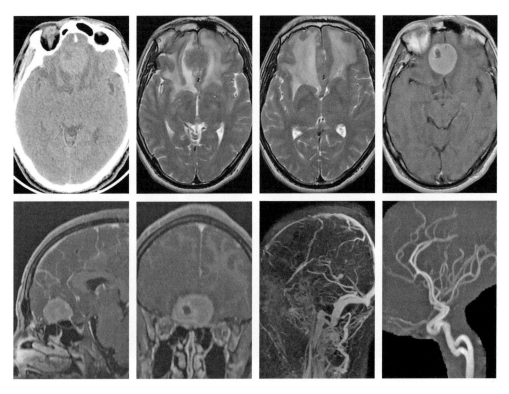

图26-2-1　患者术前CT、MRI表现

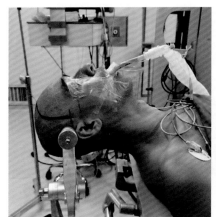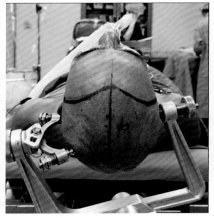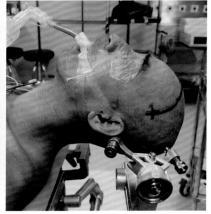

图26-2-2　手术体位及皮瓣设计,非对称性冠状切口

凝基底部血供,逐步剪刀锐性剪开肿瘤与颅底硬膜的粘连,注意应紧贴前颅底硬膜剪开,而不能突破硬膜,预防难以控制的前颅底骨出血。

3. 术后影像学分析及围手术期治疗:术后控制血压、加强脱水,减少静脉瘀滞型脑肿胀。患者术后快速恢复,无并发症出现。术后即刻CT显示术区干净无血肿,术后1周及术后3个月复查强化MRI显示,术区额叶明显水肿消退,脑室受压好转,无异常强化肿瘤残留影像(图26-2-3,图26-2-4)。术后病

理:非典型脑膜瘤WHO Ⅱ级(图26-2-5)。

【点睛与提示】

1. 术前仔细阅片,通过强化MRI薄扫可以预判肿瘤起源。不同起源肿瘤手术策略、难度及相关并发症有所不同。本例患者起源于嗅沟后方、鞍结节之前,属于典型的蝶骨平台脑膜瘤,因此嗅觉保留可能性大,一般不影响视神经及下丘脑垂体功能,与前交通及大脑前动脉常常较容易分离,相较鞍结节脑膜瘤和鞍膈脑膜瘤,手术难度相对简单。

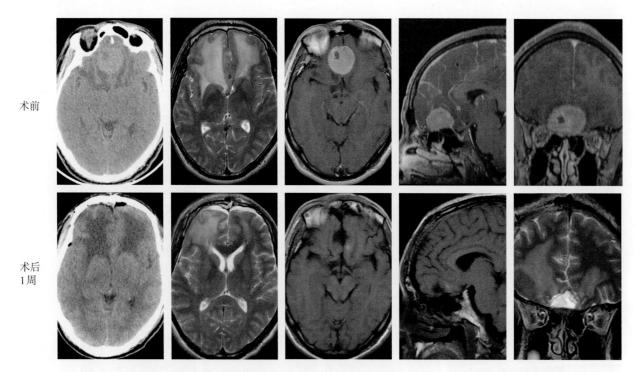

图 26-2-3 术后 1 周 MRI 与术前对比

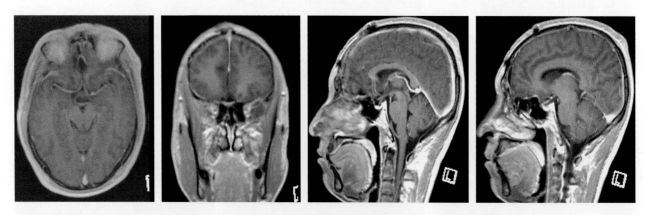

图 26-2-4 术后 3 个月强化 MRI

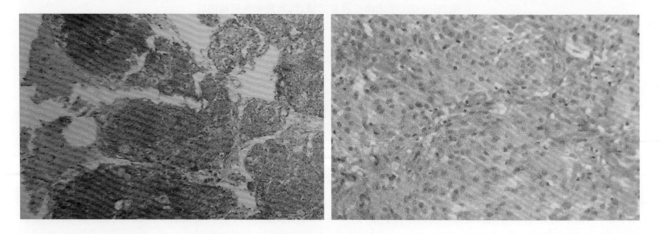

图 26-2-5 术后病理：非典型脑膜瘤（WHO Ⅱ级）

2.是否行颅底修补,需结合术前影像判断。肿瘤侵透前颅底骨质、累及筛窦,若患者年轻、基础状态良好,应彻底切除受累骨质,电凝筛窦黏膜,并彻底修补颅底(细节可以参考第十二章第四节颅底重建技术)。

3.术后水密缝合硬膜。额窦开放患者,尽量不使用人工硬膜,必要时可以行自体骨膜修补,减少术后顽固性感染风险。

4.冠状皮瓣切口颞侧两端尽量前移,靠近鬓角发际线前沿,减少皮瓣向前翻起的张力;注意双眼眶皮瓣张力大小,完成开颅骨窗暴露后,检查皮瓣与眼眶部及双眼球压力,必要时适度减小皮瓣牵开器力度,防止眼眶静脉回流障碍、眼压过高。

视频资料

2 蝶骨平台脑膜瘤手术治疗
其他蝶骨平台脑膜瘤手术视频:
2-1 眶上外侧锁孔入路—蝶骨平台脑膜瘤手术治疗

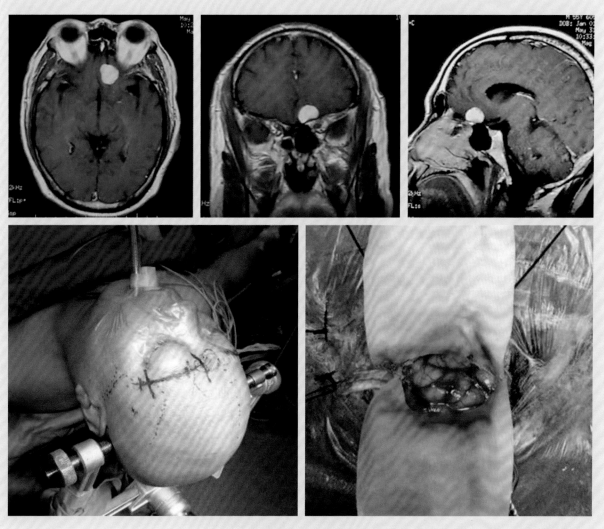

附图1 眶上内侧锁孔,入路处理
蝶骨平台脑膜瘤患者的术前及术中资料

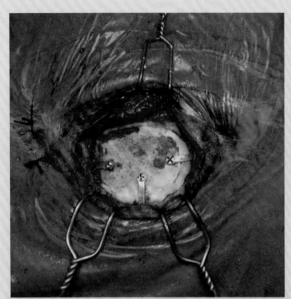
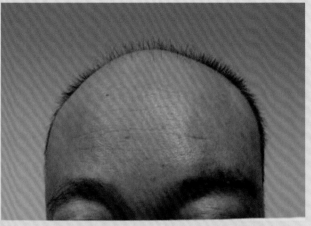

术后骨瓣还钠、术后1周患者容貌变化及影像学检查。(左侧眶上锁孔)

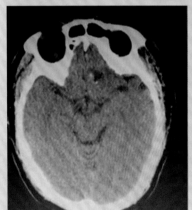
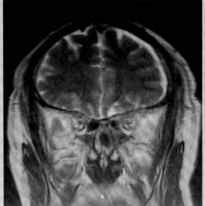
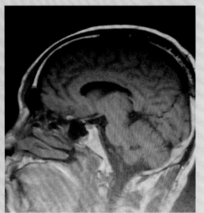

附图2　眶上内侧锁孔入路处理
蝶骨平台脑膜瘤患者的术后及随访资料

病例3　鞍结节脑膜瘤

(Tuberculum Sellae Meningioma)

【临床资料】

患者：男性，57岁。

1. 主诉：视物模糊2年，加重半年。

2. 现病史：患者于入院前2年视力下降，无复视及眼震，时有头晕，无恶心、呕吐，无纳差及乏力，无言语不清及肢体麻木等表现，未予注意及就诊治疗。近半年视物模糊逐渐加重，遂就诊于外院，行

头MRI检查显示：鞍上占位性病变，考虑脑膜瘤，左侧眼眶肌锥内异常信号影。患者为求进一步诊治入院。

3. 体格检查：右眼瞳孔直径2 mm，直接对光反射（+），间接对光反射（-），左眼外凸，瞳孔直径3 m，直接对光反射（-），间接对光反射（+），左眼视力：光感；右眼视力0.4，视野未及缺损。余神经系统查体无异常。

4. 既往史：高血压5年余，最高血压180/110 mg，平素口服硝苯地平、替米沙坦控制，未监测血压；酒精性肝炎病史1年；否认糖尿病、冠心病。

5. 辅助检查：颅底CT：鞍上类圆形稍高密度

肿块影，其内可见多发点片状钙化，最大横截面积约38 mm×36 mm，边界尚清，肿块与双侧额叶见脑脊液裂隙。左侧眼球轻度外突，眶内眼球后方可见类圆形稍高密度结节影。

头MRI平扫、增强示：鞍上可见类圆形等T_1信号肿块影，其内信号均匀，肿块DWI呈等信号，最大约38 mm×37 mm，边界尚清，肿块呈明显强化，肿块与双侧海绵窦段颈内动脉关系密切，但分界尚清。垂体柄及视交叉显示不清。左侧眼眶内眼球后方可见类圆形结节影，其内信号尚均匀，肿块DWI呈等信号，最大横截面积约14 mm×14 mm，边界清，结节呈不均匀强化，视神经及内直肌略受压（图26-3-1）。

6. 入院主要诊断：① 鞍结节脑膜瘤；② 左眼球后方占位性病变（脑膜瘤？）；③ 高血压3级（极高危）；④ 酒精肝。

【治疗处理】

1. 治疗方案：鞍结节脑膜瘤首选手术治疗。有视力障碍的和肿瘤进行性增大的患者应尽早接受手术治疗；对于无症状患者也应接受手术治疗。由于离视觉器官很近，故选择放射治疗风险较大。鞍结节脑膜瘤的显微手术入路选择主要有：翼点入路、额外侧入路、额底纵裂入路；对于小型脑膜瘤还可以选择眶上外侧锁孔入路或经鼻蝶入路。

翼点入路的优点在于能较早显露视神经和大脑前动脉，切除肿瘤后部时会更加安全，对额叶的牵拉较少，并能避免额窦被打开。然而，这种入路对于暴露对侧的肿瘤来说，操作空间，十分狭窄。因此更适合单侧的小、中大小的肿瘤、包绕一侧颈内动脉的肿瘤。

额外侧入路近年来应用范围较广，开关颅快捷，可以灵活处理多种前颅底区域病变，但同样涉及操作空间有限，难以处理体积过大的肿瘤及广泛侵袭的肿瘤，颅底修补及双侧视神经管减压困难。

额底纵裂入路的优点在于操作空间大（无论是单额骨瓣还是双额骨瓣），肿瘤及肿瘤基底显露充分，可直接进入颅底早期进行脑膜瘤血运的离断和

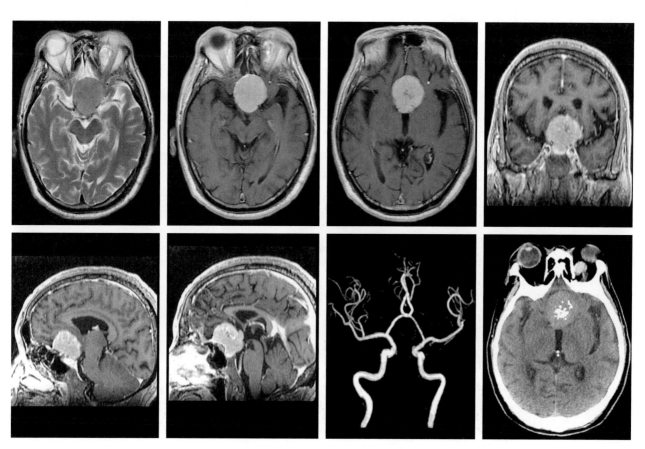

图26-3-1　患者术前MRI、CT表现

瘤体减压；嗅神经保护和视神经减压操作方便；处理鞍内肿瘤残余空间更加从容；更容易使用颅骨膜修复颅底以及复杂颅底骨性硬支撑修补。缺点是开关颅相对耗时、开放额窦；有可能要牺牲大脑上静脉；只有在手术最后阶段才能显露视神经和大脑前动脉，对于肿瘤包埋大脑前动脉患者，存在损伤血管的风险。该入路适用于大型前颅窝中线部位脑膜瘤。

眶上外侧锁孔入路的应用。不同于嗅沟脑膜瘤，眶上外侧锁孔难以跨越眶上骨质隆起，探及位于中线沟壑部位的肿瘤起源、断离血供（更适合应用眶上内侧锁孔入路或眉间锁孔入路）；眶上外侧锁孔更适合起源位置偏向后方的鞍结节脑膜瘤。锁孔入路开颅过程迅速，骨窗下沿位置更地平、直达肿瘤基底部；但术野操作空间狭小，面部皮肤会留有部分瘢痕，术中抗意外风险操作性差，需要较高显微锁孔手术技巧和相应的特殊锁孔手术器械。适合肿瘤较小、脑组织无明显水肿、无高颅压的患者。

经鼻蝶内镜方式是处理鞍结节脑膜瘤等前颅底肿瘤的另一种选择，但需要掌握其应用的适应证，同时熟练掌握内镜操作技巧，并具备扎实的内镜颅底修补技术。其相对禁忌证总结如下：肿瘤向侧方生长超过视神经和颈内动脉范围；肿瘤包裹大脑前动脉、视神经或视交叉；肿瘤向前生长侵及额窦；肿瘤引起广泛水肿、蛛网膜界面消失；存在嗅觉的嗅沟肿瘤。

该患者病变起源于鞍结节；瘤体较大，左右相对对称，双侧视力下降，左侧重达光感。因此手术入路行冠状皮瓣左侧单额骨瓣额底入路，备视神经减压术。调整患者体位利用重力使脑组织下垂，采用左多右少的不对称性冠状切口。

2. 治疗过程：骨窗前方尽量贴近前颅底，磨除部分骨窗内板扩大显露范围；彻底去除额窦黏膜，骨蜡封堵额窦。大量生理盐水清理术区，并更换前期开颅、处理过额窦的工具，更换新的手术无菌手套，避免硬膜开放后细菌污染颅内。"工"字形切开硬膜，不过多暴露额叶皮质，用硬膜覆盖进行皮质保护（图26-3-2）。

自侧裂方向释放脑脊液，从纵裂及额底方向进行肿瘤探查。首先从纵裂前颅底方向逐步断离肿瘤基底部血运，瘤体减压。然后，从前颅底方向断离基底血运、减压。当肿瘤减压充分后，牵拉肿瘤向瘤体中心区移动，再次分离肿瘤包膜与脑组织、视神经粘连，彻底切除肿瘤。过程中注意嗅神经保护，尽可能保留与肿瘤粘连的脆弱嗅神经。尽早从肿瘤侧方识别颈内动脉、视神经结构，以防直接从中线方向向后铲除肿瘤过程中，突破肿瘤包膜而直接伤及肿瘤后方神经、血管。神经剥离子处理鞍结节及视交叉沟残余肿瘤，电刀、双极电凝电灼肿

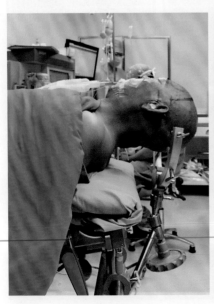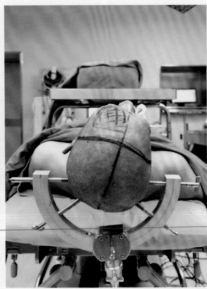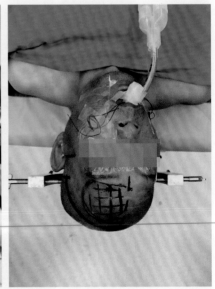

图26-3-2　手术体位及皮瓣设计，对称性冠状切口

瘤基底部硬膜和骨质,骨蜡封堵出血点。探查双侧视神经内外侧是否有肿瘤残余,必要时开放视神经管、松解视神经,清除残余肿瘤。

3. 术后影像学分析及围手术期治疗:术后适度脱水治疗,患者术后快速恢复,无新增并发症出现,左眼视力较术前明显恢复。术后即刻CT显示术区干净无血肿,2周MRI强化复查显示肿瘤切除满意。3个月后复查,无异常强化肿瘤残留影像(图26-3-3,图26-3-4)。

【点睛与提示】

1. 鞍结节脑膜瘤的手术可选择额下、纵裂、额下纵裂联合或鼻蝶入路。额下、纵裂入路优缺点见嗅沟脑膜瘤。经鼻蝶入路适合较小的脑膜瘤,对视神经的骚扰小,但脑脊液漏和颅内感染的并发症的发生率较高。

2. 颅底外科医生需掌握内镜切除颅底脑膜瘤的技术,但传统的经颅显微手术处理前颅底脑膜瘤仍是可靠、安全、有效的手段。内镜手术可早期处理肿瘤血供,可提供特殊角度处理肿瘤与周围组织的间隙,是前颅底起源的中线脑膜瘤的理想选择。但肿瘤侵及颈动脉和视神经以及包裹前交通动脉和分支,则在内镜下手术较困难。

3. 术前通过薄扫MRI影像资料,观察肿瘤是否侵及视神经管。如果肿瘤有侵袭,应在术中进行硬膜下视神经管减压,彻底清除侵袭肿瘤,才能有效改善术后视力、减少肿瘤复发。

4. 冠状皮瓣切口颞侧两端尽量前移,靠近鬓角发际线前沿,减少皮瓣向前翻起的张力;注意双眼眶皮瓣张力大小,完成开颅骨窗暴露后,检查皮瓣与眼眶部及双眼球压力,必要时适度减小皮瓣牵开器力度,防止眼眶静脉回流障碍、眼压过高损伤视力。

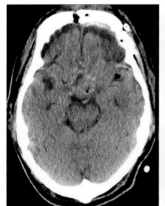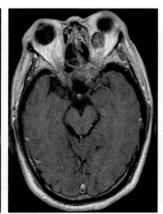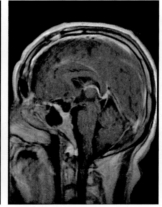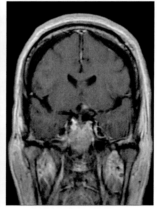

图26-3-3　术后2周影像学检查

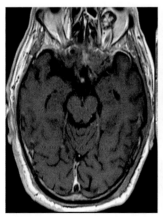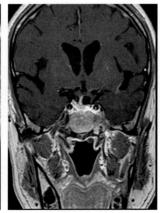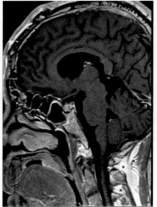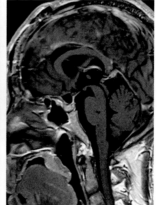

图26-3-4　术后3个月MRI强化复查

病例4　蝶骨翼脑膜瘤
(Sphenoidal Wing Meningioma)

【临床资料】

患者：男性，56岁。

1. 主诉：左侧蝶骨翼脑膜瘤术后13年，头痛头晕半月余。

2. 现病史：患者于入院前13年行左侧蝶骨翼脑膜瘤手术治疗，病理为脑膜瘤Ⅰ级，术后疏于复查，入院前半个月，患者出现头痛、头晕，无言语不利及肢体活动障碍，头部磁共振检查显示：左侧蝶骨翼占位性病变。为手术治疗入院。

3. 体格检查：精神差，语言流畅，查体合作。双眼瞳孔等大等圆，对光反射（+）。视力：右0.8，左0.6，双眼视野无明显缺损，四肢肌力Ⅳ+级，病理反射阴性。

4. 辅助检查

（1）颅底CT：左侧颞极颅骨内板下方可见团块状稍高密度影，未见多发钙化结节影。

（2）头MRI平扫、增强示：左侧蝶骨翼中段颅骨内板下方可见类圆形肿块影，大部呈等T_1、稍长T_2信号，其后方见囊变信号，与邻近脑质间可见环状长T_1、长T_2信号水肿带，邻近额颞岛叶及基底节区受压。肿块呈明显强化，邻近硬脑膜增厚，并见硬膜尾征，肿瘤后方与脑组织边界部分区域不清（图26-4-1）。

5. 入院主要诊断：左侧蝶骨翼中段脑膜瘤，脑膜瘤手术后。

【治疗处理】

1. 背景知识：蝶骨翼脑膜瘤占颅内脑膜瘤的14%～20%。依肿瘤起源分为：（内1/3）床突+内侧蝶骨翼；（中1/3）中蝶骨翼；（外1/3）外蝶骨翼（图26-4-2）。

库欣（Cushing）和艾森哈特（Eisenhardt）在1938年的专著中首次描述了蝶骨翼型脑膜瘤，并将这些肿瘤分为3组（内侧深部型/前床突，中部型，外侧型）。

依据蝶骨翼脑膜瘤形态又可分为扁平状匍匐生长型与类圆形生长型。扁平状匍匐生长型脑膜瘤多位于蝶骨翼中、外段，以蝶眶骨显著增生及肿瘤弥散侵袭颅底各骨孔致神经损伤、眼球突出表现为主；类圆形生长型脑膜瘤最常见，可位于蝶骨翼任何部位，以推挤、压迫脑组织、神经、血管为主。依据肿瘤生长特点、侵袭范围和大小，手术入路可选择：经额外侧、经改良翼点、经额颞眶颧入路。

其中内1/3起源的蝶骨翼脑膜瘤极易侵及视神经、前循环动脉（颈内动脉、大脑中动脉、大脑前动脉及其分支）、海绵窦等，因此手术难度和并发症出现概率大大增加，我们将在下一章节重点通过手术录像进行描述。

2. 治疗方案：依据背景资料分类，本例患者属于中1/3起源的蝶骨翼脑膜瘤，未见肿瘤侵犯视神经管，手术入路行良翼点入路，利用原皮瓣手术切口，防止头皮缺血坏死（图26-4-3）。MRV显示患者左侧横窦、乙状窦为非优势侧，并且中静脉引流系统未见明显显影，静脉引流左侧相对薄弱，术中注意皮质引流静脉保护，颞叶挫伤或水肿较重时，应及时去除部分脑组织，预防术后静脉性瘀滞出血、脑水肿。

3. 治疗过程：因肿瘤向蝶骨大翼生长较多，采取改良扩大翼点入路，硬膜外磨除部分蝶骨脊，使硬膜翻转时不遮挡视线。颅底脑膜瘤手术，开骨窗一定要到位，自硬膜外磨除的骨质应尽可能在开放硬膜前做到充分磨除，才能在第一时间方便断离肿瘤基底处血运（本例患者蝶骨崤磨除不到位，导致硬膜翻起后遮挡肿瘤基底部暴露，不能第一时间更多的断离血运，使术中出血较多，同时牺牲部分颞叶）。按照颞部多、额部少的原则剪开硬脑膜，释放部分脑脊液后，脑张力下降不明显，切除部分颞极脑组织，探查肿瘤基底，肿瘤灰红色，血运极其丰

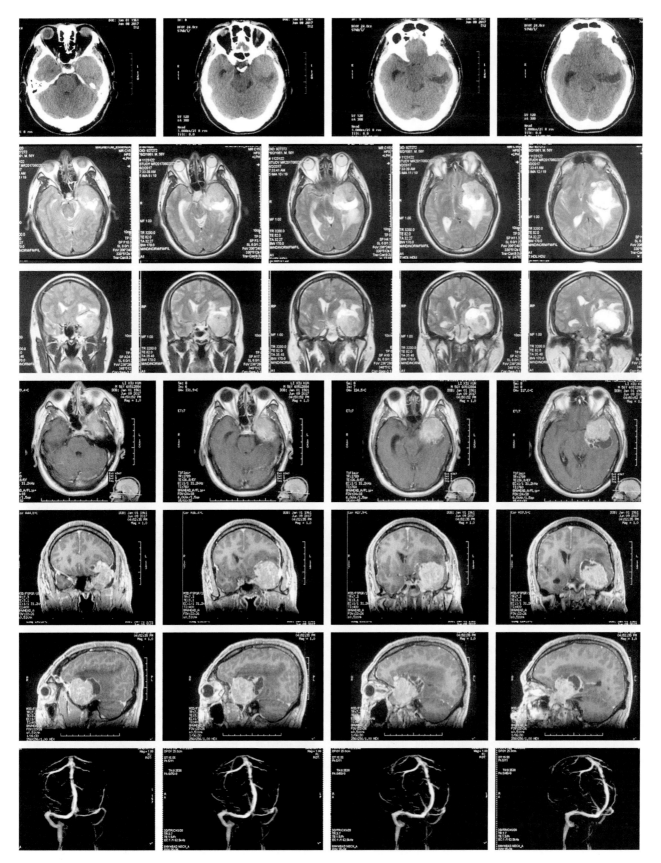

图26-4-1 患者术前CT、MRI表现

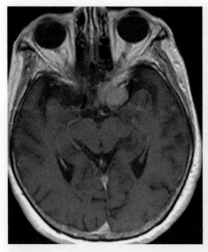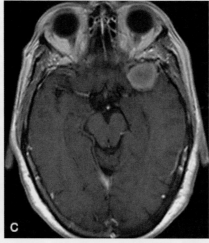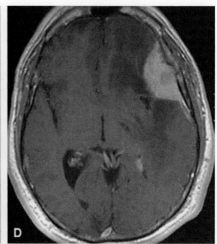

图26-4-2　不同类型蝶骨翼脑膜瘤

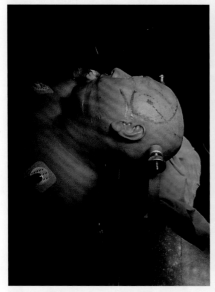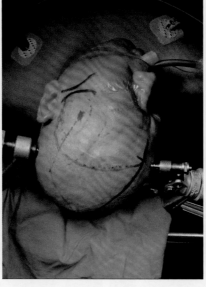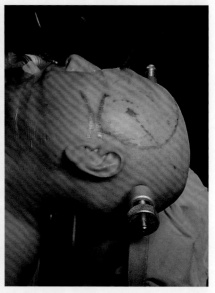

图26-4-3　手术体位及皮瓣设计

富，质地较脆。断离部分肿瘤血运后，进行瘤体减压。用CUSA吸引减体积，肿瘤张力下降后，离断肿瘤蝶骨大翼及海绵窦外侧壁基底部分血运；重复断血运、瘤体减压过程，直到肿瘤部分囊壁足够薄，可以牵动向减压中心区移动，分离肿瘤与脑组织边界予以逐步切除，海绵窦外壁可见肿瘤浸润，用锐剥离子剥除。

处理肿瘤后方粘连的脑组织时，如果术前T₂上明显可见脑皮质水肿，术中一般很难寻找到明确肿瘤与脑组织蛛网膜界面，需双极电凝处理肿瘤表面包膜，肿瘤组织收缩后，与皮质组织分离，皮质创面严格止血，铺速即纱。

4. 术后影像学分析及围手术期治疗：术后即刻CT显示术区无血肿，患者术后无肢体活动障碍，无海绵窦神经损伤表现。2周后复查强化MRI显示肿瘤切除满意。病理回报为非典型脑膜瘤，WHO 2级，辅助放疗治疗。1年时复查，无异常强化肿瘤影像（图26-4-4）。

【点睛与提示】

1. 蝶骨翼脑膜瘤涵盖内容较多，肿瘤向外可累及翼点、侧裂静脉，向内可累及颈内动脉、海绵窦，向前可侵入视神经管，向后可累及后颅窝、脑干，向上可累及下丘脑、脑室等结构。并非表浅的蝶骨翼脑膜瘤手术就一定简单、并发症少见。中、外1/3的

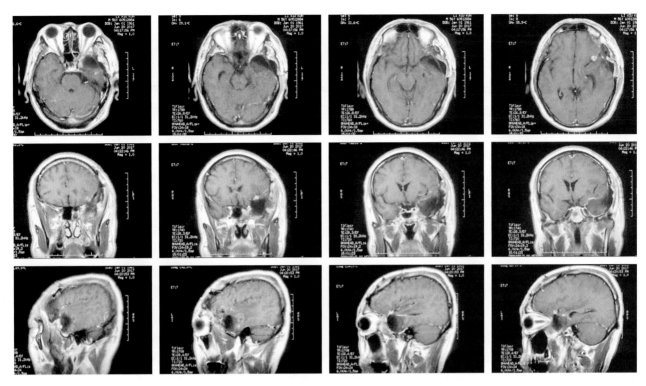

图26-4-4 术后影像学检查

蝶骨翼脑膜瘤若累及优势侧大脑中浅静脉回流系统，贸然牺牲静脉引流，同样可能产生灾难性后果。中1/3的蝶骨翼脑膜瘤若累及海绵窦，术中海绵窦部分肿瘤处理不当，会造成患者肿瘤残留及严重颅神经功能障碍。

2. 处理蝶骨翼脑膜瘤仍然遵循脑膜瘤处理大原则，即第一时间尽可能多地断离血供。无论是从硬膜外还是从硬膜内入路，只有断离血供后，才能在相对清晰的视野下进行精细显微操作、保护重要神经和血管。

3. 充分瘤体减压后，再行肿瘤进一步分离操作，是保证肿瘤后方重要神经、血管、穿支动脉手术安全的前提条件。减压不充分时，自肿瘤腔内直接暴露其后方的解剖结构（而不是牵拉肿瘤囊壁自肿瘤外侧直视下分离操作），是十分危险的操作，往往在分辨清楚解剖结构时，神经、血管不可逆损伤已经发生。

4 若肿瘤组织与血管及其分支之间没有蛛网膜界面，则肿瘤全切极其困难，尤其如豆纹动脉等重要穿支血管上粘连紧密的肿瘤，不可强行分离，否则将出现患者肢体偏瘫风险。若肿瘤仅侵袭海绵窦外侧壁，可用剥离子将肿瘤仔细分离以确保海绵窦壁的完整；若少量肿瘤已侵入海绵窦内，强行全切除肿瘤极有可能会导致海绵窦内颅神经损伤而出现功能障碍，残留海绵窦内的少许肿瘤行立体定向放射治疗，对术前无颅神经功能障碍患者获益更大。

5. 任何手术，术前应有手术预案，手术步骤、各个环节术前应该已经规划完成，规划出该手术过程中可能出现的问题、应如何应对和处理，甚至肿瘤切除程度术、手术应该何时终止都应有所思考。

视频资料

4 蝶骨翼中段脑膜瘤手术治疗

病例5 前床突脑膜瘤
(Anterior Clinoid Process Meningioma)

【临床资料】

患者：男性，64岁。

1. 主诉：视物模糊1个月，加重伴左肢麻木11天。

2. 现病史：患者于入院前1个月无明显诱因出现双眼视物模糊，表现为观察远处景物时亮度减低并伴有"雾蒙感"，自诉经短暂休息不能缓解，呈进行性加重。入院前11天，患者于工作劳动后出现左侧肢体及面部皮肤麻木，无言语不利及肢体活动障碍，曾就诊于当地，头部核磁显示：右额颞部占位性病变，呈均匀一致强化。

3. 体格检查：神志清楚，双眼瞳孔等大等圆，对光反射（+）。视力：右0.8，左1.0，双眼视野无明显缺损，双侧额纹对称，鼓腮无漏气，伸舌居中。左手指痛觉稍减退，四肢肌力V级。

4. 既往史：否认高血压、糖尿病、冠心病。

5. 辅助检查

（1）颅底CT：右侧颞极颅骨内板下方可见团块状稍高密度影，内可见多发钙化结节影，边界尚清。

（2）头MR平扫、增强示：右侧颞极颅骨内板下方可见分叶形不规则肿块影，大部呈等T_1、等T_2信号、DWI呈等信号，其内见弧形、线状低信号、DWI呈低信号，与邻近脑质间可见环状长T_1、长T_2信号脑脊液间隙，邻近右侧额颞岛叶及基底节区受压，右侧额叶见小片长T_1、长T_2信号水肿带，右侧侧脑室前角及体部受压变窄。肿块呈明显强化，邻近硬脑膜增厚，并见硬膜鼠尾征，其内弧形、线状低信号无强化（图26-5-1）。

6. 入院主要诊断：右侧前床突脑膜瘤。

【治疗处理】

1. 背景知识：蝶骨翼脑膜瘤约占颅内脑膜瘤的14%～20%，当其侵犯海绵窦、颈内动脉、视路时，全瘤切除困难，复发率高。依肿瘤起源分为：（内1/3）床突+内侧蝶骨翼；（中1/3）中蝶骨翼；（外1/3）外侧蝶骨翼（图26-5-2）。

库欣和艾森哈特在1938年的专著中首次描述了蝶骨翼型脑膜瘤，并将这些肿瘤分为3组（内侧深部型/前床突，中部型，外侧型）。其中内1/3起源的蝶骨翼脑膜瘤中包括：① 床突起源：向蝶鞍上区方向生长；② 内侧蝶骨翼起源：向内侧颞叶前部方向生长（图26-5-3）。

床突起源脑膜瘤Al-Mefty教授进一步细分为Ⅲ类，Type Ⅰ：颈内动脉进入蛛网膜下隙之前；

Type Ⅱ：蛛网膜层保护，全切机会增大；Type Ⅲ：早期视神经症状明显，少见巨大肿瘤（图26-5-4）。

相关蝶骨嵴区复杂颅底肿瘤处理在后文章节中展开介绍。

2. 治疗方案：依据背景资料分类，本例患者属于：中内1/3起源的蝶骨翼脑膜瘤-床突起源-Al-Mefty分型Type Ⅱ：颈内动脉外有蛛网膜层保护，肿瘤全切机会增大。患者未见肿瘤视神经管侵袭，手术入路行改良翼点入路（图26-5-5）。

3. 治疗过程：因肿瘤向后方生长较多，采取改良扩大翼点入路，减少分离肿瘤时对颞叶及额叶的牵拉张力。硬膜外磨除部分蝶骨脊，使硬膜翻转时不遮挡视线。自额底方向释放脑脊液，少量开放侧裂前端，显露肿瘤。断离部分肿瘤血运后，进行瘤体减压。重复断血运、瘤体减压过程，直到肿瘤部分囊壁足够薄，可以牵动向减压中心区移动。当肿瘤包裹过路血管时，宜从血管远端向近端分离，因为早期难以翻动颈内动脉床突段附近肿瘤，并且在减压不充分时自肿瘤腔内直接暴露其后方的血管近端是十分危险的操作。即使肿瘤外囊已经很薄，也不可以粗暴牵拉，尤其在肿瘤靠近深部、未探明血管与肿瘤粘连程度的情况下。

当肿瘤减压充分后，牵拉肿瘤向瘤体中心区移动，再次分离肿瘤包膜与脑组织、神经、血管的粘连，彻底切除肿瘤。当肿瘤体积缩小后，从各个方向分离，当遇到分离困难的部位，暂时更换其他方向进行分离；尽早从肿瘤中线侧方向识别视神经、颈内动脉结构，以防铲除肿瘤过程中，突破肿瘤包膜而直接伤及肿瘤后方神经、血管。处理肿瘤后方粘连的大脑前动脉及中动脉时，需格外小心穿支血管及回返动脉，如遇少量出血，宜铺盖吸收性明胶海绵、棉条进行保护，而不是盲目双极电凝，否则会引发术后严重基底节区缺血事件发生；术中探查发现细小穿支血管上肿瘤切除困难时，需残留肿瘤，后期观察及必要时放疗辅助治疗。

4. 术后影像学分析及围手术期治疗：术后即刻CT显示术区无血肿，术后适度脱水治疗。2周后，复查强化MRI显示肿瘤切除满意（图26-5-6）。1年时复查，无异常强化肿瘤残留影像（图26-5-7）。患者术后早期左侧肢体活动障碍，肌力Ⅲ级，经康

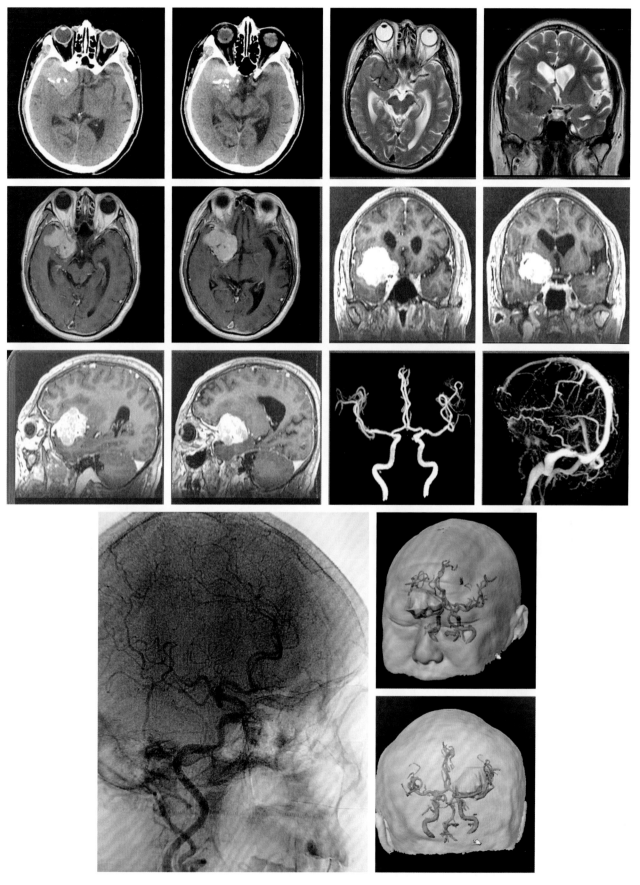

图26-5-1 患者术前MRI、CT、DSA影像融合表现

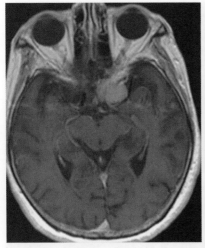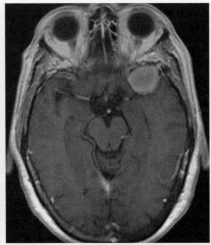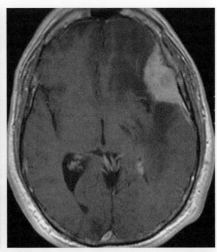

图26-5-2 3种蝶骨翼脑膜瘤MRI

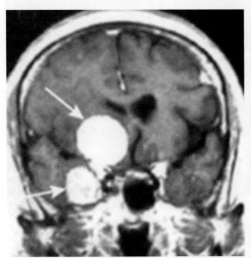

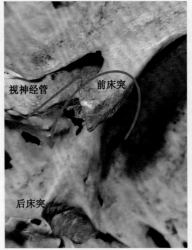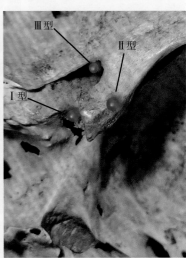

图26-5-3 床突脑膜瘤合并内侧蝶骨翼脑膜瘤　图26-5-4 床突脑膜瘤Al-Mefty分类（摘自Franco DeMonte, Michael W. McDermott, Ossama Al-Mefty. Al-Mefty's Meningiomas, Second edition.）

复训练，3个月时恢复正常活动。

【点睛与提示】

1. 此类肿瘤处理对神经外科医生是一种挑战，因其可能包绕颅内大动脉（如ICA、MCA和ACA及其分支）、视神经、动眼神经，甚至肿瘤侵袭视神经管以及延伸进入海绵窦。当ICA及其分支被包绕时，术前检查应行血管造影评估血管结构及其侧支循环情况。当血管代偿能力不足、主干血管出现狭窄影像学表现时，应为颈部近端控制和可能的高流量颅内外血管搭桥术做好准备。

2. 手术入路可以依据肿瘤大小、手术规模选择：额外侧、改良翼点、额颞眶颧。可经硬膜外先磨除前床突、打开视神经管，再联合硬膜内切除肿瘤；或单纯经硬膜内入路切除肿瘤。手术要点包括：出血控制；视神经，动眼神经保护；海绵窦肿瘤处理；血管保护最重要；关键是熟悉病理解剖。

3. 识别正常节段血管结构，然后沿着血管的正常节段向异常节段逐步分离肿瘤，原则上宜从动脉远端向近端分离。因为早期难以翻动颈内动脉床突段附近肿瘤，并且在减压不充分时自肿瘤腔内直接暴露其后方的血管近端是十分危险的操作。

4. 尽早从肿瘤中线侧方向识别视神经、颈内动脉结构，以防铲除肿瘤过程中，突破肿瘤包膜而直接伤及肿瘤后方神经、血管。

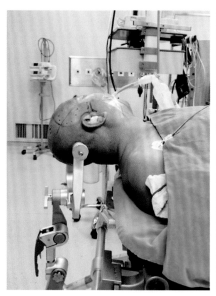
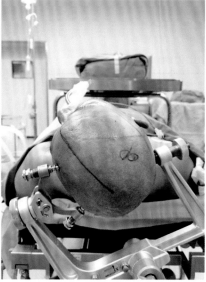
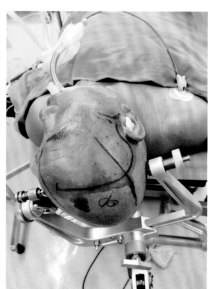

图26-5-5 手术体位及皮瓣设计

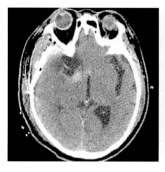
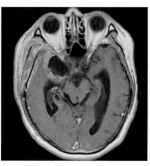
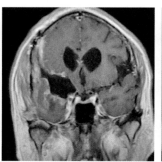
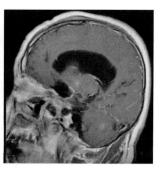

图26-5-6 术后2周影像学检查

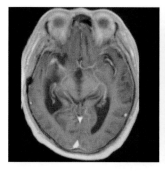
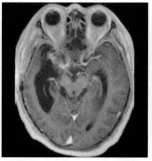
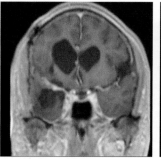
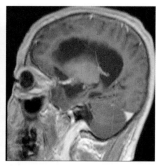

图26-5-7 术后1年MRI强化复查

5. 处理肿瘤后方粘连的动脉时,需格外小心穿支血管及回返动脉,如遇少量出血,宜铺盖吸收性明胶海绵、棉条进行保护,而不是盲目双极电凝,否则会引发基底节区缺血。

6. 术中探查发现主要血管和重要穿支血管上肿瘤切除困难时,需残留肿瘤,后期观察及必要时放疗辅助治疗。

视频资料

5 前床突脑膜瘤手术治疗

蝶骨嵴脑膜瘤手术视频:

5-1 影像融合导航下额颞开颅蝶骨嵴脑膜瘤切除术

病例6　后床突脑膜瘤
(Posterior Clinoid Process Meningioma)

【临床资料】

患者：女性，66岁。

1. 主诉：头痛伴左眼视力下降3个月余。

2. 体格检查：神志清楚，查体合作，双瞳孔等大、等圆，光反应阳性，眼球活动无受限，双眼视力0.8，双眼右侧同向性偏盲，四肢肌力 V 级，病理征阴性。

3. 既往史：高血压10年，糖尿病10年，胰岛素控制血糖理想，冠心病，心肌缺血，间断出现心前区不适。

4. 辅助检查

（1）CT显示：左侧海绵窦区高密度站位病变，推挤邻近脑组织，蝶鞍偏左侧明显扩大，邻近前、后床突骨质吸收、变薄，左侧颞叶部分脑质及左侧脑室下角受压、变窄。

（2）头MRI平扫、增强示：桥前池偏左侧、鞍区及鞍上偏左侧、左侧颞部可见不规则团块状等 T_1、等 T_2 信号影，于DWI上呈稍高信号影，其内信号均匀，可见血管走行，边界清，最大横截面积约

4.1 cm×3.2 cm×4.5 cm，肿块向后推挤中脑及脑桥，左侧海绵窦区受压，基底动脉、左侧颈内动脉及大脑中动脉受压移位，左侧桥前池、左侧鞍区及鞍上团块影，呈不均匀强化（图26-6-1，图26-6-2）。

5. 入院主要诊断：左侧后床突脑膜瘤；高血压病3级（极高危）；2型糖尿病；类风湿关节炎；下肢静脉血栓形成；桥本甲状腺炎；胆囊切除术后。

【治疗处理】

1. 治疗方案：后床突脑膜瘤的定义：围绕后床突区域为起源的脑膜瘤，也被称为"鞍背脑膜瘤（dorsum sellae）"或"上斜坡脑膜瘤（upper clival）"。解剖位置位于ICA与基底动脉—大脑后动脉之间，向前推挤包绕ICA，向上、外推挤包绕MCA、动眼神经，向后推挤基底动脉，更棘手的是后床突脑膜瘤更容易包绕后交通动脉、脉络膜前动脉及其穿支血管。后床突脑膜瘤在夹缝中生存，与周围神经、血管粘连紧密，手术难度大；术后容易出现穿支血管损伤导致偏瘫、动眼神经损伤等并发症。截至2021年，检索SCI报道的关于后床突脑膜瘤的病例数量不超过20例，因此很难系统化、规范化后床突脑膜瘤的手术方式。

在目前国际上报道的18例后床突脑膜瘤病例分析中（表26-6-1），我们可以了解到，改良翼点、经颞下岩前、经颧弓经颞下、经乙状窦前入路，都曾作

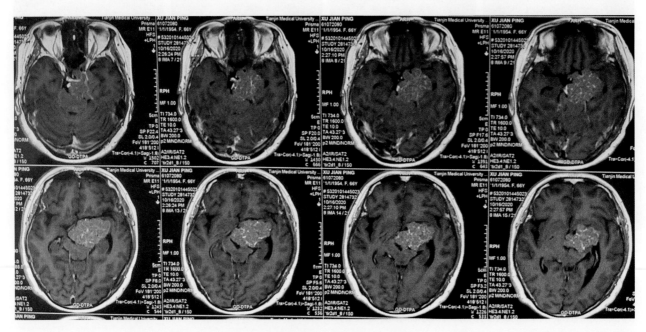

图26-6-1　患者术前MRI、CT表现

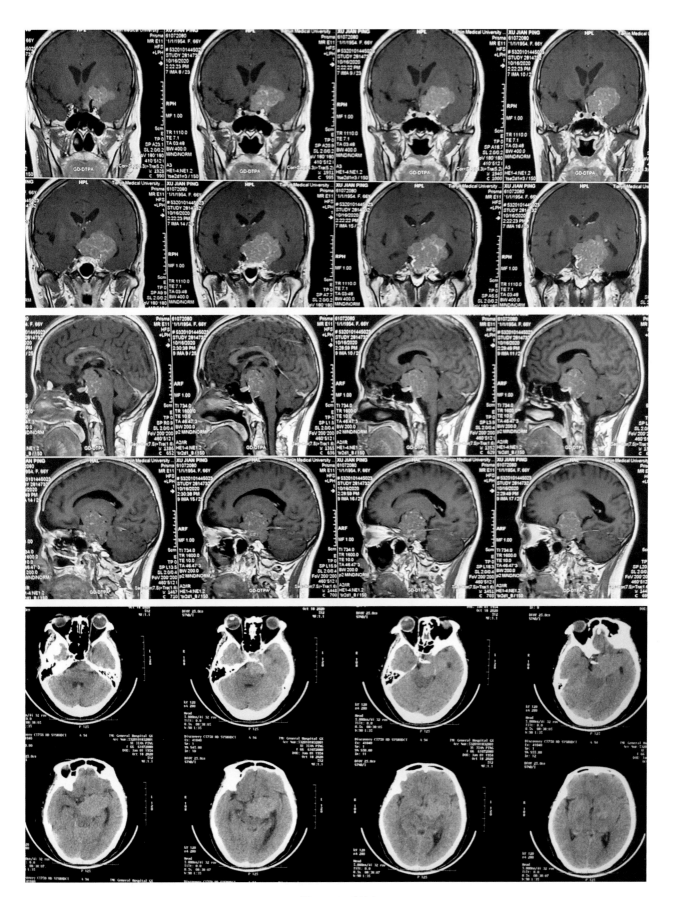

图 26-6-1（续）

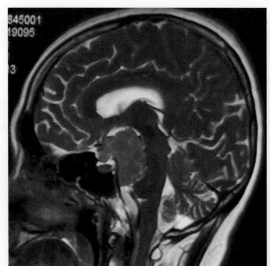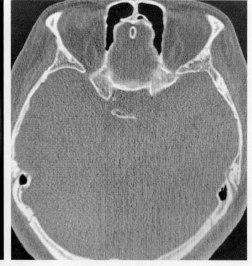

图26-6-2　典型的左侧后床突脑膜瘤特点，后床突骨质吸收

表 26-6-1　后床突脑膜瘤病例报告及其临床资料

研究名称	年龄（岁）	最大径（mm）	神经症状	颈内动脉移位	外科入路	切除程度	并发症
Horiguchi et al. n=5	N/D	N/D	N/D	N/D	N/D	Simpson G3 3例；Simpson G4 2例	偏瘫（永久）2；中枢神经麻痹（永久）4；丘脑性痴呆1
	N/D	N/D	N/D	N/D	N/D		
	N/D	N/D	N/D	N/D	N/D		
	N/D	N/D	N/D	N/D	N/D		
	N/D	N/D	N/D	N/D	N/D		
Goto and Ohata n=5	51.6	20	N/D	N/D	经岩骨乙状窦前入路	全切	无
		> 40	N/D	N/D	经岩骨乙状窦前入路	全切	无
		> 40	N/D	N/D	经岩骨及经额颞眶颧联合入路	近全切	无
		> 40	N/D	N/D	经岩骨乙状窦前入路	部分切除	无
		> 40	N/D	N/D	经岩骨乙状窦前入路	全切	无
Ohba et al. n=1	60	40[a]	动眼神经麻痹	N/D	经颞入路	次全切	偏瘫；脑积水
Shukla et al. n=2	50	45[a]	头痛，复视（动眼神经）	向前移位	经额颞下入路	全切	无
	41	40[a]	头痛，复视（动眼神经）	向前移位	经额颞下入路	部分切除	偏瘫，偏盲，部分动眼神经麻痹
Sodhi et al. n=1	48	30[a]	头痛，视力减退，同向性偏盲	前外侧移位	基础额颞眶颧入路，经侧裂	近全切	上睑下垂（短暂性）

续 表

研究名称	年龄（岁）	最大径（mm）	神经症状	颈内动脉移位	外科入路	切除程度	并发症
当前研究 n=2	54	20	眼痛	前内侧移位	额颞入路,经侧裂	近全切	无
	62	65	失语,记忆力下降,视力减退,同向性偏盲	向前移位	基础额颞眶颧入路,经侧裂	次全切	偏瘫（短暂性）

摘自 Hajime Takase 教授（Characteristics and surgical strategies for posterior clinoid process meningioma: two case reports and review of the literature, Neurosurg Rev, 2017, DOI 10.1007/s10143-016-0774-z）

为切除后床突脑膜瘤的入路尝试。因为病例数量较少,很难明确哪种入路更为合适。当然,入路的多样性,也与后床突脑膜瘤不同的肿瘤生长方向及大小密切相关,后床突脑膜瘤的手术入路选择,不可能是单一的入路。这有些像颅咽管瘤的手术入路选择,随着不同生长类型的颅咽管瘤,来确定最适合的手术方式,才是合理的,同理,也适用于后床突脑膜瘤,需要依据后床突脑膜瘤向上更多生长、还是向侧方、向桥前池方向更多生长来制定合理的手术入路。

临床实践经验告诉我们,"单纯翼点"入路对于后床突脑膜瘤不是一个理想入路,因为我们没办法在直视下分离位于颈内动脉后方的穿支血管与肿瘤的粘连,势必会残存大量肿瘤组织。当肿瘤主体位于幕上、并且偏向前方时,"颞极入路"可能会是一个合理的选择,因为我们有条件从前侧方直视下分离位于颈内动脉后方的穿支血管,并且通过额下处理凸向前方的肿瘤,同时进行视神经周围肿瘤组织的切除和减压。而当肿瘤主体位于幕下、斜坡、桥前池方向,并且肿瘤向前方突出的时候,"颞下入路、岩前入路"等侧方入路则是更好的选择。

本例患者肿瘤具有以下特点:位于ICA与基底动脉—大脑后动脉之间,向前推挤ICA,向上、外推挤MCA,向后推挤BA;肿瘤向上方高度未超过室间孔,向下方肿瘤下极接近中斜坡水平,质地较硬。肿瘤主体骑跨幕上、下,桥前池肿瘤较多,向斜坡"反向延长线"的前方突出不多,经颞、经颞下岩前入路的侧方入路,技术上是最合理入路。

本例患者顾及患者基础病较多,为了简化手术,缩短手术时间与创伤,我们选择单纯经颞下岩前入路来处理肿瘤。术前放置腰大池引流管可一定程度上缓解颞叶损伤的发生（图26-6-3和图26-6-4）。

2. 治疗过程:去除部分颞叶脑组织,断离部分肿瘤血运后,进行瘤体减压。重复断血运、瘤体减压过程,直到肿瘤部分囊壁足够薄,可以牵动向减压中心区移动。肿瘤前方为颈内动脉,前下方为变性的动眼神经。我们可以看到,即使从侧方直视下分离肿瘤与脉络膜后动脉、后交通动脉的粘连,仍是一件十分困难的工作。处理完幕上部分肿瘤后,进行天幕切开,进而完成幕下肿瘤切除。重复断血运、瘤体减压过程,取瘤镊牵动肿瘤囊壁向减压中心区移动,分离位于肿瘤后方、下方的血管。最后处理位于斜坡顶点方向的、左侧动眼神经入海绵窦方向的残余肿瘤。

3. 术后影像学分析及围手术期治疗:术后适度脱水治疗,抗生素预防应用。术后2周复查强化MRI显示肿瘤切除满意,无异常强化肿瘤残留影像（图26-6-5）。患者术后早期伴有轻度感觉性失语,后逐渐恢复。

【点睛与提示】

1. 后床突脑膜瘤更容易包绕后交通动脉、脉络膜前动脉及其穿支血管,入路选择不当会带来严重术后并发症并造成肿瘤大量残余。

2. 术中探查发现重要穿支血管上肿瘤切除困难时,需残留肿瘤,后期观察及必要时放疗辅助治疗。

3. 后床突脑膜瘤的手术入路主要有两个选择:前方经翼点入路或侧方经颞下入路。需要依据后床突脑膜瘤向上更多生长还是向侧方、向桥前池方向更多生长来制定合理的手术入路。

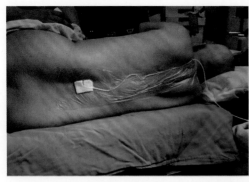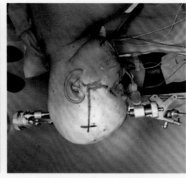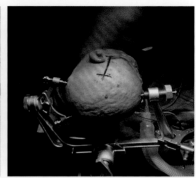

图26-6-3　手术体位及皮瓣设计

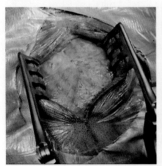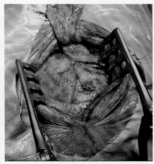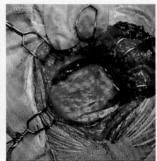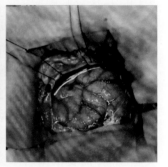

图26-6-4　采用的这种直线切口损伤小，速度快，对于基础病严重患者可以围手术期并发症的出现机会更少

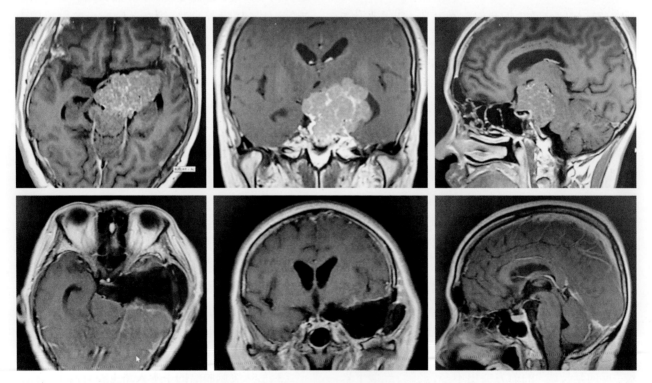

图26-6-5　围手术期影像学检查，术前、术后对比

4. 虽然切除脑组织来换取手术操作空间,在当今显微外科时代并不常用,但在结合患者具体病情及身体条件下,相比复杂手术本身带来的创伤和时间成本,仍然在特殊情况下适用。

病例7　骨纤维异常增殖症
(Bone Fibrous Dysplasia)

【临床资料】

患者:男性,31岁。

1. 主诉:左侧眼眶阵发性胀痛10年。

2. 现病史:患者于入院前10年无明显诱因反复出现左眼眶胀痛,疼痛呈搏动性,伴有流泪、上眼睑肿胀,患者无发热、头痛等其他不适。在当地医院就诊,给予抗病毒、抗生素治疗无效,后予以激素治疗,胀痛及肿胀减退,停药后复发。入院前1个月行头MRI检查提示眶内占位性病变,眼眶骨质破坏。

3. 体格检查:神志清晰、语言流利,左眼轻度外突,双侧瞳孔等大等圆,双侧瞳孔直径L : R= 3 mm : 3 mm,光反应(+),视力、视野未见明显异常,眼球各方向运动无障碍,无眼睑下垂,其他颅神经检查无异常。

4. 辅助检查

(1)颅底CT:左眼眶上壁及外侧壁骨质明显增厚,皮质可见硬化,其内正常骨小梁结构消失,可见不规则片状低密度影及稍高密度影,未见骨破坏和吸收征象(图26-7-1,图26-7-2)。

(2)头MRI平扫、增强示:左侧眼眶上壁及外侧壁增厚,呈等T_1稍短T_2信号,DWI呈低信号,主要累及左侧颈骨眶突、蝶骨大翼及额骨交界处,邻近眶脂体、泪腺轻度受压。病变呈轻度强化,并随时间延长,呈现逐步增强表现。

5. 入院主要诊断:左眼眶上外侧壁骨源性病变,是否为骨纤维异常增殖症?

【治疗处理】

1. 背景知识:骨纤维异常增殖症(fibrous dysplasia of bone, FD)是一种由GNAS基因激活性突变引起,导致成骨间质细胞的分化和增殖受到抑制,骨髓和网状骨被纤维结缔组织和不规则病变所代替的骨纤维性疾病,由异常增生的骨质与健康或不成熟的骨质混合而成。分为单一骨(monostotic FD, MFD,10% ～ 25%)和多个骨(polyostotic FD, PFD,高达50%)2种。多骨性骨纤维异常增殖症患者如果同时伴有皮肤和(或)内分泌改变,被称为麦-奥综合征/纤维性骨营养不良综合征(McCune—Albright syndrome, MAS)。临床表现包括颅骨不对称、面部畸形、视力障碍等,前颅面骨、蝶骨、额骨、上颌骨和筛骨较常受累,而枕骨、颞骨等外侧或后方骨质受累不常见。

骨纤维异常增殖症最常见的表现是缓慢、惰性增长的肿块病变。视神经、眼眶部、鼻道、颅神经孔道、中耳听骨等邻近结构最常受累,畸形是渐进式和隐匿性的。比较特殊的是,在幼儿和青春期前的青少年,病变可能表现为快速生长,皮质骨扩张和邻近结构位移。在一些病例中,快速生长的病变同时还伴有其他病理行病变,如动脉瘤样骨囊肿或黏液囊肿。据报道,只有不到1%的骨纤维异常增殖症病例发生骨肉瘤或其他形式肉瘤的恶性改变。随着患者接近青春期,骨骼发育成熟后,病变的进展呈现逐渐平稳的趋势,尽管也有少量报道成年患者中出现持续性、活动性进展病例。

CT影像表现特点是,病变部位骨质呈膨胀性改变,跨颅缝生长并累计多骨。骨纤维异常增殖症的主要病理改变是异常增生的纤维组织和不同发育程度的骨样组织,随着二者比例、结构和发育度不同,而表现出不同的影像表现。CT表现主要有如下几种:① 磨砂玻璃样改变,组织学表现为纤维组织、骨样组织及少量网状骨混合存在。② 呈囊性改变,可表现为单囊或多囊,边缘多有硬化,边界较清楚,组织学表现以纤维组织为主夹杂有少量骨样组织。③ 硬化改变,表现为骨密度均匀一致性增高,皮髓质分界消失,组织学主要由成熟骨小梁构成。

MRI影像表现取决于病变内所含纤维组织、骨

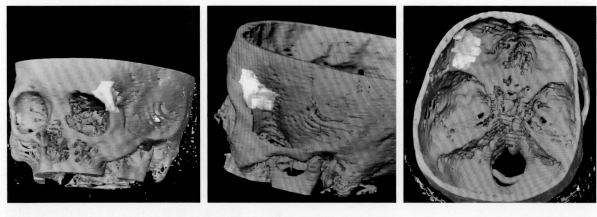

图26-7-1　患者术前MRI、CT影像融合

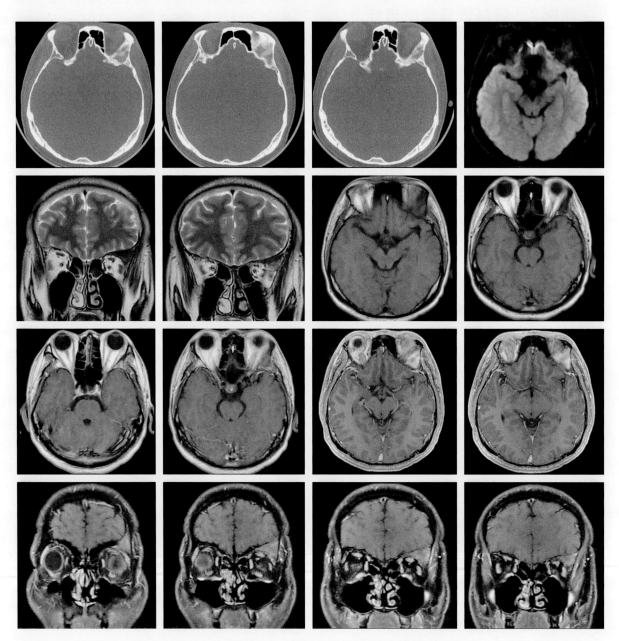

图26-7-2　患者术前MRI、CT影像表现，延迟强化为其较特殊的表现

样组织和骨小梁成分构成比例。骨样组织及骨化、钙化在T_1、T_2上均为低信号，增强无强化；而胶原成分较多的纤维组织在MRI上多呈等低信号，增强为轻度强化；纤维组织内血运比较丰富的区域多表现为T_1中等信号、T_2高信号，增强扫描则明显强化。

骨纤维异常增殖症的治疗包括：对症治疗的药物治疗（非甾体抗炎药、止痛药等）；手术治疗适用于反复急性发作、有快速进展性疾病的患者，如视力损害、听力丧失、气道阻塞和脑神经损伤等。2012年美国颅面骨纤维异常增殖症临床指南指出：① 活动性病变（快速生长、新发疼痛或感觉异常、视力或听力变化）需要立即进行手术评估；② 尽可能将病变切除的手术治疗推迟到骨骼成熟后，此时病变大多处于静止状态；③ 如果患者有明显症状或病变进展迅速，则在患者骨骼成熟前可能需要手术切除或整形，但患者必须意识到病变复发的风险；④ 对病变部位难治性疼痛，可以考虑使用双磷酸盐等辅助治疗；⑤ 对于患者的管理，需要一个全面评估和多学科的参与，以获得最佳的疗效与预后。

2. 治疗方案：本例患者影像融合结果显示，病变累及左侧额骨及蝶骨，为多个骨的纤维异常增殖症。患者10年来反复多次的出现左侧眼眶胀痛、搏动性疼痛，近期出现左眼外突表现，属于活动性病变，同时患者已经成年，骨骼发育成熟，有明确手术指征。患者左侧眼眶上壁及外侧壁增厚，结合工作站病变影像合成结果，确定MacCarty孔为病变中心区域，围绕MacCarty孔为中心进行充分暴露，彻底磨除受累骨质。

3. 治疗过程：常规仰卧位，头向健侧转20°，取行翼点入路，首先游离额颞骨瓣，并悬吊硬膜（图26-7-3）。显微镜及导航辅助下，使用刮匙进行左眶外侧壁及顶壁皮质骨骨腔间内肿物的刮除。肿物质硬，血供丰富，广泛侵袭骨质，在刮匙难以处理的部分，使用磨钻进行磨除。为缓解患者左眼球外突，术中尽可能磨除眶外侧、眶上壁骨皮质，显露眶骨膜，降低术后眶内压、缓解眼外突情况。显微镜下彻底清除异常骨组织，辅助导航，确保磨除范围大于病变范围。术腔仔细止血，应用骨水泥精细塑形，修补眶骨缺损，预防眼球术后过渡塌陷。

4. 术后影像学分析及围手术期治疗：术后CT显示异常骨质病变彻底清除，眼眶复位完好，1周复查MRI显示肿瘤切除满意，无异肿物残留影像。患者无眼球外突、眼球活动障碍等表现，眼眶区搏动样疼痛感消失（图26-7-4～图26-7-6）。

【点睛与提示】

1. 骨纤维异常增殖症是一种良性骨纤维性疾病。在幼儿和青春期前的青少年，病变可能表现为快速生长导致容貌严重畸形、神经功能严重受损；骨骼发育成熟后，病变的进展多呈现逐渐平稳的趋势。

2. 活动性病变（快速生长、新发疼痛或感觉异

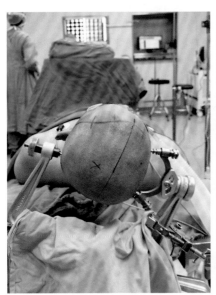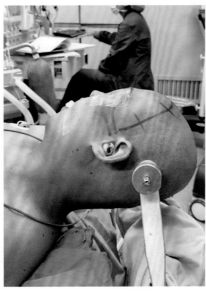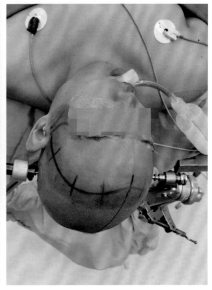

图26-7-3 手术体位及皮瓣设计

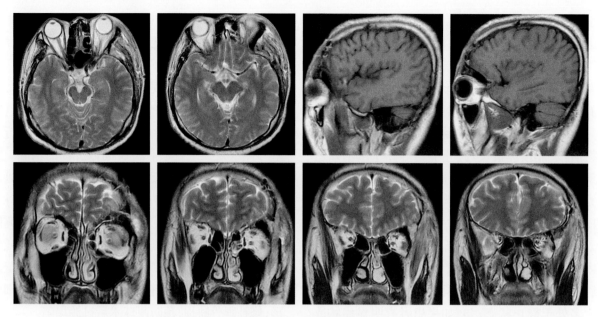

图 26-7-4 术后 MRI

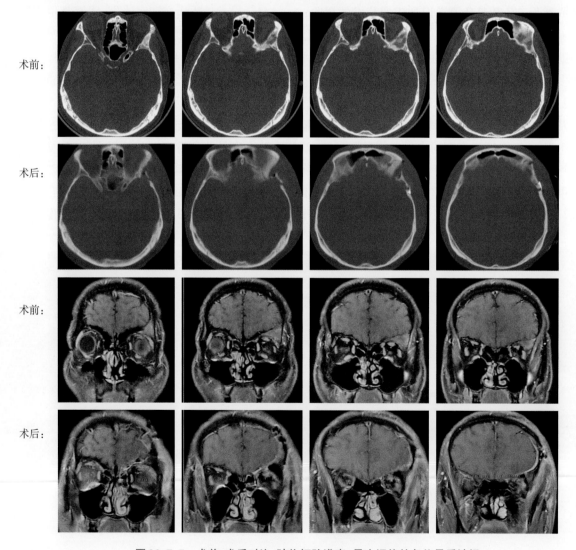

术前：

术后：

术前：

术后：

图 26-7-5 术前、术后对比，肿物切除满意，骨水泥修补复位骨质缺损

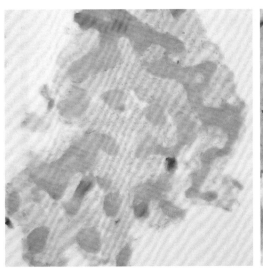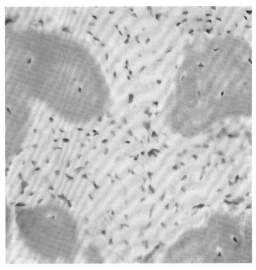

图26-7-6 术后病理：骨纤维异常增殖症

常、视力或听力变化）需要进行手术评估；尽可能将病变切除的手术治疗推迟到骨骼成熟后，此时病变大多处于静止状态；如果患者有明显症状或病变进展迅速，则在患者骨骼成熟前可能需要手术切除或整形，但必须提醒患者病变复发的风险较大。

3. 彻底去除影像学及术中显微镜下发现的异常骨组织，直到暴露正常骨性骨质。

4. 使用骨水泥方便进行精细塑形、修复，利于恢复患者正常骨骼框架结构，改善患者容貌。骨水泥进行颅底修复，较钛网更具有优势。

5. 多参数影像融合及导航技术，在处理边界不清的颅骨病变中，因不会出现导航漂移，为精准处理病变提供巨大帮助。

视频资料

7 骨纤维异常增殖症手术治疗

病例8 颅咽管瘤

(Craniopharyngioma)

【临床资料】

患者：女性，39岁。

1. 主诉：右侧颅咽管瘤切除术后8年，查体发现复发1个月余。

2. 现病史：患者于8年前行颅咽管瘤切除手术，恢复顺利，术后定期复查，规律口服醋酸氢化可的松10 mg QD，醋酸去氨加压素0.05 mg QN，优甲乐50 μg QD。1个月前无明显诱因出现头部不适，伴视物模糊，行头颅MRI检查显示：右侧鞍旁囊性病变，考虑颅咽管瘤复发，拟收住院再次手术治疗。

3. 体格检查：神志清晰，语言流畅，双侧瞳孔左：右=2.5 mm ：2.5 mm，对光反应（+），左眼视力1.2，右眼视力1.0，双眼左侧同向性偏盲。无长传导束体征。

4. 辅助检查

MRI：垂体形态无异常，垂体显示欠清，视交叉无上移。右侧鞍旁可见不规则形长T_1长T_2信号影，大小约27 mm×44 mm×30 mm。病变突入右侧额叶，邻近脑实质及血管受压，右侧鞍旁不规则肿物影囊壁呈明显强化，其内容物未见强化，囊壁厚度不均匀，近海绵窦区囊壁较厚，可见多发环状强化（图26-8-1 ～图26-8-3）。

5. 入院主要诊断：复发颅咽管瘤；垂体功能低下；电解质代谢紊乱。

【治疗处理】

1. 背景知识：颅咽管瘤起源于Rathke袋（垂体周围的胚胎组织），沿垂体柄生长，可位于鞍内，鞍上及脑室内。虽然是良性肿瘤，却因根治困难，常

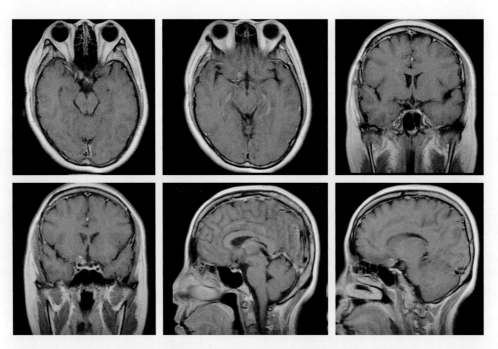

图26-8-1 患者入院前3年复查MRI显示右侧视神经旁异常强化

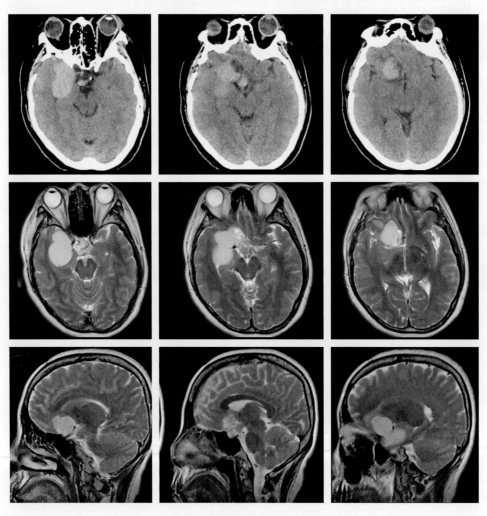

图26-8-2 患者本次入院CT、MRI表现

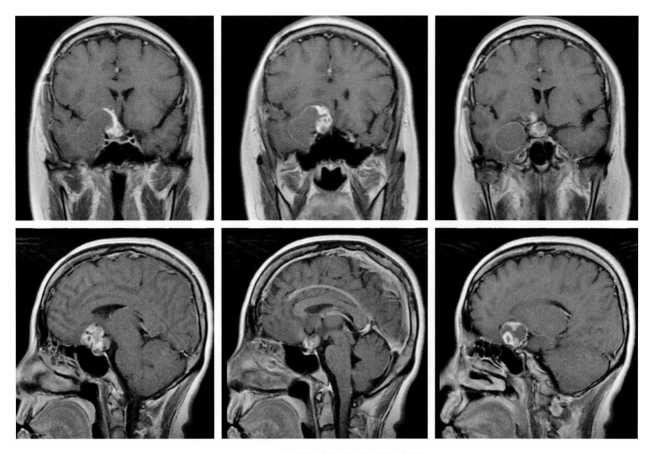

24-8-3 患者本次入院CT、MRI表现

常是恶性结果。10岁前和50岁后2个发病高峰。

　　手术是主要治疗手段，入路是关键。回顾历史，颅咽管瘤首次成功切除是1909年，由A. E.霍尔斯特格（A. E. Halsteag）教授采用经蝶入路完成。随后库欣（Cushing）改善了经颅手术，显示出优势，并奠定了该手术的基础。虽然内镜辅助的显微神经外科治疗，药物治疗和放射治疗的进步，进一步改善了颅咽管瘤的治疗效果，但时至今日，颅咽管瘤全切除对神经外科医生依然是重大挑战。要认真把握第一次手术机会，因为第一次手术非常关键。手术效果有赖于肿瘤部位、大小、重要神经血管受累，更有赖于入路的选择，因为某一时刻只有入路是变量。提起入路不能不提及肿瘤分型。国内外分型很多，达十多种，说明各分型都有不尽如人意之处。分型有助于入路选择，但都有其局限性，肿瘤可能向多方向生长，分型需要改良以利于选择适合的手术入路。一个好分型的标准需：利于诊断、利于治疗、利于应用，评估预后、简便。Samii（1995）分型相对最准确，对选择手术入路最有帮助

（表26-8-1）。

表 26-8-1　颅咽管瘤 Samii（1995）分型

向蝶鞍及鞍上扩展分为 5 型	向周围扩展分为 4 型
I 型：限于鞍隔下	A 型：向前颅底
II 型：限于鞍隔上	S 型：向蝶窦
III 型：侵及第三脑室下部	L 型：向颞侧
IV 型：侵及第三脑室上部	P 型：向后颅窝
V 型：侵及透明隔及侧脑室	

　　涉及颅咽管瘤入路最多，也从侧面说明了每种入路各有利弊，没一个有入路对颅咽管瘤治疗具备绝对优势。总体分为经颅入路和经鼻蝶入路。其中经颅入路又分为：翼点入路、单侧额下入路、双侧额下半球间入路、经胼胝体入路、额下经终板入路、额底纵裂入路、经鼻蝶入路、颞下岩前入路、额眶颧入路。入路选择的相关因素包括：病变部位、病变

大小、病变形状、肿瘤质地、肿瘤钙化、扩展方向、与视交叉和垂体柄的关系、前次手术入路、术者习惯。理想入路的标准应具备：路径最短、良好充分显露、没有重要结构遮挡、较小重要结构损伤风险。

翼点入路最为经典，可以通过4个神经、血管间隙探查肿瘤，适合Ⅱ～Ⅲ型及L型颅咽管瘤，手术路径最短，可用于前置视交叉病例；但操作过程中会遇到不同角度的神经血管阻挡视野、需要深刻理解不同角度下的解剖结构。纵裂入路，适合Ⅲ～Ⅳ型颅咽管瘤，充分显露视神经视交叉，充分显露前交通复合体，直接达到肿瘤起源部位，直接达到终板和第三脑室，观察丘脑下部和脚间池，分离血管更安全；会遇到前交通复合体遮挡视野，视神经视交叉遮挡，矢状窦大脑上静脉损伤、双额叶损伤风险。经胼胝体入路，目前应用较少，仅适合纯脑室内颅咽管瘤，可充分显露侧脑室和第三脑室，适合脑积水患者，经胼胝体入路优于经皮质入路；缺点是易引起静脉损伤、失联合症状。颞下入路，适合部分Ⅱ～Ⅲ型，尤其P型颅咽管瘤，肿瘤主体位于斜坡延长线之后，入路简单，工作距离短，无神经和大血管遮挡，神经减压效果好；但前方及鞍上显露不佳，颞叶可能有挫伤或需要切除部分颞底皮质。经鼻蝶入路，适合Ⅰ～Ⅱ型甚至Ⅲ型颅咽管瘤，更适合视交叉后颅咽管瘤，较理想的显露，没有重要结构遮挡；但不适合向两侧扩展肿瘤，有不可控血管损伤的风险，较高的术后脑脊液漏及感染并发症风险。

小结如下：

- 经翼点入路适合Ⅱ～Ⅲ型及A～L型
- 经纵裂入路适合Ⅱ～Ⅲ～Ⅳ型及A型
- 经颞下入路适合P型
- 经胼胝体及脑室入路适合Ⅲ～Ⅳ～Ⅴ型
- 经鼻蝶入路适合Ⅰ～Ⅱ～Ⅲ型及S型

从诸多的入路中进行选择，要基于病例的个性，因人而异、扬长避短。按理想入路的标准，经蝶入路最有潜力，但防漏防感染任重道远。

2. 治疗方案：本例复发颅咽管瘤患者，属于Samii分型Ⅲ型+L型，适宜采取经翼点入路。患者术前有电解质代谢紊乱，垂体功能低下，甲状腺功能低下，需在术前耐心补足相应激素，并在术前2天行氢化可的松100 mg/d进行强化补充。

3. 治疗过程：常规仰卧位，头向健侧旋转30°（图26-8-4）。解剖外侧裂，释放脑脊液使脑压下降。循外侧裂向鞍区分离，即可显露肿瘤。肿瘤多挤压上抬视神经或视交叉，颈内动脉受压向外上移位。首先分辨上述结构，如可能将上述结构分离保护。选择视交叉前间隙、视神经颈动脉间隙、颈动脉动眼神经间隙中间隙较大的切除肿瘤，本例患者首先从第二间隙处理肿瘤，切除时首先电灼肿瘤表面，行瘤内分块切除，分块减压充分后再行囊壁切除。然后处理肿瘤与视神经、下丘脑粘连紧密的部分；肿瘤切除中注意辨别垂体柄，垂体柄呈肉红色，其内有多量的纵行血管网，外观类似于横纹肌。如

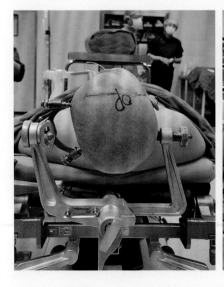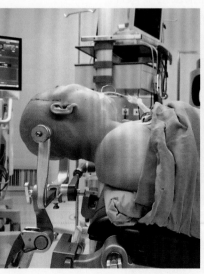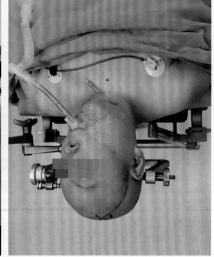

图26-8-4 患者体位及切口

肿瘤存在囊变,可穿刺释放囊液,达到降低囊腔压力的目的。牵拉囊壁,把凸向颞侧的肿瘤整体牵出、完成切除囊壁。切除过程中需注意勿损伤与肿瘤囊壁粘连紧密的血管、神经,尤其临近大脑前动脉、颈内动脉旁的穿支血管,不可贸然电凝,可用吸收性明胶海绵压迫止血,看清出血点后精准电凝。肿瘤可能钙化明显,特别是囊壁其与大脑前动脉、前交通动脉、后交通动脉及颈内动脉的穿通动脉粘连可能十分紧密,剥离时应当格外小心。剥离切除囊壁时,不应将暴露出的肿瘤囊壁完全切除,而应部分切除,残余少部分囊壁利于牵拉和沿其分离。如部分囊壁剥离困难,危险太大,必要时可残留少量钙化组织。尽可能调整手术显微镜角度,做到在可视范围内牵拉切除囊壁,强行撕拉第三脑室底粘连囊壁,可能会造成视野范围外难以控制的止血困难情况发生。翼点包括额外侧等前外侧入路的主要缺点是从斜侧方暴露终板,容易造成中线方向的迷失,同时由于视路遮挡,难以观察第三脑室和下丘脑的侧壁,对于脚间池的直视也有限,即使终板造瘘,空间也十分有限。

4. 术后影像学分析及围手术期治疗:术后返回ICU密切观察,严密观察有无下丘脑功能障碍,酌情给予补充激素。尿量增多,超过每小时300 mL,考虑有尿崩时,给予加压素深部肌内注射或静脉滴注,患者情况允许可给予口服去氨加压素对抗中枢性尿崩。术后2周强化MRI显示肿瘤切除满意,术后1年MRI无肿瘤复发迹象(图26-8-5,图26-8-6)。

【点睛与提示】

1. 手术治疗是颅咽管瘤的主要治疗手段。颅咽管瘤首次手术对于肿瘤全切、预防肿瘤复发至关重要。

2. 涉及颅咽管瘤入路最多,也从侧面说明了每种入路各有利弊,没有一个入路对颅咽管瘤治疗具备绝对优势。经鼻蝶入路没有神经和血管的遮挡,在显露上有优势,但术后脑脊液漏和颅内感染的问题还有待于进一步解决。

3. 下丘脑损伤,是颅咽管瘤患者术后出现严重并发症的最主要原因。术前计划、入路选择应围绕如何直视下暴露下丘脑、有利于分离穿支血管等方面重点考虑。

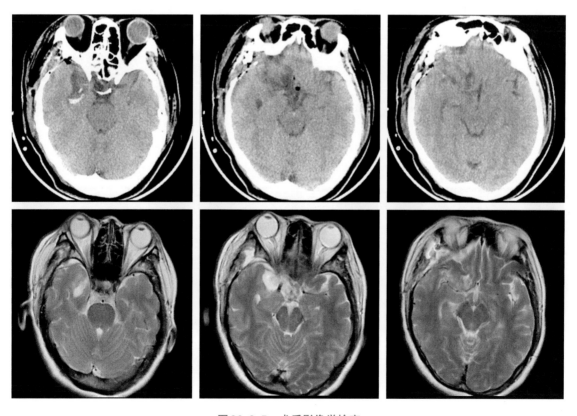

图26-8-5 术后影像学检查

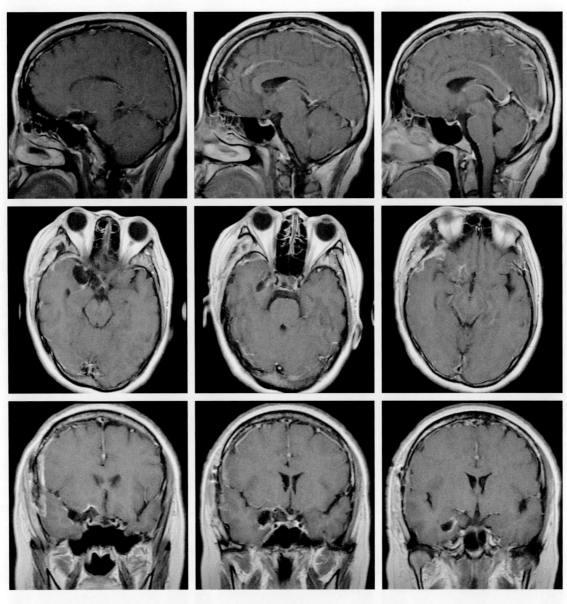

图 26-8-5（续）

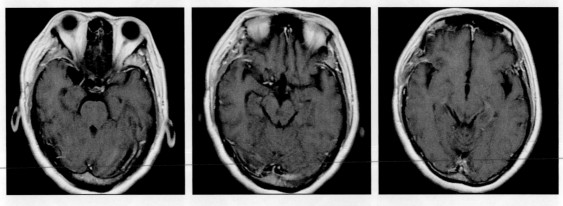

图 26-8-6　术后 1 年影像学检查

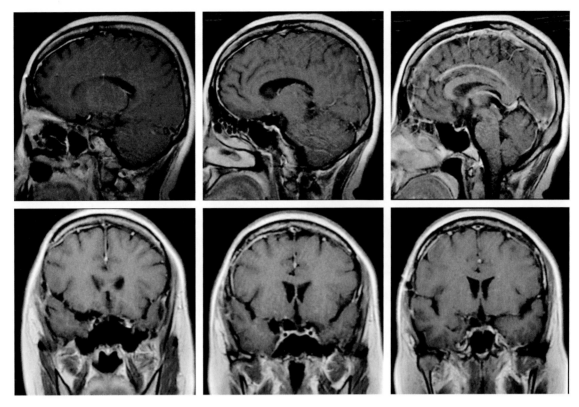

图26-8-6(续)

病例9 垂体腺瘤——经鼻内镜手术
(Pituitary Adenoma)

【临床资料】

患者：女，56岁。

1. 主诉：垂体瘤术后15年，左眼视物模糊2年。

2. 现病史：患者于15年前因双眼突发视物模糊入院治疗，术前检查提示"鞍区病变"，于全麻下行"经鼻鞍区病变切除术"，术后视力改善。入院前2年，患者再次出现右眼视物模糊，渐进性加重，不伴头晕头痛等其他症状。MRI检查显示：鞍内及鞍上占位性病变，考虑为垂体大腺瘤，为求进一步治疗入院。

3. 体格检查：双眼瞳孔等大等圆，直径3 mm，对光反射（+），左侧1.0，右侧0.5，右眼视物模糊，双眼视野无明显缺损，双侧额纹对称，鼓腮无漏气，伸舌居中。四肢肌力Ⅴ级，生理反射存在，病理反射未引出。

4. 既往史：高血压病史7年，平素口服"厄贝沙坦氢氯噻嗪"治疗，控制良好；7年前曾因胆囊结石行腹腔镜胆囊切除术。

5. 辅助检查：垂体半剂量增强MRI：鞍内及鞍上偏右侧不规则形等T_1信号结节影，冠状位高度约14.1 mm，增强呈中等程度强化，其内多发小片状无强化区，垂体柄向左偏移（图26-9-1）。

【治疗处理】

1. 治疗方案：经鼻手术入路，内镜较显微镜有

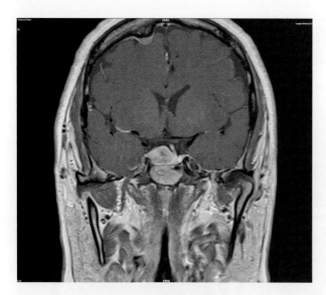

图26-9-1　鞍区病变（垂体腺瘤）

视角广、不受视野深度影响、创伤小等优点。在垂体腺瘤手术中，内镜可深入瘤腔内直视观察、操作，近距离的观察有利于分辨肿瘤和正常垂体，且多个角度的视野，避免盲目牵拉引起意外损伤。

内镜经鼻入路手术的适应证：① 无功能腺瘤，视力下降、颅压高、占位效应、垂体功能低下，随访发现肿瘤生长；② 服药无效、不良反应明显的泌乳素型垂体腺瘤；③ 生长激素腺瘤、ACTH腺瘤、GH腺瘤、TSH腺瘤以及其他少见功能腺瘤。

2. 治疗过程：患者取仰卧位，头略偏向术者对侧。头托固定头位，头部略后仰，鼻尖位于术区最高点。光学或电磁导航注册，铺单消毒，肾上腺素棉条置于中鼻甲和鼻中隔之间，减轻鼻腔软组织充血。0°内镜置入右侧鼻腔，可行中鼻甲侧方移位增加显露空间。后鼻道上方约2 cm处可见蝶窦开口。

鼻中隔黏膜瓣的制备：鼻中隔黏膜下注射肾上腺素盐水，在蝶窦开口的上方电刀切开黏膜，沿鼻腔顶壁向上、向前可至黏膜、皮肤交界后方，向下至鼻底部，随即转向后方，保留蝶窦开口下方至少1 cm宽的血管蒂（蝶窦开口下缘至鼻后孔上缘的黏膜瓣蒂），将黏膜瓣推入后鼻道方向备用，以免影响手术操作空间。

切除部分鼻中隔后部，建立双侧鼻腔通道，从蝶骨表面向下剥离黏膜瓣蒂部，离断骨性鼻中隔，磨除蝶骨前壁，去除蝶窦分隔，显露鞍底。用磨钻、kerrison咬骨钳咬开鞍底，注意辨别颈内动脉隆突、

OCR。穿刺后，用垂体刀十字形切开鞍底硬膜，部分肿瘤自行膨出，前间窦出血可用海绵、流体凝胶并辅以小棉块控制。

首先探查切除下方肿瘤、侧方肿瘤，最后切除上方肿瘤，放置鞍膈过早塌陷。30°内镜检查有无肿瘤残余。

3. 术后影像学分析及围手术期治疗：在术后的连续随访中，激素水平、出入量情况尤其重要；术后影像学检查注意可能存在病灶残留；密切观察患者术后脑脊液漏、颅内感染的症状和体征，及时处理。

术后垂体半剂量MR强化：鞍内可见片状强化影，考虑残留垂体组织。垂体柄略向左移位，无增粗，强化均匀。视交叉未见移位。双侧海绵窦及双侧颈内动脉显示清楚。符合"垂体瘤术后"改变（图26-9-2）。

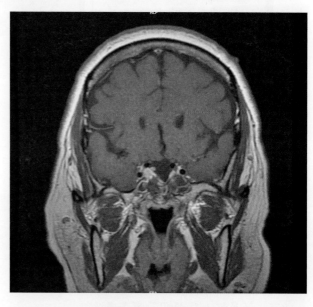

图26-9-2　术后MRI

【点睛与提示】

1. 垂体微腺瘤术前需根据垂体半剂量强化MRI确定肿瘤位置，以利于精准定位肿瘤的具体位置。ACTH型垂体腺瘤在定位困难的情况下，可行岩下窦取血协助判断病变侧别，明确探查范围。

2. 垂体微腺瘤常常生长在垂体前叶组织内，切开鞍底硬膜后往往见不到肿瘤组织，但可见垂体膨隆增大，切开垂体相对苍白的部位，即可显露肿瘤，微腺瘤多质地较软，用刮匙可刮除，正常垂体组织

呈淡红色,质地较韧,通常用刮匙不能刮除,可以与肿瘤组织区分。

3. 垂体大腺瘤手术的关键在于解除肿瘤对视神经和视交叉的压迫。手术中蝶窦前壁开放的范围要广,两侧到达蝶窦开口外侧,下方尽量磨除到蝶窦下壁,要充分显露鞍底、鞍底—斜坡凹陷、双侧颈内动脉隆起、OCR和鞍底—蝶骨平台反折。

4. 切除时应当注意合理切除肿瘤的顺序,先切除前下方和后下方的肿瘤,再向两侧切除,直到显露海绵实侧壁和后方的鞍背,然后切除后上方肿瘤,此时鞍膈逐渐降入鞍内,可用小棉块轻轻向上推,后切除前上方的肿瘤,否则鞍膈会过早降入鞍内,遮挡周边视野,造成边缘肿瘤残留。

5. 少数肿瘤质地硬韧,与视交叉、大脑前动脉、第三脑室前部,甚至颈内动脉粘连紧密,用刮匙和细吸引器分块切除,切忌用力牵拉。如仍然切除困难,则需要使用扩大经鼻蝶入路,切除鞍结节骨质,或测侧方入路,30°内镜四周观察仔细,再行切除。

6. 肿瘤残腔如无活动性出血,不要过度填塞,以免填塞物产生占位效应,造成术后视力障碍加重。术前准备腹部或大腿切口,已备术中取脂肪或阔筋膜行颅底修补重建。

视频资料

9 经鼻蝶入路垂体瘤手术治疗

病例10 侵袭性垂体腺瘤
——经鼻内镜手术
(Invasive Pituitary Adenoma)

【临床资料】

患者:女性,76岁。

1. 主诉:头痛、头晕10余天,左侧眼睑下垂4天。

2. 现病史:患者于入院前10余天无明显诱因出现头痛、头晕,伴有恶心、呕吐,呕吐物为胃内容物,患者自行服用止痛药治疗,效果不佳。6天前就诊于外院,行头CT检查显示:鞍区高低混杂密度影,对症输液治疗。4天前患者突然出现左侧眼睑下垂,就诊于我院急诊,头MRI检查显示:鞍区占位性病变,考虑为垂体瘤,患者为求手术治疗入院。

3. 体格检查:神志清楚,问答切题,双眼瞳孔等大等圆,直径3 mm,对光反射(+),眼球活动无受限,双眼视野正常,双侧额纹对称,鼓腮无漏气,伸舌居中。四肢肌力Ⅴ级,生理反射存在,病理反射未引出。

4. 既往史:高血压、脑梗死病史。

5. 辅助检查

垂体半剂量增强MRI:鞍区及鞍上可见异常信号肿块,信号不均匀,局部呈稍短T_1信号,边缘清晰,可见"束腰"征,鞍底稍下陷。肿块向上生长压迫视交叉,垂体柄右移。肿块与双侧颈内动脉海绵窦段相贴,后者流空信号存在。增强扫描肿块呈边缘线状强化(图26-10-1)。

6. 入院主要诊断:垂体腺瘤伴卒中。

【治疗处理】

1. 治疗方案:侵袭性垂体腺瘤生长广泛,侵及蝶鞍周边重要结构,通过常规的经蝶入路可能难以切除完全。随着内镜设备的进步和相关技术的完善,内镜下扩大的经鼻入路得以发展,并且通过与神经导航技术的结合,可切除前颅底、蝶窦、鞍上、鞍旁和斜坡方向生长的侵袭性垂体腺瘤。

2. 治疗过程:此例体位、消毒、鼻腔内暴露同常规经鼻手术。

蝶窦骨质的处理:蝶窦前壁的切除应尽量充分,垂体方向切除范围为从蝶窦顶部到底部,侧方要超过蝶窦开口。为方便进入双侧鼻腔,磨除、咬除鼻中隔后部骨质。鞍底骨质磨除范围要足够大,上方可显露到鞍结节,下方最大范围可显露到后床突,两侧到双侧海绵窦,其中OCR骨质磨除要特别注意。充分的骨质磨除有利于术中向观察海绵窦内部。使用30°内镜进入鞍内,可直接观察到海绵窦内侧壁,用刮匙和带角度的吸引器清除肿瘤。向海绵窦内生长的垂体腺瘤,多压迫颈内动脉前曲向前移位,打开海绵窦内侧壁后,先在前曲、后床突之间切除肿瘤,然后切除颈内动脉与视神经之间的外

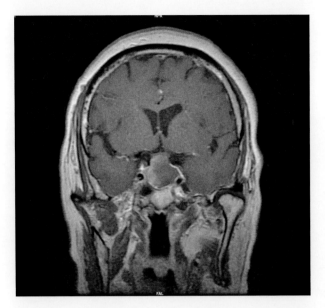

图26-10-1　术前MRI表现

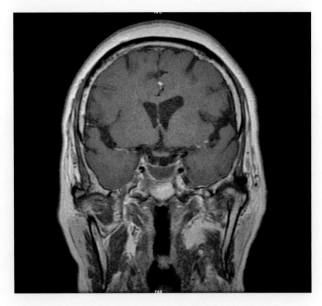

图26-10-2　术后MRI表现

上方肿瘤。海绵窦的出血，可用吸收性明胶海绵及流体明胶填塞压迫止血。

当鞍内肿瘤切除后，用小棉块将鞍上蛛网膜向上推，30°内镜观察海绵窦内侧壁，继续用刮匙和弯吸引器清除肿瘤，向海绵窦内切除肿瘤，术中必须精确定位颈内动脉的走形（导航、多普勒、直视）。

修补鞍底：肿瘤切除、术腔止血彻底后，如缺损面肌不大，可放置脂肪，若缺损较大，可给予人工硬膜或阔筋膜置于硬膜缺损部位的硬膜下，取鼻中隔骨片做鞍底支撑，边缘可用海绵＋生物蛋白胶加固。然后将鼻中隔黏膜瓣敷在颅底缺损外表面。

3. 术后影像学分析及围手术期治疗：在术后的连续随访中，激素水平、出入量情况尤其重要；术后影像学检查注意可能存在病灶残留；密切观察患者术后脑脊液漏、颅内感染的症状和体征，及时处理。

垂体半剂量增强MRI：鞍区病变术后，鞍底及蝶筛交界区骨质形态欠规整，鞍内及鞍上可见手术残腔影。垂体柄稍右偏，稍增粗。视交叉未见明显移位。双侧海绵实及颈内动脉海绵窦段显示清晰（图26-10-2）。

【点睛与提示】

1. 由于侵袭性垂体腺瘤生长广泛，侵及蝶鞍周边重要结构，通过常规经蝶入路难以切除，需扩大鞍底暴露范围。通过与导航技术相结合，可用于切除向前颅凹底、蝶窦、鞍上、鞍旁和斜坡方向生长的垂体腺瘤。

2. 在双侧鼻孔进行，利于术者和助手配合操作。蝶窦前壁的切除应该尽量充分，垂直方向切除范围为从蝶窦顶部到底部，侧方要超过蝶窦开口，以方便双侧鼻腔操作。骨质的充分磨除有利于术中向外侧轻柔推压前方的海绵窦膜性壁以观察海绵窦内部。

3. 为避免颈内动脉损伤，术中必须精确定位颈内动脉的走行（导航和多普勒）。少数垂体腺瘤供血较多，切除过程中会遇到较多出血，此时需注意保持术野干净，尽快切除肿瘤，肿瘤切除完整后出血会减少，随后用止血材料填塞后即可止血。

4. 术中发现肿瘤切除后仍有较多出血，最大可能是仍有肿瘤残余，或存在血管的损伤可能，避免盲目填塞，要在镜下找到出血点。对于术前评估颈内动脉损伤风险较高的病例，需提前与介入医生沟通以备意外。

视频资料

10　经鼻蝶入路侵袭性垂体瘤手术治疗

其他侵袭性垂体腺瘤手术视频：

10-1　经鼻蝶颈动脉外侧入路处理巨大侵袭性垂体瘤

病例11　垂体大、巨腺瘤——显微手术治疗

(Pituitary Adenoma)

【临床资料】

患者:男,55岁。

1. 主诉:视力下降伴恶心、呕吐1周,加重3天。

2. 现病史:患者于入院前1周无明显诱因出现恶心、呕吐,呕吐物为胃内容物,后出现视物模糊,未予特殊处理。3天前再次出现恶心、呕吐、头晕,伴视力下降,无意识障碍、无肢体活动障碍,头CT检查提示:鞍区占位性病变,患者为求进一步治疗入院。

3. 体格检查:神志清楚,问答切题,双眼瞳孔等大等圆,直径3 mm,对光反射迟钝。视力左眼0.3,右眼0.1,视野双颞侧偏盲,双侧额纹对称,鼓腮无漏气,伸舌居中,四肢肌力Ⅴ级,生理反射存在,病理反射未引出。

4. 既往史:体健,无特殊病史。

5. 辅助检查

垂体MRI平扫显示:蝶鞍扩大,鞍底下陷并破坏,鞍内及鞍上可见混杂等T_1稍长T_2信号肿块影,边界较清晰,矢状位最大截面大小约6.7 cm× 3.7 cm肿瘤(图26-11-1)。

肿瘤向上突破鞍膈局部呈束腰征改变,上界紧邻胼胝体膝部,邻近脑质受压,透明隔间腔形成并扩张,向后紧贴双侧大脑脚及丘脑前缘。垂体柄、视交叉显示不清。肿块部分包绕两侧海绵窦及双侧颈内动脉颅内段,被包绕的双侧颈内动脉稍显狭窄。增强扫描鞍内及鞍上肿块量明显不均匀强化,其内可见小片无强化区。

6. 入院主要诊断:垂体巨腺瘤。

【治疗处理】

1. 治疗方案:经颅切除垂体瘤的入路有翼点入路、额下入路、额外侧入路、纵裂入路和经胼胝体入路。各入路的优劣见第七章第五节鞍区病变入

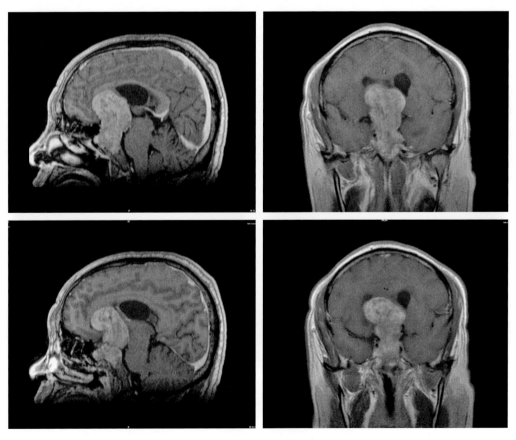

图26-11-1　强化MRI显示鞍内鞍上巨大占位性病变

路选择。额底纵裂入路能够显露大部分前颅窝底部，包括前正中线和鞍区相邻的重要结构，如视神经、视交叉、颈内动脉、M₁、M₂、A₁、A₂、前交通动脉、终板、第三脑室底。因此，额底纵裂入路可用于巨大的侵袭性垂体腺瘤的手术切除，虽然该入路显露鞍旁、第三脑室内、脚间窝，甚至鞍内还会有死角，但与翼点和额下入路相比，显露向上突入第三脑室的肿瘤更有优势。对于质地不韧的垂体腺瘤，结合30°内镜及带角度的吸引器亦可最大程度地切除视交叉下鞍内及其他显微镜盲区的残余病变。

2. 治疗过程：患者取仰卧位，头部过伸，三点头架固定头位。冠状头皮切口，翻起头皮时注意保护颅骨骨膜血管，下方低至眶缘和眉间。筋膜下入路保护脂肪垫内面神经额支。

取仰卧位，四点头架固定头位，导航注册。标记额部内冠状皮瓣切口。帽状腱膜下分离皮瓣翻向下至眶缘。电钻铣刀开双额跨中线骨瓣，约4 cm×6 cm，下缘尽量低，进一步磨平前颅底，硬膜外磨除鸡冠。硬膜外止血，悬吊硬膜。在颅底向上约2 cm，最前一根桥静脉以前将两侧硬膜向以中线侧为基底切开，左右两侧均切至上矢状窦旁，结扎上矢状窦并上矢状窦，并继续剪开大脑镰，将硬膜瓣翻向颅底。显微镜下分离纵裂下达前颅底，上达胼胝体膝部。游离嗅神经的蛛网膜束带，向两侧牵开额叶，暴露肿瘤样组织。可见肿瘤通过扩大的鞍膈孔位于鞍内—鞍上—第三脑室，两侧视神经压向侧方，视交叉压向后，双侧A₁、A₂及前交通动脉位于肿瘤的前方，前交通动脉符合体被肿瘤向左侧推

挤，电凝鞍膈及可及的肿瘤包膜后，从第一间隙切开肿瘤包膜；行肿瘤包膜内切除，肿瘤质地较韧血供丰富。先分别通过第一间隙及纵裂部位行肿瘤充分囊内切除，肿瘤充分囊内切除后，分离肿瘤，切除鞍上部分的肿瘤包膜及肿瘤。切开已经扩大的鞍隔，显微镜下切除鞍内大部分肿瘤后，内镜下切除鞍内残余肿瘤。充分止血，修补缝合硬膜，还纳固定骨瓣。置外引流，分层缝合软组织。

3. 术后影像学分析及围手术期治疗

垂体MRI增强：鞍区结构紊乱，蝶窦及筛室壁骨质不规整。原鞍内及鞍上肿块不均匀强化结节影显著缩小，其内可见片状无强化区，与蝶窦相通。原被肿块包绕的双侧颈内动脉较前改善（图26-11-2）。

在术后的连续随访中，激素水平、出入量情况尤其重要；术后影像学检查注意可能存在的病灶残留；密切观察患者术后脑脊液漏、颅内感染的症状和体征，及时处理。

【点睛与提示】

1. 肿瘤切除需要在术前充分了解视神经、视交叉、动脉的前提下进行，在肿瘤内减压时也许注意，巨大垂体瘤往往可能包绕血管，而非单纯的推移。此外，耐心辨别肿瘤蛛网膜界面，使神经血管于肿瘤分离开，尤其需保护好M₁穿支动脉。30°内镜辅助下观察鞍内部分肿瘤，继续用刮匙和弯吸引器头清除肿瘤。关闭硬膜，额窦必须严密闭塞，以防止感染和黏液囊肿的形成。

2. 骨瓣跨上矢状窦，开放硬膜，尽可能向前结扎、离断上矢状窦，尽可能地减少分支静脉回流障

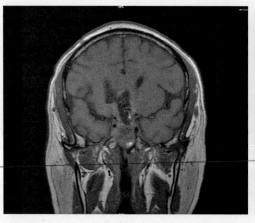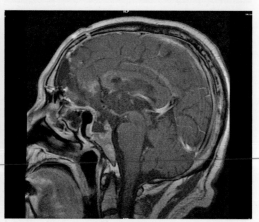

图26-11-2 术后MRI影像

碍,充分暴露额底部。嗅束可追寻至内侧和外侧嗅纹的后方,但术中往往会牺牲单侧或双侧的嗅神经,因此解剖明确后,注意用棉条保护嗅神经。

3. 术前准备:预先降低颅压能够减少术中对脑牵拉,可应用甘露醇、呋塞米、激素。此外,术前置入腰大池引流,术中引流脑脊液以及适当的抬高床头。

4. 纵裂入路优点:① 适合3—4型肿瘤;② 充分显露视神经视交叉;③ 充分显露前交通复合体;④ 直接达到肿瘤起源部位;⑤ 直接达到终板和第三脑室;⑥ 观察丘脑下部和脚间池;⑦ 分离血管更安全。

纵裂入路缺点:① 前交通复合体遮挡;② 视神经视交叉遮挡;③ 矢状窦大脑上静脉损伤;④ 双额叶损伤。

病例12　Rathke囊肿——经鼻内镜手术

(Rathke Cyst)

【临床资料】

患者:女,43岁。

1. 主诉:月经不规律28年,间断头痛1个月。

2. 现病史:患者入院28年前始月经不规律,表现为经期持续时间短(1～2天),经量少,未予特殊治疗。于入院前1个月无明显诱因自觉间断头痛,疼痛性质为钝痛,可自行缓解,不伴视力减退,无头晕、复视,无恶心、呕吐,头MRI检查显示:鞍区异常信号影。患者为求进一步治疗入院。

3. 体格检查:神志清楚,问答切题。双眼瞳孔等大等圆,直径3 mm,对光反射(+),双眼视野无异常。

双侧额纹对称,鼓腮无漏气,伸舌居中,四肢肌力V级,肌张力无异常,生理反射存在,病理反射未引出。

4. 既往史:2次流产病史。

5. 辅助检查:垂体中间部囊性结节,考虑Rathke囊肿。

平扫MRI显示:垂体饱满,中间部可见短T_1混杂T_2信号结节影,大小约11 mm×8 mm。垂体半剂量增强MRI:增强后未见确切强化,余垂体强化均匀,垂体柄居中无增粗(图26-12-1)。

6. 入院主要诊断:Rathke囊肿。

【治疗处理】

1. 治疗方案:拉克囊肿(Rathke)是一种起源于胚胎发育中Rathke囊的良性上皮性囊肿,多见于鞍内或鞍上,任何年龄都可发病,多见于女性。大多数拉克囊肿无临床症状,只有少部分囊肿破坏周围组织结构,如鞍膈、视神经、垂体等而产生头痛、视力视野损害及内分泌障碍。对于有症状的拉克囊肿,应采取手术治疗,经鼻内镜是首选的治疗方式,手术目的是缓解囊肿对垂体、视神经的压迫,改善患者临床症状。

2. 治疗过程:此例体位、消毒、鼻腔内暴露同常规经鼻手术。

(1)蝶窦骨质的处理:去除部分蝶窦黏膜,磨除蝶窦间隔,显露鞍底,自鞍底下部磨开鞍底骨质,暴露鞍底硬膜。

(2)肿瘤切除:穿刺针穿刺鞍内,可抽出囊肿内黏液,后十字切开硬膜。切开囊肿内容物,然后在内镜下分离囊壁,用显微剪刀剪除或用咬切钳咬除。Rathke囊肿的囊壁难以全切除,为防复发,可将鞍底造瘘。将蝶窦前壁黏膜和中鼻甲复位,一般无须填塞鼻腔。

(3)修补鞍底:如术中无明显证据表明存在脑脊液漏,为达到囊内容物持续引流效果,可不施行;如存在脑脊液漏,可采取人工硬脑膜或纤维蛋白胶(囊肿切口较小)或自体脂肪组织(囊肿开口较大)修补。

3. 术后影像学分析及围手术期治疗:头部CT:蝶窦、鞍底骨质缺损,鞍区术后改变。拉克囊肿术后的随访中,注意可能出现的尿崩、垂体功能低下、脑脊液漏、颅内感染,处理同垂体瘤术后患者(图26-12-2)。

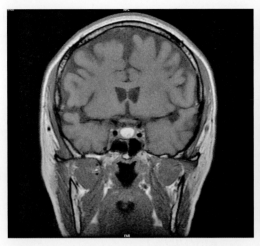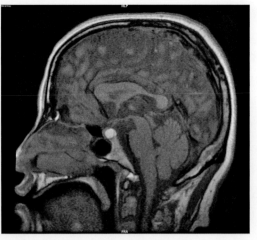

图26-12-1 术前MRI显示垂体中间部囊性结节

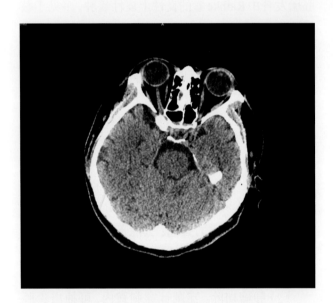

图26-12-2 Rathke囊肿术后CT影像

鳞状上皮化生预示着囊肿的高侵袭性行为及高复发率，囊内、囊肿周边炎性病变或肉芽肿性改变与囊肿的侵袭行为有关。术后复查尤为重要，完备的内分泌化验检查及磁共振动态复查是必要的。

视频资料

12 经鼻蝶入路Rathke囊肿手术治疗

【点睛与提示】

1. 拉克囊肿切除追求全切囊壁，范围过小，则复发率增加；但手术范围过大，必然增加术后垂体功能不全的发生率，因此需根据术中囊肿壁于垂体关系的判断切除范围。若粘连紧密，切除部分囊壁即可，减压、引流囊液为手术的主要目的，无须盲目全切影响垂体正常功能。

2. 拉克囊肿残腔无须过度填塞止血材料，以防造成术后压迫；若无明确脑脊液漏，可适当开放鞍底，引流可能再次分泌的囊液，减少拉克囊肿的复发。

3. 拉克囊肿远期复发率可高达33%，其与囊壁的强化形式、鳞状上皮化生、慢性炎症等密切相关。

病例13 脊索瘤
(Chordoma)

【临床资料】

患者：女性，58岁。

1. 主诉：行开颅脊索瘤切除术2年，发现复发1周。

2. 现病史：患者2年前因脊索瘤在外院行开颅肿瘤切除术，第一次开颅手术治疗后出现右眼失明，6个月后再次行开颅治疗，其后又行两次放射治疗，患者左眼逐渐出现眼球活动受限（动眼神经、外展神经、滑车神经损伤表现）。MRI检查显示肿瘤复发，为再次手术治疗入院。

3. 体格检查：神志清楚，问答切题。双眼瞳孔左：右=3.5 mm ：2 mm，左眼眼前数指，左眼睑下垂，活动受限，左侧角膜反射迟钝，右眼球活动自如。四肢肌力Ⅴ级，病理征阴性。

4. 既往史：体健，否认特殊病史。

5. 辅助检查：

MRI可见肿瘤呈等T_1，长T_2表现，肿瘤实质部分呈蜂巢样强化。病变向后压迫脑干，向两侧包绕颈内动脉，向下突入鼻腔，向前侵及蝶窦、筛窦（图26-13-1，图26-13-2）。

6. 入院主要诊断：复发脊索瘤。

【治疗处理】

1. 背景知识：脊索瘤是起源于残存脊索的恶性肿瘤，常位于颅底中线部位及骶尾部。病理分为普通型脊索瘤，最为常见，表现为低度恶性；软骨样脊索瘤；肉瘤样脊索瘤，最具有侵袭性，预后最差。

主要的治疗方案是通过不同手术入路进行肿瘤全切除，若肿瘤残存，可辅助放射治疗。肿瘤全切除不仅指切除强化明显、术野中明显异常的组织结构，同时要切除受累硬膜及骨质，直到暴露正常组织。很遗憾，因为肿瘤常常累及广泛颅底骨质、

包绕神经、血管结构，脊索瘤的手术全切除率不到50%。手术分为经鼻蝶入路与经颅入路，依据肿瘤生长部位、大小、侵袭程度、患者一般状态、年龄等综合选择合理手术方式。

2. 治疗方案：本例肿瘤再次复发患者，在外院曾行2次开颅脊索瘤切除术，并多次放疗。病变向后压迫脑干，向两侧包绕颈内动脉，向前突入鼻腔，向上侵及筛窦。患者左眼逐步出现动眼神经、外展神经、滑车神经损伤表现，眼球活动受限及脑干受压表现。选择经鼻蝶内镜下双鼻孔操作，并应用导航、血管多普勒技术，保护神经与血管结构，最大程度地切除肿瘤并保障手术安全。

3. 治疗过程：头托、导航注册，取大腿外上1/3处脂肪、筋膜组织备用。副肾棉条收缩鼻黏膜，使用剥离子分别向外侧壁推挤中鼻甲，单极电刀电凝鼻中隔右侧黏膜，向鼻前庭方向延展，形成完整鼻中隔黏膜瓣，用于修补颅底。骨折鼻中隔，同时切开左侧鼻中隔根部黏膜，形成双鼻孔手术通道。咬切钳咬除蝶窦黏膜，可见乳白色肿瘤组织与溢出。

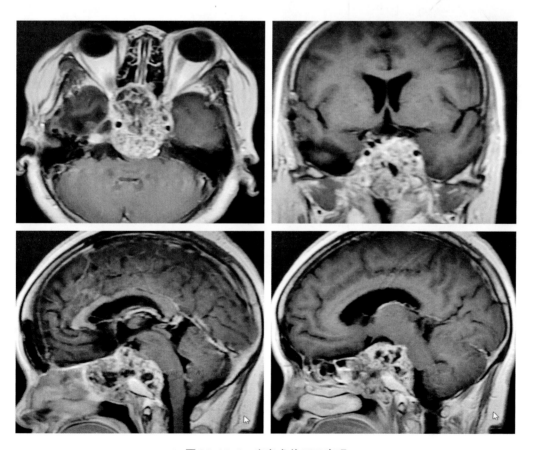

图26-13-1 患者术前MRI表现

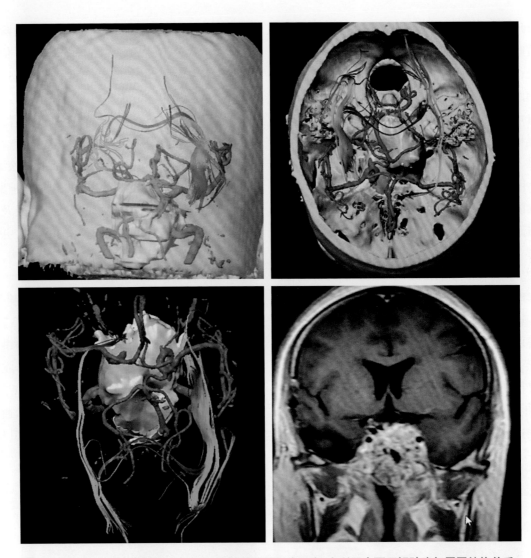

图26-13-2　患者术前肿瘤影像融合，术前的多种影像融合，有利于全面了解肿瘤与周围结构关系

在吸引器及刮匙的配合下，自中心向两侧刮除肿瘤组织。边缘骨质遮挡部分使用金刚砂磨钻进行磨除。术中见颈内动脉被肿瘤完全包裹，并且部分肿瘤组织坚硬、如蜂巢般，在一块较大骨质松动后，颈动脉开始显现（此时导航认为距离血管还有一段距离）。术中较大肿瘤切除术后，会产生导航轻度飘移，因此不能完全依赖导航，这时微型血管多普勒探头尤显重要，可以实时监测大动脉走行，相应的提高手术安全系数。肿瘤深部切除后，可见斜坡后方残存硬膜组织，并可见脑脊液流出，自硬膜缺损处可见脑干。向左侧后方可见外展神经经过海绵窦部分。双极电凝电灼硬膜组织。手术腔使用流体明胶止血，垫入脂肪，并把鼻中隔黏膜瓣覆于鞍底，缝针缝合固定鼻中隔黏膜瓣。膨胀海绵双侧填

塞鼻道（图26-13-3～图26-13-8）。

4. 术后影像学分析及围手术期治疗：术后严密观察患者意识变化。患者术后颅内有感染表现，经美罗培南及万古霉素治疗后迅速好转。患者术后2周，自觉左眼眼球运动较前无加重，视力较术前无损失。未见脑脊液鼻漏。患者病情平稳，术后2周强化MRI显示肿瘤切除满意，顺利出院，病情稳定后进行巩固性放疗（图26-13-9）。

【点睛与提示】

1. 依据肿瘤生长部位、大小、侵袭程度、患者一般状态、年龄等综合选择合理手术方式。因肿瘤源于硬膜外，在入路的选择上也尽量选取硬膜外入路。

2. 尽可能全切肿瘤，同时处理累及的骨质及硬

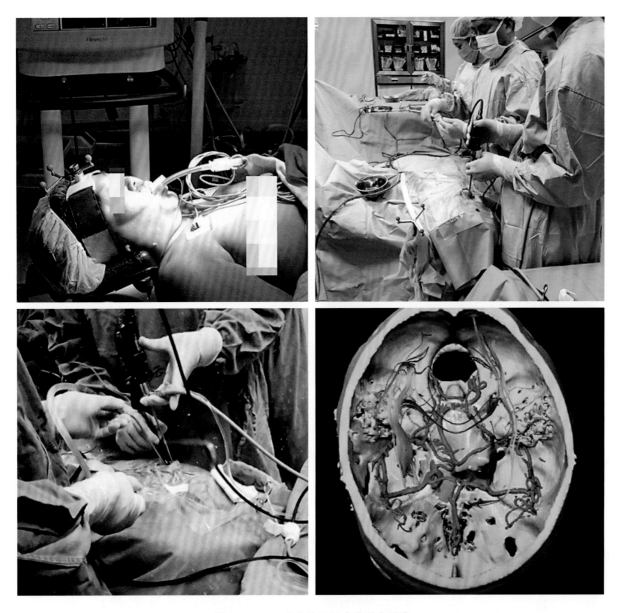

图26-13-3 患者体位及术前融合影像

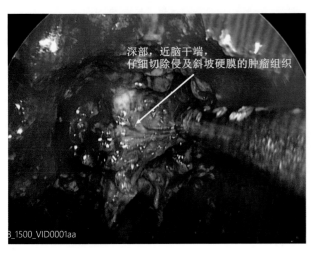

深部，近脑干端，
仔细切除侵及斜坡硬膜的肿瘤组织

图26-13-4 斜坡后侵及硬膜的肿瘤组织

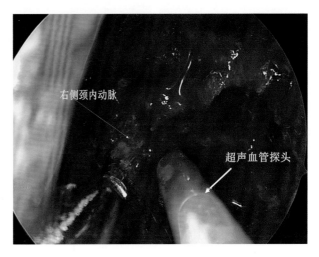

右侧颈内动脉

超声血管探头

图26-13-5 超声探头定位右侧颈内动脉

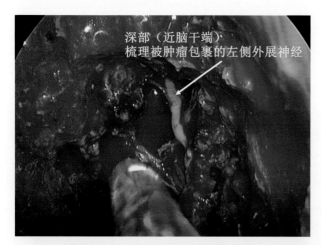

图 26-13-6　左侧外展神经海绵窦段

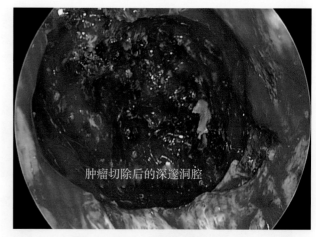

图 26-13-7　肿瘤切除后的术腔

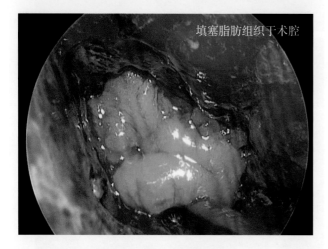

图 26-13-8　填塞脂肪组织

膜，难以达到全切除的病例，术后需辅助放射治疗，延缓肿瘤复发时间。

3. 脊索瘤与垂体瘤和神经鞘瘤不同，其对颈动脉等血管和神经侵蚀明显，要了解这些重要结构的方位，不可盲目刮除肿瘤组织，尤其是含有质地较硬钙化组织，容易误损伤颈内动脉；需配合导航、超声多普勒探头，明确血管位置后，方可逐步去除肿瘤组织。

4. 如果肿瘤已经长入硬膜内，术中已发生脑脊液漏，应严密封堵颅底，预防术后脑脊液漏和继发颅内感染。

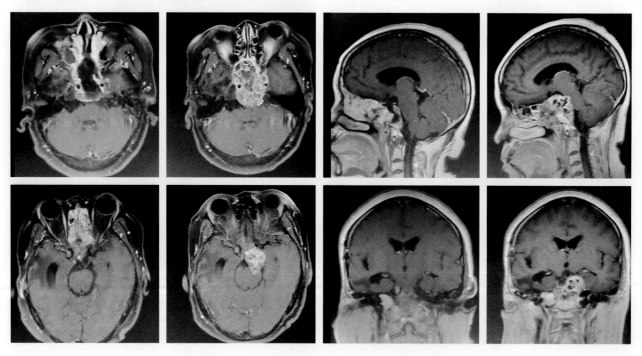

图 26-13-9　术后影像学检查，术前与术后的影像学对比

病例14 鞍区恶性畸胎瘤
(Sellar Region Malignant Teratoma)

【临床资料】

患者：男性，16岁。

1. 主诉：畸胎瘤术后6年，多饮多尿2年，头痛2个月。

2. 现病史：患者于入院前6年主因左颞占位性病变行开颅手术，术后病理：左侧基底节畸胎瘤。未行放化疗。入院前2年患者无明显诱因出现多饮多尿，最高每天饮水5 000 mL，强化MRI显示漏斗部及松果体区可见明显强化结节，未接受任何治疗。入院前2个月患者出现间断性双额痛，呈胀痛，逐渐加重并伴有恶心、呕吐以及视力模糊，强化MRI显示鞍上—第三脑室区不规则团块影，呈不均匀强化，患者为手术治疗再次住院。

3. 体格检查：神志清楚，可语，反应迟钝，双瞳L：R=3：3 mm，光反应(+)，双眼视力1.0，有复视及视盘水肿；面部感觉无减退、双侧鼻唇沟对称，咽反射灵敏、伸舌居中，四肢肌力V级，病理征阴性。

4. 辅助检查

（1）2017年MRI：左颞畸胎瘤术后5年，漏斗部及松果体区可见明显强化结节（图26-14-1）。

（2）2019年头MRI平扫、增强示：左侧基底节区、额颞叶、岛叶可见片状长T_1，长T_2信号，DWI呈低信号，边界清楚。鞍上—第三脑室区可见不规则团块状混杂稍长T_1，混杂稍长T_2信号影，其内可见斑片状短T_1信号，DWI以等信号为主，其内可见低信号，大小约3.4 cm×3.1 cm×3.5 cm，周围脑质及第三脑室受压，双侧侧脑室扩张。松果体区可见结节状长T_1，长T_2信号影，DWI呈等低信号，考虑松果体囊肿。病变可见明显不均匀强化。鞍上—第三脑室区可见不规则高低混杂密度团块影（图26-14-2，图26-14-3，表26-14-1）。

入院后完善生殖细胞肿瘤相关血液学检查，发现HCG、AFP远超正常值，考虑恶性混合性生殖细胞肿瘤可能性大（表26-14-2）。

进行6次诊断性放疗，发现肿瘤并无明显缩小，但患者临床症状明显加重，脑室较前明显扩大，HCG下降明显、AFP上升明显。

5. 入院主要诊断：鞍区恶性生殖细胞肿瘤；脑积水；尿崩症；电解质紊乱。

【治疗处理】

1. 治疗方案：该患者此次病变位于鞍上及第三脑室区。患者6年前因左颞畸胎瘤行手术治疗，术后未行放、化疗，病情稳定。此次入院，病变为原异常强化的漏斗部快速增大而形成占位效应。综合本次化验结果HCG、AFP双高，考虑本次病变较6年前跃变升级。首先行6次诊断性放疗，发现肿瘤并无明显缩小，但患者临床症状明显加重，脑室较前明显扩大。同时，棘手的问题是，患者左侧丘脑、下丘脑水肿明显，且左侧后交通动脉及穿支血管被肿瘤包裹，均提示全切除困难。与家属沟通后，采

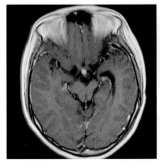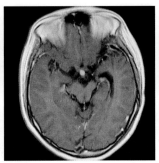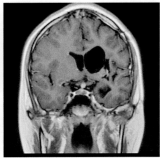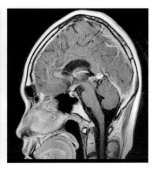

图26-14-1 患者2017年MRI：漏斗部及松果体区可见明显强化结节

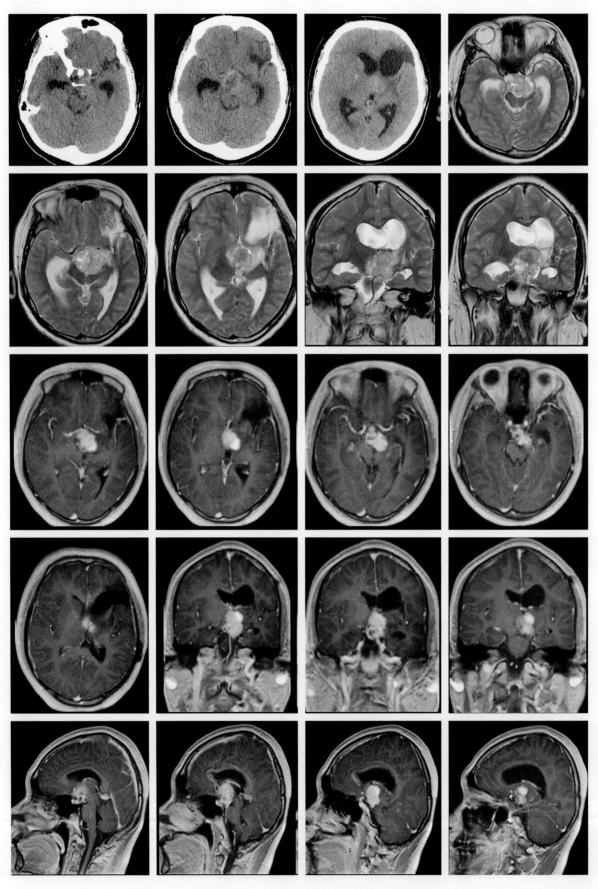

图26-14-2　患者2019年MRI、CT表现

表 26-14-1　患者 2019 年血液学标记物检测

	检验项目	英文	结果	提示	参考范围	单位
1	★甲胎蛋白（化学发光法）	AFP	865.47	↑	0.00 ～ 8.78	ng/mL
2	铁蛋白	Fer	31.12		21.80 ～ 274.66	ng/mL
3	★癌胚抗原（化学发光法）	CEA	0.68		0.00 ～ 5.00	ng/mL
4	糖类抗原199	CA199	2.35		0.00 ～ 37.00	U/mL
5	★前列腺特异性抗原	T-PSA	0.238		0.000 ～ 4.000	ng/mL
6	β-绒毛膜促性腺激素	HCG	2 126.65	↑	0.00 ～ 5.00	mIU/mL

表 26-14-2　患者本次入院后血液学标记物检测

	检验项目	英文	结果	提示	参考范围	单位
1	★甲胎蛋白（化学发光法）	AFP	> 2 000.00	↑	0.00 ～ 8.78	ng/mL
2	β-绒毛膜促性腺激素	HCG	187.79	↑	0.00 ～ 5.00	mIU/mL

取肿瘤大部切除，残余部分进行放疗治疗方案。手术风险高，术后可能面临严重下丘脑损伤、电解质紊乱、肢体偏瘫等并发症。

本例患者采取经纵裂—胼胝体—穹隆间—第三脑室入路，术前开始连续补充氢化可的松 100 mg/d，3 天。手术切口设计需格外注意，不能常规行额瓣翻向前方，可能造成与首次翼点叉皮瓣区坏死可能（图 26-14-4）。应延长上次翼点切口线，并将皮瓣翻向后方。应注意每一个手术相关细节的处理。

2. 治疗过程：在纵裂—胼胝体—穹隆间—第三脑室入路中，患者取仰卧位，头抬高并轻微弯曲，不能压迫颈静脉。一旦进入胼胝体池，识别胼周动脉并检查胼胝体表面。电凝胼胝体前部表面，在 2 条胼周动脉之间进入到胼胝体前部。通常切开胼胝体 1.5 ～ 2.0 cm 就足够到达大多数病变暴露要求。

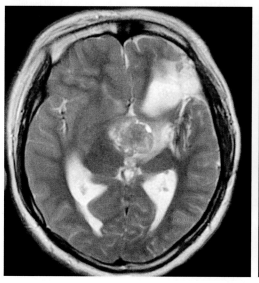
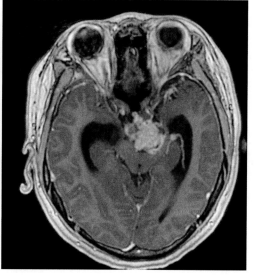

图 26-14-3　术前 MRI：病变位于鞍上及第三脑室区

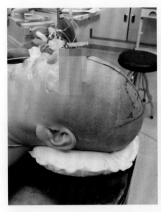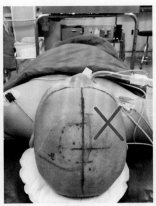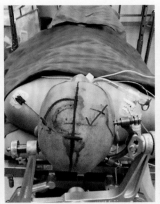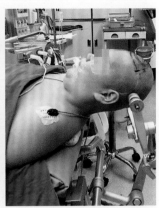

图26-14-4　手术体位及皮瓣设计

然后进入透明隔腔，分开透明隔2层。这样做的原因是为了保证穹隆能在中线准确分离，因为透明隔的基底准确地附着在2个穹隆之间的中线上。

暴露肿瘤后，棉条保护好双侧脑组织，自动脑压板辅助牵开暴露视野。电凝肿瘤表面血管，取部分肿瘤组织送活检。超声吸引器快速进行肿瘤减压，当有一定操作空间后，取瘤镊牵拉肿瘤后方囊壁，首先用棉条封堵好第三脑室到导水管的通路，防止血液及肿瘤细胞漂散。配合双极吸引器游离肿瘤与第三脑室侧壁。左侧第三脑室侧壁与肿瘤粘连紧密，显微剥离子轻轻从肿瘤表面钝性分离正常第三脑室侧壁脑组织，吸收性明胶海绵填塞第三脑室侧壁进行止血，不宜过度电凝，否则将引起术后严重的下丘脑功能障碍。在处理肿瘤底面时，发现肿瘤包绕脉络膜前、后交通及其细小穿支血管，难以彻底分离，残留部分与血管粘连紧密的瘤体。术区少量渗血应用海绵压迫，不宜过度使用双极电凝。

3. 术后影像学分析及围手术期治疗：术后如NICU，密切关注下丘脑功能情况，检测尿量、尿比重和电解质变化，及时补充醋酸去氨加压素、氢化可的松等糖皮质激素。患者经历严重电解质紊乱期后，逐步平稳，转出NICU。病理回报：(鞍上及第三脑室)恶性混合性生殖细胞肿瘤，Ki-67LI：32.50%。病情稳定后，马上行放射治疗。经过手术+放疗，患者复查MRI未见明显异常强化肿瘤残留影像。动态血化验随访，发现HCG、AFP双双降到正常值以下，患者恢复良好。2年后复查，仍未见肿瘤复发表现（图26-14-5，图26-14-6，表26-14-3）。

【相关背景知识】

生殖细胞肿瘤可以分为生殖细胞瘤和非生殖细胞性生殖细胞肿瘤。在2021版最新中枢神经系统肿瘤分类中，生殖细胞肿瘤（germ cell tumors）包括：

1. 成熟型畸胎瘤（mature teratoma）。

2. 未成熟型畸胎瘤（immature teratoma）。

3. 畸胎瘤伴体细胞恶变（teratoma with somatic-type malignancy）。

4. 生殖细胞瘤（germinoma）。

5. 胚胎性癌（embryonal carcinoma）。

6. 卵黄囊瘤（yolk sac tumor）。

7. 绒毛膜癌（choriocarcinoma）。

8. 混合性生殖细胞肿瘤（mixed germ cell tumor）。

成熟畸胎瘤为良性肿瘤，对放化疗不敏感，以手术治疗为主。其他颅内生殖细胞肿瘤为高度恶性肿瘤，在手术明确病理诊断后，放疗是其最主要的治疗手段。

【点睛与提示】

1. 通过现代影像学辅助肿瘤相关标志物对肿瘤的性质可以有个基本的判断。诊断疑似生殖细胞瘤的患者，可行诊断性放疗，辅助诊断和指导进一步治疗方案。一般不首选手术治疗，除非肿瘤对放疗不敏感，可在保留功能的前提下，手术大部切除肿瘤，明确病理，再依据病理制定治疗方案。

2. 术中依据肿瘤粘连情况判断合理的肿瘤切除程度，不可为追求影像学的干净，而让患者付出不成比例的损伤。

3. 鞍区肿瘤手术，尤其是涉及下丘脑损伤可能

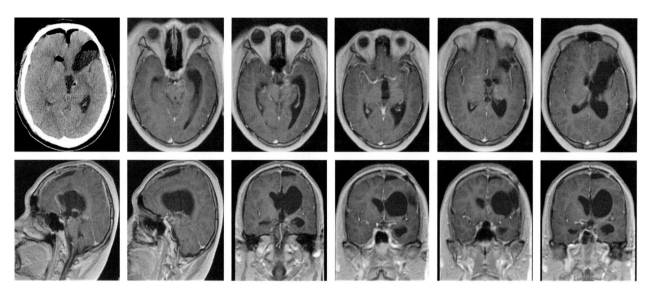

图 26-14-5 手术 + 放疗后,患者强化 MRI 未见明显异常强化

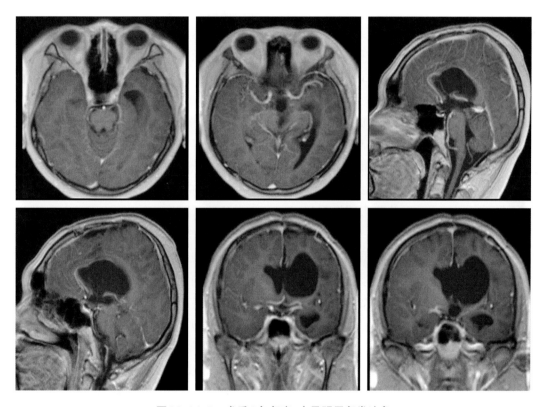

图 26-14-6 术后 2 年复查,未见明显复发迹象

表 26-14-3 术后动态随访血液学肿瘤标志物指标已恢复正常值

检 验 项 目	英 文	结 果	提 示	参考范围	单 位
★甲胎蛋白(化学发光法)	AFP	4.40		0.00 ~ 8.78	ng/mL
★癌胚抗原(化学发光法)	CEA	0.79		0.00 ~ 5.00	mIU/mL
β-绒毛膜促性腺激素	HCG	< 0.100		0.00 ~ 10.00	mIU/mL

的患者，术前要进行内分泌评估。围手术期激素使用、内环境管理和手术同等重要，不要等到患者临床症状严重才引起重视，而是要有预判，把问题提早解决。

视频资料

14 鞍区恶性混合性生殖细胞肿瘤手术治疗

病例15　海绵窦脑膜瘤
(Cavernous Sinus Meningioma)

【临床资料】

患者：男性，47岁。

1. 主诉：左眼逐渐突出，伴上眼睑下垂、视力下降6年余。

2. 现病史：患者于入院前6年余无明显诱因出现左眼逐渐突出，伴左侧视力进行性下降。近3年来左眼突出逐渐加重，左眼睑逐渐不能睁开，伴左侧面部阵发性麻木，左侧头部疼痛，无头晕症状，无恶心呕吐、无肢体活动障碍，于外院头部增强MRI检查示：左侧海绵窦区占位性病变。

3. 体格检查：左侧眼睑下垂，双侧瞳孔左：右=4.5 mm ： 2.5 mm，左眼直接、间接对光反射减弱，左眼仅有光感，左眼球呈外展位，左侧面部感觉减退。右侧自动睁眼，眼球活动无受限。余神经科查体无异常。

4. 辅助检查

（1）CT：左侧蝶骨大翼边缘、左侧蝶骨小翼、左侧前床突、左侧鞍背可见骨质明显不规则增厚。

（2）MRI：左侧鞍旁可见混杂稍长T_2信号肿块影，DWI呈低信号，包绕左侧颈内动脉海绵窦段—交通段、左侧大脑前动脉A_1段起始处，增强呈均匀明显强化，邻近可见脑膜尾征，肿瘤包裹段颈内动脉中度变窄（图26-15-1）。

（3）DSA：行血管造影检查，显示境外和颈内动脉对肿瘤均有供血。患者基底动脉环发育良好，

BOT试验阴性，降压加强BOT试验仍为阴性（图26-15-2，图26-15-3）。

5. 入院主要诊断：左侧海绵窦区脑膜瘤，左侧动眼神经损伤。

【治疗处理】

1. 治疗方案：累及颈内动脉的颅底肿瘤一直是神经外科领域棘手的难题，也是对神经外科医生最大的挑战。为了保护颈内动脉而选择姑息性外科治疗势必造成肿瘤的复发，而且给肿瘤的再次处理制造更大的困难。高流量颅内外血管搭桥的临床应用以及技术上的逐渐成熟，为彻底切除复杂颅底肿瘤带来希望。目前国内外有多篇颅内、外高流量血管搭桥应用于复杂颅内动脉瘤治疗的报道，截至2021年，国内尚无高流量搭桥同时一期切除颅底肿瘤的报道。

我们基于以下标准选择对颅底肿瘤患者治疗中采用高流量颅内外血管搭桥手术：① 病变侧肿瘤受累颅神经功能已经丧失，同时影像上可见肿瘤包绕颈内动脉，术前综合判断术中彻底切除肿瘤困难（包括肿瘤质地坚韧、复发性肿瘤和有放射治疗史的患者）；② 肿瘤致主干动脉狭窄甚至血管壁瘤化，患者术前已经出现脑缺血事件，或有证据表明侧支循环代偿不足、脑血管储备减少；③ 手术中意外动脉损伤，并且不能通过直接缝合动脉进行修复。

本例患者病变累及左侧海绵窦，并通过海绵窦后壁突向后颅窝，海绵窦内各神经功能受损、颈内动脉受侵袭，左眼无有效视力。详细评估血管代偿能力，BOT试验阴性，降压加强BOT试验仍为阴性，患者无特殊不适。患者年轻，无基础病，基础状态良好，依据术前综合评估，拟牺牲左侧颈内动脉，行额颞眶颧入路彻底切除肿瘤。考虑患者年轻，肿瘤切除后，同期进行左侧颞浅动脉—大脑中动脉M_4段低流量搭桥，弥补未来可能出现的缺血事件发生。

该患者经过严格筛选，可以在不通过高流量搭桥情况下直接牺牲颈内动脉达到海绵窦肿瘤彻底切除。但在多数情况下，血管代偿能力不能胜任双侧半球供血，加之肿瘤质地坚韧、侵袭颈内动脉血管壁，若想达到肿瘤彻底切除，必须首先行颅内外

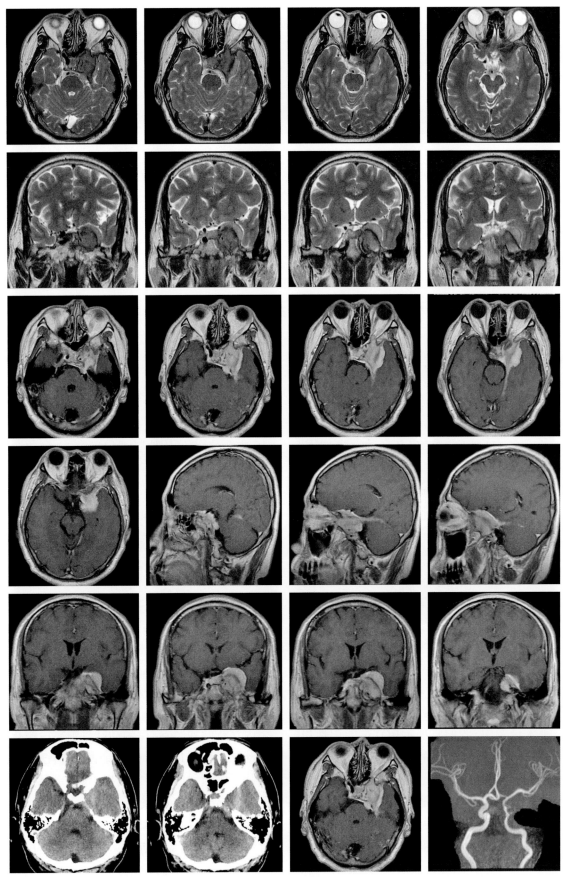

图 26-15-1 患者术前 CT、MRI 表现

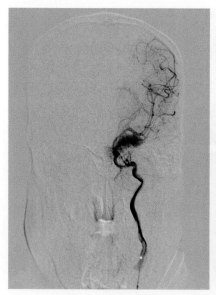
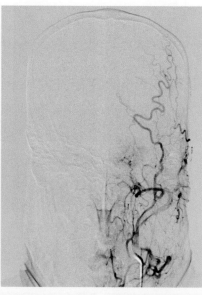
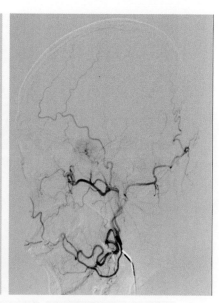

图26-15-2　术前DSA检查：肿瘤主要由左侧颈内系统供血为主，少量颈外系统供血

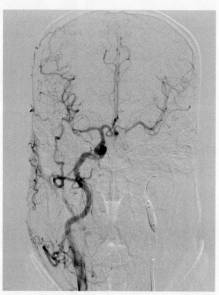
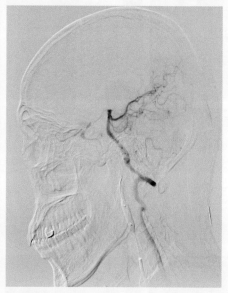

图26-15-3　术前DSA检查及评估：球囊闭塞试验及加强试验均为阴性

高流量血管搭桥，然后才能处理该部位肿瘤；否则，只能进行该区域肿瘤的部分切除、姑息治疗。在本节附录手术录像中，我们将展示BOT试验阳性患者，行一期高流量颅内外搭桥+海绵窦区脑膜瘤切除术的全过程，来更好的理解、掌握颅底外科复杂肿瘤切除的流程（在"颅内外沟通肿瘤"章节，也有关于高流量搭桥处理复杂颅底肿瘤病例的详细描述）。

2. 治疗过程：连接脑电图检测，上头架、导航注册，取仰卧位，头左转30°，颈部稍过伸备出颈动脉暴露区域（图26-15-4）。额颞眶颧开颅，自硬膜外磨除前床突，磨平中颅底骨质。切开硬膜，沿残留硬膜缘逐步切除肿瘤。肿瘤质地坚韧，难以与海绵窦内穿行的神经剥离，颈动脉海绵窦段瘤化，与颈内动脉无明确边界。在切除病变过程中可见颈内动脉受肿瘤侵蚀有多发破损，颈内动脉无法保留。开放颈部动脉鞘，缝线永久结扎颈内动脉，颅内段，使用动脉瘤夹夹闭颈内动脉床突段，注意向外牵拉肿瘤，尽可能在动脉近端夹闭血管，避开脉络膜前动脉及后交通动脉，注意关注脑电图变化。彻底切除海绵窦区肿瘤，并在颈内动脉岩骨段动脉断端填

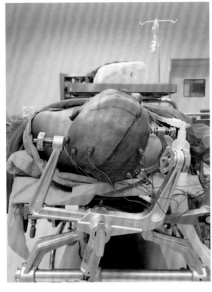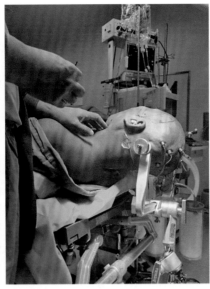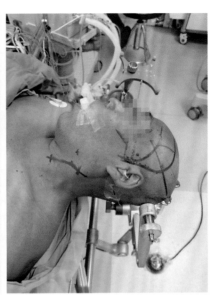

图 26-15-4　手术体位及皮瓣设计

塞肌肉,耳脑胶固定肌肉组织。随后行颞浅动脉与角回动脉端侧搭桥,血流通畅,脑电图全程未见明显减低波幅。止血、硬膜缝合、骨水泥颅底重建,还纳骨瓣、钛片固定,置外引流管。

3. 术后影像学分析及围手术期治疗:术后返回NICU密切观察,患者完全清醒后拔除气管插管,四肢活动好。术后CT显示术区无血肿,2周后复查强化MRI显示肿瘤切除满意,脑组织无明显缺血灶(图26-15-5)。术后病理报告:脑膜皮型脑膜瘤。患者术后未见脑脊液漏、颅内感染等情况,一般状态良好,遗留左侧动眼神经、滑车神经、外展神经麻痹表现,三叉神经分布区感觉减退。顺利拆线出院,密切随访。

【点睛与提示】

1. 对于海绵窦区肿瘤手术治疗时机和策略的选择至关重要,并非发现海绵窦区脑膜瘤均需立即手术治疗,需要综合患者年龄、肿瘤大小、质地、侵袭血管程度、临床症状、海绵窦神经残存功能情况以及患者诉求全面论证手术的获益与风险、手术切除程度及手术方式。

2. 视力的状况是把握治疗分寸的重要依据,相关的神经包括视神经、动眼神经和外展神经。视力是重要的神经功能,当没有完全丧失时,手术以保功能为主;一旦视力完全丧失,即使肿瘤累及颈动脉,也可将其彻底切除,因为,至今视神经功能尚不能重建,而颈动脉功能是可以重建的。

3. 高流量颅内外血管搭桥手术技术,在处理某些复杂颅底肿瘤的治疗中起着重要的作用,使累及颈动脉的海绵窦肿瘤,经过血管搭桥后可以达到肿瘤全切除。经验丰富的团队可以达到良好的桥血管通畅率和临床预后,有效地避免了肿瘤切除后严重脑缺血事件的发生。

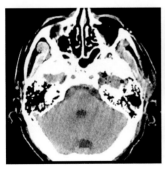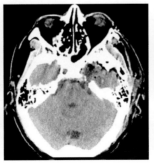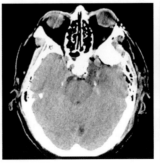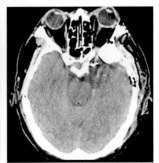

图 26-15-5　术后CT、MRI影像学检查

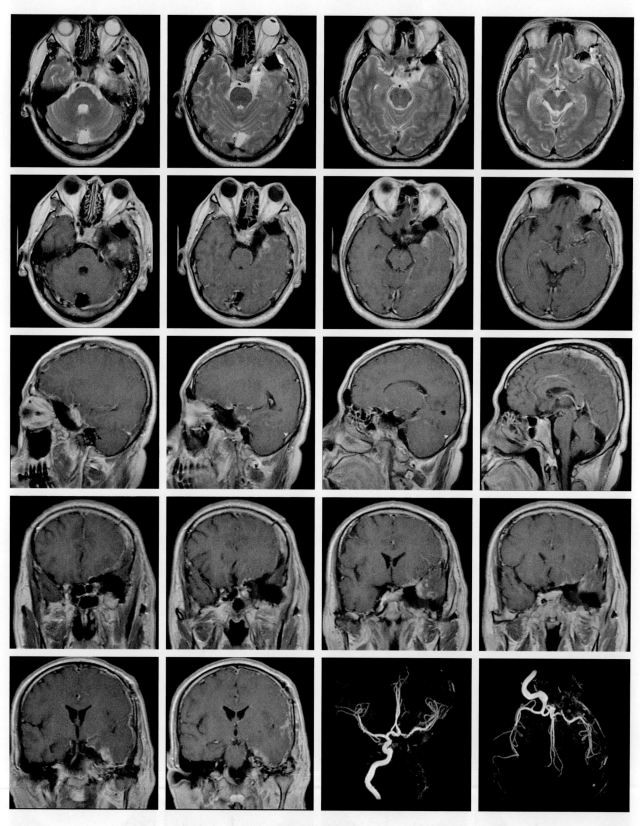

图 26-15-5(续)

4. 一方面，血管重建加肿瘤切除对于某些患者仍然是最好的选择，如放疗不能控制的复发脑膜瘤、侵及血管的某些颅底恶性肿瘤等；另一方面，血管重建技术是术中血管意外损伤的有效补救手段。

视频资料

15　海绵窦脑膜瘤的手术治疗
其他海绵窦区脑膜瘤手术视频：
15-1　高流量颅内外血管搭桥在海绵窦脑膜瘤手术的应用

病例16　海绵窦外侧壁脑膜瘤
(Cavernous Sinus Meningioma)

【临床资料】

患者：女性，57岁。

1. 主诉：头痛伴阵发性视物模糊1年。

2. 现病史：患者入院前1年无明显诱因出现头痛伴阵发性视物模糊，头痛位于左侧额部为主，不伴呕吐，症状可自行缓解。无视力下降、复视，无耳鸣、饮水呛咳。MRI检查发现：左侧颞窝鞍旁占位性病变，强化明显。为求进一步诊治入院。

3. 体格检查：神志清楚，言语流利，双瞳孔 L ：R=3 mm ：3 mm，光反应(+)，眼球各方向运动自如，未及复视、眼震，面部感觉无减退，双侧鼻唇沟对称，咽反射灵敏，伸舌居中，四肢肌力Ⅴ级，病理征阴性。

4. 既往史：高血压病史10年，胆囊切除病史2年。

5. 辅助检查

（1）颅底CT：左侧颞窝见一类圆形稍高密度结节影，以宽基底与蝶骨大翼周围骨壁相连，邻近骨质稍增厚、硬化，病灶内侧缘紧邻眶上裂，压迫周围脑组织。

（2）头MRI平扫、增强示：左侧颞极区类圆形等T_2信号，DWI呈稍高信号，其内信号欠均匀，可见斑片状稍短T_2影，病灶明显强化并可见脑膜尾征（图26-16-1）。头MRA、MRV：未见明显异常。

6. 入院主要诊断：左侧海绵窦外侧壁脑膜瘤。

【治疗处理】

1. 治疗方案：该患者病变位于左侧颞窝，主要累及蝶骨大翼内侧，病变与海绵窦外侧壁紧密粘连，并非简单的蝶骨大翼中、外侧脑膜瘤。术中铲除肿瘤基底时极容易损伤海绵窦外侧壁进而误伤

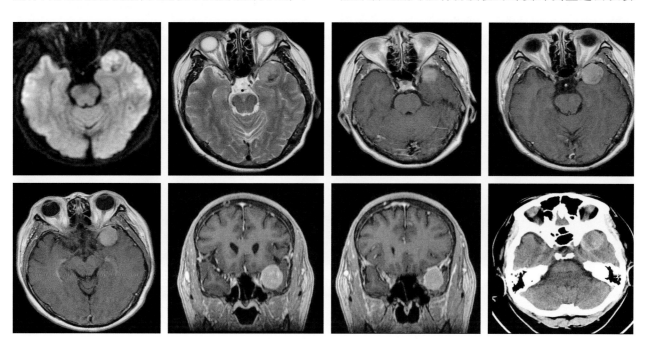

图26-16-1　患者术前MRI、CT表现

神经，或者电凝热损伤附着于海绵窦外侧壁内侧的动眼神经、滑车神经、外展、三叉神经。术前应向患者及家属详细交代可能的并发症。

采用翼点入路，颅外软组织分层分离，骨窗位于侧裂以下、颞底区域，并且颞底区骨窗需尽量扩大，利于颞叶向下、后方向牵拉（图26-16-2）。

2. 治疗过程：肿瘤起源部分累及侧裂静脉向蝶顶窦引流处，彻底切除肿瘤需要牺牲侧裂静脉，通过逐步阻断基底血供、肿瘤瘤体减压、动态牵拉颞叶等方式，尽可能保护已经缺少静脉引流、水肿的、脆弱的颞叶。术中尽量不伤及颞叶实质，减少静脉瘀滞造成的颞叶肿胀。

仔细辨别硬膜及海绵窦外侧壁硬膜层次，不要过度电凝，导致热损伤海绵窦通过的神经；显微剪刀应紧贴海绵窦外侧壁逐步剪开电凝过的肿瘤基底，或用锐一点的剥离子，预防误入海绵窦外侧壁，损伤神经并导致大量静脉出血；静脉窦出血应用海绵压迫，不宜过度使用双极电凝。

彻底去除颅底受累硬膜，尽可能保留部分颞底正常硬膜边缘，用于缝合人工硬膜。无法达到水密缝合的颞底区域，应用纤维蛋白胶封闭。

3. 术后影像学分析及围手术期治疗：术后控制血压、加强脱水，减少静脉瘀滞型颞叶肿胀。该患者术后出现轻度动眼神经麻痹表现，轻度复视及上睑下垂，行甲钴胺及甲泼尼龙对症治疗后逐步恢复正常。术后1周复查强化MRI显示，术区颞叶未见明显水肿、出血表现。无异常强化肿瘤残留影像

（图26-16-3）。

【点睛与提示】

1. 蝶骨大翼内侧脑膜瘤若与海绵窦外侧壁粘连紧密，其起源常累及海绵窦外侧壁，并非简单的脑膜瘤手术，但又较真正起源于海绵窦壁内侧的海绵窦脑膜瘤手术操作简单。

2. 术中铲除肿瘤基底时极容易损伤海绵窦外侧壁进而误伤神经，产生严重并发症。肿瘤的基底以锐性剥离为主，不可过分电烧，以免损伤动眼神经、滑车神经、外展神经和三叉神经的第一支。

3. 肿瘤较小时，患者往往缺乏典型症状，海绵窦神经功能无缺损，但术后常常出现海绵窦相关神经功能障碍，虽大部分神经功能会随时间延长而逐步恢复，但要引起医生足够重视，跟患者及家属进行相关并发症的详细术前沟通。

4. 该部位脑膜瘤常常挤压、包裹侧裂静脉，尤其肿瘤起源部分累及侧裂静脉向蝶顶窦引流，切除肿瘤过程需要断掉周围静脉，部分患者优势侧静脉引流的损伤，会引起病变侧颞叶静脉回流障碍性肿胀、出血，因此术前静脉引流评估应尽可能完善，术中尽量不伤及颞叶实质，术后控制血压、加强脱水，减少静脉瘀滞型颞叶肿胀。

视频资料

16 颞窝脑膜瘤累及海绵窦外侧壁的手术治疗

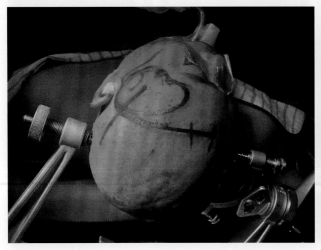
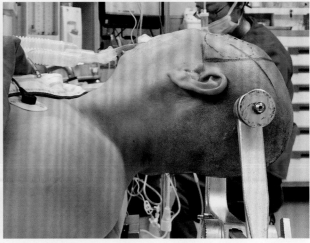

图26-16-2 手术体位及皮瓣设计

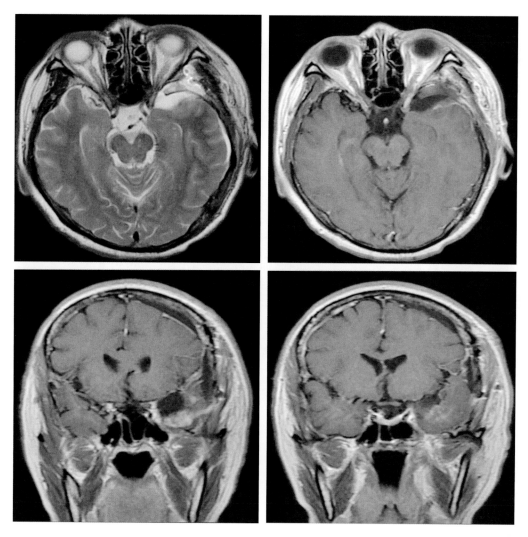

图26-16-3 术后1周强化MRI

病例17 眶尖海绵状血管瘤
(Orbital Apex Cavernous Hemangioma)

【临床资料】

患者：女性，40岁。

1. 主诉：阵发性右侧眼眶部疼痛1年余。

2. 现病史：患者于入院前1年余劳累或情绪激动后出现右侧眼眶部疼痛，呈刀割样，持续约1小时后可自行缓解，无头晕及其他特殊不适症状，于眼科医院行相关检查，未见明显异常。期间患者数次发作，未行特殊处理。患者于入院前2周再次出现上述症状并伴有恶心、呕吐，就诊于当地医院，行头颅MRI平扫发现：右侧眶尖T$_2$WI稍高信号影。

3. 体格检查：神志清楚，问答切题。双眼瞳孔左：右=2：2 mm，光反应阳性，双侧眼球活动自如，面部感觉无异常，余无阳性体征。

4. 辅助检查

（1）颅底CT轴位：右侧眶尖区可见类椭圆形稍高密度影，临近眶壁骨质吸收。

（2）头部MRI显示：右侧眶尖区可见椭圆形等T$_1$、长T$_2$信号结节影，DWI稍高信号，增强检查呈不均匀渐进性强化，强化晚期肿瘤呈明显强化（图26-17-1）。

5. 入院主要诊断：右侧眶尖占位性病变，海绵状血管瘤？

【治疗处理】

1. 背景知识：眼眶海绵状血管瘤是成人常见的原发于眼眶的良性肿瘤。多发于中年女性，常为

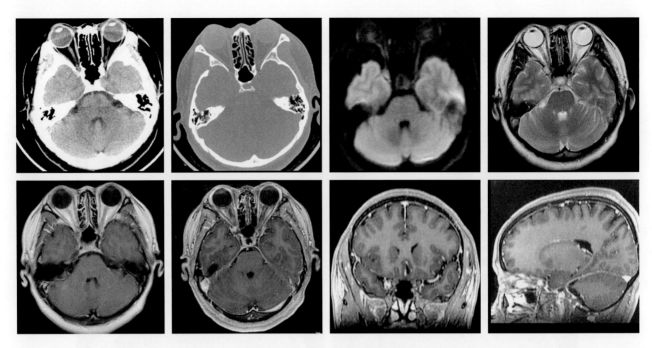

图26-17-1 患者术前影像学表现

单眼发病。临床表现为渐进性眼球突出和不明原因的视力下降，发生于眶尖部患者多表现为视力下降，易误诊为视神经炎或视神经萎缩。手术切除肿瘤是首选的治疗方法，位于眶尖部的海绵状血管瘤，采用眼科常规的经前方入路常难以显露和切除，因而神经外科医师通常采用经颅入路切除肿瘤。

海绵状血管瘤是由血窦样血管所组成的，因为瘤内存在血池，所以在平扫的CT上，肿瘤为高密度边界清楚的圆形或椭圆形肿块，而增强后，因大的血池稀释了造影剂，肿瘤组织通常仅轻微增强或不增强。肿瘤在MRI上呈现血液多个不同时限的隔房，从含有正铁血红蛋白的高信号区到由含铁血黄素所致的低信号区。这种因瘤内反复出血所致的血液成分不同而形成，是海绵状血管瘤在MRI上的特征性改变。增强后肿瘤组织呈现渐进性不均匀强化，强化晚期肿瘤呈均匀明显的强化。尽管肿瘤是血管性的，内有很大的海绵状窦腔，由于该肿瘤与体循环不直接相通，腔内所含的血液呈相对滞流状态，故颈动脉造影通常肿瘤不染色，无助于诊断。

2. 治疗方案：在颅底外科的相关疾病中，应用现代颅底手术技术切除眶尖部海绵状血管瘤是相对容易的。而肿瘤周围紧邻视神经，眶尖部海绵状血管瘤放射治疗有可能损伤视神经。本例患者右侧眶尖部肿物延迟强化明显，考虑海绵状血管瘤。经权衡利弊，拟行手术治疗，选择额颞开颅硬膜外入路，重点保护眶上裂内通过的神经及视神经。

3. 治疗过程：患者取仰卧位，右侧额颞弧形头皮切口，游离额颞骨瓣（图26-17-2）。使用金刚砂磨钻进行前床突磨除。病变位于硬膜外，部分沿眶上裂进入眶内，病变组织呈红色，血供丰富，张力高，质地较韧，挤压邻近神经，与视神经、滑车神经、动眼神经、外展神经、三叉神经第1支关系紧密，并与周围结缔组织广泛粘连。镜下于各神经间隙分离并断离病变血运，病变失去血运后体积缩小，整块切除病变，术腔使用流体明胶辅助止血。

4. 术后影像学分析及围手术期治疗：术后患者右侧动眼神经受损表现，复视，给予神经营养等对症治疗。术后3个月，患者右侧动眼神经损伤表现明显好转，复视情况消失。术后MRI强化显示肿瘤切除满意，动态随访（图26-17-3）。

【点睛与提示】

1. 眶尖海绵状血管瘤毗邻重要神经结构，术后容易出现神经功能损伤并发症，因此手术时机的把握及与患者之间的沟通显得格外重要。

2. 如果决定行开颅手术治疗，应争取全切除肿瘤，减少复发概率和二次损伤风险。

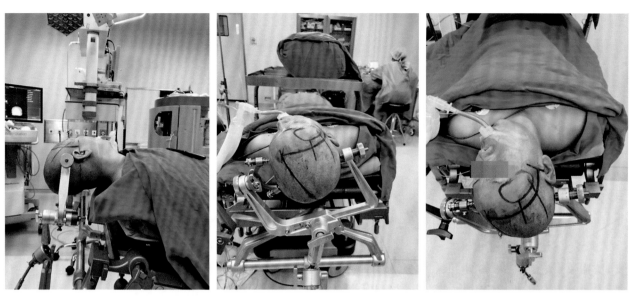

图26-17-2　患者体位及切口

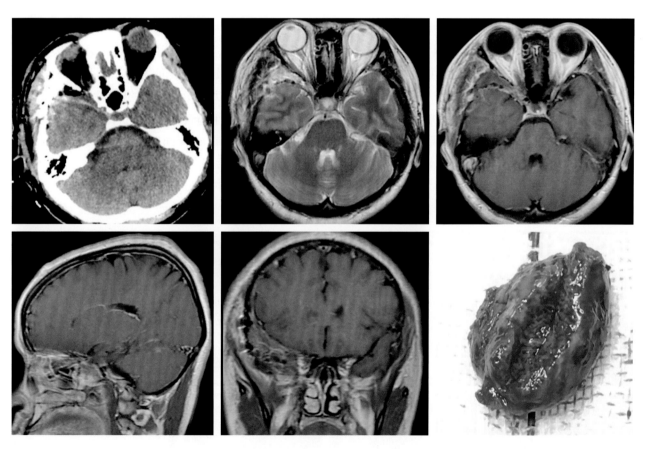

图26-17-3　术后影像学检查及病变切开后的内部结构大体观

3. 在显微镜下仔细分辨肿瘤与神经结构,在分辨清楚上述结构之前,切忌盲目双极电凝止血;分离过程中的出血,应适量填塞吸收性明胶海绵进行止血。

视频资料

17　眶尖海绵状血管瘤手术治疗

病例18　颞窝孤立性纤维性肿瘤
(Temporal Fossa Solitary Fibrous Tumor)

【临床资料】

患者:女性,45岁。

1. 主诉:间断头痛3个月余,加重1个月。

2. 现病史:患者于入院前3个月无明显诱因出现头痛,疼痛性质为胀痛,以右侧为著,间断发作,口服止疼药物治疗,症状可缓解,近1个月头痛症状较前加重,伴恶心、呕吐,后间断出现左下肢活动不利,左手运动性震颤。MRI检查显示:左侧颞窝占位性病变,强化明显,脑组织水肿,中线结构移位。

3. 体格检查:神志清楚,可语,记忆力较前减退,双瞳 L ： R=3 mm ： 3 mm,光反应(+),伸舌稍向左偏,右侧颜面部浅感觉稍减退,左侧肢体肌力Ⅳ+级,右侧肢体肌力Ⅴ级,病理反射阴性。

4. 辅助检查

(1)颅底CT:有侧颞窝可见一类圆形等密度影。

(2)头MRI平扫、增强示:右侧颞极区类圆形稍长 T_1、长 T_2 信号影,DWI呈高信号,其内伴少量囊变,水肿明显,压迫周围脑组织,中线结构移位。肿瘤强化明显,脑膜鼠尾征不明显(图26-18-1)。

(3)DSA检查:肿瘤血运丰富,肿瘤由右侧颈外动脉系统供血,主要由颌内动脉发出分支供血,少量血供源于右侧颈内系统。双侧侧裂静脉显影不明显(图26-18-2)。

5. 入院主要诊断:右侧颞窝血管外皮瘤? 脑膜瘤?

【治疗处理】

1. 治疗方案:该患者病变位于右侧颞窝,主要累及蝶骨大翼中段,病变与海绵窦外侧壁尚未相连。DSA显示肿瘤供血主要来自颈外动脉系统,开颅时即可断离肿瘤绝大部分血供,术前并未行栓塞预处理供血血管。

采用翼点入路,骨窗偏颞侧,并尽量向颞底扩大,利于翻起硬膜后方便暴露蝶骨大翼内侧区域(图26-18-3)。

2. 治疗过程:额颞部游离骨瓣偏颞侧,患者硬膜外出血汹涌,此时应用单极电凝触碰吸引器技术,同步完成吸引+电凝,在控制部分出血后,应用切削钻磨除大部分表浅部位蝶骨嵴,并改用金刚砂钻头完成深部蝶骨嵴、颞底骨质磨除,金刚砂高速磨钻可以在磨骨同时,完成部分止血工作。骨窗显露满意后,使用骨蜡封闭骨孔内出血。当完成开颅后,肿瘤大部分血运已在翻开硬膜前被

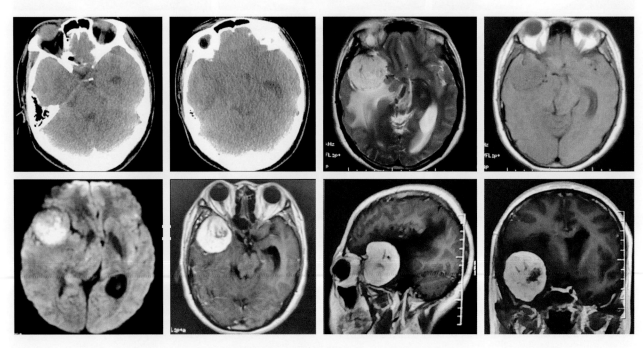

图26-18-1　患者术前MRI、CT表现

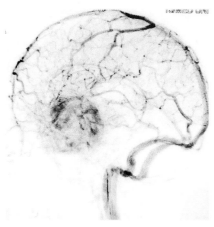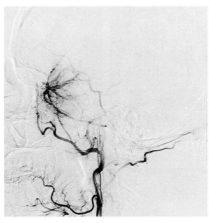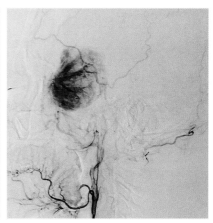

图26-18-2　患者术前DSA表现

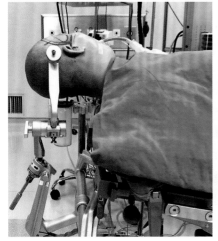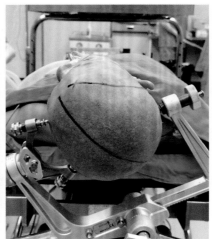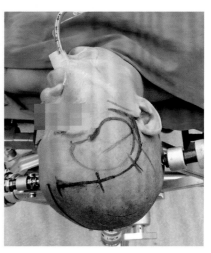

图26-18-3　手术体位及皮瓣设计

离断。

血管外皮瘤质地较脆，内部富含血管结构，即使大部分血运已经离断，此时肿瘤分块切除同样会出现汹涌出血情况，因此如果骨窗显露充分，脑组织张力不高时，整体切除肿瘤，则可以大幅减少出血、保持术野干净、减少神经血管误伤的机会。随着肿瘤与脑皮质逐步分离，及时在两者之间垫入棉片进行止血和保护。在分离颈内动脉系统供血的血管时，应放大显微镜倍数，分辨清楚肿瘤供血血管，勿伤及过路血管。彻底电凝颅底受累硬膜，修补缝合硬膜，骨水泥修补颅底，预防骨质缺损过大影响患者术后容貌外观。

3. 术后影像学分析及围手术期治疗：术后控制血压、加强脱水，病情平稳。术后1周复查强化MRI显示，术区未见明显水肿、出血表现，无异常强化肿瘤残留影像（图26-18-4）。患者恢复良好。

【点睛与提示】

1. 血管外皮瘤术前DSA检查进行血管评估十分重要，可以详细了解肿瘤供血动脉及引流静脉情况。术前血管栓塞治疗，可以大幅减少术中出血并使肿瘤软化，有利于手术。

2. 术前依据肿瘤位置，充分暴露骨窗，尤其此类富含血管结构的血管外皮瘤，充分硬膜外暴露，才能在开放硬膜前更多离断血供，并为整体切除肿瘤提供充足的硬膜下空间，避免过度牵拉脑组织。

3. 该部位脑膜瘤常常挤压、包裹侧裂静脉，尤其肿瘤起源部分累及侧裂静脉向蝶顶窦引流，切除肿瘤过程需要断掉周围静脉，因此术前DSA的静脉引流评估应尽可能完善。如遇肿瘤侧为优势侧裂静脉引流，大脑中静脉的切断可能会引起病变侧颞叶静脉回流障碍性肿胀、出血；如蝶顶窦已经闭塞或大脑中静脉通过Labbé引流，接近蝶顶窦处切断

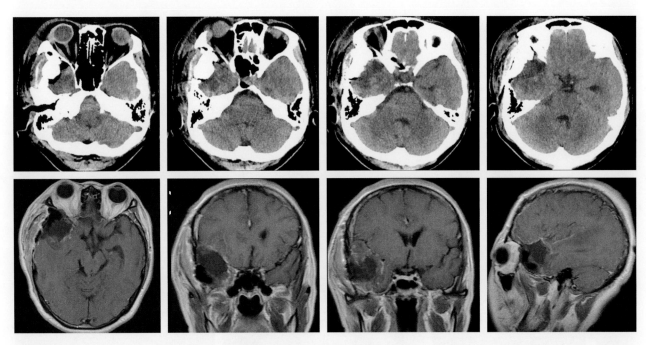

图26-18-4　术后1周强化MRI

大脑中静脉相对安全。

4. 面对汹涌硬膜外出血的控制，需掌握特殊止血技巧，如金刚砂高速磨钻止血、单极+吸引器一边吸引一边电凝止血，血压及颅压控制等方法的灵活运用，大多可以从容应对此类出血。

视频资料

18　颞窝血管外皮瘤手术治疗

病例19　三叉神经鞘瘤
(Trigeminal Schwannoma)

【临床资料】

患者：男性，47岁。

1. 主诉：查体发现颅内占位性病变4周，左面部麻木2周。

2. 现病史：患者于入院前4周因右侧枕部肿物行CT检查时发现颅内占位性病变，进而行MRI检查显示左侧鞍旁及左小脑桥脑角区一哑铃形肿物，

大小约3.87 cm×2.18 cm×2.71 cm，明显强化，左侧三叉神经显示不清，右枕部皮下脂肪瘤。入院前2周，患者自诉感觉左侧面部麻木感，呈阵发性，无头痛、恶心、呕吐，无肢体活动障碍。

3. 体格检查：双眼视力均0.8，无视野缺损，双眼球活动自如，未及眼震。左侧面部痛觉稍减退，咬肌轻度萎缩，角膜反射对称。双侧鼻唇沟对称，伸舌居中，四肢肌力Ⅴ级，病理反射未引出。

4. 既往史：否认高血压、糖尿病、冠心病病史。

5. 辅助检查

头MRI平扫、增强示：鞍旁偏左侧及左侧小脑桥脑角区可见不规则混杂等T_1、长T_2信号影，跨中、后颅窝，DWI呈稍低信号，邻近左侧颞角及偏左侧桥脑受压，左侧三叉神经显示不清，肿物呈明显不均匀强化，其内可见不规则无强化区（图26-19-1）。

6. 入院诊断：左侧三叉神经鞘瘤。

【治疗处理】

1. 背景知识：三叉神经鞘瘤发病率位居颅内神经鞘瘤第二位，通常表现为面部疼痛、感觉减退、头痛和复视。手术是首选治疗方式，根治性切除病变可获治愈。

依据1995年萨米（Samii）教授的分类方法，三叉神经鞘瘤可分为4型（图26-19-2）。

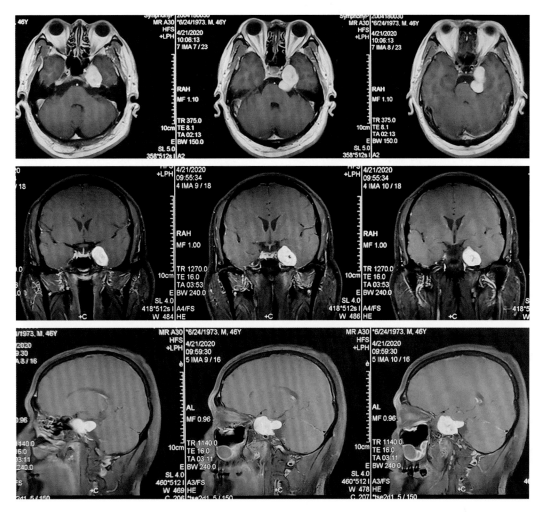

图26-19-1 患者术前MRI表现

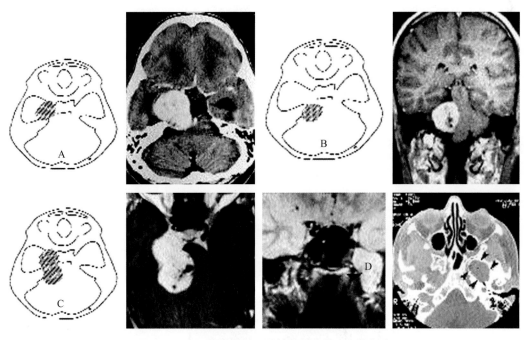

图26-19-2 萨米教授三叉神经鞘瘤的4分类方法。

摘自：Samii M, Migliori MM, Tatagiba M, Babu R. Surgical treatment of trigeminal schwannomas. J Neurosurg, 1995; 82(5): 711-718

A型：肿瘤主要位于中颅窝，采用额颞硬膜下经侧裂入路切除；

B型：肿瘤主要位于小脑桥脑角，采用枕下乙状窦后入路切除；

C型：肿瘤呈哑铃状向中、后窝延伸，采用乙状窦前入路切除；

D型：肿瘤主要向颞下窝生长，采用颞下硬膜外入路切除。

2007年，M.内吉梅·帕米尔（M. Necmettin Pamir）教授依据4种不同类型三叉神经鞘瘤，采取了与萨米稍有不同手术入路，其中A型：以中窝为主，采用额颞硬膜外入路切除；B型：以小脑桥脑角为主，采用枕下乙状窦后入路切除；C型：哑铃状向中、后窝延伸，同样采用额颞硬膜外入路为主进行切除，偶有肿瘤巨大的采用额颞硬膜外—硬膜下联合切除；D型：肿瘤主要为颅外扩张，同样采用额颞硬膜外入路为主。

文中强调的额颞硬膜外入路，是基于多伦克（Dolenc）所描述的硬膜外手术入路，具体可参考：Dolenc. Frontotemporal epidural approach to trigeminal neurinomas. Acta Neurochir (Wien). 1994. 130: 55–65。

在20世纪80年代，神经外科医生主要使用硬脑膜内入路切除这些肿瘤，仅对小肿瘤主张采用硬膜外入路。而近年来，硬膜外入路已被广泛用于治疗三叉神经鞘瘤。笔者颅底外科中心习惯采用创伤更小的颞下—硬膜外入路处理A型、C型三叉神经鞘瘤，而很少采用额颞硬膜外入路处理首发的三叉神经鞘瘤。

2. 治疗方案：依据1995年萨米教授的分类方法，本例患者归类于A型三叉神经鞘瘤（肿瘤主要位于中颅窝，少量向后颅窝生长）。依据笔者经验，首选颞下经硬膜外入路切除肿瘤，开颅快捷、对脑组织损伤小、术后并发症少。

3. 治疗过程：患者采取侧卧位，麻醉后进行腰大池置管外引流，缓解术中硬膜外入路牵拉颞叶的张力。抬高手术床背板、头高脚低位，加快静脉回流、减少术中出血；下垂对侧上肢手臂，妥善固定；上头架，头部下垂10°，后旋转20°，使视线可从中颅窝到达后颅窝；检查颈部下方与肩部间是否有间隙，以免影响颈静脉血液回流。

手术切口下方起自颧弓下缘、沿耳屏前1.5 cm处，切口线斜向上，止于颧弓上方6.5 cm，依据肿瘤大小及生长方向，适当调整切口线倾斜角度。开颅过程同常规颞下硬膜外入路，可参考岩斜区脑膜瘤相关章节（图26-19-3）。

在三叉神经第三支外侧沿处，剥离开硬膜，显露位于硬膜夹层中的Meckel腔内肿瘤。实体性肿瘤为主的病变，首先进行囊内减压。随着瘤体减压，应用取瘤镊向瘤腔方向牵拉肿瘤残存部分，双极、显微剪刀、神经剥离子交替使用，分离肿瘤与残存三叉神经。肿瘤质地较韧时，可使用超声吸引辅助囊内切除肿瘤，画圈式依次切除Meckel残余肿瘤。处理Meckel腔内肿瘤的前端和内侧端，不可盲目电凝止血，避免热损伤外展神经、滑车神经甚至是动眼神经功能。可用流体明胶或吸收性明胶海绵压迫止血。最后处理凸向后颅窝的肿瘤。因肿瘤体积较大，已在岩骨形成

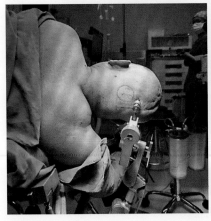
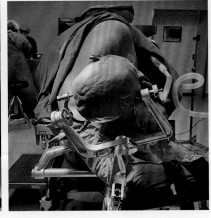
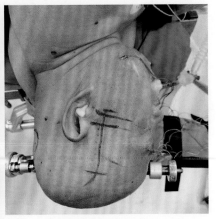

图26-19-3 患者体位及切口

自然手术通道，我们可顺肿瘤生长方向切除后颅窝病变。处理向后颅窝扩展的肿瘤时，应注意充分减瘤后，可视下分离肿瘤与小脑桥脑角区粘连的岩静脉分支、三叉神经残支及脑干，不可盲视下过度牵拉残存肿瘤进行分离而造成不可控的出血。

4. 术后影像学分析及围手术期治疗：患者术后依据复查CT情况（图26-19-4），进行适度脱水治疗，预防颞叶水肿。岩骨气房较发达的患者，需预防性应用抗生素。本例患者术后三叉神经功能受损，出现患侧面部麻木，角膜反射尚可，无角膜炎发生，无眼球运动障碍、复视等情况出现。术后1周复查强化MRI显示，肿瘤切除效果满意（图26-19-5），顺利出院。

【点睛与提示】

1. 术前准确识别三叉神经鞘瘤的分型、大小、部位，选择适当的手术处理预案，设计合理手术入路，是保证手术安全、提高术后疗效的前提。

2. 颞下—硬膜外入路，是处理A型、C型三叉神经鞘瘤的主要方式，也可以用于B型、D型三叉神经鞘瘤。

3. 大型三叉神经鞘瘤，尤其是肿瘤质地较质韧的肿瘤，术后保留三叉神经功能的难度较大。先囊内切除肿瘤，肿瘤充分减张后，从肿瘤两极找到正常神经结构，沿神经结构分离切除肿瘤，保护残存神经结构。

一般先切除后方的肿瘤，最后处理靠海绵窦侧的肿瘤，以免缺少空间的情形下粗暴操作引发出血，以及出血后的填塞影响下面的操作。

4. 处理向后颅窝扩展的肿瘤时，应注意充分减瘤后，可视下分离肿瘤与小脑桥脑角区粘连的岩静脉分支及脑干，不可盲视下过度牵拉残存肿瘤进行分离而造成不可控的出血。

5. 处理Meckel腔内肿瘤的前端和内侧端，不可盲目电凝止血，避免热损伤外展神经、滑车神经甚至是动眼神经功能。可用流体明胶或吸收性明胶海绵压迫止血。

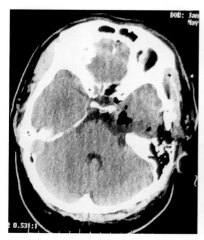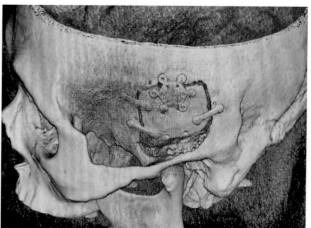

图26-19-4 术后CT及骨窗像

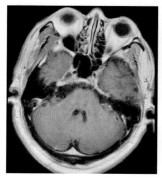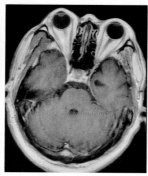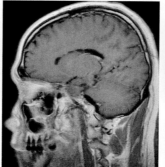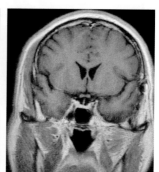

图26-19-5 术后1周强化MRI

病例20 Meckel腔表皮样囊肿
(Meckel's Cave Epidermoid Cyst)

【临床资料】

患者：女性，38岁。

1. 主诉：左侧颜面部间断麻木2个月。

2. 现病史：患者于入院前2个月开始出现左侧颜面部间断麻木，无咀嚼功能障碍，无头晕、头痛，于当地医院就诊，以"周围性面瘫"收治，症状无明

显好转。转诊本院，行头部MRI检查显示左侧三叉神经走行区占位性病变，考虑神经源性肿瘤，为手术治疗入院。

3. 体格检查：神志清楚，言语流利，角膜反射(+)，口角未见偏斜，咀嚼有力，无咬肌萎缩，左侧颜面部痛温觉较右侧减退，余颅神经检查无异常，四肢肌力Ⅴ级，病理反射未引出。

4. 辅助检查

（1）CT显示：肿物呈结节状混杂等密度影，其内可见点状钙化，周围可见环状稍低密度影，邻近骨质受压变薄，边缘可见硬化缘，邻近颈动脉管前壁骨质不连续。

（2）头颅MRI平扫、增强示：左侧三叉神经走行区可见不规则稍长T_1、长T_2信号肿块影，跨中、后颅窝，其内见片状低信号区。左侧岩骨尖区肿块于DWI上呈高信号，肿块未见明显强化（图26-20-1）。

5. 入院诊断：Meckel腔占位性病变，表皮样囊

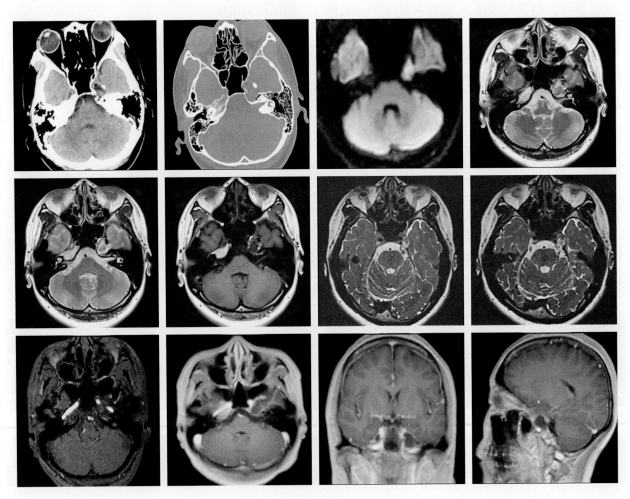

图26-20-1 患者术前影像学表现

肿？神经鞘瘤？

【治疗处理】

1. *治疗方案*：Meckel腔区域常见病变包括三叉神经鞘瘤、表皮样囊肿，两者在磁共振DWI及强化序列中，各有明显的特点以兹鉴别，该区域另可见相对少见的脑膜瘤、胆固醇肉芽肿、脊索瘤和软骨肉瘤及转移瘤等。

局限于Meckel腔内的良性病变，适宜经颞下岩前硬膜外入路，该入路以创伤小、开关颅快速、术野暴露充分、颞叶静脉损伤概率小、术后并发症少为特点。手术室麻醉后，行腰大池外引流，降低牵拉硬膜的张力，保护脑组织免受挫伤。

2. *治疗过程*：患者采取侧卧位，麻醉后进行腰大池置管外引流，缓解术中硬膜外入路牵拉颞叶的张力。抬高手术床背板、头高脚低位，加快静脉回流、减少术中出血；下垂对侧上肢手臂，妥善固定；上头架，头部下垂10°，后旋转20°，使视线可从中颅窝到达后颅窝；检查颈部下方与肩部间是否有间隙，以免影响颈静脉血液回流。

手术切口下方起自颧弓下缘、沿耳屏前1.5 cm处，切口线斜向上，止于颧弓上方6.5 cm，依据肿瘤大小及生长方向，适当调整切口线倾斜角度（图26-20-2）。开颅过程同常规颞下硬膜外入路，可参考岩斜区脑膜瘤相关章节。

开放腰大池外引流，充分释放脑脊液，使脑组织减压松弛。在硬膜外分离，电凝切断脑膜中动脉，于Meckel腔与颞底两层硬膜间深入，充分显露Meckel腔外侧壁，开放Meckel腔硬膜，探查病变。肿瘤为囊性，血供不丰富，囊内容物色白，质软，应用吸引器及剥离子等工具即可清除腔内大部分胆脂样残渣，通过变换显微镜角度，去除隐藏在角落中的残存胆脂样物质。显微镜可及范围内肿物清除干净后，注意力应集中于肿瘤囊壁的切除，囊壁可使用显微镊进行摘除，过程中出血尽可能使用吸收性明胶海绵压迫，过度电烧可加重术后三叉神经分布区麻木感。不过多进行硬膜外分离的情况下，显微镜角度很难探查到Meckel腔后颅窝开口部分，此时需要辅助内镜，探入Meckel腔内进行观察，同时使用带角度的显微剥离子分离Meckel腔后颅窝开口处肿物。彻底清除胆脂样物质后，可见后颅窝菲薄硬膜破损、脑脊液与Meckel腔沟通，可在腔内垫入适当大小吸收性明胶海绵后，使用流体明胶填充术腔完成止血。

3. *术后影像学分析及围手术期治疗*：Meckel腔表皮样囊肿因手术为硬膜外操作，因此，术后出现发热、无菌性脑膜炎的概率小于CPA及第四脑室内胆脂瘤患者，但肿瘤较大、脑脊液与Meckel腔沟通患者，术后同样面临无菌性脑膜炎可能。在反复腰穿检测除外细菌性炎症时，可加用地塞米松抗感染治疗，多在2周之内逐步好转。本例患者术后平

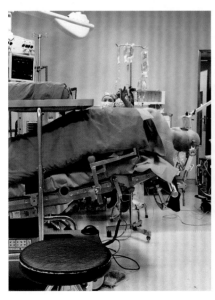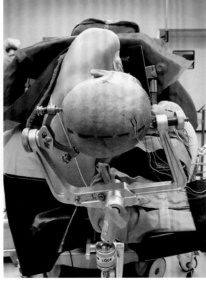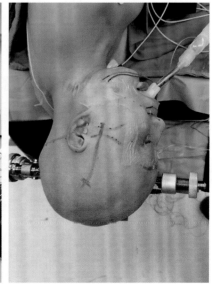

图26-20-2　患者体位及手术切口

稳，无异常发热表现，术后1周MRI显示，肿瘤切除效果满意。1年后复查磁共振未见DWI高信号（图26-20-3，图26-20-4）。

【点睛与提示】

1. "颞下岩前硬膜外入路"是处理Meckel腔周围良性病变的首选入路。具有创伤小、开关颅用时少、术野暴露充分、颞叶静脉损伤概率小、术后并发症少等特点。

2. 内镜辅助Meckel腔内探查，使得硬膜外无须过度分离、暴露，体现微创颅底外科理念。

3. 术中为避免胆脂样碎屑飘散并进入后颅窝，见到三叉神经裂孔后，可用小棉块暂时封堵，术后使用大量温生理盐水反复冲洗术区，直到再无残渣排出。

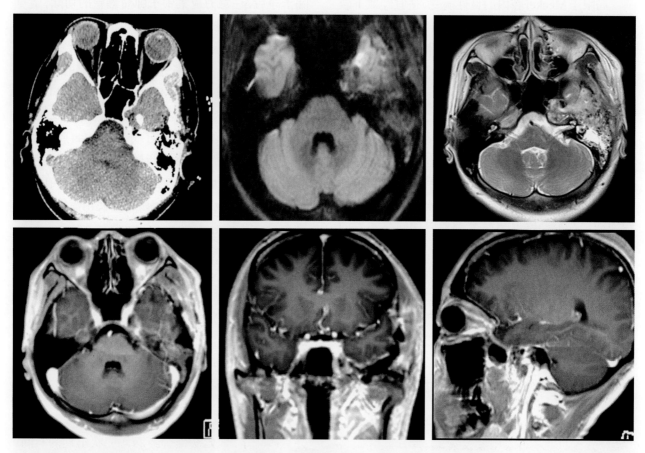

图26-20-3　术后1周复查CT及MRI

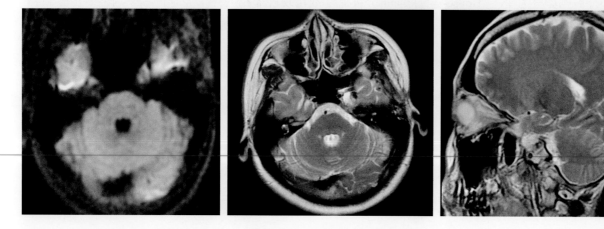

图26-20-4　术后1年复查MRI

4. 虽然本病术后可能发生无菌性脑膜炎，但术后异常发热患者，仍须严格进行颅内感染排查工作，不宜单凭经验判定为无菌性脑膜炎，而延误颅内感染治疗的最佳时期。

视频资料

> 20 岩前硬膜外入路Meckel腔胆脂瘤手术治疗

病例21 面神经鞘瘤
(Facial Nerve Schwannoma)

【临床资料】

患者：女性，62岁。

1. 主诉：右耳听力下降2年余，右面颊部、舌部感觉障碍2个月。

2. 现病史：患者于入院前2年余无明显诱因出现右耳听力下降，无耳鸣。入院前2个月出现面瘫，伴右侧鼻部外侧及颊部痛觉减退及舌部痛觉减退。无头痛、恶心、呕吐。入院前1个月就诊于我院门诊，头颅MRI显示：右侧中颅窝及右侧CPA区占位性病变。

3. 体格检查：双侧瞳孔左：右=3.0 mm：3.0 mm，双侧光反应(+)，右眼角膜反射减弱，双眼裸眼视力，左眼0.1，右眼眼前指数，右眼睑闭合不全，右侧额纹消失，右侧鼻唇沟变浅，House-Brackmann分级Ⅲ级，右耳无有效听力。左侧额纹存在，伸舌居中，四肢肌力Ⅴ级，病理反射阴性。

4. 辅助检查：入院前2年MRI检查可见右侧岩骨区乳突气房混杂信号，占位效应不明显，未行强化MRI检查（图26-21-1）。

右侧中颅窝及小脑桥脑角区可见混杂信号肿块影，中颅窝病变主要呈等T_1、稍长T_2信号，其内可见多个小类圆形长T_1、长T_2信号，DWI以低信号为主；小脑桥脑角区病变主要呈稍长T_1、稍长T_2信号，DWI以等信号为主，邻近脑实质受压，右侧面、听神经显示欠清。注入对比剂后，右侧中颅窝及小脑桥脑角区病灶实性部分呈显著强化，右侧面听神经增粗，并显著强化（图26-21-2）。

5. 入院主要诊断：右侧中、后颅窝占位性病变，面神经鞘瘤？

【治疗处理】

1. 治疗方案：面神经鞘瘤是一种较为少见的原发于第Ⅶ颅神经的良性肿瘤，与其他颅底神经鞘膜瘤类似，大多数面神经鞘瘤属于散发型。随着肿瘤增大、可广泛侵犯颅底，破坏耳蜗、前庭及颅底结构，并引起头疼、眩晕、脑脊液漏等症状。

对于面神经鞘瘤手术切除时机的选择仍存在争议，有2种观点：① 一种观点是发现肿瘤后尽早采取手术治疗，在肿瘤小的时候保留面神经和耳蜗神经功能的机会更大，即使保留不了，也可施行面神经替代手术补救。② 另一种观点是对面神经功能较好，肿瘤较小的患者，可暂行随访观察，或行面神经减压术，以延缓面神经麻痹症状出现的时间，换取患者更长时间高质量的生活状态，待症状加重或出现肿瘤相关并发症时再考虑牺牲面神经和耳蜗神经功能行肿瘤切除术。

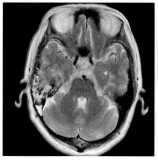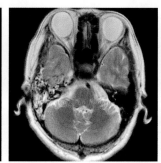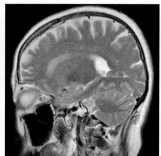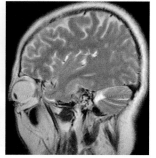

图26-21-1 患者入院前2年MRI，可见右侧岩骨区气房信号混杂，占位效应不明显

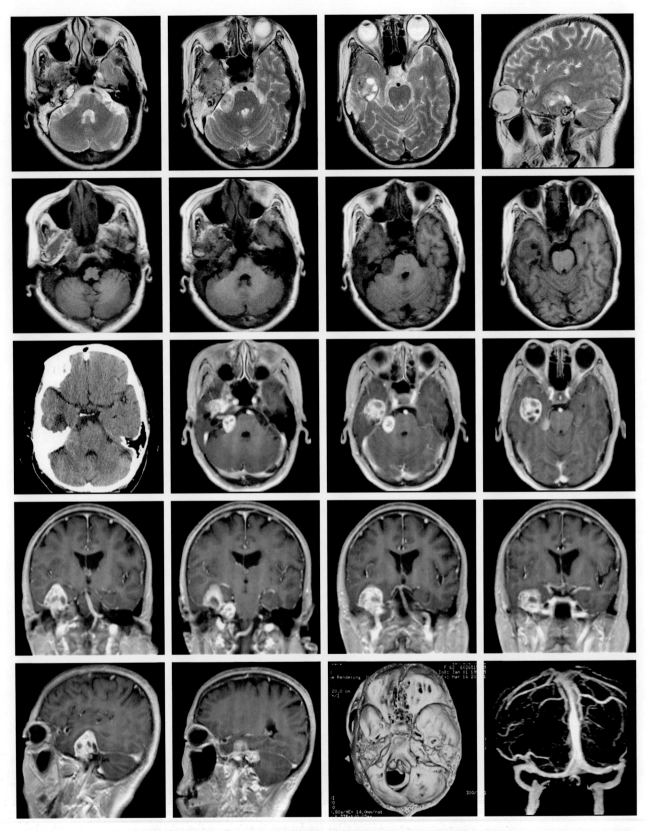

图26-21-2　本次入院MRI，可见右侧中、后颅窝肿物占位效应明显

手术策略的选择要根据患者的年龄、诉求、健康状况、肿瘤大小、位置、术前面神经功能等多方面综合权衡。并做好术前计划,综合患者情况,决定是否有条件一期手术行神经吻合或耳大神经移植桥接处理术后面临的严重面瘫。

该患者2年前因听力下降明显,行磁共振检查疑似乳突炎,未行特殊治疗,本次入院患者出现严重面瘫、有效听力丧失、脸麻木等症状,复查MRI提示右侧中、后颅窝可见明显占位性病变,较两年前相比,肿物快速增大,对颅底及内耳骨质侵袭广泛,具备手术切除指征。

患者肿瘤横跨中后颅窝,骨质破坏严重,有效听力已丧失,选择经乙状窦前入路,大范围磨除岩骨骨质,彻底切除肿瘤。

2. 治疗过程:取侧卧位,标记耳后"C"形手术切口线,上缘在外耳道的上方,跨过颞线,下缘位于乳突尖部的下方(图26-21-3)。沿切口线依次切开头皮、皮下组织及肌肉各层,骨膜下分离,抬起皮肌瓣翻向前方,直到可以触及外耳道壁,并充分暴露乳突根部。充分磨除骨迷路,轮廓化乙状窦,暴露中颅窝和乙状窦前的硬膜,磨开外鼓室,摘除听骨链,显露内听道,并向下磨除骨质,显露至颈静脉球,打开面神经管,显露面神经的主干及鼓索。见起源于面神经膝状神经节外鞘的肿瘤样组织,并以膝状神经节为中心向中颅窝及后颅窝延伸。向颞

底方向探查,见中颅窝的病变位于硬膜外,有包膜,主体呈灰白色,其内有黄色的囊变组织,血供丰富,质地软,于圆孔和卵圆孔的外侧挤压三叉神经的Ⅱ支、Ⅲ支,借助超声吸引行肿瘤囊内减压,并切除肿瘤囊壁及位于鼓室内的肿瘤。随后剪开乙状窦前的后颅窝硬膜,于CPA池可见一类圆形的肿瘤组织,直径2.0 cm,灰白色,有包膜,质地软,血供丰富,将同侧的面听神经挤压变薄,并与之粘连紧密,在中线方向与脑干无粘连。术中电生理监测辅助,显微镜下全切后颅窝肿瘤,见同侧脑池段的三叉神经受压变薄。

尽可能地严密缝合硬膜,肌肉脂肪填塞封堵咽鼓管,脂肪覆盖乳突骨质缺损处,逐层缝合皮下各层。

3. 术后影像学分析及围手术期治疗:术后应用抗生素预防感染。患者术后出现右眼角膜反射减弱,右侧额纹消失,右眼睑闭合不全,右侧鼻唇沟变浅,House-Brackmann分级Ⅳ级。复查强化MRI无异常强化肿瘤残留影像。患者出院后,面神经功能无明显好转,动态影像学随访,肿瘤无复发(图26-21-4和图26-21-5)。

【点睛与提示】

1. 综合患者具体情况,权衡面神经鞘瘤手术的风险及获益,制订治疗策略和手术计划。该类病例可采取迷路入路也可以采取中颅窝底入路。

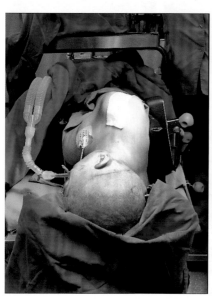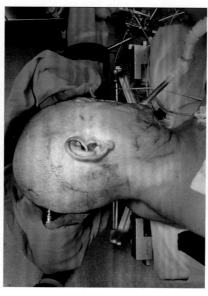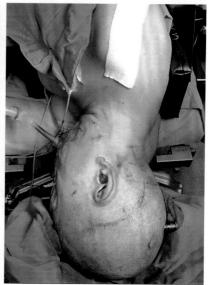

图26-21-3 手术体位及切口设计

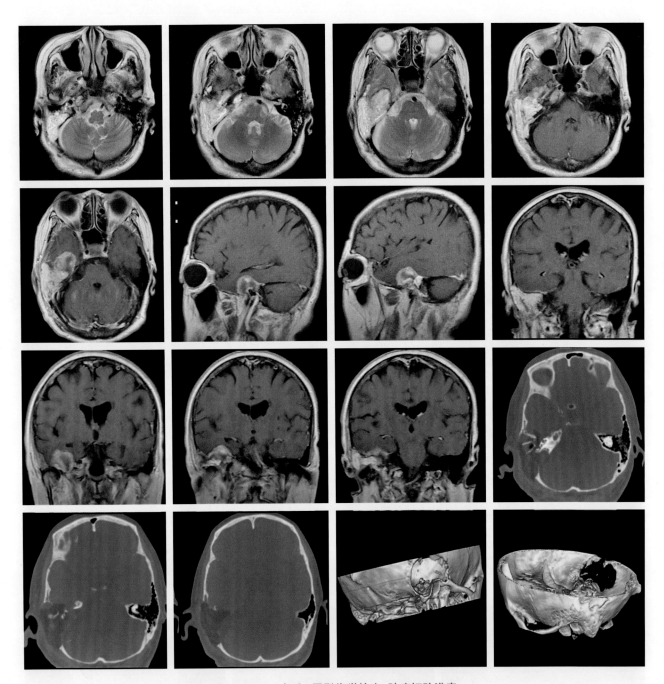

图26-21-4　术后2周影像学检查，肿瘤切除满意

2. 骨质磨除范围应以充分暴露肿瘤、利于肿瘤全切除为原则，不应机械性扩大入路范围、无效暴露。

3. 尽可能水密缝合硬脑膜，并覆盖脂肪组织封堵；严格封堵中耳结构，预防咽鼓管脑脊液漏；大块骨质缺损亦可用骨水泥塑形修补。

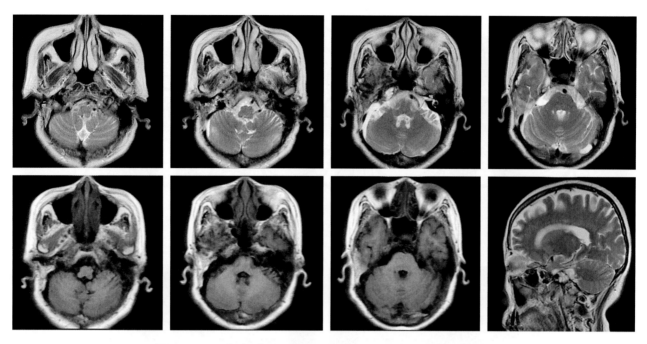

图26-21-5　术后2年MRI平扫：肿物未见复发，脂肪填充大部吸收

视频资料

21　面神经鞘瘤手术治疗

病例22　岩斜区脑膜瘤——经岩前入路手术
（Petroclival Meningioma）

相关病例资料嵌入视频中。

【背景知识】

岩斜区脑膜瘤是指起源斜坡上2/3，蝶—枕—颞骨岩部交界区的脑膜瘤。这个部位的脑膜瘤如同长在苹果核位置一般，部位深在、显露困难，深部临近脑干，并且有各种颅神经、血管的遮挡。基于这个部位肿瘤的复杂性，川濑（Kawase）1996年提出4分型法，描述了肿瘤与神经的位置关系，据此在术中预判病理状态下的神经位置，减少神经损伤机会。依据肿瘤起源、肿瘤推挤三叉神经移位情况，岩斜区脑膜瘤分为4型。

1. 上斜坡型（upper clivus，UC），三叉神经在肿瘤外侧。

2. 海绵窦型（cavernous sinus，CS），三叉神经在肿瘤外侧。

3. 小脑幕型（tentorium，TE），三叉神经在肿瘤内下。

4. 岩骨尖型（petrous apex，PA），三叉神经在肿瘤内上。

2008年川濑教授的学生S.一村（S. Ichimura）细化了4种分型，更为详细的描述了不同类型肿瘤的临床表现、术中位置关系情况及不同类型岩斜脑膜瘤的术中易损伤的神经。并通过示意图展示了4种分型中肿瘤与神经、血管位置关系（图26-22-1，图26-22-2）。

临床实践中，通过Fliest薄扫序列可以清楚分辨三叉神经与肿瘤关系，间接判断脑膜瘤的分型（图26-22-3）。上斜坡型及海绵窦型，因肿瘤位于三叉神经内侧，位置深在，操作难度较大，肿瘤易残留。病变常累及Dorello's管，并可能累及岩下窦造成止血困难，手术操作及电凝热损伤容易造成动眼神经和外展神经损伤。天幕型及岩尖型，分别推挤三叉神经于肿瘤内下和内上方，肿瘤位置相对表浅，在磨除基底骨质及暴露肿瘤过程中大部血供已经断离；但肿瘤向后颅窝"外侧生长"，易造成外侧

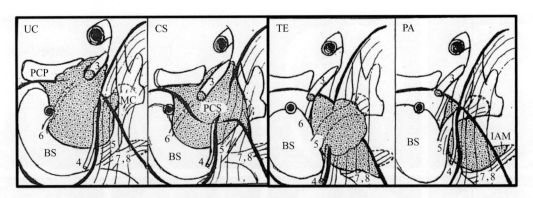

图26-22-1　4种类型岩斜区脑膜瘤与周围神经血管位置关系

（摘自：S Ichimura. Acta Neurochir. 2008. 150: 637–45.）

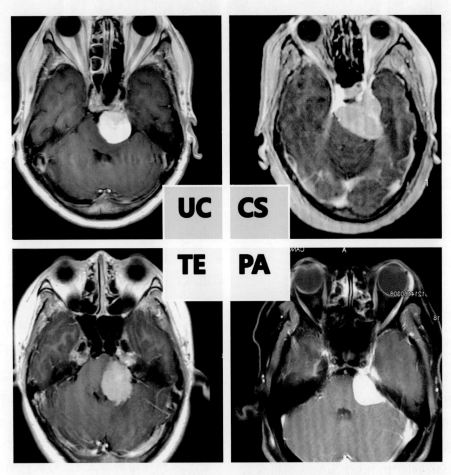

图26-22-2　4种类型岩斜区脑膜瘤对应的临床典型病例

肿瘤切除受到牵拉时，伤及后颅窝藏在显微镜视野盲区外侧的岩静脉，引起小脑静脉瘀滞型肿胀出血。

　　理解了岩斜区肿瘤的位置关系，就可以更好的选择手术入路。依据岩斜区脑膜瘤侵袭范围、大小，选择合适的入路。

　　1. 额颞眶颧入路：用于处理广泛累及中颅窝、蝶鞍区的病变。

　　2. 经岩骨前部入路（最常用）：用于处理内听道以上的中小型岩斜区脑膜瘤，此入路可充分显露跨中、后颅窝的肿瘤和海绵窦脑膜瘤；从"前向后"磨除骨质（磨除弓状隆起内侧的岩尖部骨质为主），包括硬膜外Kawase入路、硬膜内颞下入路。

　　3. 经岩骨后部入路：用于处理扩展到后颅窝深部、中下斜坡及内听道外侧的肿瘤。该入路最大

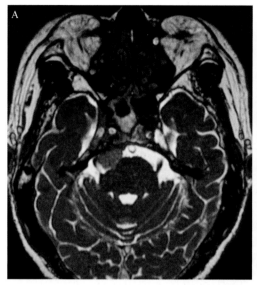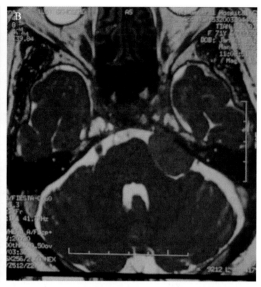

图26-22-3　Fliest薄扫序列可以分辨三叉神经与肿瘤关系

A.上斜坡型,三叉神经位于肿瘤外侧; B.岩尖型,三叉神经位于肿瘤内上方

的优势在于能够增加岩斜区及脑干外侧面的暴露,同时缩短手术操作距离并减少颞叶的牵拉;从"侧方"磨除骨质(磨除岩骨侧方骨质为主),包括乙状窦前—迷路后、乙状窦前—经迷路、乙状窦前—经耳蜗,非本节重点阐述,详见后文。

4.乙状窦后入路:用于处理主体和肿瘤基底位于CPA区,向幕上、中颅窝侵袭不多的脑膜瘤。缺点是需从颅神经之间进行操作,易损伤神经功能,向幕上、中颅窝探查范围有限。

5.联合入路:以上几种入路的组合,用于处理肿瘤广泛侵及跨多个区域。

为何通过岩骨前部入路可以处理大部分岩斜区脑膜瘤?首先,要阻断肿瘤基底、断血运,岩前入路在磨除岩骨、断离岩上窦的过程已经断离大部分肿瘤血运(小脑幕动脉、脑膜中动脉);同时,岩前入路可以兼顾中颅窝及后颅窝肿瘤,可一期切除同时侵犯中颅窝和Meckel腔的肿瘤;直线切口开颅相对快捷、创伤小、并发症少。因此,笔者中心采用经岩前入路,可以解决绝大部分常规大小岩斜区脑膜瘤。该入路的适应证是:骑跨中、后颅窝、中线以外、面听神经以内、颈静脉结节以上的中上斜坡肿瘤。优点是:可在肿瘤囊内切除之前电凝阻断肿瘤的血供;肿瘤切除比较彻底,可切除肿瘤基底处的小脑幕和岩骨硬膜;无须暴露乙状窦和Labbé静脉,静脉相关的并发症较少;可一期切除侵犯中颅

窝和Meckel腔的肿瘤;磨除岩骨锥所需的时间较乙状窦前入路短;对Ⅶ～Ⅹ对颅神经干扰小,听力保留率高;不牵拉及不损伤小脑和脑干。该入路的局限性:要考虑肿瘤的大小和基底,不适合广基底的肿瘤(内侧不超过斜坡中线,外侧不超过面听神经,下界一般不超过内听道);磨除岩尖的范围有限,需要注意重要结构的保护;解剖相对复杂,术野相对狭小;有脑脊液漏的可能性;对颈静脉孔以下下斜坡肿物、严重跨越中线、在面听神经外侧的肿瘤视野较难达到。

岩前入路就是经常说的Kawase入路吗?这是经常困扰年轻医师的问题。岩前入路是指从岩骨前方(可以从硬脑膜外、也可以从硬脑膜下)磨除岩骨尖骨质,暴露岩斜区和脑干腹侧病变;而Kawase入路特指通过从硬脑膜外,暴露和磨除岩骨尖(Kawase区)骨质,达到岩斜区域的入路,Kawase入路是岩前入路的一种。硬膜外Kawase入路具体开颅过程,是在开颅后,不打开硬膜,在硬膜外磨除中颅窝底弓状隆起内、岩骨脊前、岩浅大神经内侧、三叉神经第3支外侧的Kawase区域菱形骨质;平行岩上窦T形切开硬膜并结扎岩上窦;硬脑膜衬垫着脑压板牵开颅底,暴露深部术区。而另一种岩骨前部入路—硬膜下岩前入路,更多的是改良于传统颞下入路,是首先打开硬膜翻向颞底,硬膜下脑压板牵开颅底暴露深部术区;电凝天幕及岩上窦,断离

部分肿瘤基底血供；暴露并且除部分肿瘤，依据肿瘤被骨质遮挡程度，磨除弓状隆起内、岩骨嵴前骨质；脑压板直接牵拉颞叶深部暴露。从2种岩骨前部入路方式的比较，我们可以看出，硬膜下入路相比硬膜外Kawase入路，更容易对Labbé静脉产生严重牵拉、对颞叶皮质产生严重损伤。至于岩前硬膜外入路还是岩前硬膜下入路的操作方式，笔者更推荐硬膜外充分磨除岩Kawase区骨质，硬膜外操作，解剖标志明确，层次清晰，不易误伤耳蜗听器结构，便于结扎岩上窦，Labbé静脉损伤和颞叶挫伤的并发症较少，术后颅底修补更为直观可靠。但硬膜下入路因为没有硬膜帐篷效应，可以通过直接牵拉颞叶获得更广阔的操作空间。

下面就岩骨前部入路（硬膜外Kawase入路，硬膜下入路）进行详细描述，并通过不同类型岩斜区脑膜瘤的手术录像，向读者展示岩前入路具体技术细节。

麻醉后置腰大池引流，巨大肿瘤可行侧脑室穿刺置管持续引流（图26-22-4A），证实CSF引流通畅后，夹闭引流管备用。仰卧位，上半身抬高20°，下垂健侧上臂，妥善固定；头转向患侧40°左右，角度视肿瘤位置而定（图26-22-4B）。一般采用耳前直线切口即可满足大部分岩前硬膜外入路暴露范围，切口平行于耳屏前1 cm，起点位于颧弓下缘，长度约7 cm（图26-22-4C）。切到颞肌筋膜层后，向

前后松解皮瓣，然后从颞肌上电刀剥离颞肌筋膜翻向下备术后修补（图26-22-4D、E），自后向前切开颞肌，翻向前方（图26-22-4F、G）。在颧弓根部打孔，后形成骨瓣，骨瓣下界务必平中颅窝底，骨瓣上界稍高于鳞状缝，骨瓣前后界依据肿瘤位置做适当调整；若肿瘤位于中颅窝、海绵窦较多，则骨瓣整体前移，若肿瘤主体偏后，则骨瓣整体后移（图26-22-4H）。

岩前硬膜下入路在此不再赘述，其本质是改良于传统大颞瓣的颞下入路，一下重点介绍岩前硬膜外Kawase入路。硬膜外分离及骨质磨除是岩骨前部硬膜外Kawase入路的精髓所在。悬吊两侧及上方硬膜，在硬脑膜上切开1 cm开口，沟通内外压力，打开腰大池引流管。抬起中颅窝底硬膜，到达棘孔，切断脑膜中动脉。然后继续分离硬膜，显露岩锥、弓状隆起、暴露卵圆孔和三叉神经的下颌支，这时要确认岩大神经，保留岩浅大神经表面骨膜，以保护神经。硬脑膜的牵拉和双极电凝邻近结构释放出的热量可损伤该神经。接着从海绵窦和Meckel腔的硬膜上分离颞叶固有硬膜，看到三叉神经压迹后停止分离，三叉神经压迹是岩骨尖磨除的起点，卵圆孔V3周围的静脉出血用止血纱或海绵。定位内听道（弓状隆起与岩浅大神经成角的平分线上）。Kawase菱形区骨质磨除范围是：弓状隆起、岩浅大神经、V3、岩骨锥及岩骨嵴所围绕的菱形，深

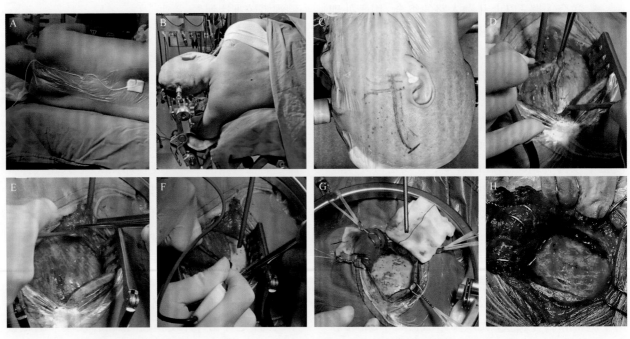

图26-22-4　岩前硬膜外Kawase入路及硬膜下入路的体位、切口和开颅过程

达内听道硬膜（图26-22-5和图26-22-6）。

于颞底及后颅窝平行岩上窦切开硬膜，结扎岩上窦，垂直切开天幕，硬膜切口呈T字形。大部分岩斜区脑膜瘤同时累及天幕和Meckel腔，偏后方切开岩上窦，要避免过于靠后而损伤了岩静脉。接近天幕沿时小心操作，避免损伤藏在天幕沿下方的滑车神经。显露与切除肿瘤原则是首先离断肿瘤基底供血，再使用双极电凝、显微剪刀、吸引器和超声吸引器囊内减压，分块切除。寻找蛛网膜界面，保护血管、神经。血管、神经"先控制，后分离"（认清方位，充分减压后再分离），注意供应脑干的穿支动脉，注意切除肿瘤中无血和步步为营原则。巨大侵袭性肿瘤可能没有蛛网膜界面，动脉和神经可能被包裹在肿瘤内，当分离困难时，应在重要神经、血管、脑干上残留部分肿瘤包膜，后期随访或放疗，以预防术后不可控的严重并发症。

就以上讨论的问题及注意事项，我们分别引用不同类型岩斜区脑膜瘤及不同岩前入路手术视频，来加深对该区域肿瘤手术入路及肿瘤切除技术细节的理解。

【点睛与提示】

1. 岩前入路可以分为经硬膜外入路（Kawase入路）和经硬膜内入路。经硬膜外入路解剖结构清晰，磨除岩尖部准确，控制结扎岩上窦方便，对颞叶的牵拉损伤小，可作为处理中上斜坡脑膜瘤的首选入路。

2. 岩斜区脑膜瘤涉及的范围较广，不能单纯选用一种手术入路来切除所有岩斜区脑膜瘤。

3. 术前识别脑膜瘤的不同类型，可以更好地预判神经走行，尤其是病理状态下的走行，预判重要神经位置，保证手术安全，加快手术节奏。

4. 术前磁共振T_2序列可见脑干与肿瘤接触面水肿患者，肿瘤与脑干蛛网膜界面大多已经消失，术中残留部分肿瘤包膜，减少严重术后并发症发生的可能。

5. 术后用骨蜡严密封堵岩骨；预留颞肌筋膜翻转贴敷于颞骨面，生物胶固定；硬膜尽可能缝合，难以水密缝合的应填充脂肪或生物胶封闭；直线切口加压包扎。术后预防性应用抗生素。

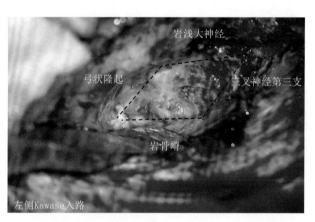

图26-22-5 左侧岩前硬膜外Kawase入路的骨

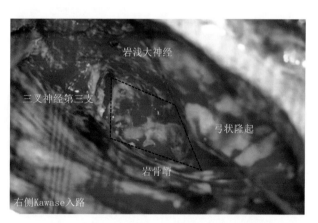

图26-22-6 右侧岩前硬膜外Kawase入路的骨质磨除范围

视频资料

22-1 岩前入路岩斜区脑膜瘤（小脑幕型）的手术治疗——硬膜外Kawase入路

22-2 岩前入路岩斜区脑膜瘤（小脑幕型）的手术治疗——硬膜外Kawase入路

22-3 岩前入路岩斜区脑膜瘤（小脑幕型）的手术治疗——硬膜外Kawase入路

22-4 岩前入路岩斜区脑膜瘤（小脑幕型）的手术治疗——硬膜下入路

22-5 前入路岩斜区脑膜瘤（海绵窦型）的手术治疗——硬膜外Kawase入路

22-6 岩前入路岩斜区脑膜瘤（海绵窦型）的手术治疗——硬膜下入路

22-7 岩前入路岩斜区脑膜瘤（海绵窦型）的手术治疗——硬膜外Kawase入路

22-8 岩前入路岩斜区脑膜瘤（上斜坡型）的手术治疗——硬膜下入路

病例23　岩斜区脑膜瘤——乙状窦前入路手术

(Petroclival Meningioma)

【临床资料】

患者：男性，62岁。

1. 主诉：右耳听力下降2年，头痛、恶心1个月余。

2. 现病史：患者入院前2年无明显诱因出现右耳听力下降，不伴头晕、耳鸣、呕吐、视力下降、步态不稳等不适。入院前1个月余出现头痛，伴有间断性恶心，当地医院头MRI检查显示：右侧岩斜区占位性病变，考虑是岩斜区脑膜瘤，为手术治疗收住院。

3. 体格检查：神志清楚，言语流利，双瞳L：R=

3 mm：3 mm，光反应（+），眼球各方向运动自如，未及复视、眼震；右侧面部感觉减退、右侧角膜反射消失，右耳无有效听力；咽反射灵敏，伸舌居中，四肢肌力Ⅴ级，生理反射存在，病理征阴性。

4. 既往史：体健，否认特殊病史。

5. 辅助检查

（1）头MRI平扫、增强示：右侧岩斜区占位，强化均匀明显，边界清晰，邻近脑干受压变形，部分与脑干接触面蛛网膜界限消失伴水肿（图26-23-1）。

（2）MRV：提示病变侧横窦乙状窦非优势静脉窦（图26-23-2）。

6. 入院诊断：右侧岩斜区脑膜瘤。

【治疗处理】

1. 治疗方案：依据岩斜区脑膜瘤分类，该患者的病变属于斜坡型脑膜瘤。病变特点分析：病变体积巨大，肿瘤下极超过右侧颈静脉结节，外侧界超

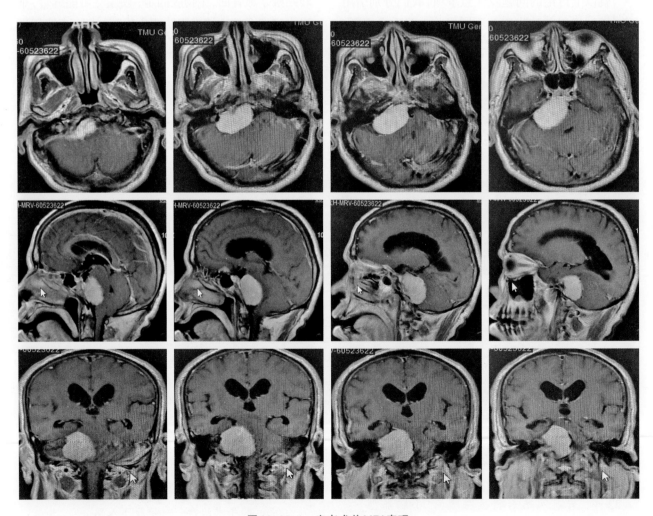

图26-23-1　患者术前MRI表现

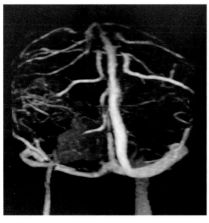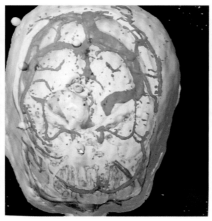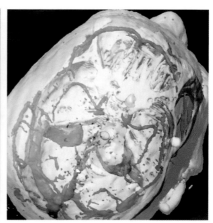

图 26-23-2　患者术前多参数影像融合预评估手术入路及周围结构关系

过内听道及面听神经,瘤体跨越中线,不适合经岩前入路,更适合经右岩骨侧方入路处理肿瘤。因此本例患者选择经岩骨入路中的乙状窦前入路,又称颞下—迷路后—乙状窦前入路。

该入路的优点:通过骨质磨除,第一时间硬膜外离断部分肿瘤血运,把深部颅底肿瘤变为部分凸面肿瘤;视野可直接达病变及脑干腹侧和外侧,手术距离较标准颞下入路缩短3 cm以上;颞叶牵拉、Labbé静脉损伤明显减少;听器相关结构得以保留,留存听力、保护面神经。但同时该手术入路本身创伤较大,开关颅耗时较长,解剖结构相对复杂,手术步骤相对烦琐,需要术者在解剖实验室多次操作练习后方能掌握。

2. 治疗过程:患者侧卧,头及躯干抬高20°,下垂健侧上肢,避免对颈静脉受压,头架固定。有条件单位可以进行多参数神经导航辅助,可降低静脉窦误损伤概率,加快手术进度。围绕耳廓的弧形皮瓣(图26-23-3),分层开皮,保留骨膜层备术后修补用。采用相对安全的横窦、乙状窦上下4孔两骨瓣方法,分两块卸下骨瓣。第一个骨孔位于星点内下,于横窦、乙状窦交界下方进入颅后窝。第二个孔沿颞上线突起处于颞骨乳突和枕鳞交界处;另外两孔位于前两孔的靠中线侧,横窦两侧处,卸下第一块骨瓣,然后充分分离乙状窦后用磨钻磨除部分乳突气房,再使用超声骨刀或去掉保护套的铣刀,去掉乳突骨盖部分(图26-23-4,图26-23-5)。

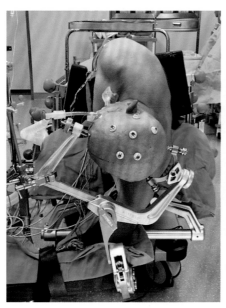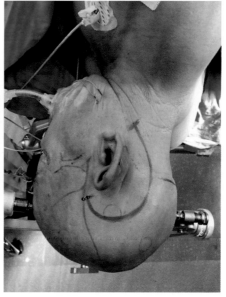

图 26-23-3　手术体位及皮瓣设计

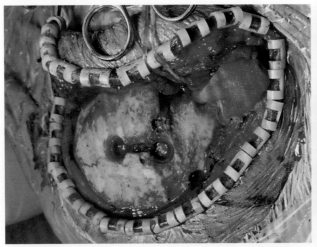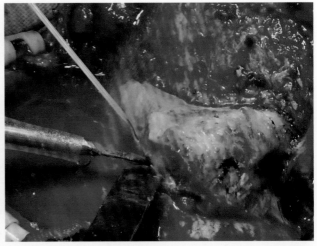

图26-23-4　骨窗暴露：使用超声骨刀，去掉乳突骨盖部分

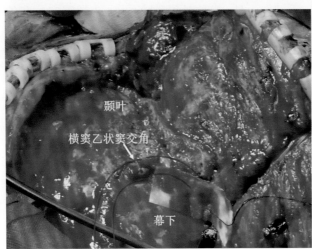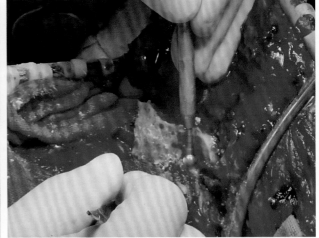

颞叶

横窦乙状窦交角

幕下

图26-23-5　骨窗暴露：进一步磨除岩骨，暴露Trautmann三角、窦硬膜角、岩上窦等关键解剖部位

在幕上沿颅中窝底切开硬脑膜，再于乙状窦前切开硬膜，直到颈静脉球上方为止。两个硬膜切口交汇于窦硬膜角，此处可确定岩上窦的位置。缝扎岩上窦进入横窦或乙状窦的部位，电凝后平行岩嵴切断岩上窦。切口与岩锥平行，继续沿天幕延长至小脑幕切迹，注意辨认和保护滑车神经。释放脑脊液后便可从侧方充分显露斜坡区域、小脑桥脑角池内神经血管结构。

2个脑压板分别牵开颞叶和小脑半球，Trautmann三角是显露和切除肿瘤的主要操作空间。如果肿瘤体积巨大或肿瘤下极下探到枕骨大孔附近，单纯通过Trautmann三角空间难以满足暴露，可以在乙状窦后剪开硬脑膜，联合乙状窦前和乙状窦后入路完成肿瘤切除，可见下一节所示病例：乙状窦前和乙状窦后入路切除岩斜区肿瘤。

我们可以看到这例患者外侧的三叉神经被肿瘤挤到视野最中央，切除肿瘤需在它的上下空间交替进行。与所有脑膜瘤切除原则一致，首先要进行肿瘤基底血运断离、瘤体减压，然后才能进行肿瘤与脑组织、神经、血管的分离。充分瘤内减容后，肿瘤壁与周围神经血管结构间的粘连可自然松解，再行锐性或钝性分离；后组颅神经一般位于肿瘤下极，且不易被肿瘤包裹，但在充分游离肿瘤与神经血管粘连前，避免盲目牵拉肿瘤致后组脑神经损伤或小脑后下动脉破裂出血；外展神经一般推向肿瘤前下方，在大部切除肿瘤后方能辨认。

彻底冲洗术野，人工硬膜或自体筋膜严密缝合硬膜，防止脑脊液漏。乳突残腔可用大腿或腹壁的脂肪填充,分离部分带缔颞肌翻转填塞缺损处,复位骨瓣,颞肌筋膜复位缝合,逐层缝合软组织(图26-23-6)。

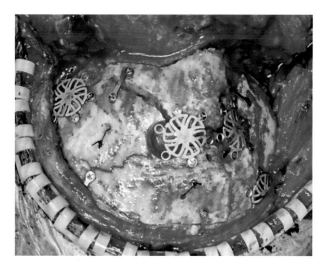

图26-23-6　骨瓣复位

3. 术后影像学分析及围手术期治疗:患者术后返回NICU,及时复查头部CT评估脑干及尾组颅神经受损情况。术后1天CT及术后2周强化MRI见图26-23-7。应用抗生素预防围手术期感染。患者术后短期内出现复视、右侧面瘫、声音嘶哑、饮水呛咳等表现,无明显肢体活动障碍,经激素、神经营养支持治疗后逐步好转,病情平稳出院。

【点睛与提示】

1. 深刻理解手术入路须紧密围绕暴露与切除肿瘤这一核心问题。当肿瘤暴露与正常结构保留相矛盾时,切除在功能上相对不重要的骨质是允许的;若为模仿某一手术入路而进行与暴露、切除肿瘤无关的操作、增大创伤,应绝对避免。

2. 部分复杂岩斜区脑膜瘤侵袭范围较广,不可机械性选用一种手术入路来切除所有岩斜区脑膜瘤,要在深刻理解每种入路优劣的前提下,设计出适合某个患者的手术入路,个性化设计体位、骨质磨除程度、手术路径等。

在术前计划选择手术入路时,要了解静脉窦的状况,是否手术侧乙状窦为优势窦?是否有颈静脉球高位?乙状窦与上矢状窦不同,壁薄并与颅骨粘连紧密,术中容易损伤,优势窦的损伤将引起严重的并发症。而对于颈静脉球高位者,不宜选用乙状窦前入路,因为会影响该入路的显露。

3. 在乙状窦前入路手术中,磨除岩骨过程是整个手术的关键,要注意保护耳蜗、半规管和面神经管,该过程应在解剖实验室中完成前期训练。

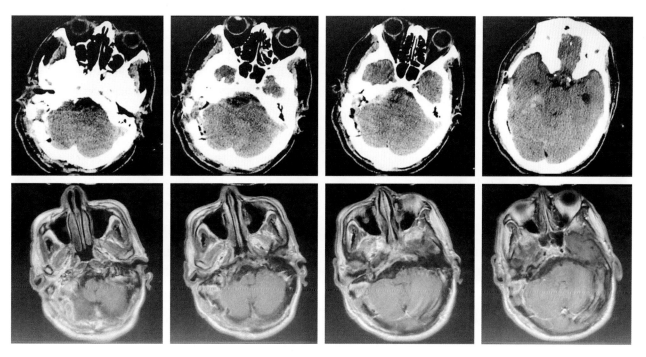

图26-23-7　术后1天CT及术后2周强化MRI

4. 术后骨蜡严密封堵岩骨、严密缝合硬膜是预防脑脊液漏的最有效措施，翻转部分颞肌于乳突缺损处，辅助生物胶封闭，术后预防性应用抗生素。

视频资料

23 乙状窦前入路岩斜区脑膜瘤的手术治疗

病例24 蝶岩斜区脑膜瘤——乙状窦前联合乙状窦后入路手术

(Sphenoidal-Petroclival Meningioma)

【临床资料】

患者：女性，46岁。

1. 主诉：右侧耳鸣伴听力下降半年，头晕、头痛半个月余。

2. 现病史：患者入院前半年出现右侧耳鸣伴听力下降，予以药物对症治疗，症状无明显改善。入院前半个月余，出现头晕、头痛、恶心，伴右眼视物不清，间断出现走路不稳，头MRI显示：右侧蝶、岩斜区巨大占位性病变，为手术治疗收住院。

3. 体格检查：神志清楚，言语流利，双瞳L∶R=3 mm∶3 mm，光反应(+)，眼球各方向运动自如，视力：左眼0.5，右眼0.4，视野无明显缺损；右耳听力下降，双侧鼻唇沟对称，舌前2/3味觉减退；无吞咽困难，转颈、耸肩有力，伸舌居中，四肢肌力Ⅴ级，肌张力未及明显异常，走路步态不稳，病理反射阴性。

4. 既往史：体健，否认特殊病史。

5. 辅助检查

（1）头CT显示：累及蝶鞍、岩骨及斜坡区域占位性病变，呈锥形，边界清，稍高密度。

（2）头MRI平扫、增强显示：病灶大小约4.7 cm×3.3 cm×5.4 cm，以宽基底与岩部及斜坡相连。部分向鞍上池、蝶鞍、蝶窦、枕骨大孔内突入，包绕右侧颈内动脉，压迫邻近延髓、脑桥、第四脑室向左侧移位，病变与脑干之间可见脑脊液间隙。矢状面可

见小脑扁桃体下缘变尖，位于枕大孔水平以下约10 mm。病变呈明显均匀强化，并见脑膜尾征，右侧内听道内可见线状强化。MRV：提示病变侧横窦乙状窦为优势静脉窦（图26-24-1）。

6. 入院诊断：右侧蝶岩斜区脑膜瘤，小脑扁桃体下疝。

【治疗处理】

1. 治疗方案：该患者的病变侵及范围广泛，病变体积巨大，肿瘤向前侵及海绵窦，包绕颈内动脉，颈内动脉变细，肿瘤下极达枕骨大孔水平，瘤体跨越中线，肿瘤包裹面听神经、外展神经。单纯乙状窦前入路，难以切除颈静脉球以下部分肿瘤，因此需联合乙状窦后入路，切除颈静脉结节到枕骨大孔区肿瘤。通过联合入路，弥补了乙状窦前入路向下方暴露不足的缺点，同时利用乙状窦后角度，可以从下向上不同方向探查、剥离面听神经，最大程度保护神经血管结构。

患者系年轻女性，术前已有右侧面听神经受损表现，但患者本人要求更多保留容貌、眼球运动功能等。术前预判肿瘤质地坚硬，包裹海绵窦内颅神经难以分离，颈内动脉变细，此时若彻底切除海绵窦内肿瘤，不但需高流量搭桥，同时牺牲Ⅲ、Ⅳ、Ⅵ对颅神经可能性极高。综合患者意愿，我们选择一期行中后颅窝大部肿瘤切除，残留海绵窦部分肿瘤，进行放疗，待后期患者出现神经功能缺失或未及生命的肿瘤增大时，再行彻底切除肿瘤。

2. 治疗过程：患者侧卧，头及躯干抬高20°，健侧上肢下垂，避免对颈静脉压迫，头架固定。围绕耳廓的弧形皮瓣如图所示（图26-24-2），后颅窝预留空间，利于乙状窦后操作。分层开皮，保留骨膜层备术后修补用。采用相对安全的横窦、乙状窦上下4孔两骨瓣法，分两块卸下骨瓣。第一个骨孔位于星点内下，于横窦、乙状窦交界下方进入颅后窝。第二个孔沿颞上线突起处于颞骨乳突和枕鳞交界处；另外两孔位于前两孔的靠中线侧，横窦两侧处，卸下第一块骨瓣（此处应注意，后颅窝骨瓣部分应类似CPA肿瘤切除的骨瓣大小，下端尽量接近枕骨大孔，预留充足乙状窦后操作空间），然后充分分离乙状窦后用磨钻磨除部分乳突气房，再使用超声骨刀或去掉保护套的铣刀，整块切下乳突表面的皮质

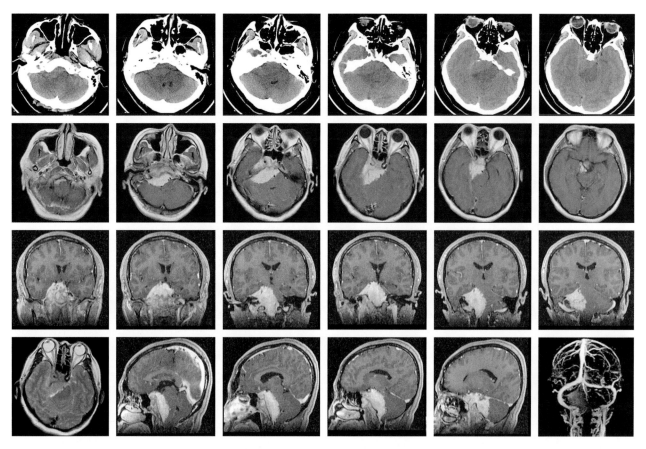

图 26-24-1　患者术前 CT、MRI 表现

骨,这一皮质骨片可在关颅时复位,以获得较好的填充和美容效果。接下来行乳突切除,保护好面神经及半规管,避免面神经管和半规管开放(图 26-24-3～图 26-24-5)。

在幕上沿颅中窝底切开硬脑膜,再于乙状窦前切开硬膜,直到颈静脉球上方为止。2 个硬膜切口交汇于窦硬膜角,此处可确定岩上窦的位置。缝扎岩上窦进入横窦或乙状窦的部位,电凝后平行岩嵴切断岩上窦。切口与岩锥平行,继续沿天幕延长至小脑幕切迹,注意辨认和保护滑车神经。在硬膜切开之前,一定要确认好 Labbé 静脉位置关系,其进入乙状窦的位置将会影响乙状窦安全牵拉的长度;另外,影响手术通道大小的另一个因素是颈静脉球位置,如果颈静脉球的位置非常高,那么手术通道将会非常窄。释放脑脊液后便可从侧方充分显露斜坡区域、小脑桥脑角池内神经、血管结构。

2 个脑压板分别牵开颞叶和小脑半球,Trautmann 三角是显露和切除肿瘤的主要操作空间。如果肿瘤体积巨大或肿瘤下极下探到枕骨大孔附近,单纯通过 Trautmann 三角空间难以满足暴露,可以在乙状窦后剪开硬脑膜,联合乙状窦前和乙状窦后入路完成肿瘤切除,如本例患者就是应用联合入路的很好的示教病例。

这例患者我们可以看到:肿瘤包裹了三叉神经、外展神经、面听神经,首先在暴露出神经结构之前,应小心电凝,尽量使用显微剪刀锐性分离,直到发现明确神经结构。然后进行部分肿瘤基底血运断离、瘤体减压,随着肿瘤体积减小,才能进一步分离神经与肿瘤的粘连。当经乙状窦前间隙清除肿瘤效果满意后,需要调整显微镜角度,进行乙状窦后间隙的操作。本例患者肿瘤质地坚韧,包裹的神经结构分离困难,损伤较重,同时由于肿瘤质地韧,移动性较差,在分离术区对侧被肿瘤推挤、包绕的外展神经时,需格外小心,勿要在电凝肿瘤基底血运时损伤颅神经。

彻底冲洗术野,人工硬膜或自体筋膜严密缝合硬膜,防止脑脊液漏。切除的乳突腔可用大腿的脂肪填充,分离部分带缔颞肌翻转填塞缺损处,复

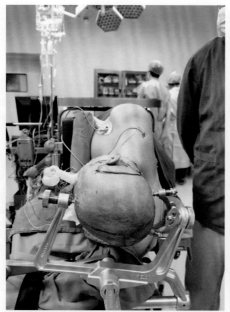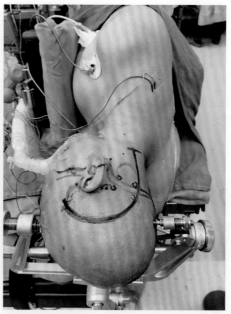

图26-24-2　手术体位及皮瓣设计

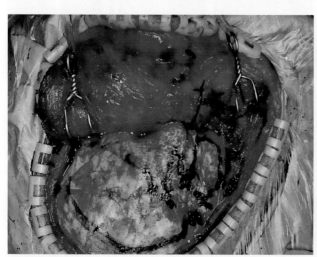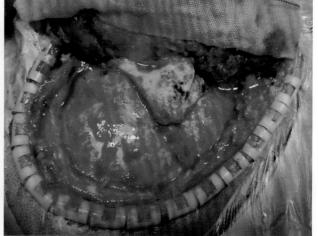

图26-24-3　骨窗暴露：去掉第一个骨瓣

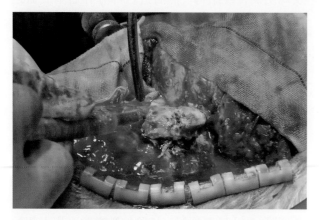

图26-24-4　骨窗暴露：超声骨刀去掉第二个骨瓣，即乳突表面骨质

位骨瓣，颞肌筋膜复位缝合，逐层缝合软组织。当然骨质缺损较多患者，可应用骨水泥进行颅骨缺损修补。

3. 术后影像学分析及围手术期治疗：患者术前经鼻气管插管，术后返回NICU、及时复查头部CT，评估脑干及尾组颅神经受损情况，呛咳反应等评价指标合格，方可拔除气管插管。应用抗生素预防围手术期感染。患者术后出现复视、右侧面瘫加重等表现，无明显肢体活动障碍，经激素、神经营养支持治疗后逐步好转，病情平稳出院。密切随访残留肿瘤情况，必要时行γ刀控制生长速度。术后CT及

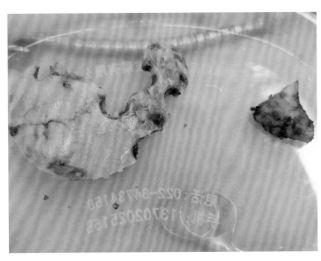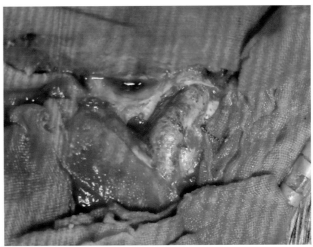

图 26-24-5 骨窗暴露：并进一步磨除岩骨，暴露 Trautmann 三角

MRI 见下图（图 26-24-6）。

【点睛与提示】

1. 复杂岩斜区脑膜瘤侵袭范围较广，一种手术入路难以解决所有岩斜区脑膜瘤切除中所面临的问题，要在深刻理解每种入路优劣的前提下，设计出结合患者实际情况的个体性化手术方案。

2. 当遇到复杂颅底肿瘤时，手术策略的选择至关重要。要以患者的最大获益为核心目标，而不是单纯追求肿瘤影像学上的全切。更多地保留有效神经功能、更长久地保留患者高质量的生活，是必须反复权衡的问题。

3. 肿瘤质地坚韧、包裹颅神经，分离难度会明显增大，甚至即使剥离出来神经，其损伤程度也非常严重。术前判断肿瘤质地和神经血管包裹程度，有利于预判肿瘤切除程度、神经损伤程度，利于与患者和家属沟通并发症等问题。

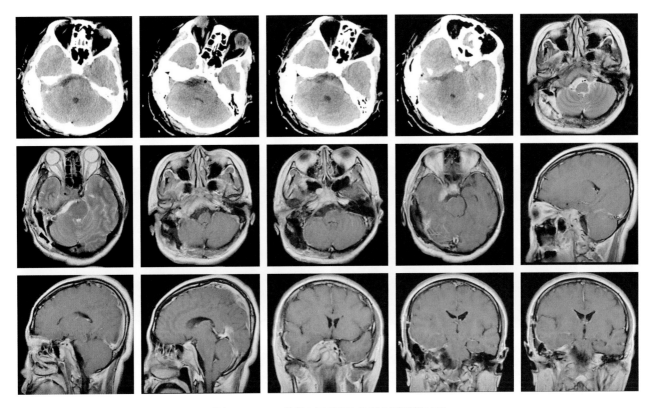

图 26-24-6 术后 1 天 CT 及术后 2 周强化 MRI

4. 对于复杂的、耗时长的手术，要合理的分配手术时间和术者的精力。要紧紧围绕患者的核心利益，有主次、有取舍，以期达到最佳的手术效果。

视频资料

24　乙状窦前联合乙状窦后入路蝶岩斜脑膜瘤手术治疗

病例25　Koos Ⅰ级听神经瘤——经颞下硬膜外入路手术

(Acoustic Neuroma)

【临床资料】

患者：男性，35岁。

1. 主诉：右侧听力减退伴耳鸣半个月余。

2. 现病史：患者入院前半个月余无明显诱因出现右侧耳鸣，后自觉听力下降，无头痛、头晕，无恶心、呕吐，遂至当地医院就诊，头部MRI检查显示右侧内听道轻度扩大伴软组织结节，考虑听神经瘤。现患者为求进一步治疗就诊本院，以"右侧听神经瘤"收入院。

3. 体格检查：神志清楚，问答切题。双眼瞳孔等大等圆，直径3 mm，对光反射（＋）；右耳听力下降，骨导大于气导，Weber试验偏左，双侧额纹对称，鼓腮无漏气，伸舌居中；四肢肌力Ⅴ级，肌张力无异常，无共济运动障碍，生理反射存在，病理反射未引出。

4. 既往史：体健，无特殊病史。

5. 辅助检查

（1）颅底MRI平扫：右侧内听道内可见结节影，等T_1、等T_2，大小约10 mm × 6.5 mm。

（2）头MRI强化：右侧内听道内结节影，与面听神经相延续，增强扫描可见轻度强化。影像科报告考虑听神经瘤（图26-25-1）。

（3）颅底CT：右侧内听道扩大，内听道骨质欠规整（图26-25-2）。

6. 入院主要诊断：右侧内听道内占位性病变，听神经瘤。

【治疗处理】

1. 治疗方案：对于直径小于1 cm的肿瘤，如果肿瘤完全生长在内听道，中颅窝手术入路，具有较开阔的视野，可以较方便地磨开内听道上壁，充分显露内听道底部，在较开阔的视野内，剥离听神经瘤，可以降低对面、听神经的损伤。而乙状窦后入路则需通过内听道后唇磨开内听道，磨除骨质部分较厚，视野狭小，对内听道内肿瘤暴露不如中颅凹入路充分，尤其是最深处的暴露不够，在手术操作中一旦盲刮肿瘤，将增加面、听神经损伤的风险。

直径在1～2 cm的听神经，采用乙状窦后入路，面、听神经的损伤的风险较低，这是因为1～2 cm的听神经，往往生长在岩骨的背侧。如果采用

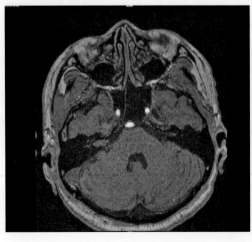
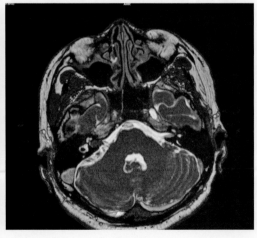

图26-25-1　颅底MRI轴位平扫及强化

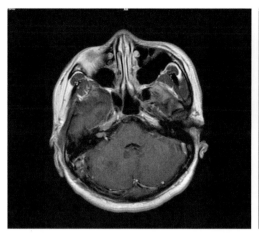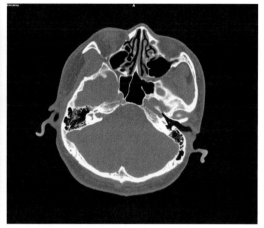

图26-25-2　颅底MRI冠状位强化及CT骨窗像

中颅窝手术入路,在剥离的过程中,因岩骨嵴的妨碍,使剥离难度加大,增加了面、听神经功能损伤的风险,采用乙状窦后入路,则可在直视下对听神经瘤进行切除,操作方便,降低了面、听神经损伤的风险(图26-25-3,图26-25-4)。

2. 治疗过程:患者取侧卧位,抬高床头,头部轻度下垂,向地面倾斜约10°,使颧弓位于术野最高点。该体位既可使颞叶适度受重力自然牵拉、亦满足适宜的角度观察岩骨(图26-25-5)。由于硬膜外入路,腰大池引流是必要的,在麻醉后至术中一般可引流100 ~ 150 mL脑脊液,以满足术中暴露足够多的硬膜外空间,尤其是对于需充分磨除内听道

上壁的此例患者,尤为重要。

耳屏前直线切口,起自颧弓下缘,向上6 ~ 7 cm。切皮过程注意保护颞浅动脉主干及前方的面神经分支。分离颞肌筋膜翻向外耳道方向,以备岩骨缺损修补,前方颞肌筋膜为保护面神经,以免误伤,需切至颞深筋膜深层表面,即将颞浅筋膜、颞深肌膜浅层一同随皮瓣牵开。自后方切开颞肌,翻向额侧。牵开器械固定,充分暴露颞骨,下方需达颧弓根部,注意勿损伤外耳道软骨。

鳞状缝上方约1 cm、颧骨根钻孔,铣开以中颅窝平面平齐的骨窗,约4 cm×6 cm,磨钻暴露中颅窝底,如乳突气房开放,则用骨蜡封闭。剥离颞底

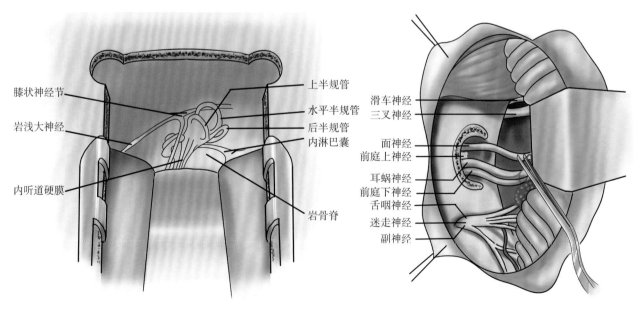

膝状神经节　　　　　　　　　　　　上半规管

岩浅大神经　　　　　　　　　　　　水平半规管
　　　　　　　　　　　　　　　　　后半规管
　　　　　　　　　　　　　　　　　内淋巴囊

内听道硬膜

　　　　　　　　　　　　　　　　　岩骨脊

图26-25-3　颞下入路视角

　　　　　　　　　　　　　　　　　滑车神经
　　　　　　　　　　　　　　　　　三叉神经

　　　　　　　　　　　　　　　　　面神经
　　　　　　　　　　　　　　　　　前庭上神经
　　　　　　　　　　　　　　　　　耳蜗神经
　　　　　　　　　　　　　　　　　前庭下神经
　　　　　　　　　　　　　　　　　舌咽神经
　　　　　　　　　　　　　　　　　迷走神经
　　　　　　　　　　　　　　　　　副神经

图26-25-4　乙状窦后入路视角

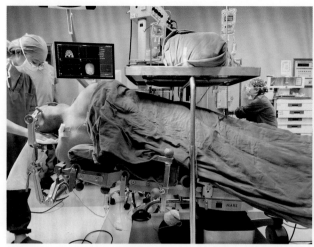
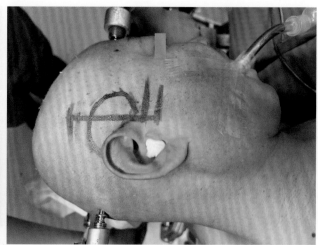

图26-25-5　手术体位及切口

硬膜，离断脑膜中动脉，控制卵圆孔周静脉出血，暴露岩浅大神经、弓状隆起，三叉神经第三支。

内听道位于岩浅大神经和弓状隆起夹角的等分线上。磨除内听道上壁，开放的骨窗必需严格位于内听道上，因为半规管位于内听道后方，耳蜗位于内听道前方，可借助导航以做到精准定位。内听道充分开放后，仔细辨认肿瘤于及正常神经，小心沿蛛网膜下切除肿瘤，若为蛛网膜外肿瘤，则依照肿瘤包膜外切除肿瘤。

3. 术后影像学分析及围手术期治疗：颅底CT可见内听道上壁开放，病变切除术后改变（图26-25-6）。患者面神经功能良好，House-Brackmann II级，复查电测听无明显下降。术后常规止血、预防

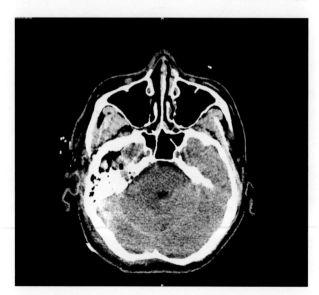

图26-25-6　术后颅底CT可见内听道上壁开放

感染对症治疗。

【点睛与提示】

1. 经颞下入路切除听神经瘤，硬膜外的暴露是手术成功的前提，腰大池引流、过度换气、甘露醇、呋塞米有利于术中硬膜的剥离、减少硬膜外的过度牵拉。

2. 虽然小型听神经瘤面神经辨认相比大中型较为容易，但在内听道内狭小空间下仍存在损伤风险，单纯靠沿蛛网膜间隙分离来保护面神经作用不肯定，需严格在电生理监测下引导进行面神经寻找与解剖辨认，切勿盲目的在内听道内刮除肿瘤。

3. 磨除内听道上壁时，应冲水带走热量，避免因磨钻的摆动卷到周围组织而造成损伤，因部位深在，持磨钻手需要良好的支撑，以防漏钻入内听道引起面听神经直接损伤，造成术后面瘫、听力下降。

4. 术中明确证实未能保留面神经连续性的病例，如神经两端能直接吻合者，应常规行一期端—端吻合术，或行腓肠神经移植吻合；不能直接吻合者，可于术后3个月内行面神经—舌下神经（咬肌神经或副神经）吻合术。

视频资料

25　颞下入路处理前庭神经鞘瘤——Koos
　　I级前庭神经鞘瘤

病例26　Koos Ⅱ级听神经瘤——经乙状窦后入路手术(蛛网膜下型)

(Acoustic Neuroma)

【临床资料】

患者:男性,23岁。

1. 主诉:左侧耳鸣伴听力下降半年。

2. 现病史:患者于入院前半年出现左耳耳鸣、听力下降,就诊于当地医院,考虑为神经性耳聋,对症治疗。1个月前,患者因耳鸣加重再次就诊,头部CT检查提示左侧小脑桥脑角区占位性病变,头部磁共振显示左侧小脑脑桥角区占位性病变,强化明显。患者为求进一步诊治入院。

3. 体格检查:神志清楚,言语流利,双瞳L : R=3 mm : 3 mm,光反应(+);眼球各方向运动自如,未及复视,未及眼震,面部感觉无减退、角膜反射灵敏;双侧鼻唇沟对称,味觉无减退,右耳听力下降;咽反射灵敏,伸舌居中,四肢肌力Ⅴ级,病理反射阴性。

4. 既往史:体健,无特殊病史。

5. 辅助检查

(1)颅底CT:左侧内听道喇叭口样扩张。无颈静脉球高位,无乳突气房过度气化表现。

(2)头MRI平扫、增强示:左侧小脑桥脑角区等T_1、稍长T_2信号影,强化明显,最大横截面积约2.0 cm×2.0 cm,局部向内听道延伸。3D Slice小纤

维素成像显示面神经位于肿瘤前下方(图26-26-1)。

6. 入院主要诊断:左侧听神经瘤。

【治疗处理】

1. 治疗方案:该患者病变直径2 cm,Koos分级Ⅱ级,无脑干、小脑受压,无水肿界面形成。术前尚存有效听力,约40 dB,语音分辨率60%,因此本例手术在彻底切除肿瘤同时,应力争保存患者有效听力。

肿瘤体积较小,力求减少手术创面。应用乙状窦后入路,侧卧位,弧形切口,适度大小骨瓣(图26-26-2)。

2. 治疗过程

(1)探查面神经:分离肿瘤表面后颅窝固有蛛网膜层,使用电极刺激肿瘤后方包膜以寻找是否存在变异面神经。除非是复发肿瘤或者神经纤维瘤病Ⅱ型病例,否则面神经很少会在这个区域出现。

(2)瘤体减压:电凝肿瘤表面一圈后,显微剪刀去除部分肿瘤,进行肿瘤减压,如肿瘤质地坚韧,可使用CUSA进行超声吸引。除明确较粗大动脉出血需电凝处理,一般的囊内术野渗血可通过快速进阶性的瘤体减压后,吸收性明胶海绵及棉条压迫止血,多可达到满意效果。

(3)磨除内听道后壁:磨除内听道后壁以显露内听道内的肿瘤。内听道口通常比较容易找到,但当内听道口位置不清时,可以使用一个小的钝头直角神经勾进行内听道上下界确认。沿内听道后壁方向弧形电凝、切开岩骨表面的硬膜,使用高速/低

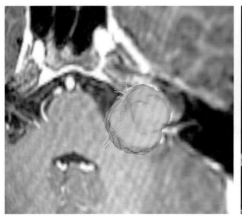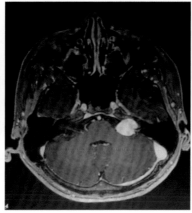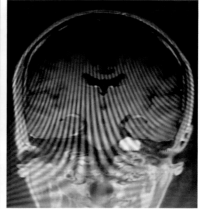

图26-26-1　患者术前MRI表现及小纤维素面神经成像

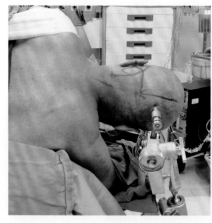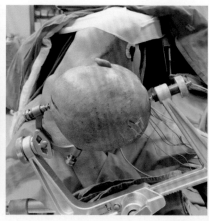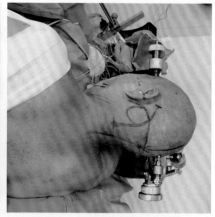

图26-26-2　手术体位及皮瓣设计经典的"岳式"曲棍球切口，最大程度减少中线部位肌肉对手术器械的遮挡，有利于分层缝合肌肉，减少术后积液等并发症。切口长度及弧度依据肿瘤大小适度增大

速磨钻磨开内听道，频繁冲水降温，或使用超声骨刀进行内听道后壁磨除。超声骨刀较传统磨钻有明显优势：磨刀本身非切割损伤，具有较好的神经血管保护作用；磨骨过程自带冲水系统，可持续降温，避免神经热损伤；磨骨速度较快，过程中不会产生大量骨粉，有利于保持术野清晰，加快手术进程。内听道平均直径4 mm左右，总长度9 mm±0.9 mm；后半规管紧贴着内听道的基底，位于内听道口外侧8～10 mm处；颈静脉球顶到内听道平均距离为5.9 mm（左侧），2.7 mm（右侧）。据笔者经验，内听道的磨除范围应适度，尤其是后壁磨除范围不建议超过8 mm，否则可能因为撕拽前庭水管表面的硬膜而打开后半规管或内淋巴管，导致听力的丧失，并可能增大开放气房及损伤颈静脉球的风险。充分暴露内听道后（理想暴露为硬膜囊达到180°以上），神经剥离子从两侧分别分离，并最终完整剥离出光滑的内听道最外端的肿瘤；肿瘤与面神经往往在内听道口处粘连最紧密，应小心处理，甚至暂停外测端分离，转而从脑干端分离，再两侧汇合。

（4）取瘤镊牵拉、锐性分离：术者使用取瘤镊及显微剪刀，寻找肿瘤与神经、脑干界面，剪刀锐性分离肿瘤，过程中可助手适时打水，协助探清界面。过程中尽量减少双极电凝的使用。AICA发出内听动脉常与前庭蜗神经伴行，一定要保护完好。分离内听动脉时最好使用吸引器头部小心抬起血管，再用显微剪刀分离血管与周围的粘连。

3. 术后影像学分析及围手术期治疗：术后复查CT，术区无出血，脑结构无异常。无须脱水药物使用，应用抗生素3天预防潜在乳突气房的开放、感染风险。出院前MRI检查未见特殊异常（图26-26-3）。患者术后无面神经麻痹表现，House-Brackmann分级Ⅰ级，有效听力保留，恢复正常工作。

【点睛与提示】

1. 小型听神经瘤处理的重点在于更好地保护面神经功能、更多地保全患者有效听力。

因绝大部分听神经瘤起自于内听道，充分磨开内听道后壁是非常必要的，有足够的空间、并且在直视下切除内听道内的肿瘤，既有利于神经功能的保护，又可避免肿瘤在内听道内的残留。

2. 术中判断面神经脑干端发出位置，可以依据小脑绒球及脉络丛位置间接判断；面神经及前庭窝神经的位置关系判断，可以借助穿行在两者之间的小脑前下动脉分支加以区分、判断；即使被肿瘤压迫改变正常解剖位置，但绝大多数情况下，前庭蜗神经与面神经之间，始终会有小脑前下动脉分支穿过两者之间。

3. 严格封堵内听道后壁，并尽可能水密关闭后颅窝硬膜，可减少术后各类并发症。如术后出现脑脊液鼻漏，经保守治疗1周不见好转应立即开颅进行漏修补术。

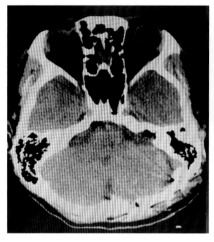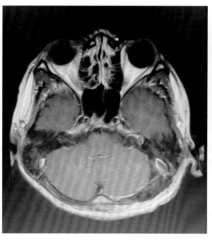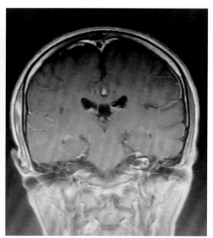

图26-26-3　术后CT、强化MRI复查

病例27　Koos Ⅱ级听神经瘤——经乙状窦后入路手术（蛛网膜外型）

（Acoustic Neuroma）

【临床资料】

患者：女性，71岁。

1. 主诉：左侧听力进行性下降5年余，左侧面瘫3年余。

2. 现病史：患者于入院前5年无明显诱因出现左侧耳鸣，听力进行性下降，偶有头晕、恶心，入院前3年发现左耳听力丧失，同时出现左侧面瘫，口角歪斜，左眼睑闭合不全，经对症治疗后有所缓解，后因"着凉"面瘫继续加重，并遗留后遗症。入院前1个月因头晕行MRI检查时发现左侧CPA区占位性病变，听力检测提示左耳失聪，患者为求进一步诊治收入院。

3. 体格检查：神志清楚，对答正确，查体合作，双侧瞳孔左∶右=3 mm∶3 mm，双侧光反应（+），左视力0.8、右眼视力0.6，左侧额纹消失，左侧眼裂增大，左侧鼻唇沟变浅，鼓腮不漏气，左侧嘴角歪斜，左舌前2/3味觉明显减退，House-Brackmann分级Ⅲ级，指鼻实验及跟膝胫实验稳准。四肢肌力Ⅴ级，肌张力无明显异常，昂伯氏征阴性，双侧巴氏征阴性。

4. 既往史：高血压2年，最高180/90 mmHg，平日口服波依定控制良好，否认其他特殊病史。

5. 辅助检查

头MRI平扫、增强示：左小脑脑桥角区可见条状混杂稍长T_2信号影，DWI上呈等/稍高信号，局部向左侧内听道延伸，最大横截面积约18 m×8 mm，病变呈较明显均匀强化，其内可见斑点状强化减低区，病变边界较清，与脑桥间可见脑脊液间隙（图26-27-1）。

6. 入院主要诊断：左侧听神经瘤；左侧周围性面瘫；高血压3级极高危。

【治疗处理】

1. 治疗方案：该患者病变直径1.8 cm，Koos分级Ⅱ级，脑干、小脑受压不明显，无水肿界面形成。术前听力丧失，术前存在周围性面瘫后遗症，因此本例手术在彻底切除肿瘤同时，应力争保护面神经功能不再进一步加重。患者术前MRI T_2序列显示内听道内存在脑脊液信号，常常提示肿瘤填塞、卡压内听道程度较轻，但实际术中我们可以看到，并非如术前影像学表现，而是肿瘤质地较韧，卡压紧密，需充分瘤内减压后才能行肿瘤与神经分离操作。

肿瘤体积较小，应用乙状窦后入路进行开颅，适度大小骨瓣，减少手术创面（图26-27-2）。

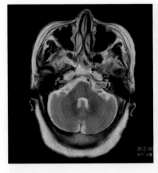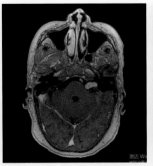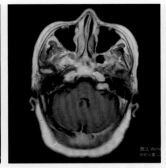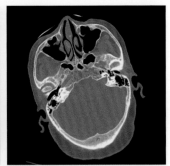

图26-27-1　患者术前MRI、CT表现

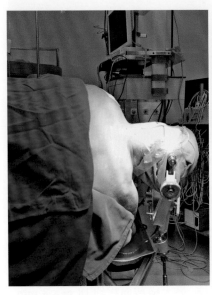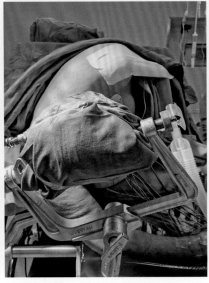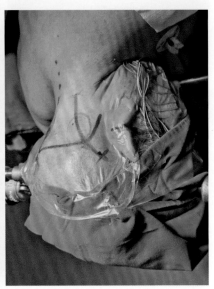

图26-27-2　手术体位及皮瓣设计

2. 治疗过程：显微镜下我们可以看到，本例患者肿瘤明显起源于蛛网膜外，反折的蛛网膜经过剥离子、显微剪刀分离，可以一直剥离到脑干表面，肿瘤与脑干之间形成自然分隔，脑干端相对容易分离（图26-27-3）。

无论肿瘤大小如何，切除肿瘤流程大体相近。

（1）探查面神经：首先使用电极刺激肿瘤后方包膜以寻找是否存在变异面神经。本例患者肿瘤体积较小，操作空间充足，可暂时不进行瘤体减压，直接进行内听道后壁磨除。

（2）磨除内听道后壁：内听道口通常比较容易找到，但当内听道口位置不清时，可以使用一个小的钝头直角神经勾进行内听道上下界确认。沿内听道后壁方向弧形电凝、切开岩骨表面的硬膜，使用高速/低速磨钻磨开内听道，频繁冲水降温，或

使用超声骨刀进行内听道后壁磨除，超声骨刀较传统磨钻有明显优势：磨刀本身非切割损伤，具有较好的神经血管保护作用；磨骨过程自带冲水系统，可持续降温，避免神经热损伤；磨骨速度较快，过程中不会产生大量骨粉，有利于保持术野清晰，加快手术进程。内听道平均直径4 mm左右，总长度9 mm ± 0.9 mm；后半规管紧贴着内听道的基底，位于内听道口外侧8～10 mm处；颈静脉球顶到内听道平均距离为5.9 mm（左侧），2.7 mm（右侧）。内听道的磨除范围应适度，尤其是后壁磨除范围，不建议超过8 mm，否则可能因为撕拽前庭水管表面的硬膜而打开后半规管或内淋巴管，导致听力的丧失，并可能增大开放气房及损伤颈静脉球的风险。充分暴露内听道后（暴露硬膜囊的理想范围是达到180°以上），神经剥离子从两侧分别分离，并最终完

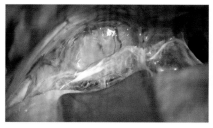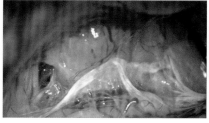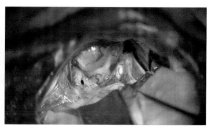

图26-27-3　肿瘤起源于蛛网膜外的典型表现

整剥离出光滑的内听道最外端的肿瘤。本例患者内听道肿瘤较大、质地较韧，难以在剥离过程中做到良好的牵拉，因此除了进行CPA池部分肿瘤减压外，还应进行内听道内肿瘤减压后，方可下一步精细分离操作。术前影像学内听道T_2像表现肿瘤与内听道底及周边环包脑脊液，但术中观察肿瘤同样卡压紧密，分离困难，因此需注意术前影像只能提供一部分参考。

（3）取瘤镊牵拉、锐性分离：术者使用取瘤镊及显微剪刀、剥离子，寻找肿瘤与神经、脑干界面，粘连紧密时候剪刀锐性分离肿瘤，过程中可助手适时打水，协助探清界面。过程中尽量减少双极电凝的使用。从脑干端、内听道端分别分离，最终汇合。

（4）内听道后壁的开放及封堵：小型肿瘤内听道后壁磨除不多，使用骨蜡封堵大多数可以达到满意效果。

术毕应用电生理检测面神经，电传导表现如术前水平。

3. 术后影像学分析及围手术期治疗：术后控制血压、适度脱水，预防性应用抗生素对抗潜在乳突气房的开放、感染风险。术后出院前复查强化MRI显示肿瘤全切（图26-27-4）。患者术后出现面神经麻痹加重表现，House-Brackmann分级由Ⅱ级降为Ⅲ级，行甲钴胺及甲强龙对症治疗后逐步好转，术后3个月恢复到House-Brackmann分级Ⅱ级。

【点睛与提示】

在此我们引入听神经瘤包膜理论，并应用于临床手术切除过程。

通过免疫组化染色，我们认为听神经瘤游离面的包膜结构有2种情况，由内及外依次是：① 肿瘤实质，非典型的前庭神经纤维，前庭神经束膜，蛛网膜。② 肿瘤实质，非典型的前庭神经束膜。部分肿瘤表面找不到非典型的前庭神经纤维。在内听道口附近有时会有硬膜样膜覆盖在听神经瘤包膜外层。听神经瘤—面神经/耳蜗神经交界面的包膜结构存在3种类型：① 第一种类型由内及外依次是肿瘤实质，变性前庭神经纤维，前庭神经束膜—面神经/耳蜗神经束膜，面神经/耳蜗神经纤维。② 第二种类型由内及外依次是肿瘤实质，变性前庭神经纤维与面神经/耳蜗神经纤维交叉

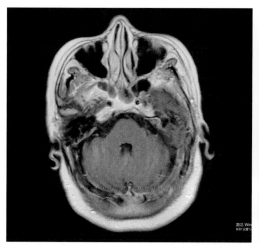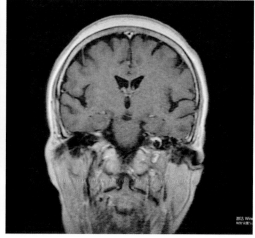

图26-27-4　术后强化MRI复查，肿瘤全切

带，面神经/耳蜗神经纤维。③ 第三种类型由内及外依次是肿瘤实质，肿瘤实质—面神经/耳蜗神经纤维交叉带，面神经/耳蜗神经纤维。

在肿瘤游离面外层取得的蛛网膜均没有肿瘤细胞的侵入，这说明肿瘤虽然有蛛网膜覆盖，但沿着蛛网膜下剥离肿瘤是个很好的选择，不会有肿瘤的残留。而硬膜样膜多受到肿瘤侵犯，应尽可能被切除。当肿瘤起源于蛛网膜内时，脑干和小脑端相对粘连明显；而内听道内的肿瘤容易分离，磨开内听道后壁，可以从内听道末端直接分离肿瘤和面神经/耳蜗神经。当肿瘤起源于蛛网膜外时，脑干和小脑端相对粘连不明显；而内听道内肿瘤不容易分离，可以从侧方分离肿瘤和面神经/耳蜗神经。听神经瘤—面神经/耳蜗神经交界面无粘连时，可沿面及耳蜗神经束膜外切除肿瘤；听神经瘤—面神经/耳蜗神经交界面轻粘连时，需要包膜（前庭神经纤维）下切除肿瘤；听神经瘤—面神经/耳蜗神经交界面严重粘连时，沿包膜下剥离时可能会残存部分肿瘤组织。

充分了解听神经瘤的病理解剖，提高对听神经瘤包膜结构组织学的认识，对于我们改良手术方式，准确判断和把握肿瘤切除程度，保留面神经和耳蜗神经功能至关重要。肿瘤各部位包膜的结构不尽相同，要有不同对待方式。并且我们对包膜结构的复杂性有充分的认识，要不断结合新技术对包膜结构进行更深入的研究，以期为神经外科手术提供更多的理论支持。

> **视频资料**
>
> 27　乙状窦后入路处理前庭神经鞘瘤——Koos Ⅱ级前庭神经鞘瘤（蛛网膜外型）

病例28　Koos Ⅲ级听神经瘤
——经乙状窦后入路手术
(Acoustic Neuroma)

【临床资料】
患者：男性，50岁。

1. 主诉：右侧耳鸣伴听力下降3年，耳周痛20天。

2. 现病史：患者入院前3年无明显诱因出现右侧耳鸣，并自觉右耳听力下降，2个月后听力逐渐丧失，无头晕、恶心、耳痛、走路不稳等症状，就诊于某医院行头增强MRI检查发现：右侧CPA占位性病变，未予特殊处理。入院前20天，出现右侧耳周疼痛，再次行头部MRI平扫+增强检查，报告：右侧CPA占位性病变，较前增大，考虑听神经瘤。患者为求进一步治疗入住神经外科。

3. 体格检查：神志清楚，言语流利，双瞳L∶R=3 mm∶3 mm，光反应(+)，眼球各方向运动自如，未及复视、眼震，面部感觉无减退、角膜反射灵敏，双侧鼻唇沟对称，右舌前2/3味觉减退，右耳听力下降，咽反射灵敏，伸舌居中，四肢肌力Ⅴ级，病理反射阴性。

4. 既往史：既往史既往高血压病史1年，最高至150/103 mmHg，服用"珍菊降压丸"，血压控制至140/80～90 mmHg；脂肪肝20年；否认冠心病、糖尿病病史。

5. 辅助检查

（1）颅底CT：左侧内听道喇叭口样扩张。无颈静脉球高位，无乳突气房过度气化表现。

（2）头MRI平扫、增强示：右侧小脑桥脑角区可见等长T_1等长T_2不规则肿物影，于DWI上病灶大部呈等信号，边界清楚，范围约2.7 cm×2.6 cm×2.7 cm，局部向右侧内听道延伸，右侧内听道扩大，邻近脑桥及桥臂受压，第四脑室稍受压，脑室系统无扩张（图26-28-1）。

6. 入院主要诊断：右侧听神经瘤；右耳失聪；高血压2级（高危）。

【治疗处理】

1. 治疗方案：该患者病变直径小于3 cm，Koos分级Ⅲ级，脑干、小脑受压明显，右侧桥臂接触面有轻度水肿表现，不伴有脑干移位。术前右耳90 dB，无有效听力，因此本例手术在彻底切除肿瘤同时，注意重点保护面神经功能。肿瘤体积中等大小，应用乙状窦后入路进行开颅，适度大小骨瓣，减少手术创面。

2. 治疗过程：取侧卧位，乙状窦后入路（图26-28-2）。本例患者术中术区渗血严重，仔细阅片发

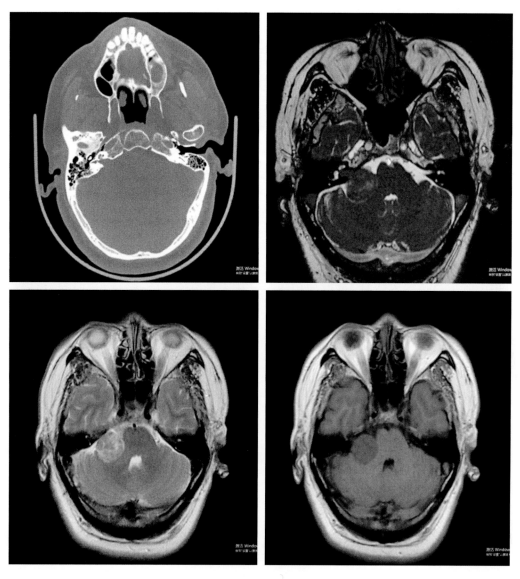

图26-28-1 患者术前CT、MRI表现

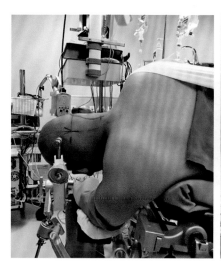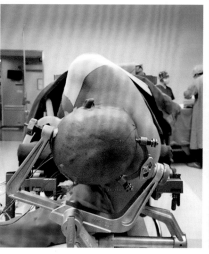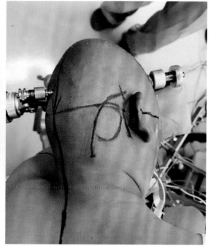

图26-28-2 手术体位及皮瓣设计

现，该例患者双侧颈静脉发育异常、静脉回流障碍（图26-28-3），开颅过程进一步破坏静脉侧支循环，可能导致术区血液循环障碍，因此术前行动、静脉检查，仔细阅读每张影像学资料，是手术成功的保障。

（1）瘤体减压：电凝肿瘤表面一圈后，显微剪刀快速去除部分肿瘤，进行肿瘤减压，如肿瘤质地坚韧，可使用CUSA进行超声吸引。除明确较粗大动脉出血需电凝处理，一般的囊内术野渗血可通过快速进阶性的瘤体减压后，吸收性明胶海绵及棉条压迫止血，多可达到满意效果。

（2）磨除内听道后壁：内听道口通常比较容易找到，但当内听道口位置不清时，可以使用一个小的钝头直角神经勾进行内听道上下屆确认。沿内听道后壁方向弧形电凝、切开岩骨表面的硬膜，使用高速/低速磨钻磨开内听道，频繁冲水降温。据笔者经验，内听道的磨除范围应适度，尤其是后壁磨除范围不建议超过8 mm，否则可能增大开放气房及损伤颈静脉球的风险。充分暴露内听道后（理想暴露为硬膜囊达到180°以上），神经剥离子从两侧分别分离，并最终完整剥离出光滑的内听道最外端的肿瘤；过程中不断应用电生理检测探查面神经位置及走行方向；肿瘤与面神经往往在内听道口处粘连最紧密，应小心处理，甚至暂停内耳道端分离，转而从脑干端分离，再两侧汇合。

（3）取瘤镊牵拉、锐性分离：术者使用取瘤镊及显微剪刀，寻找肿瘤与神经、脑干界面，剪刀锐性分离肿瘤，过程中可助手适时打水，协助探清界面。

过程中尽量减少双极电凝的使用。

3. 术后影像学分析及围手术期治疗：术后控制血压、甘露醇125 mL每8 h 1次脱水治疗，应用抗生素对抗潜在乳突气房的开放、感染风险。患者术后出现剧烈头痛，甘露醇效果并不好，复查CT未见术区严重水肿表现；回顾患者术前MRV，推测静脉发育异常，代偿脆弱，经手术开颅过程，进一步破坏皮下、筋膜间脆弱的静脉代偿，加之手术对小脑等组织损伤，血液循环、脑脊液循环出现障碍，引发颅内高压及术区相对肿胀、头痛。复查MRI及MRV提示肿瘤切除效果满意、双侧颈静脉纤细（图26-28-4）。对症止痛、抬高头位、控制静脉液体入量等治疗后，经过1周时间，患者症状逐渐好转。术后House-Brackmann分级Ⅲ级，行甲钴胺及甲强龙对症治疗后逐步好转，术后2周达到House-Brackmann分级Ⅱ级。

【点睛与提示】

1. 中等大小听神经瘤处理的重点是力争全切肿瘤的同时，更多保护面神经功能。

2. 术前详细完善各项检查，仔细阅片，包括动脉、静脉、神经血管CISS序列，颅底薄扫骨窗像等，是保证手术质量及手术安全的前提。

3. 术中判断面神经脑干端发出位置，可以依据小脑绒球及脉络丛位置间接判断；面神经及前庭窝神经的位置关系判断，可以借助穿行在两者之间的小脑前下动脉分支加以区分、判断；即使被肿瘤压迫改变正常解剖位置，但绝大多数情况下，前庭蜗神经与面神经之间，始终会有小脑前下动脉分支穿过两者之间。

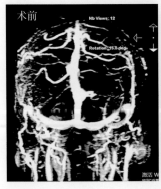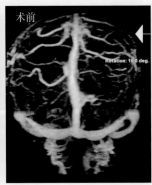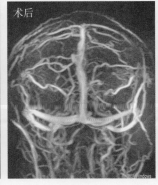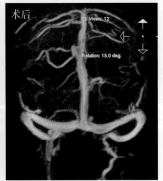

图26-28-3　患者术前、术后核磁MRV显示双侧颈静脉发育异常

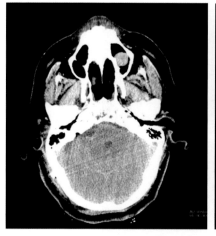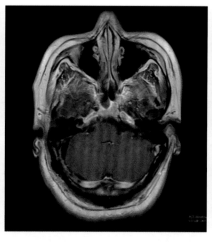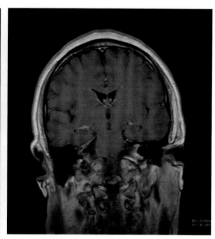

图26-28-4 术后CT、强化MRI复查

28 乙状窦后入路处理前庭神经鞘瘤——
Koos Ⅲ级前庭神经鞘瘤

其他Koos Ⅲ级听神经瘤手术视频:

28-1 乙状窦后入路处理囊实性前庭神经鞘瘤

病例29 Koos Ⅳ级听神经瘤——经乙状窦后入路手术

(Acoustic Neuroma)

【临床资料】

患者:男性,53岁。

1. 主诉:右侧耳鸣伴听力下降20年,突发肢体抽动1个月。

2. 现病史:患者于入院前20年出现右耳鸣伴耳听力下降,就诊于当地医院,考虑为神经性耳聋未进行治疗。1个月前,患者于睡眠中无明显诱因突发抽搐,意识模糊,遂送我院急诊就诊,头部CT检查显示右侧小脑桥脑角区占位性病变,幕上脑室扩张;头部MRI显示右侧小脑桥脑角区病变明显强化,考虑听神经瘤。患者为求进一步诊治入院。

3. 体格检查:神志清楚,言语流利;双瞳 L：R=3 mm：3 mm,光反应(+);眼球各方向运动自如,未及复视,右眼水平眼震明显,右面部痛触觉减退,角膜反射灵敏;双侧鼻唇沟对称,右侧舌前2/3味觉减退,右耳失聪,咽反射灵敏,伸舌居中。右侧指鼻试验及跟膝胫试验欠稳准,四肢肌力Ⅴ级,昂伯氏征阳性。

4. 既往史:高血压病史1年,口服降压药控制良好。

5. 辅助检查

(1)颅底CT:右侧小脑桥脑角区占位性病变累及右侧颈静脉孔区及颞骨岩尖区、枕骨斜坡。

(2)头MRI平扫、增强示:右侧小脑桥脑角区及桥前池可见不规则以长T_1、长T_2为主混杂信号影,累及右颞骨岩尖区,DWI上呈低信号,边界清晰,最大横截面积约5.4 cm×4.2 cm,局部向内听道延伸,向对侧推挤脑干及右侧小脑半球,第四脑室受压变窄,幕上脑室扩张。脑沟、脑裂、脑池无增宽,中线结构尚居中。垂体变扁,贴于鞍底,鞍内主要为脑脊液信号所占据。双侧筛窦及右侧乳突黏膜增厚,呈等T_1、长T_2信号。右侧小脑桥脑角区及桥前池、右侧颞骨岩尖区不规则肿块,注入对比剂后呈网格状明显不均匀强化(图26-29-1)。

6. 入院主要诊断:右侧听神经瘤,脑积水,高血压2级。

【治疗处理】

1. 治疗方案:该患者病变巨大,直径＞4 cm,Koos Ⅵ级,脑干、小脑受压明显,脑脊液循环不畅,引起脑积水。同时病变对岩骨及上2/3斜坡骨质破

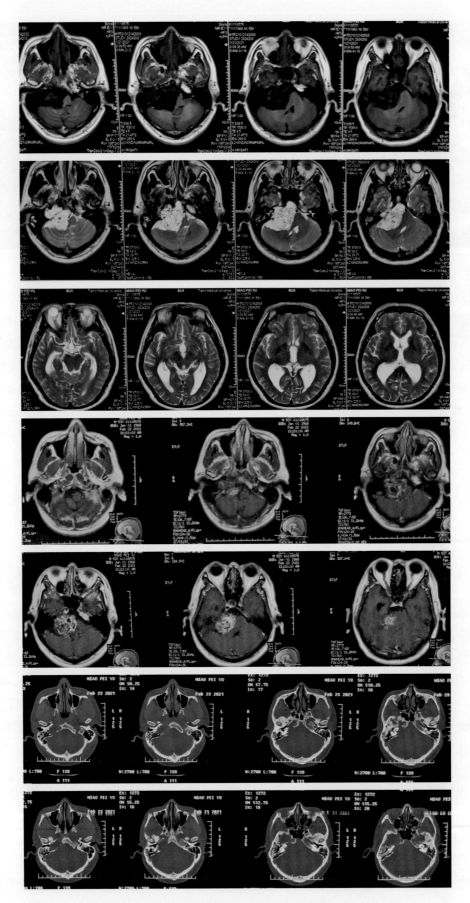

图 26-29-1　患者术前 MRI、CT 表现

坏明显,甚至已经累计颈静脉孔,使得颈静脉球及乙状窦与肿瘤之间的骨性分隔已经在影像学中消失。术中切除岩骨内肿瘤基底时极容易损伤静脉以及残存的面神经,甚至可能损伤到三叉神经、滑车神经、外展及尾组神经;肿瘤与小脑、脑干粘连紧密,切除肿瘤时也容易造成小脑、脑干损伤。

该患者影像学表现比较特殊,T_2整体高信号,强化如同蜂窝状表现,骨质破坏范围广泛,需与脊索瘤相鉴别,但脊索瘤往往颅神经损伤症状更明显,如广泛累及三叉神经、滑车神经、外展及尾组神经。

因肿瘤巨大,术前有脑积水表现,为预防开颅后脑脊液释放不利,采用乙状窦后入路开颅,打开枕骨大孔,充分预留释放脑脊液空间;同时消毒皮肤、铺单时即预留出患侧枕角穿刺的皮肤切口范围,以备术中紧急行枕角钻孔外引流(图26-29-2)。岩骨深部及中线斜坡肿瘤虽然较多,但考虑瘤体减压后会有较大空间,结合内镜辅助,有机会经一个手术入路达到肿瘤全切。

2. 治疗过程

(1)肿瘤囊内切除是始动环节:对于较大的肿瘤,在开始分离肿瘤囊壁前必须进行瘤内减压。绝大多数情况下,面、听神经被肿瘤推挤到术野内肿瘤前下方,但面神经仍有少数情况分布于肿瘤背侧。因此,在进行囊内切除前,首先应行肿瘤背侧电生理监测,确认无面神经等重要神经分布后,方可切开蛛网膜及肿瘤包膜,进行肿瘤囊内切除。遇到质地较韧的肿瘤,可行超声吸引,以加快手术进程。内减压过程中,除较粗大动脉出血需电凝处理外,一般的囊内术野渗血可通过快速的瘤体减压后,吸收性明胶海绵及棉条压迫止血,多可达到满意效果。肿瘤囊内减压需充分,尤其在大型前庭神经鞘瘤中尤显重要,囊内减压后,理想的残余瘤壁厚度2～3 mm,方便增加取瘤镊牵拉瘤壁时的顺应性,使界面分离更清晰,减少神经组织过度牵拉,才能更容易分辨和保护面神经。

(2)内听道后壁的开放及封堵:本例经过充分肿瘤减压后,已经达到内听道及岩骨内部暴露所需的空间,无须磨钻磨除内听道后壁。首先用CUSA快速清除表浅肿瘤,调整显微镜角度,尝试使用直角剥离子沿内听道骨壁剥离残存肿瘤组织。内听道及岩骨远端盲区,应用30°内镜进行辅助观察,并用剥离子、角度吸引器配合,彻底清除残留肿瘤。由于本例患者岩骨内破坏明显,残腔较大,难以使用骨蜡封堵,采用吸收性明胶海绵、纤丝速即纱、纤

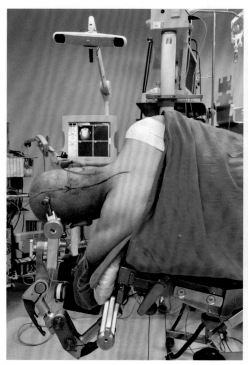
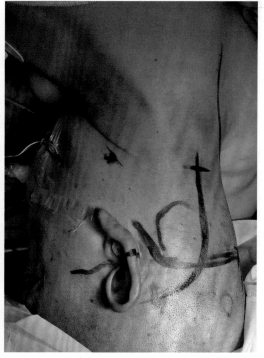

图26-29-2 手术体位及皮瓣设计

维蛋白胶联合封堵。

术毕应用电生理检测面神经，未见明显电传导表现，考虑肿瘤巨大、手术时间较长，对残存面神经骚扰较大，待术后密切观察，如果神经功能缺损严重，行二期面神经—舌下神经吻合术。

3. 术后影像学分析及围手术期治疗：术后控制血压、适度脱水，因乳突气房的开放增加感染风

险，预防性应用抗生素。患者术后出现面神经麻痹表现，House-Brackmann分级Ⅳ级，行甲钴胺及甲强龙对症治疗后逐步好转，术后2周曾达到House-Brackmann分级Ⅲ级，因此暂时考虑继续观察，缓行面神经修复手术。术后1周复查强化MRI，显示肿瘤全切，未见明显脑干水肿表现，脑室恢复正常，顺利出院（图26-29-3～图26-29-5）。

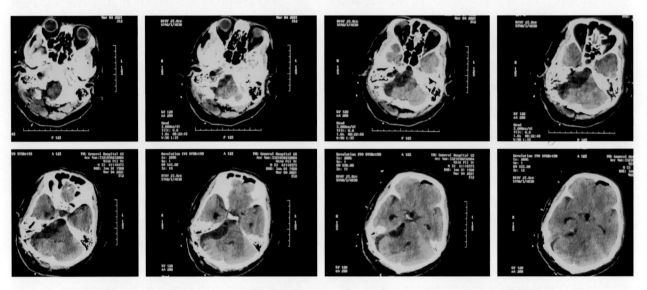

图26-29-3　术后1天CT表现

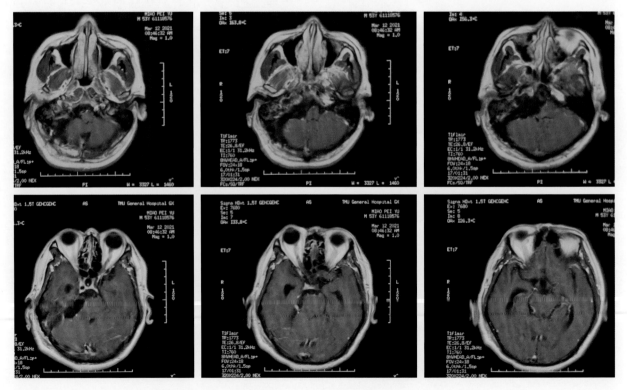

图26-29-4　术后1周强化MRI

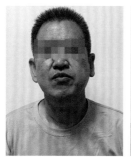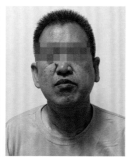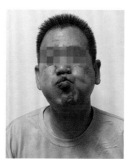

图26-29-5 患者术后半年面神经功能

随访过程中,面神经功能逐步下降,术后3个月降为Ⅳ级,难以维持正常生活及工作,经评估后再次入院行面神经—舌下神经吻合术,术后随访面神经功能达到Ⅲ级。

【点睛与提示】

1. 巨大听神经瘤手术面神经功能保留仍是让神经外科医生棘手的问题,尤其是肿瘤血运丰富、组织间膜性界面消失时,更难做到肿瘤全切的同时保留面神经解剖结构和功能,甚至让人沮丧的是,即使残留部分肿瘤,术后面神经功能也并非能达到理想状态。

2. 巨大听神经瘤手术的术前准备要充分,尽量不要术中打"遭遇战",包括术中脑肿胀的处理、肿瘤性质的预判、内听道磨除程度的预判、切除程度的预判、面神经损伤后的处理预案等等,需要在术前仔细思考清楚方能进行手术。

3. 应在术者能力范围之内,尽可能通过一次手术全切肿瘤。不管多大肿瘤,只要术前面神经功能良好,都应尽可能地保留面神经,不到最后一刻,不轻言放弃,但也需要具体结合患者的年龄、身体状况和主观诉求综合考虑。当肿瘤与脑干端粘连紧密时,不可强行分离,避免造成严重的并发症。

4. 严格封堵内听道后壁,并尽可能水密关闭后颅窝硬膜,可减少术后各类并发症。如术后出现明显脑脊液漏,应立即行漏修补术。

视频资料

| 29 | 乙状窦后入路处理前庭神经鞘瘤——Koos Ⅳ级前庭神经鞘瘤 |
| 29-1 | 岳树源主任讲听神经瘤包膜结构研究与应用 |

病例30 神经纤维瘤病——2型听神经瘤
(Neurofibromatosis)

【临床资料】

患者:男性,20岁。

1. 主诉:头皮肿物术后5年,左耳听力下降1年。

2. 现病史:于入院前5年行左颞头皮肿物切除,术后病理回报:丛状神经纤维瘤。入院前4年主因左上肢无力发现颈椎(C3、C4、C5)占位性病变,同年行病灶切除,具体病理不详。入院前3年行头强化MRI检查发现双侧CPA区占位,并同年行γ刀治疗3次(图26-30-1)。入院前1年出现左耳听力下降,左耳鸣并伴有枕部阵发性疼痛,头强化MRI显示(2019-08-23):双侧CPA区占位性病变,较前明显增大。本次患者为求进一步治疗,以"双侧CPA区占位行病变"入院。

3. 体格检查:神志清楚,对答正确,双侧瞳孔左:右=3 mm:3 mm,光反应(+),眼底未见异常。左侧鼻唇沟稍变浅,示齿右偏,鼓腮不漏气,左侧舌前2/3味觉减退,左耳听力较右侧下降明显,Weber试验偏右,右侧面部感觉减退,角膜反射无异常。四肢肌力Ⅴ级,肌张力无异常,双侧轮替、指鼻实验以及跟膝胫实验稳准,闭目难立征(-),双侧巴氏征(-)。右季肋区、中腹部、左侧胸部均可见一直径3 cm肿物,后腰部、左前臂、左上臂、左下肢、右膝部、右颈部均可见囊性肿物,大小不一。

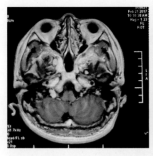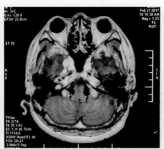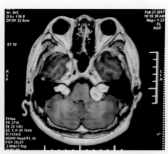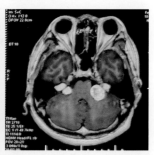

图26-30-1　2017年行双侧听神经瘤γ刀治疗后1年

4. 既往史：患者自幼全身多处可见皮下肿物患者。右眼先天性白内障术后15年；右眼斜视矫正术后7年；颈椎矫正术后3年。否认高血压、糖尿病、冠心病等慢性病病史。自幼丧父，父亲疑有神经纤维瘤病病史，具体不详。

5. 辅助检查

（1）头MRI平扫、增强示：双侧小脑桥脑角区、双侧翼腭窝区及岩尖区可见多发不规则等T_1、稍长T_2信号影，信号欠均，于DWI上呈不均匀等信号，其内片状低信号，病灶局部向内听道延伸，左侧病灶较大，最大横截面积约33 mm × 21 mm，左侧小脑半球受压变形，中脑受压向右移位，第四脑室受压变窄。Fiesta序列双侧病变等、稍高信号，DWI上均呈等—稍高信号，肿块与周围组织分界清楚。肿块包绕双侧面听神经脑池段。双侧三叉神经脑池段增粗、形态欠规则。右侧晶状体变薄。脑室系统无扩张，脑沟、脑裂、脑池无增宽。

（2）颅底CT所见：双侧内听道扩大，并可见不规则软组织密度影，左侧为著，最大横截面积约34 mm × 27 mm，邻近骨质破坏、吸收，左侧小脑半球受压变形，桥脑受压向右移位，第四脑室受压变窄。右侧圆孔、卵圆孔、棘孔、翼管、翼腭窝增宽，其内可见软组织密度影。两侧乳突骨质形态可，乳突小房气化良好（图26-30-2）。

6. 入院主要诊断：神经纤维瘤病2型，双侧听神经瘤；颅内及全身多发神经纤维瘤，白内障，左颞丛状神经纤维瘤术后，C3～C5椎管内占位切除术后，双侧听神经瘤放射治疗术后。

【治疗处理】

1. 背景资料：依据2021年最新发表文献，神经纤维瘤病（neurofibromatosis，NF）分为3种类型：神经纤维瘤病1型（NF1）占96%，神经纤维瘤病2型（NF2）占3%，及神经鞘瘤病（Schwannomatosis，SWN，亦称为NF3）占＜1%。NF1基因位于染色体17q11.2，编码肿瘤抑制蛋白神经纤维蛋白，作为Ras/MAPK和PI3K/mTOR信号通路的负调节因子。NF2基因位于染色体22q12上，编码merlin，

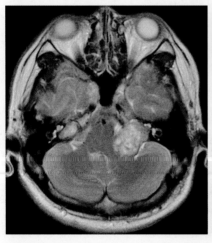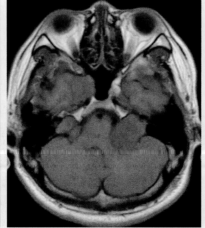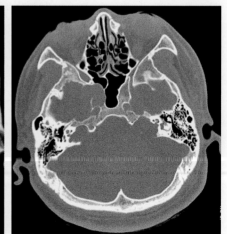

图26-30-2　2019年患者术前CT、MRI表现，左侧肿瘤明显进展增大

这是一种与ezrin-radixin-moesin相关的肿瘤抑制蛋白，可调节PI3K/AKT、Raf/MEK/ERK和mTOR信号通路的活性。但是，SWN/NF3的分子机制仍不清楚，肿瘤抑制基因SMARCB1和LZTR1中的失活突变目前被认为是导致大多数SWN/NF3病例的原因。

依据最新诊断标准进行NF1，NF2，SWN/NF3的临床诊断（表26-30-1～表26-30-3）。

表26-30-1　Ⅰ型神经纤维瘤病的诊断标准

A：父母无患病史者，如果出现以下2种或2种以上症状，则诊断为NF1：

- 6个或以上牛奶咖啡斑（在青春期前直径 > 5 mm或在青春期后直径 > 15 mm）
- 腋窝或腹股沟雀斑[#1]
- 视神经胶质瘤
- 裂隙灯检查到2个或以上Lisch结节，或光学相干层析成像（OCT）/近红外（NIR）影像检查到2个或以上的脉络膜异常
- 2个或以上任何类型的神经纤维瘤或1个丛状神经纤维瘤
- 特征性骨病变，如蝶骨发育不良[#2]、胫骨前外侧弯曲，或长骨假关节生成
- 在正常组织（如白细胞）中具有等位基因变体分数达50%的致病杂合子NF1变异体

B：符合A中规定诊断标准的父母的子女，如果存在A中的1个或多个标准，则可诊断为NF1

#1. 如果只出现咖啡斑和雀斑，则诊断极有可能为NF1，但例外情况下，患者可能存在其他诊断，如类Ⅰ型神经纤维瘤样综合征。两种色素斑块发现（咖啡斑或雀斑）中至少有一种是双侧的。
#2. 对于同侧眼眶丛状神经纤维瘤，蝶骨发育不良不是一个单独的评判标准。

表26-30-2　Ⅱ型神经纤维瘤病的诊断标准

双侧前庭神经鞘瘤或一级亲属患有2型神经纤维瘤病并患有：
1. 单侧前庭神经鞘瘤或
2. 患有以下任意两种疾病：脑膜瘤、胶质瘤、神经鞘瘤病或青少年PLO

PLO：晶状体混浊

表26-30-3　SWN型神经纤维瘤病的诊断标准

明确神经鞘瘤病
A. 年龄 > 30岁，2个或2个以上神经鞘瘤（非皮内），至少一个经组织学证实，头MRI扫描无前庭肿瘤证据且无已知NF突变
B. 前庭神经鞘瘤（病理证实），且一级亲属中存在神经鞘瘤疾病患者
下列情况存在患神经鞘瘤病可能：
A. 年龄 < 30岁，2个或2个以上神经鞘瘤（非皮内），至少一个经组织学证实，头MRI扫描没有前庭肿瘤证据，也无已知的NF突变
B. 年龄 > 45岁，2个或2个以上神经鞘瘤（非真皮），至少一个有组织学特征
C. 非前庭神经鞘瘤，且一级亲属中存在神经鞘瘤疾病患者

MRI：磁共振成像；NF：神经纤维瘤病

关于NF2型治疗策略：该类患者肿瘤手术切除后极易再生，到目前为止，对NF2患者还没有确定有效的治疗方法。当患者有脑干受压、听力恶化和（或）面神经功能障碍的风险时，通常需要治疗。前庭神经鞘瘤可能累及面神经纤维，在手术中对面神经造成严重损害。虽然立体定向放射手术近来已成为治疗NF2神经鞘瘤的一种有效方法，但对多发性或大型肿瘤不提倡使用立体定向放射治疗，放射治疗后，三叉神经及面听神经相关并发症已有报道，此外，立体定向放射治疗后手术切除可能更加困难。

血管内皮生长因子VEGF-A是神经鞘瘤生长的重要因素，主要依赖于VEGF-A/VEGF受体通路。50%的NF2为进展性前庭神经鞘瘤患者，在使

用贝伐珠单抗后发现肿瘤缩小、听力改善，而大多数患者听力保持稳定。贝伐珠单抗最近被认为是快速增长的前庭神经鞘瘤的一线药物治疗。尽管贝伐珠单抗的剂量和方案尚未标准化，但建议的方案是每2～3周5～7.5 mg/kg，持续至少6个月，随后每4周2.5～5 mg/kg的维持治疗。高剂量方案（每2周10 mg/kg，持续6个月）与低剂量方案相比没有明显优势，而且高剂量可能增加肾脏损害的风险。有人指出停用贝伐珠单抗治疗后肿瘤可再生长。

NF2基因产物涉及细胞生长的多种分子途径。有研究报道了口服mTORC1抑制剂依维莫司治疗NF2患者进行性前庭神经鞘瘤的疗效。对于一些难以通过手术切除和立体定向放射手术治疗的NF2神经鞘瘤，可以考虑靶向治疗。

与散发性脑膜瘤相比，NF2患者更容易发生脑膜瘤。与散发性肿瘤相比，NF2患者的脑膜瘤更常见的是非典型或间变性。靶向治疗正在研究中，拉帕替尼在少数与NF2相关的脑膜瘤患者中显示出一定的活性，目前尚无证据表明贝伐珠单抗在NF2相关脑膜瘤中具有活性。

2. 治疗方案：该患者病变直径大于3 cm，脑干、小脑受压明显，桥臂接触面轻度水肿。术前左耳70 dB，无有效听力。患者经过γ刀治疗后，左侧听神经瘤疗效不佳、继续增大，压迫脑干及小脑，同时临近颅神经均可见多发神经纤维瘤，难以根除，因此本例手术的策略是在重点保护面神经功能的前提下尽可能多的切除肿瘤。肿瘤体积中等，采用乙状窦后入路（图26-30-3）。

3. 治疗过程

（1）瘤体减压：面神经刺激器检测肿瘤表面是否存在面神经结构。电凝肿瘤游离面一圈后，显微剪刀去除部分肿瘤留作标本，使用超声吸引进一步进行肿瘤减压。肿瘤残腔内的渗血可在瘤内减容后，用吸收性明胶海绵压迫止血。

（2）磨除内听道后壁以显露内听道内的肿瘤：内听道口通常比较容易找到，但当内听道口位置不清时，可以使用一个小的直角神经勾确认内听道上下界。沿内听道后壁方向弧形电凝、切开岩骨表面的硬膜，使用高速/低速磨钻磨开内听道后壁，连续冲水降温。据笔者经验，内听道的后壁磨除范围应适度，建议不要超过8 mm，否则可能增大开放气房及损伤颈静脉球的风险。充分暴露内听道后（暴露为硬膜囊达到180°以上），神经剥离子从内听道两侧分别分离，并最终完整剥离出光滑的内听道最外端的肿瘤。过程中不断应用电生理检测探查面神经位置及走行方向，肿瘤与面神经往往在内听道口处粘连最紧密，应小心处理，甚至暂停内听道端分离，转而从脑干端分离，再两侧汇合。

（3）取瘤镊牵拉、锐性分离：完成肿瘤减体积处理后，术者有条件使用取瘤镊牵拉肿瘤囊壁，配合显微剪刀，寻找肿瘤与神经、脑干界面，剪刀锐性分离肿瘤，过程中可助手适时打水，协助探清界面。过程中尽量减少双极电凝的使用。该患者切除听神经瘤后，探查尾组神经及三叉神经，均可发现大量串珠样神经肿瘤，取瘤镊钳取术野内可及体积较大肿瘤，术毕。

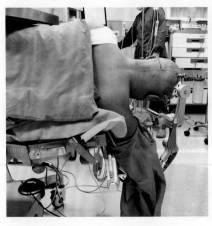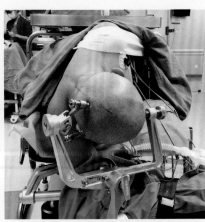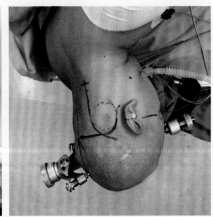

图26-30-3　手术体位及皮瓣设计

4. 术后影像学分析及围手术期治疗：术后应用抗生素对抗乳突气房开放潜在的感染风险。术后House-Brackmann分级Ⅲ级，行甲钴胺及甲强龙对症治疗后逐步好转。术后3个月House-Brackmann分级Ⅱ级。术后1年MRI显示左侧肿瘤手术区无异常，右侧CPA区肿瘤无明显变化，定期随访（图26-30-4～图26-30-6）。

【点睛与提示】

1. 神经纤维瘤病2型听神经瘤的治疗原则：哪里出症状、威胁生命，处理哪里；处理肿瘤较大、压迫症状明显一侧的肿瘤，保留听力尚存侧肿瘤。术后配合放疗，有条件患者可尝试贝伐珠单抗药物治疗来控制肿瘤进展。

2. NF2型患者听神经瘤往往质地较韧，血供丰富，术中清晰暴露神经、脑干界面更加困难，必要时可残留部分肿瘤以减少神经损伤机会。

3. 在肿瘤切除过程中，瘤内减压和肿瘤分离是反复交替进行的。肿瘤与面神经的分离最困难的区域就是接近内耳门处，可以从两个方向交替进行分离（由内向外和由外向内）。在这个阶段必须行面神经监测，给予间歇刺激以确定神经的位置。有时很难判断一缕纤维束是面神经、蛛网膜还是前庭蜗神经，需要使用低强度电流刺激（0.1～0.2 mA）辅助判断面神经。

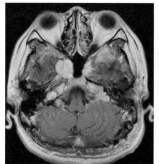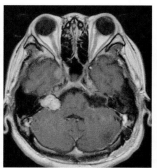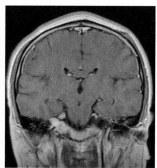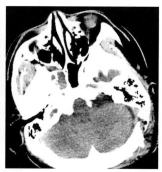

图26-30-4　术后CT及强化MRI表现

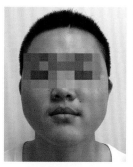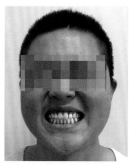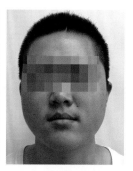

图26-30-5　患者术后面神经功能评估

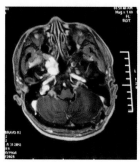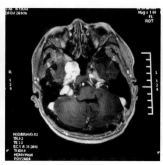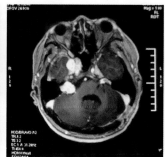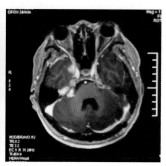

图26-30-6　术后1年强化MRI

视频资料

30　乙状窦后入路处理前庭神经鞘瘤——神
经纤维瘤病——2型听神经瘤

病例31　小脑桥脑角区脑膜瘤
(CPA Meningioma)

【临床资料】

患者：男性，64岁。

1. 主诉：间断头晕伴耳鸣1个月余。

2. 现病史：患者于入院前1个月无明显诱因出现头晕，耳鸣，伴恶心，呕吐，不伴头痛、无走路不稳。头部MRI平扫+增强显示：右侧小脑桥脑区占位性病变，考虑脑膜瘤。

3. 体格检查：神志清楚，对答正确，活动从嘱，双侧瞳孔左：右=3 mm ：3 mm，眼球活动无受限，面部感觉无异常，鼻唇沟对称，舌前2/3味觉无减退，双侧听力未及明显减退，无共济障碍。

4. 辅助检查

（1）头MRI平扫、增强显示：右侧小脑桥脑角区可见丘状等T_1、等T_2信号影，DWI信号呈等信号，邻近小脑及右侧桥臂受压，局部可见脑脊液裂隙，病变向右侧内听道延伸，下极向右侧颈静脉孔延伸。强化后可见病变呈明显均匀强化，可见局部向内听道及颈静脉孔神经部延伸（图26-31-1）。

（2）颅底CT：病侧内听道及颈静脉孔未见扩张。无颈静脉球高位，无乳突气房过度气化表现。

5. 入院主要诊断：右侧CPA脑膜瘤。

【治疗处理】

1. 背景知识：小脑桥脑角（cerebellopontine angle，CPA）。早在1902年，亨尼勃格（Henneberg）和科赫（Koch）在展示前庭神经鞘瘤患者时引入

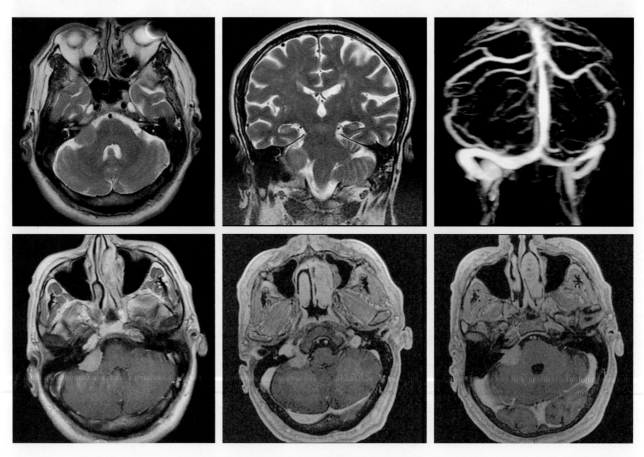

图26-31-1　术前MRI表现

了CPA这个概念。CPA区域位于脑桥小脑裂上、下支之间，是由小脑包绕桥脑、小脑中脚形成的一个"V"字形空间。滑车神经和三叉神经位于CPA的上方；舌咽神经、迷走神经和副神经走行于CPA下方；面神经、听神经位于CPA中心位置；外展神经位于CPA区的基底部。

脑膜瘤是CPA区患病率仅次于前庭神经鞘瘤的第二常见的肿瘤，占全部CPA区肿瘤的6%～15%，占颅后窝脑膜瘤的40%。CPA区脑膜瘤定义为：起源于岩锥外侧至三叉神经后表面硬膜的脑膜瘤。当然那些起源于毗邻区域，但肿瘤主体位于CPA区的脑膜瘤也归为CPA区脑膜瘤。而位于三叉神经内侧的岩骨硬膜起源脑膜瘤我们定义为"岩斜区脑膜瘤—上斜坡型或岩尖型"；起源于颞枕缝以内、枕骨斜坡硬膜的称为"斜坡脑膜瘤"；起源于斜坡下1/3到C2椎体上沿、颈静脉结节到C2椎板上沿、枕骨磷部前沿到C2棘突范围内的脑膜瘤成为"枕骨大孔脑膜瘤"。

CPA脑膜瘤有多种分类、分型方式，各具有一定临床应用价值。笔者认为，根据脑膜瘤起源与内听道的关系进行分类，最具有临床应用价值，即分成为内听道前型与内听道后型，可以帮助临床医生预判面听神经与肿瘤的关系。依据奥克萨马·AI-梅夫蒂（OssamaAI-Mefty）教授CPA脑膜瘤总结，内听道前型脑膜瘤，肿瘤起源于内耳道和三叉神经之间，面听神经通常被推挤向后（45%）和向下（43%）；内听道后型脑膜瘤，肿瘤起源于内耳道和乙状窦之间，面听神经通常被推挤向前（63%）和向下（25%）。

2. 治疗方案：该患者病变起源于内耳道和乙状窦之间，肿瘤下极下探到颈静脉孔并在影像学上少量侵入颈静脉孔表现。患者术前具有有效听力，无面瘫表现，无尾组颅神经功能障碍表现，因此本例手术在彻底切除肿瘤同时，注意重点保护面听神经、尾组颅神经功能。肿瘤体积中等，应用标准乙状窦后入路开颅，适度大小骨瓣，减少手术创面。

3. 治疗过程：患者取公园长椅侧卧位，头部前屈10°，侧屈10°，旋转10°，肩部向前，以Mayfield头架固定（图26-31-2）。术中肌电图监测第Ⅶ对颅神经功能，脑干听觉诱发电位可用于监测第Ⅷ对颅神经，其他监测项目可能包括体感诱发电位、三叉神经和迷走神经监测。

充分暴露横窦、乙状窦，C形切开硬膜翻向乙状窦方向，自下方释放脑脊液满意后，脑压板牵拉小脑、暴露肿瘤。显微镜下仔细辨认肿瘤表面及内通道口方向附近是否有颅神经通过，结合解剖起源定位及术中电生理辅助，确认肿瘤表面无颅神经后，则开始逐步离断肿瘤基底血运、减小肿瘤体积，增加手术操作空间。肿瘤在紧邻内听道口及颈静脉孔硬膜处，供血动脉相对比较密集，有时甚至出血

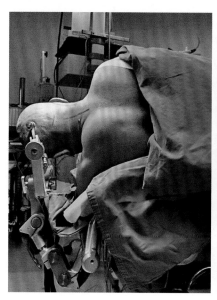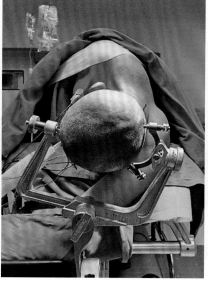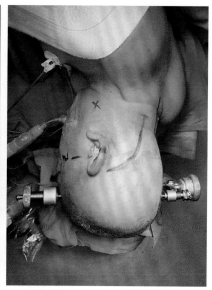

图26-31-2 手术体位及皮瓣设计

汹涌，不可盲目电凝，可使用棉片进行局部压迫止血，调低双极电凝功率，配合吸引器使用，看清楚出血点后精准电凝止血，避免误损伤此时并没有充分显露的颅神经。若遇内听道前型脑膜瘤，面听神经暴露较早，应注意保护，尽可能避免在神经周围盲目使用电凝。经充分阻断血供、瘤体内减压后，使用取瘤镊牵拉肿瘤囊壁向减压中心区移动，分离肿瘤囊壁外的脑组织、神经、血管的粘连。切记勿要过度使用CUSA减压，以免直接穿透瘤壁而损伤瘤壁前方的神经和血管。

关于内听道后壁及颈静脉孔是否需要扩大磨除，需要依据术前孔道骨质破坏、扩大的程度，以及术中具体肿瘤侵袭、粘连程度综合判断。该部位前庭神经鞘瘤源于扩大的内听道，需要磨除内听道后壁才能更好地切除肿瘤保护神经；而CPA区脑膜瘤则不同，虽然影像学提示内听道、颈静脉孔累及，更多的是肿瘤随着增大挤入相应孔道或强化硬脑膜的一种伪征，被肿瘤嵌入孔道很少大于0.5 cm。手术中若可通过牵拉肿瘤囊壁，并配合显微剥离子完整分离出光滑肿瘤包膜，即不用磨除内听道或扩大颈静脉孔。当孔道中剥离出的组织没有完整包膜，可辅助内镜进行观察，并使用角度双极进行电凝。只有少数累及广泛、肿瘤进入孔道过深的情况下，才考虑扩大磨除孔道骨质来彻底切除肿瘤。电凝肿瘤起源部位颅底硬膜，减少肿瘤复发概率。保护肿瘤上方、前方涉及的岩静脉，原则上要尽一切可能保留好岩静脉，避免术后严重并发症的发生。

手术腔止血后，常规降低头位，将血压提高20%，检验术区是否有渗血。术后水密缝合硬脑膜，骨瓣复位。

4. 术后影像学分析及围手术期治疗：术后控制血压、甘露醇125 mL每8 h 1次脱水治疗，应用抗生素预防感染。患者病情平稳，无面神经功能损伤、无听力减退，耳鸣较前好转。术后复查CT、强化MRI显示肿瘤彻底切除（图26-31-3）。

【点睛与提示】

1. 术前仔细阅片，有条件单位可行三叉神经血管序列对肿瘤区域进行核磁薄扫，辨别肿瘤起源部位，预判面听神经与肿瘤的位置关系、肿瘤侵袭内听道、颈静脉孔程度，对评估手术难度和并发症严重程度、加快手术进度至关重要。

2. 术中需首先辨认、预判颅神经走行，并辅助电生理检测验证，然后进行充分的瘤内减压，方可牵动肿瘤囊壁进行囊壁外的神经、血管分离；切记过度减压，直接突破肿瘤囊壁，损伤位于肿瘤前、内、下方的神经、血管、脑干。

3. 如遇内听道前型CPA脑膜瘤，需要在面听神经上下空间及尾组颅神经之间耐心细致的逐步分块切除肿瘤。内听道前型CPA脑膜瘤往往向岩尖及Meckel腔延展情况多见，多数情况下需磨除内听道上结节，经内听道上入路，方可彻底切除肿瘤。

4. 多数内听道扩大不明显，肿瘤侵入孔道不超过0.5 cm的脑膜瘤，不需要磨除内听道后壁也可彻底切除肿瘤。充分瘤体减压后，取瘤镊+显微剥离子配合，剥离出包膜完整、光滑的肿瘤体，即说明孔道内肿瘤切除干净，辅助角度内镜观察及角度双极电凝，可清除残留肿瘤。

5. 颈静脉孔区脑膜瘤处理，尽可能使用显微剥离子，而较少双极电凝的使用频率，少量的渗血推荐使用吸收性明胶海绵+棉块压迫止血，避免热损伤造成的尾组神经功能损害。

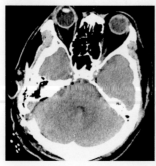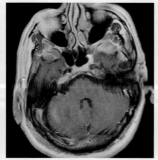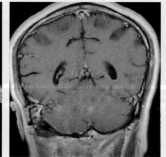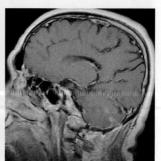

图26-31-3　术后复查CT、强化MRI

病例32　小脑幕脑膜瘤
(Tentorial Meningioma)

【临床资料】

患者：女性，55岁。

1. 主诉：间断头痛半年余。

2. 现病史：患者于入院前半年无明显诱因出现头痛，以左侧枕部为主，间断钝痛，可自行缓解，不伴恶心、呕吐，不伴视物模糊、耳鸣，无走路不稳等症状。行头MRI检查显示：左侧后颅窝占位性病变，考虑脑膜瘤。

3. 体格检查：神志清楚，对答正确，活动从嘱，双侧瞳孔左：右=3 mm：3 mm。面部感觉无异常，鼻唇沟对称，舌前2/3味觉无减退，双侧听力未及明显减退，无共济障碍。

4. 辅助检查

头MRI平扫、增强显示：左侧后颅窝等T_1、稍长T_2类圆形肿物影，均匀强化，边界清，局部挤压左侧横窦。MRV可见横窦变窄，但尚通畅（图26-32-1，图26-32-2）。

5. 入院主要诊断：左侧小脑幕脑膜瘤。

【治疗处理】

1. 背景知识：小脑幕是硬膜的反折，将颅腔分隔为幕上和幕下两个部分。小脑幕边缘有内、外两个圈：内圈游离的前缘围绕着脑干和基底池，称为小脑幕切迹，依据脑膜瘤分布在内圈的部位不同，又可细分为前切迹、中切迹、后切迹脑膜瘤；外圈

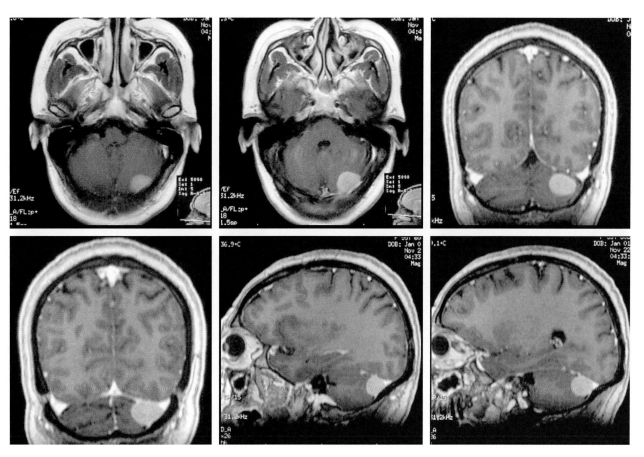

图26-32-1　患者术前MRI表现

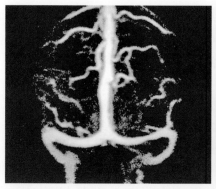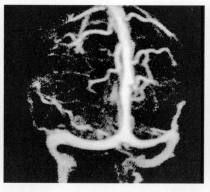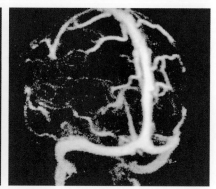

图 26-32-2 患者术前 MRV

与双侧横窦、窦汇相延续；还有一部分脑膜瘤起自小脑幕内外圈之间的硬脑膜部分，处理起来相对简单。其中位于内圈或外圈中线部位的小脑幕脑膜瘤因为涉及静脉窦及大脑深静脉系统的处理，使得手术变得异常复杂和凶险，包括幕镰区脑膜瘤及窦汇区脑膜瘤，我们将在后文相应章节结合具体手术进行阐述。

前切迹脑膜瘤：可通过翼点入路或眶颧入路进行切除，需与后床突脑膜瘤相鉴别（详见后床突脑膜瘤手术病例章节）。中切迹脑膜瘤：如果肿瘤位于幕上，且肿瘤前缘不超过斜坡反向延长线，可采用颞下入路。后切迹脑膜瘤：对于向幕上延伸的肿瘤，可采用枕部纵裂入路；对向幕下延伸的肿瘤，可采用枕部纵裂经天幕入路或幕下小脑上入路，此部位小脑幕脑膜瘤多数可归于幕镰区脑膜瘤，详见相

关病例章节。对于未累及小脑幕切迹的脑膜瘤，根据其位置不同，手术入路也不同：当肿瘤大部分位于幕下时，首选幕下小脑上入路（旁正中小脑幕脑膜瘤）和乙状窦后入路（外侧小脑幕脑膜瘤）；当肿瘤主要位于幕上时，可采用枕下入路。

2. 治疗方案：该患者病变位于外圈小脑幕，主体位于幕下，横窦已受压变窄、血流尚通畅。依据分类，宜采用旁正中切口、幕下小脑上入路。术前通过影像学难以准确判断肿瘤与横窦侵袭程度、能否顺利分离肿瘤与窦壁的粘连，需做好横窦修补的准备工作。

3. 治疗过程：体位摆放合理是顺利切除该部位肿瘤的关键，取侧俯卧位，跨肿瘤、跨横窦直切口，开适度大小的骨窗（图 26-32-3）。本例患者涉及横窦与肿瘤的分离，因此开颅过程中，必须充分

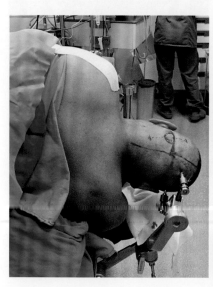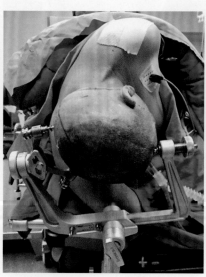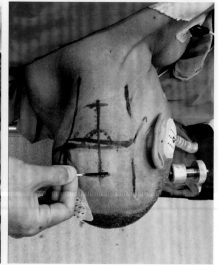

图 26-32-3 手术体位及皮瓣设计

暴露横窦上缘,必要时使用磨钻进行充分暴露。只有充分显露横窦,才能在剪开硬脑膜后,牵拉翻转硬膜,使横窦下与小脑幕交角的视角盲区肿瘤处于手术操作有利位置,利于下一步精细分离及窦修补工作。

同所有脑膜瘤切除原则一致,小脑幕脑膜瘤同样需早期离断肿瘤的硬膜血供。肿瘤较大时,需要先行部分基底血运断离、瘤内减压,随着操作空间的显露,进一步断离深部硬膜血供,交替进行瘤内减压减容和瘤壁—脑组织分离。本例患者肿瘤表浅,脑组织张力不高,有条件进行肿瘤整体分离。在去除肿瘤主体后,海绵棉条保护好暴露的小脑,同时防止血液多过流入后颅窝深部,接下来集中精力处理粘连在横窦的残留肿瘤。采用锐性、钝性相结合的分离方式,辨认请结构层次,保留窦壁、去除肿瘤,部分肿瘤完全突破窦壁,彻底切除肿瘤后可见汹涌横窦静脉血涌出。行海绵、吸引器暂时控制出血,使用8-0显微缝合线连续缝合横窦缺损。

4. 术后影像学分析及围手术期治疗:术后密切观察患者意识变化,及时复查头CT观察术区情况,包括血肿、水肿情况。若无特殊情况,应适当加大输液量,并应用低分子右旋糖酐减少横窦闭塞概率。一旦患者术后出现头痛剧烈,及时复查CT及MRV了解术区是否有血肿、水肿,横窦是否闭塞,综合患者病情做出判断,及采取疏通横窦或去骨瓣、内减压等处理。

患者术后病情平稳,曾出现短暂头胀不适,早期复查CT未见出血及脑组织肿胀,常规补液治疗。术后1周复查强化MRI及MRV,发现肿瘤切除满意(图26-32-4,图26-32-5)。出院动态随访。

【点睛与提示】

1. 小脑幕脑膜瘤涉及范围较广,其中位于小脑幕内圈或外圈中线部位的脑膜瘤,因为涉及静脉窦及大脑深静脉系统的处理,使得手术变得异常复杂和凶险,包括幕镰区脑膜瘤及窦汇区脑膜瘤。

2. 侵犯静脉窦的病例中,开颅骨窗应充分暴露受累去静脉窦及部分邻近正常静脉窦,以利于硬膜下可以充分显露窦壁,避免视角盲区残留肿瘤。

3. 涉及静脉窦部位的肿瘤,术前应完善MRV或DSA检查,了解静脉窦受压及闭塞情况,同时还要了解侧支循环建立情况。

4. 若肿瘤黏附于静脉窦壁生长而未侵入窦腔内,可将肿瘤仔细分离并予以全切除,可将窦外侧壁与肿瘤一并切除,保留窦内侧壁,此时内侧壁是

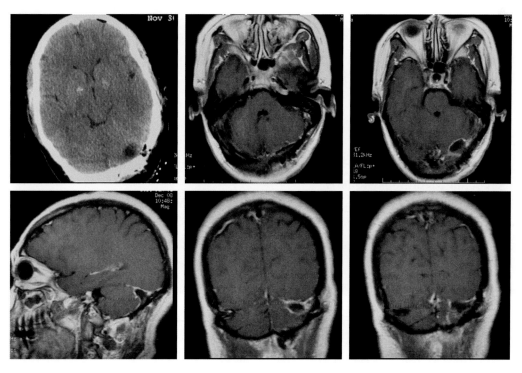

图26-32-4 术后复查CT、强化MRI

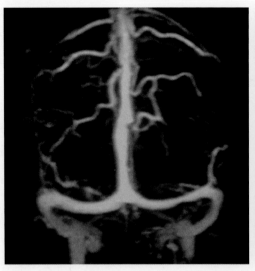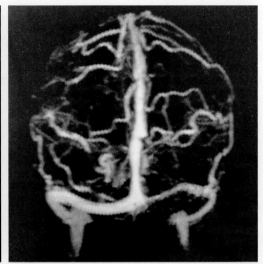

图26-32-5　术后复查MRV

较薄的一层膜。

5. 若肿瘤已导致静脉窦完全闭塞，则可以结扎静脉窦并全切除肿瘤；若肿瘤部分侵入静脉窦，而窦未完全闭塞时，则需权衡手术风险，若受累的横窦为较粗的优势侧，可选择残留部分肿瘤并电凝，从而保证窦壁完整、窦血流通畅，或选择彻底切除肿瘤后行静脉窦修补处理。

视频资料

32　小脑幕脑膜瘤手术治疗——侵袭横窦

其他小脑幕脑瘤手术视频：

32-1　未侵袭静脉窦的小脑幕脑瘤手术治疗

病例33　小脑髓母细胞瘤

(Cerebellar Medulloblastoma)

【临床资料】

患者：女性，7岁。

1. 主诉：头痛、头晕伴恶心、呕吐2个月。

2. 现病史：患者于入院前2个月无明显诱因出现阵发性头痛，晨起为著，休息后缓解，间断伴有恶心、呕吐，呈喷射样表现，呕吐物为胃内容物。入院前1个月，患者头疼症状较前有所加重，呕吐发作较

前频繁，活动时偶有跌倒，行头MRI平扫提示：第四脑室区占位性病变，幕上脑室扩大，为求进一步诊治收入院。

3. 体格检查：神志清楚，言语流利，查体合作，双侧瞳孔左：右=3 mm ： 3 mm，双侧光反应(+)，双眼视力左侧1.0，右侧1.0，双眼视盘水肿，眼球活动无受限，吞咽无困难，四肢肌力Ⅴ级，走路左偏，左侧指鼻试验欠稳准，昂伯征(+)。

4. 辅助检查

(1) 头CT显示：第四脑室区占位性病变，呈类圆形、稍高密度、中央散在更高密度钙化影。

(2) 头MRI平扫、增强显示：第四脑室区占位性病变，大小约4.2 cm×4.3 cm×5.0 cm类圆形肿物，T_1呈低信号、T_2稍高信号、FLAIR稍高信，其内信号不均匀，肿块边界清，脑干受压向前移位，幕上脑室扩大，小脑扁桃体下疝。增强提示病灶呈不均匀强化（图26-33-1）。

5. 入院诊断：第四脑室占位性病变，髓母细胞瘤？脑积水。

【治疗处理】

1. 治疗方案：髓母细胞瘤最常起自小脑蚓部，起源于小脑蚓部（促纤维增生型髓母细胞瘤多起源于小脑半球），突入第四脑室内。在儿童中，髓母细胞瘤占颅脑恶性肿瘤的17%～20%，是该年龄段最常见的颅脑肿瘤。在成年人中，髓母细胞瘤十分罕见，仅占中枢神经系统肿瘤的不到1%。肿瘤向上

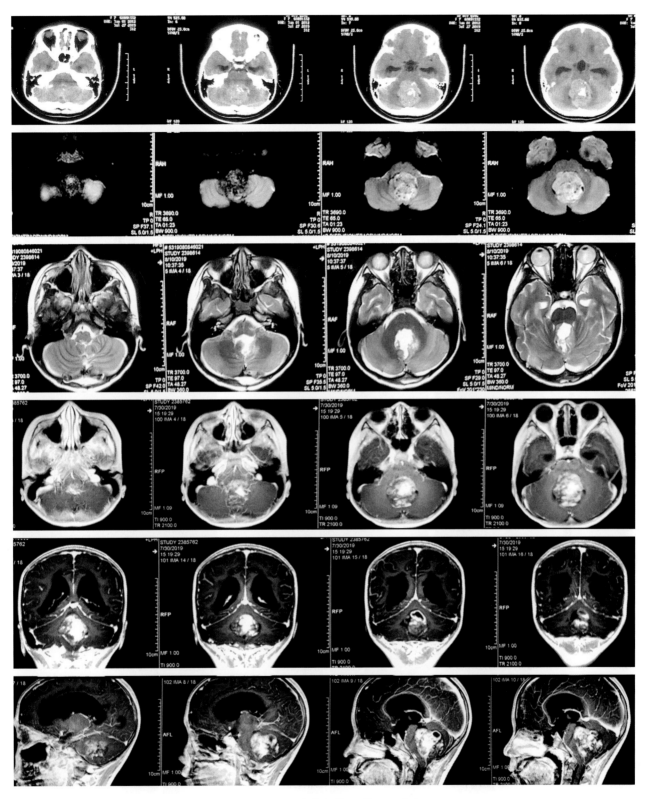

图 26-33-1　患者术前 CT 及 MRI 表现

可堵塞中脑导水管下口, 向下可堵塞第四脑室正中孔及侧孔, 形成梗阻性脑积水; 肿瘤压迫第四脑室底部神经核团, 产生相应的神经功能障碍, 其中压迫迷走神经核可引起眩晕呕吐症状。

髓母细胞瘤治疗方案: 手术切除为一线治疗方案, 以最大安全范围切除为目标, 然后依据年龄大小进行化疗或放、放疗辅助治疗。若存在危及生命的脑积水，则应急诊行脑室外引流或行脑室—腹腔分流手术，随后再进行手术切除。

患者术前出现轻度脑积水和高颅压表现，但病情尚平稳，首选后正中开颅的手术方式。第四脑室肿瘤切除可选择经小脑蚓方式或经膜髓帆方式暴露肿瘤，这例患者肿瘤体积较大，术前考虑髓母细胞瘤可能性大，起自小脑蚓部的肿瘤更适合经小脑蚓入路。

2. 治疗过程：患儿取俯卧位、头架固定，注意使用儿童头钉，在术前仔细阅读CT骨窗像，是否存在颅骨过薄等情况，提前计划放置头钉的部位，尤其

是在合并脑积水的患儿，往往颅骨菲薄多见，必要时改用弧形头托。保持头部屈曲收下颌位，展开颈部，有利于显微镜向上观察导水管下口（图26-33-2）。

开放枕骨大孔，Y字形剪开硬脑膜，并锐性打开小脑延髓池，充分释放脑脊液，使脑组织减压松弛。经小脑蚓入路可以提供良好的手术角度并能够充分显露上髓帆的下部和第四脑室尖顶。然而，过分的牵拉和不适当的损伤同样可以造成术后共济失调和小脑性缄默出现。这与损伤齿状核和传导束相关。切开增宽的小脑蚓部可看到下方的肿瘤。延长蚓部切口直至显露下方的小脑小结。之后用海绵棉条保护正常的小脑组织。手术空间狭

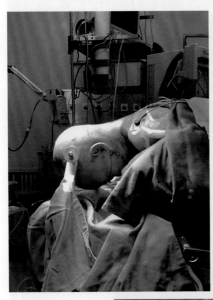
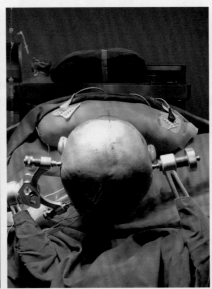
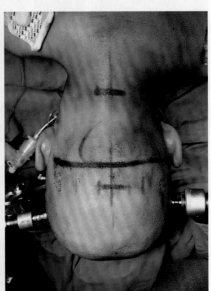
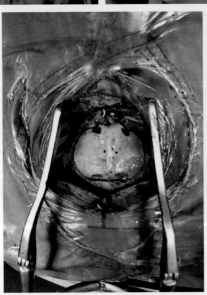
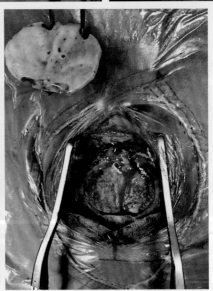

图26-33-2　手术体位、切口、开颅

小,难以直接沿肿瘤边沿分离切除时,要应螺旋式电凝肿瘤一周,进行肿瘤瘤体减压,释放手术操作空间。髓母细胞瘤一般质地较软,用吸引器或超声吸引予以吸除,吸引器指向中脑导水管下口方向,边吸边前进,直至暴露出中脑导水管下口,见清亮脑脊液。用脑棉堵住导水管下口,以防出血、残渣碎片逆流入第三脑室、侧脑室。看到第四脑室后,如果可能,应在第四脑室底部放一棉片保护脑干,避免损伤。肿瘤多起自第四脑室顶,与第四脑室间一般有

分界,显微镜下仔细分离,全切肿瘤。应注意始终在肿瘤内部操作以避免损伤正常脑组织和血管。

严密缝合硬脑膜,儿童应注意术后伤口加压包扎,预防皮下积液。

3. 术后影像学分析及围手术期治疗:患者术后返回NICU进行密切观察,甘露醇按照千克体重0.5 g给予、每8 h 1次脱水治疗,抗生素预防性应用。复查CT明确术区情况。术后1周强化MRI显示,肿瘤切除效果满意(图26-33-3,图26-33-4),患者

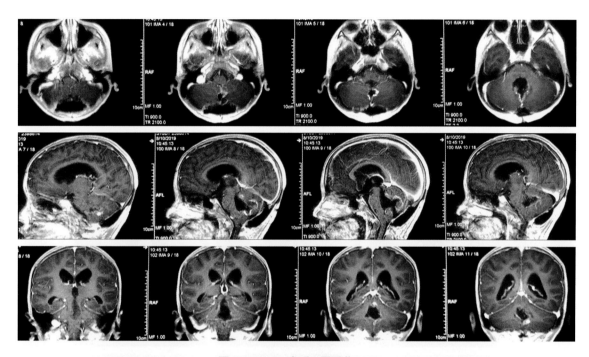

图26-33-3　术后1周强化MRI

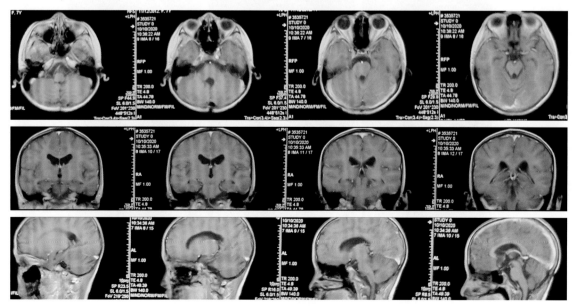

图26-33-4　术后1年强化MRI未见异常强化

脑干功能良好，完善全脊髓MRI除外脑脊液播散转移，出院行进一步辅助放疗及化疗。

【点睛与提示】

1. 切除肿瘤过程中，要始终注意肿瘤与脑干和第四脑室底的关系，尽早显露肿瘤上下极相邻的脑干，明确方向后把握切除的深度。注意用棉片或明胶海绵保护第四脑室底部脑干组织，双极电凝使用时间不宜过长，且功率要小。

2. 蚓部及第四脑室肿瘤一般由小脑后下动脉供血，因此分离肿瘤应注意从下方两侧开始阻断供血，以减少术中出血。

3. 用脑棉堵住导水管下口，以防出血、残渣碎片逆流入第三脑室。肿瘤切除后要彻底开通脑脊液循环，脑室系统内不宜应用过多止血材料，防止影响脑脊液循环。

4. 后颅窝手术在关颅之前，最重要的是进行仔细止血。指导麻醉医师行降床头、屏气、升高血压高于正常值20%，辅助判断止血是否牢靠。

视频资料

33　儿童髓母细胞瘤手术治疗

其他髓母细胞瘤手术视频：

33-1　成人髓母细胞瘤手术治疗

髓母细胞瘤最常起源于小脑蚓部，但促纤维增生型髓母细胞瘤多起源于小脑半球，尤其是在成人髓母细胞瘤中，需要特别注意鉴别诊断。影像学特点包括：CT稍高密度，DWI高信号，长T_1，长T_2，强化可见肿物明显强化，少量强化或者不明显强化（附图1，附图2）。

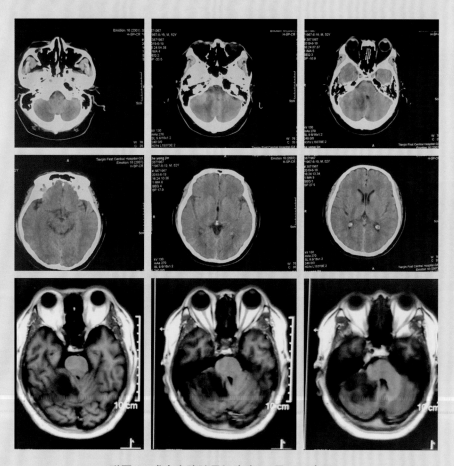

附图1　成人小脑髓母细胞瘤CT及MRI表现1

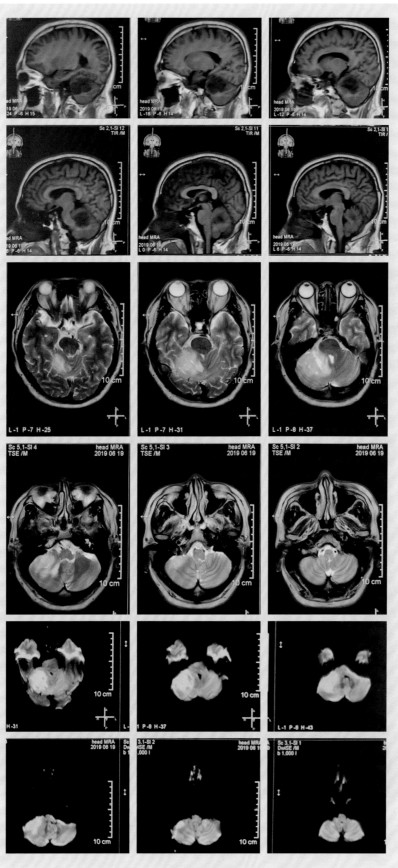

附图1(续)

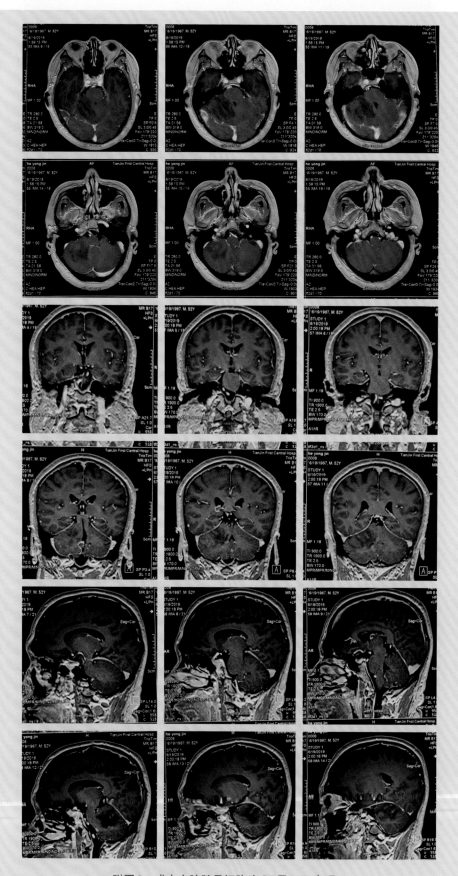

附图2　成人小脑髓母细胞瘤CT及MRI表现2

录像中患者男性,51岁。主诉:头痛2年,耳鸣1年,眩晕1个月余。患者于入院前2年无明显诱因出现间断性头痛,具体表现为头枕部胀痛,口服止痛药治疗,效果不佳。入院前1年出现间断性双耳耳鸣,呈火车的嗡嗡声,不伴有双耳听力下降。入院前1个月患者出现发作性眩晕,与体位变化相关的视物旋转,伴有恶心呕吐,头偏右侧时加重。行手术治疗,病理见附图3,术后辅助放疗和化疗。

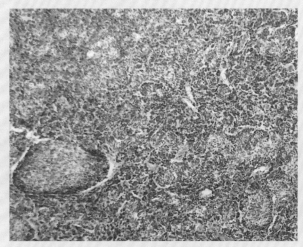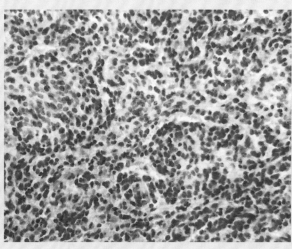

放大倍数×100 染色1: HE　　　　　　　　　　　放大倍数×400 染色2: HE

病理诊断:

(右小脑半球)促纤维增生/结节型髓母细胞瘤(WHO Ⅳ级),免疫组化结果提示分子分型可能为SHH活化/TP53突变型,确切分子分型需做分子检测进一步确认。

免疫组化染色: β-catenin细胞浆(+)、GFAP(+)、olig-2(-)、syn(++)、NeuN(+)、CgA(±)、NF(-)、Nestin(+)、Vimentin血管(+)、INI-1(+++)、P53 > 10%、EMA(-)、Keratin(-)、Ki-67LI: 20%~35%。网状纤维染色结节区(-)。

附图3 成人小脑髓母细胞瘤术后病理报告

病例34 第四脑室室管膜瘤
(Fourth Ventricle Ependymoma)

【临床资料】

患者:男性,56岁。

1. 主诉:步态不稳7个月,加重3个月。

2. 现病史:患者于入院前7个月无明显诱因出现步态不稳,常于长时间行走后症状较明显,当时患者未予特殊重视。入院前3个月,病情较前有所进展,步幅明显缩小,多呈"小碎步",伴有间断头痛、头晕,易困倦,无视物模糊、复视,无恶心、呕吐,头MRI检查显示:第四脑室内占位性病变。

3. 体格检查:神志清楚,问答切题,计算力减退,双侧瞳孔左:右=3 mm : 3 mm,双侧光反应

(+),双眼视力左侧1.0,右侧1.0,双上肢肌力Ⅴ级,双下肢肌力Ⅳ+级,肌张力未及明显异常,双侧跟膝胫试验欠稳准,昂伯征阳性。

4. 辅助检查

(1)CT示:第四脑室可见团块状软组织密度肿块影,其内密度不均,可见点状、小片状钙化,病变周围片状低密度水肿带,邻近第四脑室受压变窄,幕上脑室明显扩张。

(2)头MRI平扫、增强示:第四脑室区占位病变,稍长T_1、长T_2,FLAIR呈稍高信号为主,其内信号不均匀,肿块边界清,脑干受压向前移位,幕上脑室扩大。增强扫描显示病灶呈不均匀强化(图26-34-1)。

5. 入院诊断:第四脑室占位性病变,室管膜瘤?

【治疗处理】

1. 治疗方案:室管膜瘤(ependymoma)是来源

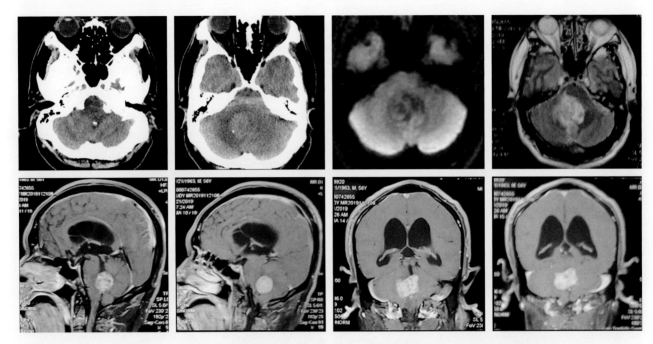

图26-34-1 患者术前CT及MRI表现

于脑室与脊髓中央管的室管膜细胞或脑内白质室管膜细胞的中枢神经系统肿瘤。肿瘤位于第四脑室者大多起源于脑室底延髓部分。肿瘤的增长可占据第四脑室而造成梗阻性脑积水，有时肿瘤可通过中间孔向枕大池延伸。

室管膜瘤的治疗方案：手术全切肿瘤是室管膜瘤的首选治疗方案，对于未能行肿瘤全切除的患者术后应行放疗。若存在危及生命的脑积水，则应急诊行脑室外引流、脑室—腹腔分流或第三脑室底造瘘术进行脑脊液分流，随后再进行手术切除。

患者术前出现轻度脑积水颅高压表现，但尚未出现脑疝等危及生命情况出现。首选后正中开颅的手术方式，第四脑室肿瘤切除可选择经小脑蚓方式或经膜髓帆方式暴露肿瘤，小肿瘤可以选择膜髓帆入路（图26-34-2），较大肿瘤需选择小脑蚓入路，这例患者选择膜髓帆入路与小脑蚓入路结合的方式。

2. 治疗过程：保持头部屈曲收下颌位，展开颈部，有利于显微镜向上观察导水管下口。开放枕骨大孔，Y字形剪开硬脑膜，并锐性打开小脑延髓池，充分释放脑脊液，使脑组织减压松弛。经小脑蚓入路可以提供良好的手术角度并能够充分显露上髓帆的下部和第四脑室尖顶。切开增宽的小脑蚓部，用脑压板将小脑扁桃体向两侧分开即可暴露肿瘤。

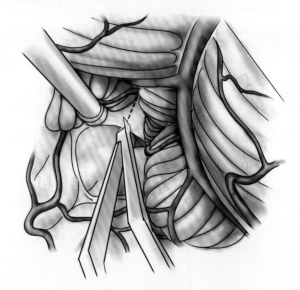

图26-34-2 小脑膜髓帆入路示意图

第四脑室室管膜瘤起源于第四脑室底，或起源于颈髓中央管，向上延伸到第四脑室。之后用海绵棉条保护正常的小脑组织。肿瘤颜色发红，质地较软，表面呈颗粒状，可用吸引器吸除；颜色发白者，质地较韧，可予以分块切除。本例患者肿瘤质地较韧，用吸引器或CUSA进行减压，边吸边前进，直至暴露出中脑导水管下口，见清亮脑脊液。用脑棉堵住导水管下口，以防出血、残渣碎片逆流入第三脑室、侧脑室。肿瘤大部切除后，在显微镜下仔细辨认第四脑室底的结构，小心切除肿瘤，勿伤及脑干。如肿瘤与延髓闩部粘连紧密,可残留一层肿瘤薄膜,不可强行切除造成严重后果。近脑干处切除肿瘤时,要尽量避免使用电灼止血,可采用吸收性明胶海绵加小棉片压迫止血的方法。肿瘤与第四脑室间一般有分界,显微镜下仔细分离,全切肿瘤。在第四脑室底,如必须电灼止血,应使用小功率电灼。

3. 术后影像学分析及围手术期治疗:患者术后返回NICU进行密切观察,甘露醇脱水治疗。复查CT明确术区情况。术后1周MRI显示,肿瘤切除效果满意(图26-34-3)。患者脑干功能良好,出院,定期影像学随访。

【点睛与提示】

1. 累及脑干肿瘤的手术,术前要采用鼻插管,以便术后观察脑干和颅神经功能。一旦术后患者出现呼吸功能障碍、吞咽差、咳嗽反射差时,要尽早行气管切开。

2. 第四脑室室管膜瘤常起自第四脑室底,与脑干关系密切,切除肿瘤时注意把控界面。肿瘤常跨过外侧孔向小脑脑桥角、桥前池方向生长,肿瘤体积较大时可包绕后组脑神经、面神经、听神经、椎动脉及脑干,给肿瘤切除造成困难。

3. 分离肿瘤与脑干粘连紧密处,尤其是分离延髓呼吸中枢处时,要格外小心。处理脑干与肿瘤粘连使,操作过程中要尽可能减少对脑干的牵拉损伤。

4. 后颅窝手术在关颅之前,最重要的是进行仔细止血。指导麻醉医师行降床头、屏气、升高血压高于正常值20%,辅助判断止血是否牢靠。

视频资料

34　第四脑室管膜瘤手术治疗

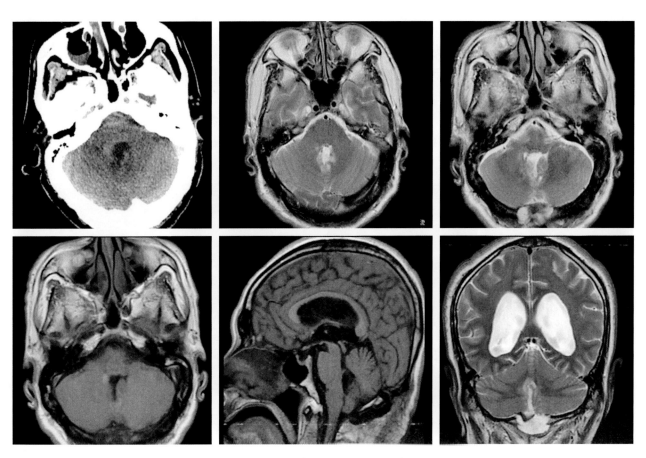

图26-34-3　术后1周CT及MRI表现

病例35 延颈交界室管膜瘤
(Medullocervical Conjunction Ependymoma)

【临床资料】

患者：男性，53岁。

1. 主诉：枕部头痛10个月，四肢麻木4个月，吞咽困难2个月。

2. 现病史：患者于入院前10个月无明显诱因出现枕部头痛，呈胀痛，活动时加重，休息时缓解，行头颅MRI平扫示：延髓—颈髓交界区囊性病变。入院前近4个月四肢及体部麻木逐渐加重，伴步态异常及站立不稳，入院前2个月开始出现吞咽困难，以进食水时为著，伴恶心。患者为求进一步诊治入院。

3. 体格检查：神志清楚，言语稍笨拙，双侧瞳孔左：右=3 mm ：3 mm，双侧光反应（+），四肢肌容对称，四肢深、浅感觉减退，右侧为重，四肢肌力Ⅳ级，双下肢肌张力增高，腱反射活跃，双侧跟膝胫试验欠稳准，闭目难立征阳性，双侧巴氏征阳性。

4. 辅助检查

头MRI平扫及强化：颅颈交界区可见不规则囊性长T_1、长T_2信号影，大小约3.4 cm×1.9 cm×1.9 cm，边缘似见包膜，边界尚清，其内可见短T_1短T_2信号结节影，病变与延髓及邻近脊髓分界不清，邻近小脑受压，延髓至C7水平脊髓内可见条片状长T_2信号影。肿物边缘明显强化（图26-35-1）。

5. 入院诊断：延颈交界区室管膜瘤。

【治疗处理】

1. 治疗方案：室管膜瘤（ependymoma）是来源于脑室与脊髓中央管的室管膜细胞或脑内白质室管膜细胞的中枢神经系统肿瘤。成年人中最常见的髓内肿瘤类型为室管膜瘤（大约为70%），第二为星形细胞瘤；在未成年人中，星形细胞瘤是最常见的肿瘤类型，并且低级别比高级别肿瘤更常见。对于有明显界限的室管膜瘤和血管瘤，手术的金标准为全切除。然而，星形细胞瘤等浸润性肿瘤难以切除，因为它们没有明确的剖面，对此类肿瘤的手术目的不是完全切除，而是在不导致新神经功能缺损的条件下行部分切除。

患者术前诊断为室管膜瘤，但肿瘤位置位于延颈交界区，体积巨大，残存脊髓菲薄，手术风险极高。选择经鼻气管插管、电生理检测、俯卧位，后正中切口（图26-35-2）。

2. 治疗过程：患者麻醉采用经鼻插管，俯卧位

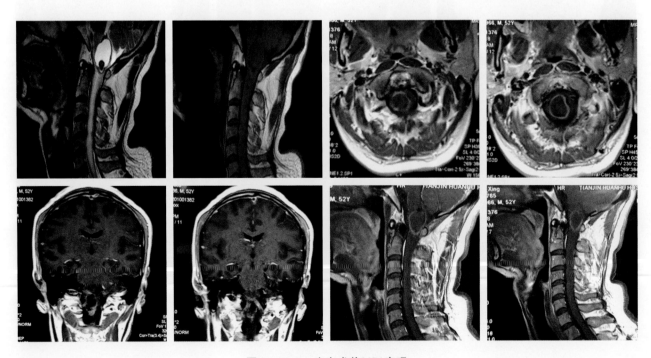

图26-35-1 患者术前MRI表现

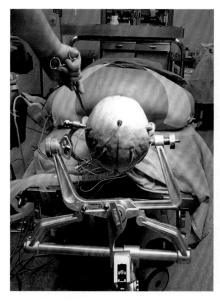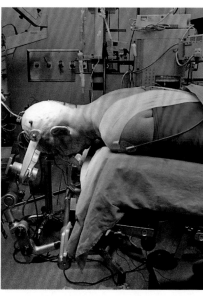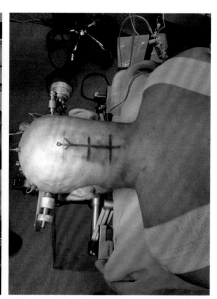

图26-35-2 体位及切口

头架固定,保持头部屈曲收下颌位,展开颈部。颈后中线直切口,开适当大小骨窗,Y字形切开硬膜,分离蛛网膜,用银夹将蛛网膜固定于硬脊膜上。切开脊髓前,在明显隆起处用细针穿刺抽液。囊肿壁塌陷后,使用角膜刀在延髓、脊髓背侧最薄且无血管区作纵向切开,切口长度应显露肿瘤全长,切口过短反复牵拉脊髓反而易损伤脊髓。切开脊髓后先找到肿瘤边缘,大多数室管膜瘤与脊髓间有胶质增生带相分隔。分离时从肿瘤下极脊髓端开始,使用取瘤镊轻轻牵拉肿瘤,并用剥离子、显微剪刀交替进行分离,不要突破胶质增生带。随着肿瘤逐步分离,应用小块片薄吸收性明胶海绵+棉条覆盖已分离好的脊髓,并向外牵拉棉条,起到无损伤牵拉脊髓、暴露视野的作用。肿瘤体积较长者,应分块去除。尽可能保持术野干净,不要过分止血,可连续冲水,如必须用双极电灼止血,应使用尽可能小的功率。

3. 术后影像学分析及围手术期治疗:术后返回NICU进行密切观察,给予甘露醇125 mL每8 h 1次脱水治疗,甲泼尼龙40 mg每12 h 1次和抑酸药。复查CT明确术区情况,待患者完全清醒后,进行呛咳、吞咽反射等尾组颅神经功能评估,无明显尾组颅神经损伤表现时,可拔除经鼻气管插管。术后1周复查强化MRI显示,肿瘤切除效果满意(图26-35-3)。患者脑干功能良好,四肢肌力较术前无明

显减弱,经锻炼后逐步恢复到Ⅴ级,出院后定期影像学随访,2年后依然稳定(图26-35-4)。

【点睛与提示】

1. 脊髓室管膜瘤伴有出血囊变急性期不宜进行手术治疗,此时肿瘤与脊髓胶质增生带模糊,粘连紧密,手术会带来较重脊髓损伤。在出血亚急性期,即出血后3周,胶质增生带形成较好,适合手术。大多数室管膜瘤都与脊髓有胶质增生带相分隔,分离时不能突破胶质增生带。

2. 穿刺囊性室管膜瘤进行减压,有利于肿瘤与脊髓的分离,减少对正常延髓和颈髓的损伤。

3. 小块片薄吸收性明胶海绵+棉条覆盖已分离好的脊髓,并向外牵拉棉条,起到无损伤牵拉脊髓、暴露视野的作用。

4. 脊髓手术应使用精细双极电凝,尽量减少电凝的使用,并尽可能使用最小功率。

5. 蛛网膜能缝合时,使用8-0或9-0 Prolene线(该线光滑,不容易撕裂蛛网膜)进行缝合,减少术后粘连的发生。

6. 术中运动诱发电位/体感诱发电位信号降低,是发生神经功能缺损的预警,可以给医师机会进行相应的补救操作。如果信号丢失,应停止手术,电位再次出现后才可继续手术;如果电位无法恢复,评估自发电位恢复的可能性,必要时停止手术。

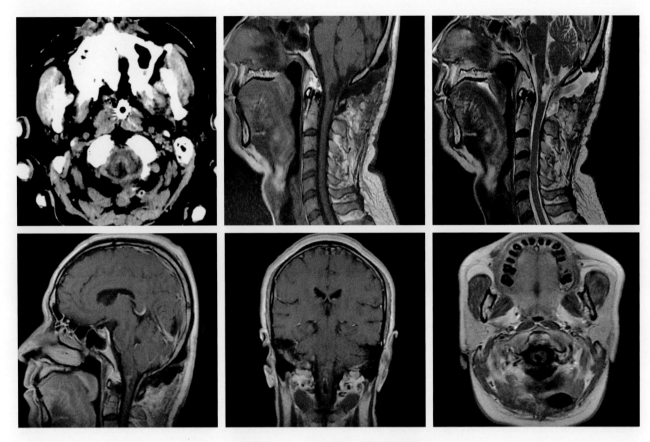

图26-35-3　术后1周复查MRI表现

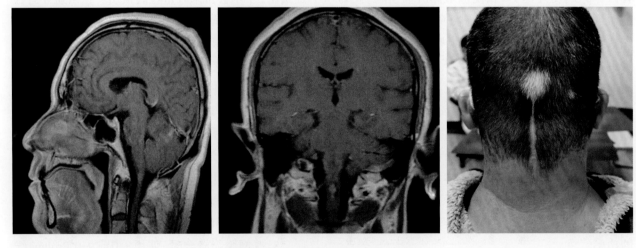

图26-35-4　术后2年复查MRI表现

视频资料

33　延髓颈髓交界区室管膜瘤手术治疗1

其他延颈交界区室管膜瘤手术治疗：

35-1　延髓颈髓交界区室管膜瘤手术治疗2

病例36　第四脑室表皮样囊肿
(Fourth Ventricle Epidermoid Cyst)

【临床资料】

患者：男性，48岁。

1. 主诉：左侧肢体麻木2个月余。

2. 现病史：患者于入院前2个月余无明显诱因出现左侧肢体麻木感，呈持续发作，伴口齿不清、饮水呛咳，MRI平扫提示：第四脑室内占位性病变，伴第四脑室扩张。同时发现桥脑偏右侧梗死，给予阿加曲班、长春西丁、丁苯肽等药物治疗，2周后症状消失。现患者及家属为求进一步诊治，就诊于神经外科。

3. 体格检查：神志清楚，语速减慢，计算力减退，双侧瞳孔左：右=3 mm：3 mm，双侧光反应（+），双眼视力左侧1.0、右侧1.0，口角未见明显偏斜，无吞咽困难，伸舌居中，四肢肌力Ⅴ级，未及深、浅感觉减退。双侧跟膝胫试验稳准，闭目难立征阴性。

4. 辅助检查

（1）头CT显示：第四脑室扩张，期内均匀低密度影。

（2）头MRI平扫、增强示：第四脑室扩张，其下方可见不规则团状稍混杂长T_1、长T_2信号影，DWI序列主要呈高信号。小脑下蚓部结构显示不清，桥脑内可见斑片状长T_1、长T_2信号影，边界清楚。灶未见确切强化，边缘局部可疑轻度线样强化。3D-TOF序列可见双侧椎动脉发出双侧小脑下后动脉细小分支血管影穿行于病变内（图26-36-1）。

5. 入院诊断：第四脑室占位性病变，表皮样囊肿。

【治疗处理】

1. 治疗方案：表皮样囊肿，又称胆脂瘤，是神经胚发育5周左右神经管闭合过程中胚胎发育残余形成。囊壁为复层鳞状上皮，内含角质白、脱落的上皮细胞碎片和胆固醇。表皮样囊肿多位于侧方，是小脑桥脑角区仅次于前庭神经鞘瘤和脑膜瘤的第三常见病变；但表皮样囊肿也可发生在第四脑室、鞍区、椎管等中线区域。和皮样囊肿不同，皮样囊肿更常见于中轴部位。

进展增大、有症状的表皮样囊肿首选手术治疗，放疗及化疗对本病无效。最佳的手术方式是包括囊壁在内的根治性全切。在某些情况下，尽管表皮样囊肿乏血供，但因为囊壁与重要神经、血管的粘连，彻底切除胆脂样成分及囊壁，在大部分病例中仍然很困难。囊壁的残留，会导致胆脂样物质再次分泌产生占位效应。对于良性、生长缓慢的病变来说，因激进的切除方式而给患者带来严重的功能障碍是不适合的，因此，在难以分离的部位残留包膜是基于一种对患者获益最大化的综合考虑。

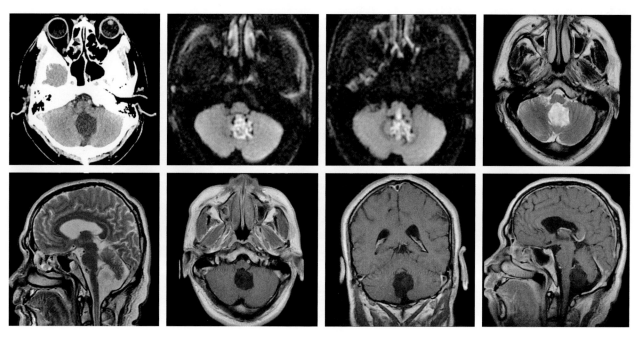

图26-36-1　患者术前CT及MRI表现

患者选后正中开颅的方式，因囊肿已经形成天然的手术通道，因此无须切开小脑蚓部，亦可完成手术。

2. 治疗过程：俯卧位，中线直切口（图26-36-2，图26-36-3）。保持头部屈曲收下颌位，展开颈部，有利于显微镜向上方观察四脑室顶。

开放枕大池，充分释放脑脊液，使脑组织减压松弛。在枕大池方向垫入棉条，防止处理病灶过程中，碎落的胆脂碎渣随脑脊液进入椎管。通过取瘤镊和吸引器，可以快速清除大块表浅胆脂块，然后大部分时间需花在囊壁的切除上。侧壁可以适当剥离、电凝包膜组织，但底部却不宜使用双极电凝，只适合在显微镜及剪刀、吸引器下精细分离。如遇囊壁与脑干粘连紧密不强求剥离，可残留粘连部分囊壁，CPA区表皮样囊肿与圆锥表皮样囊肿不同，后者可全切，而前者过分追求囊壁完全切除可能是危险的操作。囊壁切除后，应用大量的温生理盐水冲洗术区，水密缝合硬脑膜。

当显微镜视野存在死角时，可以使用内镜辅助观察、操作，尤其是在CPA区，内镜辅助尤显其重要性。

3. 术后影像学分析及围手术期治疗：表皮样囊肿患者术后容易出现异常发热、无菌性脑膜炎表现。在反复腰穿检测除外细菌性炎症时，可加用地塞米松抗感染治疗，多在2周之内逐步好转，残留胆脂成分较多患者可迁延数月体温异常。另外需引起医师注意的是，表皮样囊肿术后患者，易在术后1周左右出现迟发性血肿，考虑与囊肿缓慢扩大过程中压闭部分静脉血管，减压后期，部分静脉血管再通引起迟发性出血。应格外注意患者术后意识变化，及时完善CT检查。本例患者术后平稳，无异常发热表现，术后1周MRI显示，肿瘤切除效果满意，第四脑室侧壁疑似DWI高信号，定期影像学随访。2年后复查MRI仍可见少量点状DWI高信号，较前缩小，继续随诊观察（图26-36-4，图26-36-5）。

【点睛与提示】

1. 后颅窝手术在关颅之前，进行仔细止血。指导麻醉医生行"降床头、屏气、升血压"三部曲操作检验止血是否牢靠。

2. 不可激进切除粘连神经、血管严重的部位，要知取舍，以患者利益最大化为最终目标。

3. 预防胆脂样碎屑飘散术野，术后反复使用大量温生理盐水冲洗术区，直到再无残渣排出。

4. 术后无菌性脑膜炎虽然在本疾病中常见，但必须严格排除细菌性感染后，方可使用激素治疗；不宜仅凭经验性判定，而延误颅内感染治疗最佳时期。

5. 表皮样囊肿术后易发生术区迟发性血肿，要警惕术后迟发性血肿，如有意识变化及时行CT检查。

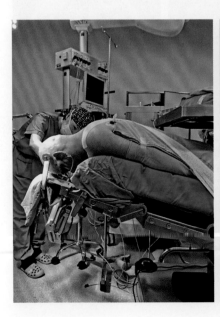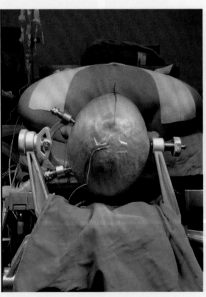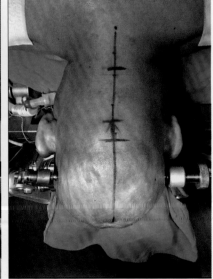

图26-36-2　患者体位及手术切口

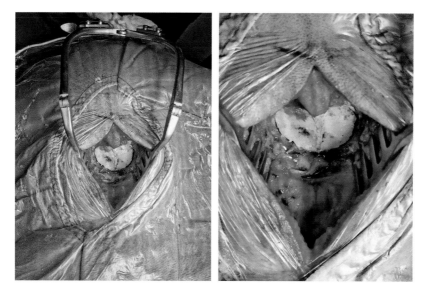

图26-36-3 超声骨刀开颅，骨瓣缺损较小

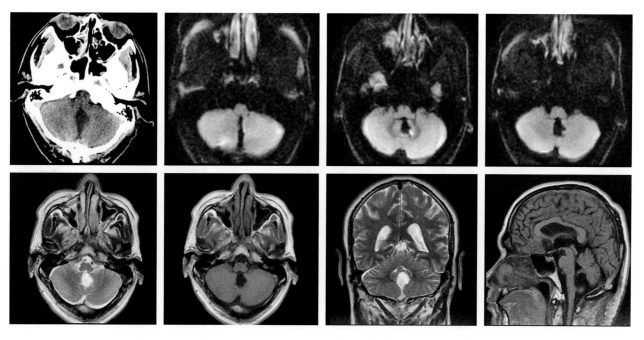

图26-36-4 术后1周复查

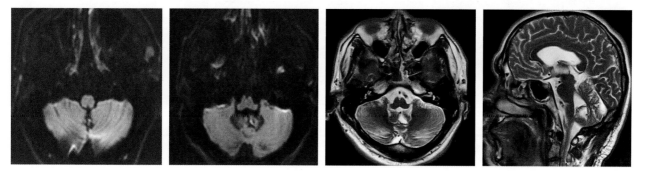

图26-36-5 术后2年复查MRI显示第四脑室内疑似点状DWI高信号，随访观察

病例37　CPA池表皮样囊肿
(CPA Epidermoid Cyst)

【临床资料】

患者：男性,65岁。

1. 主诉：发作性右侧面部疼痛7天。

2. 现病史：入院前7天无明显诱因出现右侧颜面部发作性疼痛,表现为电击样疼痛,每次持续约数秒,每日发作数次,触碰右侧面部皮肤及进食时可诱发疼痛,行拔牙治疗后,病情未见改善。就诊神经外科,以"右侧三叉神经痛"收入院治疗。

3. 体格检查：神志清楚,言语流利,双侧面部浅痛觉对称,咬肌未见明显萎缩,口角未见明显偏斜,右耳听力下降,吞咽无困难,伸舌居中。疼痛位于右侧三叉神经Ⅱ支、Ⅲ支分布区。

4. 辅助检查

（1）头MRI平扫、增强示：DWI示环池右侧、桥前池右侧、右侧小脑桥脑脚池内可见高信号,于FIESTA序列呈等信号（图26-37-1）。脑桥右侧轻度受压,病变包绕右侧三叉神经及面听神经,病灶未见确切强化。双侧三叉神经脑池段上方可见小血管影,骑跨于三叉神经上方,与之交叉,两者彼此接触,脑脊液信号间隔消失。

（2）头CT显示为均匀低密度影。

5. 入院诊断：右CPA区占位性病变,表皮样囊肿；继发性右侧三叉神经痛。

【治疗处理】

1. 治疗方案：手术治疗是有症状表皮样囊肿患者的唯一选择,放疗及化疗对本类肿瘤无效。最

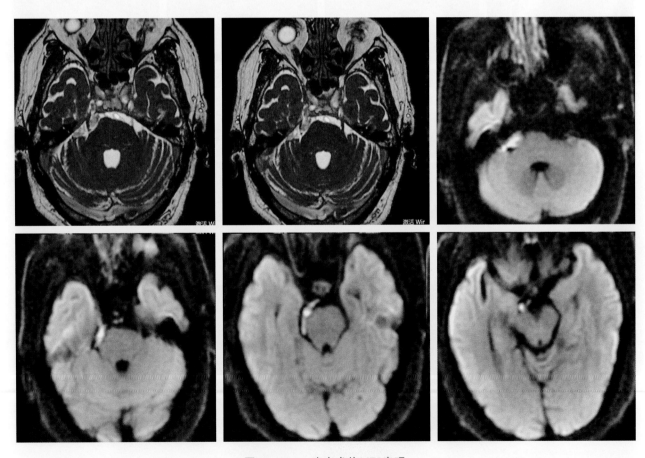

图26-37-1　患者术前MRI表现

佳的手术方式是包括囊壁在内的肿瘤根治性全切。尽管表皮样囊肿缺乏血供，但因为囊壁与CPA区重要神经血管的粘连，要彻底切除囊壁在大部分病例中仍然很困难。对于良性、生长缓慢的肿瘤来说，因激进的切除方式而给患者带来严重的功能障碍是不适合的，因此，与重要神经血管的粘连紧密的包膜不要勉强分离。

患者病灶虽然不大，但引起较重三叉神经痛症状，口服药物效果不佳，有手术治疗指征。首选乙状窦后开颅，因肿瘤向天幕方向延伸较多，显微镜视野暴露困难，需辅助30°神经内镜，更多去除病变，并彻底探查、松弛三叉神经全程，分离疑似三叉神经血管压迫。

2. 治疗过程：直线斜行切口，骨窗上外侧分别要暴露横窦和乙状窦，这对处理CPA区高位天幕缘方向病灶的暴露十分重要（图26-37-2）。

充分释放脑脊液，使脑组织减压松弛。通过取瘤镊和吸引器，可以快速清除大块表浅胆脂块，然后大部分时间需花在肿瘤囊壁的切除上。显微镜下应用显微镊及剪刀、吸引器下精细分离，遇到难以分离的肿瘤囊壁，可残留部分肿瘤囊壁。过分追求囊壁完全切除是危险的操作。显微镜视野外区域，应用角度内镜进行观察、操作，本例患者贴近天幕缘肿瘤包膜较韧，无法彻底切除，残留部分肿瘤囊壁。无论患者术前是否存在三叉神经痛，术中

均应探查、梳理三叉神经全程，有疑似血管卡压部位，彻底分离或垫入Telfon棉进行微血管减压。术毕，应用大量的温生理盐水冲洗术区，水密缝合硬脑膜。

3. 术后影像学分析及围手术期治疗：表皮样囊肿患者术后无菌性脑膜炎，迟发性血肿均应引起医生的重视。本例患者术后平稳，轻度异常发热表现，完善腰穿2次，除外细菌性感染后，加用地塞米松5 mg每日1次，体温逐步正常。三叉神经痛术后即刻缓解，无新增并发症，术后1周MRI显示肿瘤切除效果满意（图26-37-3），定期影像学随访。

【点睛与提示】

1. 处理高位CPA区胆脂瘤，开颅骨窗应到位，向外达乙状窦，向上达横窦，以利于获得更好的向上观察视角。

2. 不可激进切除粘连神经、血管严重的肿瘤囊壁，保证手术安全。

3. 术前有三叉神经痛者，术中应探查、梳理三叉神经全程，有疑似血管卡压部位，彻底分离或垫入Telfon棉进行微血管减压。

4. 内镜辅助虽然可观察到更多显微镜视野盲区，但在内镜下操作、分离肿瘤囊壁需格外小心，适可而止；一旦CPA区深部操作造成出血，会让医生处于非常被动的局面，甚至造成灾难性后果。

5. 术后无菌性脑膜炎及迟发性血肿的处理，见

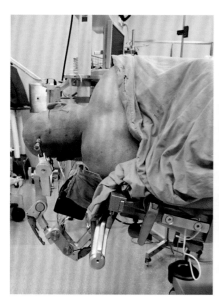
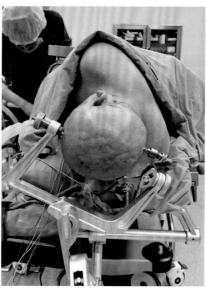
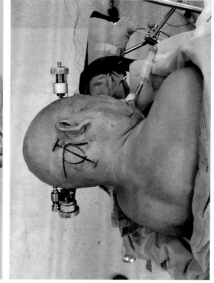

图26-37-2　患者体位及手术切口

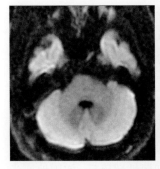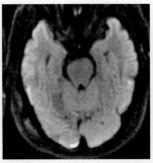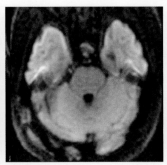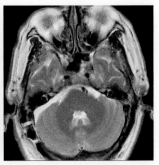

图26-37-3　术后1周复查MRI

前节所述。

视频资料

37　CPA池表皮样囊肿手术治疗1

其他后CPA池表样囊肿视频：

37-1　CPA池型手术治疗2

病例38　颈静脉孔区神经鞘瘤——内、外视镜辅助颈静脉孔区神经鞘瘤手术

(Jugular Foramen Schwannoma)

【临床资料】

患者：女性，36岁。

1. 主诉：间断头痛伴左耳听力进行性下降4年，发现颅内占位20天。

2. 现病史：患者入院前4年无明显诱因出现头痛，呈间断发作，自觉左耳听力较右耳进行性下降，无头晕，无耳鸣；2个月前，患者自觉头痛较前加重；20天前就诊于当地医院，行头CT检查发现：左侧小脑桥脑角区类圆形等密度影像。2天前患者来院就诊，MRI显示：左侧CPA区囊实性占位性病变，病变向左侧内听道内及颈静脉孔区延伸，考虑左侧小脑脑桥区占位病变，收入院。

3. 体格检查：神志清楚，言语流利，双侧瞳孔左：右=3 mm：3 mm，双侧光反应（+），双眼视力左侧1.0，右侧1.0。双侧面部感觉未见明显异常，角膜反射无异常，双侧额纹及鼻唇沟对称，双侧舌前2/3味觉未见明显减退，左耳听力较右侧明显下降，Weber试验偏右，无声音嘶哑，咽反射灵敏。四肢肌力Ⅴ级，肌张力无异常；双侧指鼻实验及跟膝胫实验稳准，昂伯氏征阴性，双侧巴氏征阴性。

4. 既往史：否认高血压、糖尿病、冠心病病史。

5. 辅助检查

（1）颅底CT薄扫：左侧内听道及左侧颈静脉孔均稍扩大。

（2）头MRI平扫、增强示：左侧CPA区占位性病变，呈囊、实性，实体部分强化明显，边界清晰，病变累及左侧内听道、颈静脉孔区。脑干、小脑受压。MRV：病变侧横窦、乙状窦、颈静脉球、颈内静脉未显影（图26-38-1）。

6. 入院诊断：左侧CPA占位性病变，颈静脉孔神经鞘瘤。

【治疗处理】

1. 背景知识：颈静脉孔区由于其位置深在，并且毗邻重要的解剖结构，因此手术治疗对于神经外科医生来讲是一个挑战。颈静脉孔区神经鞘瘤可起源于舌咽神经、迷走神经和副神经的任何一组。虽然迷走神经和舌咽神经最常受累，但还是很难准确判断肿瘤起源于哪组脑神经。最常见的临床症状包括声音嘶哑、吞咽困难、共济失调、听力丧失和耳鸣，耳鸣常呈搏动性。但亦可见上述临床症状均不典型的病例，容易误诊断为前庭神经鞘瘤。

Samii将颈静脉孔神经鞘瘤分为4型：

A型：肿瘤主要位于小脑桥脑角，伴随颈静脉孔轻微扩大；

B型：肿瘤主要位于颈静脉孔内，可向颅内延伸；

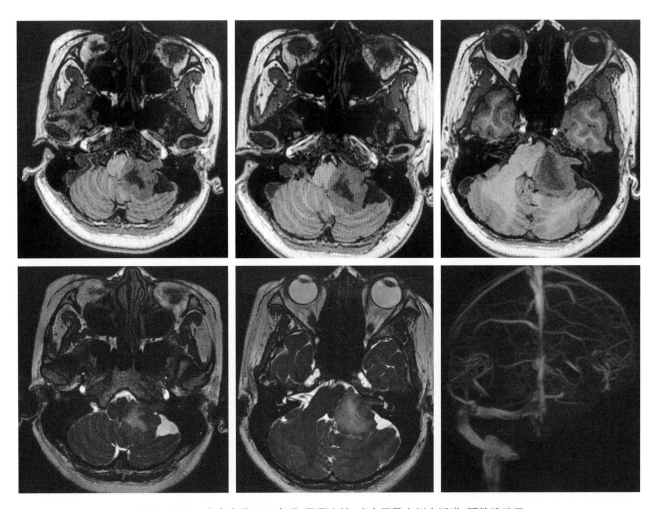

图26-38-1 患者术前MRI表现,呈囊实性,病变累及左侧内听道、颈静脉孔区

C型:肿瘤主要位于颅外,可向颈静脉孔延伸;

D型:肿瘤呈哑铃型,同时位于颅内、颈静脉孔孔及颅外。

后又将B型细分为B1型、B2型及B3型:

B1型:肿瘤完全位于颈静脉孔内;

B2型:肿瘤向颅内蛛网膜下隙延伸;

B3型:肿瘤向颞下窝延伸。

颈静脉孔区神经鞘瘤分型及手术入路选择(英文原版Madjid Samii分型)(表26-38-1)。

除以上分型外,还可见Fukushima分型及Kaye-Pellet分型。

手术方法的选择取决于肿瘤的扩展情况。如果肿瘤位于CPA池,使用乙状窦后入路(A型);如果肿瘤扩大了颈静脉孔区并且在颈部延伸很小则辅助内镜技术,即内镜辅助-乙状窦后入路Endoscope-assisted retrosigmoid,EA-RS(B1型,B2

型)。然而,如果肿瘤在颈部占位较大(B3型,C型、D型),则使用耳后"C"形切口的颅—颈联合入路。如果颈静脉球未完全闭塞,则静脉结构如乙状窦、颈静脉球和颈内静脉需保存。

举例C型、D型颈静脉孔区神经鞘瘤病例及手术入路:

(1)肿瘤类型:Samii分型C型。手术入路(图26-38-2):下外侧入路(上颈部入路)。

(2)肿瘤类型:Samii分型D型。手术入路(图26-38-3):联合所有的基本入路:联合经乳突—迷路下—迷路后—经颈静脉孔—经枕髁—经颈静脉结节—高颈段入路。

2.治疗方案:该患者左侧内听道稍扩大,左侧颈静脉孔区较对侧略增大,术前亦不能否定前庭神经鞘瘤可能。患者年轻,肿瘤体积大,占位效应明显,压迫小脑、脑干,伴听神经受损症状。肿瘤主体

表 26-38-1　颈静脉孔区神经鞘瘤分型及手术入路选择

颈静脉孔区神经鞘瘤分型		
肿瘤分型	定　　义	入　　路
A	肿瘤起源于颅神经脑池段，颈静脉孔未受明显累及	乙状窦后入路
B		
B1	肿瘤主要位于颈静脉孔内	神经内镜辅助乙状窦后—迷路下入路
B2	肿瘤位于颈静脉孔内并向脑池内扩展	神经内镜辅助乙状窦后—迷路下入路
B3	肿瘤位于颈静脉孔内并向颞下窝扩展	神经内镜辅助下经颈入路
C	肿瘤起源于颅神经颅外段（颅外型）	经颈入路
D	三叶哑铃型肿瘤同时伴有颅内、颈静脉孔内和颅外扩展	联合经颈入路和神经内镜辅助乙状窦后—迷路下入路

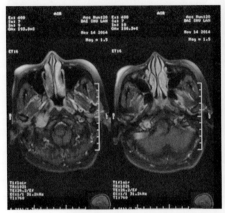
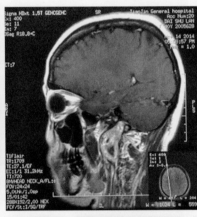
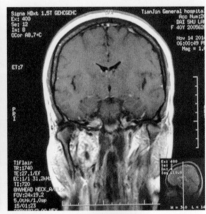

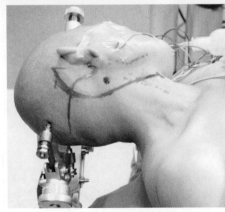
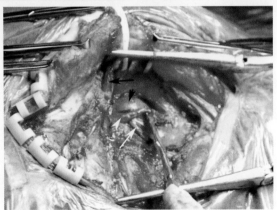

图 26-38-2　Samii 分型 C 型颈静脉孔区神经鞘瘤及手术切口设计

位于 CPA 区，属于 Samii 分型 B2 型，首选左侧乙状窦后入路开颅辅助内镜处理颈静脉孔区及内听道内残留肿瘤的手术方式。

本例患者应用外视镜代替显微镜操作，可以得到更加宽广的手术视野和舒适的术者体位，同时方便快速切换内镜模式，加快手术节奏。

3. 治疗过程：患者麻醉采用经鼻插管，侧卧位、头架固定。除常规乙状窦后入路摆放的注意事项外，应注意患者头部旋转角度稍大于普通听神经瘤手术，但注意不要使头部与中轴线旋转相对角度过

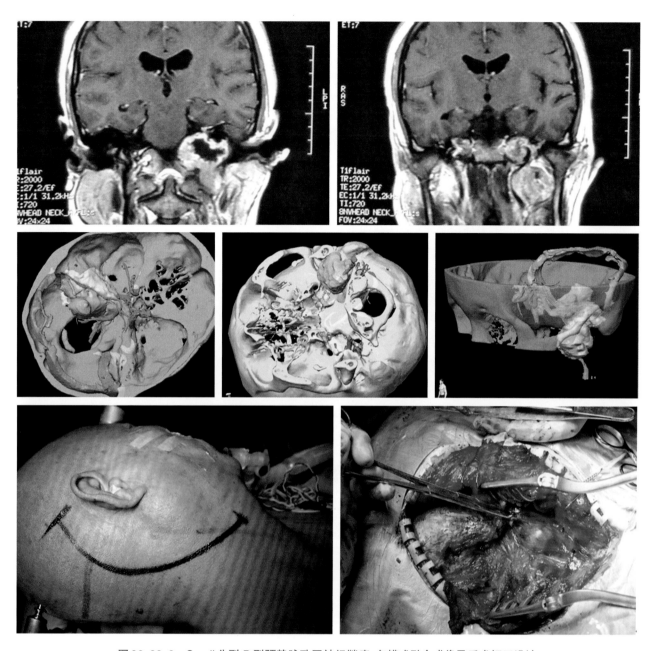

图 26-38-3　Samii 分型 D 型颈静脉孔区神经鞘瘤、多模式融合成像及手术切口设计

大,导致椎动脉过度移位、受压、寰枕关节囊扭转过大,影响开颅时血管位置的判断。收下颌,展开枕骨与寰椎后弓之间的间隙。

开放枕骨大孔,通过近枕骨大孔处硬脑膜 1 cm 左右开口,释放枕大池脑脊液。平行于乙状窦并朝向横窦乙状窦交点处弧形剪开硬脑膜,轻轻牵拉小脑外侧,并打开小脑延髓池。实体性肿瘤为主的病变,首先进行囊内减压。当减压充分,囊壁足够薄时,应用取瘤镊向瘤腔方向牵拉囊壁,可以更容易识别肿瘤和周围结构之间的间隙。与实体瘤不同,

囊性病变与脑神经粘连往往更加严重,引流囊液和细致地分离可以使囊壁从周围的结构逐步切除。

30° 内镜进行辅助观察颈静脉孔区及内听道,并用剥离子、直角钩、角度吸引器、取瘤镊配合,彻底清除孔道内残留肿瘤。注意处理残留肿瘤的手法和力度,尤其是视野盲区,不可用蛮力,容易造成神经损伤及不可控的大出血。

4. 术后影像学分析及围手术期治疗:术后返回 NICU 进行密切观察,给予甘露醇 125 mL 每 8 h 1 次脱水治疗,甲泼尼龙 40 mg 每 12 h 1 次和抑酸药,

抗生素预防性应用。复查CT明确术区情况，待患者完全清醒后，进行吞咽、呛咳反射等尾组颅神经功能评估，无明显尾组颅神经损伤表现时，可拔除经鼻气管插管；若判断神经损伤严重，短期内恢复困难，应尽早行气管切开治疗。术后1周复查强化MRI显示，肿瘤切除效果满意（图26-38-4），患者尾组颅神经及面神经功能良好，顺利出院。

【点睛与提示】

1. 术前准确识别颈静脉孔区肿瘤类型、分型、大小、部位，选择适当的手术处理预案，设计合理手术入路，是保证手术安全、提高术后疗效的前提。髁外侧入路易于操作，创伤小，显露较好，可以作为B-D型颈静脉孔区肿瘤的首选入路。电生理、内镜、术中多模式融合功能神经外科导航等辅助技术的应用使手术安全性得到进一步提升。

2. 颈静脉孔区手术，解剖结构复杂，涉及众多重要骨性结构、神经、血管。医师，尤其是青年医师应该在显微神经解剖实验室经过系统训练后，方能在实际手术实践中得到认识及技术的快速提升。

3. 颈静脉孔区的神经鞘瘤切除可能对术前没有神经缺损症状的患者造成新发神经缺损症状。病变位于颈静脉孔区时，迷走神经急性损伤会导致吞咽困难及误吸。老年患者，特别是有严重并发疾病的患者，可能无法代偿迷走神经麻痹造成的损伤，因此手术存在风险，除非肿瘤体积很大或压迫脑干，否则此类患者可选择立体定向放射治疗。

视频资料

38　内、外视镜辅助颈静脉孔区神经鞘瘤手术治疗

病例39　颈静脉孔区神经鞘瘤——显微镜下颈静脉孔区神经鞘瘤手术

(Jugular Foramen Schwannoma)

【临床资料】

患者：男性，10岁。

1. 主诉：头晕伴恶心、呕吐1个月。

2. 现病史：患者入院前1个月头晕伴恶心、呕吐，无意识丧失、四肢抽搐及二便失禁等其他不适。于当地医院行头MRI检查提示：左侧CPA区异常占位，考虑神经源性肿瘤。当地医院行对症支持治疗，症状减轻，现患者及家属为求进一步治疗来我院，门诊以"颅内占位性病变"收入院。

3. 体格检查：神志清楚，言语流利，高级神经活动未见异常；双侧瞳孔左：右=3 mm ∶ 3 mm，双侧光反应（+），双眼视力左侧1.0，右侧1.0。双侧额纹对称，鼓腮无漏气，双侧听力未见异常，无明显声音嘶哑、饮水呛咳，左侧咽反射消失，伸舌居中。四

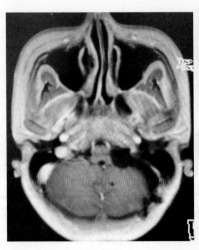
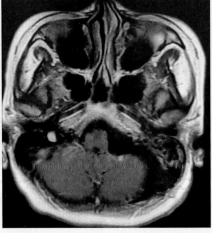
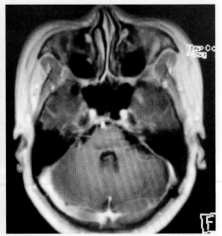

图26-38-4　术后1周强化MRI显示肿瘤切除效果满意

肢肌力Ⅴ级，肌张力正常，左侧指鼻试验欠稳准，昂伯征（＋），神经反射无异常。

4. 既往史：否认高血压、糖尿病、冠心病病史。

5. 辅助检查

（1）颅底CT薄扫：左侧内听道、颈静脉孔较对侧未见明显增大。

（2）头平扫、增强MRI示（图26-39-1）：左侧小脑桥脑角区可见混杂T$_2$信号占位病变，第四脑室受压变窄，病变最大横截面积约4.4 cm×3.6 cm，边界清晰，DWI呈低信号，呈明显不均匀强化，邻近脑膜呈线样强化。余两侧大脑半球、脑干及两侧小脑半球形态、信号未见异常。脑室系统无扩张，脑沟、脑裂无增宽。MRV：双侧横窦、乙状窦、颈静脉球、颈内静脉未见异常。

6. 入院诊断：左侧颈静脉孔区占位性病变，神经鞘瘤？

【治疗处理】

1. 治疗方案：患者术前出现左侧咽反射消失，考虑病变生长缓慢，左侧颈静脉孔较对侧略增大，病变对侧尾组神经已经代偿患侧功能，因此患者本人并无相关不适主诉。患者年轻，肿瘤体积大，占位效应明显，压迫小脑、脑干；肿瘤主体位于CPA区，属于Samii分型A型，首选左侧乙状窦后入路开颅的手术方式（图26-39-2）。

2. 治疗过程：采用经鼻插管，侧卧位，头架固定。除常规乙状窦后入路体位摆放的注意事项外，应注意患者头部旋转角度稍大于普通听神经瘤手术，但注意不要使头部与中轴线旋转相对角度过

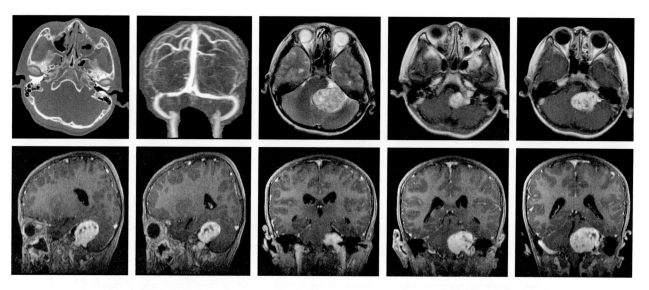

图26-39-1 患者术前MRI表现，肿物呈明显不均匀强化，局部向内听道及颈静脉窝延伸

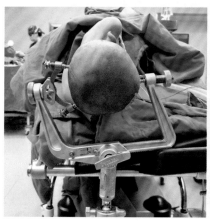
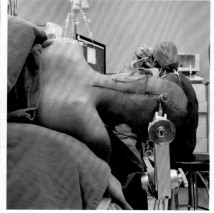
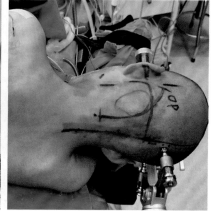

图26-39-2 手术切口及体位。肿瘤属于Samii分型A型，采用乙状窦后入路

大，导致椎动脉过度移位、受压、寰枕关节囊扭转过大，影响开颅时血管位置的判断；收下颌，展开枕骨与寰椎后弓之间的间隙。

打开枕骨大孔，通过近枕骨大孔1 cm左右处硬脑膜开口，释放枕大池脑脊液。平行于乙状窦并朝向横窦乙状窦交点处弧形剪开硬脑膜，轻轻牵拉小脑外侧，并打开小脑延髓池。实体性肿瘤为主的病变，首先进行囊内减压。当减压充分，囊壁足够薄时，应用取瘤镊向瘤腔方向牵拉囊壁，可以更容易识别肿瘤和周围结构之间的间隙。囊内减压不一定能一次到位，有时候需要使用剥离子及吸引器探查残留囊壁厚度，避免用超声吸引减压过度而直接打穿囊壁误损伤囊壁外重要血管、神经。当探知肿瘤残壁厚度后，调整脑压板牵拉力度，并用取瘤镊辅助使肿瘤残壁向瘤中心区移动，再次使用超声吸引进行减瘤操作。

处理颈静脉孔区最后残留的肿瘤，使用显微神经剥离子小心沿肿瘤外膜剥离。在剥离该区域肿瘤前，制备大小不等的吸收性明胶海绵，以备肿瘤剥离过程中颈静脉孔区大量出血；颈静脉孔区出血应用海绵及棉片压迫止血，看清确实有来自硬膜动脉性出血点再进行电凝，不可忙乱电凝止血；该区域额的出血为静脉性出血，不能通过双极电凝来达到止血目的，当双极电凝尝试电凝止血失败，应立即使用吸收性明胶海绵压迫止血；待出血不再汹涌时，可应用双极电凝采用"点焊式"焊接海绵

加强凝血效果，并固定吸收性明胶海绵于周围硬膜之上。

3. 术后影像学分析及围手术期治疗：患者麻醉采用经鼻插管，术后返回NICU进行密切观察，甘露醇按照千克体重0.5 g给予、每8 h 1次脱水治疗，甲泼尼龙40 mg每12 h 1次，抗生素预防性应用。复查CT明确术区情况未见明显出血及水肿（图26-39-3）。待患者完全清醒后，进行吞咽尾组颅神经功能评估，无明显尾组颅神经损伤表现时，可拔除经鼻气管插管。术后1周强化MRI显示肿瘤切除效果满意（图26-39-3）。患者尾组颅神经及面神经功能良好，顺利出院。

【点睛与提示】

1. 术前准确识别颈静脉孔区肿瘤类型、分型、大小、部位，选择适当的手术处理预案，设计合理手术入路，是保证手术安全、提高术后疗效的前提。

2. 瘤内减压并非一次到位，尤其在肿瘤体积较大、周围毗邻重要功能区时；随着切除肿瘤的进展，当瘤体因脑搏动或取瘤镊牵拉而推向减瘤中心时，再次进行瘤体减压、去薄，并重复牵拉肿瘤囊壁分离过程。

3. 关键血管上的分支血管，因牵拉肿瘤导致分支血管直接从关键血管壁上撕裂，血管壁破损口在视野下方时，可应用手术录像中的办法：出血的血管下方垫置小块吸收性明胶海绵，通过牵拉海绵，翻转血管壁出血点向视野上方，双极微量电流点焊

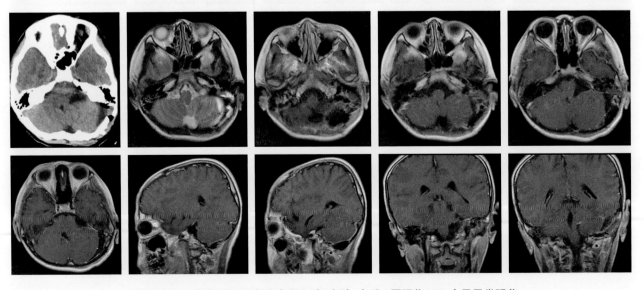

图26-39-3　术后1天CT复查未见血肿、水肿，术后1周强化MRI未见异常强化

血管壁破损处,使破损收缩止血。

4.神经鞘瘤全切除可以达到治愈。神经鞘瘤全切除后容易出现神经功能缺失,但只要解剖保留神经结构,神经功能仍有恢复的可能。

视频资料

39 显微镜下颈静脉孔区神经鞘瘤手术治疗

病例40 副神经节瘤
(Paraganglioma)

【临床资料】

患者:女性,55岁。

1.主诉:间断头痛伴饮水呛咳1年余。

2.现病史:患者于入院前1年余无明显诱因出现间断头痛,伴有饮水呛咳。无头晕,无恶心、呕吐,无肢体活动障碍。于外院头颅MRI检查显示:左侧颈静脉孔区颅内外沟通占位性病变,明显强化。

3.体格检查:神清、语利,高级中枢活动未见异常。双侧瞳孔左∶右=2.5 mm ∶ 2.5 mm,角膜反射灵敏,面容对称,左侧舌前2/3味觉未见明显减退,双侧听力未见减退,悬雍垂右偏,左侧咽反射减弱,伸舌轻度左偏。

4.辅助检查

(1)颅底CT:左侧颈静脉孔骨孔明显扩大。

(2)头颅平扫、增强MRI示(图26-40-1):左侧颈静脉孔区占位病变,呈等T₁、稍长T₂信号肿块影,DWI呈低信号,颅内外沟通,增强呈均匀明显强化,邻近未见脑膜尾征。左侧乙状窦通畅,有静脉血流通过,左侧非优势静脉窦。

5.入院主要诊断:左侧副神经节瘤。

【治疗处理】

1.背景知识:副神经节瘤又称颈静脉球瘤(glomus jugulare tumors)由罗森瓦瑟(rosenwasser)于1945年首先报道,其曾被称为颈动脉体样瘤、非嗜铬副神经节瘤、血管球瘤、化学感受器瘤,后来温希普(Winship)将之更名为颈静脉球瘤,并被普遍接受。2004年WHO将其归类于神经内分泌肿瘤下属的副神经节瘤(paraganglioma)之一,并依据起源

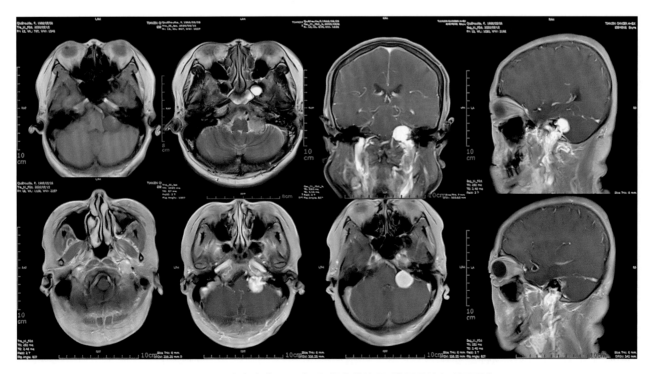

图26-40-1 患者术前MRI表现,颅内外沟通,增强呈均匀明显强化

的解剖部位进行细化命名。颈静脉球瘤一般发生在颈静脉孔的颈静脉球囊穹隆外膜内的颈副神经节，但亦有起源于沿着舌咽神经鼓室支、岩小神经和迷走神经耳支分布的副神经节，而上述结构的副神经节多位于颈静脉窝内，难以鉴别确切起源，故通常所说的颈静脉球瘤，泛指涉及颈静脉孔区的副神经节瘤。在2021版WHO中枢神经系统肿瘤分类中（图26-40-2），其被划分在颅神经和椎旁神经肿瘤中，命名为：Paraganglioma，副神经节瘤。

Cranial and paraspinal nerve tumors　**颅神经和椎旁神经肿瘤**
Schwannoma　神经鞘瘤
Neurofibroma　神经纤维瘤
Perineurioma　神经束膜瘤
Hybrid nerve sheath tumor　混合型神经鞘瘤
Malignant melanotic nerve sheath tumor　恶性黑色素性神经鞘瘤
Malignant peripheral nerve sheath tumor　恶性外周神经鞘瘤
Paraganglioma　副神经节瘤

图26-40-2　2021版WHO中枢神经系统肿瘤分类中命名为副神经节瘤

　　病例多为散发，部分具有家族遗传倾向（文献报道约35%病例为家族性）。在家族遗传倾向病例中，往往表现为男性更多见，发病年龄偏小，双侧或多灶性病变，并可能同时伴有其他嗜铬细胞瘤。大多数副神经节瘤是惰性的，生长缓慢，可浸润邻近骨骼肌、软组织、神经和骨骼，并使重要血管部分或全部包裹入瘤体。肿瘤局部浸润不同部位将出现不同临床表现。

　　常用的副神经节瘤分级（Fisch分级，见表26-40-1）目的是利于区分不同阶段的肿瘤，利于治疗方案设计和统计分析不同治疗方法的疗效与预后。

　　副神经节瘤的主要治疗方案包括手术、介入栓塞、放射治疗和单纯动态影像学观察随访等，可单独实施或联合应用。手术治疗旨在根除肿瘤，而不是像放射治疗一样旨在稳定肿瘤，并且是很多神经外科中心对术前身体基础条件良好患者的最主要治疗手段。但副神经节瘤血供丰富，并与重要的血管、神经结构相邻，过去手术致残率很高，因此推荐应在颅底手术经验丰富、并具备完善神经电生理监测的中心单位开展此类手术。

　　手术入路的选择决定于肿瘤的大小、侵犯范围、有无联合病变以及颅神经状况，应根据个体情况而定。耳内及耳后入路适用于早期局限于中耳

表26-40-1　副神经节瘤的 Fisch 分型

A 型		鼓室球瘤，起源于中耳岬的鼓室丛
B 型		鼓室乳突球瘤，肿瘤局限于中耳和颞骨乳突部，长入鼓室乳突内，但颈静脉球周围骨质完好
C 型		肿瘤起源于颈静脉球，并破坏周围骨质
	C1	侵犯颈动脉孔，但并未侵犯颈动脉
	C2	局部涉及颈动脉管垂直段
	C3	侵犯颈内动脉水平段
	C4	肿瘤长入破裂孔，沿颈内动脉进入海绵窦
D 型		肿瘤长入颅内
	Die1	颅内部分 ≤ 2 cm
	Die2	颅内部分 > 2 cm
	Die3	颅内广泛侵犯，无法切除
	De1	肿瘤压迫后颅窝硬膜 < 2 cm
	De2	肿瘤压迫后颅窝硬膜 > 2 cm

的肿瘤；颞下窝入路适用于向中耳及中颅窝生长的肿瘤；迷路后入路主要用于瘤体经颈静脉孔向颅内延伸至小脑桥脑角时；侧颅底入路暴露充分，术中可暴露脑神经（Ⅶ、Ⅷ、Ⅸ、Ⅺ、Ⅻ）、乙状窦、颈静脉、颈动脉，可结扎乙状窦，磨除乳突及耳蜗。对术前听力损伤不重的患者，可采取改良侧颅底入路，保存中耳听功能，保留迷路。近些年，副神经节瘤的手术入路也逐步由以往经乳突—颈部联合入路向经乳突—髁旁—乙状窦微创入路发展，随着微创理念普及、技术的进步及经验的积累，具有简单和微创效果的入路将成为手术的主流趋势。尽管根治性手术和肿瘤控制是可以实现的，但严重并发症的风险仍然很高。术后常见并发症包括：永久性的后组颅神经功能缺损，面神经麻痹，听力减退或丧失，三叉神经或动眼神经损伤，出血及缺血性损伤，以及脑脊液漏（0.5% ～ 10%患者）。

　　目前认为，栓塞联合栓塞后即刻手术（推荐2 ～ 3天，最迟不超过2周）是可行手术切除副神经节瘤病例中的最佳治疗方案。栓塞治疗本身可能只有缓解、减轻耳鸣，眩晕，或头晕等症状的作用，

从而提高生活质量，并没有文献证明该治疗对肿瘤本身具有潜在的治疗作用；栓塞供血动脉无疑能减少术中出血、缩短手术时间、减少患者发生危险大出血风险，并有助于提高肿瘤全切率；颈静脉球瘤的供血动脉主要是咽升动脉和颈外动脉分支，可于术前进行超选择性栓塞。放射治疗的目的不是完全根除肿瘤，而是控制肿瘤生长速度。事实上，它不是直接破坏肿瘤细胞，而是触发辐射诱导的纤维化，使供血血管闭塞，从而引起缺血性肿瘤坏死。在过去，放疗主要用于外科手术切除后复发或残留的患者，或由于年龄大、并发症广泛、肿瘤位置及大小造成术前患者状态差、不适宜外科手术等患者，然而，近年来多项放疗研究结果显示放射治疗在副神经节瘤治疗中有一定的优势。对于老年患者、肿瘤体积较小的患者，密切影像学随访下的动态观察亦是一种治疗策略，但影像学提示肿瘤体积年增长超过20%的病变，需要及时行手术。

2. 治疗方案：本例患者有听力、面神经功能完好，尾组颅神经轻度受损表现，影像学提示病变累及颅内、颅外，肿瘤起源于颈静脉球部，属于C1Die2型，采取经部分乳突—颈静脉突—乙状窦后入路，而并没有使用经典Fisch A颞下窝入路，用最小的创伤达到肿瘤满意切除的效果。

患者术前2天，行DSA检查及颈外来源得供血动脉栓塞术。

3. 治疗过程：患者采取右侧俯卧位，连接电生理检测（面神经、尾组颅神经检测）。耳后弧形切口，切口上极平耳廓上缘，切口下极达C3水平、胸锁乳突肌后沿。分离枕颈部肌肉翻向外侧，暴露C1寰椎后弓，钝性解剖出左侧椎动脉。乙状窦后开

颅，外侧暴露乙状窦边缘，咬骨钳开放枕骨大孔，磨钻向外磨除颈静脉突骨质，开放颈静脉球后壁，磨钻磨除部分乳突，咬除骨质直至开放颈静脉孔，沟通颅内外（图26-40-3）。骨蜡及速即纱配合使用进行止血。剪开后颅窝硬膜（图26-40-4），紧贴颈静脉孔区硬膜电凝肿瘤根部，阻断血流，分块切除颅内部分肿瘤，注意锐性分离肿瘤与面听神经、小脑前下动脉的粘连（图26-40-5）。翻转硬膜，处理硬膜外肿瘤部分，在颈静脉球与沿颈静脉方向电凝，并逐步分块切除肿瘤，尽可能保护颈静脉孔区出颅的尾组神经。垂直于颈静脉孔区方向剪开硬膜，在接近颈静脉球方向双极电凝彻底凝闭乙状窦，剪刀锐性处理干净受累硬膜。电刀处理颈静脉球前方的岩下窦出口来源出血，并用骨蜡严密封堵出口（图26-40-6）。

冲洗术区，缝线缝合颈静脉孔区硬膜，不能水密缝合部分填充肌肉或脂肪组织，预防术后脑脊液漏。后颅窝硬膜修补缝合，还纳骨瓣，逐层缝合肌肉关颅。

4. 术后影像学分析及围手术期治疗：术后返回ICU密切观察，患者完全清醒后拔除经鼻气管插管，四肢活动好。术后2周复查强化MRI显示肿瘤切除满意，脑组织无明显缺血灶（图26-40-7）。术后病理：副神经节瘤。患者术后未见脑脊液漏、颅内感染等情况。遗留左侧尾组颅神经受损表现，饮水呛咳、声音嘶哑，术后3个月症状好转。顺利拆线出院，密切影像学随访。

【点睛与提示】

1. 副神经节瘤的治疗需要根据每位患者个人情况，考虑肿瘤特点，并结合患者意愿、权衡各种

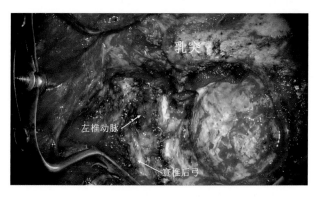

图26-40-3 开颅暴露术野，开放颈静脉孔后壁

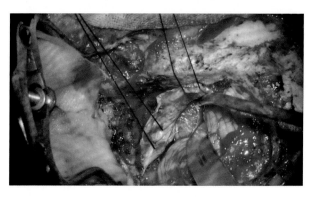

图26-40-4 首先处理颅内硬膜下肿瘤

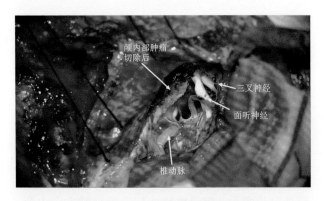

图26-40-5　颅内硬膜下肿瘤切除后

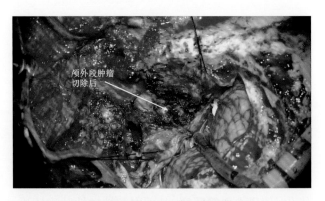

图26-40-6　颅外段肿瘤切除后

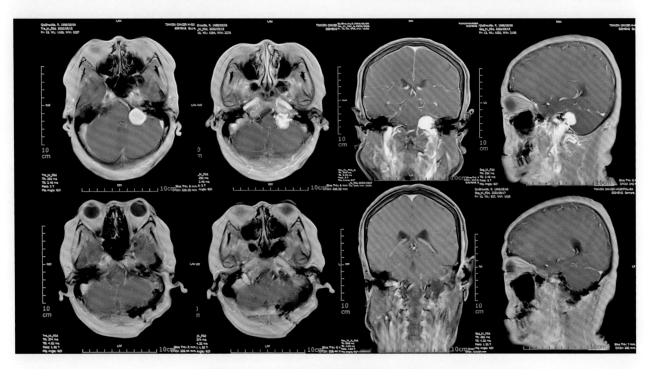

图26-40-7　术后MRI影像学检查与术前对比

治疗方案的风险与获益来综合分析，并制订治疗策略。

2. 副神经节瘤血运丰富、质地韧、周围有重要的血管和神经，术前对肿瘤相关血管的评估及术前栓塞是手术必要的准备。

3. 副神经节瘤的手术入路也逐步由以往经乳突—颈部联合入路向经乳突—髁旁—乙状窦微创入路发展，微侵袭手术理念随着技术的进步及经验的积累，将成为手术的主流趋势。

4. 副神经节瘤众多手术入路中，并非需要一味扩大手术范围、教条式模仿定式手术入路，依据肿瘤特点，部分小型副神经节瘤，个性化、小型化磨除遮挡操作的骨质，做到满意的肿瘤切除效果和兼顾较小的手术副损伤，是值得推荐的。

视频资料

40　颈静脉球瘤手术治疗

其他项静脉球瘤手术视频：

40-1　复发颅内颈静脉球瘤手术治疗

40-2　复杂颅内外沟通颈静脉球瘤手术治疗

病例41 枕骨大孔区脑膜瘤
(Foramen Magnum Meningioma)

【临床资料】

患者：男性，64岁。

1. 主诉：声音嘶哑2年，间断头痛10天。

2. 现病史：患者于入院前2年无明显诱因出现声音嘶哑，偶伴有饮水呛咳，自觉左耳听力较右耳听力进行性下降，未予特殊重视。入院前10天，患者出现头痛，呈间断发作，无头晕、恶心、呕吐，无肢体活动障碍。就诊于当地医院平扫及增强MRI检查显示：左侧小脑桥脑角区及枕骨大孔区占位性病变，考虑为"左侧枕骨大孔区脑膜瘤"，为手术治疗收入院。

3. 体格检查：双侧鼻唇沟对称，示齿不偏，鼓腮不漏气，双侧舌前2/3味觉未见明显减退，左耳听力较右侧明显下降，Weber试验偏右，明显声音嘶哑、偶见饮水呛咳，左侧咽反射消失，伸舌左偏，左侧舌肌萎缩。

4. 辅助检查

头MRI平扫、增强示：左侧CPA区及枕骨大孔区占位性病变，呈实体性，强化明显；病变压迫延髓明显，部分脑干组织水肿信号。脑室系统无扩张、无脑积水表现。影像融合重建肿瘤与血管、骨质相对位置关系（图26-41-1，图26-41-2）。

5. 入院诊断：左侧枕骨大孔区脑膜瘤。

【治疗处理】

1. 治疗方案：目前处理该区域病变的手术途径，有枕下外侧入路、枕下后正中入路、远外侧入路、经口入路和内镜下经鼻入路。FMM常见在枕骨大孔区前部，其次为前外侧部和后外侧部。枕骨大孔区脑膜瘤根据与椎动脉的关系将其分为椎动脉上、下和双侧型，其中最常见的为椎动脉下型。本例患者属于椎动脉下型，起源于左前外侧，因此选择左侧远外侧入路。标准远外侧入路需要暴露游离椎动脉并磨除部分枕骨髁，暴露范围以及枕骨髁磨除范围依据肿瘤大小和部位把控（图26-41-3）。

2. 治疗过程：经鼻气管插管，侧俯卧位，下垂对侧胳膊，展肩、垂头、略收下颌（避免颈部过度前屈，否则可能加重神经轴位挤压），保持静脉回流通常，注意不要使头部与中轴线旋转相对角度过大，导致椎动脉过度移位、受压，寰枕关节囊扭转过大，影响开颅时血管位置的判断；收下颌，展开枕骨与寰椎后弓之间的间隙。用束带将同侧肩部固定进一步扩大操作空间，使显微镜能获得最大工作角度。

本例患者肿瘤下极未达到C1水平，主要肿瘤基底位于下斜坡和枕骨大孔之间，并且肿瘤体积巨大，将延髓向后方向对侧挤压，创造了手术通道，因此保留寰椎后弓、不进行枕髁磨除亦可达到满意的暴露。开颅时尽量向外侧暴露，直到枕髁位置，不需要磨除枕髁，椎动脉不需完全暴露，覆盖在椎动脉静脉丛和筋膜组织之下加以保护即可，无须游离椎动脉。开放枕骨大孔，通过近枕骨大孔处硬脑膜1 cm左右开口，释放枕大池脑脊液。平行于乙状窦并朝向横窦乙状窦交点处弧形剪开硬脑膜，轻轻牵拉小脑外侧，并打开小脑延髓池。

脑膜瘤手术第一时间需要断离肿瘤血供，为所有脑膜瘤切除术的原则。首先判断椎动脉位置，加以保护。椎动脉可以被游离，需用棉片保护（使用CUSA及剪刀容易损伤椎动脉，造成难以挽回的损伤）；适度牵拉颅神经，在神经之间寻找合适的空间，沿硬膜侧进行肿瘤基底血供处理。随着基底血运逐步断离，可以进行部分肿瘤瘤体减压，以获得更多操作空间，便于观察重要血管、神经走行，保护其功能。有部分操作空间后，再次离断深部基底血运；剥离粘连在肿瘤表面的尾组颅神经，万能剥离子跨过尾组神经间隙，从另一侧向已减压空间推动残存肿瘤，并再次减瘤体积。随着肿瘤进一步切除，瘤体缩小，伴随脑脊液释放，操作空间逐渐开阔。最后获得从容分离肿瘤与延髓脑干边界的空间。彻底清除肿瘤残留基底，在腹侧硬膜上残余的肿瘤可用剥离子剜除，并反复电凝，做到Simpson Ⅱ级切除（图26-41-4）。

3. 术后影像学分析及围手术期治疗：患者麻醉采用经鼻插管，术后返回NICU进行密切观察，给予

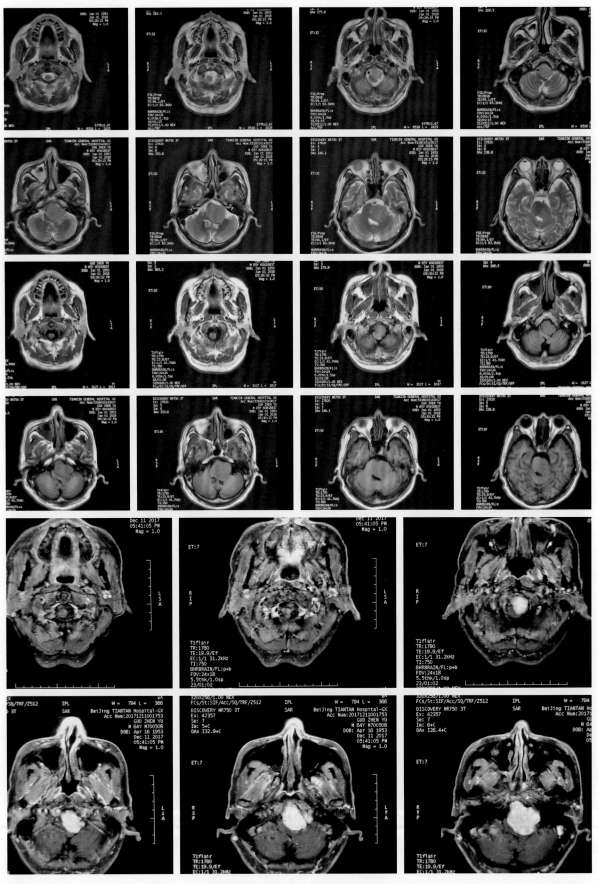

图26-41-1　患者术前MRI表现

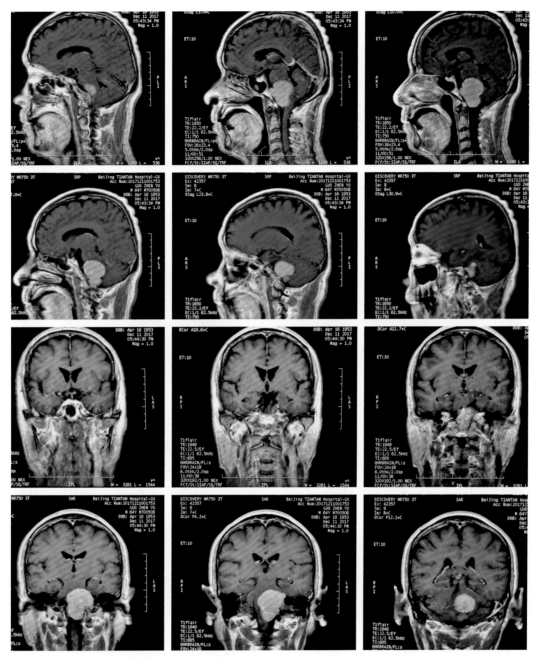

图26-41-1（续）

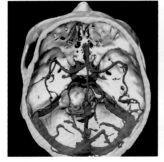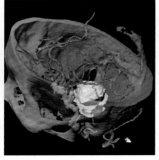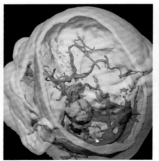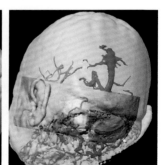

图26-41-2　患者术前融合成像

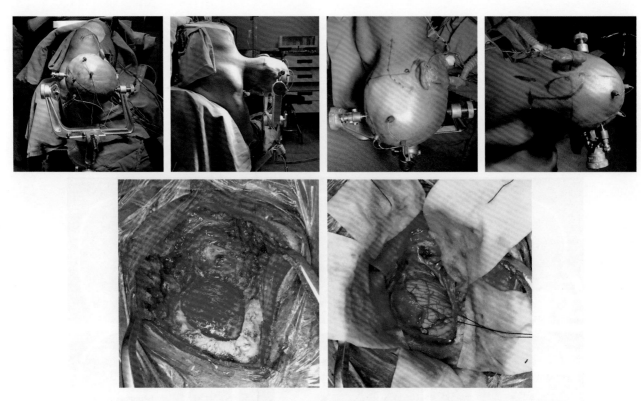

图 26-41-3 患者体位、切口及骨窗

甘露醇 125 mL 每 8 h 1 次脱水治疗,甲泼尼龙 40 mg 每 12 h 1 次和抑酸药,抗生素预防性应用。复查 CT 明确术区情况,待患者完全清醒后,进行呛咳、吞咽反射等尾组颅神经功能评估,无明显尾组颅神经损伤表现时,可拔除经鼻气管插管。术后 1 周复查强化 MRI 显示,肿瘤切除效果满意,患者尾组颅神经及面神经功能良好,无新添并发症,顺利出院(图 26-41-5,图 26-41-6)。

【点睛与提示】

1. 枕大孔脑膜瘤处理的原则:设计合理手术入路,为方便第一时间断离肿瘤基底血供服务。

2. 远外侧入路的标准是显露椎动脉和磨除部分枕髁,我们采用的弧形外翻切口操作方便、创伤较小,可以取得与 U 形切口同样效果的手术显露。

3. 深部脑膜瘤基底血运断离时,双极可以在硬膜表面进行电凝,剪断电凝后的焦痂组织显保留硬膜,在硬膜上止血较在骨表面止血操作容易。

4. 剥离卜来的纤细颅神经,及时铺上片薄吸收性明胶海绵加以保护,预防过度牵拉、吸引器误吸操作伤及本已十分脆弱的神经。

5. 如果术前影像学显示肿瘤包绕椎动脉并使血管变细,预示着全切除肿瘤困难。肿瘤侵犯至软脑膜或者包绕颈静脉孔区神经,则需要留一层薄片肿瘤以避免术后严重的功能损害。

视频资料

41 显微镜枕骨大孔区脑膜瘤手术治疗

其他枕骨大孔区脑膜瘤手术视频:

41-1 全外视镜枕骨大孔区脑膜瘤手术治疗

病历资料:患者女性,66 岁,主诉间断头痛半年余。查体阴性。

行基础远外侧入路,枕骨大孔腹侧脑膜瘤切除术:暴露椎动脉、磨除部分枕髁内侧骨质增加显露,辅助外视镜宽泛的手术视角角度,做到 Simpson Ⅱ 级切除肿瘤。

41-2 经口枕骨大孔区脑膜瘤手术治疗

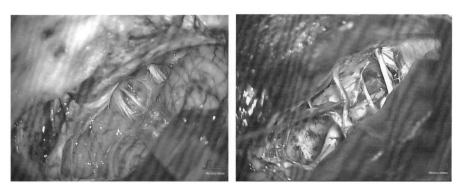

图 26-41-4　肿瘤切除前、肿瘤切除后

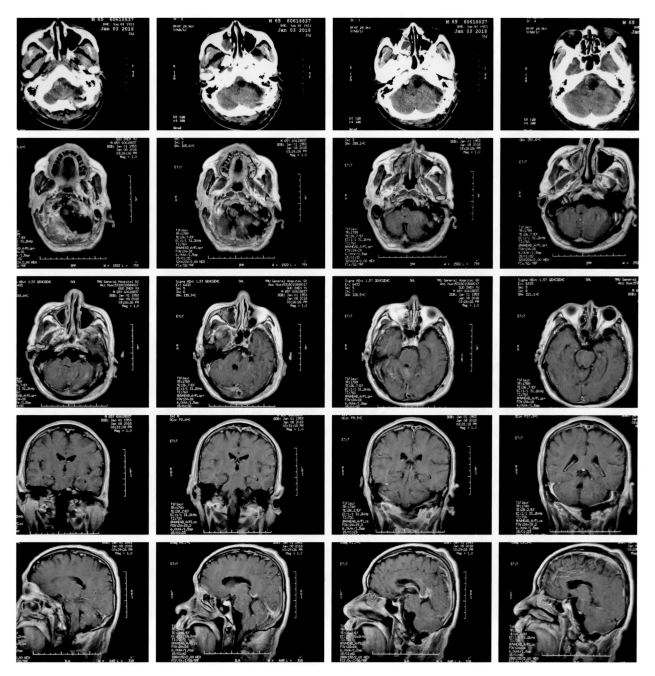

图 26-41-5　术后复查影像学表现

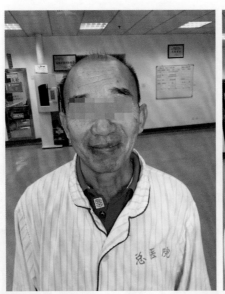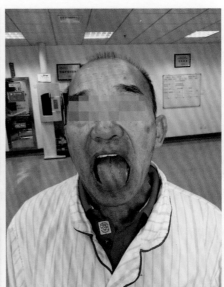

图26-41-6 患者术后2周恢复情况

病例42 外展神经鞘瘤
(Abductive Nerve Schwannoma)

【临床资料】

患者：男性，51岁。

1. 主诉：左耳听力下降伴左面颊麻木3个月，上述症状加重5天。

2. 现病史：患者于入院前3个月无明显诱因出现左耳听力下降，左面颊部痛觉减退，主要表现为左侧口角、鼻唇沟旁痛觉减退，舌部味觉减退；无头痛、头晕、复视，无吞咽困难、饮水呛咳。入院前5天，患者自觉左耳听力较前明显下降，左面部痛觉减退范围较前扩展至整个左侧面颊区，遂到医院就诊，行头MRI平扫+增强回报：左CPA占位病变，肿物最大径31 mm×25 mm，脑干明显受压，病变实质部分明显强化。

3. 体格检查：神志清楚，对答正确，活动从嘱，双侧瞳孔左：右=2.5 mm∶2.5 mm，双侧光反应（+），眼动自如，未及明显眼震，无复视，左面颊部皮肤浅痛觉诚退，左侧角膜反射减弱，双侧额纹大致对称，左侧鼻唇沟变浅，House-Brackmann分级Ⅱ级，伸舌居中，舌部味觉减退，左耳听力下降，左侧指鼻试验、跟膝胫试验欠稳准，右侧肢体共济检查

稳准，闭目难立征（+）。

4. 既往史：既往史既往高血压病史10年，最高至170/90 mmHg，服用"贝那普利"，血压控制良好。糖尿病10年，胰岛素控制血糖平稳，否认冠心病病史。

5. 辅助检查

（1）头MRI平扫、增强示：2019年5月7日头部MRI平扫示：左侧小脑桥脑角区见多房囊性肿块影，大部呈长T_1、长T_2信号，病变前缘见不规则等T_1、等T_2信号影，偏内侧见多发线样等T_1、等T_2信号分隔，部分小房内见液平面；病变边界清晰，最大截面约31 mm×24 mm；邻近脑桥左侧及左侧桥臂受压变形，第四脑室略受压。注入对比剂后：左侧小脑桥脑角区肿块实性部分呈明显强化，囊壁及分隔呈线样强化。

（2）颅底CT示：左侧内听道未见喇叭口样扩张。无颈静脉球高位，无乳突气房过度气化表现（图26-42-1）。

6. 入院主要诊断：左侧CPA占位（听神经瘤？），高血压2级（高危），2型糖尿病。

【治疗处理】

1. 治疗方案：该患者病变主要位于左侧CPA区，囊性为主，脑干、小脑受压明显，桥臂接触面轻度水肿表现。术前左耳50 dB，尚存有效听力。影像学表现为神经鞘瘤，但内听道无明显扩大，不除

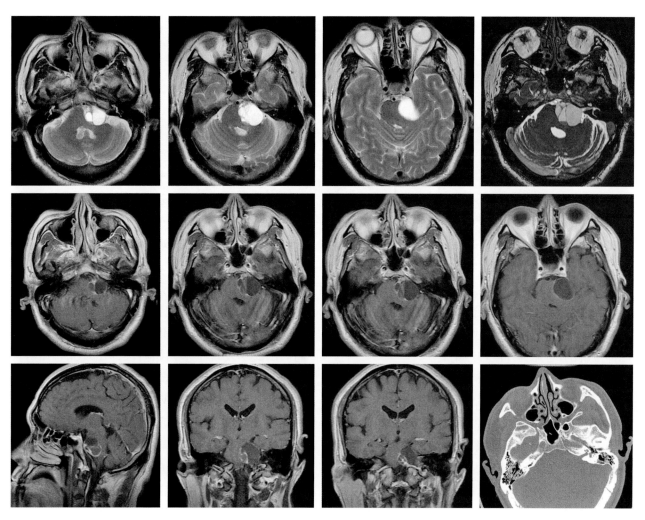

图 26-42-1　患者术前 CT、MRI 表现

外非前庭神经起源肿瘤可能性。

　　肿瘤体积中等,应用乙状窦后入路进行开颅,
囊性病变有利于第一时间囊内减压,因此宜适度开
放骨瓣,减少手术创面(图 26-42-2)。

　　2.治疗过程

　　(1)瘤体减压:分离肿瘤表面蛛网膜,囊性病
变占位效应明显,剪开囊壁后释放囊液。电凝肿
瘤表面一圈后,显微剪刀快速去除部分肿瘤,可
使用 CUSA 进行实体肿瘤部分的超声吸引。除
明确较粗大动脉出血需电凝处理,一般的囊内术
野渗血使用吸收性明胶海绵及棉条压迫止血,多
可达到满意效果。本例患者肿瘤囊变明显,透过
囊壁隐约可见囊壁下方神经组织,在情况不明状
态下,勿大范围电凝囊壁。瘤内减压后,探查囊
壁下方,疑似外展神经起源部位的神经纤维显

现,变性的神经与肿瘤囊壁无明显界限,难以保
全神经结构。

　　(2)探查内听道周围结构:患者内听道周围硬
膜无明显增生,未见听神经瘤常伴的内听道口周围
"硬膜样膜结构",同时可见进入内听道的面听神经
结构完整,内听道口无明显扩张,提示肿瘤并非常
见的听神经瘤。

　　(3)取瘤镊牵拉、锐性分离:当减压充分后,术
者使用取瘤镊及显微剪刀,寻找肿瘤与神经、脑干
界面,剪刀锐性分离肿瘤,过程中可助手适时打水,
协助探清界面。在处理肿瘤上极时,发现肿瘤与三
叉神经仅仅为粘连关系,经显微镜下分离后,可见
结构完整的三叉神经,除外三叉神经鞘瘤的诊断。
小心处理粘连在岩静脉的肿瘤包膜,误伤及岩静脉
及其主要分支。

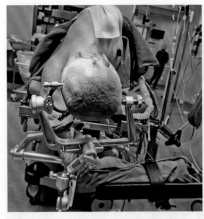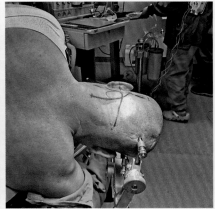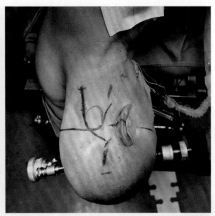

图26-42-2 手术体位及皮瓣设计：经典的"岳式"曲棍球切口，最大程度减少中线部位肌肉对手术器械的遮挡，有利于分层缝合肌肉，减少术后积液等并发症

当肿瘤全切除后，综合镜下完整面听神经、三叉神经、尾组神经结构，未见外展神经，结合肿瘤起源部位解剖，考虑为外展神经鞘瘤。

3. 术后影像学分析及围手术期治疗：术后控制血压、甘露醇125 mL每8 h 1次脱水治疗，应用抗生素对抗潜在乳突气房的开放、感染风险。术后House-Brackmann分级Ⅱ级，较术前无加重；左侧外展神经受损表现，左外球内收位，复视。病理回报为神经鞘瘤。术后CT及MRI显示术野干净，肿瘤切除满意（图26-42-3）。

【点睛与提示】

1. 外展神经鞘瘤极为罕见，术前诊断困难，需要结合术中解剖位置、受累神经、术后病理综合诊断。

2. 手术原则同前庭神经鞘瘤，但术中缺少神经电生理检测的辅助，仅能依靠显微镜下逐步分离。因此当发现手术初始阶段即出现完整面听神经、非常规前庭神经鞘瘤时，更应谨慎处理瘤内减压过程，因为术者难以预判载瘤神经位置和来源，一旦伤及载瘤神经，术后难以保留载瘤神经功能。

3. 遇到临床症状及影像学表现不典型的患者，应在术前谈话时与家属充分沟通，包括桥小脑区可能受累神经的术后并发症的充分告知。

视频资料

42 外展神经鞘瘤手术治疗

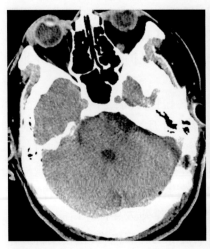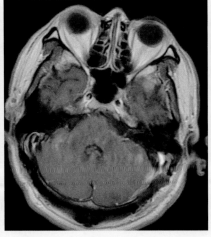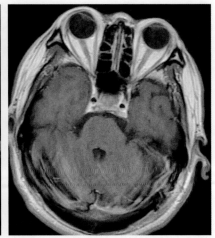

图26-42-3 术后CT、强化MRI表现

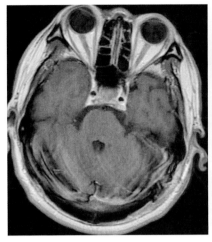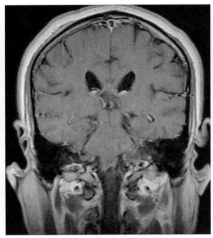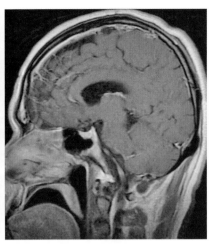

图26-42-3（续）

病例43 小脑脂肪神经细胞瘤
(Cerebellar liponeurocytoma)

【临床资料】

患者：男性，36岁。

1. 主诉：头痛、头晕伴左侧听力下降4个月余。

2. 现病史：患者入院前4个月余出现头痛、头晕、恶心，伴左耳听力进行性下降，症状可自行缓解。不伴视力下降、复视，无耳鸣及饮水呛咳。在当地医院头CT检查显示：双侧后颅窝占位性病变，呈稍高密度影，患者为求进一步诊治入院。

3. 体格检查：神清，语利，查体合作。双侧瞳孔等大等圆，对光反射灵敏，双侧视盘未见明显水肿，左侧舌前2/3味觉减退，左侧听力减弱，weber试验偏右；咽反射灵敏，伸舌居中。指鼻试验、跟膝胫试验未见异常，闭目难立征阴性，直线步态不稳，双侧肢体肌力Ⅴ级，巴氏征阴性。

4. 辅助检查

（1）头平扫、增强MRI示：左侧小脑桥脑角区见不规则形分叶状肿块，边界清晰，以等T_1、稍长T_2信号影，DWI以稍高信号为主，内可见斑片状长T_1、长T_2信号影，其可见多发血管流空影，边缘及内部可见条状短T_1、长T_2信号影，左侧小脑桥脑角池扩大，邻近脑干及第四脑室受压变形，中线结构右移，病变未累及内听道。右侧小脑桥脑角区可见均匀

等T_1、稍长T_2信号结节影，DWI稍高信号影。强化核磁显示两侧病变实体部分轻度强化。影像学考虑脑膜间叶组织起源肿瘤性病变可能。

（2）颅底CT薄扫未见内听道扩大、骨质增生、吸收破坏等表现（图26-43-1）。

（3）3D Slicer术前纤维束追踪显示：左侧三叉神经被肿瘤自正后方压迫，左侧面神经被肿瘤压向前下方（图26-43-2）。

5. 入院诊断：双侧后颅窝占位性病变，神经鞘瘤？脑膜瘤？

【治疗处理】

1. 背景知识：小脑脂肪神经细胞瘤（cerebellar liponeurocytoma），中枢神经系统罕见肿瘤，至2018年，SCI文献共报道62例病例，其中小脑47例，幕上15例。归于：神经元和混合神经元-胶质肿瘤，WHO Ⅱ级（2016 WHO中枢神经系统）。"小脑脂肪神经细胞瘤"命名，是1978年由贝克特尔（Bechtel）首先报道：Cerebellar tumor composed of mixed mesenchymal and neuroectodermal elements。在1978年，医生历时18小时手术，少量切除肿物，不幸的是术后患者因脑疝死亡。

小脑脂肪神经细胞瘤常见发病部位：小脑蚓部及小脑半球。幕上侧脑室的小脑脂肪神经细胞瘤仅为个案报道。单发为主，罕见多发，家族性多发病历仅为2例个案报道。好发年龄：36～67岁，男女发病比例无明显差异。缺乏特征性表现，以小脑症状和颅高压症状为主：如眩晕、步态不稳、共济失

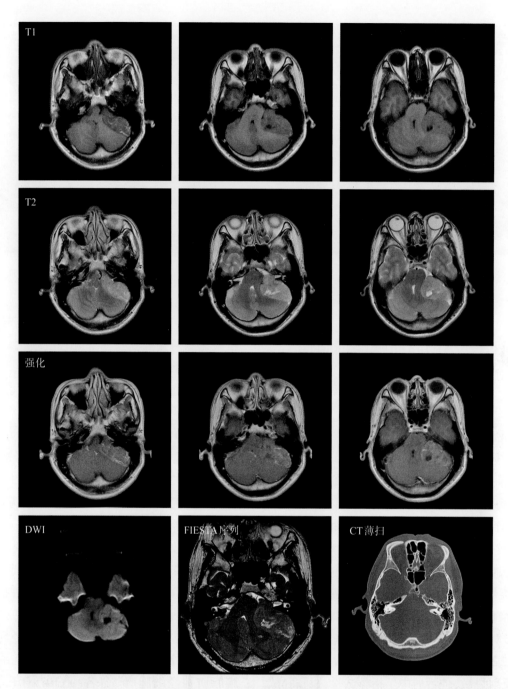

图26-43-1　患者术前影像学特点

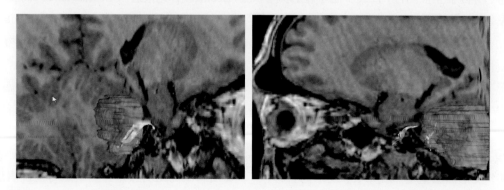

图26-43-2　3D Slicer术前纤维束追踪显示：左侧三叉神经被肿瘤自正后方压迫，左侧面神经被肿瘤压向前下方

调、听力下降和头痛、恶心呕吐及视物异常等。最常见的首发症状为头痛头晕和步态不稳。

小脑脂肪神经细胞瘤影像特点总结如下：CT表现为稍高密度为主，期间混杂的低密度多提示为脂肪组织；MRI表现为T_1像等信号或低信号为主，其中局灶散套高信号影，呈现为条索状、斑纹状或匍匐状条纹；T_2像，肿瘤显示为中等程度的高信号；增强不均匀，甚至大部分不强化；非肿瘤起源部位，边界较清，一般无瘤周水肿表现。T_1上的条索状脂肪信号影是其特征性影像学表现。

文献报道小脑脂肪神经细胞瘤病例的影像学回顾（图26-43-3～图26-43-7）：

小脑脂肪神经细胞瘤以手术治疗为主，尚无有效化疗药物。文献报道肿瘤平均复发时间10.6年（10～12年）。术后放疗是否能延长患者生存期，目前仍缺乏高质量的循证医学证据，如全切除手术、肿瘤增殖指数较低（<6%），可暂缓放射治疗；未全切除或肿瘤细胞增殖指数高，术后辅助放疗可能获益更多。

2. 治疗方案：关于诊断，患者以头痛、头晕、听力下降来诊，临床症状符合该部位病变特点，无特异性；影像学检查发现病变为双侧多发，信号混杂，伴有条索状高T_1高T_2影及囊变信号，强化并不明显，未见血供丰富表现。该部位常见肿瘤如脑膜瘤、神经鞘瘤、血管母细胞瘤等均有不相符之处，但

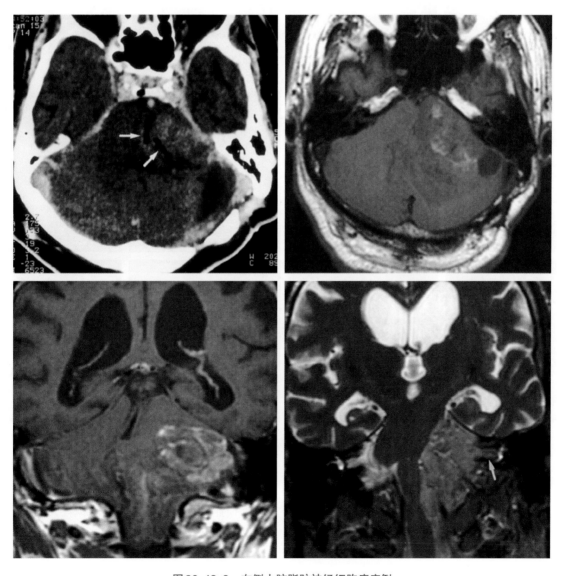

图26-43-3　左侧小脑脂肪神经细胞瘤病例

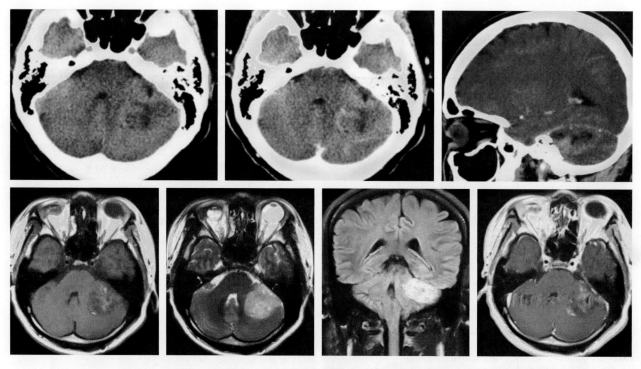

图 26-43-4　左侧小脑脂肪神经细胞瘤病例

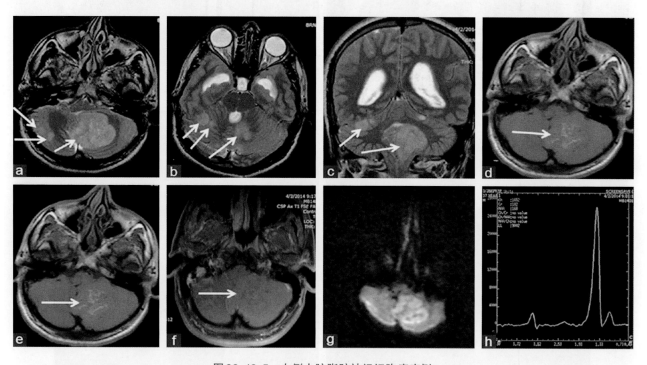

图 26-43-5　左侧小脑脂肪神经细胞瘤病例

什细回顾影像资料，可以发现特征性的 T_1、T_2 高信号脂肪影，因脂肪神经细胞瘤罕见，最初讨论病例时，认为该条索状高信号为瘤内血管影，致使术前诊断困难。

患者双侧后颅窝占位性病变，左侧病变体积

大，外突于 CPA 区，压迫小脑、脑干，伴面神经、听神经受损症状。首选处理左侧体积较大的病变，左侧乙状窦后入路开颅，切除病变，明确病理性质（图 26-43-8）。

3. 治疗过程：左侧乙状窦后入路，右侧俯卧位，

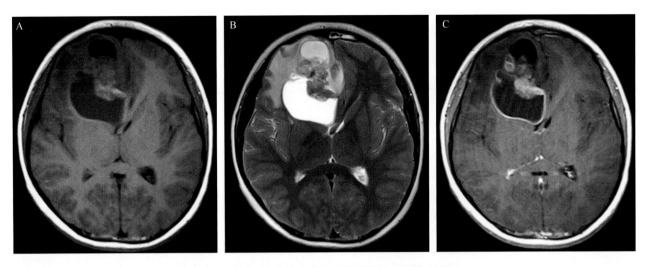

图26-43-6 幕上脑实质内小脑脂肪神经细胞瘤病例

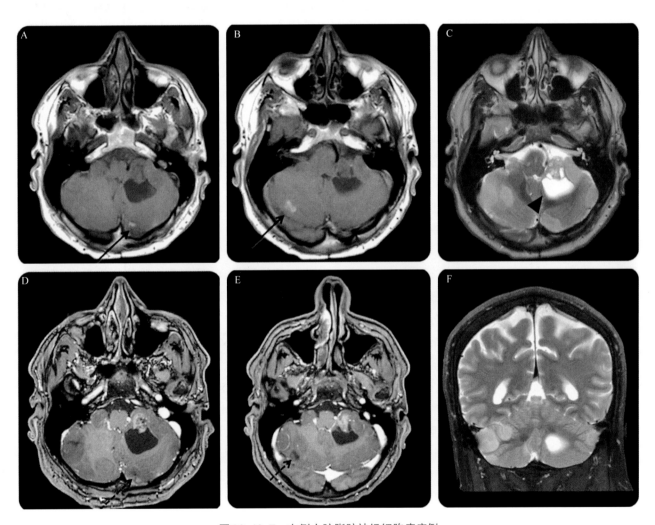

图26-43-7 左侧小脑脂肪神经细胞瘤病例

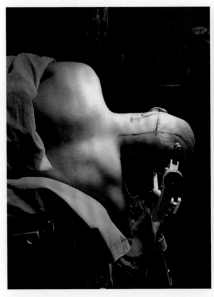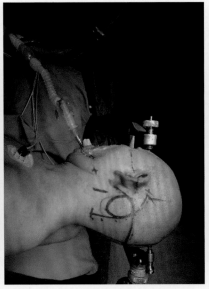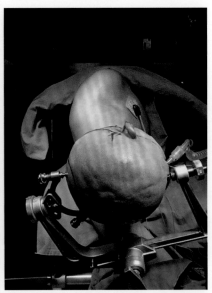

图26-43-8　患者体位及切口

头前屈、右倾、头架固定。标记曲棍球形弧形手术切口，长约10 cm。分层切开软组织各层，推开肌肉，暴露枕骨大孔。钻铣颅骨，骨瓣成形取出，骨窗约4.5 cm×4 cm，向枕骨大孔方向咬除骨质，并磨除枕髁后骨质直至充分暴露寰枕筋膜、硬膜、乙状窦及横—乙状窦交界、横窦边缘，骨蜡封闭乳突气房。"C"形切开硬膜，翻向乙状窦，枕大池释放脑脊液后，可见病变。病变呈实体性为主，血运丰富，质软，部分呈胶冻样。靠中线侧病变与小脑、脑干及周围血管、神经粘连紧密。靠乙状窦侧病变轻度与硬脑膜粘连、少量血管供血。显微镜下逐步断离血供，电凝肿瘤，分块切除肿瘤。充分减小肿瘤体积后，探查、分离肿瘤与小脑桥脑角粘连紧密处，镜下全切可见肿瘤组织。病变前外侧至枕骨大孔侧依次可见岩静脉、三叉、面听、尾组颅神经（图26-43-9）。面神经电生理监测显示功能结构保留完好。严密止血，反复冲洗，修补缝合硬膜，还纳固定骨瓣，放置外引流，分层缝合伤口。电生理显示各神经功能与术前未见明显变化。

术前考虑脑膜来源肿瘤可能性大，早期可断离肿瘤血供，因此术前按常规手术计划准备。术中首先探查乙状窦硬脑膜侧，试图断离肿瘤血供，却发现肿瘤并非起自硬脑膜，且肿瘤血供极为丰富，质地软、瘤中血管电凝较为困难。而小脑、脑干侧肿瘤边界不清，肿胀的空间不具备探查、分离条件，因此只能艰难的分块断离血运、切除大部分体积的肿瘤后，再行分离小脑桥脑角处的肿瘤界面。因术野存血，视野受限，造成清晰分离神经、血管、肿瘤界面困难，在该情况下如何依靠扎实的基本功，稳步、渐进的减小肿瘤体积、分离肿瘤界面，保护重要血管、神经结构显得格外重要，否则会在术野不清晰的情况下，迷失界面层次，导致严重脑干损伤。

4. 术后影像学分析及围手术期治疗：术后伴有轻度体温升高、脑脊液白细胞增高表现，经抗生素治疗后病情稳定。病理回报：小脑脂肪神经细胞瘤（WHO 2级）。免疫组化染色：syn（+++）、NeuN（+）、NSE（+）、NF（-）、GFAP（+）、olig-2（-）、EMA（-）、Vimentin（±）、S-100（+）、EGFR（++）、Nestin（-）、BRAR V600E（-）、ATRX（+++）、GST-π（-）、MGMT（±）、MDR-1（±）、Topo IIa（-）、CAM5.2（-）、P53（±）、IDH1（-）、Ki-67LI：4.32%（图26-43-10）。患者术后1周MRI强化复查显示，肿瘤切除效果满意，肿瘤起源的桥臂处缺血性改变，未见明确肿瘤残余（图26-43-11）。术后3周出院，出院时患者面神经功能H-B II级，听力保留，无后组颅神经功能障碍，四肢肌力V级，无共济障碍（图26-43-12）。查阅文献，目前对该疾病行术后放疗是否能使患者获益存在争议，术后长期随访相关资料较少，因此我们对该患者行动态影像随访中，同时观察对侧较小

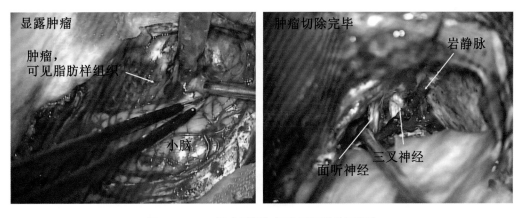

图26-43-9　肿瘤暴露与切除后显微镜下图像

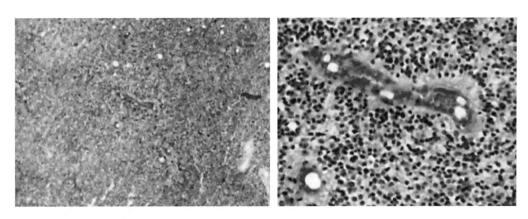

图26-43-10　术后病理：小脑脂肪神经瘤　Ki-67LI：4.32%

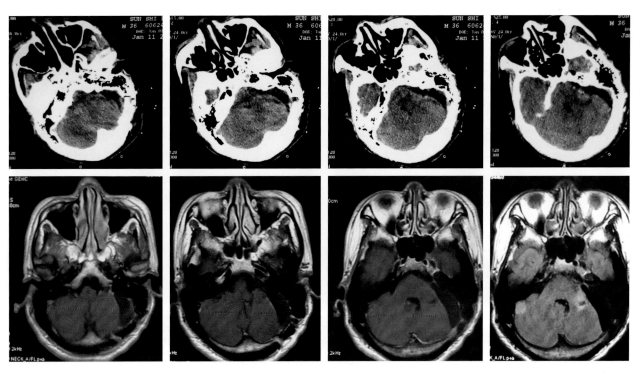

图26-43-11　术后影像学检查

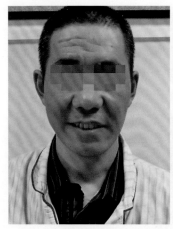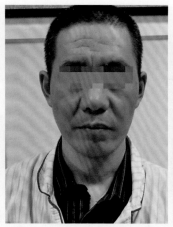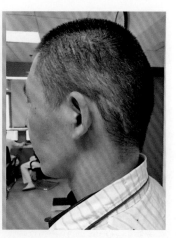

图26-43-12　术后1周患者伤口及恢复情况

病变的体积变化，必要时行放射治疗。

【点睛与提示】

1. 影像学表现特殊的病例，术前应仔细、反复阅片，做好充分术前计划，以应对可能面对的不测或出现的严重并发症，并和家属做好术前沟通。

2. 该例肿瘤强化不明显，但血运却非常丰富，因此，磁共振强化不明显的实体性病变，有时不一定能反应肿瘤真实的血运情况。

3. 当术中遇到"遭遇战"，陷入出血、边界不清、进退两难的境况，如何耐下心情，依靠扎实的基本功，稳步、渐进的减小肿瘤体积、分离肿瘤界面，保护重要血管、神经结构。因术腔积血，视野受限，造成清晰分离神经、血管、肿瘤界面困难；在该情况下分块断离血运、切除大部分体积的肿瘤后，再行分离肿瘤界面。

视频资料

43　小脑脂肪神经细胞瘤手术治疗

病例44　颅眶沟通脑膜瘤
(Cranio-Orbital Communicating Meningioma)

【临床资料】

患者：女性，70岁。

1. 主诉：右眼视力下降20年，加重并黑朦10年。

2. 现病史：患者于20年前出现右侧视力下降，以视神经萎缩、眼底出血诊治多年无好转，10年前出现黑朦，并右眼外凸，右眼睑下垂。曾就诊于当地，查头部MRI显示：右侧颅眶沟通占位性病变，呈均匀一致强化。

3. 体格检查：神清，语利，高级中枢活动未及减退，双侧瞳孔左∶右=3 mm∶6 mm，右眼直接光反射消失、间接对光反射迟钝，右侧视力丧失，左眼视力0.2，右侧眼睑不全下垂，右侧眼球外展状态，内收不能。鼻唇沟对称，鼓腮无漏气，悬雍垂居中，咽反射灵敏，伸舌无偏斜，肢体肌力Ⅴ级，病理征阴性。

4. 辅助检查

（1）头平扫、增强MRI显示：鞍结节偏右侧可见不规则肿块影，呈稍长T_2信号，DWI呈混杂稍高信号，边界清晰，病变广基底与前颅窝底相连，邻近双侧额叶及视交叉呈受压改变，病变突破鞍隔，向鞍内突入，垂体柄受压向左后方移位，包绕右侧颈内动脉海绵窦段，病变延伸至右侧眼眶内，病变主要位于肌锥内，包绕视神经，邻近眼外肌受压，右侧眼球向前突出。注入对比剂后病灶呈明显强化，邻近脑膜可见线样强化（图26-44-1）。

（2）MRA显示右侧大脑中动脉M1段、M2段管腔局限性轻度狭窄。前交通动脉、双侧后交通动脉存在，双侧大脑后动脉P1段纤细，P2段及以远主要由双侧后交通动脉发出，考虑胚胎型大脑后动脉（图26-44-2）。

5. 入院主要诊断：右侧颅眶沟通脑膜瘤。

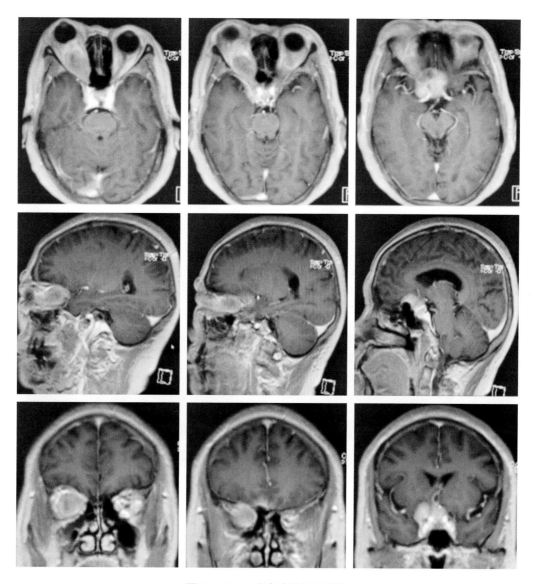

图 26-44-1 患者术前 MRI 表现

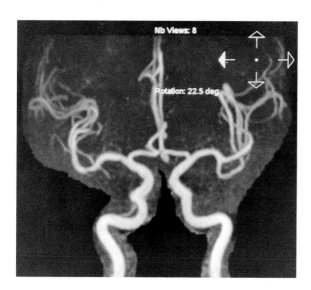

图 26-44-2 患者术前 MRA 表现

【治疗处理】

1. 背景知识：颅眶沟通脑膜瘤依据肿瘤入眶方式，分为：眶尖（视神经管）沟通，眶上裂沟通，骨质破坏直接颅眶沟通。我们需要掌握总腱环的概念，以更好地指导我们保护神经、眼肌，总腱环：由眼外肌的起始肌腱共同形成；内附于视神经孔内侧、外附于眶上裂内侧（图 26-44-3）。

颅眶沟通脑膜瘤依据肿瘤侵袭位置及大小，可以采用如下入路进行手术切除（图 26-44-4～图 26-44-9）：

2. 治疗方案：依据背景知识中的开颅方式，本例手术演示患者颅内病变主要位于鞍区附近，颞窝无肿瘤，去除上、外侧部分眶骨，无须去除颧弓，即可达到充分暴露要求。因此，本例患者采用：右侧

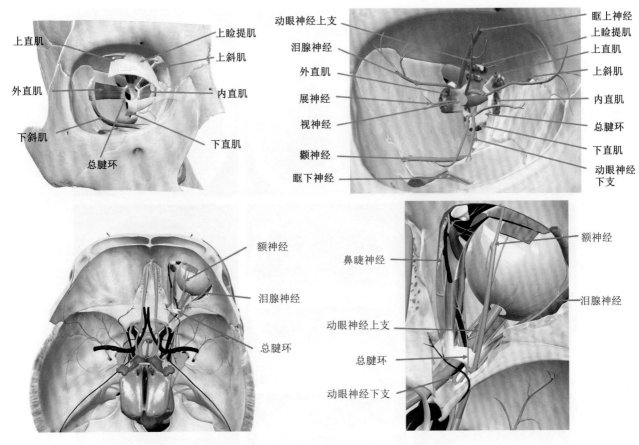

图26-44-3　眶上裂、视神经管、总腱环空间关系

手术入路选择

依据肿瘤侵袭位置、大小：

— 眶额入路：颅眶内侧及眶顶病变

— 翼点入路：眶外侧、蝶鞍区、颅中窝

— 眶颧入路：切除额颧骨、眶上、眶外壁及颧弓，暴露广泛，有利于颞肌牵开暴露颞下窝，适于累及海绵窦、颞下窝、脚间池病变

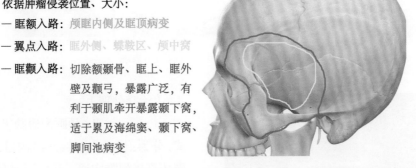

图26-44-4　颅眶沟通脑膜瘤依据肿瘤侵袭位置及大小，可采不同入路进行手术切除

部分眶颧入路（图26-44-10）。

3.治疗过程：去除眶上、外侧骨质后，我们可以获得足够的手术操作空间。首先经总腱环眼球运动肌之间进行球内肿瘤的切除。部分侵入球内脑膜瘤边界不清，需通过双极电凝眶内脂肪与肿瘤边界区后，逐步识别边界，锐性分离。硬膜外及球内肿瘤切除满意后，可吸收缝线缝合眼球眶筋膜，预防术后眼球塌陷。

剪开硬膜，去除颅内部分肿瘤。因患者右眼黑矇10年、视神经萎缩，已无有效视力，硬膜内处理肿瘤时，未保留右侧视神经，彻底清除围绕颈内动脉周围的肿瘤。清除颅内肿瘤后，可见位于肿瘤后方结构完整的垂体柄。严密修补颅底硬膜，预防脑脊液漏，无法水密缝合部位，可使用纤维蛋白胶辅助封闭颅底硬膜。

由于采用部分眶颧入路，未断颧弓，开颅、关颅侵袭位置、大小：

— 眶额入路

— 翼点入路

— 眶颧入路

非教条式

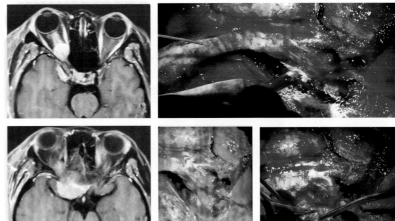

图 26-44-5　采取眶额入路

侵袭位置、大小：

— 眶额入路

— 翼点入路

— 眶颧入路

非教条式

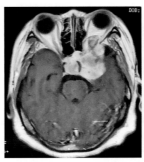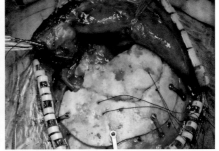

不去眶行不行？　骨孔扩大、颞窝内侧空间大同样可以不去眶

图 26-44-6　采取翼点入路

侵袭位置、大小：

— 眶额入路

— 翼点入路

— 眶颧入路

非教条式

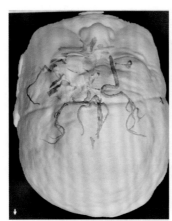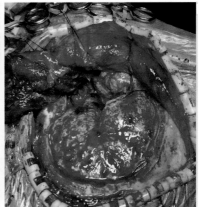

为颌内动脉-大脑中搭桥，降低颞底高度

图 26-44-7　采取眶颧入路

侵袭位置、大小：

— 眶额入路

— 翼点入路

— 眶颧入路

非教条式

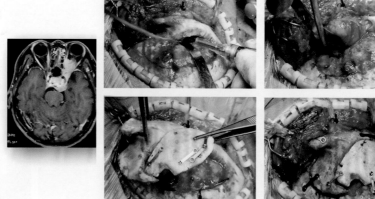

辅助开颅技术-超声骨刀、如何整眶去除

图 26-44-8　采取眶颧入路

侵袭位置、大小：

— 眶额入路

— 翼点入路

— 眶颧入路

非教条式

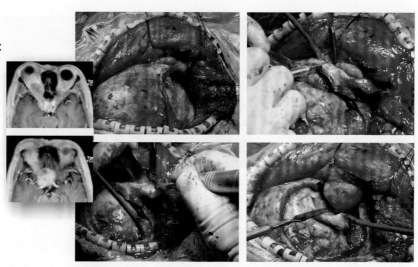

图 26-44-9　采取眶颧入路

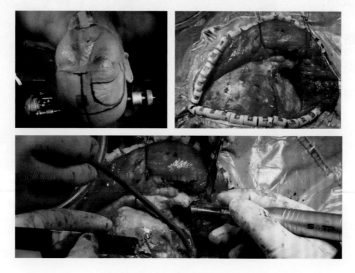

图 26-44-10　手术体位及皮瓣设计，采用右侧部分眶颧入路

相对简便、快捷,患者创伤较小(图26-44-11)。

4. 术后影像学分析及围手术期治疗:术后即刻复查CT,显示术区未见血肿,术后2周复查强化MRI显示肿瘤切除满意(图26-44-12)。患者术后出现右侧动眼神经麻痹,无肢体活动障碍,一般状态良好。顺利拆线出院,密切随访。

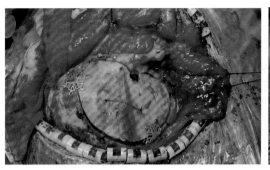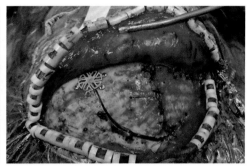

图26-44-11 骨瓣复位

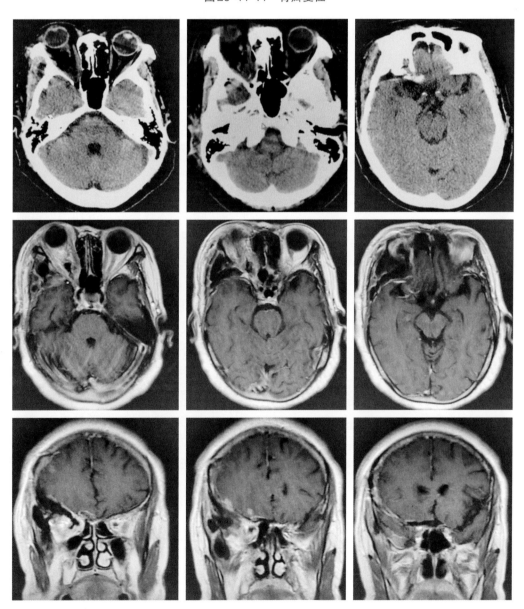

图26-44-12 手术后影像学检查,肿瘤切除满意

【点睛与提示】

1. 手术时机、手术适应证及切除程度的把握十分关键，以患者获益最大为核心统筹治疗策略。

2. 此部位肿瘤处理对神经外科医生是一种挑战，因大部分会包绕颅内大动脉、视神经，侵袭海绵窦。当ICA及其分支被包绕时，术前检查应行血管造影评估血管结构及其侧支循环情况。当血管代偿能力不足、主干血管已出现狭窄影像学表现时，应为颈部近端血管控制和可能的高流量颅内外血管搭桥术做好准备。

3. 可选择的入路：眶额入路，翼点入路，额颞眶颧入路。手术入路及骨质去除程度应依据肿瘤大小、部位个性化设计。

4. 一丝不苟地进行硬膜缝合、颅底修补和重建，是预防术后各类并发症的基础。

视频资料

44　颅眶沟通脑瘤手术治疗
其他颅眶沟通脑膜瘤手术视频：

44-1　颅眶沟通脑膜瘤手术治疗——侵袭海绵窦

44-2　颅眶沟通脑膜瘤手术治疗——眼眶为主型

44-3　颅眶沟通脑膜瘤手术治疗——颅内为主型

病例45　颅内外沟通神经鞘瘤

(Intra-and Extracranial Communicating Schwannoma)

【临床资料】

患者：女性，59岁。

1. 主诉：发现颅内占位性病变3个月。

2. 现病史：患者入院前3个月，查体发现颅内占位性病变，病变位于左侧中颅窝底及颞下窝，不均匀强化。患者无头部及颜面部疼痛、麻木表现，无视物模糊、复视，无耳鸣，无肢体活动障碍及感觉障碍，无四肢抽搐。患者为求进一步治疗入院。

3. 体格检查：神志清楚，言语流利，双侧瞳孔等大等圆，对光反射灵敏，眼球各方向活动无障碍，双侧视力均1.0，无视野缺损，无视乳头水肿，面部感觉无异常，口角不歪，吞咽无困难。双侧肢体肌力V级，病理征阴性。

4. 辅助检查

（1）头CT示：左侧蝶骨体部低密度影，颞下窝和翼腭窝周围骨质吸收。

（2）头平扫、增强MRI示：左侧中颅窝底颅内、外沟通占位性病变，肿瘤累及颞下窝和翼腭窝，侵及左侧蝶窦黏膜，左侧蝶窦炎，肿瘤主体部分呈稍等 T_1、长 T_2 信号，边界清晰，伴有囊变；增强扫描呈不均匀强化，考虑良性神经源性肿瘤可能性大（图26-45-1，图26-45-2）。

5. 入院诊断：左侧颅内外沟通神经鞘瘤。

【治疗处理】

1. 治疗方案：患者颅内病变主要位于颞下窝，部分位于海绵窦内下方，采用额颞眶颧入路可完成肿瘤切除，突入蝶窦腔部分使用内镜辅助探查（图26-45-3，图26-45-4）。

2. 治疗过程：取仰卧位、头右转、颧弓处为最高点，颈部稍过伸。导航辅助下确认肿瘤体表投影，标记左侧耳前弧形头皮切口，下界达颧弓下2 cm、内界达中线。暴露额颞、眶颧骨质，McCarty关键孔及蝶骨嵴外各钻1孔，铣刀铣下额颞骨瓣约8 cm×6 cm，再用摆锯依次锯下眶上壁、眶外侧壁、颧弓（图26-45-5，图26-45-6）。咬除蝶骨嵴，见肿瘤组织位于颞下窝硬膜外，有完整包膜，囊实心，质软，血运丰富，导航辅助下，在硬膜外，予以分块切除。靠近中线突向蝶窦腔方向有肿瘤残留，显微镜角度出现盲区，内镜辅助探查，切除残存肿瘤组织（图26-45-7）；勿要突破蝶窦黏膜，以防难以修补的瘘口形成。肿瘤未突破海绵窦包膜层，海绵窦内各颅神经保护良好。

取下肢脂肪组织，填充手术残腔。术腔仔细止血，见无活动性出血后，铺止血材料，还纳骨瓣、钛片固定，置外引流管（图26-45-8）。

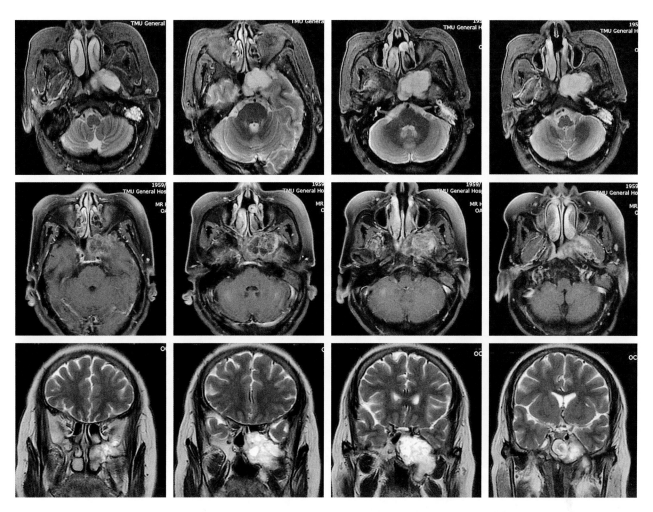

图26-45-1　术前MRI示肿瘤累及颞下窝和翼腭窝,不均匀强化,伴有囊变

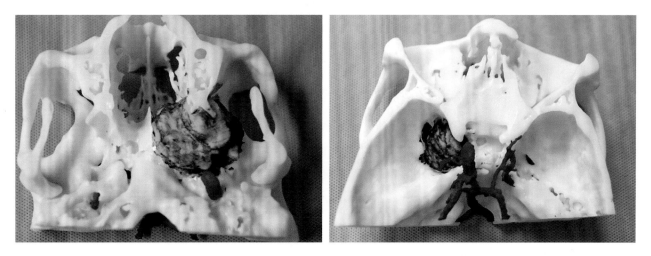

图26-45-2　患者术前通过3D打印模型观察肿瘤侵袭范围

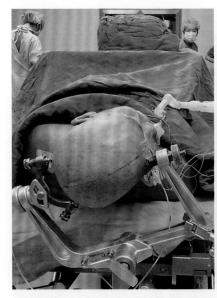
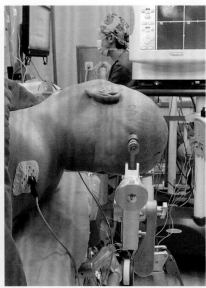
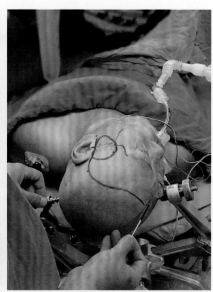

图26-45-3 手术体位及皮瓣设计

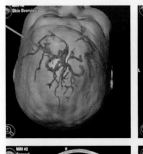
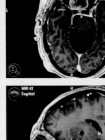
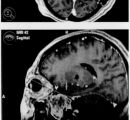
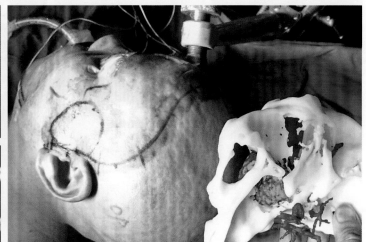

图26-45-4 导航及3D打印模型辅助体位摆放及切口设计

3. 术后影像学分析及围手术期治疗：术后即刻复查CT显示术区无出血，术后2周复查强化MRI显示肿瘤切除满意（图26-45-9）。患者术后未见脑脊液鼻漏等情况、无新增手术相关并发症，无肢体活动障碍，一般状态良好。顺利拆线出院，密切影像学随访。

【点睛与提示】

1. 复杂颅内外沟通肿瘤，术前应详细评估影像学特点，包括薄扫CT、MRI、辅助多模态影像融合技术等，制订最佳手术方案。

2. 大型颅底骨质缺损建议行硬支撑进行修补，如骨水泥、钛网等，可降低术后脑脊液漏、搏动性凸眼、眼球内陷等并发症出现风险。

3. 当今，显微镜已经成为神经外科手术中必备工具，而内镜是传统显微镜的重要补充。该肿瘤累及颞下窝和翼腭窝，显微镜下会有观察不到的死角，内镜会有助于显露并彻底切除肿瘤。

视频资料

45 颅内外沟通神经鞘瘤手术治疗

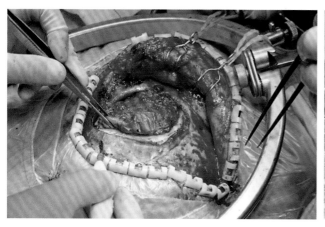
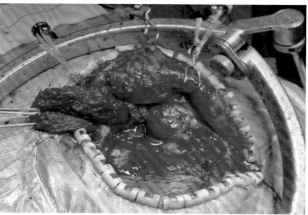

图26-45-5 标准额颞眶颧入路

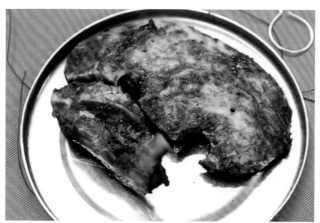
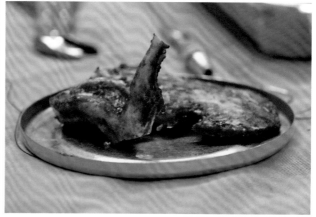

图26-45-6 标准额颞眶颧入路双骨瓣法开颅

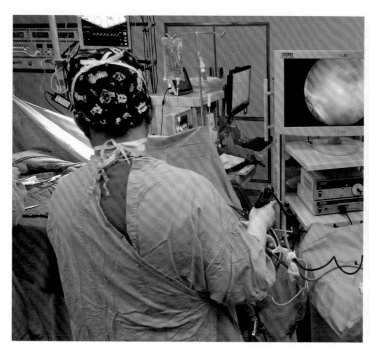
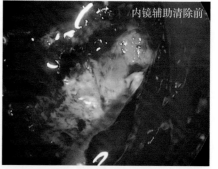
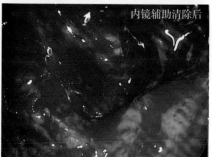

内镜辅助清除前

内镜辅助清除后

图26-45-7 内镜辅助清除突向蝶窦腔盲区内的肿瘤

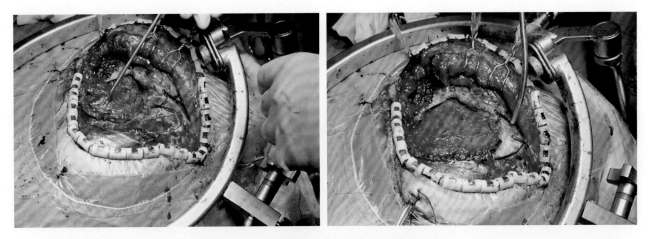

图26-45-8 术后脂肪组织填充手术残腔,骨瓣复位

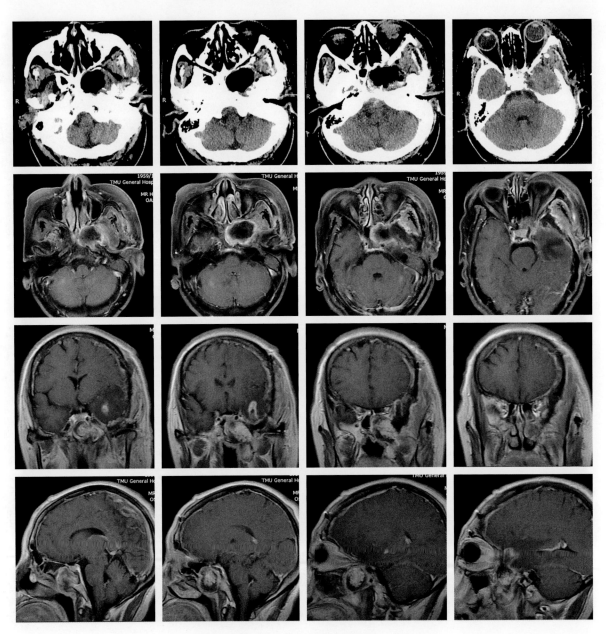

图26-45-9 术后影像学检查

病例46 颅内外沟通孤立性纤维瘤

(Intra-and Extracranial Communicating
Solitary Fibrous Tumor)

【临床资料】

患者：女性，44岁。

1. 主诉：头晕、头痛伴呕吐4个月余。

2. 现病史：患者2006年、2007年在当地医院眼科就诊，共行右眶内肿瘤切除术2次，第一次术后病理：脑膜瘤，第二次术后病理：血管外皮瘤。2011年肿瘤再复发，累及颅底，于某医院再次行肿瘤切除术＋右眼球摘除术，术后病理：脑膜瘤，局部生长活跃，术后行γ刀治疗。患者入院前4个月余，出现间断头晕、头痛伴呕吐，复查MRI发现颅内巨大肿瘤。入院前3天，头痛、头晕加剧，频繁呕吐、纳差、全身乏力。

3. 体格检查：神清，语利，精神差，高级中枢活动能力减退。右眼球缺如，左眼自动睁眼，瞳孔直径2.5 mm，光反应（+），面纹对称、右侧颜面部感觉减退，双侧听力无下降、伸舌居中、咽反射对称，四肢肌力V级，肌张力无异常，病理反射未引出。

4. 辅助检查

（1）化验检查：血皮质醇1.41 μg/dL，血钠120 mmol/L，血氯77 mmol/L。轻度贫血，垂体功能低下，低钠血症。

（2）头CT示：肿瘤位于右侧中颅底、鞍旁，稍高密度，前床突、鞍背骨质破坏。

（3）头MRI示：肿瘤位于硬膜外，累及前中颅底、蝶窦、筛窦、右侧碟鞍旁、海绵窦及颅外眶下裂外侧颞肌下，右侧ICA位于肿瘤内部，呈稍等T_1，稍长T_2信号，边界清晰。增强显示肿瘤明显均匀强化（图26-46-1）。

（4）DSA检查及BOT试验结果详见下文（图26-46-2～图26-46-6）。

5. 入院主要诊断：右侧中颅窝颅内外沟通占位性病变，脑膜瘤？血管外皮瘤？电解质代谢紊乱，垂体功能低下。

【治疗处理】

1. 治疗方案：随着时代的发展，神经外科正在经历技术、治疗理念上日新月异的变化，自20世纪90年代，有关颅底肿瘤（如累及颈内动脉和海绵窦内的脑膜瘤）在治疗上多采取切除部分肿瘤减压，随后进行辅助放射治疗的方式，在这一背景下，高流量颅内、外血管搭桥后彻底切除肿瘤少有文献报道。然而，在某些情况下，尽管采取了保守手术切除和放射治疗，肿瘤仍具有明显的侵袭性生长特点，并逐渐长大，再次产生占位效应。2008年，谢卡尔（Sekhar）教授团队报道了关于高流量颅内外血管搭桥同时切除颅底肿瘤的手术，并获得了良好的临床效果。高流量颅内外血管搭桥技术让神经外科医生对侵犯颈内动脉的颅底肿瘤进行根治性切除成为一个可以实现的目标。因此，笔者始终同意：脑血管搭桥手术，尤其是高流量血管搭桥，作为颅底外科彻底治疗肿瘤的一个组成部分是必要的。

选择高流量脑血管搭桥手术作为颅底肿瘤外科治疗计划，应该是严格评估后谨慎实施的。不同性质的肿瘤对颈内动脉的侵犯程度不同，如垂体瘤、神经鞘瘤等对颈内动脉侵犯常较轻，多不需要牺牲肿瘤所包绕的颈内动脉，通过精细的显微操作，通常可以分离肿瘤与血管结构；而脑膜瘤、孤立性纤维瘤、脊索瘤、恶性肿瘤等对颈内动脉侵犯常较重，彻底分离困难。笔者认为，针对侵及海绵窦内并包绕颈内动脉的颅底良性肿瘤，更应该引起手术医生的重点关注，并且高流量搭桥在彻底治疗颅底良性肿瘤中的临床应用价值更大。就此，我们在治疗策略上可分为以下2个阶段：① 发病早期，当海绵窦内神经功能无明显受累，可采取姑息的外科治疗，术后辅助放射治疗；② 但如果肿瘤本身或者因前期治疗而已经使海绵窦内神经功能丧失时，则应积极采取彻底的外科手术治疗。因为目前尚无海绵窦内颅神经重建的方法，而颈内动脉供血可以通过Bypass进行血运重建，因此，我们可以在高流量颅内外血管搭桥的基础上彻底切除肿瘤，以除后患。

复杂手术必须有详细术前规划，尤其是年轻医生管理患者时，更应该拟定详细治疗计划，请上级医生指导，才能做到对患者的闭环管理、个人业务能力的快速进步。本例患者术前2周进行激素（氢

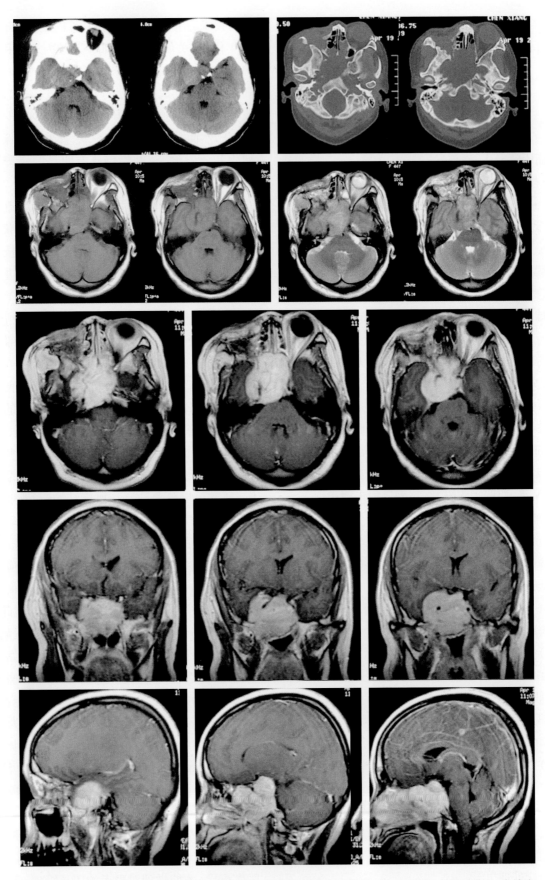

图26-46-1　患者术前CT、MRI表现。肿瘤位于硬膜外，累及前中颅底、蝶窦、筛窦、右侧蝶鞍旁、海绵窦及颅外眶下裂外侧颞肌下，右侧ICA位于肿瘤内部

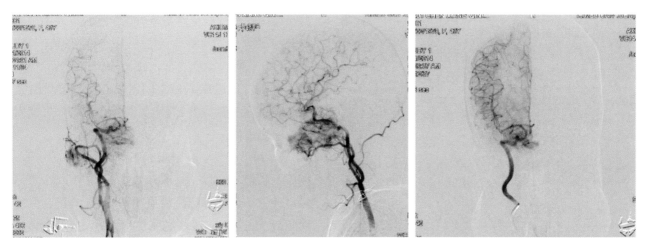

图 26-46-2　患者术前DSA检查及评估：右侧颈总及颈内造影，肿瘤主要由双侧颈外系统供血（咽升动脉、颌内动脉）

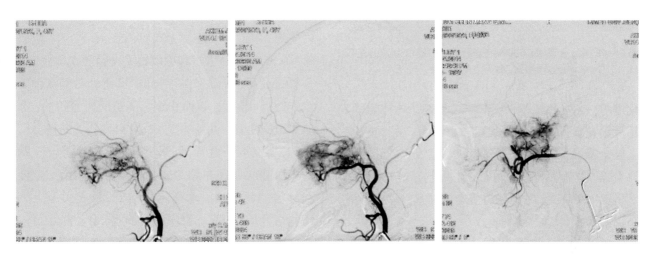

图 26-46-3　患者术前DSA检查及评估：右侧颈外造影，肿瘤主要由双侧颈外系统供血（咽升动脉、颌内动脉）

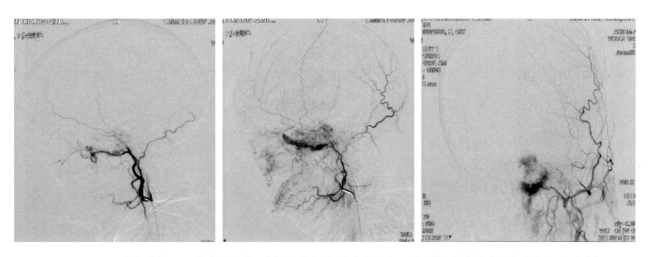

图 26-46-4　患者术前DSA检查及评估：左侧颈外造影，肿瘤主要由双侧颈外系统供血（咽升动脉、颌内动脉）

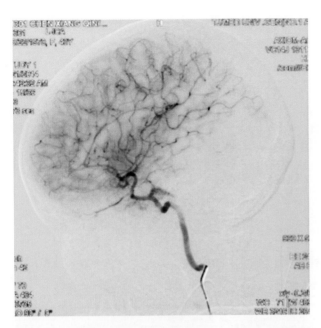

图26-46-5　患者术前DSA检查及评估：颈内动脉的脑膜垂体干供血，右侧为主

化可的松）、补钠治疗，加强营养，调整垂体功能，纠正低钠血症及贫血。完善超声心动图、双下肢、双上肢血管彩、艾伦试验评估桥血管情况。神经病理科会诊，明确前次手术病理：血管外皮瘤。全脑血管造影+BOT试验+肿瘤供血动脉栓塞。最终详细制定手术方案、手术流程。

该患者病变位于硬膜外，累及前中颅底、蝶窦、筛窦、右侧蝶鞍旁、海绵窦及颅外眶下裂外侧，拟一

期行颅内—颅外高流量搭桥+额颞眶颧扩大中颅底入路经硬膜外切除肿瘤（图26-46-7）；根据肿瘤残余情况，二期选择经前方入路切除位于筛窦、蝶窦残余肿瘤。经过DSA球囊闭塞试验，虽提示阴性，但考虑患者年轻，进行高流量搭桥弥补未来可能出现的缺血事件。

2. 治疗过程：麻醉前行腰大池引流，闭管备用。上头架、导航注册，取仰卧位、头左转45°，颈部稍过伸备出颈动脉搭桥供血动脉暴露；B超定位颈动脉分叉处，纵向切口显露颈总动脉、颈内动脉及颈外动脉（见图26-46-7）。自左下肢大隐静脉取桥血管，大腿外旋位，自大隐静脉下段远心端、内踝前2.5～3.0 cm处开始，斜行胫骨内侧面的下1/3至其内侧缘，向近心端逐步分离（图26-46-8）。一般取材20 cm，取桥血管过程中以银夹夹闭侧支小血管；分离完成后，桥血管保持原位，沿血管一侧纵轴美兰连续点状标记，以防止穿过隧道时血管扭曲；湿纱布覆盖血管，邻近血管搭桥时再结扎剪断桥血管两端、游离取下血管，肝素生理盐水轻柔冲洗。嘱麻醉医师勿要在左侧上肢扎桡动脉，备用（注：桡动脉桥的获取。沿动脉走行向上，自腕关节上方桡侧切开皮肤、皮下组织和浅筋膜，沿动脉走行向上分离；桡动脉在腕部较浅，仅有皮肤、浅筋膜、结缔组织覆盖，在前臂中部走行较深，于桡侧腕屈肌

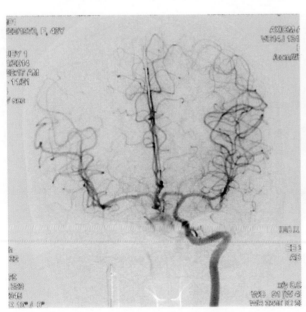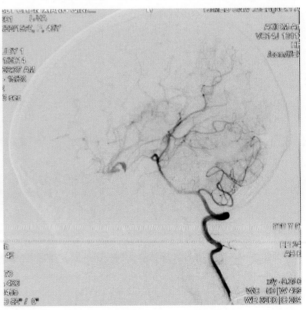

图26-46-6　患者术前DSA检查及评估：行双侧咽升动脉及颌内动脉栓塞。BOT试验阴性

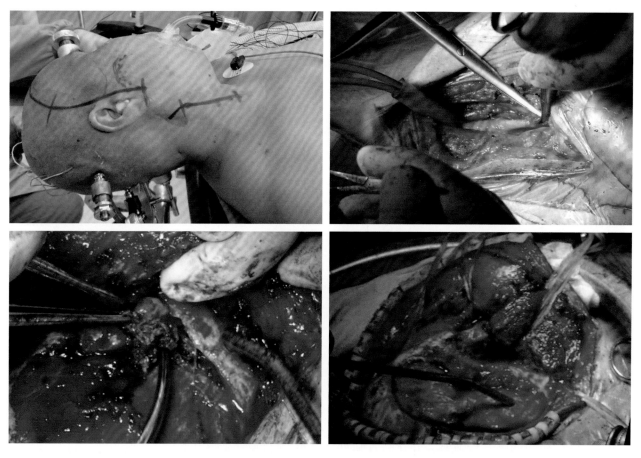

图26-46-7　手术体位及皮瓣设计。颅内—颅外高流量搭桥＋额颞眶颧扩大中颅底入路

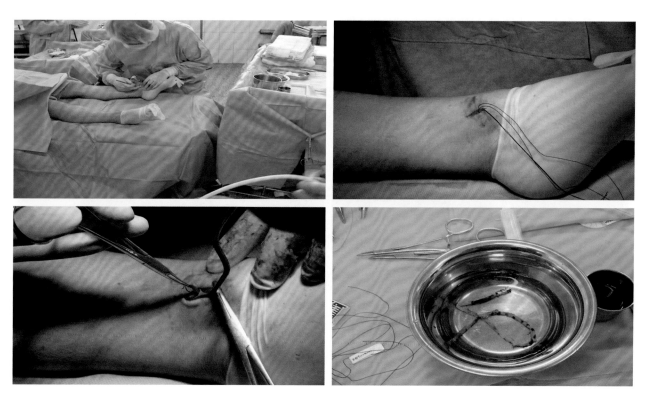

图26-46-8　大隐静脉取桥血管过程

和肱桡肌之间。缝线结扎分支小动脉，全程暴露12～15 cm桥血管，临时阻断夹夹闭桡动脉，同时应用血氧监测指套评估是否存在指端缺血。其后临近搭桥前结扎间断桥血管步骤方法同前，无须美兰标记血管）。暴露颈部，显露右侧颈总、颈内、颈外动脉。额颞眶颧开颅，切除经眶下裂突出颅外颞肌下肿瘤。磨除前床突，咬除中颅底骨质，显露肿瘤。切开硬膜、分侧裂、显露右侧ICA、MCA。颈外动脉—大隐静脉—大脑中动脉高流量搭桥：桥血管隧道的建立，隧道始于颧弓后方，在颌骨髁突前方，用钝头止血钳穿过颞肌附着处。然后止血钳向外走行，沿着下颌骨升支向下到达下颌角，穿过咬肌和腮腺筋膜，到达颈部切口前上方。充分扩张隧道使其宽松。利用止血钳夹持吸引器塑料管，并导入塑料管，建立宽敞的硬性通道以便桥血管通过。阻断颈内动脉前，静脉给肝素2 000单位，临时阻断颈内动脉后，提高患者血压至正常血压20%，提高脑组织灌注，脑电图实时监测活动电位变化。9—0缝线吻合颅内端，颈外动脉3.5 mm打孔器造瘘，8—0线吻合桥血管。并在吻合临近结束时，松开桥血管临时阻断夹排血、排气，并完成最后几针吻合。荧光显微镜下吲哚菁绿造影确认桥血管通畅后，永久结扎颈部颈内动脉。经硬膜外入路切除肿瘤（导航辅助，超声吸引），勿要突破蝶窦黏膜，以防难以修补的瘘口形成。左大腿外侧取脂肪。止血、颅底重建、脂肪填塞术腔，硬膜缝合、关颅还纳骨瓣、钛片固定，置外引流管（图26-46-9）。

3. 术后影像学分析及围手术期治疗：术后密切观察患者意识状态变化，控制血压于术前水平。术后24 h内复查CT及CTA评估颅内肿瘤切除术后术区情况及桥血管通畅程度。复查CT后若无术区出血表现，行右旋糖酐250 mL静脉点滴每12小时1次，同时阿司匹林100 mg口服每日1次。静脉为桥血管患者需长期口服阿司匹林，桡动脉为桥血管患者至少口服阿司匹林3个月。

患者术后6 h拔除气管插管，神清、四肢活动好。术后CT显示术区无血肿，2周复查强化MRI显示肿瘤切除满意（图26-46-10），DSA显示桥血管通畅（图26-46-11）。术后病理：孤立性纤维瘤。患者术后未见脑脊液鼻漏等情况、无新增手术相关并发症，一般状态良好。顺利拆线出院，密切影像学随访，必要时行放射辅助治疗。

【点睛与提示】

1. 复杂颅内外沟通肿瘤，术前应详细评估影像学特点，包括薄扫CT、MRI，辅助多模态影像融合技术，制订最佳手术方案。

2. 血管搭桥是复杂颅底肿瘤手术成功的保障，累及颈动脉的海绵窦肿瘤血管搭桥后可以全切除肿瘤。

3. 一方面血管重建加肿瘤切除对于某些患者仍然是最好的选择，如放疗不能控制的复发脑膜瘤、侵及血管的某些颅底肿瘤等；另一方面，血管重建技术是术中血管意外损伤的有效补救手段。

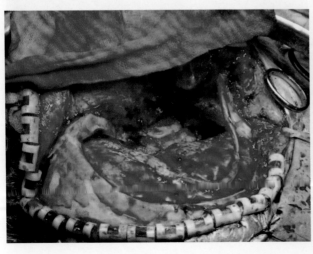
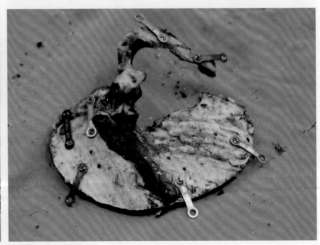

图26-46-9　桥血管情况及骨瓣复位

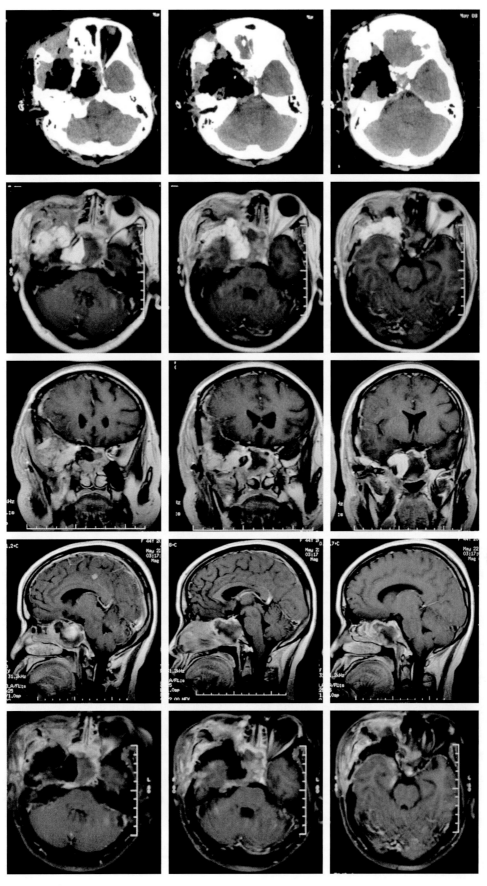

图26-46-10　术后CT、MRI影像学检查

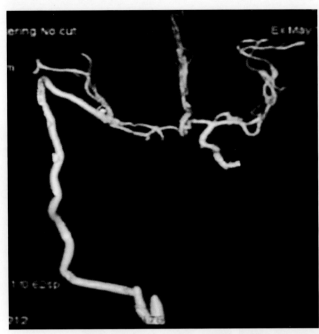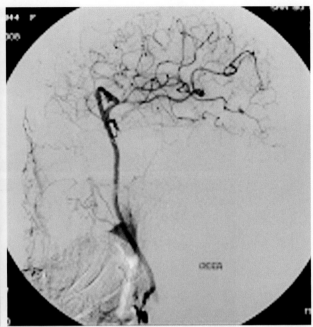

图26-46-11　术后桥血管情况评估

4. 所有准备牺牲重要血管的患者都应进行血管重建，因为受围手术期血管痉挛、低血压、高凝状态和此后不可预测的血管事件的影响，即使术前代偿良好的患者在围手术期和以后的生命过程中也可能因牺牲的血管而发生卒中事件。

5. 决定血管重建和肿瘤切除是一期进行还是分期手术，考虑到手术时间和术中抗凝等因素，分期手术较为稳妥，血管重建术后第二天行血管造影证实血管通畅，3～7天内行肿瘤切除，但也可根据患者的经济条件和肿瘤切除的难易程度一期进行。对于成熟的颅底外科医生，动脉血管重建在技术上并不困难，问题在于高流量搭桥涉及环节较多，需要有顺畅的手术流程。

6. 笔者所在医院选择何种桥血管，是依据患者年龄、身高、血管条件综合选择。例如，患者年轻预期血管使用时间长、臂长较长、艾伦试验代偿良好，就选择桡动脉；如果下肢静脉曲张，也应选用桡动脉。

视频资料

46　颅内外沟通血管外皮瘤手术治疗

病例47　幕镰脑膜瘤
(Falcotentorial Meningioma)

【临床资料】

患者：女性，66岁。

1. 主诉：间断头部不适1年余。

2. 现病史：患者入院前1年余无明显诱因出现头部不适，间断出现，余无其他特殊不适。近期行头部MRI检查，发现幕镰区占位性病变。患者为求进一步治疗入院。

3. 体格检查：神清，语利，高级中枢活动未及减退，双侧瞳孔等大等圆，对光反射灵敏，眼球各方向活动无障碍，双侧视力1.0，无视野缺损，无视乳头水肿，鼻唇沟对称，悬雍垂居中，咽反射灵敏，伸舌无偏斜，双侧肢体肌力Ⅴ级，病理征阴性。

4. 辅助检查

（1）头CT显示：幕镰区类圆形高密度影，有条索样钙化。

（2）头MRI显示：幕镰区等T_1等、T_2信号病灶，强化明显，大脑大静脉位于病灶的前上方。下矢状窦汇入直窦、窦汇区静脉显影不明显（图26-47-1）。

5. 入院诊断：幕镰脑膜瘤。

【治疗处理】

1. 背景知识

幕镰脑膜瘤（falcotentorial meningioma）是起源于小脑幕和大脑镰之间的交界区，包括Galen静脉与直窦连接处，以及沿该连接处到窦汇的部位。其结构关系涉及间脑主要的深静脉引流，尤其是深部静脉引流系统，损伤后患者预后差，是颅内脑膜瘤

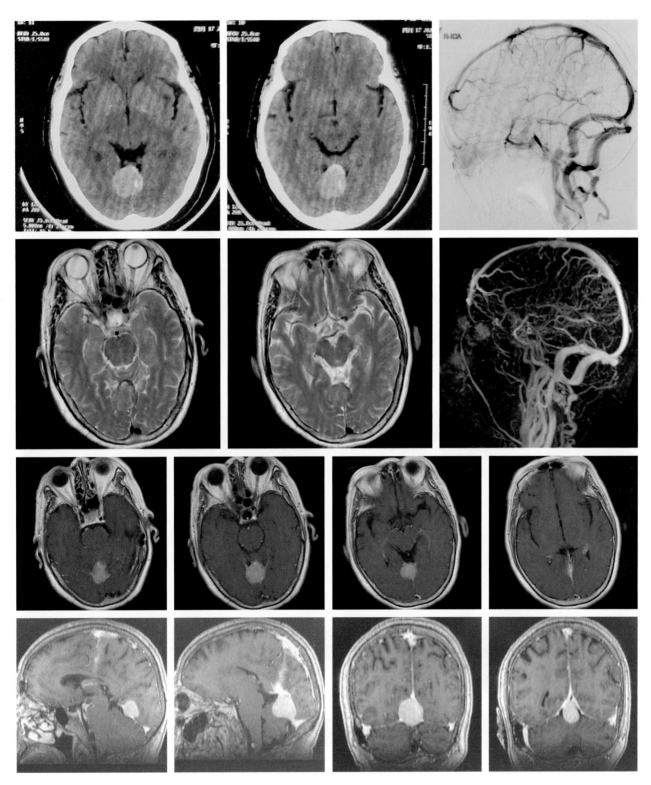

图26-47-1　患者术前CT、MRI、DSA表现

最富挑战的手术之一。

幕镰脑膜瘤的位置特殊，靠近中脑导水管，极易破坏脑脊液循环，导致脑积水，引起颅内高压增高症状。最常见的症状如头痛、步态不稳、大小便失禁。幕镰区脑膜瘤的分型有2分法和4分法两类。2分法：上、下2型；4分法：上、下、前、后4型（图26-47-2和图26-47-3）。

幕镰脑膜瘤的手术入路可选择：经枕顶后纵裂入路、单侧枕下经天幕入路、双侧枕下经天幕入路、经胼胝体后部入路、幕下小脑上入路、幕上下联合入路。依据肿瘤分型，进行合理手术入路的选择：

向前生长型：经枕顶后纵裂入路　经胼胝体后部入路

向上生长型：经枕顶后纵裂入路　经胼胝体后部入路

向下生长型：单侧枕下经天幕入路　幕下小脑上入路

向后生长型：经枕顶后纵裂入路　单侧枕下经

天幕入路

根据幕镰脑膜瘤的位置，常常采用一个U形或者直线形切口，目前双侧入路已经很少采用。对主体延伸至小脑幕切迹上方并推挤Galen静脉的肿瘤，可行单侧开颅经顶枕叶—纵裂—小脑幕裂孔/窦汇入路。手术入路的术侧，由肿瘤最大延伸方向决定。通过倾斜的弧线可以有效地到达肿瘤深部的侧方边界，同时对大脑没有过度的牵拉和损伤。对位于小脑幕切迹下并推挤Galen静脉和其他间脑深部静脉的肿瘤，可采用幕下小脑上入路。对主体位于幕上并小部分向幕下延伸的肿瘤，可采用经枕部纵裂入路，并经大脑镰或小脑幕入路切除对侧幕上或幕下的部分。受较大肿块压迫的枕叶应置于下方以便利用重力作用，形成枕叶自然牵拉效应。

术前评估中MRI T_1、T_2加权像及增强扫描了解肿瘤与松果体、大脑内静脉、丘脑、胼胝体压部和顶枕叶的解剖关系；通过MRA、MRV、CTA、

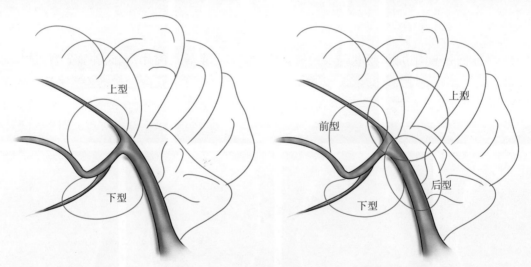

图26-47-2　幕镰脑膜瘤的2分法与4分法分型

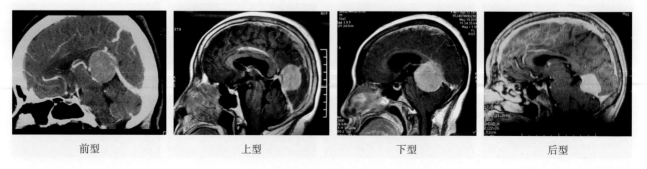

| 前型 | 上型 | 下型 | 后型 |

图26-47-3　幕镰脑膜瘤的分型的4分法临床示例

DSA重点评估肿瘤主要供血血管，术前可选做DSA，此处血管供应复杂，包括脑膜垂体干、颈外动脉脑膜支、咽升动脉脑膜支、脉络丛后动脉内侧和外侧支、大脑后动脉、椎动脉脑膜支，主体向幕下生长的幕镰脑膜瘤也接受小脑上动脉小的软脑膜分支供应；评估肿瘤与静脉、静脉窦的关系，确认肿瘤与天幕、胼胝体压部、大脑内静脉、Galen静脉和Rosenthal基底静脉的关系，明确侧支静脉引流情况，评估巨大瘤体内的直窦、窦汇和横窦的闭塞程度。

2. 治疗方案：本例患者属于4分法中的后型，适宜采取经枕顶后纵裂入路。采用3/4俯卧位或"公园长椅位"，有利于减少由于俯卧位引起的肺源性或腹源性的静脉压升高。患者的头部相对地面轻微抬高15°并向地面转大约60°。颈部屈曲，下颌与胸部约两指宽的距离。肿瘤侧置于下方，这样可以利用重力作用并且避免枕叶机械牵拉。如果患者术前有脑积水、脑肿胀情况，需设计皮瓣切口，做好术区侧枕角穿刺脑脊液引流预案（图26-47-4）。

3. 治疗过程：依据肿瘤的边界、形状以及肿瘤主体在幕上、幕下情况，剪开硬脑膜，硬膜瓣以静脉窦为基底翻开。向外、下方牵拉枕叶进行暴露。沿着肿瘤边缘，先电凝切断来自幕/镰的肿瘤供血血管，再行瘤内减压。幕或镰的血管是肿瘤出血的主要来源，及时用吸收性明胶海绵压迫硬脑膜创面止血。当肿瘤减压充分后，牵拉肿瘤囊壁移向减压中心区，分离肿瘤囊壁后方脑组织、血管的粘连。需要切除受累的硬脑膜。需要保留所有未闭塞的静脉窦。小脑幕上任何大的静脉通道具有静脉侧支回流作用，也具有保留价值。如果主要的静脉窦包括直窦被肿瘤侵犯，这种情况下保留这些静脉更加重要。任何桥静脉进入任何静脉窦相对正常部分需要保留。如果窦汇和一侧或两侧横窦具有功能或通畅，在窦汇前将一侧脑膜从侧方向中间剪开，进一步阻断肿瘤的血供。肿瘤进行有效的减压及受侵犯的硬脑膜切除后，再处理静脉窦。若静脉窦已经闭塞，可在肿瘤边缘缝合或结扎静脉窦。本例患者脑膜瘤起源于直窦两层硬膜之间，在肿瘤切除后期，可以看到已经闭塞的Galen静脉，予以切断处理。

4. 术后影像学分析及围手术期治疗：术后严密观察水肿情况及患者意识变化。患者病情平稳，无新增并发症。术后2周强化MRI显示肿瘤切除满意（图26-47-5），顺利出院。

【点睛与提示】

1. 术前详细阅片，判断肿瘤分型，选择合适的手术入路是顺利切除肿瘤的首要保障。最常用的入路是后纵裂入路+Poppen入路。

2. 幕镰脑膜瘤供血主要来自肿瘤附着处的大脑镰和小脑幕，囊内切除肿瘤前应尽可能阻断肿瘤

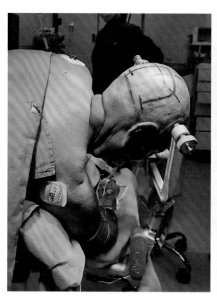
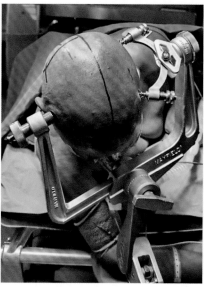
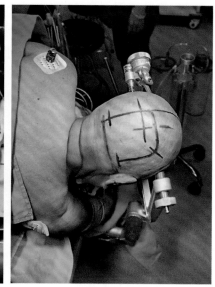

图26-47-4　患者体位及切口

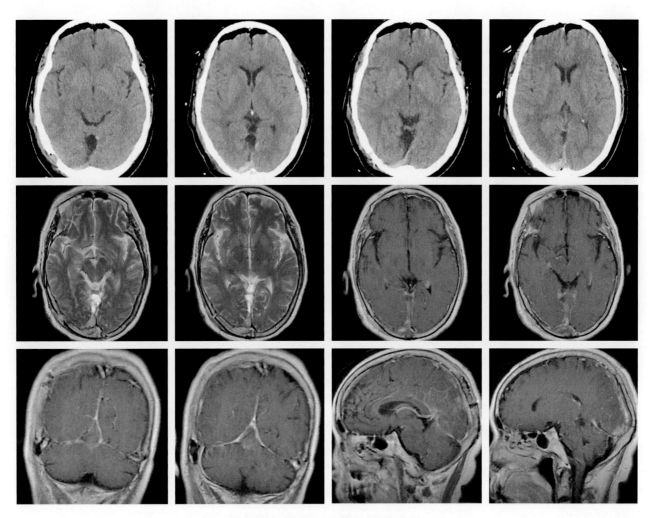

图26-47-5　术后影像学检查

的供血。

3. 静脉窦解剖变异发生在上矢状窦重复注入一侧横窦或分成两个独管腔再分别注入每一侧横窦。了解肿瘤与深静脉的关系对于静脉的保留至关重要。

4. 肿瘤囊壁外任何通畅的静脉均具有重要功能，不可损伤，否则将可能引起致命并发症的出现。

视频资料

47　幕镰脑膜瘤手术治疗
其他幕镰脑膜瘤手术视频：
47-1　幕镰脑膜瘤手术治疗（四分法"下型"）
47-2　广泛侵袭的幕镰脑膜瘤手术治疗

病例48　矢状窦旁脑膜瘤
(Parasagittal Meningioma)

【临床资料】

患者：女性，60岁。

1. 主诉：左侧肢体活动不利1个月余。

2. 现病史：患者于入院前1个月无明显诱因出现左侧肢体活动不利，具体表现为左右手动作不一致，动作稍迟缓，左下肢走路拖地，走路左偏，患者无肢体麻木感，无四肢抽搐。患者遂就诊于笔者所在医院，行头平扫MRI示右侧额叶大脑镰旁可见一类圆形肿块，为求进一步诊治入院。

3. 体格检查：神清，语利，高级神经活动未见异常,双侧瞳孔等大等圆,对光反射灵敏,眼球各方向活动无障碍,双侧视力1.0,未见视野缺损,无视乳头水肿,面部感觉无减退,双侧鼻唇沟对称,吞咽无困难,右侧肢体肌力V级,左侧下肢肌力Ⅵ级,病理征未引出。

4.辅助检查

(1)头MRI显示:右侧额叶大脑镰旁可见一类圆形长T_1稍长T_2信号肿块影,DWI稍高信号,最大截面46.7 mm×42.1 mm,与周围脑质之间可见脑脊液样信号。

(2)MRV显示:肿瘤受累段矢状窦变窄,血流尚通畅(图26-48-1)。

5.入院诊断:右侧额部矢状窦旁脑膜瘤。

【治疗处理】

1.治疗方案:矢状窦旁脑膜瘤,是起源于上矢状窦的硬脑膜和邻近的大脑镰,常常与一侧窦壁连接紧密甚至侵入矢状窦。按照位置分布,可将肿瘤分为矢状窦前部(前1/3,即鸡冠到冠状缝)、中部(中1/3,即冠状缝到人字缝)和后部(后1/3,即人字缝到窦汇)3类。

肿瘤与矢状窦位置关系的不同、侵犯程度不同,会导致患者临床表现和术后并发症风险迥然不同。其中中央沟区附近,也就是矢状窦中1/3段,

两侧布满向矢状窦引流的静脉,任何一支的损伤,将会带来灾难性并发症,术中应竭尽全力保护这些静脉。关于侵犯入矢状窦的脑膜瘤,是进行窦内肿瘤全切除,还是保留部分肿瘤的治疗方案选择,仍存在争议。笔者认为,肿瘤切除程度需要综合多方面因素来最终做出判断,在年轻患者、身体素质良好、窦完全闭塞、侧支循环已经形成、窦部分闭塞但侵犯窦壁节段较小且有条件进行修补、肿瘤性质级别偏恶性等情况下,应该采取更积极的手术切除策略。当然,相应的静脉分支保护技巧和相应的窦修补技术必须过硬,否则激进的手术治疗策略只会给患者带来更糟糕的临床预后。

对于侵犯入硬脑膜静脉窦的肿瘤,进行术前评估非常重要,包括被侵犯窦的位置、相关引流静脉、是否存在侧支循环静脉及静脉窦被堵塞的程度。对于侧支循环静脉的评估非常重要。磁共振静脉成像(MRV)是最基本的检查,当遇到评估困难时,及时行DSA检查进行评估。DSA评估不仅可以评估矢状窦的通畅程度,还可以更加详细了解侧支静脉循环系统、上吻合静脉及其他连接矢状窦、横窦、乙状窦之间的静脉网代偿情况。

本例患者肿瘤并未侵入矢状窦,但通过静脉MRV可以发现,肿瘤已经压迫矢状窦并使之变窄,

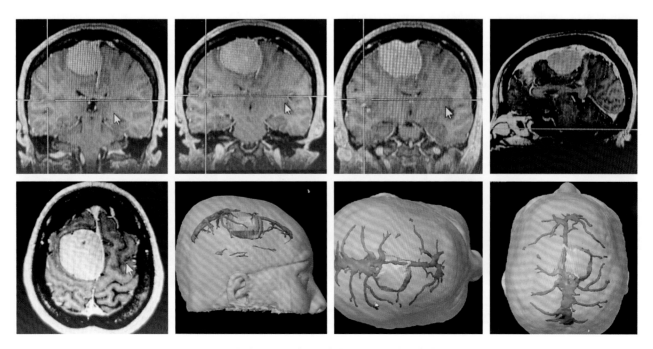

图26-48-1 患者术前MRI表现,肿瘤受累段矢状窦变窄,血流尚通畅

更棘手的是肿瘤后极有较大静脉湖和中央沟静脉存在。采用高额弧形皮瓣开皮，皮瓣翻向前方，在矢状窦上偏肿瘤一侧打孔，开放骨瓣（图26-48-2）。

2. 治疗过程：仰卧位最常用，不同程度的抬高头部。理想的体位应考虑脑组织重力影响，可尽量减少脑牵拉及硬膜边缘卡压脑组织表面，导致静脉压迫引起脑组织充血肿胀。由外侧向中线侧剪开硬脑膜，翻转到窦边缘。有时遇到硬膜下粘连粗大静脉分支或本身形成静脉湖，需要在多处剪开硬脑膜，而避免损伤这些静脉系统，必要时可以在这些静脉上留下一小块硬脑膜。

切除肿瘤过程与脑膜瘤切除原则一致，首先尽可能多断离来自中线方向血运，通过逐步断肿瘤基底血供、肿瘤瘤体减压、动态牵拉等方式，利用超声吸引器和双极电凝、取瘤镊、显微剪等器械逐步由中心向外周，使肿瘤体积不断变小，最后将肿瘤逐渐从大脑中分离。当大脑表面逐渐分离暴露出来时，可以使用吸收性明胶海绵及棉片等进行保护。分离肿瘤与脑组织时如遇静脉粘连、尝试分离困难时，必须保护静脉不受损伤，必要时残留肿瘤。对中线深部病变患者，可同时切除大脑镰与肿瘤。

对于侵袭窦壁或窦内的脑膜瘤，当肿瘤主体已经切除，操作空间充足条件下，进行最后阶段的操作，包括窦壁窦内肿瘤彻底切除、肝素化、保留部分正常窦缘、窦修补等一系列操作。一般使用自体

材料进行静脉窦修补、重建；旋转的硬脑膜瓣或自体硬脑膜补片是最佳修复材料。相关窦修补视频见本节附录手术：矢状窦旁脑膜瘤的处理——窦修补。

3. 术后影像学分析及围手术期治疗：患者术后出现左侧肢体肌力稍下降，肌力Ⅳ-级，行甘露醇脱水及甲强龙对症治疗后，1周左右逐步恢复Ⅳ+级。术后1周复查强化MRI显示，术区皮质脑水肿表现，矢状窦通畅，无异常强化肿瘤残留影像（图26-48-3）。

【点睛与提示】

1. 矢状窦中段1/3处的脑膜瘤常累及矢状窦，正确决策手术切除程度依赖于术前详尽的检查、患者基础条件、肿瘤的性质、静脉窦闭塞情况及侧支静脉代偿情况等。

2. 付出再多的时间、精力成本，也应该保护好引流入矢状窦的静脉系统，尤其是当矢状窦大部及以上程度闭塞、周围伴新生侧支静脉网络时，更应引起医生的警觉。

3. 在剪开硬脑膜时，遇到难以跨越的窦旁引流或静脉湖，应及时调整硬膜切开方向，以保护汇入静脉窦的静脉血管，必要时留下静脉上的脑膜；无意剪开的上矢状窦边缘，必须进行严密缝合，而不是使用双极电凝处理破口。

4. 涉及静脉窦修补或重建患者，应提前做好相

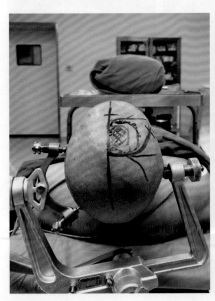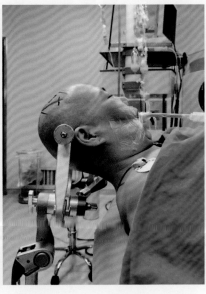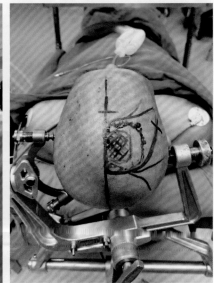

图26-48-2　手术体位及皮瓣设计

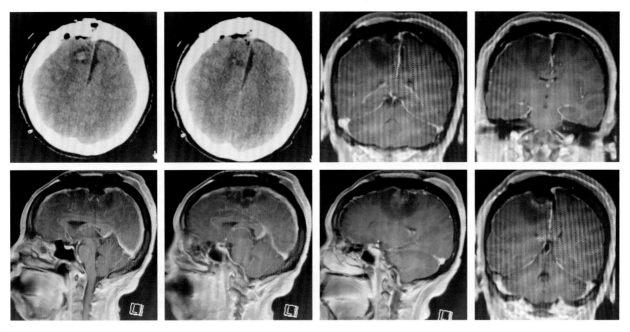

图26-48-3　术后1周强化MRI示术区皮层明显水肿,矢状窦通畅,无肿瘤残留

关准备,并参与手术人员沟通,术中及术后注意抗凝、抗血小板药物的合理使用。

视频资料

48　矢状窦旁脑膜瘤手术治疗

其他窦旁脑膜瘤手术视频:

48-1　矢状窦旁脑膜瘤的处理——窦内侵袭

48-2　矢状窦旁脑膜瘤的处理——窦修补

病例49　大脑镰脑膜瘤
(Falcine Meningioma)

【临床资料】

患者:女性,68岁。

1. 主诉:间断眩晕7年,加重1个月。

2. 现病史:患者于入院前7年无明显诱因出现发作性头晕,伴恶心、呕吐,不伴头痛,休息或改变体位后缓解,患者无肢体麻木,无四肢抽搐,无意识障碍。患者曾就诊于外院,行头颅平扫MRI示:前纵裂大脑镰旁占位性病变。入院前1个月再次出现

上述症状,遂就诊于当地医院,行头平扫MRI示:额部中线双侧肿块较前增大,双侧额叶受累,考虑大脑镰脑膜瘤,为求进一步诊治入院。

3. 体格检查:神清,语利,双侧瞳孔等大等圆,对光反射灵敏,眼球各方向活动无障碍,双侧视力1.0,未见视野缺损,无视乳头水肿。双侧额纹对称,面部感觉无减退,口角不歪,吞咽无困难。双侧肢体肌力Ⅴ级,病理征阴性。

4. 辅助检查

头部平扫、强化MRI示:额部大脑镰两侧可见团块状等T_1稍长T_2信号影,DWI呈高信号,边界清晰,双侧侧脑室周围白质内可见斑片状稍长T_1、稍长T_2信号影,边缘模糊。脑室系统略扩张,脑沟、脑池略增宽。中线结构居中。注入对比剂后,上述病灶呈明显较均匀强化,邻近大脑镰呈线样强化(图26-49-1)。

5. 入院诊断:双侧额部大脑镰脑膜瘤。

【治疗处理】

1. 治疗方案:大脑镰脑膜瘤(falcine meningeoma,FMs)定义为起源于大脑镰,被脑实质所覆盖,并且通常不累及上矢状窦的脑膜瘤。Al-Mefty根据脑膜瘤与冠状缝合线和人字缝的关系,将大脑镰脑膜瘤分为前、中、后3型。前型起源于鸡冠和冠状缝线之间的大脑镰,中间型位于冠状缝线和人字缝之间

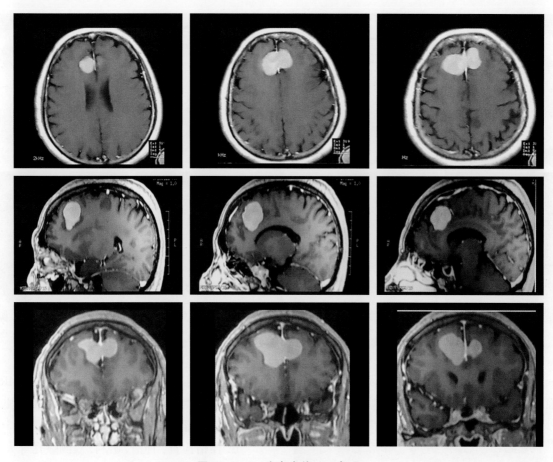

图26-49-1　患者术前MRI表现

的脑镰,而后型位于人字缝之后(图26-49-2)。

大脑镰脑膜瘤的手术策略必须考虑到肿瘤的位置、大小、周围静脉关系和矢状窦受累的程度,可采用同侧半球间入路或对侧半球间入路。对侧入路的优点包括:避免同侧已经水肿的脑皮层占位

效应,更好地在早期就阻断双侧大脑镰硬膜基底血运,更方便控制来自胼缘动脉的供血。脑组织肿胀明显患者可行腰大池或脑室引流,以使脑组织与大脑镰分离更容易。需格外注意肿瘤与大脑前动脉主要分支的关系,在少数情况下,肿瘤包裹胼周动

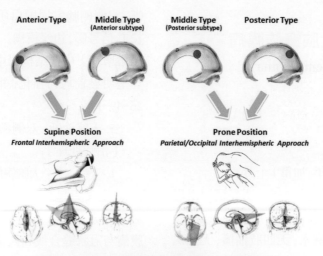

图26-49-2　大脑镰脑膜瘤的体位及入路设计

(引自: Danilo De Paulis, JCN, 2017, 37: 25-30)

脉难以分离时，可能需要残留部分肿瘤。还需要重点关注肿瘤位置与周围引流入矢状窦的皮质静脉关系。安德鲁斯（Andrews）等人将矢状旁静脉分为额前、额后、顶叶和枕叶4组。他们观察到，在额前区域，平均有6.5条静脉引流每个半球的表面；额后区域有3条静脉，顶叶区域有4条静脉，每个枕部区域有1条静脉。此外，约70%的矢状旁静脉出现在冠状缝后2 cm范围内，30%出现在冠状缝前2 cm范围内。在计划大脑镰脑膜瘤手术时，必须考虑到静脉的位置，以便在不损伤静脉的情况下，绕过静脉进行肿瘤切除。皮质静脉作为重要的侧支引流，必须保留，以防止术后严重的并发症，如导致肿胀和静脉出血性梗死。

本例患者属于双侧大脑镰前型脑膜瘤，通过静脉MRV可以发现，双侧额部均存在较发达皮质静脉引流。双侧肿瘤大小相近，采用高额近直线的微弧形皮瓣，自右侧开放骨瓣，骨瓣不跨越矢状窦（图26-49-3）。

2. 治疗过程：由外侧向中线侧方向剪开硬脑膜，翻转到窦边缘。有时遇到硬膜下粘连粗大静脉分支或本身形成静脉湖，需要在多处打开硬脑膜，而避免损伤这些静脉系统，必要时可以在这些静脉上留下小块硬脑膜。在某些情况下，中线部位引流静脉，可以在不受损伤的情况下，经过显微镜下精细分离蛛网膜操作，脱离皮质几毫米，以提供我们

更多的手术暴露空间。在对肿瘤进行内部减压前，当空间充足时，应将镰上肿瘤的前后边缘从上向下分开，最好距肿瘤边缘0.5 cm以上，以阻断大脑镰上的动脉血液供应。但空间不足时，只能进行部分肿瘤基底断血供、肿瘤部分减压，并循此过程，完成空间暴露和肿瘤切除。

本例患者翻开硬膜后，发现数支皮层引流静脉阻挡在肿瘤暴露的路径上，限制了皮层与大脑镰分离。通过精细分离，使部分粗大静脉脱离皮质数毫米，以增加血管游离程度，通过静脉上下间隙，完成肿瘤切除过程。虽然小脑膜瘤可以"整块"切除，但对大多数大脑镰脑膜瘤来说，在充分暴露和初始断血供操作后，肿瘤内部减压仍是肿瘤切除的关键一步。首先尽可能多断离来自中线方向血运，通过逐步断基底血供、肿瘤瘤体减压、动态牵拉等方式，利用超声吸引器和双极电凝、取瘤颗、显微剪等器械逐步由中心向外周，使肿瘤体积不断变小，直到肿瘤暴露部分的薄边缘很薄，并通过牵拉最后将肿瘤从大脑皮质中分离。注意小心处理肿瘤深部下方的大脑前动脉主要分支的粘连。当一侧病变切除，术区空间充足时，切除起源部位大脑镰，进而处理对侧肿瘤。

3. 术后影像学分析及围手术期治疗：患者复查CT未见脑肿胀表现，无术后新增并发症。术后1周复查强化MRI显示，术区皮质水肿表现不明显，无肿瘤残留影像（图26-49-4）。

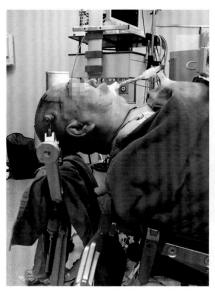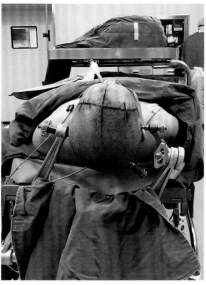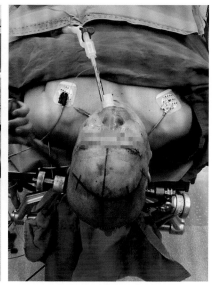

图26-49-3 手术体位及皮瓣设计

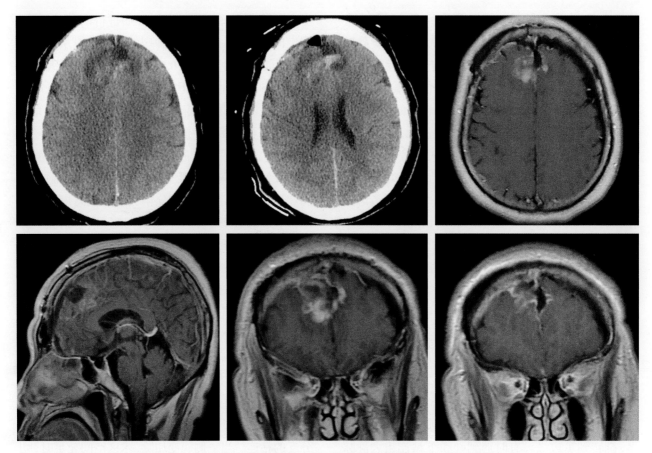

图26-49-4　术后CT及强化MRI，术区皮质水肿表现不明显，无肿瘤残留影像

【点睛与提示】

1. 细致的术前规划（目的是确定动脉、静脉血管位置与肿瘤的关系）。付出再多时间、精力成本，也要保护好引流入矢状窦的静脉系统。

2. 善于利用好体位、重力优势，有助于皮质与大脑镰分离、肿瘤暴露。

3. 手术的进展，不是增加大脑皮质的收缩以暴露更多隐藏在脑组织下的肿瘤，而是将变薄肿瘤包膜拉向减压中心，进而切除肿瘤。

4. 在肿瘤囊外剥离过程中，不应有动脉或动脉分支被牺牲，除非该血管被确定为肿瘤供血血管，大脑镰脑膜瘤供血动脉绝大部分来自中线，而非肿瘤侧方。

视频资料

49　大脑镰脑膜瘤手术治疗

其他大脑镰脑膜瘤手术视频：

49-1　双侧大脑镰后部脑膜瘤的处理

病例50　侧脑室三角区脑膜瘤
(Lateral Ventricle Meningioma)

【临床资料】

患者：女性，37岁。

1. 主诉：头痛1个月余。

2. 现病史：患者于入院前1个月余无明显诱因出现头痛，呈钝痛，以前额和双颞部为著，间断性发作，每次疼痛持续数分钟，休息后可自行缓解，偶伴头晕。无恶心、呕吐，无视物模糊、复视，无耳鸣，无肢体感觉障碍及运动障碍。头部MRI显示：右侧三角区巨大占位性病变，明显均匀强化，无脑积水，门诊以右侧三角区占位性病变收入院。

3. 体格检查：神清，语利，双侧瞳孔等大等圆，对光反射灵敏，眼球各方向活动无障碍，双侧视力1.0，未见视野缺损，无视乳头水肿。鼻唇沟对称，鼓腮无漏气,悬雍垂居中,咽反射对称,伸舌居中,双侧肢体肌力V级,病理征阴性。

4. 辅助检查:头部平扫、增强MRI显示:右侧侧脑室三角区可见T_2 Flair等信号肿块影,DWI序列呈稍高信号,周围可见片状高信号水肿影,病灶最大截面大小约3.9 cm×3.1 cm,边界尚清,右侧侧脑室颞角扩张。注入对比剂后病灶呈明显均匀强化。余脑实质未见异常强化。脑室系统未见扩张,脑沟、脑池无增宽,中线结构居中(图26-50-1)。

5. 入院诊断:右侧三角区脑膜瘤。

【治疗处理】

1. 治疗方案:处理三角区较大脑膜瘤,应遵循路径短、早期断血供、创伤小等原则。该部位脑膜瘤有经颞枕入路和经顶上小叶入路两种入路,前者较常用。本例病例选择颞枕叶经皮质入路,通道直达肿瘤中下1/3,方便部分减压后,第一时间断离脉络膜前动脉来源的主要血运。患者采取侧俯卧位,

头略下倾,方便手术通道直视视野(图26-50-2)。术中导航系统辅助手术通道路径方向的准确把握。

2. 治疗过程:神经导航棒从预定皮质切开点,进入脑实质,导航棒径直指向肿瘤中下1/3处。自动脑板牵开器沿导航棒指引隧道插入,直到牵开器头端触及肿瘤。牵开器适度牵开约1.5 cm×2 cm的手术通道。电凝肿瘤表面血管,进行瘤体减容。超声吸引可加快瘤体减容进程,同时保持视野清晰。当瘤腔有足够空间,使用取瘤镊牵拉肿瘤表浅囊壁向瘤腔减压空间移动,同时使用剪刀、尖刀等再次进行减瘤。

脑膜瘤手术第一时间需要断离肿瘤血供,为所有脑膜瘤切除术的原则。首先判断供血动脉位置,进行有利于供血动脉控制的有效肿瘤减压。当可以翻动肿瘤底部,第一时间找到脉络膜前动脉,通过术前MRA阅片,发现脉络膜前动脉为肿瘤供血的粗大血管,电凝并剪断;主血运断离后,可大幅减

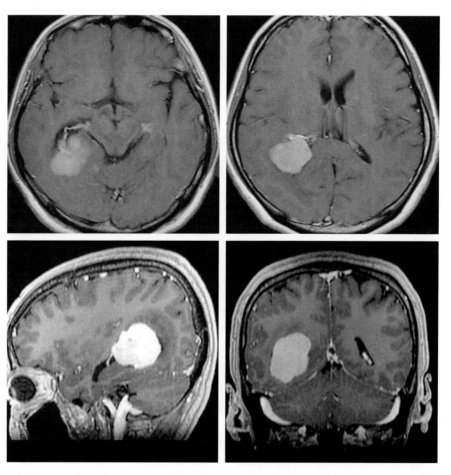

图26-50-1　术前MRI显示:右侧侧脑室三角区可见信号肿块影,周围可见片状高信号水肿影,注入对比剂后病灶呈明显均匀强化

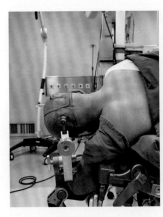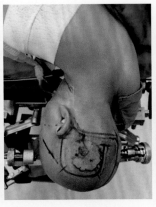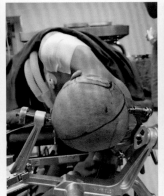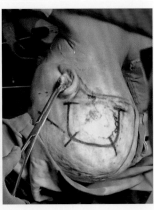

图26-50-2　患者体位及切口

少术区渗血。再次以画圈方式依次牵拉肿瘤囊壁进行减瘤操作。质地坚韧的脑膜瘤，需逐层分块切除到一定程度，才可翻动瘤体，看清楚肿瘤包膜与脑室壁之间是否有粗大过路静脉，应加以保护。随着肿瘤进一步切除，瘤体缩小，操作空间逐渐开阔。最后获得从容分离肿瘤与脑室壁边界的空间，做到

Simpson Ⅰ级切除。严格检查术区，电凝牢靠供血血管断端及脉络丛出血点。

3. 术后影像学分析及围手术期治疗：术后给予患者甘露醇125 mL、每8 h 1次脱水治疗。患者术后无失语、明显视野缺损、计算力下降等情况出现。术后1周，复查强化MRI显示（图26-50-3），肿瘤切

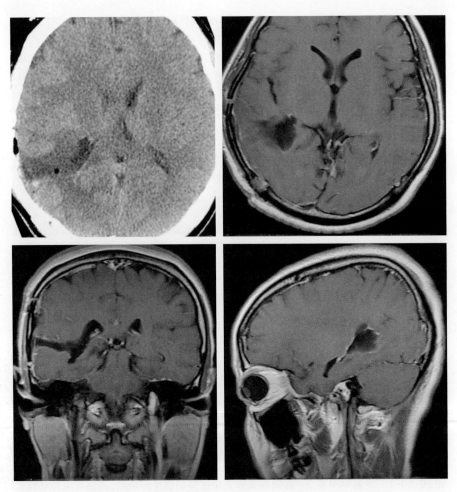

图26-50-3　术后1周复查强化MRI显示肿瘤切除效果满意

除效果满意,无新增并发症,顺利出院。

【点睛与提示】

1. 脑膜瘤处理的原则:设计合理手术入路,为方便第一时间断离肿瘤血供服务。合理的入路应能充分显露肿瘤,便于尽早辨认血管及重要结构,最大程度切除肿瘤,尽可能减少对脑组织的牵拉为原则。

2. 侧脑室三角部脑膜瘤有2个可选手术入路:经颞后和经顶上小叶入路,经颞后入路路径短,但容易损伤视放射,而顶上小叶入路则相反。

3. 因为脑室周围重要神经、血管易受损伤,选择手术入路时要十分谨慎,应综合考虑肿瘤位于脑室内的位置、大小、血供、是否并发脑积水、是否位于优势半球等因素。另外,医生对该手术入路及其相关神经解剖的熟悉程度也是重要因素。

4. 深部操作,空间狭小,需把肿瘤分块切除。肿瘤的供血主要来自前方的脉络膜前动脉,在完成囊内切除后,第一时间电凝切断肿瘤供血动脉。

5. 不可在超出显微镜视野范围以外进行盲目牵拉,而过早损伤深部血管,造成不可控出血、脑急剧肿胀膨出,将引起灾难性后果。直视、可控,是深部操作安全质控的关键环节。

视频资料

50　三角区脑膜瘤手术治疗

病例51　第四脑室脑膜瘤
(Fourth Ventricle Meningioma)

【临床资料】

患者:女性,66岁。

1. 主诉:走路不稳3年余,体检发现小脑病变3周。

2. 现病史:患者于入院前3年余无明显诱因出现走路不稳,患者未予特殊重视。随后走路不稳

症状加重,并出现饮水呛咳,无头晕、头痛,无恶心、呕吐,无记忆力、计算力减退。入院前3周行头部CT检查发现:小脑占位性病变,为求进一步治疗入院。

3. 体格检查:神清,语利,高级中枢活动未及减退,双侧瞳孔等大等圆,对光反射灵敏,视盘未见水肿。双侧视力0.8,鼻唇沟对称,悬雍垂居中,咽反射灵敏,伸舌居中,双侧肢体肌力Ⅴ级,左侧指鼻试验欠稳准,右侧正常,昂伯征阴性。

4. 辅助检查

头平扫、增强MRI显示:延髓和左侧小脑半球之间相当于第四脑室侧隐窝区可见不规则等T_2信号肿块影,于DWI序列呈等信号,边界较清,大小约3.5 cm×3.8 cm×4.5 cm,邻近延髓及脑桥受压、变形向右前方移位,左侧小脑半球受压、变形,并可见片状稍长T_2信号,幕上脑室系统扩张。注入对比剂后上述肿块明显强化(图26-51-1)。

5. 入院诊断:第四脑室占位性病变(脑膜瘤?脉络丛乳头状瘤?)

【治疗处理】

1. 治疗方案:处理第四脑室肿瘤多用膜髓帆入路。本例患者肿瘤体积较大,采取枕下后正中入路,少量切开左侧膜髓帆即可获得足够的手术操作空间(图26-51-2)。

2. 治疗过程:少量切开左侧膜髓帆,脑板牵开器适度牵拉小脑。电凝肿瘤表面血管,进行瘤体减容。应用超声吸引器可加快瘤体减容进程,但如果肿瘤质地坚韧,亦可使用尖刀进行切除;射频刀可以在后颅窝、脑干周围等重要功能区附近血供丰富的肿瘤中使用,快速切割的同时完成止血。更重要的是,相比普通电刀,射频刀不产生电流,适合脑干等重要功能区附近的应用,无单极电凝使用过程中,存在大量电流通过重要功能区而产生潜在的风险。当瘤腔有足够空间,肿瘤外囊逐渐变薄,使用取瘤镊牵拉肿瘤表浅囊壁向瘤腔减压空间移动,直视下分离粘连肿瘤侧壁路过肿瘤的PICA分支。

再次以画圈方式依次牵拉肿瘤囊壁进行减瘤操作。质地坚韧的脑膜瘤,需逐层减瘤到一定程度,才可翻动瘤体,看清楚肿瘤包膜与脑室壁之间

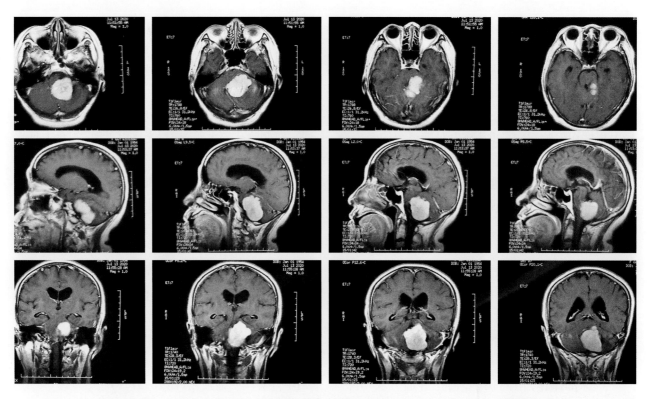

图26-51-1　患者术前强化MRI表现,肿瘤大小约3.5 cm×3.8 cm×4.5 cm,强化明显

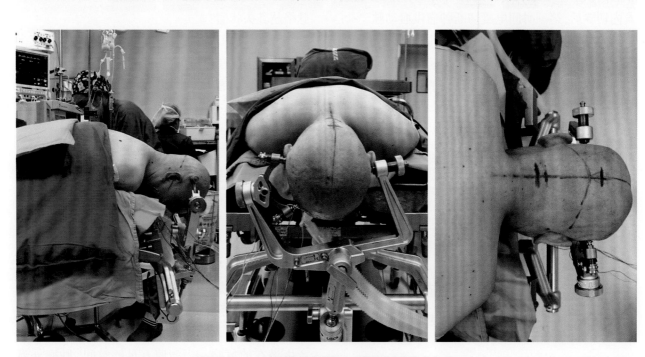

图26-51-2　患者体位及切口,采取枕下后正中入路

的界限,是否有粗大过路血管,加以保护。严格检查术区,电凝牢靠出血点。冲洗干净术区,并少量贴附止血纱,放置过多止血材料可能造成脑室系统脑脊液循环障碍。

3.术后影像学分析及围手术期治疗:患者术后给予甘露醇125 mL、每8 h 1次脱水治疗。术后1周复查强化MRI显示,肿瘤切除效果满意(图26-51-3)。患者一般状况良好,无恶心、呕吐、耳鸣眩晕等新增并发症,顺利出院。术后病理报告:血管瘤型脑膜瘤,WHO 1级。

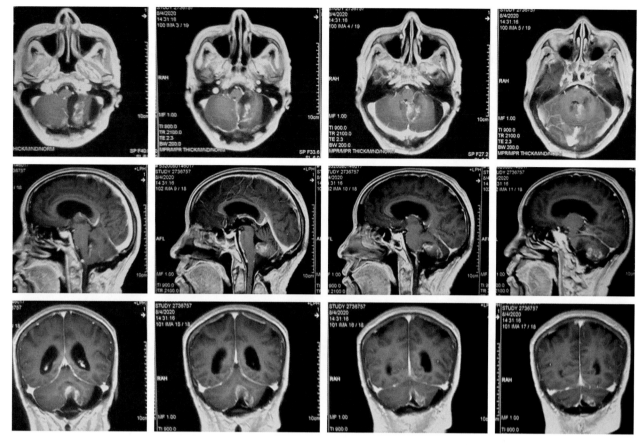

图 26-51-3　术后 1 周复查强化 MRI 显示，肿瘤切除效果满意

【点睛与提示】

1. 第四脑室脑膜瘤及其他占位性病变，尽可能在第一时间阻断肿瘤血运，但此部位肿瘤有时往往难以早期暴露主要供血血管，需要我们耐心、步步为营地减瘤负荷，使肿瘤变薄、可牵拉，可视下电凝肿瘤侧方或腹侧的供血血管。

2. 深部操作，空间狭小，需把肿瘤分块切除。不可在超出显微镜视野范围以外进行盲目牵拉而过早损伤深部血管，造成不可控出血、脑急剧肿胀膨出，将引起灾难性后果。直视、可控，是安全质控的关键环节。

3. 在充分减小肿瘤体积和减少肿瘤的血液供应后，再着手分离肿瘤与脑干间的粘连，以便减少脑干损伤。

视频资料

51　第四脑室脑膜瘤手术治疗

病例 52　第四脑室脉络丛乳头状瘤
(Fourth Ventricle Choroid Plexus Papilloma)

【临床资料】

患者：男性，36 岁。

1. 主诉：间断头痛 2 个月余。

2. 现病史：患者入院前 2 个月余无明显诱因出现间断头痛，每次头痛持续数分钟，可自行缓解，多于中午发生，不伴头晕、视物模糊，无恶心、呕吐，无饮水呛咳，无言语功能障碍，无肢体活动障碍等表现。头 MRI 检查显示：延髓左侧可见一不规则占位性病变，门诊以"颅内占位性病变"收入神经外科。

3. 体格检查：神清语利，高级中枢活动未及减退，双侧瞳孔等大等圆，对光反射灵敏，视盘未见水肿。双侧视力 0.6。口角不歪，鼻唇沟无变浅，鼓腮无漏气，双侧听力未及减退，悬雍垂居中，咽反射双侧灵敏,无吞咽困难,无饮水呛咳,伸舌居中。

4. 辅助检查

头部平扫、增强MRI示：延髓左侧、第四脑室侧孔区可见不规则占位性病变,T_1上稍低信号,T_2上呈稍高信号,信号强度不匀,边界清晰,周围未见水肿,延髓受压,第四脑室未见明显变窄,幕上脑室略扩大,病灶强化明显,强化程度欠均匀,边界清晰,大小约25 mm×18 mm×17 mm（图26-52-1）。

5. 入院诊断： 左侧第四脑室侧孔（luschka孔）占位性病变,脉络丛乳头状瘤?

【治疗处理】

1. 治疗方案：病变起自第四脑室外侧隐窝及侧孔,偏向一侧,术前考虑脉络丛乳头状瘤。宜采取枕下外侧入路,向上不需要暴露横窦,向下、向外侧应开颅到位,充分开放骨窗达乙状窦边缘（图26-52-2）。

2. 治疗过程：脉络丛乳头状瘤的处理与脑膜瘤不同,因为该肿瘤血供来源于第四脑室脉络丛,难以在硬膜开放后的第一时间断离肿瘤血供。通常打开小脑延髓裂便可获得切除肿瘤的空间。在尝试牵拉肿瘤移动困难、操作空间不足的情况下,可以适当去除部分外侧小脑组织,而避免过度牵拉脑组织。电凝肿瘤表面"杨梅样"突起,逐步减少肿瘤供血,逐层去掉肿瘤。当术野有足够空间,使用取瘤镊牵拉肿瘤向肿瘤已减压空间移动,直视下分离粘连肿瘤侧壁的过路血管与尾组颅神经,断离来自脉络丛血供,全切肿瘤。

严格检查术区,出血点牢靠电凝,冲洗干净术区。同时告知麻醉医师进行升血压、提高气道压力、降低床头等操作,确认后颅窝术区止血牢靠。严格水密缝合硬脑膜,还纳固定骨瓣,分层缝合颅外软组织。

3. 术后影像学分析及围手术期治疗：患者给予甘露醇125 mL、每8 h 1次脱水治疗。术后1周复查强化MRI显示,肿瘤切除效果满意（图26-52-3）,患者一般状况良好,无新增并发症,顺利出院。术后病理回报：脉络丛乳头状瘤。

【点睛与提示】

1. 脉络丛乳头状瘤难以在第一时间阻断肿瘤血运,需要我们耐心、步步为营地减瘤负荷,控制出血程度,逐步使大肿瘤变为小肿瘤,使得牵拉肿瘤有足够空间,并在可视下分离肿瘤侧方和腹侧的神

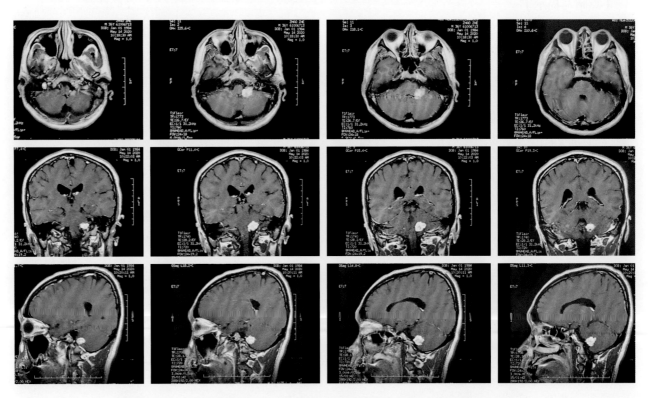

图26-52-1　患者术前MRI示,左侧第四脑室侧孔区不规则占位性病变,强化明显

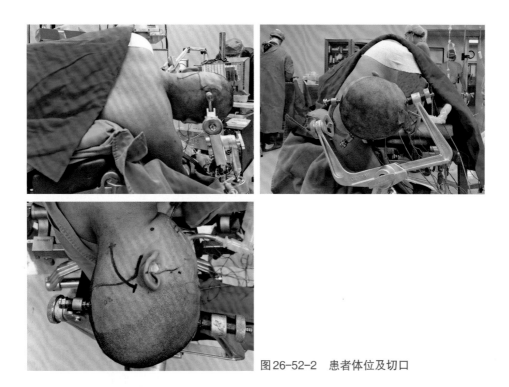

图26-52-2 患者体位及切口

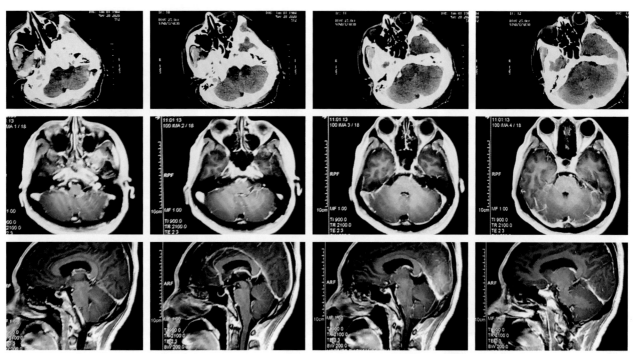

图26-52-3 术后1周复查强化MRI显示,肿瘤切除效果满意

经、血管结构。

2. 必要时,牺牲相对功能不重要的脑组织,而避免过度牵拉损伤脑组织引发术后脑组织肿胀、出血造成更严重的并发症,在当今提倡微创伤手术的时代,同样具有临床实用价值。

3. 因暴露不足,而进行盲目牵拉肿瘤,损伤深部血管,造成不可控出血,是每个医生应避免的。

视频资料

52 第四脑室脉络丛乳头状瘤手术治疗

病例53 小脑延髓血管母细胞瘤

（Cerebellar Hemangioblastoma）

【临床资料】

患者：男性，75岁。

1. 主诉：小脑血管母细胞瘤切除术后13年，肿瘤复发入院。

2. 现病史：患者于入院前13年行小脑血管母细胞瘤切除术，术后未遗留神经功能缺损，疏于复查。此次入院前出现记忆力、反应力明显下降，走路不稳等表现，复查MRI提示小脑巨大占位性病变，不均匀强化，患者为求进一步诊治入院。

3. 体格检查：神志清楚，言语表达迟缓，高级中枢活动能力减退。双侧瞳孔等大等圆，对光反射灵敏，双侧视盘未见明显水肿，双侧视力0.8，水平眼震明显。鼻唇沟对称，鼓腮无漏气，咽反射灵敏，伸舌居中。双侧肢体肌力Ⅳ级，右侧指鼻试验欠稳准，左侧正常，蹒跚步态、间断小便失禁等脑积水三联征，闭目难立征（+）。

4. 辅助检查

（1）头部MRI显示：右侧小脑可见巨大等长 T_1、长 T_2 信号影，周围伴多发短 T_2 血管流空影，肿物呈混杂强化影，囊变部分无强化；脑干及四脑室受压，幕上脑室扩张（图26-53-1）。

（2）头部DSA造影提示：肿物血供丰富，着色深染；血供主要来自肿瘤腹侧，椎基-底动脉系统供血为主（图26-53-2）。

5. 入院诊断：右侧小脑血管母细胞瘤，脑积水，小脑血管母细胞瘤术后。

【治疗处理】

1. 背景知识：血管母细胞瘤WHO分级属于1级良性肿瘤，有20%～40%血管母细胞瘤患者属

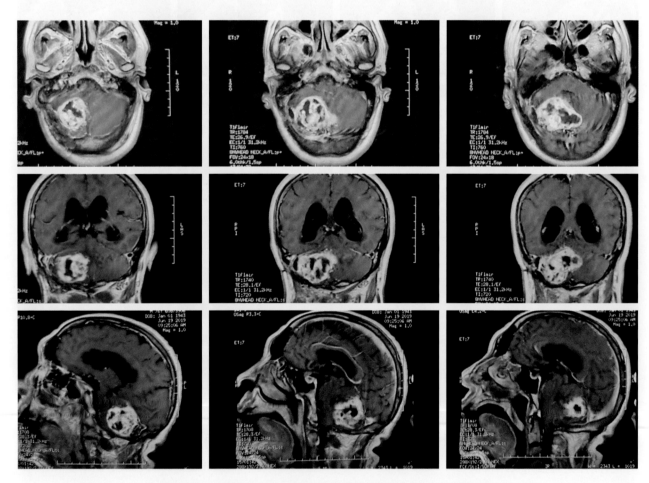

图26-53-1　患者术前MRI提示肿物呈混杂强化影，囊变部分无强化

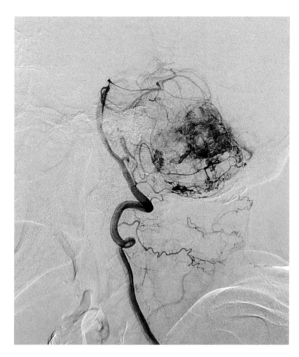

图26-53-2 头部DSA造影提示，肿物血供主要来自肿瘤腹侧椎-基底动脉系统为主

于Von Hippel-Lindau病（中枢神经系统2个以上血管母细胞瘤或中枢系统1个合并其他器官1个），男性发病率高于女性，好发于中线和脊髓背侧。肿瘤分为实体型和囊变型两种形式，囊变型好发于小脑半球，实体性好发于脑干、脊髓、小脑蚓部等中线部位；约80%患者属于囊变型，表现为大囊小结节，囊变体积是肿瘤实体的4～12倍，70%～90%的临床症状与囊变占位效应相关。但血管母细胞瘤的囊壁是受压脑组织及胶质增生带构成，不含肿瘤成分，因此手术仅需彻底切除实性肿瘤强化结节，即可达到治愈，关键是不可遗漏瘤结节。

关于术前栓塞，有文献指出，术前栓塞在脊髓和脑干血管母细胞瘤中是有益的，但在小脑血管母细胞瘤中是十分危险的，容易引起栓塞后出血的危重症。术前栓塞与单独手术相比具有明显较高的围手术期出血率，治疗相关出血的累积风险为8%。非栓塞对照组的出血风险明显较低，围手术期出血率为1.6%。值得注意的是，绝大多数围手术期出血，发生于小脑血管母细胞瘤。这一现象有多种解释，可能与小脑皮质血管供应有关，这些颅内血管异常脆弱。小脑血管母细胞瘤内出血比脊柱瘤内出血更常见的原因是，小脑血管瘤毛细血管直径更

大；相对于脊柱，后颅窝为肿瘤提供了更大的生长空间，只有较大的血管母细胞瘤才会出现临床症状，这也解释了小脑病变中毛细血管尺寸较大的原因。综述最后通过分析得出：术前栓塞并不能改善颅内血管母细胞瘤的治疗结果。具体来说，栓塞并未导致GTR率显著增加、术中失血降低或并发症发生率降低；栓塞不仅不能降低手术风险，栓塞过程本身还具有显著的并发症和出血风险。结合笔者临床经验，同样得出相似结论，即小脑血管母细胞瘤术前栓塞出血风险很高，不应把术前栓塞作为常规操作；应全面权衡术前栓塞的风险与获益，非必要，不栓塞，仅行DSA明确肿瘤供血来源，完善术前评估。即使栓塞也应随时做好开颅准备，以备急症情况出现。

2. 治疗方案：该患者13年前小脑单发病变，行手术治疗，病理为小脑血管母细胞瘤。本次肿瘤复发，体积巨大，威胁生命，手术切除为首选治疗。患者不利条件为高龄，一般状态差；肿瘤血供主要来自肿瘤腹侧，椎-基底动脉供血为主，术中难以在第一时间断离肿瘤主要血供。因此，我们在充分准备下，于复合手术室进行造影及术前栓塞，断离部分肿瘤血供。患者很幸运，栓塞过程顺利，于转天进行择期手术。患者在原斜行直线切口的基础上，沿横窦水平做一水平延伸，皮瓣翻向中线方向（图26-53-3）。

3. 治疗过程：血管母细胞瘤手术与动静脉畸形手术相似，有4个要点：术野充分暴露、断离血供、先动脉后静脉、整块切除。根据术前影像学及DSA表现判断肿瘤供血动脉位置，主要供血动脉的烧灼切断尽量靠近肿瘤处，以免损伤该动脉供应脑组织的分支，逐一离断供血动脉后，再将肿瘤的引流静脉切断，整块切除肿瘤。本例患者因为二次手术，在皮下硬膜外形成很多纤维瘢痕结构，导致横窦、乙状窦边缘暴露困难，手术术野暴露范围不足。而肿瘤血供又来自肿瘤腹侧，肿瘤体积巨大，在肿瘤背侧大部游离后，仍然无法翻动肿瘤显露深部供血血管。此时只能选择顶着肿瘤出血、快速断离大部肿瘤，腾出手术操作空间，可视肿瘤腹侧供血血管情况下，彻底切除肿瘤。部分断离肿瘤瘤体后，迅速处理腹侧供血血管，控制出血，并尽快切除残余肿瘤。瘤切除后，检查术腔是否残留肿瘤，并完成

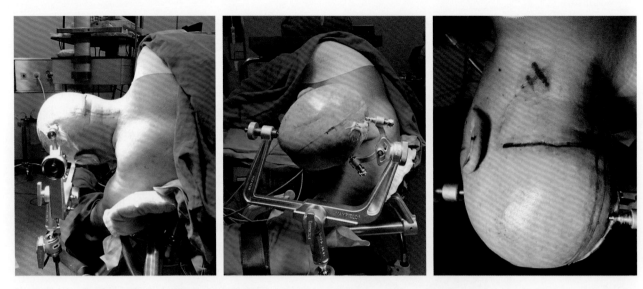

图26-53-3 患者术前体位及切口，在原斜行直线切口的基础上，沿横窦水平做一水平延伸

止血。

严格检查术区，出血点牢靠电凝，冲洗干净术区。同时告知麻醉医师进行升血压、降低床头等操作，确认术区止血牢靠。关颅，人工硬膜修补、水密缝合硬脑膜，减少术后并发症。

4. 术后影像学分析及围手术期治疗：术后应用甲泼尼龙、甘露醇、白蛋白控制脑水肿。复查强化MRI无异常肿瘤强化残留影像（图26-53-4）。患者术后无新增并发症，脑积水、共济失调表现较手术前明显好转，恢复良好出院（图26-53-5）。

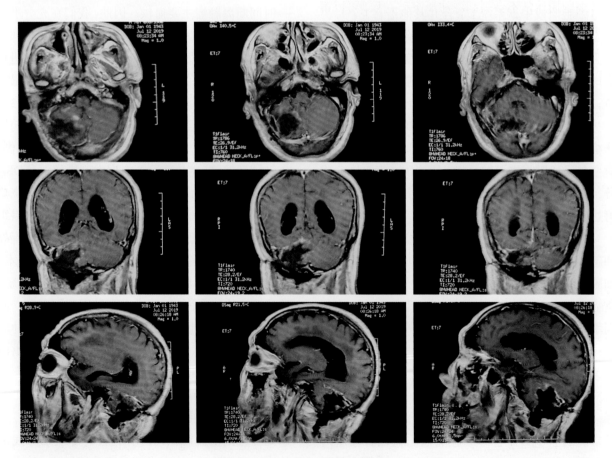

图26-53-4 术后1个月强化MRI

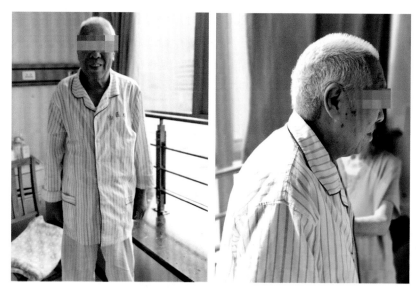

图26-53-5 术后3周患者恢复情况

【点睛与提示】

1. 血管母细胞瘤切除强调：充分暴露、断离血供、先断动脉再断静脉、整块切除4个要点。血管母细胞瘤切除与脑动静脉畸形的手术原则相似，但血管母细胞瘤通常不会引起灌注压突破，所以可以第一时间找到供血动脉并电凝切断。

2. 术前DSA非常重要，可详细评估肿瘤供血来源。对于较复杂的病例，手术可在复合手术室进行，以便确认供血动脉。

3. 小脑血管母细胞瘤术前栓塞是否增加患者获益值得商榷，有明显增加围手术期出血、脑疝风险。根据血供特点决定是否栓塞，尤其适合供血动脉位于病灶腹侧，开颅手术难以直接离断供血动脉的病例。

4. 栓塞术后3天内行开颅手术，也可运用复合手术室栓塞后即刻行开颅手术，可以降低栓塞后可能出现的出血、水肿、脑疝风险。

视频资料

53 小脑血管母细胞瘤手术治疗
颅内其他血管母细胞瘤手术视频：
53-1 左侧小脑血管母细胞瘤手术治疗
53-2 延髓血管母细胞瘤手术治疗

病例54 脊髓血管母细胞瘤
(Spinal Cord Hemangioblastoma)

【临床资料】

患者：女性，22岁。

1. 主诉：小脑血管母细胞瘤术后3年，发现脊髓肿瘤进行性增大1年。

2. 现病史：患者入院前3年因颅内多发占位性病变，于笔者所在医院进行手术治疗，病理回报：血管母细胞瘤，小脑较小病变未行手术切除病灶，术后行γ刀治疗。入院前1年，头增强MRI检查显示：小脑多发占位性病变较前变化不大，C1水平出现异常强化结节，近日于笔者所在医院复查增强MRI：C1水平占位性病变较前有所增大，为手术治疗入院。

3. 体格检查：神清，语利，高级中枢活动能力无减退。双侧瞳孔等大等圆，对光反射灵敏，双侧视力0.6，无水平眼震明显，鼻唇沟对称，鼓腮无漏气，悬雍垂居中，咽反射灵敏，伸舌无偏斜，双侧肢体肌力Ⅴ级，双侧肢体未及深浅感觉减退，无共济失调，病理反射未引出。

4. 辅助检查

颈部平扫、增强MRI示：后颅窝多发异常强化结节。C1水平髓内占位性病变，强化明显，周围伴脊髓水肿表现，与1年前比较体积明显增大（图26-54-1）。DSA提示椎动脉供血（图26-54-2）。

5. 入院诊断：C1水平椎管内血管母细胞瘤；Von Hippei Lindau（VHL）病；小脑血管母细胞瘤术后。

【治疗处理】

1. 治疗方案：该患者3年前因小脑多发占位性病变，行开颅手术治疗，病理报告为小脑血管母细胞瘤。结合多发病变，考虑Von Hippei Lindau病。该疾病治疗原则是哪里出现可能引起患者严重功能障碍或威胁生命的病变，就处理哪里，因为多发病变中，很多病变长期保持大小不变，难以确定未来引起症状的病变是哪一个。当然，术中同一切口暴露的手术视野下，还是应尽可能切除范围内可及的全部病灶。

采用常规颈部后正中切口，超声骨刀切开椎板，术后用钛片还纳椎板。

2. 治疗过程：脊髓血管母细胞瘤首先要保证肿

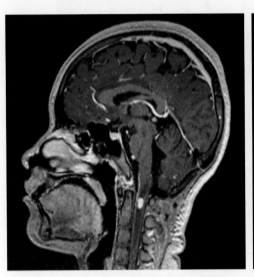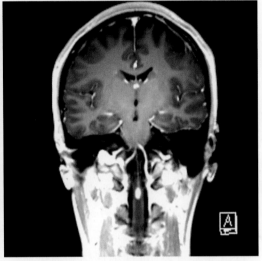

图26-54-1　患者术前MRI显示，后颅窝多发异常强化结节，C1水平髓内占位性病变，强化明显

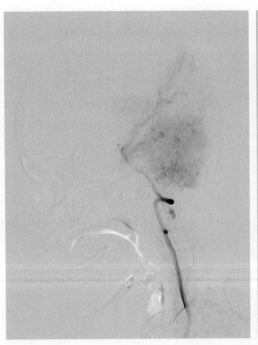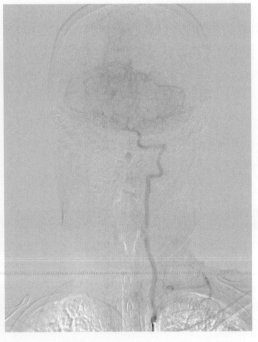

图26-54-2　患者术前DSA表现，提示椎动脉供血

瘤定位准确,尤其像本例患者,在脊髓表面难以观察到脊髓颜色改变,需要辅助术中B超,精确、实时定位病变位置,最大程度减少无效暴露。探查脊髓两侧,观察是否存在异常增粗的供血血管。

脊髓病变的后正中切口长度,应大于肿瘤上、下极,尤其是像血管母细胞瘤这类肿瘤,只能整块切除的病变,更应该达到充分暴露,才是保护脊髓、减少创伤的关键步骤。寻找到典型橙红色肿瘤后,沿着肿瘤与脊髓界面分离;逐步阻断肿瘤供血动脉,肿瘤除了有造影显示的供血动脉,还有许多散在细小供血动脉;及时在分离的边界垫入吸收性明胶海绵及棉条进行保护;在肿瘤四周游离满意后,取瘤镊或显微剥离子牵拉肿瘤,从肿瘤底面再次分离、阻断供血血管。瘤切除后,检查术腔是否残留肿瘤,并完成止血。

水密缝合硬脊膜,还纳椎板、钛片辅助固定。

3. 术后影像学分析及围手术期治疗:术后应用甲泼尼龙、甘露醇抑制脊髓水肿。患者术后出现声音嘶哑、右上肢肌力下降,肌力Ⅳ级,共济失调表现,双下肢肌力Ⅴ级,病理征阴性。患者出院后经过功能锻炼,在术后3个月左右,已恢复右手书写能力,右上肢肌力Ⅳ级,复查MRI强化,无异常强化肿瘤残留影像(图26-54-3)。

【点睛与提示】

1. 脊髓病变节段的准确定位,是减少损伤的第一步,必要时应提前备好术中B超。

2. 沿肿瘤边界分离,第一时间找到肿瘤供血动脉并电凝切断。螺旋式游离肿瘤,逐步断离血供。脊髓血管母细胞瘤可借助美兰确认供血动脉。

3. 使用精细双极电凝,并尽可能调低双极电凝功率。

4. Von Hippel-Lindau 病患者的治疗原则是哪里出现问题,就处理哪里,其他无关病变暂不行处理。当然,术中同一切口暴露的手术视野下,还是应尽可能切除范围内可及的全部病灶。

视频资料

54 脊髓血管母细胞瘤手术治疗

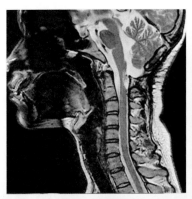
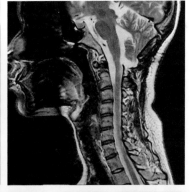
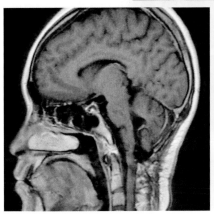
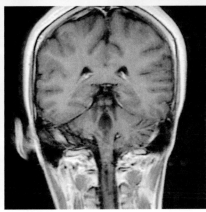
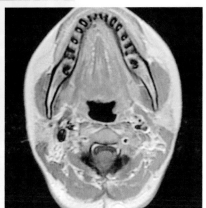

图26-54-3 术后3个月强化MRI,未见异常强化肿瘤残留影

病例55 幕上海绵状血管瘤
(Supratentorial Cavernous Hemangioma)

【临床资料】

患者：女性，12岁。

1. 主诉：头痛伴左侧肢体麻木、无力1个月。

2. 现病史：入院前1个月活动后出现突发头痛，恶心、呕吐数次，同时伴有左侧肢体麻木、无力，无意识不清，无肢体抽搐，当地影像学提示右侧基底节区巨大占位性病变。

3. 体格检查：神清、语利，高级中枢活动未见异常，双瞳孔等大等圆，对光反射灵敏，左侧肢体肌力Ⅳ级，左侧肢体浅感觉减退，巴氏征阳性。

4. 辅助检查：右侧额叶、基底节区见不规则分叶状以短T_1长T_2为主的混杂信号团块影，其内混杂等T_1、短T_2信号，周边低信号环绕，病灶周边见斑片状稍长T_1稍长T_2信号水肿带。SWI序列显示：右侧额叶、基底节区不规则团块状高、低混杂信号影，环绕厚薄不均匀低信号环，周围多发增粗、迂曲线样静脉影，向邻近皮质及室管膜静脉引流（图26-55-1）。MRA与DSA检查：未见异常动、静脉显影（图26-55-2，图26-55-3）。

5. 入院诊断：右侧基底节区海绵状血管瘤。

【治疗处理】

1. 治疗方案：幕上海绵状血管瘤，主要依据患者临床症状来决定治疗方案。病变手术可及，同时病灶引起局部神经功能障碍、或有症状性的出血、或引起癫痫发作，应行显微手术进行病灶彻底切除；病灶位置深在，但病灶反复出血，同时引起进展性神经功能恶化，即使病灶不易探及，也应考虑进

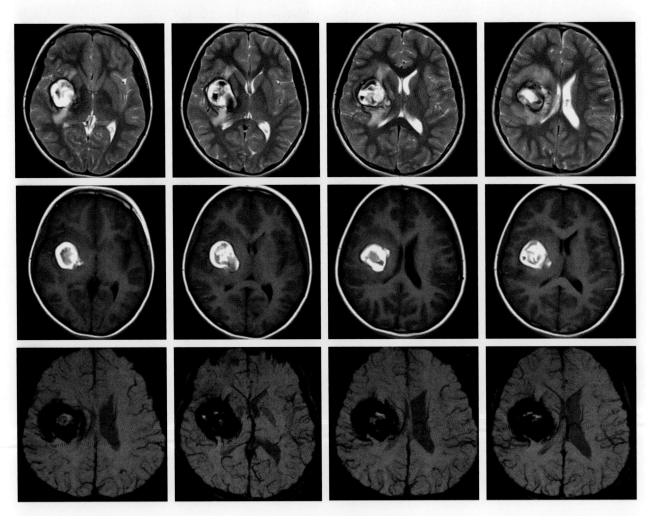

图26-55-1 患者术前MRI表现

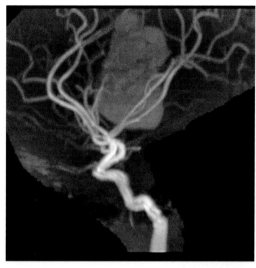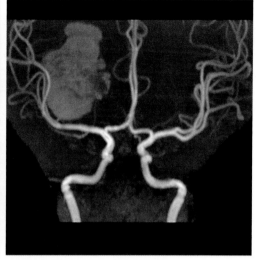

图26-55-2　MRA展示颅内主要血管与病变的位置关系

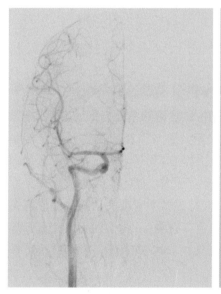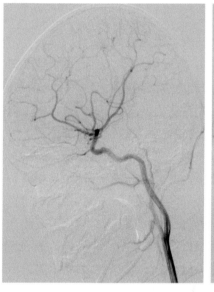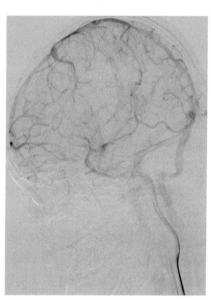

图26-55-3　造影未见异常动、静脉显影

行手术治疗；无症状、偶然发现的海绵状血管瘤，应进行动态影像学随访，观察病变大小变化、是否明显出血；颅内海绵状血管瘤立体定向放疗疗效存在争议，不建议采用。

具体到这例患者，基底节区肿物占位效应明显，中线轻度移位，伴有高颅压表现；肿物内部卒中出血，引起长传导束受压、损伤表现；患者为儿童，未来可能会经历多次反复出血及癫痫。因此，该患儿手术切除病灶指征明确，虽然基底节区手术术后并发症出现概率高，但综合以上分析，手术治疗对患儿获益可能最大。

病变主体位于脑叶，深部毗邻内囊，应选择距离病变最短同时创伤最小的路径，本例患者采用经侧裂—岛叶皮质入路；病变内侧深部内囊附近的血管处理要仔细分辨，勿要处理胶质增生带意外的血管，如遇一些粗大静脉畸形应予以保留，避免影响局部血运，造成静脉瘀滞性出血。

2. 治疗过程：患者取仰卧位，向健侧旋转60°，弧形切口（图26-55-4）。皮肌瓣翻向前，游离骨瓣，开放硬膜后，首先分离侧裂，暴露岛叶。病变巨大，侧裂分开范围较常见颅底手术大，直到可见侧裂后方的环岛沟为止。可见饱满、略显泛黄的岛叶

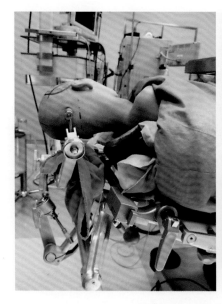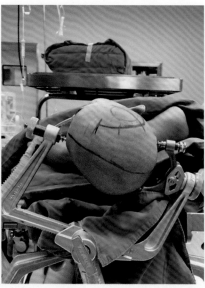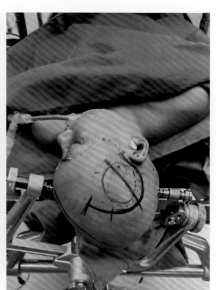

图26-55-4　患者体位及切口

皮质, 经皮层造瘘后显露海绵状血管瘤实体部分, 岛叶表面造瘘口可以小于病灶直径。巨大伴卒中的病变, 应先设法行囊内减压。该患者血肿液化良好, 粗针头插入血肿腔内进行抽吸, 病变张力下降、囊壁塌陷后牵拉囊壁、沿血管瘤周围含铁血黄素的胶质增生带游离。螺旋式, 逐步深入游离血管瘤, 分离时找准界面, 轻柔操作, 沿瘤体周边电凝、电烧瘤体侧, 辅助止血并缩小血管瘤体积; 部分病变区与脑组织界面分辨不清时, 通过电凝病变侧血管瘤体, 使流体产生挛缩效应, 从而达到自行分离出界面的效果。血管瘤周围诸多小血管供血, 耐心电凝切断。暴露好的脑组织创面, 及时用吸收性明胶海绵保护并止血。同样是先分离相对表浅、非功能区部分病变, 后分离深部不易处理的功能区病变。因为在处理表浅病变时, 随着病变体积挛缩, 会逐步腾出宽松的手术操作空间, 方便助手牵拉瘤体、主刀进行精细深部血管断离、分离操作。血管瘤取出后注意是否完整, 并检查手术腔内是否有病变残面。

3. 术后影像学分析及围手术期治疗・术后1天CT显示术区无出血、水肿; 术后1周MRI T$_2$序列显示病变切除彻底, 无病变周围脑组织水肿(图26-55-5)。患者术后左侧肢体肌力逐步回复, 出院1个月后复查, 左侧肌力Ⅴ级, 病理征阴性, 未及偏盲、偏身感觉障碍。正常返校上课(图26-55-6)。

【点睛与提示】

1. 幕上海绵状血管瘤的治疗方案, 主要依据患者临床症状来决定。手术治疗的主要目标是控制癫痫, 解除病变占位效应和预防出血。对于有局部神经功能障碍、癫痫发作、有症状性的出血或无症状二次出血者, 应行显微手术彻底切除病灶。有关病灶反复出血判定存有争议, 我们认为, CT显示病灶外高密度或病灶内高密度伴相应新发症状可作为新出血的依据。

无症状、偶然发现的海绵状血管瘤, 应进行动态影像学随访。

2. 患者选择、手术时机、手术计划这些步骤往往比手术本身更重要。出血亚急性期, 即3周时手术为宜, 血肿液化, 组织边界清晰。

3. 功能区病变, 采取"由内至外"切除方式, 首先囊内减压, 病变塌陷后牵拉囊壁、分离胶质增生带。螺旋式, 逐步深入游离血管瘤, 分离时找准界面, 轻柔操作, 沿瘤体周边电凝瘤体侧, 辅助止血并缩小血管瘤体积。

4. 导航、术中B超辅助技术的应用使深部海绵状血管瘤精准切除成为可能。

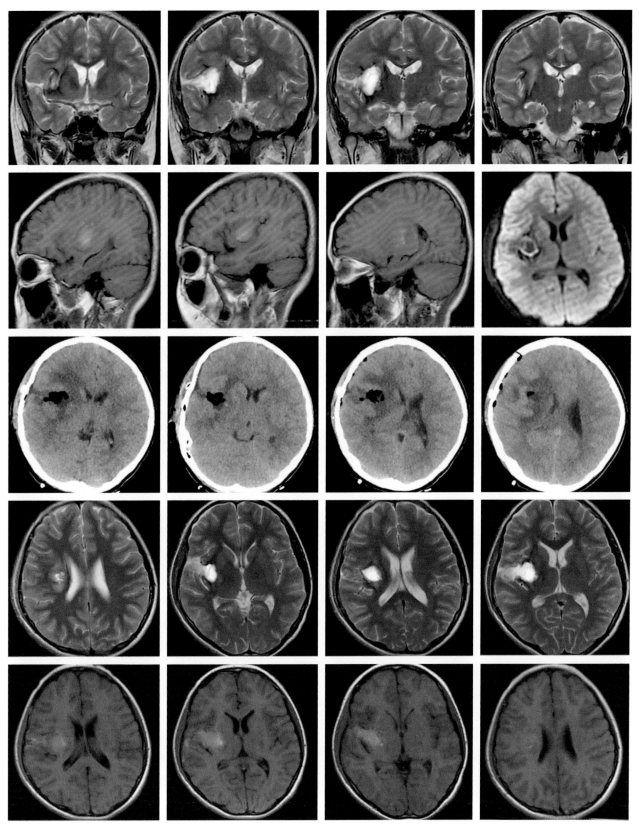

图 26-55-5　术后 CT 及 MRI 平扫表现

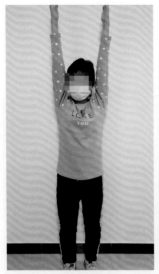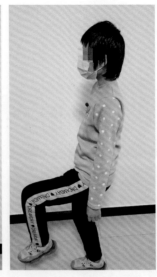

图26-55-6　患者术后3个月,已恢复正常学习生活

视频资料

55　基底节区海绵状血管瘤手术治疗
其他幕上海绵状血管瘤手术视频：
55-1　颞底海绵状血管瘤手术治疗

病例56　脑干海绵状血管瘤
(Brain Stem Cavernous Hemangioma)

【临床资料】

患者：女性,69岁。

1. 主诉：头晕伴左侧肢体麻木、无力4个月余。

2. 现病史：患者入院前4个月无明显诱因出现头晕伴有左侧肢体麻木、无力,无头痛、恶心、呕吐、意识障碍等表现,就诊于外院,头CT检查提示脑干出血,MRI显示病变位于中脑、脑桥偏右侧,对症保守治疗。住院期间症状逐渐加重,CT提示再次出血,为求进一步治疗转我院。

3. 体格检查：神清,精神差,右眼视力0.8,左眼光感（外伤导致）,右眼对光反应灵敏、外展受限,右侧听力减弱；鼻唇沟对称,咽反射灵敏,伸舌居中。左侧面部及肢体感觉减退；肌力右侧Ⅳ级,左侧Ⅲ

级,双侧巴氏征阳性。

4. 辅助检查：MRI显示脑干增粗、变形,其内可见肿块影,呈混杂短T_1、混杂长T_2信号影,T_2呈爆米花样改变,DWI呈高信号,其周边并可见短T_2信号环,邻近中脑导水管受压变窄（图26-56-1）。术前DTI检查了解脑干锥体束走行及与病变的关系,显示脑干纤维束受累（图26-56-2）。

前交通动脉及双侧后交通动脉存在。扫描范围内未见异常血管团影。

5. 入院诊断：脑干海绵状血管瘤。

【治疗处理】

1. 背景知识：海绵状血管瘤（cavernomas,CM）是一种在血管造影中不显影的隐匿性血管畸形（angiographically occult vascular malformations,AOVM）。病变位于脑组织内,由薄壁窦状的血管腔道组成,为边界清楚的良性的血管性错构瘤,其内没有神经实质、没有大的供血动脉或大的引流静脉。颅内海绵状血管瘤占全部血管畸形的5%～13%,其中23%～50%为多发病灶。脑干海绵状血管瘤占4%～35%,多居脑桥、中脑次之。症状性出血风险,女性每年约4.2%,男性每年约为0.9%。

脑干海绵状血管瘤自然病史转归仍存在争议。文献报道,2.3%～10.6%患者有深部海绵状血管瘤病变症状性出血风险,再出血率为3.8%～21%；唯一公认的患者再出血风险指标是：患者既往是否曾有过病变出血史,而与肿瘤大小无明显相关。

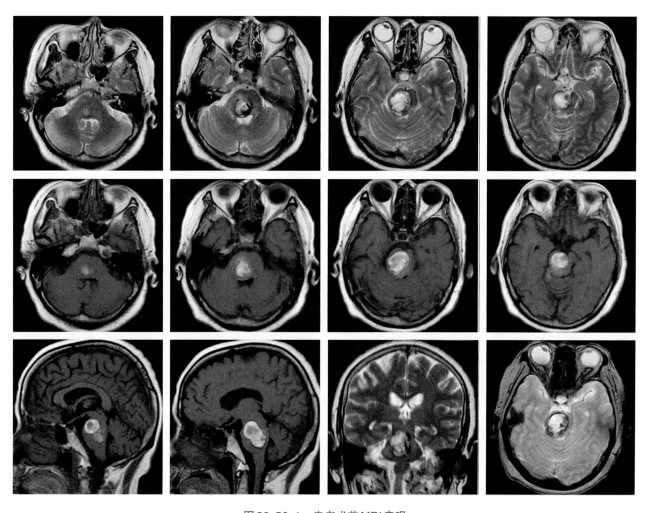

图26-56-1 患者术前MRI表现

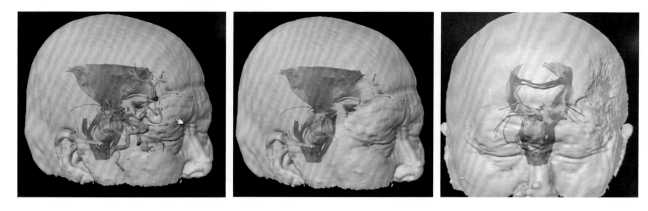

图26-56-2 术前脑干锥体束走行及与病变的关系

脑干海绵状血管瘤治疗方式：

（1）保守观察：病灶较小且埋藏于脑干内深部、入路损伤较大者，可先保守治疗，待患者再次或反复出血后手术、症状进行性加重。

（2）手术切除：对反复出血、入路简单者当然更倾向于手术，特别是病灶部位表浅、向外生长到达或突出于脑干软脑膜表面者。

（3）SRS放疗（有争议）：一方面，SRS降低BSCMs年出血率的证据不足：与有症状BSCMs的自然史比较，SRS治疗后2年内的年再出血率为

6.8% ~ 12.5%。但出现症状性出血的BSCMs即便未经治疗,2年内的年出血率也仅为6.1% ~ 16.3%。另一方面,SRS的不良反应:脑干严重水肿、出现继发血管瘤样改变等证据较为确凿,新发神经功能障碍的发生率达11.8%,不建议贸然采用SRS。

脑干海绵状血管瘤手术指征,包括:① 病灶相对容易到达、脑干病灶向外生长到达软脑膜表面;② 反复症状性出血(至少2次及以上,或第一次大出血造成的进行性神经功能缺损);③ 神经功能障碍快速/进行性恶化;④ 占位效应明显;⑤ 海绵状血管瘤包膜外出血(应尽快处理,甚至有急诊手术指征)。

2. 治疗方案:第一步应根据MRI结构像,包括传导束成像及功能区分析,决定体位和皮肤切口位置。通过"两点"法建立最短的经神经手术通路。第一点是病灶的中心,第二点是病灶边缘最接近软脑膜表面的地方。这两点的连线直指病灶长轴,被认为是到达病灶的最佳通路。但是,如果须穿过功能结构,最短的两点法路径方式可能并不是最理想的。临床经验告诉我们,穿过更少脑干功能结构的手术通路,才是更安全的,即使有些时候我们需要更长的手术通路。

这就涉及近些年提出的脑干安全区切入点问题,也就是"safe entry zone",脑干安全区分为中脑4处,脑桥5处,延髓3处。有时经脑干安全区切入,入路上可能会舍近求远,但更有利于保护脑干功能

区。大体原则有2点:① 首先,在解剖学上,第四脑室底部有很多重要的灰质核团,应尽可能避开;② 其次,推荐经三叉神经根部周围安全区入路。

具体结合这例患者,病变主体位于三叉神经上方,可采用经颞下岩前入路,从脑干前、侧方向暴露。如果病灶主体位于三叉下方,就适合应用枕下乙状窦后入路。患者至手术时,距离首次出血已有6周以上,并且症状呈逐步加重表现,应立即手术进行病变彻底切除治疗。

3. 治疗过程:手术计划详尽,患者术前体位及切口见图26-56-3。全面的影像学评估+术中导航;术前腰大池引流,降低颞叶牵拉程度,减少损伤;麻醉经鼻气管插管:方便术后带管评估吞咽功能、患者能更好耐受经鼻插管;术前下胃管,术后提倡早期进行营养支持。

围绕颧弓根部做3 cm × 4 cm左右大小骨瓣,磨平颞底。在平颞底处剪开硬膜,牵拉右侧颞叶,沿天幕沿儿探查滑车神经并保护。术中发现,即使切开天幕,本例患者也仅能暴露中脑下界,空间不够,不利于分离病变、保护脑干。于是进行KAWASE三角骨质磨除,扩大中脑、脑桥暴露范围。我们看到经过骨质磨除,可以很好地暴露脑桥区、小脑上动脉和三叉神经。导航定位,再次确认切开位置。最好沿脑干下行纤维平行方向纵行切开脑干表面,除非切入点上下空间小,不得已进行平行于三叉神经

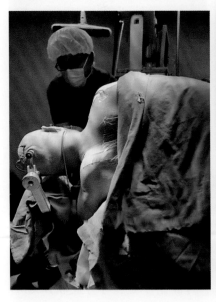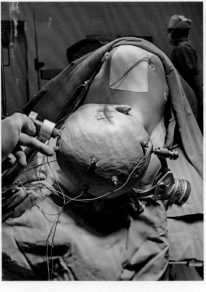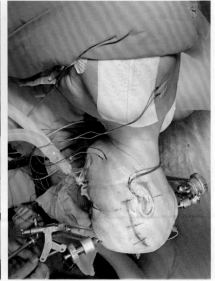

图26-56-3　患者术前体位及切口

走形的脑干横切口。

探查到海绵状血管瘤病变后，要进行细致、耐心的显微操作，不可贪快。要做到，先减压后分离。通过释放液化血肿，并逐步清除泥沙样血块来减低张力并腾出牵拉的空间。沿柔软的浅黄色胶质增生带分离，超出则会损伤脑干。但也应注意勿遗漏病灶，因为某些病灶，被掩藏在胶质皱襞内，需要剥离出来。若有残留不仅不会降低出血率，相反近期出血概率会很高。一点经验就是在分离脑干与血管瘤界面时，可以应用合适大小的、薄的吸收性明胶海绵遮挡脑干胶质增生带，并让助手用吸引器吸引海绵，从而达到清晰暴露术野、避免吸引器误损伤脑干，并且术者可以改为一只手取瘤镊牵拉血管瘤，一只手用精细剥离子分离界面。病变可整块切除或分块切除，这取决于所用的显露通路与病灶的大小关系。大多数大型的、深部脑干海绵状血管

瘤，要通过脑干表面的小切口，需进行分块切除、逐步取出。避免热损伤。电凝止血要尽可能调低电凝功率，并精确电凝。BSCMs常有数支细小的供血动脉和引流静脉，应该在分清楚后电凝血管本身而非畸形团或胶质带。注意保护附近相对粗大的引流静脉或静脉畸形，避免术后严重脑干水肿。发育性静脉异常无须处理。必须仔细探查手术残腔，有些实质部分的色泽与胶质边缘的表现可能很类似，可以使用精细镊子牵拉可疑组织。

4. 术后影像学分析及围手术期治疗：术后应用甲强龙、甘露醇、补蛋白及时抑制脑干水肿。严格评估经鼻气管插管指征，若判断脑干损伤较重，患者术后反应重，吞咽功能差，宜尽早进行气管切开治疗。患者术后较术前相比，无新增并发症，顺利脱机拔管，左侧肌力较前明显好转。复查CT、MRI未见肿瘤残留影像（图26-56-4）。

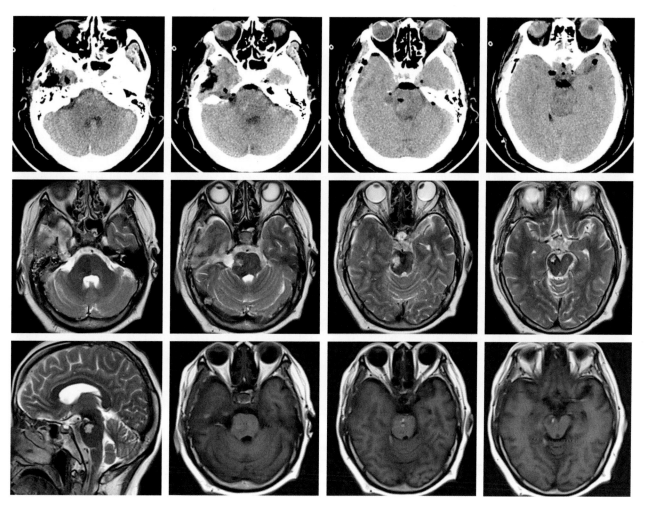

图26-56-4　术后CT及MRI平扫表现

【点睛与提示】

1. 脑干海绵状血管瘤手术指征，包括病灶相对容易到达、脑干病灶向外生长到达软脑膜表面；反复症状性出血至少2次以上，或第一次大出血造成的进行性神经功能缺损；神经功能障碍快速/进行性恶化；占位效应明显；海绵状血管瘤包膜外出血（应尽快处理，甚至有急诊手术指征）。

2. 脑干海绵状血管瘤手术时机把握对于手术难度和患者预后至关重要：亚急性期（出血后6周左右）血肿液化，病变与周围脑干组织张力下降，边界变清晰；而急性期，脑干水肿明显，胶质增生带尚未形成，手术损伤大。同样，慢性期，病变与周围组织粘连紧密，容易病变残留。

3. 通过"两点"法（第一点是病灶的中心，第二点是病灶边缘最接近软脑膜表面的地方。这两点的连线直指病灶长轴，被认为是到达病灶的最佳通路）建立最短的经神经手术通路一般作为首选入路选择依据。但是，如果须穿过功能结构，最短的经神经距离可能并不是最理想的，推荐选择经安全区（safe entry zone）入路，虽然这样有时会舍近求远，但会让手术通路穿过更少的功能结构，更有利于保护脑干功能区（解剖学上，第四脑室底部有很多重要的灰质核团，应尽可能避开；尤其推荐经三叉神经根部周围安全区入路）。

4. 在分离脑干与血管瘤界面时，可以应用合适大小的、薄的吸收性明胶海绵遮挡脑干胶质增生带，并让助手用吸引器吸引海绵，从而达到清晰暴露术野、避免吸引器误损伤脑干。

5. 完善的术中定位和监护是脑干海绵状血管瘤手术成功的重要前提。神经电生理监测，提示体感诱发电位降幅大于50%以上，应终止手术。

6. 精细的显微外科操作来保证手术的疗效，精心的术后管理与康复，是患者整体预后良好的保证。

视频资料

56 颞下岩前入路脑干海绵状血管瘤手术治疗

病例57 三叉神经痛——微血管减压术
(Trigeminal Neuralgia)

【临床资料】

患者：女性，57岁。

1. 主诉：右侧颜面部阵发性疼痛6年余，加重1年。

2. 现病史：入院前6年开始出现右侧颜面部上下颌部阵发性疼痛，呈电击样，洗漱、咀嚼、刷牙、漱口等均可诱发，能自行缓解，间歇期疼痛完全消失。以为是牙痛病，先后行2次拔牙处理，疼痛均无缓解。1年前开始口服卡马西平治疗，疼痛部分缓解。2年前在某院行三叉神经球囊压迫术，术后右侧颜面部疼痛无缓解，并出现患侧面部麻木感。为寻求手术治疗入院。

3. 体格检查：神志清楚，言语流利，高级神经活动未见异常，双瞳L：R=3 mm：3 mm，光反应（+），眼球各方向运动自如，未及复视、眼震，颜面部感觉无减退，双侧鼻唇沟对称，咽反射灵敏，伸舌居中。四肢肌力Ⅴ级，生理反射存在，病理反射阴性。

4. 既往史：高血压、2型糖尿病。

5. 辅助检查：MRI显示右侧三叉神经脑池段可见血管与神经及交叉，二者之间未见脑脊液相隔（图26-57-1）。双侧三叉神经和面听神经脑池段走行无异常。印象：右侧三叉神经脑池神经—血管接触。

6. 入院诊断：右侧三叉神经痛。

【治疗处理】

1. 治疗方案：药物治疗失败的患者应尽早考虑外科治疗。外科治疗方法主要包括经皮三叉神经半月节射频热凝术、球囊压迫术、立体定向γ刀放射治疗和微血管减压术。

三叉神经微血管减压术的适应证：① 诊断明确的原发性三叉神经痛；② 药物治疗无效的原发性三叉神经痛；③ 经皮三叉神经半月节射频热凝术、球囊压迫术、立体定向伽马刀放射治疗无效的原发性三叉神经痛；④ 微血管减压术后复发的典型原发性三叉神经痛；⑤ 青少年期发病的典型原

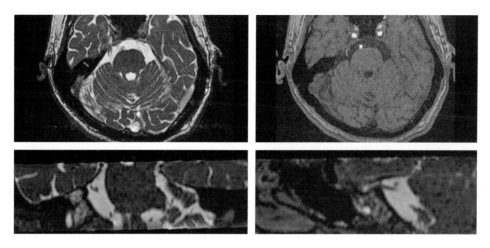

图26-57-1 颅底MRI平扫示：右侧三叉神经脑池段血管接触

发性三叉神经痛。

微血管减压术是目前治疗三叉神经痛疗效最佳、缓解持续时间最长的方法，但患者可能承担更严重的手术风险。

2. 治疗过程：患者取侧俯卧位，头部前屈约15°，向下倾斜，床头抬高，上肩向足端牵拉，最大程度扩大术者操作空间。耳后5 cm横切口，用高速钻头、铣刀进行颅骨切除，乳突气房应用骨蜡封闭彻底（图26-57-2）。

暴露横窦和乙状窦的边缘后，进一步暴露下方乙状窦内侧，以便从小脑外侧和下外侧的上方释放脑脊液，亦利于从面听神经上方暴露三叉神经REZ。

以C型切开硬脑膜，切口必须暴露横窦和乙状窦交界处附近的硬脑膜最上端和最外侧的一角，以便于沿着脑膜骨的直接通道。此前骨窗必须足够靠前（侧向）（通常已达乳突气室），以便于硬膜切开

和反折。

释放脑脊液，牵开小脑角后，首先看到的结构将是面听神经复合体，位于三叉神经的表层和尾部，三叉神经位于最上方和最深的位置。岩静脉通常由两或三条静脉汇合而成，引流至小脑角边缘乙状窦、横窦交汇处。暴露小脑前上方的三叉神经时，要注意保留岩静脉和分支保护。小脑上部动脉远端位于小脑上部，小脑上动脉血管襻多于上方压迫三叉神经REZ。

若为椎基底动脉压迫，尽可能地从近端开始移动椎基底动脉，通过第舌咽、面听神经的通道间隙，然后在脑干和（或）小脑与椎基底动脉之间放置Teflon，以保持稳固的血管移位，减轻三叉神经REZ的压迫（图26-57-3）。严密缝合硬膜还纳骨瓣，缝合伤口，横切口前端是耳后皮肤薄弱，需严密缝合（图26-57-4）。

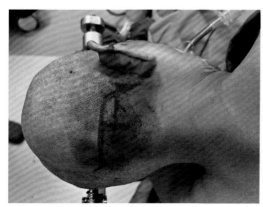
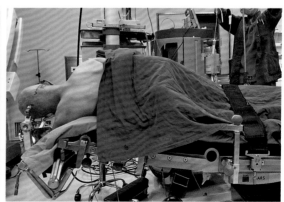

图26-57-2 手术体位及切口

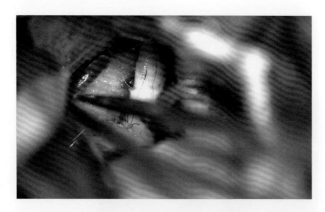

图26-57-3　Teflon置入位置

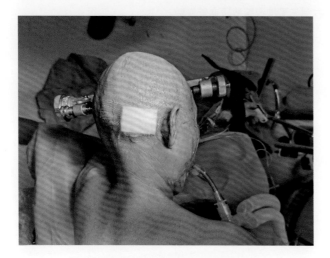

图26-57-4　三叉神经微血管减压术后

3. 术后效果及围手术期治疗：术后疼痛即刻消失（图26-57-4）；给予止血、预防感染、缓解恶心等对症支持治疗。观察患者角膜状态，可预防性应用左氧氟沙星滴眼液滴眼。

【点睛与提示】

1. 三叉神经的微血管减压术需要对三叉神经和小脑上动脉周围的所有蛛网膜进行锐利剥离。最常见的血管是小脑上动脉环，它在脑干或远端压迫三叉神经。在解剖蛛网膜和释放血管后，可以将环形血管移到神经的外侧，并在血管与神经之间或血管与脑干之间放置一块Teflon。

2. 术前可通过触诊确定骨质标记。如乳突、二腹肌沟和星点，沿着二腹肌沟、外耳道上缘及枕外隆突连线标记出乙状窦和横窦的大致位置。这些外部标志指导外科医生尽量减少切口的长度，并允许充分暴露于钻孔位置。

3. 在钻孔前，应充分暴露骨质标志，清楚地看到二腹肌沟，其为前方软组织剥离的参照。此外，乳突导静脉的外侧并不直接位于窦的上方，而是在乙状窦内侧，向外上方向蜿蜒。因此，乳突导静脉是横窦和乙状窦底部交界处的一个良好标志。

4. 如果岩静脉复合体受到过分牵拉、骚扰，出血较汹涌。甚至在小脑回缩释放脑脊液时也会出现这种情况。可以用海绵轻轻压迫和包裹静脉撕裂的一侧来控制出血。如果出血严重，可以使用大口径的吸引器控制术野，适当抬高床头。在海绵和双极的帮助下，出血总是可以控制的，切忌过分电凝。该类手术以不损伤岩静脉为前提，要高度重视岩静脉的保护。

视频资料

57　三叉神经痛微血管减压

病例58　三叉神经痛——梳理术
(Trigeminal Neuralgia)

【临床资料】

患者：女性，66岁。

1. 主诉：阵发性右侧面部疼痛2年。

2. 现病史：患者于入院前2年无明显诱因出现右侧面部阵发疼痛，疼痛呈放电样，以上、下颌支为主，自诉触碰右侧鼻翼可诱发疼痛，每次发作持续数秒至数十分钟，静息时疼痛可完全缓解。入院前6个月行三叉神经痛射频治疗，效果不佳。患者无发热、头痛、头晕，无恶心、呕吐，无活动障碍等症状，为求进一步治疗来我院就诊，门诊以"右侧三叉神经痛"收入院。

3. 体格检查：神志清楚，言语流利，高级神经活动未见异常，双瞳L：R=3 mm：3 mm，光反应（+），眼球各方向运动自如，未及复视、眼震，右面部皮肤稍粗糙，感觉稍减退，双侧鼻唇沟对称，咽反射灵敏，伸舌居中。四肢肌力Ⅴ级；生理反射存在，病理征阴性。

4. 既往史：三叉神经痛射频治疗病史。

5. 辅助检查：颅底MRI平扫未发现神经血管接触。

6. 入院诊断：右侧三叉神经痛。

【治疗处理】

1. 治疗方案：当考虑到在没有神经血管接触的情况下新发和复发的三叉神经痛患者，以及静脉或动脉压迫的治疗失败率较大时，显然需要另一种持久的手术治疗方案。除药物治疗外，传统上，当MVD治疗失败或不能选择时，可采用经皮治疗方法（如球囊压迫、射频）。另一种选择是内部神经分解术（INL），又称神经梳理术，是指在不切断神经的情况下将三叉神经平行剖开成多个束的显微手术过程。

内部神经分解术（INL），有时被非正式地称为神经"梳理"，被认为是部分感觉神经根切除术的补充。特别是影像学上没有明显的神经血管接触时，术前可提供INL作为部分感觉根切断术的替代方案。

其次，术中观察责任血管压迫不明显时，也可进行神经梳理。INL需要从后窝进入三叉神经的REZ，类似于微血管减压术，然后将三叉神经束纵向分开，但不离断。

2. 治疗过程：手术体位、切口设计、开颅、释放脑脊液同微血管减压（图26-58-1）。仔细检查三叉神经和REZ是否存在血管压迫。当没有发现时，用直的眼科球后针头将三叉神经本身从REZ到三叉神经孔沿其分支纵向分割成6～9束（图26-58-2）。

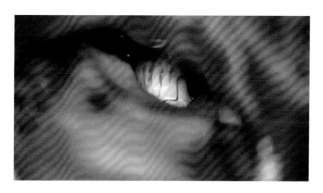

图26-58-2 暴露三叉神经REZ区

3. 术后效果及围手术期治疗：术后疼痛即刻消失，伴随2～3支分布区的感觉障碍。给予止血、预防感染、缓解恶心等对症支持治疗。观察患者角膜状态，可预防性应用左氧氟沙星滴眼液滴眼。

【点睛与提示】

1. 当影像学上或手术时没有发现神经血管接触时，神经梳理对于三叉神经痛是一种安全和有效的治疗方法，无论是否伴有持续性疼痛。INL产生疼痛缓解的机制尚不清楚，与MVD相比，内部神经分解术是一种破坏性的手术，术后几乎所有的患者术侧面部会产生主观的麻木感。

2. 在显微镜下对三叉神经通路REZ进行探查，以确定是否有血管压迫，必要时使用内镜。如果看到动脉压迫不确切、静脉压迫或没有血管接触，则对三叉神经进行梳理。对于不确切的动脉压迫，除了梳理外，还可以放置Teflon进行MVD，以确保手术效果。

3. 使用眼科球后针头将神经分离成尽可能多的神经束，通常为6～9束。一些神经束膜正常，能

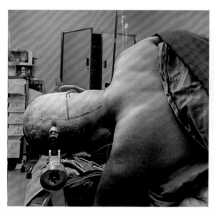
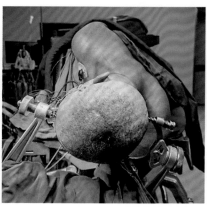
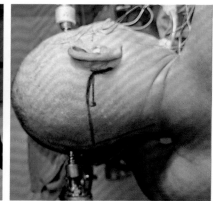

图26-58-1 体位及切口

够被充分分离。相反，有些神经非常柔软，需要非常小心以避免过度破坏；一些神经结构相对坚韧的，会增加梳理难度。必须避免过度的梳理，这可能会导致神经损伤，术后产生严重的面部麻木感。

视频资料

58　三叉神经痛神经梳理

病例59　三叉神经痛——部分感觉根切断术

(Trigeminal Neuralgia)

【临床资料】

患者：女性，68岁。

1. 主诉：右侧三叉神经痛术后面部放电样疼痛2年。

2. 现病史：患者于入院前2年因右侧三叉神经痛于外院住院行右侧三叉神经微血管减压手术，术后出现右面部放电样疼痛，疼痛范围于右耳前及右面颊部皮肤，每次持续约数秒钟，每日发作数次，常于触碰右侧面部皮肤、洗脸、刷牙及进食时引起疼痛。无咬肌萎缩，无头晕、头痛，无恶心、呕吐，无意识丧失、四肢抽搐及二便失禁等症状。入院前2个月病情较前明显加重，为行进一步诊疗，就诊于门诊，以"右侧三叉神经痛"收入院。

3. 体格检查：神志清楚，言语流利，高级神经活动未见异常；双瞳 L ∶ R=3 ∶ 3 mm，光反应（+），眼球各方向运动自如，未及复视、眼震，右侧面部感觉稍减退、双侧鼻唇沟及额纹对称；咽反射灵敏，伸舌居中。四肢肌力Ⅴ级；生理反射存在，病理征阴性。

4. 既往史：高血压、2型糖尿病、冠状动脉粥样硬化性心脏病。

5. 辅助检查：颅底MRI平扫提示右侧三叉神经血管接触，可见脑池结构紊乱（图26-59-1）。

6. 入院主要诊断：右侧三叉神经痛。

【治疗处理】

1. 治疗方案：微血管减压术是治疗三叉神经痛的最有效的手术方式。由于三叉神经痛的病因还不完全清除，临床上部分诊断明确的三叉神经痛患者实际没有侵犯性血管；而且，MRI检查也存在假阴性、假阳性的情况，如神经血管压迫并没有被MR图像所证实，或是术前的MR图像提示有致病血管，实际的手术过程中却没有发现。因此，如果在进行乙状窦后开颅行微血管减压手术时没有发现致病血管，三叉神经感觉根部分切断的方式可以作为一种选择。

2. 治疗过程：手术体位、切口设计、开颅、释放脑脊液同微血管减压。仔细检查三叉神经和REZ是否存在血管压迫。当没有发现血管压迫时，根据

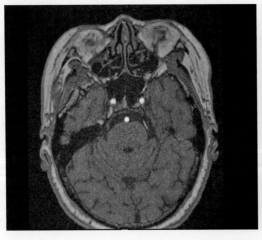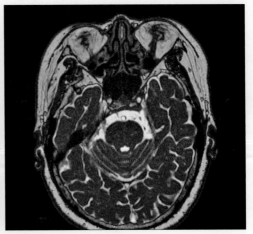

图26-59-1　术前MRI显示右侧三叉神经血管接触

疼痛的分布情况进行感觉根的部分切段。如果疼痛只影响到 V_3 区，切断1/3的感觉根；如果疼痛涉及 V_2 及 V_3 区，而不仅仅是 V_3 部，需切断2/3的感觉根。

3. 术后效果及围手术期治疗：术后疼痛即刻消失；给予止血、预防感染、缓解恶心等对症支持治疗。观察患者角膜状态，可预防性应用左氧氟沙星滴眼液滴眼。

【点睛与提示】

1. 本体感觉和运动性三叉神经纤维，主要控制咀嚼肌，在三叉神经运动根内。在感觉根部，第一部分纤维（来自眼神经 V_1）通常在前内侧（1/3背内侧），2/3部分纤维（来自上颌神经 V_2 和下颌神经 V_3）通常在主感觉根的外侧（2/3外侧）（图26-59-2）。此2/3的外侧纤维是被选择最大程度切断的纤维。

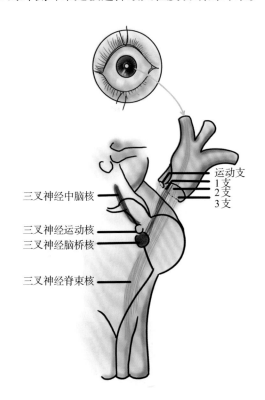

图26-59-2　三叉神经纤维排列

2. 角膜完全由C纤维和A delta纤维代表的痛觉敏感性所支配。施加于角膜的刺激后的刺激性和疼痛感会诱发双侧的保护性自主神经和躯体反射，包括流泪和眨眼。因此，保护角膜反射的唯一方法是保留其痛觉感受性。角膜纤维只具有痛觉，沿着感觉根前内侧1/3。

视频资料

59　三叉神经痛——部分感觉根切断术

病例60　三叉神经痛——半月节球囊压迫术

(Trigeminal Neuralgia)

【临床资料】

患者：女性，71岁。

1. 主诉：右侧面部阵发性电击样疼痛7年余，加重半个月。

2. 现病史：患者入院前7年出现右额及上颌电击样疼痛，间断发作，每次持续数秒，洗漱、刷牙、说话时可诱发，安静时可缓解。当地医院就诊给予卡马西平治疗，200 mg起初有效，后加至400 mg效果欠佳，出现头晕、乏力等不适，近半个月疼痛发作频繁。

3. 体格检查：神志清楚，言语流利，高级神经活动未见异常，双瞳孔L ∶ R=3 mm ∶ 3 mm，光反应（+），眼球各方向运动自如，未及复视、眼震；颜面部感觉无减退，咀嚼有力，双侧鼻唇沟对称，咽反射灵敏，伸舌居中，四肢肌力Ⅴ级，生理反射存在，病理反射阴性。

4. 既往史：高血压病史6年。

5. 辅助检查：颅底CT可见颅底骨质及骨孔正常，右侧卵圆孔未见狭窄，呈狭长形态（图26-60-1）。

6. 入院诊断：右侧三叉神经痛。

【治疗处理】

1. 治疗方案：三叉神经痛是神经外科的常见疾病，存在诸多老龄、一般情况较差的患者，往往因难以接受全麻微血管减压手术而频繁的进行封闭、射频治疗。

1983年，Mullan和Lichtor发明了经皮穿刺三叉神经半月节球囊压迫手术，经皮球囊压迫三叉神经节是一种治疗原发性三叉神经痛的组织介入的方

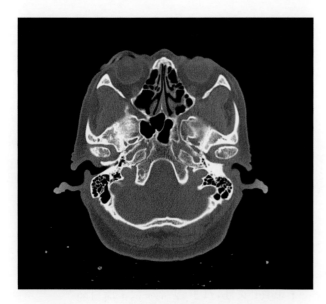

图26-60-1 CT颅底骨窗像薄扫及3D颅骨像

法。具体操作是经皮穿刺卵圆孔，将球囊导管置入Meckel腔，行神经节的球囊加压，通过外加压力改变三叉神经节的解剖位置和潜在机械性毁损，降低了感觉神经的敏感性。

其可能的作用机制为神经节经过球囊压迫之后，会出现序列性的神经组织学改变，小圆细胞浸润，对于大的有髓神经纤维选择性地受到破坏、脱髓鞘。压迫对于小的有髓神经纤维及无髓神经纤维不产生明显作用。

2. 治疗过程：仰卧位，轻度后仰，C臂侧位像定位，常规消毒手术区，铺巾单，造影剂冲洗球囊。穿刺点位于口角外侧2 cm，穿刺朝向同侧瞳孔和同侧耳廓上缘，术者将一个手指放入口腔内做引导，以

免传到口腔内，穿刺深度7～8 cm。尖刀切开左侧口角旁皮肤，C臂引导下穿刺套管向卵圆孔方向穿刺，达卵圆孔后，固定套管，拔出管芯。球囊导管沿套管内置入Meckel腔内，置入前先做充盈试验，向球囊导管内注射造影剂0.8～1 mL至形态达"梨"形，压迫2 min，后抽出造影剂，拔出球囊、套管（图26-60-2）。无菌敷料覆盖创口。

3. 术后效果及围手术期治疗：手术后部分患者出现手术侧面部疱疹表现，多在口角处，一般1～2周自行消退，严重可给予抗病毒药对症治疗。虽然球囊压迫术对角膜感觉影响较小，但仍注意向患者及家属告知注意术侧眼部卫生，存在充血表现时可预防性应用左氧氟沙星滴眼液等抗生素，且减少户外活动；每日进行术侧主动的咀嚼训练，防止咀嚼肌僵硬、萎缩。

【点睛与提示】

1. 三叉神经半月节球囊压迫术是目前微血管减压术的最佳补充治疗方式，其有效率远远高于其他经皮治疗方法，但需在术前充分向患者及家属告知术侧面部麻木的并发症，几乎治疗有效的患者均会出现不同程度的麻木感，其中最为严重的面部感觉异常症状往往与压迫时间过长有关。

2. 卵圆孔穿刺是手术成功的前提，术前评估尤为重要，颅底CT三维重建可以直观的观察卵圆孔的形态、大小。直径适中的卵圆孔穿刺的成功率较高，适当的空间局限了穿刺针头位置，但有利于进一步球囊导管的顺利进入。直径较大的卵圆孔易导致不理想的穿刺角度，甚至增加穿刺针头刺入硬

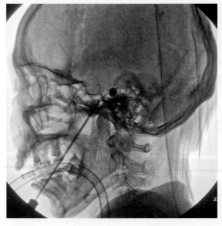
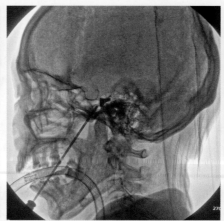
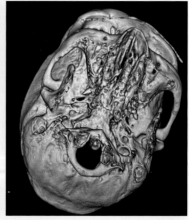

图26-60-2 球囊置入过深，形状不满意，轻微回撤调整后充盈球囊，呈典型的"梨"形，压迫2 min

膜下的风险。直径过小的卵圆孔建议有条件的单位利用神经导航或CT引导下穿刺,避免长时间反复穿刺引起血管损伤。

3. 术前三叉神经的FIESTA能够提供Meckel腔的清晰影像,利用开源软件或导航工作站可以计算出Meckel腔的大致体积及形态,对于术中判断球囊充盈具体形态及造影剂注射剂量有参照作用。

4. 注意观察后颅窝三叉神经孔附近血管情况,在临近岩静脉属支及小脑上动脉穿支的情况下,术中尤其注意切勿将球囊顶端置入过深,在后颅窝充盈的球囊有挤压血管甚至撕裂穿支起始端的风险,引起颅内出血。

5. 对于经历多次半月节穿刺治疗复发,或是卵圆孔狭小的病例,存在穿刺失败或是球囊导管位置难以调整的可能,术前需和患者及家属充分告知。切勿长时间盲目穿刺,造成颌面部出血、肿胀严重,甚至损伤颈内动脉风险。

视频资料

60 三叉神经痛球囊压迫术

病例61 三叉神经痛——半月节射频消融术

(Trigeminal Neuralgia)

【临床资料】

患者:男性,65岁。

1. 主诉:阵发性右侧面部疼痛1年。

2. 现病史:患者于入院前1年无明显诱因出现右侧面部阵发性疼痛,以下颌支为主,触碰右下唇可诱发疼痛,疼痛呈电击样,每次发作持续数秒至数十分钟。患者无发热、头痛、头晕,无恶心、呕吐等症状,为求进一步治疗来我院就诊,门诊以"右侧三叉神经痛"收入院。

3. 体格检查:神清,语利,双瞳孔 L∶R=3 mm

3 mm,光反应(+),眼球各方向运动自如,未及复视、眼震,面部感觉无减退、角膜反射灵敏,双侧鼻唇沟对称,咽反射灵敏,伸舌居中。四肢肌力Ⅴ级;生理反射存在,病理征阴性。

4. 既往史:高血压病史。

5. 辅助检查:头MRI未见颅内占位性病变。

6. 入院诊断:左侧三叉神经痛。

【治疗处理】

1. 治疗方案:射频消融属于微创性神经毁损疗法,是利用可控温度作用于神经节、神经干和神经根等部位,使其蛋白质凝固变性,使得神经膜电位短路、消失,使整个神经不能产生去极化,该神经感觉冲动也即无法产生,从而达到止痛目的。

由于三叉神经节是发出三叉神经根及支的发源部位,毁损了神经节就能中断神经根的异常冲动向中枢发放,通过CT、MRI影像技术能引导很小的射频电极进入神经节进行选择性消融治疗或脉冲射频治疗。传导痛觉的无髓鞘细纤维在70°~75°时就发生变性,而传导触觉的有髓鞘粗纤维能耐受更高的温度,射频技术能利用不同神经纤维对温度耐受的差异性,有选择性地破坏三叉神经节内传导面部痛觉的细纤维,而保存对热力抵抗力较大的传导触觉的粗纤维。因此,利用温控射频热凝技术,理论上可选择性控制破坏感觉神经的痛觉纤维而相对保存触觉纤维和运动纤维,达到既可以解除疼痛又可部分或全部保留触觉及运动的目的。

射频镇痛技术适用于特别是年老体弱、多病的患者,目前尚无死亡的病例报道。相比MVD、PBC手术,射频镇痛手术,虽然复发常较高,但由于操作方便,可重复实施、可选择区域,手术操作熟练后绝大部分能达到满意镇痛的目的。而乙醇、甘油等化学毁损术存在药物流动进入蛛网膜下隙的并发症,治疗三叉神经痛通常仅用于外周支,以及特殊癌痛的镇痛治疗。

2. 治疗过程:三叉神经节阻滞的穿刺途径包括侧面入路和前侧面入路。其中前侧面穿刺入路,也称为Hartel前入路法,临床上最常用(图26-61-1)。

CT定位引导穿刺法:① 体位:患者仰卧于CT床上,头后仰,监测生命体征,进行静脉镇痛操作。肩下垫枕,胶带固定额部,患侧唇旁的脸上贴定位

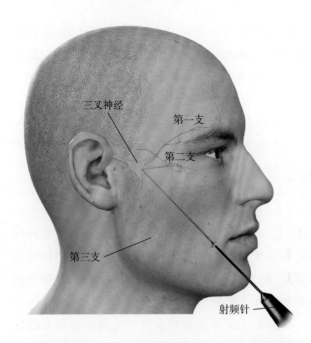

三叉神经

第一支

第二支

第三支

射频针

图 26-61-1　Hartel 前入路三叉神经半月节穿刺法

或金属标志物；② CT 定位：调整 CT 球管倾斜角度取鞍区下至第 3 上牙平面行薄层扫描。以颅底卵圆孔最清楚的层面为参照层面，卵圆孔在颅底骨上稍靠内约 8 mm 宽，内方是扁方形的斜坡骨。CT 扫描定位患侧卵圆孔口后，取与卵圆孔为直线的点为皮肤进针点（多在口角外约 2.5 cm）；③ 穿刺：皮肤局部麻醉后，射频套针与切层面平行穿刺，进针 3 cm 后扫描一次确认穿刺角度，皮下局麻后穿刺针向卵圆孔方向再前进约 3 cm 后固定针杆，根据 CT 扫描显示的针尖位置与卵圆孔的偏差调整进针方向，引导调节针达卵圆孔外口时会出现下颌神经异感。临床实践证明，阻滞的范围大小和刺入卵圆孔内的深度具有直接关系，如需阻滞三叉神经第 2、第 3 支，深入 0.3 cm 即可，若进入卵圆孔内 0.5 cm，阻滞范围可扩大到第 1 支。刺入卵圆孔的动作不可以过猛、过深，一般认为不应超过 1 ～ 1.2 cm，刺入卵圆孔过深有损伤血管.形成颅内血肿的危险。在穿刺针进入卵圆孔后应随时回吸，若有血液可将穿刺针轻轻推入 0.2 cm 或退出少许，直到回吸无血为止（见图 26-61-1）。

电刺激：当射频套针进入卵圆孔后的预定位置后，让患者从丙泊酚麻醉中清醒，进行有关的电刺激。① 异常感觉：50 Hz、低于 0.5 V 的刺激能产生明显的三叉神经分布区酸麻感觉。如果进行三叉神经第 1 分支或第 2 分支毁损时，最好能确认将

被毁损的神经分支在 2 Hz、0.4 ～ 1.0 V 电刺激下没有产生咀嚼肌收缩。② 运动反应：第 3 分支是混合神经，2 Hz、0.3 V 左右的电流引起下颌感觉刺激和咀嚼肌运动收缩则证明针尖到达损毁的理想位置。此支毁损后将不可避免地发生不同程度的咀嚼无力。③ 调节针尖位置：当 0.5 V 以上没有诱发出有关神经刺激的疼痛或运动反应时，应根据影像学上显示，将针尖稍向后退或向上进 1 ～ 2 mm。④ 电测试无反应：首先应将针尖后退 1 mm 测试，直至退 3 mm 都无反应者往前进 2 ～ 3 mm，再测试如果行第 2 支毁损但仅有或合并有第 3 支反应时应将针向前稍推进，如仅出现第 1 支反应则应稍往后退。若电刺激均无阳性结果，需要重新扫描定位卵圆孔，三叉神经第 1、第 2、第 3 分支的正常排列分别是在孔的内侧、中间和外侧，在清楚观察卵圆孔的前提下穿刺至目标三叉神经分支。

射频消融：一旦患者出现明显的沿着靶神经分支神经区域的酸麻感或异感，则可在此位置进行第一次毁损。加温前再静脉注射 1 次丙泊酚，使患者意识短暂消失。① 热凝温度选择一般主张以 65° 开始热凝，因为使用太高的射频温度会产生明显的手术后并发症。如果有潜在的多发硬化病的患者，第一次毁损的温度要 < 60°。② 第 1 支消融：关键是每次稍微提高热凝的温度以增加神经毁损的程度，需额部的感觉明显减退而未消失，角膜反射仅仅非常轻微的减退即可。一般到达 67° 和 70° 后可各持续 60 s，超过 72° 以后每次加温热凝 30 s 后均让患者清醒，用小棉片检查角膜反射，争取确认额部皮肤麻木的前提下，角膜还保留部分感觉功能。③ 第 2 支、第 3 支消融：射频热凝时根据患者对脸部感觉保留的要求调节热凝温度，可加热至 72 ～ 80℃，当到达目标温度后维持平台温度 2 ～ 4 min。如果部分位置的感觉麻木仍不理想时，可在加温热凝期间缓慢转动针尖，遇到明显疼痛时停下继续加温。

脉冲射频：是指短时间间断性射频。针尖到位并测试定位后，应用 4 ～ 8 Hz，20 ～ 30 ms，调节电流至针尖温度为 42℃ 或者 45℃ 为止，加温时间为 4 ～ 10 min。脉冲射频时患者完全无痛苦，但临床发现仅对半年内的新发三叉神经痛有效，顽固、剧烈的三叉神经痛患者主张高温消融以保证镇痛。

3. 术后效果及围手术期治疗：术后面部疼痛即刻消失,伴有射频分布区感觉减退。

(1) 术后留院观察：本地患者1天后出院,有特殊情况再回院。外地患者应观察7天,以及时发现与处理颅内其他神经损伤或颅内感染。

(2) 渐停术前镇痛药：保留面部触觉者,80%以上在治疗后原面部疼痛未完全消失,疼痛程度降低30%以上者其疼痛会随神经的变性而逐渐消失。原使用的卡马西平等镇痛药应继续服用,在完全不痛的前提下逐渐停药,在2周间逐渐减量停药。

(3) 三叉神经第1支射频毁损后禁止刺激角膜：伴有角膜反射消失者,术后禁止再行角膜反射检查。应告知出行需戴平光眼镜,防异物进入引起角膜感染。少数患者有患眼内侧干燥异常感觉症状是滑车上神经感觉,是正常反应,禁止用手擦拭。

(4) 告知术后可能疼痛复发：术前应告知患者,术后极可能数年后神经修复而再次疼痛,可行第二次射频毁损镇痛,操作与首次热凝治疗时同样的有效和安全。

【点睛与提示】

1. 首先需辨认卵圆孔：辨认卵圆孔是三叉神经节射频治疗的重要一步,辨认卵圆孔不正确可能导致穿刺失败,而且是重要并发症的主要原因,如果穿刺针太向上方,可能会把电极针穿刺到眶下裂,位置太靠后、靠内可能进入破裂孔,过后、过下则可能进入颈静脉孔或颈动脉管。当明确卵圆孔位置后,保持穿刺针始终与X线投照仪中点的方向直接对着卵圆孔进针,可减少盲探进针引起的误穿并发症。

2. 终止操作：针孔的大量出血说明穿刺了大血管,要终止操作和及时处理。如果电刺激时有眼球转动异常或面部抽搐,就不能加温热凝,否则可能会破坏海绵窦或其他脑神经。

3. 避免温度过高：温度过高容易导致传入神经性痛即新的紊乱性神经痛。三叉神经射频镇痛的最佳境界是疼痛得到很好解除的同时,能保留充分的舌部、颊及面部的触觉、咀嚼肌力及角膜反射。

视频资料

61 三叉神经痛射频治疗

病例62　面肌痉挛
(Hemifacial Spasm)

【临床资料】

患者：女性,56岁。

1. 主诉：左侧面部不自主抽搐3年余,加重1个月。

2. 现病史：患者入院前3年余无明显诱因出现左眼外眦及左侧面部轻微抽搐,持续数秒钟,可自行缓解,未予以重视。入院前1年在当地医院口服药物,并行理疗3个月后症状稍减轻。入院前1个月抽搐范围扩大至左侧口角,自述与人交流、紧张、情绪激动时均可诱发抽搐,不说话安静时缓解,自觉严重影响日常生活,为求进一步诊治就诊于门诊,以"左侧面肌痉挛"收入院。

3. 体格检查：神志清楚,言语流利,双侧瞳孔左：右=3 mm：3.0 mm,双侧光反应(+),双眼视力左侧1.0,右侧0.8,口角未见明显偏斜,吞咽无困难,伸舌居中,四肢肌力Ⅴ级,未及深、浅感觉减退,病理反射阴性。

4. 既往史：急性胰腺炎、2型糖尿病。

5. 辅助检查：颅底MRI平扫显示左侧面听神经脑池段血管接触,考虑为椎-基底动脉压迫。3DTOF显示椎动脉挤压面听神经(图26-62-1)。

6. 入院诊断：左侧面肌痉挛。

【治疗处理】

1. 治疗方案：目前,面肌痉挛的治疗方式主要有面神经微血管减压术和肉毒素注射治疗,面神经微血管减压术首选治疗方式,面神经微血管减压术疗效肯定和持久,尤其是术中电生理监测的应用,如侧方扩散反应(LSR)又称异常肌电反应(AMR),提高了该手术的可靠性。肉毒素注射治疗为姑息性治疗方式,其风险小、易于操作,但疗效持续时间短,一般为3～4个月,并且长期注射存在永久性面肌麻痹的风险,可作为微血管减压手术治疗方法的一个补充。

2. 治疗过程：采取乙状窦后入路,患者取侧俯卧位,头部前屈、右倾,床头抬高,上肩前倾并向

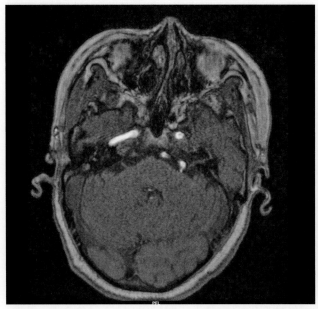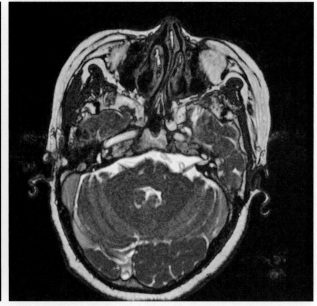

图26-62-1 3DTOF显示椎动脉挤压面听神经

足端牵拉，为术者提供最大程度的操作空间，取耳后纵向切口（图26-62-2）。术中监测面部肌电图（EMG）、侧方扩散反应（LSR）和脑干听觉诱发电位（BAEPs）。

乙状窦后取约3 cm大小骨窗，"C形或K形"剪开硬脑膜，脑压板自内下方轻微牵拉小脑，锐性解剖蛛网膜，充分释放脑脊液，良好显露后组脑神经和延髓外侧后，观察面神经REZ，压迫的血管确定在REZ附近，使用吸引器或剥离子抬高血管末端，以便在REZ上获得足够的空间，此操作主要是在舌咽神经和面听神经之间进行。

压迫面神经最常见的血管是小脑前下动脉。责任血管需从蛛网膜中锐利地剥离出来，并将其从神经的侧面移开，以便放置Teflon植入物。在第

Ⅶ和第Ⅷ对颅神经之间运行的小脑前下动脉可能有通向脑干的穿支，在放置Teflon时注意予以保留（图26-62-3）。

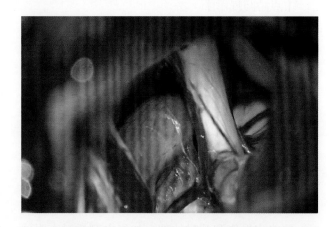

图26-62-3 术中所见血管与神经的关系

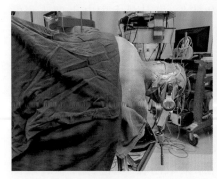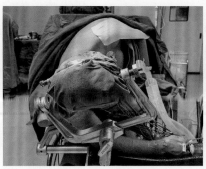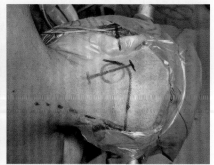

图26-62-2 手术体位及切口

3. 术后效果及围手术期治疗：术后予止血、预防感染、缓解恶心等对症支持治疗。观察患者角膜状态，可预防性应用左氧氟沙星滴眼液滴眼。复查听力检查。术后面部抽搐症状大多即刻消失，个别病例可能延迟消失，这部分病例需观察半年以上。

【点睛与提示】

1. 当责任血管为椎动脉，血管压迫较为严重时，可采用多点位架桥的方式进行血管的转位、固定。一般情况下无须处理椎动脉的近心端，以避免后组颅神经损伤，但当椎-基底动脉系统迂曲压迫明显时，单纯REZ的血管转位对于缓解面神经压力是不充分的，在这种情况下，通过后组颅神经的椎动脉近心端也需充分松解，放置Teflon远离脑干以释放对REZ的压力。

2. 头部向下倾斜10°，可获得宽阔的内侧暴露，背侧根部出口区和面神经的内侧部分很容易被看到。小脑牵拉必须在垂直于面神经的尾部方向进行，从尾部方向探查REZ。最常发现的压迫共同耳蜗或前庭神经的血管是小脑前动脉环。在这一区域的蛛网膜剥离需要从前庭神经上锐利地剥离，对于观察背根进入区是必要的。

3. 责任血管通常可能会有一些穿支向脑干供血，过度牵拉、转位可能会导致责任动脉闭塞和穿支动脉损伤。较少发生的情况是，减压后的血管襻对耳蜗神经形成压迫，或对内听动脉过度牵拉，此时需要进行移位操作以防止听力损失。

4. 在操作面听神经时，密切监测评估听力损失的BAEP和评估侧方扩散反应（LSR）现象的面部EMG，这有助于实现完全减压。减压后，大多数患者的LSR会消失。当发现LSR在减压后仍持续存在时，应寻找任何可疑的潜在原因，如可能被其他血管压迫。在确认没有其他责任血管后，充分游离责任血管近心端，添加1～2块Teflon以释放责任血管整体对脑干的压力。

视频资料

62　面肌痉挛的手术治疗

病例63　舌咽神经痛
(Glossopharyngsal Neuralgia)

【临床资料】

患者：女，73岁。

1. 主诉：右侧咽喉部阵发性疼痛10年余，加重1个月。

2. 现病史：患者于入院院前10年无明显诱因出现右侧咽喉部阵发性疼痛，自诉吞咽食物可诱发疼痛，疼痛呈针刺样，每次发作持续数秒至数分钟。期间辗转于各医院以"咽炎"保守治疗，疗效不佳。入院前1个月余，患者右侧咽喉部疼痛加重，轻微吞咽动作或进食即可诱发，疼痛发作更为频繁，为求进一步治疗来笔者医院就诊，门诊以"右侧舌咽神经痛"收入我科。

3. 体格检查：神清，语利，双瞳 L ∶ R=3 mm ∶ 3 mm，光反应（+），眼球各方向运动自如，未及复视、眼震；面部感觉无减退，双侧鼻唇沟对称，额纹正常，咽反射灵敏，伸舌居中，四肢肌力 V 级，病理征阴性。

4. 既往史：2型糖尿病10年。

5. 辅助检查：颅底MRI薄层平扫示：右侧舌咽神经于血管毗邻，关系密切。头MRV：未见明显异常。颅底CT：颅底骨质正常（图26-63-1）。

6. 入院主要诊断：右侧舌咽神经痛。

【治疗处理】

1. 治疗方案：舌咽神经痛（GPN）是一种罕见的疾病，估计每年的发病率为每10万人中有0.8例，多见于女性，相当于所有面部疼痛综合征的0.2%～1.3%。GPN是一种神经性疼痛综合征，其特点是阵发性疼痛发作在舌后部、扁桃体、咽喉和（或）外耳道。迷走神经受累可产生心动过缓、晕厥。常见的诱因包括进食、吞咽和说话。

GPN更经常发生在左侧，只有2%的病例是双侧受累。GPN的诊断主要是临床诊断，可以进行影像学检查，包括计算机断层扫描（CT）或磁共振成像（MRI）扫描，可以发现邻近的肿瘤、神经血管接触、动静脉畸形（AVMs）、脱髓鞘病变，或涉及第Ⅸ

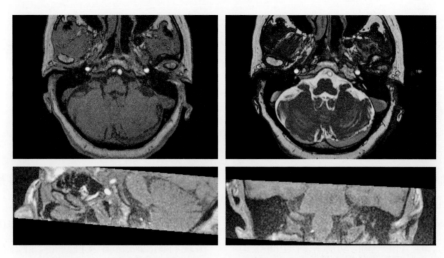

图26-63-1　颅底MRI薄层平扫示：右侧舌咽神经于血管毗邻，关系密切

和第X对颅神经（CN）的伸长的茎突。一线治疗是药物治疗，可以先用抗惊厥药物治疗，包括卡马西平、加巴喷丁、奥卡西平或普瑞巴林。如果疼痛是难治性的，可以采用手术治疗，包括CNs IX和X的根治术，如果发现神经血管压迫，可以采用微血管减压术（MVD）。本例患者颅底MR薄扫，TOF及FIESTA序列可见到明确的血管压迫，考虑行微血管减压术治疗。

2. 治疗过程：患者取右侧俯卧位，床头抬高30°，头前屈、右倾，Mayfield头架固定头部，上肩前倾向足端牵拉，尽可能地扩大术者操作空间。外耳道上缘到枕外隆凸连线标记横窦，标记乳突，二腹肌沟，乙状窦走形。5 cm的弧形或直形切口，凹面朝向耳朵。切口的一半应在乳突以上。对于枕颈

肌肉较为发达的患者，切口要稍靠后并适当延长（图26-63-2）。

乙状窦后约3 cm大小骨窗，需充分暴露乙状窦缘，骨蜡密封开放的乳突气房，显微镜下进行C形硬膜切开。蛛网膜剥离释放脑脊液（CSF），脑脊液释放满意后无须使用小脑牵开器。重点向骨窗尾端解剖，暴露涉及舌咽神经的下部血管神经复合体（图26-63-3），一旦发现压迫舌咽神经的责任血管，就进行钝性剥离，并在舌咽神经和压迫的血管之间放置一小块或多块特氟隆（Telfon）。

温盐水缓慢冲洗术野，用5—0尼龙缝线连续水密缝合硬膜，乳突边缘再次用骨蜡密封。

3. 术后效果及围手术期治疗：术后疼痛可即刻

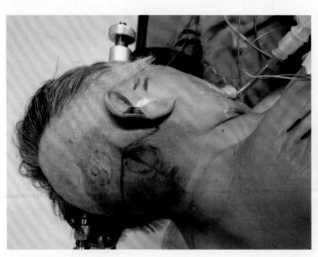

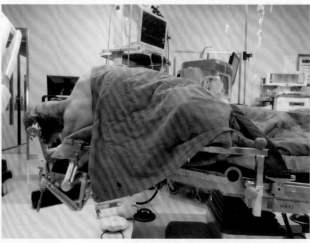

图26-63-2　体位及切口

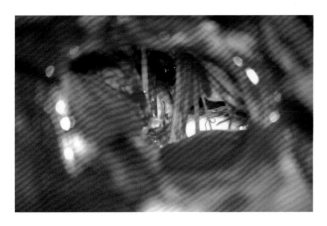

图26-63-3 术中所见

消失。给予止血、预防感染、缓解恶心等对症支持治疗。观察患者饮水、用餐情况，少食多餐。如有饮水呛咳，嘱其饮水时头倾向健侧。

【点睛与提示】

1. 动脉压迫通常是在REZ，责任动脉通常隐藏在延髓的后外侧沟后面，一般为PICA、椎动脉。骨窗选择不同于三叉神经痛及面肌痉挛，主要选择乙状窦后区域偏下部（迷你远外侧），正确暴露可在小脑半球轻微回缩的情况下，获得舌咽神经的全程显露。

2. 从小脑外侧缘提起小脑，显微镜下牵引器向前方推进，直到观察到副神经脊髓根，解剖蛛网膜，这样就可以抬高小脑并暴露颈静脉孔内的剩余颅神经。舌咽神经位于最上端，为单独一根并自一单独硬膜孔出颅，容易与迷走神经区分，迷走神经通常有4～5根。一旦确定了舌咽神经根部，就将它与迷走神经和副神经的根部分开。在减压前确定并解剖受累的血管，最后将特氟隆（Teflon）置于两个结构之间。

3. 对于MVD的难治性病例（术后无效或复发），切断舌咽神经和迷走神经上根可能出现术后神经功能缺损表现，因此应将切段舌咽神经和迷走神经上根作为疼痛复发时的最后选择，类似三叉神经部分感觉根切断术的适应证选择。经皮射频神经溶解术是药物治疗失败或不能接受颅内手术的病例的一种选择。γ刀放射外科手术也是一种潜在的选择，可以缓解疼痛，报道不良反应较轻，但止痛效果不如微血管减压术确切，且复发率高。

视频资料

63 舌咽神经痛的手术治疗

病例64 视神经管减压术
(Optic Nerve Decompression Surgery)

【临床资料】

患者：男性，23岁。

1. 主诉：外伤致右眼黑矇2天。

2. 现病史：患者于入院前2天因骑车摔伤（具体过程不详）。摔伤后曾出现一过性意识障碍，醒后发现右眼周肿痛，右眼黑矇，伴头晕，但无法回忆受伤过程。无头痛，无恶心、呕吐，伤后无肢体抽搐、嘴角歪斜，无口吐白沫、双眼上吊等症状，二便失禁，伤后就诊于当地医院，当地医院行头CT及视神经管CT检查提示：右侧视神经管损伤，右侧眶骨骨折，右侧颞骨骨折（以正式报告为准），患者为求进一步诊治来我院急诊就诊，以"视神经损伤"收入院。

3. 体格检查：神志清楚，自动睁眼，正确对答，从嘱活动，GCS 15分，右侧额眶部软组织挫伤，双侧瞳孔左：右=2.5 mm：4 mm。右眼有微弱光感，直接光反应迟钝，间接光反应灵敏，右眼球活动受限，左眼各向活动正常（图26-64-1）。双侧额纹及鼻唇沟对称，示齿口角不偏，听力无异常，转颈耸肩有力，伸舌居中。四肢肌力Ⅴ级，病理反射阴性。

4. 既往史：无特殊病史。

5. 辅助检查：头CT及视神经管CT：右侧视神经管骨折，右侧眶骨骨折，右侧颞骨骨折（图26-64-2）。

6. 入院诊断：右侧视神经损伤、右侧眶骨骨折、右颞骨骨折右眼部皮肤裂伤、头皮擦伤。

【治疗处理】

1. 治疗方案：视神经管减压适应证：术后有残存视力，但是视力＜0.1，应积极手术治疗；药物治疗过程中出现视力急剧下降者，应急诊手术减压；

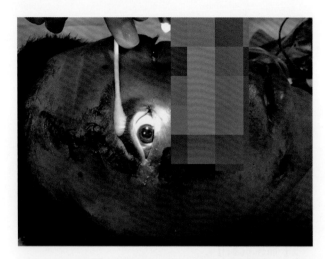

图26-64-1　右侧瞳孔散大，直接光反应消失

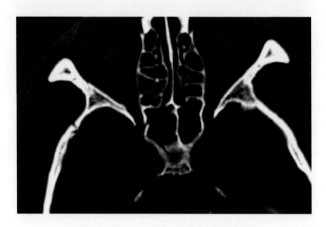

图26-64-2　CT显示右侧视神经管骨折

无残存视力，受伤时间＜7天，根据患者的受伤情况，特别是视神经管相关区域的骨折情况，决定是否手术治疗；受伤时间较长者，应参照眼动脉彩超结果及VEP结果，存在眼动脉及分支供血障碍者或VEP波形未呈熄灭者可考虑行视神经管减压术；排除眼球和眶内结构损伤导致的视力下降或失明。

视神经管手术入路选择：① 经颅视神经管减压术（图26-64-3）；② 经筛、蝶入路视神经管减压术（图26-64-4）；③ 经鼻内镜下视神经管减压术。经鼻内镜技术目前愈发成熟安全，相交经颅、经筛更为微创，是患者易于接受的治疗方式（图26-64-5）。

2. 治疗过程：患者取平卧中立位，头托固定头位，头略后仰10°～20°，导航注册（图26-64-6）。肾上腺素棉片，鼻腔黏膜局部收缩、表面麻醉。内镜下取患侧鼻腔中鼻甲外侧入路，于中鼻甲外侧逐渐深入切除钩突、筛泡、中鼻甲基板，暴露筛房，清除前后筛气房积血。切开蝶筛隔，开放并扩大蝶窦前壁进入蝶窦。

视神经管为管状骨性隆起，位于蝶窦外侧壁的顶部，内后向前外走行，下方为颈内动脉隆起。根据视神经颈动脉隐窝（OCR）定位视神经管和颈内动脉。磨薄眶尖和视神经管内侧壁骨质，生理盐水冲洗术腔，剥离子小心剥离视神经管内侧壁骨片，

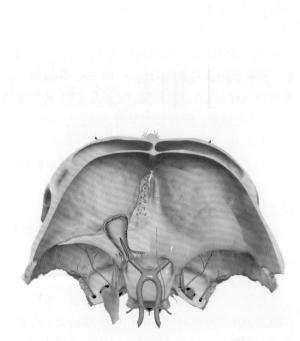

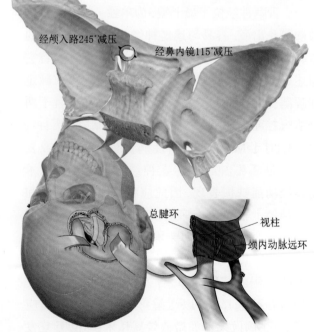

图26-64-3　经颅视神经管减压

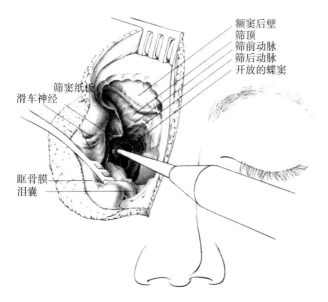

图26-64-4　经筛视神经管减压

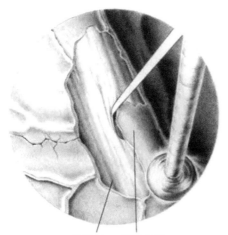

视神经　视神经管
蛋壳化骨片

图26-64-5　经鼻视神经管减压

减压范围需超过180°。眶尖向后切开眶骨膜、总腱环和视神经鞘，注意要在视神经的内侧切开视神经鞘，以免损伤眼动脉。

　　生理盐水冲洗蝶窦，止血材料覆盖出血黏膜，中鼻甲内侧填塞海绵止血，保留中鼻甲者将中鼻甲复位。

　　3. 术后影像学分析及围手术期治疗：术后CT显示视神经管减压充分（图26-64-7），术后少量鼻出血可以局部冷敷并加用止血药物；若出现脑脊液漏，应严格平卧，必要时辅以腰大池外引流，2周内大多数病例可自愈，但需特殊叮嘱患者出院后密切观察，愈合困难者需行漏口修补手术；术后应观察

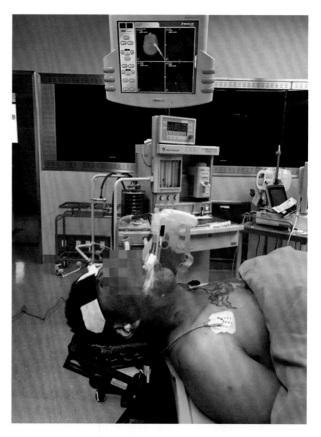

图26-64-6　手术体位及导航

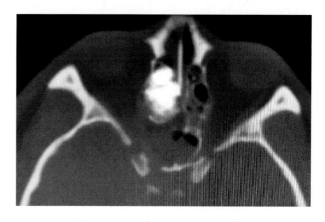

图26-64-7　术后CT显示减压范围

视力、视野恢复情况，行眼科专科检查。术后可行高压氧治疗3～4周，以及视觉康复治疗。

　　【点睛与提示】

　　1. 视神经管骨折的病例常常合并有颅底骨折，当骨折累及蝶窦侧壁时可造成海绵窦段颈内动脉的损伤，形成假性动脉瘤或颈内动脉海绵窦瘘。颅底骨折严重者，需充分做好血管的术前评估，如CTA、DSA。此外，蝶窦侧壁的颈内动脉是存在解剖变异的，有可能动脉管壁直接暴露于蝶窦内而无

骨质覆盖。颈内动脉的保护是视神经管减压手术最重要的安全保障。

2. 对于中鼻甲外侧入路来说，距离视神经管位置较近，减压视神经管眶口非常方便，但是对于不熟悉局部解剖的初学者，容易迷路。在视神经管减压过程中，辨识颈内动脉隆起非常关键，特别是在颅底骨折严重或者蝶窦发育不好的患者，术中多普勒、导航在定位外侧视神经颈内动脉隐窝（OCR）下内侧的颈内动脉隆起非常有帮助，颈内动脉隆起和OCR的辨识可以帮助辨识视神经管的位置，并且防止术中意外的颈内动脉损伤。

3. 发现脑脊液漏应在视神经减压的同时，一期修补漏口，常规应用抗感染治疗。如术前已出现严重的脑脊液漏，视神经减压的手术应谨慎，且应积极查找漏的部位，治疗脑脊液漏。

4. 眶内壁骨折严重的病例，眶内脂肪突入鼻腔，造成术中解剖关系不清，可能误将脂肪当作筛窦黏膜或积血清除，甚至可能损伤内直肌，造成术后眼球运动障碍。因此，术前应根据眼眶CT，判断眶壁骨折情况，突入鼻腔内的脂肪必须还纳回位，必要时应用充填材料植入，进行眶壁修补。

视频资料

64 经鼻视神经减压

病例65 面神经—舌下神经端端吻合术
(Anastomosis of Facial Nerve and Hypoglossal Nerve)

【临床资料】

患者：女性，56岁。

1. 主诉：左侧听神经瘤术后周围性面瘫3个月。

2. 现病史：患者3个月前因左耳听力减退、头痛就诊，检查发现左侧听神经瘤，行手术切除，病理回报神经鞘瘤。术后遗留左侧周围性面神经麻痹，左侧眼睑闭合不全，House-Brackmann分级Ⅳ级。患者术后3个月，面瘫症状无明显改善，结膜稍红，

门诊就诊予左氧氟沙星滴眼后好转，现再次就诊于门诊，以"左侧周围性面神经麻痹"为行神经修复收入院。

3. 体格检查：神志清楚，言语流利，活动从嘱，双瞳L ：R=3 mm ：3 mm，光反应（+），眼球各方向运动自如，面部感觉无减退，左侧额纹消失，左侧鼻唇沟变浅，示齿右偏，左侧鼓腮漏气。四肢肌力Ⅴ级，肌张力无明显异常，共济无异常，闭目难立征（−），双侧巴氏征（−）。

4. 既往史：体健，无特殊病史。

5. 辅助检查

（1）术前头部增强MRI显示：左侧小脑桥脑角区见不规则形混杂信号肿块，其内大部呈等信号，并夹杂多发片状长T_1、长T_2信号影，注入对比剂后呈明显强化，其内可见片状无强化区。肿块最大横截面约48 mm×41 mm，肿块局部向左侧内听道延伸，与面听神经分界不清。脑干、桥臂受压移位，第四脑室受压变窄，幕上脑室扩张（图26-65-1）。

（2）术后头部增强MRI：术前强化病灶消失，左侧枕部局部颅骨—骨质不连续，可见骨瓣影及固定物影（图26-65-2）。

6. 入院诊断：左侧周围性面瘫。

【治疗处理】

1. 治疗方案：面瘫的康复手术主要有两大类：动力重建手术（如神经重建术和带蒂肌瓣转移术）和静态康复手术（如提眉术、上睑金负荷体植入术、

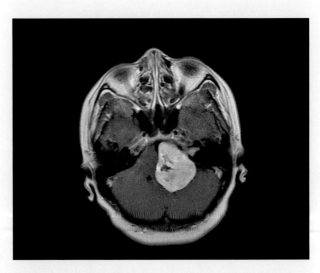

图26-65-1 增强MRI显示CPA区巨大肿瘤，明显强化，向内听道延伸

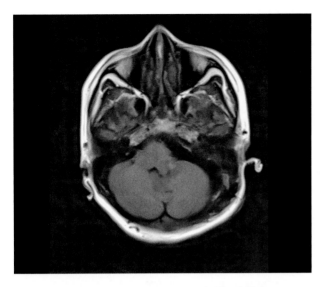

图26-65-2 术后MRI显示肿瘤切除满意

口角悬吊术等)。其中神经重建术的效果最为理想,也可作为其他康复手术的基础。面神经重建分为直接重建和间接重建;直接重建是面神经间的直接或借桥神经吻合,间接重建是面神经与其他神经间的吻合。间接重建常用的术式有面神经—舌下神经吻合术、面神经—副神经吻合术。面神经—咬神经吻合术、面神经—膈神经吻合术。面神经—副神经吻合术需切断副神经,导致胸锁乳突肌和斜方肌瘫痪及萎缩,影响举手和抬肩运动,且面肌功能恢复的效果不如面神经—舌下神经,故常作为第二选择,可用于舌下神经不能利用或对发音清晰度要求高的特殊职业者。

舌下神经和面神经的皮层运动区和周围分布区在解剖上较接近,人类的咀嚼、吞咽、呼吸和发音功能,均需面神经与舌下神经的精确协同和相互影响,两者均间接与三叉神经相联系,有利于建立面部运动反射。面神经—舌下神经能使得面肌张力平衡和静态对称,容易得到新的相关运动和建立意志的控制。

2. 治疗过程:患者取仰卧位,头稍转向对侧,切口起自乳突尖上2 cm,沿下颌角后2～4 cm斜向下至胸锁乳突肌前缘(图26-65-3)。向前掀起皮瓣,从胸锁乳突肌和二腹肌后腹前缘分离腮腺,避免腮腺包膜破裂。向上暴露乳突尖部,找到面神经主干,向前分离面神经至面神经分叉部。尽可能靠近茎乳孔锐性切断面神经干,向下反转,准备与舌下神经吻合。

在颈部将二腹肌向前上牵开,确定舌下神经在颈动脉三角(由胸锁乳突肌、肩胛舌骨肌和二腹肌后腹组成)内的位置,将舌下神经及其降支与周围组织广泛游离,舌下神经尽量在远端,直至进入下颌下三角(由下颌骨、二腹肌前腹和后腹组成)处切

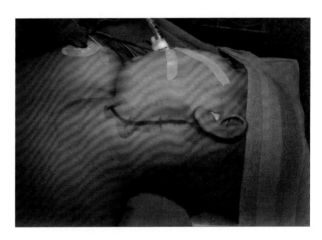

图26-65-3 手术体位与切口

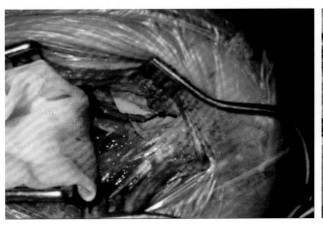

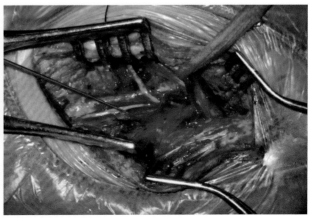

图26-65-4 舌下神经近端与面神经远端吻合

断，向上翻转与面神经吻合，若向上返折有困难，可将降支切断，松解牵拉，减少吻合张力，一定要做到无张力缝合（图26-65-4）。

舌下神经近端与面神经远端用10—0线做神经外膜和神经束端一端吻合4—6针（图26-65-5）。

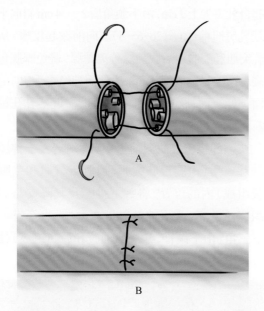

图26-65-5 神经端—端神经外膜和神经束端

3. 术后效果及围手术期治疗：给予预防感染治疗，及适量糖皮质激素、脱水药、神经营养药。该患者恢复顺利，1年后复查面神经功能达House-Brackmann分级Ⅱ级水平图26-65-6～图26-65-8。

【点睛与提示】

1. 准确把握手术时机，术前对临床资料做全面分析，以准确判断损伤程度，既不要错过最佳的手术时机，又要防止牺牲可能恢复的面神经。面神经解剖保留而House-Brackmann分级Ⅴ～Ⅵ级者，可临床观察3～6个月，并结合电生理检查决定手术时机。如对神经电图有反应，表明一些运动终板有功能，这些患者可多等待一段时间，其中一些患者虽有残余的神经结构，但最终未能显示有用的功能，应及时行神经重建手术。肌电图有助于显示神经再生的多项动作电位和指示变性的纤颤电位。如临床和电生理检查均提示面神经功能无恢复征象，应尽早行神经重建手术，切勿拖延至神经、肌肉变性再行手术。而对于House-Brackmann分级能达到Ⅳ级者应慎重，至少观察12个月，再结合患者意愿决定是否手术，面神经重建术后仍有患者面神经

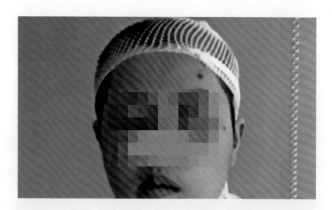

图26-65-6 手术前

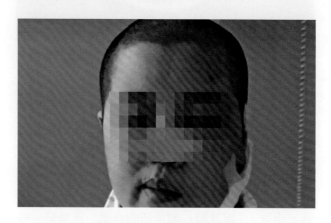

图26-65-7 手术后半个月

功能不能恢复到Ⅱ级。

2. 神经外膜端—端吻合时仔细检查神经轴索断端，应整齐、有生机，要确保无张力缝合。切断神经时用新的剃须刀片比剪刀对神经的挤压要小，两侧神经断端可做45°斜面。吻合前注意修剪神经外膜，防止其卷入吻合口。缝合线不要穿过神经纤维，防止操作本身造成的神经损伤。

3. 面—舌下神经吻合的手术要点之一是术中寻找舌下神经和面神经。①舌下神经直径较粗，且为健康神经，相对容易寻找。舌下神经走行于颈动脉分叉平面以上，颈内、外动脉的外侧，位于枕动脉水平并在其下方穿过，在二腹肌后腹的下内侧向前进入下颌下三角。舌下神经可以在二腹肌肌腱的上或下，但总是走行于舌骨体的上面。术中在颈动脉三角内将二腹肌向前上牵开，即可在舌下神经进入下颌下三角处确定其位置。②面神经较细，周围结缔组织多，且在损伤后多有不同程度萎缩。术中寻找面神经的主要标志有茎突、乳突尖、外耳道软骨下壁、二腹肌后腹等。面神经茎突根部和乳突之

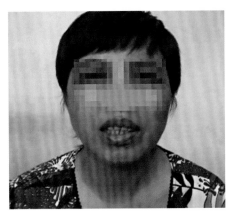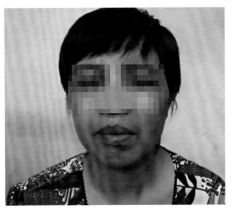

图26-65-8 术后1年面部静态张力良好

间的茎乳孔出颞骨,向前、下、外进入腮腺。但以茎突为标志寻找面神经时需注意能通过触摸判读位置即可,不要试图分离茎突骨针,因为茎突在面神经的内侧,显露茎突根部时可能会先损伤面神经。外耳道软骨下壁能摸到一个尖锐的突起,可称为软骨指针,面神经位于软骨指针、二腹肌后腹及胸锁乳突肌汇成的三角内。沿腮腺后缘和下缘与乳突和胸锁乳突肌之间做钝性分离,并将胸锁乳突肌向后方牵拉,显露二腹肌附着点,继而在乳突尖上方约1 cm,软骨指针与乳突尖连线的中点,二腹肌后腹与软骨指针所成交角的分角线上向深部分离,即可找到面神经的主干。钝性分离的方向要与面神经主干走行一致,以免损伤面神经。切勿分离过深,面神经走行于颈深筋膜深面,距乳突表面的距离约1 cm,距皮肤的最短距离平均为22.4 mm ± 3.8 mm。

视频资料

65 面神经—舌下神经端端吻合术

病例66 面神经—舌下神经端侧吻合术
(Anastomosis of Facial Nerve and Hypoglossal Nerve)

【临床资料】

患者:男,53岁。

1. 主诉:右侧听神经瘤术后周围性面瘫3个月。

2. 现病史:患者3个月前行右侧听神经瘤切除术,术后病理回报:右CPA区神经鞘瘤,局部细胞增生活跃。术后遗留右侧周围性面神经麻痹,右侧眼睑闭合不全。House-Brackmann分级Ⅲ～Ⅳ级。出院后患者未进行相关治疗。入院前2个月发现面瘫加重,眼睑闭合不全面积增大,嘴角下垂明显,脸部静止期不对称,House-Brackmann分级Ⅴ级。就诊于本院,以"右侧周围性面神经麻痹"收入院。

3. 体格检查:神志清楚,自动睁眼,对答正确,活动从嘱,双侧瞳孔左:右=3.0 : 3.0 mm,双侧光反应(+),视力检测无异常,右侧额纹消失,右侧鼻唇沟变浅,示齿左偏,右侧鼓腮漏气,右侧舌前2/3味觉减退,House-Brackmann分级Ⅴ级。右耳听力消失。颈抵抗(−),四肢肌力级,肌张力无明显异常;右侧轮替试验稳准,右侧指鼻实验稳准,闭目难立征(−),双侧巴氏征(−)。

4. 既往史:高血压病史6年。

5. 辅助检查

(1)术前头部MRI平扫与增强:右侧小脑桥脑角区可见不规则形以长T_2为主的混杂信号肿块影,其内可见多发等T_2分隔影,增强后实性部分及分隔成明显强化,囊性部分未见强化(图26-66-1)。

(2)头部增强MRI(术后):右侧枕部局部颅骨—骨质不连续,可见骨瓣影及固定物影,骨瓣对位良好。肿瘤全切除(图26-66-2)。

6. 入院诊断:右侧CPA神经鞘瘤术后、周围性面瘫(右侧)、高血压病3级(极高危)。

【治疗处理】

1. 治疗方案:巨大前庭神经鞘瘤手术后,即使

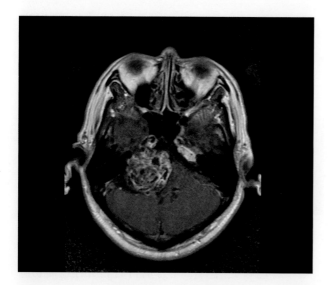

图26-66-1 术前MRI

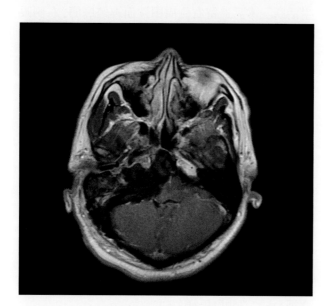

图26-66-2 术后MRI

面神经解剖保留,也可能因面神经损伤造成的不可逆转的面瘫。面神经间接重建有4种方法,在这些方法中,舌下神经是一种最可靠、最有效、协同效应最好的面神经再植供体。因为面神经的纤维数量仅为舌下神经的40%,所以面神经—部分舌下神经吻合的方法是可行的。舌下神经—面神经的端—侧外膜缝合,是一种安全的解剖学手术技术,用于面神经再植,具有突出的临床效果,避免了因切断舌下神经而产生相应后遗症。

2. 治疗过程

(1)颈部解剖:乳突上的耳后切口,向下颌角的后方延续为曲线切口(图26-66-3)。识别并暴露地

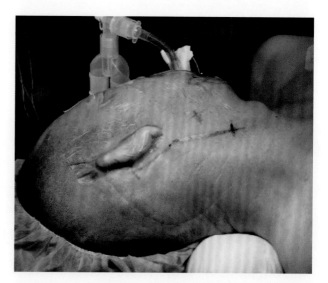

图26-66-3 手术体位和切口

二腹肌,肌肉向后方牵拉暴露颈部神经血管束。

(2)暴露乳突:充分暴露乳突,前界需至外耳道的后缘;在后界至达星点切线水平。剥离移位胸锁乳突肌,向尾部暴露整个乳突的外侧;上界至乳突顶端4~5 cm,与Henle's嵴的水平相一致。一旦整个乳突被暴露出来,我们在前方确定面神经的颅外段,它通过茎乳孔出颅骨。

(3)乳突切除:磨除部分乳突暴露面神经乳突段(图26-66-4)。前下界是茎乳孔和Henle's嵴。后方需要扩展2~3 cm,以达到良好的暴露效果,磨除覆盖面神经乳突段的皮质骨。

(4)舌下—面神经端侧吻合:在乳突段最近端水平(Henle's嵴水平)切断面神经,并向尾部移位,进行面神经—舌下神经端侧吻合。在舌下神经侧方做一个2 mm的楔形切口,面神经翻转朝向舌下

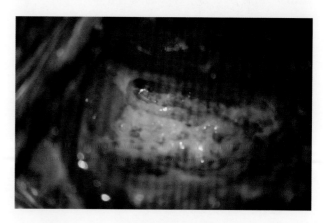

图26-66-4 磨除部分乳突暴露面神经乳突段

神经近心端吻合（图26-66-5）。用10—0单丝缝合面神经断端，通常6～8针。

3. 术后效果及围手术期治疗：术后给予激素、营养神经药物治疗；仍需注意患者角膜卫生情况，适当给予左氧氟沙星滴眼液预防可能的角膜溃疡、感染。术后随访舌运动无受限，舌肌仅轻度萎缩（图26-66-6）。

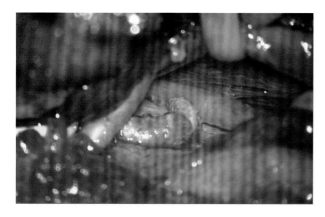

图26-66-5　面神经翻转朝向舌下神经近心端吻合

【点睛与提示】

1. 定位乳突内面神经是手术的关键步骤，也是手术成功的基础。我们可从Henle's嵴在乳突上标出一条水平线，再自乳突尖标出一条垂直线（约在骨性外耳道后方近1 cm处）。沿着上界向尾端磨除乳突的皮质骨直至乳突尖。暴露乳突气房，在气化的理想情况下，仔细寻找面神经周围的密质骨。在辨认困难的情况下，可以自远端颅外段面神经向近端寻找至茎乳孔，从而很容易定位乳突内面神经管的位置。用高速钻头将整个乳突段的面神经轮廓化并松解。

2. 面神经断端的准备亦是确保手术效果的重要环节。乳突内暴露的面神经向尾端转移后，与舌下神经接近，耐心剪刀除面神经残端上皮组织，断端切面厚度约为舌下神经1/2～1/3。用10/0缝线与准备好的舌下神经侧切口行端—侧吻合6～8针，缝合时带上内部的神经束膜，以防内部的神经束回缩影响神经愈合。

视频资料

66　面神经—舌下神经端侧吻合术（开放乳突垂直段）

术前：

术后：

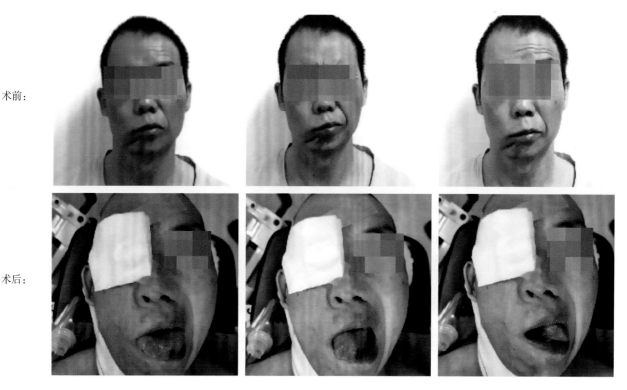

图26-66-6　术后舌肌仅轻度萎缩，伸舌无受限

病例67　面神经—咬肌神经、副神经吻合术

(Anastomosis of Facial Nerve,
Masseter Nerve and Accessory Nerve)

【临床资料】

患者：男性，30岁。

1. 主诉：左侧巨大听神经瘤术后面瘫1个月。

2. 现病史：患者入院前1个月因左侧巨大听神经瘤手术治疗，术中见面神经结构严重破坏，术后患者左侧面瘫，闭目费力，口角歪斜，House-Brackmann分级Ⅳ级，强化MRI提示肿瘤切除满意，脑积水较前明显缓解。向患者及家属沟通病情，患者行面神经修复意愿强烈，为手术治疗再入院。

3. 体格检查：神志清楚，言语流利，高级神经活动未见异常，双瞳L：R=3 mm：3 mm，光反应（+），眼球各方向运动自如，未及复视、眼震，面部感觉无减退，左侧额纹浅，闭目留有明显缝隙，眼角膜发红，左侧鼻唇沟变浅，口角偏右，House-Brackmann分级Ⅳ级。咽反射灵敏，伸舌居中，四肢肌力Ⅴ级，病理征阴性。

4. 既往史：体健，否认特殊病史。

5. 辅助检查：听神经瘤术前MRI显示左侧CPA区42 mm×37 mm×37 mm占位，呈不均匀明显强化，幕上脑室系统轻度扩张（图26-67-1）。听神经瘤术后MRI平扫及增强：左侧桥臂可见片状稍长T₂信号影，DWI呈高信号，右侧小脑桥脑角病变切除满意，未见异常强化。患者脑室较前明显缩小，听神经瘤术后MRI、CT表现（图26-67-2）。

6. 入院诊断：左侧周围性面瘫，听神经瘤术后。

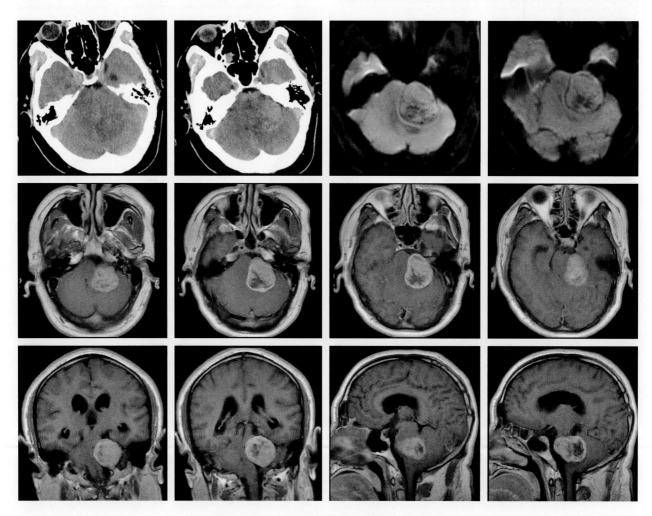

图26-67-1　患者听神经瘤术前MRI、CT表现

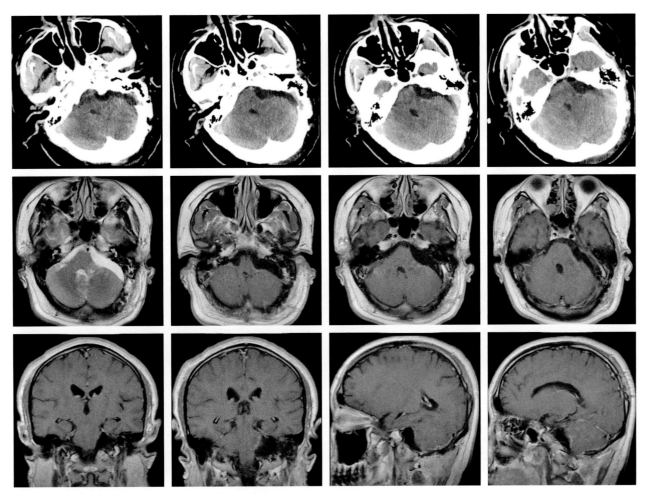

图26-67-2　患者听神经瘤术后MRI、CT表现

【治疗处理】

1. 背景知识：当受损的面神经近端不能用来吻合时，必须利用其他的动力神经输出来刺激神经传导。国内对利用舌下神经、副神经等动力神经修复面神经研究较多，而对利用咬肌神经修复面神经研究较少。

1978年，斯派拉（Spira）发表了一篇解剖学研究，对埃斯卡（Escat）和维埃拉（Viela）在1925年提出的使用咬神经作为供体神经的一种技术进行重新评估，研究指出，咬肌神经起源于三叉神经的第三支，穿过卵圆孔，在颧弓下的颞下窝走行，发出分支，但主干保持原来粗细程度直到下颌角附近。其后陆续有数篇相关咬肌神经用于供体神经来修复面神经的解剖研究，但直到2000年以后咬神经—面神经吻合技术才逐渐应用到临床研究。

咬肌神经作为供体的优势如下：① 咬肌神经是三叉神经3个动力分支之中最长的，它通过卵圆孔出颅后，伴行咬肌动脉向下，穿行于咬肌深、浅层之间，解剖位置较为恒定，较易寻找；② 大部分咬肌神经直径与面神经主干直径匹配度较高，可进行直接端端吻合；③ 咬肌神经—面神经吻合术，因为咬肌神经与面神经接近，协同效应好，运动冲动更强，具有较强的再支配能力，它在大多数患者中可以实现更快的面神经功能恢复；④ 术后离断神经支配区的咬肌肌肉萎缩不明显，术侧咬肌萎缩是咬肌神经—面神经吻合术后的主要并发症，但大部分临床研究显示，颈咬肌神经—面神经吻合术后，患者出现轻度的咬肌萎缩，但几乎没有咀嚼困难、面部不对称的主诉，可能与用来吻合的咬肌神经降支在被截断前已发出数个分支，且各分支之间存在交通支。同时，咬肌和颞肌、翼内肌、翼外肌具有协同作用，由于它们之间功能的重叠，使咬肌的功能被部分削弱。但舌下面神经吻合术后50% ～ 70%的病例会导致舌头萎缩，20%以上的病例会导致进食和吞咽能力恶化。

2011年，里瓦斯（Rivas）等回顾了243例前庭神经鞘瘤切除术后发生面神经麻痹患者的面部功能，结果显示，面部神经功能完全丧失后6个月的恢复率是面部神经最终恢复的早期独立预测指标。同时阿尔巴蒂（Albathi）等人的研究显示，在前庭神经鞘瘤手术后6个月面神经功能没有恢复迹象者，进一步恢复的概率非常低。笔者结合临床经验，同样赞同面神经损伤后早期进行神经再修复手术，可以获得更好的功能结果，虽然在较长时间后进行手术的患者也可能预后较好，但也可能因为长时间等待观察，因此而错过最佳手术时机。

咬肌神经恒定出现于颞下颌前三角（由颧弓下缘、下颌颈前缘、咬肌浅层后缘围成）内，且距离下颌骨髁突颈前缘8.52±1.35 mm ～ 9.00±1.58 mm，距离颧弓外侧面深度为15.20±1.07 mm ～ 15.73±1.28 mm。解剖研究显示，咬肌神经分为单干型（约72.5%）、双干型（约25.0%）、三干型（约2.5%）。根据临床应用特点，咬肌神经可分为三段，分别为M1段（自卵圆孔至颧弓下缘）、M2段（自颧弓下缘至发出第一分支处）、M3段（自发出第一分支处至咬肌神经主干末端），所有咬肌神经均在M2段分干。笔者通过解剖研究发现，咬肌神经位置恒定出现在颞下颌前三角内，做"耳前—颧后—下颌下"的"S"形切口（图26-67-3），于颧弓下方约1 cm、耳屏前约3 cm处切开咬肌，找到咬肌神经降支，即可得到理

想的供体神经。右侧面神经与咬肌神经相对解剖位置如图（图26-67-4）。

2. 治疗方案：患者青年男性，1个月前因左侧巨大听神经瘤手术治疗，肿瘤切除满意；术中面神经离断，术后左侧面瘫，闭目费力，闭目留有明显缝隙，眼角膜发红，口角歪斜，House-Brackmann分级Ⅳ级，患者因职业需求，对容貌和语言沟通能管理要求较高，行面神经修复意愿强烈。与患者沟通面神经近端离断、后期面神经功能恢复潜能不大，患者及家属拒绝等待观察，要求尽早完成面神经修复手术。因此，我们术前计划进行"咬肌神经—面神经端端吻合术"，尽可能减少对患者术后语言表述能力的影响。

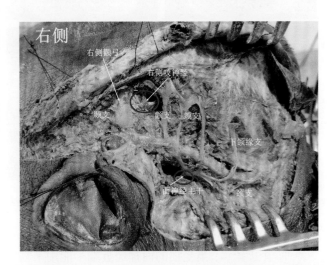

图26-67-4　右侧咬肌神经与面神经相对解剖位置

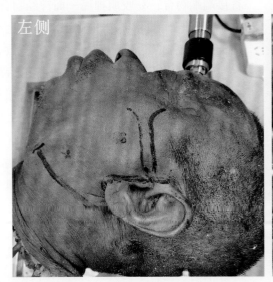

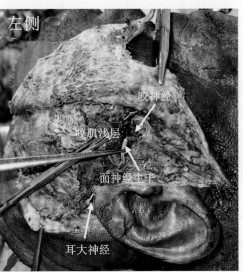

图26-67-3　左侧咬肌神经—面神经吻合切口及咬肌神经相对解剖位置（面神经主干已切断）

3. 治疗过程：患者取仰卧位，设计"耳前—颌后—下颌下"的"S"形切口（图26-67-5）。连接电生理检测，进行面神经、三叉神经、咬肌神经、副神经、舌下神经分布区检测。局麻切口线后，采用"拉皮式"切口，从颞部开始，通过隐蔽的耳部后面，在耳垂下，向后延伸到耳垂；沿切口线开皮，依层切开皮肤、皮下组织，保留耳大神经。耳大神经紧贴颈部浅筋膜深处，在耳垂尾部4～5 cm处，在胸锁乳突肌的前缘。切开腮腺后探查面神经。充分暴露面神经主干及各分支，充分游离备用；自茎乳孔处切断面神经主干。于颧弓下方约1 cm、耳屏前约3 cm处切开咬肌，找到咬肌神经降支手术的标志是颧弓和咬肌的后缘，不需要分离颧弓处的肌肉，因为该处的咬肌神经很深。最好是在颧弓咬肌后缘前方1 cm处进入肌肉。小心地逐步切断咬肌纤维来深入咬肌，注意不要切断肌肉深处的咬肌神经。咬肌神经位于离肌肉表面1.5～2.0 cm深的地方，沿着肌肉纤维的轴线轻轻剖开，可以清楚地看到神经。

在解剖过程中，这些肌肉纤维很容易被分开，而神经在肌肉深面，术中电刺激证明为咬肌神经后，充分游离咬肌神经降支，切断备用。若制备的咬肌神经降支供体与面神经主干断端能够无张力吻合，则采用9-0丝线行神经外膜、束膜联合方式吻合神经，但本例患者体型肥胖，术中发现咬肌神

经与面神经直径不匹配，同时该例患者直接进行面神经主干与咬肌神经端端吻合张力较大，即使利用耳大神经桥接面神经进行端端吻合，因神经口径问题，预后可能亦不尽理想。综合考虑患者职业需要、保留更多语言功能的诉求，采用：咬肌神经—面神经上干颞支端侧吻合＋副神经—面神经主干端端吻合的方式进行面神经功能修复（图26-67-6）。

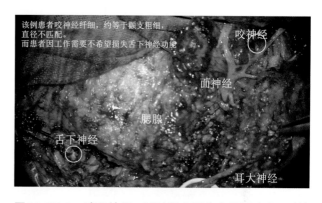

图26-67-6　咬肌神经—面神经上干分支端侧吻合＋副神经—面神经主干端端吻合

4. 术后影像学分析及围手术期治疗：术后予甲强龙40 mg每12 h 1次3天、神经营养药物对症治疗；注意患者角膜保护，适当给予左氧氟沙星滴眼液预防角膜溃疡。术后3天，患者伤口恢复良好，左侧肩部耸肩时无力，无言语功能障碍（图26-67-7）。半年复查肿瘤无复发（图26-67-8），面神经功能恢复达House-Brackmann分级Ⅲ级，疗效满意（图26-67-9）。

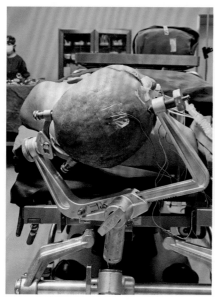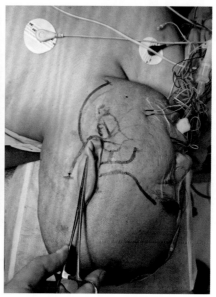

图26-67-5　患者体位及切口设计

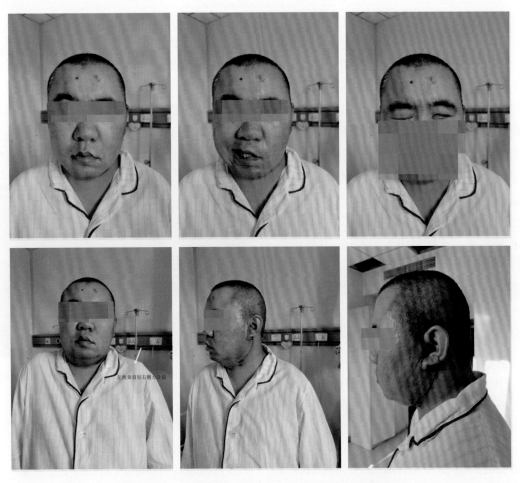

图26-67-7　患者术后3天伤口情况颜面部、肩部活动情况

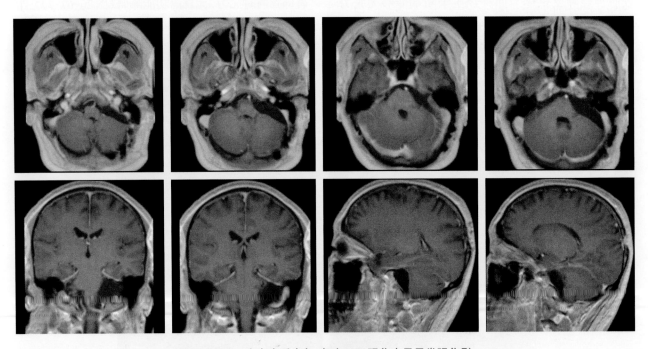

图26-67-8　患者术后半年，复查MRI强化未见异常强化影

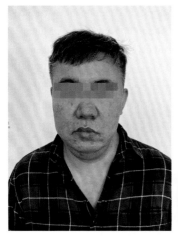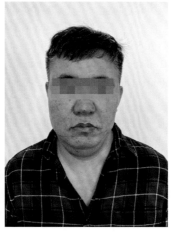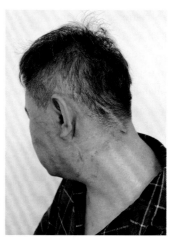

图26-67-9 术后半年,患者颜面部静息态及运动情况进一步恢复

【点睛与提示】

1. 咬肌神经作为供体神经进行面神经功能修复,具有供体神经解剖位置相对恒定方便分离暴露、与面神经解剖位置临近、支配肌肉的范围及神经直径大小匹配度高、协同效应好、输出神经冲动动力强劲、术后因断离咬肌神经引发的并发症少为优点,具有临床推广应用价值。

2. 咬肌神经恒定出现于颧下颌前三角,于颧弓下方约1 cm、耳屏前约3 cm处切开咬肌,咬肌神经位于离肌肉表面1.5～2.0 cm深的地方,便于解剖。

3. 术中如果因匹配度障碍,无法完成咬肌神经—面神经端端吻合,可以选取咬肌神经—耳大神经—面神经桥接端端吻合,或者如本例患者,采用咬肌神经—面神经分支端侧吻合 联合面神经主干与副神经端端吻合的替代方法。

4. 术中已知面神经近端离断或解剖结构严重受损、术后面神经功能House-Brackmann分级Ⅳ级以上患者,若决定行面神经功能修复手术,宜在6个月内尽早进行,预期获益更多,虽然在较长时间后极个别的患者也可能恢复达到有效面神经功能,但大多数患者会因此错过最佳手术时机。

视频资料

67 面神经—咬肌神经、副神经吻合术

参考文献

1. Cushing H, Eisenhardt L. Meningiomas: Their Classification, Regional Behavior, Life History, and Surgical End Results. Springfield, IL: Charles C. Thomas; 1938.

2. Franco DM, Michael WM, Ossama Al-Mefty. Al-Mefty's Meningiomas, Second edition.

3. Hajime T, Takafumi K, Kensuke T, et al. Characteristics and surgical strategies for posterior clinoid process meningioma: two case reports and review of the literature, Neurosurg Rev, 2017, 40(1): 163-169.

4. Samii M, Migliori MM, Tatagiba M, et al. Surgical treatment of trigeminal schwannomas[J]. J Neurosurg, 1995, 82(5): 711-718.

5. Necmettin Pamir, Selçuk Peker, Fatih Bayrakli, Türker Kiliç, M Memet Ozek Surgical treatment of trigeminal schwannomas[J]. Neurosurg Rev, 2007, 30(4): 329-337.

6. Dolenc. Frontotemporal epidural approach to trigeminal neurinomas[J]. Acta Neurochir (Wien), 1994, 130: 55-65.

7. S Ichimura, T Kawase, S Onozuka, et al. Acta Neurochir (Wien), 2008, 150(7): 637-645.

8. Domenico M, Danilo D, Valerio D, et al. J Clin Neurosci, 2017, 37: 25-30.

9. Tamura R: Current Understanding of Neurofibromatosis Type 1, 2, and Schwannomatosis. Int J Mol Sci, 2021, 22(11).

10. Evans DG, Baser ME, O'Reilly B, et al. Management of the patient and family with neurofibromatosis 2: a

consensus conference statement［J］. Br J Neurosurg, 2005, 19(1): 5-12.

11. Dewan R, Pemov A, Kim HJ, et al. Evidence of polyclonality in neurofibromatosis type 2-associated multilobulated vestibular schwannomas. Neuro Oncol, 2015, 17(4): 566-573.

12. Mathieu D, Kondziolka D, Flickinger JC, et al. Stereotactic radiosurgery for vestibular schwannomas in patients with neurofibromatosis type 2: an analysis of tumor control, complications, and hearing preservation rates［J］. Neurosurgery, 2007, 60(3): 460-468.

13. Sharma MS, Singh R, Kale SS, et al. Tumor control and hearing preservation after Gamma Knife radiosurgery for vestibular schwannomas in neurofibromatosis type 2［J］. J Neurooncol, 2010, 98(2): 265-270.

14. Morris KA, Golding JF, Axon PR, et al. Bevacizumab in neurofibromatosis type 2 (NF2) related vestibular schwannomas: a nationally coordinated approach to delivery and prospective evaluation［J］. Neurooncol Pract, 2016, 3(4): 281-289.

15. Plotkin SR, Duda DG, Muzikansky A, et al. Multicenter, Prospective, Phase II and Biomarker Study of High-Dose Bevacizumab as Induction Therapy in Patients With Neurofibromatosis Type 2 and Progressive Vestibular Schwannoma［J］. J Clin Oncol, 2019, 37(35): 3446-3454.

16. Ouerdani A, Goutagny S, Kalamarides M, et al. Mechanism-based modeling of the clinical effects of bevacizumab and everolimus on vestibular schwannomas of patients with neurofibromatosis type 2［J］. Cancer Chemother Pharmacol, 2016, 77(6): 1263-1273.

17. Goutagny S, Raymond E, Esposito-Farese M, et al. Phase II study of mTORC1 inhibition by everolimus in neurofibromatosis type 2 patients with growing vestibular schwannomas［J］. J Neurooncol, 2015, 122(2): 313-320.

18. Evans DG, Watson C, King A, et al. Multiple meningiomas: differential involvement of the NF2 gene in children and adults［J］. J Med Genet, 2005, 42(1): 45-48.

19. Larson JJ, van Loveren HR, Balko MG, et al. Evidence of meningioma infiltration into cranial nerves: clinical implications for cavernous sinus meningiomas［J］. J Neurosurg, 1995, 83(4): 596-599.

20. Wentworth S, Pinn M, Bourland JD, et al. Clinical experience with radiation therapy in the management of neurofibromatosis-associated central nervous system tumors［J］. Int J Radiat Oncol Biol Phys, 2009, 73(1): 208-213.

21. Osorio DS, Hu J, Mitchell C, et al. Effect of lapatinib on meningioma growth in adults with neurofibromatosis type 2［J］. J Neurooncol, 2018, 139(3): 749-755.

22. Nunes FP, Merker VL, Jennings D, et al. Bevacizumab treatment for meningiomas in NF2: a retrospective analysis of 15 patients［J］. PLoS One, 2013, 8(3): e59941.

23. Spira M. Anastomosis of masseteric nerve to lower division of facial nerve for correction of lower facial paralysis. Preliminary report［J］. Plast Reconstr Surg, 1978, 61(3): 330-334.

24. Rivas A, Boahene KD, Bravo HC, et al. A model for early prediction of facial nerve recovery after vestibular schwannoma surgery［J］. Otol Neurotol, 2011, 32(5): 826-833.

25. Albathi M, Oyer S, Ishii L, et al. Early nerve grafting for facial paralysis after cerebellopontine angle tumor resection with preserved facial nerve continuity［J］. JAMA Facial Plast Surg, 2016, 18(1): 54.

26. 乔晋晟, 刘庆国, 汤文龙. 咬肌神经—面神经吻合治疗面瘫的解剖学研究［J］. 中华耳科学杂志, 2019年, 17(4): 492-497.

附录：第二十六章典型病例手术视频目录

索 引

结束语

　　颅底外科学在挑战中诞生、在创新中发展。领驭神经外科,绝非单纯的标榜和炫耀! 不止于巅峰,永怀进取的力量和对生命的敬畏。以前瞻的视野、卓越的工作,定义全新的颅底外科。